TRAITÉ

DES

MALADIES DU CŒUR

ET DE L'AORTE

PAR

WILLIAM STOKES

PROFESSEUR ROYAL DE MÉDECINE A L'UNIVERSITÉ DE DUBLIN,

Membre honoraire de la Société royale de médecine d'Édimbourg ;
De la Société pathologique ;
De la Société des épidémies de Londres et de la Société impériale de médecine de Vienne ;
Membre correspondant des Sociétés médico-chirurgicales de Berlin, de Leipzig, de Gand et de Suède ;
De la Société de médecine du grand-duché de Bade ;
Membre étranger de la Société médicale de Norvége ;
Membre honoraire de l'Institut national de Philadelphie.

OUVRAGE TRADUIT, AVEC L'AUTORISATION DE L'AUTEUR,

PAR

Le Dr SÉNAC

Médecin-consultant à Vichy, ancien interne des hôpitaux de Paris ;
Secrétaire de la Société des sciences médicales de Gannat, etc.

PARIS

ADRIEN DELAHAYE, LIBRAIRE-ÉDITEUR,

PLACE DE L'ÉCOLE-DE-MÉDECINE

1864

TRAITÉ

DES

MALADIES DU CŒUR

ET DE L'AORTE

Paris. — Imprimerie de E. MARTINET, rue Mignon, 2.

TRAITÉ

DES

MALADIES DU CŒUR

ET DE L'AORTE

PAR

WILLIAM STOKES

PROFESSEUR ROYAL DE MÉDECINE A L'UNIVERSITÉ DE DUBLIN,

Membre honoraire de la Société royale de médecine d'Édimbourg,
De la Société pathologique;
De la Société des épidémies de Londres et de la Société impériale de médecine de Vienne;
Membre correspondant des Sociétés médico-chirurgicales de Berlin, de Leipzig, de Gand et de Suède;
De la Société de médecine du grand-duché de Bade;
Membre étranger de la Société médicale de Norvége;
Membre honoraire de l'Institut national de Philadelphie.

OUVRAGE TRADUIT, AVEC L'AUTORISATION DE L'AUTEUR,

PAR

Le Dr SÉNAC

Médecin-consultant à Vichy, ancien interne des hôpitaux de Paris;
Secrétaire de la Société des sciences médicales de Gannat, etc.

PARIS

ADRIEN DELAHAYE, LIBRAIRE-ÉDITEUR,

PLACE DE L'ÉCOLE-DE-MÉDECINE

1864

A

JOHN COLLIS CARTER, M. D.,

JE DÉDIE CE LIVRE

AVEC UN RESPECT VÉRITABLE

ET EN SOUVENIR DE NOTRE ANCIENNE ET CONSTANTE AMITIÉ.

———————

A

ROBERT WILLIAM SMITH, M. D.,

PROFESSEUR DE CHIRURGIE A L'UNIVERSITÉ DE DUBLIN.

Monsieur,

Pendant la composition de cet ouvrage, et au milieu des difficultés attachées à la mise en ordre des résultats d'un travail de bien des années, constamment je me suis senti encouragé par la pensée de vous dédier ce livre, et de trouver dans cet hommage, l'occasion de témoigner de ce que vous doit la science médicale et des services signalés que vos leçons et vos exemples ont rendus à l'enseignement chirurgical de ce pays.

Dublin.

WILLIAM STOKES.

a

TABLE

AVERTISSEMENT

DU TRADUCTEUR.

Le rang qu'occupe dans la nosologie cardiaque le *Traité des maladies du cœur et de l'aorte* de Stokes, nous dispense d'insister sur l'importance de cet ouvrage. Les éloges imprimés en tête d'un livre ont toujours quelque chose de suspect; ici, ils n'ajouteraient rien à la renommée acquise par l'auteur dans notre pays, où son nom fait justement autorité.

Le traducteur est heureux, d'ailleurs, d'abriter son propre travail derrière cette renommée; les livres de médecine, en effet, se multiplient dans une telle proportion, que toute publication nouvelle qui ne répond pas à un besoin réel et n'est pas appelée à combler une lacune, est inévitablement condamnée à aller grossir la liste déjà trop longue, des livres inutiles, dont la suppression complète serait peut-être un grand bien pour l'étude de notre art. La littérature médicale étrangère n'est pas à l'abri de ce reproche. Il est donc nécessaire d'apporter une grande circonspection dans le choix des emprunts à lui faire, sous peine de s'exposer à reproduire des ouvrages d'une valeur douteuse, ou même des compilations plus ou moins heureuses de nos propres travaux. Sans la double condition de l'originalité et de l'utilité, toute publication nouvelle est une œuvre stérile, non-seulement pour la science, mais encore pour celui qui l'entreprend. Sous ce rapport, l'ouvrage de Stokes n'a pas à craindre le jugement de la critique, et notre tâche peut se borner, en exposant le but que s'est proposé le savant professeur de l'Université de Dublin et les moyens qu'il a employés pour l'atteindre, à laisser parler son livre.

Chaque jour on s'élève, avec raison, contre l'habitude trop générale de séparer la science proprement dite de la pratique médicale ; on reconnaît généralement combien cette distinction est erronée ; et cependant, à aucune époque, la ligne de démarcation existant entre la théorie et l'application ne s'est aussi prononcée ; les travaux et les tendances de la génération médicale contemporaine n'en fournissent que trop la preuve ! Qui n'est frappé, en effet, des progrès qu'a faits depuis quelques années la médecine, envisagée comme une science naturelle, et qui pourrait dire qu'il en ait été de même de ses progrès, au point de vue de la pratique ? Le caractère dominant des ouvrages qui paraissent de nos jours est presque exclusivement scientifique. Plusieurs causes encouragent cette tendance ; il en est une que nous signalerons particuliérement, en raison même de son influence.

La méthode analytique prévaut généralement dans les recherches modernes. Appliquée aux sciences naturelles, elle a produit des résultats si merveilleux, si inattendus, qu'on n'a pas hésité à l'étendre à la médecine, science d'induction philosophique par excellence. Il s'en est suivi un entraînement de l'esprit d'investigation vers le genre d'études reposant, au plus haut degré, sur l'analyse dans sa forme la plus absolue : l'étude analytique des faits matériels. C'est cette méthode qui a inspiré les classifications adoptées aujourd'hui ; c'est à elle que sont dus les progrès énormes réalisés par l'anatomie et la physiologie normales et morbides. Nous ne voulons donc, ni en contester l'utilité, ni en méconnaître l'importance. Stériles jusquelà, au point de vue de la pratique de l'art, les conquêtes de la science moderne sont devenues fécondes pour le praticien qui a su les appliquer, sous les inspirations et avec les enseignements de l'expérience clinique.

A côté de ce mobile des tendances scientifiques prédominantes de notre époque, il en est un autre qui mérite d'être signalé : c'est le désir, désir légitime, de mettre de bonne heure en relief son individualité. On a hâte de publier, sans attendre que les leçons de la clinique médicale aient mûri les fruits de l'étude ; il peut en résulter, sans doute, des travaux remarquables à quelque titre, mais rarement ces travaux seront marqués au coin d'une utilité réelle, au point de vue de l'application de la science à l'art de guérir, parce qu'ils ne reçoivent pas de leur origine le caractère que le praticien seul peut leur donner. Sans une longue expérience, on peut écrire un livre de science excellent, mais on n'écrira jamais un bon livre de pathologie.

Ces considérations peuvent s'appliquer, dans une certaine mesure, à la plupart des traités de nosologie cardiaque, publiés de nos jours. Il a certainement paru, depuis le commencement de ce siècle, des travaux excellents sur les maladies du cœur, en Allemagne, en France, en Angleterre ; on a approfondi une foule de questions qui se rattachent à la physiologie de l'organe, à la séméiologie de ses affections, à son anatomie normale et pathologique, etc., etc.; et cependant, il est permis d'affirmer que la pathologie du cœur n'a pas fait des progrès en rapport avec les progrès de la science moderne. Nous ne dirons pas que l'une et l'autre pouvaient marcher d'un pas égal, mais certainement bien des difficultés eussent été aplanies, si les hommes éminents qui ont écrit sur la matière se fussent maintenus moins exclusivement sur le terrain de la théorie.

Le *Traité des maladies du cœur et de l'aorte* diffère de la plupart des livres contemporains publiés sur le même sujet. Stokes nous le dit lui-même; il s'est attaché à donner à son travail un caractère essentiellement pratique, en y résumant les résultats de l'expérience acquise par lui au lit des malades, pendant plus de vingt-cinq années d'exercice. Ce programme scrupuleusement accompli, est un sûr garant de l'utilité de l'œuvre. L'auteur a-t-il réussi, comme il se le proposait, à nous donner un ouvrage pouvant aider à résoudre les difficultés qui se multiplient, à chaque pas, dans la curation des maladies cardiaques? En d'autres termes, son ouvrage est-il réellement, un traité pratique des affections du cœur?

Avant de songer à le traduire, nous l'avions étudié sur la foi de la haute réputation dont il jouit dans le monde médical; après l'avoir étudié, nous n'avons pas hésité à le traduire ; c'est dire que nous croyons qu'il a atteint le but qu'il se proposait!

En prenant, pour base de son travail, les résultats que lui a fournis sa longue pratique, Stokes se place, de prime abord, sur un terrain singulièrement favorable au développement de l'enseignement clinique. D'avance, il imprime à son œuvre un cachet qui suffit pour en assurer le succès : les travaux originaux sont rares, et forment un heureux contraste avec ces compilations plus ou moins déguisées, que chaque jour multiplie. C'est donc une chose assez peu commune pour être remarquée, qu'un livre qui n'est point fait avec les livres des autres. Et ici le lecteur ne peut s'y tromper. L'auteur nous fait suivre, pas à pas, le travail intellectuel qui a formé et développé ses convictions. Il nous met en face des obstacles contre lesquels il a eu à lutter : obstacles contre lesquels nous nous heurtons tous les jours, et il nous indique les moyens qu'il a employés pour les vaincre. S'il conserve des doutes, il les expose avec une rare franchise. Observateur consciencieux, il cherche la vérité avec d'autant plus de chances de la trouver, qu'il ne croit pas à son infaillibilité, s'appliquant à lui-même cette maxime, qu'en médecine surtout, douter c'est apprendre.

Aussi, avec quel soin s'attache-t-il à se défendre de l'influence des idées préconçues qu'on rapporte trop souvent des bancs des écoles, et dont bien des années d'expérience, sinon de mécomptes et de déceptions, ne suffisent pas toujours pour effacer les illusions. Mettez-vous en garde, dit-il à ses élèves, contre les entraînements vers telle ou telle doctrine; il n'est qu'un maître qui ne trompe jamais : l'observation intelligente de la nature. C'est là, en effet, le guide qu'il prend pour lui-même, dans tout le cours de son ouvrage; et telle est sa foi dans l'infaillibilité de ce guide, qu'en dehors de ses indications, il se défend de chercher un secours dans les déductions de la théorie. Il montre d'ailleurs les faits tels qu'ils sont, avec leurs lacunes, leurs incohérences apparentes et leurs complications, et non pas tels que les suppose l'enseignement dogmatique, c'est-à-dire tels qu'ils devraient être, au point de vue spécial où se place cet enseignement.

Mais qu'on ne s'y trompe pas! Un ouvrage ainsi conçu est d'une exécution difficile. Il exige de la part de son auteur une qualité essentielle, un sens spécial plus rare qu'on ne pense, que la science ne donne pas toujours, que bien des individus n'acquièrent jamais, et qui fait le médecin. Il exige, en outre, une érudition profonde et variée. Pour observer avec fruit, il faut pouvoir comparer les faits qui se produisent, non-seulement avec les données de sa propre expérience, mais avec les résultats de l'expérience des autres, constatés par les travaux anciens et modernes. Que serait, en effet, le présent, s'il ne se complétait par l'acquit du passé ; que serait l'expérience d'un seul, si l'expérience de tous ne lui venait en aide ?

L'auteur du *Traité des maladies du cœur et de l'aorte* possède incontestablement le sens médical et l'érudition que comportait un tel ouvrage ; et telle est, en lui, l'admirable alliance de cette double faculté, que jamais le savant ne l'emporte sur le médecin. Pour lui la science est le moyen, jamais le but : accord trop rare dans les travaux sur la matière, et qui devrait être la condition et la base fondamentale de tout ouvrage de médecine pratique.

On ne peut se dissimuler, cependant, que la méthode adoptée par Stokes ne présente quelques inconvénients, et l'auteur ne les a pas, à notre avis, complétement évités. Un premier écueil est l'impossibilité presque absolue de disposer dans un ordre rigoureusement méthodique les matières traitées. Sans doute, les classifications, les divisions du sujet, quelque logiques, quelque utiles qu'elles puissent être, ne sont en définitive, que des moyens artificiels pour faciliter l'étude ; la nature ne procède pas ainsi, et ne reconnaît pas ces distinctions toujours plus ou moins arbitraires. On est donc plus près de la réalité, en suivant les voies de l'observation clinique, qui montre les maladies sous leurs formes multiples, avec leurs complications sans cesse variables, qu'en admettant les types morbides simples, créés pour le besoin des descriptions dogmatiques. Néanmoins, la méthode est un moyen trop puissant pour n'avoir pas d'incontestables droits, et, peut-être, l'auteur n'en a-t-il pas suffisamment tenu compte, si toutefois nous-mêmes nous n'attachons pas, en France, une importance exagérée à l'ordre didactique et à cette précision de la forme à laquelle notre langue scientifique est si bien adaptée.

Il est un autre écueil que pouvait présenter le plan suivi par l'auteur, et résultant de l'obligation qu'il s'impose de ne traiter que les points acquis à son sujet par l'observation personnelle. Sans doute, l'étendue de ses connaissances élargit le champ de ses recherches, et l'élévation de son caractère lui permet de résister aux tendances spécialisatrices propres à l'esprit humain, mais le domaine de la science est infini, comme la nature sur laquelle elle opère, et ce qu'elle laisse en dehors sera toujours, quoi qu'elle fasse, plus grand que ce qu'elle embrasse. Un livre reposant exclusivement sur les faits acquis à la pratique, ne saurait donc être un traité complet de la matière, mais cet inconvénient inhérent à la matière elle-même, disparaît devant cette considération, que la reconnaissance publique inscrira toujours parmi les bienfaiteurs de l'humanité les hommes de science consciencieuse, dont les travaux, comme ceux de Stokes, tendent à ajouter, et ajoutent réellement, quelque chose au faisceau des connaissances acquises dans l'art de guérir.

En résumé, le *Traité des maladies du cœur et de l'aorte* est un travail original. C'est l'œuvre d'un homme d'une probité scientifique incontestable et incontestée et d'une modestie égale à sa profonde érudition ; c'est l'œuvre d'un des praticiens les plus éminents de ce siècle. Voilà les motifs qui nous ont déterminé, avec sa bienveillante autorisation, à faire connaître plus complétement en France un ouvrage dont les citations se retrouvent dans les livres des maîtres de la science, mais qui est digne à tous égards d'une étude spéciale et approfondie. En dévouant beaucoup de temps à cette traduction, nous avons voulu surtout rendre hommage au praticien illustre dont les travaux ont fourni, plus d'une fois, à la pratique de notre art d'inappréciables enseignements.

Dʳ SÉNAC.

PRÉFACE

Je veux exposer, en quelques mots, l'objet et la nature du présent traité, autrement on pourrait, après des ouvrages tels que ceux de Hope, de Williams, de Latham et de Walshe, en contester le besoin, d'une part, et, de l'autre, en accuser l'insuffisance.

Mon but, en écrivant, a été de grouper méthodiquement les résultats des recherches cliniques que j'ai poursuivies, presque sans interruption, pendant une période de plus d'un quart de siècle. Ce livre n'est pas l'histoire de chacune des observations sur les maladies du cœur, que m'a fournies cette suite d'années, mais seulement le résumé des impressions qui me sont restées de cette longue pratique, même après qu'une partie des faits qui les ont produites, a cessé d'être présente à ma mémoire. Un tel ouvrage, si son auteur possède une dose convenable d'expérience, et s'il n'a pas pour mobile sa propre glorification, en se faisant l'avocat d'une doctrine nouvelle ou spéciale, et rien n'est plus capable de fausser le jugement, un tel ouvrage, disons-nous, ne saurait être dénué de toute utilité. Est-ce autre chose, d'ailleurs, qu'un moyen de déférer au public les impressions résultant des faits observés, les déductions qu'on s'est cru fondé à en tirer, ainsi que les doutes et les difficultés qu'on n'a pu résoudre ou surmonter.

J'ai cherché à donner à ce travail un caractère essentiellement pratique, même au prix du sacrifice de beaucoup de choses nouvelles et intéressantes, et je n'ai fait intervenir l'ana-

tomie pathologique et le diagnostic physique, auquel elle sert
de base, que dans la mesure de leurs applications à la pratique
journalière de notre profession. Ce livre n'a donc pas la préten-
tion d'être un traité complet de pathologie cardiaque ou de
diagnose physique; mon seul but a été d'aider à l'application
rationnelle de ces deux branches de connaissances à la médecine pratique. En ce sens, mon travail pourra être utile, et
peut-être le besoin s'en faisait-il sentir! Que j'aie, d'ailleurs,
réussi ou non dans mon entreprise, bien peu de mes lecteurs
seront, plus que moi, convaincus des imperfections de ce livre.

Plusieurs ouvrages admirables ont été publiés, de nos jours,
sur la pathologie cardiaque et la diagnose. Je suis loin de chercher à en amoindrir la valeur; mais on ne peut nier que leur
effet sur les esprits auxquels la pratique fait défaut, ne diffère
souvent de celui que leurs auteurs avaient en vue. L'inexpé-
rience clinique conduit le praticien à négliger un élément considérable : le fait si fréquent des complications dans les maladies. Il applique à une affection complexe, des règles diagnostiques fondées sur la présomption d'une affection isolée ; une
apparente simplicité lui donne toute confiance, et l'inapplica-
bilité, au cas qu'il traite, des principes sur lesquels il s'appuie,
le jette dans une grave erreur.

Le diagnostic des combinaisons morbides, même dans un
organe aussi peu volumineux que le cœur, n'a point encore été
posé. Tant que cette étude n'aura point été faite, les règles du
diagnostic physique des affections simples, ne devront être
mises en usage qu'avec beaucoup de réserve. Je ne puis d'ailleurs, même au risque de me voir accuser de méconnaître
l'importance qu'a prise de nos jours l'exploration physique, me
défendre d'exprimer l'opinion, qu'il se rencontre à cet égard,
dans les œuvres magistrales de la science, certaines propositions
émises d'une manière trop absolue, et que les difficultés du

diagnostic sont encore infiniment plus grandes qu'on ne le croit peut-être généralement.

Ces observations ne tendent pas à infirmer la valeur des travaux qui, de nos jours, ont porté si loin le diagnostic physique ; je crois que le but vers lequel sont dirigées ces recherches, est le vrai but à atteindre, et qu'elles auront pour résultat final de rendre applicables à la pratique tous les éléments véritables du diagnostic, mais je ne voudrais pas, qu'avant que les lois de cette partie de la science de la vie fussent pleinement et rigoureusement déterminées, les présomptions de la précipitation ou de l'enthousiasme fussent enregistrées comme des conquêtes nouvelles et définitives. Moi-même, voulant poser ce livre comme un traité spécial sur une branche de pratique médicale, et ayant eu, toujours et expressément, cet objet en vue, je me suis attaché à n'admettre que les principes de diagnostic, acceptables en toute sécurité, et j'ai évité la controverse sur les points où le doute subsiste encore.

J'ai besoin, aussi, de protester contre la tendance encore prédominante de certaines écoles, à baser le diagnostic, sinon entièrement, au moins en grande partie, sur l'ensemble des signes physiques, à l'exclusion de cette catégorie importante de phénomènes, qu'à défaut d'un autre mot, j'appellerai *vitaux.* C'est là l'oubli de cette grande et fondamentale leçon médicale, qui, tout en nous inspirant la modestie et la prudence dans le diagnostic, nous commande de porter toute la lumière possible sur le cas soumis à notre observation.

L'élève qui vient de quitter les bancs est fier de la supériorité qu'il croit avoir acquise dans la science du diagnostic, mais à mesure qu'il avance dans la carrière, la rude école de la pratique lui enseigne plus de modestie et de salutaire prudence. Il apprend, par exemple, que dans les affections chroniques, des modifications considérables surviennent, parfois,

sans que des signes physiques correspondants se manifestent ;
— que dans la marche d'une maladie, les signes caractéristiques primordiaux peuvent disparaître ; — que les symptômes
d'une affection récente et légère d'une des parties du cœur,
masquent, quelquefois, ceux d'une affection plus ancienne et
beaucoup plus grave ou les empêchent de se produire ; — que
le trouble, dans les fonctions d'un organe, fait, non-seulement
varier à l'infini les signes d'une lésion de cet organe, mais peut
les faire entièrement disparaître ; — que les signes qui ont
déterminé l'opinion du jour, peuvent ne pas exister le lendemain ; — enfin, que la simple distinction à établir entre le
trouble fonctionnel et une affection organique, met, parfois, en
défaut le discernement du praticien le plus habile et le plus
expérimenté.

Et cependant, même depuis le temps de Corvisart et de
Laennec, la connaissance des affections du cœur et des artères
a fait de notables progrès. En faut-il d'autre preuve que les
ouvrages spéciaux et les monographies nombreuses et non
moins remarquables qui, dans ces quelques dernières années,
ont été publiés sur ces matières ?

La composition et l'impression de ce livre se sont prolongées pendant plusieurs années, par des circonstances indépendantes de ma volonté. Ce sera, je l'espère, mon excuse, pour
avoir omis quelques notions importantes qui sont venues
accroître le domaine de nos connaissances, depuis l'impression
des chapitres relatifs aux objets auxquels elles s'appliquent.

Ainsi, je n'ai pu mentionner les observations de Virchow,
*Sur l'obstruction des artères dans les affections des valvules
de l'aorte*, ni les recherches confirmatives de ces observations,
publiées récemment, par le docteur Kirkes, ni encore celles du
docteur Mac. Dowel, *Sur le diagnostic de la dilatation du
cœur*. Le mémoire du docteur Gairdner, *Sur la relation de la*

dilatation simple du cœur, avec les maladies atrophiques du poumon, offre une ample matière aux méditations, et les vues de l'auteur sur l'influence de la puissance de la dilatation du thorax, si elles se confirment, jetteront un nouveau jour sur les affections du cœur et celles de l'aorte.

J'ai à acquitter une dette de gratitude envers le docteur William Moore (de Dublin), non-seulement pour le concours bienveillant et assidu qu'il m'a prêté, pendant la confection de ce livre, mais encore pour la traduction qu'il a bien voulu me faire de la partie du traité de Skoda, qui traite des bruits du cœur, ainsi que pour l'importante table des matières qui termine cet ouvrage. Je veux, en outre, exprimer ici mes sincères remercîments au professeur Smith et au docteur Lyons de cette ville, pour leur précieuse assistance.

LES

MALADIES DU CŒUR

ET DE L'AORTE

CHAPITRE PREMIER

INFLAMMATION DU CŒUR ET DE SES MEMBRANES.

On a décrit trois formes d'inflammation du cœur : l'endocardite, la myocardite et la péricardite. Cette dernière affection réclame une attention spéciale, en raison de sa fréquence plus grande, et du caractère plus tranché de ses phénomènes sémiologiques. L'inflammation musculaire, indépendante d'un état analogue de l'une des membranes qui enveloppent le cœur, ou de l'une et de l'autre à la fois, doit être une affection très rare, et jusqu'ici nous ne connaissons qu'imparfaitement l'histoire de l'endocardite et les symptômes auxquels elle donne lieu. Dans la plupart des cas graves de cardite, les trois grands tissus qui entrent dans la composition de l'organe sont probablement affectés ; et bien qu'on ne retrouve pas les symptômes d'une altération organique de la fibre musculaire, on reconnaît facilement les signes de l'excitation inflammatoire et de la paralysie consécutive. A vrai dire, à l'exception de la douleur, si fréquente dans les inflammations séreuses, les symptômes de la péricardite appartiennent moins au péricarde lui-même qu'au tissu musculaire.

Il est vrai que l'endocarde participe fréquemment à la maladie, bien qu'au début les signes de cette complication puissent être fort obscurs ou manquer entièrement. Est-il possible de reconnaître l'endocardite dès les premiers stades d'une inflammation aiguë du péricarde? Nous ne le pensons pas. L'excitation du cœur peut s'expliquer autrement, et s'il suffisait des bruits valvulaires pour établir le diagnostic, l'existence même de ces signes, masqués par les phénomènes plus saillants de la péricardite aiguë, pourrait être douteuse.

Il est vrai aussi que souvent, lorsque la péricardite a cédé et que tout danger immédiat a disparu, on perçoit un murmure qui persiste d'une façon continue, pendant bien des mois et même pendant bien des années, jusqu'à la mort du malade qui succombe avec les symptômes d'une affection des orifices du cœur. Dans ce cas, il s'est évidemment établi une inflammation valvulaire, soit en même temps que la péricardite, soit immédiatement après; ce fait est si commun qu'il a non-seulement fait admettre la coïncidence fréquente de la péricardite et de l'endocardite, mais qu'il a fait attribuer un grand nombre de maladies valvulaires du cœur à une inflammation de l'endocarde. Cependant on ne doit pas adopter d'emblée cette opinion, dans toute sa rigueur. Quelquefois le murmure cardiaque disparaît après une durée plus ou moins longue, en laissant les bruits du cœur avec leurs caractères normaux, et sans qu'il reste de traces d'une maladie valvulaire. L'existence d'un murmure cardiaque, lors même qu'il se montre à la suite d'une péricardite, n'est pas un signe certain d'une maladie valvulaire à marche progressive.

Jusqu'ici cette coïncidence n'a point été expliquée d'une manière satisfaisante. Le murmure est-il produit par une endocardite passagère qui ne laisserait après elle aucune lésion ni aucun produit organiques? Résulterait-il de l'atonie d'une portion du tissu musculaire? ou bien les orifices du cœur sont-ils modifiés par quelque spasme cardiaque, irrégulier ou tonique? Quoi qu'il en soit, l'apparition d'un murmure à la suite d'une péricardite n'est pas un signe diagnostique qui permette d'affirmer qu'il y ait affection valvulaire, dans l'acception ordinaire du mot.

D'un autre côté, lorsqu'une violente attaque de péricardite a cédé à un traitement convenable, il arrive trop souvent que le patient, qui n'éprouve plus rien, se croie guéri et qu'on lui laisse reprendre ses habitudes. Bientôt apparaît un bruit de souffle qui persiste, sans grand changement, pendant longtemps; puis les symptômes et les signes d'une maladie organique se manifestent d'une façon évidente. Le murmure dont il s'agit est généralement simple et il se rattache au premier temps, le deuxième bruit du cœur restant intact. Il dépend, sans aucun doute, d'une maladie de l'endocarde, probablement d'origine inflammatoire, et qui existait en même temps que la péricardite ou qui lui a succédé de près. Pour un médecin attentif, il est peu de moments plus remplis d'anxiété, que celui qui suit le traitement, heureux en apparence, d'une péricardite aiguë. Si le malade se rétablit, sans qu'il se produise aucun signe anormal, tout est pour le mieux; mais le développement d'un murmure et sa persistance sont bien faits pour inquiéter vivement et pour décourager le praticien.

PÉRICARDITE.

Les premières descriptions de cette maladie en ont donné une idée erronée, surtout parce qu'on s'est attaché à n'en décrire que les formes les plus violentes. Cependant des recherches plus récentes nous ont appris qu'elle offre divers degrés d'intensité, et que souvent même elle est si légère, qu'aucun symptôme ne peut la faire soupçonner; l'exploration physique en révèle seule l'existence. L'idée de péricardite est liée dans l'esprit de la plupart des médecins à des phénomènes d'une grande acuité, tels que la douleur, des palpitations tumultueuses et irrégulières, les modifications particulières du pouls, la syncope, etc.; aussi la maladie échappe souvent à l'observation. Quelquefois il n'y a pas à cela un grand inconvénient : l'inflammation passe par les périodes d'exsudation plastique et d'adhésion, arrive, sans le secours de l'art, à une terminaison favorable, et le malade guérit d'une péricardite qui n'a jamais été soupçonnée par son médecin. Mais il n'en est pas toujours ainsi : l'inflammation qu'on a négligée, peu importante jusque-là, prend tout à coup un caractère d'acuité extrême, et les accidents de la péricardite se manifestent, trop tard pour qu'on puisse s'en rendre maître par le traitement.

Au point de vue pratique, on peut diviser les péricardites en trois classes. Dans la première on rangera celles où il n'y a qu'une exsudation de lymphe plastique coagulable peu abondante, mais générale. Dans la seconde on aura en plus une sécrétion de sérosité suffisante pour distendre le sac péricardiaque. Dans la troisième catégorie enfin, on placera les faits où l'on voit se joindre aux symptômes précédents, les signes de la myocardite, ou tout au moins, ceux qui révèlent une excitation du système musculaire.

Comparons ces trois formes entre elles :

1re FORME.	2e FORME.	3e FORME.
Absence ordinaire de douleur ou de gêne locales. Pas de signes d'irritation musculaire. Pas de caractère spécial du pouls. Pas d'augmentation de la matité dans la région du cœur.	Symptômes généraux et locaux, mais souvent peu importants. Battements du cœur et pouls irréguliers, surtout dans les périodes avancées. Augmentation remarquable de la matité précordiale.	Symptômes locaux très marqués dès le début. Battements du cœur tumultueux. Pouls irrégulier. Dyspnée. Orthopnée. Gonflement œdémateux. Syncopes. Mort.

Ces trois formes ne diffèrent pas seulement par l'intensité variable des accidents; il est d'autres caractères qui les distinguent. Sans doute, de la première à la troisième forme, l'inflammation suit une progression croissante; mais ce qui caractérise surtout la deuxième catégorie, c'est l'épanchement séreux, tandis que la troisième est remarquable par l'irritation inflammatoire intense des muscles cardiaques. C'est là le point de départ des douleurs violentes; c'est là aussi, nous le verrons bientôt, ce qui, à une période avancée de la maladie, met les jours du malade en danger. En effet, il est presque certain que la mort résulte d'une syncope produite par la paralysie du ventricule gauche, qui a succédé à l'irritation et au travail inflammatoire. Les muscles du cœur sont alors dans le même état que les muscles intercostaux à la suite d'une pleurésie violente. Le cœur affaibli n'a pas seulement à projeter la colonne sanguine dans les artères, il faut encore qu'il lutte contre la compression qu'exerce un épanchement considérable, et contre la gêne qu'amène, dans ses fonctions, la lymphe coagulable qui le tapisse. Il n'est donc pas surprenant qu'il cesse de pouvoir remplir ses fonctions.

Dans les explications qu'on a données de la mort dans la péricardite, on a accordé trop d'importance aux effets de la compression par l'épanchement. C'est chose singulière de voir la pression énorme que le cœur supporte sans qu'il en résulte aucun trouble important dans ses fonctions. Ainsi, par exemple, lorsque l'organe est refoulé à droite par un empyème gauche, la pression qu'il subit doit être beaucoup plus considérable que dans l'épanchement péricardiaque ordinaire; il est fort rare, cependant, qu'il y ait dans ce cas des désordres fonctionnels. J'ai publié une observation de péricardite chez un malade atteint d'un déplacement du cœur à droite; l'acte cardiaque continuait à s'accomplir régulièrement et sans modifications. M. Adams a vu le cœur supporter pendant longtemps une compression si forte que l'un des ventricules était en partie replié sur lui-même.

Dans la pleurésie, le diaphragme et les muscles intercostaux résistent à une pression supérieure à celle qu'on observe dans la plupart des épanchements cardiaques. On a vu tout un côté de la poitrine distendu, le cœur et le poumon déplacés, sans que les muscles du thorax aient cédé; il faut en conclure que, tant que leur contractilité n'est point affaiblie, ils peuvent, sans que leurs fonctions se suspendent, supporter un accroissement de pression considérable.

On peut admettre pour les muscles deux états différents : dans l'un, il y a simplement atonie ou paralysie; dans l'autre, il existe une véritable myocardite avec dépôts de nouvelle formation entre les fibres musculaires, ou résorption ulcérative. Dans le premier cas, la guérison est possible : ainsi, dans la pleurésie, les fonctions des muscles intercostaux paralysés se rétablissent; dans le second, au contraire, l'organe paraît être atteint d'une manière irréparable.

On en conclura que lorsque la mort résulte d'une péricardite, la contractilité du ventricule gauche a été compromise sérieusement, soit qu'il y ait eu seulement paralysie, soit que le tissu de l'organe ait été plus ou moins altéré par l'inflammation musculaire.

Nous reviendrons sur ce point en étudiant la myocardite.

Mais la péricardite, lorsqu'elle est intense, se complique souvent d'autres états morbides généraux ou locaux ; ce serait peut-être alors une erreur, d'attribuer la mort à l'inflammation cardiaque seule. Le malade peut succomber pendant une péricardite grave, sans que la mort résulte nécessairement des désordres locaux qu'elle a déterminés. C'est ce qui eut lieu pour un grand nombre des faits rapportés par Louis. Dans sa première observation, la maladie n'était pas limitée au cœur, dont tous les tissus étaient affectés, elle avait atteint également les poumons, l'estomac et la portion hépatique du péritoine. Chez un autre malade, la péricardite était liée manifestement à une fièvre intermittente et à une maladie nerveuse.

Dans un troisième cas, elle était compliquée d'un *delirium tremens* qui avait été mal soigné, et d'une affection gastro-pulmonaire étendue.

Il m'est arrivé plusieurs fois de rencontrer la péricardite, même intense, au nombre des inflammations secondaires qui se groupent autour d'une forme particulière du typhus ou de la fièvre typhoïde ; cette forme de la maladie typhique succède à un excès de débauche et à l'exposition au froid ; elle est caractérisée par le *delirium tremens* qui en marque le début et qui persiste pendant sa durée.

Cette terrible maladie revêt parfois la forme d'un typhus véritable avec les pétéchies caractéristiques ; ou bien elle affecte le type typhoïde avec son cortége d'inflammations locales. Elle se termine généralement par la mort. Dans les cas de cette espèce, j'ai vu la cérébrite, la bronchite, la gastro-entérite, la pneumonie double et la pleurésie coïncider avec la péricardite.

On peut diviser les péricardites en péricardites simples et en péricardites compliquées. Sous le premier chef nous rangeons, cependant, les cas où le tissu musculaire et l'endocarde sont altérés.

Forme simple :

a. Inflammation de la membrane séreuse seule ;

b. Inflammation du péricarde avec complication d'endocardite ; il peut y avoir aussi phlogose du tissu musculaire.

Forme compliquée. — Ici, deux grandes divisions :

a. Complication avec une maladie générale ;

b. Complication avec une ou plusieurs maladies locales ayant leur siége dans des tissus indépendants du cœur.

Dans la première division nous placerons les complications de la péricardite avec :

a. La fièvre rhumatismale ;

b. La goutte ;

c. La phlébite ;

d. Le typhus ;

e. L'hydropisie ;

f. Le delirium tremens ;

g. La fièvre intermittente.

Dans la deuxième on peut faire rentrer un grand nombre de faits dont la plupart sont bien connus des cliniciens. Tels sont :

a. La péricardite avec pleurésie; celle-ci occupe en général la plèvre gauche;

b. La péricardite avec pleuro-pneumonie simple ou double;

c. La péricardite qui fait partie d'un groupe d'inflammations typhoïdes;

d. Celle qui coïncide avec une hypertrophie chronique du cœur;

e. La péricardite aiguë se montrant dans le cours d'un empyème chronique;

f. Celle qui résulte de la perforation ulcérative du péricarde.

On pourrait ajouter à cette liste bien d'autres exemples de péricardites associées à des maladies de divers organes.

En passant en revue les symptômes de la péricardite, on reconnaît facilement que cette maladie, qui se montre dans des circonstances si variées, offre des symptômes singulièrement variables. Elle est quelquefois complétement latente, ou bien elle se manifeste par des signes qui indiquent des souffrances locales ou générales extrêmes. Le tableau de la péricardite, tel qu'on le trouve dans les ouvrages nosologiques anciens, n'appartient qu'aux formes les plus violentes de la maladie, et encore est-il loin d'être complet. Mais, à côté de ces symptômes parfois si différents, les signes physiques sont toujours les mêmes; on les interprète facilement, et les mêmes principes de diagnostic sont applicables à toutes les formes de la maladie. Ajoutons que, de toutes les affections thoraciques, il n'en est aucune dont le diagnostic s'appuie autant sur l'exploration physique. Aussi, en nous occupant d'abord des signes, nous aurons une idée plus générale et plus nette de ses différents stades. Nous ferons suivre ce premier point de l'examen de quelques cas bien choisis de péricardites de formes différentes, simples et compliquées. Nous serons alors à même d'en étudier avec fruit l'histoire générale, au point de vue des symptômes vitaux.

Occupons-nous donc des signes physiques de la péricardite.

Jusqu'à l'année 1833, époque à laquelle les signes de la péricardite furent étudiés avec plus de soin, le diagnostic était purement négatif. Si, dans un cas d'inflammation thoracique évidente, on ne trouvait ni pleurésie, ni pleuro-pneumonie, on diagnostiquait une péricardite, sans grandes chances d'erreur.

C'est en 1824, dans un travail du docteur Collin, qu'il est question, pour la première fois, des signes physiques de la péricardite. Le docteur Collin s'exprime ainsi :

« Le bruit analogue au craquement du cuir neuf s'est offert une
» fois seulement à notre observation ; c'était chez un homme qui
» succomba à une péricardite chronique. Ce bruit persista pendant
» les six premiers jours de la maladie et disparut dès que les symp-
» tômes locaux annoncèrent un épanchement liquide un peu abon-
» dant du péricarde. M. Devilliers, élève interne à l'hôpital Saint-
» Antoine, l'observait dans le même temps sur un homme chez lequel
» les autres symptômes faisaient croire aussi à l'existence d'une péri-
» cardite. Il ignorait alors que ce phénomène se fût déjà présenté
» dans cette affection et n'avait pas fondé là-dessus son diagnostic.
» Le malade sortit après un séjour assez prolongé. Il le présentait
» encore et n'avait éprouvé aucun soulagement du traitement qu'on
» lui avait administré. Il est à regretter, si ce malade a succombé,
» qu'on n'ait pas pu vérifier le diagnostic par l'autopsie. Une seconde
» fois, M. Devilliers eut l'occasion de faire l'examen du cadavre d'un
» homme qui avait présenté ce bruit pendant toute la durée de son
» séjour dans l'hôpital. Il trouva une péricardite chronique qui avait
» déterminé la formation de fausses membranes épaisses et de végé-
» tations nombreuses sur le péricarde et le cœur. Il n'existait entre
» la surface de cet organe et son enveloppe qu'un petit nombre
» d'adhérences, et le sac formé par le péricarde ne contenait pas
» une goutte de sérosité. Peut-être ce bruit serait-il un symptôme
» constant de la péricardite avant l'existence d'un épanchement dans
» l'enveloppe séreuse du cœur, symptôme très fugace dans les cas
» où la maladie se termine en peu de jours, d'une durée plus longue
» quand elle est chronique (1). »

Collin rapporte le bruit de cuir neuf, observé par lui, à la séche-resse de la membrane séreuse, premier effet de son inflammation, et il le compare au bruit produit, dans certains cas, en frottant la rotule contre les condyles du fémur. Il y a lieu de croire, cependant, que le bruit de frottement de la péricardite indique déjà un épanche-ment de sérosité. La rareté de la mort, à la période initiale de l'affec-

____

(1) *Des diverses méthodes d'exploration de la poitrine*, par V. Collin, Paris, 1824, p. 64.

tion, rend difficile de prouver que la sécheresse de la séreuse ne suffit pas seule pour produire ce bruit ; rien d'ailleurs ne s'oppose à ce qu'il en soit ainsi. D'un autre côté, dans tous les cas où existait un double bruit de frottement et où l'ouverture du corps fut pratiquée, on a trouvé la membrane péricardiaque recouverte par une couche de lymphe. Les recherches du docteur Mayne démontrent que, dans des cas où les symptômes et où les suites de la maladie indiquèrent l'existence d'une péricardite à son début, il s'écoula quelque temps avant que le frottement se développât. J'ai reconnu moi-même l'exactitude de cette assertion.

On admet qu'à l'état physiologique le glissement des deux feuillets d'une membrane séreuse l'un sur l'autre, se fait de façon à donner lieu au frottement le moins considérable possible, et que ce résultat est obtenu d'une manière admirable par le poli exquis des surfaces qui sont humectées sans cesse par une exhalation lubrifiante. — Que, sous l'influence de l'inflammation, la surface de la séreuse devienne seulement sèche, il est presque certain qu'il se produira quelques bruits de frottement; cela est vrai surtout pour le péricarde qui est soumis à la pression de la masse du cœur, masse résistante et relativement très ferme. Mais cet état ne saurait être de longue durée, et bien que nous ne puissions pas déterminer exactement le moment où le frottement perçu par l'oreille cesse d'être produit par la sécheresse de la membrane séreuse et devient le résultat des inégalités des surfaces de glissement, cette difficulté ne doit point nous inquiéter beaucoup : en effet, il ne s'agit jamais que d'une période de temps très courte, et d'ailleurs cette distinction n'offre aucune importance pratique.

Lorsque la séreuse est devenue rugueuse à la suite d'une inflammation et d'une exsudation de lymphe, il se produit deux ordres de phénomènes :

1° Des bruits pathologiques ayant un caractère *sui generis*, variables, toutefois, avec les conditions physiques de l'organe affecté ; on les connaît sous le nom de *bruits de frottement;*

2° Des phénomènes tactiles : en appliquant la main sur la région qu'occupe l'organe phlogosé, on perçoit fréquemment la sensation d'un frottement rude entre deux surfaces juxtaposées. Ces signes sont plus rares que les premiers qui existent souvent seuls. Ils impliquent une exagération dans la consistance de la lymphe, et probablement aussi une diminution de la sécrétion qui lubrifie la séreuse. Aussi, comme il était facile de le prévoir, ils se montrent plutôt au début de la maladie qu'au moment où, par les progrès de la guérison et par la résorption de la partie liquide de l'épanchement, les feuillets séreux sont mis de nouveau en contact.

Parmi les causes qui favorisent la production des phénomènes tactiles, on doit placer au premier rang la résistance qu'offre l'organe tapissé par la membrane phlogosée : il est probable que la rareté beaucoup plus grande de ces signes dans la pleurésie, est due à la faible consistance du poumon, comparée à celle du cœur. Il suffit d'avoir tenu une seule fois dans sa main le cœur d'un animal vivant, pour savoir combien cet organe est dur et solide au moment de la systole. Nous ajouterons que le frottement péritonéal s'observe surtout dans les cas où la séreuse enflammée tapisse une tumeur organique ou un organe solide. En présence de ces faits, peut-on expliquer la rareté des frottements perçus au toucher dans les périodes ultérieures de la péricardite, alors que la maladie tend à la résolution, par un état d'affaiblissement du cœur qui aurait pour effet de diminuer l'énergie de ses contractions, sa dureté et sa consistance au moment de la systole?

3° Les signes fournis par la percussion. — Dans bien des cas de péricardite simple, si le cœur n'a pas été atteint antérieurement, la percussion ne donne lieu à aucun phénomène anormal; au contraire, si le péricarde est distendu par des produits de sécrétion solides, liquides ou gazeux, il existe toujours une modification dans les caractères et dans l'étendue de la matité.

Adhérence générale du péricarde.

L'oblitération du sac péricardiaque a été comptée au nombre des causes des affections organiques du cœur, et on lui a attribué plus particulièrement l'hypertrophie et la dilatation. En raison de la gêne apportée par cet état anatomique à la contraction du cœur, ses muscles augmenteraient de force et de volume, et il se produirait une hypertrophie véritable. Cette opinion ne saurait être adoptée, bien qu'elle ait été soutenue énergiquement par le docteur Hope. « Jamais, » dit-il, « je n'ai trouvé après la mort l'adhérence complète du péri-
» carde, sans qu'il y eût en même temps augmentation du volume du

» cœur ; il y a alors le plus souvent, à la fois, hypertrophie et dila-
» tation. Ce fait démontre suffisamment la tendance de la mala-
» die (1). » — Et plus loin : « On comprend facilement comment
» l'adhérence agit pour produire l'hypertrophie ; en effet, l'inflam-
» mation est probablement, par elle-même, une cause d'hypertrophie ;
» en second lieu, la contractilité de l'organe doit s'accroître puisqu'il
» est obligé de lutter contre l'obstacle apporté à l'accomplissement
» de ses fonctions, par l'adhérence du péricarde qui gêne ses mou-
» vements. Or, comme nous l'avons vu à l'article *Hypertrophie,*
» l'exagération d'une fonction entraîne l'exagération de la nutrition
» de l'organe qui en est l'instrument.

» Il est tout aussi facile de se rendre compte de la dilatation con-
» comitante. L'organe, bridé de toutes parts, se vide avec difficulté ;
» il est donc placé continuellement dans un état de congestion anor-
» male, et comme nous l'avons expliqué avec plus de détails en
» parlant de la dilatation, la cause la plus puissante de cette affec-
» tion est précisément la distension permanente du cœur. Lorsque
» le tissu musculaire cardiaque a été ramolli précédemment par
» l'inflammation, et c'est ce qui arrive souvent, la dilatation se pro-
» duit avec d'autant plus de facilité, que les parois du cœur ont perdu
» leur tonicité ou leur élasticité (2). »

Tout en admettant que l'adhérence générale du péricarde puisse
donner lieu à l'hypertrophie avec dilatation, les résultats de mon
expérience me font douter qu'il en soit nécessairement ainsi, et même
que ce fait se rencontre souvent. J'ai souvent trouvé le cœur parfaitement sain, à cela près que le péricarde était oblitéré. Il n'existait pas d'anomalotrophie, et les malades, depuis bien des années,
n'avaient présenté aucun symptôme d'une maladie du cœur. Chez
l'un d'eux, il s'écoula sept années entre la péricardite oblitérante
et la maladie du foie qui détermina la mort. Pendant tout ce temps,
aucun des accidents d'une maladie cardiaque ne se manifesta. En
outre, en examinant les malades guéris d'une péricardite simple,
avec production probable d'adhérences générales ou partielles, nous
n'avons jamais vu qu'ils fussent plus sujets que d'autres au développement exagéré du cœur. C'est dans les cas de péricardite indi-

____

(1) Dernière édition, p. 181.
(2) *Loc. cit.,* p. 182.

qués plus haut, et où l'on rencontre, soit en même temps que l'inflammation péricardiaque, soit à sa suite, une affection valvulaire, qu'il paraît y avoir hypertrophie et dilatation consécutives du cœur. Lorsque le malade guérit sans qu'il y ait persistance d'un murmure, nous ne redoutons guère, pour l'avenir, l'apparition d'une maladie organique.

Le docteur Smith m'a affirmé avoir vu l'adhérence générale du péricarde s'accompagner aussi souvent de l'atrophie que de l'hypertrophie du cœur. L'altération consistait en une diminution simple du volume de l'organe qui offrait peut-être une coloration moins foncée : quelquefois, au contraire, il y avait un commencement de dégénérescence graisseuse. Dans une autre série de faits, cette dernière altération avait envahi plus ou moins complétement la totalité des parois cardiaques. Chose singulière ! le même auteur a toujours vu l'ossification du péricarde, que l'on peut considérer comme le degré extrême de l'oblitération, donner lieu à l'atrophie du cœur.

On ne peut donc appliquer, sans restrictions, à l'étude des maladies cardiaques, la théorie qui veut qu'un muscle croisse en volume et en force, proportionnellement à l'obstacle qu'il a à vaincre ; il est vrai que la portion du cœur qui doit pousser le sang à travers un orifice rétréci, s'hypertrophie souvent ; mais il faut distinguer les faits où il y a obstacle à l'action des muscles par adhérence du péricarde, de ceux où cet obstacle est dû à une affection valvulaire. Dans le premier cas, le muscle n'est plus dans ses conditions normales, et ne se contracte pas librement ; dans les affections valvulaires, au contraire, il est libre dans son action ; et sa puissance contractile augmente comme celle des muscles volontaires qui se développent par l'exercice.

En raisonnant par analogie, on arrive à une théorie opposée à celle qui a été soutenue par Hope. L'oblitération de la plèvre est ordinairement suivie d'une diminution dans le volume du poumon. Dans la péritonite chronique avec adhérences générales, le tube intestinal s'amincit, se resserre et s'affaiblit plus souvent qu'il ne prend un développement anormal. En examinant ce qui se passe lorsqu'il y a obstacle mécanique à la contraction des muscles volontaires, il serait également facile de démontrer qu'il se produit alors de l'atrophie.

En résumé :

1.º L'oblitération du péricarde ne produit pas nécessairement une modification évidente dans l'état du cœur.

2º Lorsque avec l'oblitération du péricarde il existe une altération du tissu musculaire cardiaque, celle-ci ne consiste pas toujours en une hypertrophie; l'atrophie se rencontre souvent.

3º Il est impossible de conclure des cas où il y a un obstacle aux orifices du cœur, à ceux où il y a une adhérence du péricarde. Dans les uns, le cœur conserve la liberté de ses contractions; dans les autres, ses mouvements sont empêchés ou gênés.

4º Les adhérences qui surviennent dans les autres membranes séreuses déterminent plus souvent l'atrophie que l'hypertrophie des organes sous-jacents.

5º L'atrophie des muscles volontaires est le résultat ordinaire de toute gêne apportée à la liberté de leurs contractions.

Il est un fait, cependant, que nous ne saurions passer ici sous silence : c'est le développement d'un véritable anévrysme musculaire du ventricule avec adhérence du péricarde à la tumeur ou au sac. Cette adhérence est-elle alors la cause ou l'effet de l'anévrysme? C'est là un point difficile à élucider : toutefois, même en admettant la première supposition, elle ne constitue pas un argument péremptoire en faveur de l'opinion de Hope ; il est évident que le reste du cœur conservant sa liberté d'action, la partie où siége l'adhérence, gênée d'abord dans ses mouvements, se paralysera et cédera enfin de façon à permettre l'accumulation du sang. De ce qu'une adhérence partielle produit la dilatation, on ne saurait conclure qu'une adhérence générale produira l'hypertrophie.

D'un autre côté, en adoptant l'opinion de Rokitanski qui veut que l'anévrysme développé dans une des cavités du cœur résulte d'une inflammation de l'endocarde ou du tissu musculaire, on comprend comment, dans le cas ci-dessus mentionné, il a pu se produire une adhérence partielle ; cette adhérence serait alors une des conséquences de la maladie au lieu d'en être le point de départ (1).

(1) Consulter aussi Hasse.

Diagnostic physique.

Les signes physiques de la péricardite dépendent de la présence, dans le sac péricardiaque, de produits de sécrétion inflammatoire; aussi ne peuvent-ils nous servir de guide dans le premier stade de la maladie. En cela, la péricardite ne constitue pas une exception; dans toutes les affections thoraciques les signes n'apparaissent que lorsqu'il s'est produit une lésion mécanique quelconque; l'exploration physique ne nous apprend donc rien au début. Il ne s'ensuit pas, cependant, que l'auscultation ne puisse, même à ce moment, être pratiquée avec fruit; souvent, en effet, l'absence de tous les phénomènes de l'endocardite ou d'une affection pulmonaire pourra faire soupçonner l'existence d'une péricardite.

Quelle est la durée de cette première période? Il est difficile, peut-être même est-il impossible de le dire. Elle est assez courte cependant, et les signes directs qui appartiennent au deuxième stade de la maladie permettent d'établir le diagnostic assez tôt pour tous les besoins de la pratique.

Nous devons au docteur Mayne une série importante d'observations de péricardite, et, pour quelques-unes d'entre elles, le malade était sous les yeux du médecin avant l'apparition des signes physiques. Dans la première observation, ceux-ci ne se montrèrent que trois jours après les premiers symptômes de la péricardite, et cependant l'examen stéthoscopique fut pratiqué chaque jour avec soin. Les symptômes consistaient en une sensibilité épigastrique considérable, qui augmentait beaucoup lorsqu'on appuyait sur la région péricardiaque, et en un sentiment de pesanteur très pénible au niveau du cœur; le choc cardiaque était très fort, mais régulier; le pouls battait 130 fois par minute; il était petit, filiforme, dur (*wiry*) et régulier. Le malade fut soumis au traitement de la péricardite aiguë, et les bruits de frottement ne devinrent sensibles qu'au troisième jour de la maladie. La péricardite existait donc, peut-être depuis trente-six heures, certainement depuis vingt-quatre heures, lors de l'apparition des signes physiques. — Dans un autre cas, le même laps de temps paraît s'être écoulé entre le début de la maladie et la production du frottement. — L'impulsion du cœur, très forte, contrastait avec le pouls radial qui était fréquent et petit. Les bruits cardiaques étaient rapides, sans frottement, et l'impulsion communiquait à l'oreille la sensation d'un choc très violent; le frottement n'apparut qu'au troisième jour de la maladie.

Il s'écoula peut-être, dans ces cas, quarante-huit heures avant la sécrétion de la lymphe; il est probable, cependant, que cette première période eut une durée bien moindre. Le docteur Mayne conclut que, dans l'état actuel de la science, il n'y a point de signe stéthoscopique pathognomonique, dans le premier stade de la péricardite, et il le regrette d'autant plus que c'est à cette période surtout qu'on doit espérer de voir réussir un traitement antiphlogistique actif. Cependant, nous l'avons déjà fait remarquer, cette absence des signes physiques, au début de la maladie, n'appartient point seulement à la péricardite; les autres maladies thoraciques sont dans le même cas, et ce serait beaucoup que de pouvoir établir le diagnostic de toutes les affections aiguës dans les trente-six heures qui suivent leur invasion. D'ailleurs, l'omission du traitement antiphlogistique actif, qu'on emploie encore si souvent au début des inflammations, ne serait peut-être pas très préjudiciable au malade.

Il découle de ceci un enseignement pratique; c'est que, dans un cas où l'on soupçonnerait l'existence d'une péricardite à son début, l'absence de tout bruit de frottement ne doit point faire conclure à l'intégrité du péricarde. Dans un cas où une péricardite vint s'ajouter à une inflammation de la plèvre gauche, j'ai pu constater qu'il s'était écoulé plusieurs jours avant que ce signe se produisît.

Enfin, si la maladie offre une grande intensité et un caractère dangereux, il est presque certain qu'il y aura des symptômes d'une nature particulière pour guider le médecin en l'absence des bruits de frottement. Et, d'un autre côté, si l'on a affaire à une péricardite sèche, légère, le patient ne risque pas grand'chose à ce que la maladie soit méconnue pendant un ou deux jours.

Les signes physiques de la péricardite peuvent être rangés dans l'ordre suivant :

1° Sensations de frottement perçues par la main; on peut les désigner, d'une façon générale, sous le nom de signes tactiles.

2° Bruits de frottement; ce sont les « murmures d'attrition » (*attrition murmurs*) de Hope.

3° Matité étendue de la région précordiale, produite par l'épanchement liquide.

4° Phénomènes de frottement s'accompagnant ou ayant été précédés d'un murmure valvulaire.

5° Signes d'une compression *excentrique*, analogue à celle que produit l'empyème.

6° Signes d'excitation du cœur.

7° Signes de débilitation ou de paralysie cardiaque.

D'une façon générale, les phénomènes tactiles ou acoustiques varient dans les circonstances suivantes :

1° L'état de la lymphe épanchée ;

2° L'étendue qu'elle occupe ;

3° L'existence ou l'absence du liquide ;

4° L'état stationnaire ou les progrès de l'organisation de la lymphe ;

5° Le travail d'oblitération de la cavité péricardiaque ;

6° Les recrudescences de l'inflammation.

A ces conditions que j'énumérais dans mon mémoire original, ajoutons encore :

7° La présence de l'air dans le sac péricardiaque ;

8° La distension de l'estomac par des gaz ;

9° La complication d'une pleurésie gauche ;

10° La force et le volume du cœur ;

11° La complication d'une affection valvulaire ancienne ou récemment développée.

De toutes les inflammations séreuses, la péricardite est celle où les produits de sécrétion offrent les plus grandes variétés dans leur constitution physique ; aussi les phénomènes dus au frottement dans cette maladie, sont-ils plus singuliers et plus variés que dans la péritonite et dans la pleurésie ; en outre, ils sont plus sujets à se modifier à des intervalles de temps très rapprochés. Les produits de sécrétion inflammatoire présentent toutes les formes que peut affecter un épanchement de lymphe. Tantôt ils ont la dureté du cartilage, tantôt ils constituent une couche molle et diffluente qui recouvre le cœur à la façon d'un lacis, tantôt c'est un liquide séreux ou sanguinolent qui s'épanche en quantité variable ; d'autres fois encore, le cœur baigne dans un liquide purulent et homogène, ou bien la surface de l'organe est couverte de petites masses verruqueuses qui lui donnent l'aspect d'une râpe à saillies très grossières (1).

A l'exception du bruit de cuir neuf de Collin et de quelques bruits de râpe, tous très intenses, les phénomènes de frottement sont en général singulièrement localisés, et on ne les entend que dans la région du cœur. Souvent, en plaçant le stéthoscope à un pouce seulement du point où ils ont leur maximum d'intensité, on cesse complétement de les percevoir, bien qu'on entende encore distinctement les pulsations ordinaires du cœur (2).

Il va de soi, que la plus grande intensité des bruits se rencontre dans le cas où l'induration de la lymphe est très considérable et lorsqu'il y a sécheresse des surfaces contiguës. Les bruits de râpe et de frottement ont alors, quelquefois, une force extraordinaire, et il arrive souvent, à la première période de la maladie au moins, qu'ils se traduisent par une sensation communiquée à la main.

Parfois, cependant, les bruits pathologiques, bien que distincts, ne donnent pas l'idée d'une surface aussi raboteuse ni aussi résistante ; la sensation perçue est celle que produit le frottement de deux feuilles de papier ou de parchemin. Dans ce cas, la lymphe est sans doute encore molle. Enfin, dans un troisième ordre de faits, les surfaces de frottement paraissent être peu rudes et lubrifiées par une sécrétion liquide. Les phénomènes acoustiques sont alors si doux, si égaux, si délicats (*gentle*), qu'on est obligé, pour les apprécier complé-

---

(1) La production d'une fausse membrane très dure, dans le cours d'une affection aiguë, est importante, puisqu'on attribue en général l'induration aux maladies chroniques. J'ai communiqué à la Société pathologique quelques exemples d'induration pulmonaire aiguë, dans lesquels le poumon offrait la consistance qui appartient à la pneumonie chronique. Le docteur Corrigan a rapporté des faits semblables.

(2) Le docteur Hope, à ce propos, est disposé à admettre que la localisation des bruits est le résultat de leur faiblesse et, peut-être, de leur production à la partie postérieure du cœur, « car, lorsqu'un murmure qui a son siége à la partie antérieure du cœur est intense, je ne vois pas pourquoi il ne se propagerait pas » au loin. » (*Op. cit.*) Dans mon mémoire original, j'ai constaté la transmission de ces bruits à une partie limitée du thorax, excepté sous l'influence de certaines conditions particulières, et j'ai cité un fait dans lequel ils se percevaient sur une étendue considérable de la poitrine. J'ajouterai qu'il m'est souvent arrivé de trouver la face antérieure du cœur tout aussi rugueuse que la face postérieure, dans des cas où les phénomènes de frottement étaient localisés.

SÉNAC. 2

tement, de recommander au malade de retenir sa respiration pendant quelques secondes.

Qu'on ne s'imagine pas, cependant, que toutes ces modifications dénotent des formes différentes de la maladie. Dans la péricardite sèche, les bruits cardiaques, à l'exception de leur affaiblissement progressif, ne sont, parfois, que très légèrement altérés. Ils peuvent, au contraire, présenter toutes les variétés possibles.

L'étendue de l'épanchement influe matériellement sur les signes de frottement. Dans beaucoup de cas au moins, la lymphe, avant de s'organiser, se dépose également à la surface de la séreuse tout entière ; les bruits systolique et diastolique s'accompagnent alors de frottement, dans toute la région précordiale. Les cas où il est limité à une des parties du cœur sont communs. On peut les diviser en deux catégories :

Première catégorie. — Le frottement se montre dès le début de la maladie, mais seulement au niveau de l'une des portions du cœur. Cette disposition peut persister et la maladie paraît se localiser d'une façon singulière, jusqu'à la guérison. Le phénomène acoustique correspond alors plus ordinairement aux parties latérales des ventricules, qu'à la base ou à la pointe du cœur.

Deuxième catégorie. — Après qu'on a perçu pendant quelque temps le bruit de frottement dans toute la région cardiaque, il se fait une adhérence à la pointe et sur les côtés des ventricules : alors le bruit pathologique se limite ; il persiste, souvent longtemps, à la base du cœur.

Quoique « *le bruit de cuir neuf* » ait été mentionné d'une façon toute particulière par Collin, cette forme paraît être la plus rare de toutes. Nous ne connaissons pas encore exactement les conditions requises pour sa production. Nous savons seulement que ce signe se rattache à la péricardite sèche. Les autres formes des bruits de frottement sont beaucoup plus communes.

Signalons ici deux circonstances qui modifient ces bruits : l'une est l'institution d'un traitement antiphlogistique local ; l'autre consiste dans une pression exercée sur le cœur.

Rien de plus remarquable que la rapidité avec laquelle le frottement est modifié par les applications de sangsues et de topiques vésicants ou émollients, sur la région précordiale. Les signes ne sont plus les mêmes après quelques heures : le bruit de râpe, même le

plus rude, qui donnait lieu à des vibrations perceptibles à la main,
se change en un murmure doux et les phénomènes tactiles disparaissent. C'est là, dans quelques cas douteux, un moyen de distinguer
facilement les bruits qui appartiennent au péricarde de ceux qui sont
produits par les valvules. Je n'admets pas que, pour une oreille
exercée, cette distinction soit aussi difficile que l'ont prétendu certains auteurs. Cependant il y a des cas où l'on peut, à un premier
examen, rester dans le doute : aussi, la coïncidence d'une péricardite
partielle avec une maladie organique du cœur préexistante, est une
combinaison embarrassante. J'ai observé, dernièrement, un fait de
cette nature : le malade souffrait depuis longtemps d'une maladie du
cœur (très probablement une dégénérescence graisseuse). Je constatai
au niveau du ventricule droit, un bruit de râpe, et comme je ne pouvais arriver à reconnaître si ce phénomène morbide était de date
récente ou bien s'il était déjà ancien, le diagnostic offrait réellement
une certaine difficulté. Ce bruit de râpe disparut au bout de quelque
temps, au dire du médecin traitant, sous l'influence d'un vésicatoire
et de quelques pilules mercurielles.

J'ai parlé des effets de la pression : si, au moment où le stéthoscope est appliqué, on exerce une forte pression avec la main sur le
cœur, ou si l'on appuie plus fortement la tête sur l'instrument, on
entend souvent les bruits de frottement avec plus de force et de
netteté : ainsi, lorsque le malade est en voie de guérison, on peut
rendre, jusqu'à un certain point, à ces bruits, la rudesse et l'éclat
qu'ils présentaient dans les premières périodes de la maladie; on
obtient encore plus facilement le même résultat, en priant un aide
d'appuyer avec la paume de la main sur la région du cœur, pendant
l'examen stéthoscopique. Il va sans dire, que la modification ainsi
obtenue, est en raison directe de l'élasticité de la poitrine. Elle est
surtout remarquable chez les enfants, les femmes et les sujets jeunes
et faibles du sexe masculin (1).

Ce moyen peut être employé quelquefois, lorsqu'il y a doute sur la
nature des bruits. Je n'en ai point fait le sujet d'une bien longue
série d'observations. Mais il est certain que la compression agit,

(1) Peut-être attribuera-t-on à cette manœuvre, l'inconvénient d'être pour le
malade une cause de douleur; mais la plupart du temps, excepté au début d'une
inflammation suraiguë, la pression sur le péricarde n'entraîne ni douleur, ni inconvénients d'aucune espèce.

bien plus sur les murmures péricardiaques que sur ceux qui résultent d'une maladie valvulaire.

L'épanchement d'un liquide modifie tous les phénomènes de la péricardite. Il peut les supprimer lorsque déjà la maladie a duré pendant quelque temps, sous la forme sèche ; plus tard, il se résorbe et les signes reparaissent. Il modifie également les résultats fournis par la percussion, et l'étendue de la matité mesure la hauteur et l'abondance du liquide. Les accidents morbides de la pleurésie avec épanchement, et ceux qui appartiennent à la péricardite, s'éclairent réciproquement : dans la pleurésie, il y a, dès le début, accumulation de sérosité, et l'on constate les signes indiquant la présence du liquide, sans qu'il y ait eu antérieurement aucun bruit de frottement ; il en est de même dans la péricardite, bien que ce soit plus rare ; le sac peut être distendu par un épanchement, sans qu'on ait observé de frottement.

Dans la péricardite comme dans la pleurésie, la présence d'un liquide épanché n'empêche pas nécessairement les bruits de frottement de se produire. Dans l'une et l'autre maladie, il est rare de les percevoir, lorsqu'il y a matité étendue ; mais il n'est pas douteux que cette coïncidence singulière se rencontre, et je peux certifier qu'elle est plus commune dans la péricardite que dans la pleurésie. J'ai souvent vu le frottement persister pendant longtemps à la base du cœur, malgré un épanchement considérable qui s'était fait dans le sac. Il est d'autant plus utile d'insister sur ce point, qu'il a été admis par quelques auteurs, qu'on ne rencontrait pas de frottement dans la troisième période de la péricardite (1).

Dans un cas observé à l'hôpital de Meath, il y a quelques années, et où la matité était très étendue, ce signe s'entendait quand le malade était couché sur le dos ; il disparaissait dans la position verticale. L'explication de ce fait est facile. Le docteur Corrigan (2) rapporte un cas dans lequel le péricarde était distendu d'une façon si extraordinaire, qu'il atteignait la première côte. Quand le malade était assis, le bruit de frottement diminuait ; il disparaissait même quelquefois entièrement ; il était plus marqué dans le décubitus dorsal. Le cœur était recouvert d'une couche de lymphe

<hr>

(1) *Dublin Journal of medical science,* 1ʳᵉ série, vol. VII, p. 278.
(2) *Transactions de la Société pathologique de Dublin,* décembre 1842.

de consistance pulpeuse, et il existait un épanchement liquide abondant dans le sac péricardiaque.

Après avoir donné une idée générale des signes directs de la péricardite et des causes qui les modifient ordinairement, nous allons, avant de commencer l'étude de quelques phénomènes plus rares, énumérer l'ordre dans lequel se succèdent les signes physiques de la maladie et ses deux formes principales, savoir : la péricardite sèche et la péricardite qui s'accompagne, à une période quelconque de sa durée, d'un épanchement liquide.

1° *Péricardite sèche, simple.* — Apparition des bruits de frottement et des vibrations tactiles. Ces bruits, d'abord généralisés ou partiels, s'étendent, parfois, à toute la surface du cœur. Très doux au début, ils peuvent acquérir au plus haut degré, le caractère de rudesse et de force, puis ils commencent à décroître et deviennent plus faibles. Cette modification commence généralement à la pointe, pour gagner ensuite la base du cœur. Les phénomènes acoustiques cessent enfin ; pendant tout ce temps, la sonorité à la percussion de la région précordiale est restée intacte.

2° *Péricardite avec épanchement.* — Les bruits de frottement se développent avec une intensité variable. Ils sont en général moins forts et moins rudes que dans le cas précédent. Bientôt ils disparaissent plus ou moins complétement ; lorsqu'ils persistent, c'est surtout à la base du cœur. La matité diminue, et à mesure que la sonorité revient, les bruits de frottement se montrent de nouveau, plus faibles, cependant, qu'à la première période. Ils cessent tout à fait en laissant aux bruits du cœur leurs caractères physiologiques. Les phénomènes tactiles peuvent exister ou manquer, soit au début, soit à la fin de la maladie ; jamais ils ne sont aussi développés que dans la péricardite sèche.

Dans ces deux cas, le diagnostic d'une adhérence plus ou moins complète du péricarde n'offre aucune difficulté ; il ne s'établit pas, cependant, sur des signes directs, mais sur l'existence même de la sécrétion d'une lymphe organisable, avec ou sans liquide, dans un sac séreux. Je doute très fort qu'il y ait un seul signe certain de l'adhérence du péricarde, et jamais je n'ai pu vérifier l'existence du double choc saccadé, auquel le docteur Hope accorde de la valeur. Il est certain que parmi les cas nombreux de péricardite observés à Meath-Hospital, où l'on étudiait avec le plus grand soin tous les changements survenus dans les bruits de frottement, il y en eut beaucoup qui se terminèrent par adhérences, plutôt que par résolution; jamais, cependant, nous n'avons observé pendant la convalescence, le signe indiqué par Hope. D'après les données que nous possédons sur l'histoire générale des inflammations séreuses, on peut conclure que la résolution sans adhérences est très rare dans la péricardite terminée par guérison.

Nous pouvons maintenant passer à l'examen des autres causes qui modifient les bruits de frottement.

I. *Du mélange des gaz avec les produits de sécrétion inflammatoire.* — Il n'y a aucune raison pour que des gaz ne se développent pas dans le péricarde, comme cela a lieu quelquefois dans la plèvre et dans le péritoine enflammés. Je n'ai point la preuve anatomique de ce fait, mais j'ai la conviction d'avoir observé, au moins une fois, une péricardite avec pneumatose. Le malade, jeune homme d'un tempérament lymphatique, était atteint d'une péricardite aiguë qui avait débuté quelques jours avant que je le visse. — A ma première visite, il présentait les signes ordinaires de la péricardite sèche avec épanchement de lymphe d'une consistance normale. Les bruits de frottement, forts et distincts, n'avaient rien d'inusité dans leur caractère, et le malade n'accusait que peu de douleur. Deux ou trois jours après, je le vis de nouveau et je constatai un changement notable dans son état. Ses traits exprimaient l'abattement et une fatigue extrême, qu'il attribuait à la privation absolue de sommeil, résultant de l'intensité extraordinaire et du caractère singulier des bruits cardiaques. Tout d'abord, les bruits de frottement entendus à l'auscultation n'étaient point perçus par le malade; mais ils étaient devenus subitement, si éclatants et si étranges qu'il devint impossible pour cet homme et pour sa femme, qui habitait la même chambre que lui, de goûter un seul instant de repos. L'examen stéthoscopique fit reconnaître un ensemble de phénomènes acoustiques entièrement nouveaux pour moi, et dont il m'est presque impossible de donner une idée. Ce n'était pas le bruit de râpe produit par la lymphe indurée, ce n'était pas non plus le bruit de cuir neuf de Collin, ni celui qu'on rencontre dans la péricardite avec maladie valvulaire; c'était la réunion d'un bruit de frottement avec de la crépitation à grosses bulles et du gargouillement, et à ces phénomènes se joignait un timbre métallique très prononcé. Jamais, dans tout le cours de ma pratique, je n'ai observé un ensemble de bruits pathologiques aussi extraordinaire. L'estomac n'était pas distendu par des gaz, les poumons et la plèvre étaient sains, mais la région cardiaque donnait, à la percussion, un son tympanique de pot fêlé. La seule explication possible de ces accidents me parut être que le péricarde contenait des gaz mêlés à un épanchement de sérum et de lymphe coagulable.

Au bout de trois jours environ, les signes de la présence de l'air disparurent, les autres phénomènes restant ce qu'ils étaient au début de la maladie. La convalescence de ce malade fut lente et les bruits de frottement persistèrent plus longtemps que d'habitude (1). A la fin, cependant, la guérison ne laissa rien à désirer.

Je trouve, dans ce fait, un exemple d'une pneumo-péricardite simple. Nous ne savons encore rien sur ce sujet. En se reportant à Laennec, on voit qu'il attribue à la présence temporaire des gaz dans le péricarde une grande intensité des bruits du cœur; mais il ne parle pas de la production des gaz dans le cours d'une péricardite. Le docteur Hope doute que, dans les cas cités par Laennec, les gaz se fussent réellement développés dans le péricarde, et il attribue l'éclat particulier des bruits du cœur, à la distension flatulente de l'estomac. Il est remarquable, toutefois, que dans le cas que je viens de rapporter, les signes et les symptômes de la péricardite existassent à la fois; de toute évidence, il y avait de l'air dans le péricarde, et il ne

---

(1) Il est une circonstance particulière de ce fait qui mérite d'être rapportée, car elle prouve combien l'influence des émotions morales déprimantes peut retarder les progrès de la guérison, dans les maladies. Après la disparition des phénomènes indiquant l'épanchement aériforme du péricarde, j'avais conçu l'espoir de voir le malade se rétablir promptement, mais les jours se succédaient sans que le travail réparateur parût faire de progrès. Les bruits de frottement ne se modifiaient pas, malgré tout ce que je pouvais faire. Je remarquai que le malade était abattu et triste, et j'appris de sa femme, que j'interrogeai sur l'état mental de son mari, que celui-ci était tourmenté de l'état de ses affaires spirituelles et qu'il conservait des doutes sur des points nombreux de ses croyances religieuses. Je priai alors un prêtre, aussi distingué par son talent que par son éloquence, de voir mon malade. Cette entrevue fut suivie des meilleurs résultats ; dès le lendemain, le frottement était plus doux ; une nouvelle entrevue eut lieu, et au troisième jour, tout signe morbide avait disparu. Je ne doute pas que chez ce malade, le travail d'organisation réparatrice n'ait été retardé par la préoccupation et la prostration morales.

faut pas oublier que les bruits du cœur s'entendaient à une grande distance du malade.

Le docteur Graves a rencontré un cas de pneumo-péricardite par fistule du péricarde; ce fait a une grande valeur, car il nous fixe sur le caractère des signes physiques de cette complication.

Une femme, âgée de vingt-cinq ans, fut atteinte d'une hépatite aiguë qui se termina par suppuration. Peu de jours après, on reconnut, *au niveau de la tumeur hépatique, l'existence d'une sonorité tympanique*. Après douze jours, la malade fut prise de douleurs dans la région cardiaque, avec palpitations violentes et sensation de chaleur brûlante, au-dessous de la mamelle gauche. Le lendemain, on entendait dans la région précordiale des bruits de frottement de différente nature, et ceux-ci se compliquèrent bientôt de nouveaux phénomènes. Immédiatement sous la mamelle, on percevait de temps à autre, un tintement métallique particulier, qui donnait l'idée d'un liquide tombant goutte à goutte dans le péricarde; il cessait lorsqu'on exerçait une pression sur le cœur. Au troisième jour de l'invasion de la péricardite, le frottement devint appréciable à la main; les bruits prirent un caractère de craquement emphysémateux et masquèrent les deux bruits du cœur. Ces modifications, distinctes à la partie moyenne et en bas du sternum, se retrouvaient aussi à gauche de la mamelle. Le tintement métallique s'entendait mieux encore qu'auparavant, mais il n'était pas régulier. La veille de la mort, chaque battement du cœur s'accompagnait d'une résonnance métallique intense qui vint se joindre à la crépitation emphysémateuse et aux autres signes. Enfin, il existait un léger bruit de soufflet dans la région du mamelon gauche.

A l'autopsie, on reconnut que l'abcès du foie offrait deux ouvertures : l'une le faisait communiquer avec l'estomac ; elle était placée au voisinage du pylore; l'autre s'était faite à travers le diaphragme, dans le point où il adhère au péricarde. Cette dernière perforation avait une étendue suffisante pour laisser passer le médius. Le péricarde était très enflammé et couvert d'une grande quantité de lymphe de diverse consistance.

Ce fait, important et unique dans la science , de pneumo-péricardite par fistule, est comparable aux pneumo-thorax par perforation de la plèvre pulmonaire. Ici, les gaz provenaient manifestement de l'estomac ; ils pénétraient d'abord dans la cavité de l'abcès, et de là, dans le péricarde (1).

En comparant les deux faits que nous venons de citer, on ne peut guère conserver de doute sur la nature réelle de celui qui a été recueilli par nous. Dans les deux cas, les signes physiques se ressemblent beaucoup, et les différences qu'ils présentent, s'expliquent par la perforation qui existait chez la malade du docteur Graves.

A côté de l'histoire de cette malade, il faut placer l'observation suivante que je dois au docteur B. M'Dowel. Les pièces anatomiques ont été présentées à la Société pathologique de Dublin.

Un policeman, âgé de vingt-cinq ans, d'une constitution robuste, fut admis à l'hôpital de Whitworth au mois de juillet 1846 ; il se plaignait de toux et de quelques autres accidents qu'il rapportait de la façon suivante : Un mois auparavant, il s'était exposé au froid en ôtant son habit, au moment où le corps était couvert de sueur. Trois ou quatre jours après, il survint un point de côté violent dans la partie inférieure du thorax, à droite. Une saignée, qu'il se fit pratiquer, amena du soulagement. Cependant, au bout de quelques jours, une douleur de même nature apparut, du côté gauche. Une nouvelle saignée ne fut suivie, cette fois, d'aucune amélioration. En même temps, le malade présentait des transpirations profuses, de la toux, quelques douleurs dans la poitrine, mais pas de frissons. Les matières expectorées avaient une coloration foncée.

A l'entrée de cet homme à l'hôpital, où il fut reçu un mois après le début des symptômes que nous venons de relater, on ne constata aucun signe morbide dans la poitrine ; au bout de quelques jours, il fut pris, à droite, d'un point de côté qu'un vésicatoire fit disparaître ; mais bientôt après le malade commença à se plaindre d'une douleur siégeant à gauche, — douleur qui devint excessive et qui s'accompagnait d'une dyspnée considérable. Le jour suivant, voici quels

____

(1) J'ai donné cette observation, tirée de la Clinique médicale du docteur Graves, en l'abrégeant beaucoup. On doit la ranger parmi les faits importants, intéressants par leur rareté, et qui conduisent au diagnostic de formes morbides nouvelles, ou de certaines combinaisons de maladies déjà connues, mais dont on n'a point encore posé les règles diagnostiques. Elle est, pour la pneumo-péricardite, ce qu'est l'observation du docteur Beatty, pour l'anévrysme abdominal et celle du docteur Adams, pour la dégénérescence graisseuse du cœur. (Voyez *Dublin hospital Reports*, vol. IV et V.)

furent les signes et les symptômes observés : Expectoration abondante, purulente et fétide; haleine également fétide; dyspnée allant jusqu'à l'orthopnée; voix très faible, presque éteinte par moments; yeux hagards, pâleur et expression d'anxiété de la face; pouls à 110 pulsations, faible; un peu de toux. — Il y a eu, pendant la nuit, du délire et un peu de diarrhée. L'examen fait reconnaître l'existence d'une vaste cavité remplie d'air et de liquide, et placée à la partie antéro-inférieure du côté gauche de la poitrine. Dans ce point, on entend un tintement métallique, du bourdonnement amphorique et le clapotement d'un liquide, occasionné par les mouvements du cœur. On détermine l'apparition de ces bruits en faisant respirer le malade profondément; les bruits normaux du cœur s'entendent, mais très faiblement; le murmure respiratoire manque d'une façon absolue. La percussion révèle une sonorité parfaite dans toute cette région. Le son est plus clair, qu'en arrière, dans la partie correspondante du poumon. Il n'y a, cependant, de matité dans aucun point de cette moitié de la poitrine. La respiration est faible au sommet gauche. — En arrière et à la base il y a de gros râles muqueux, et dans toute la moitié inférieure du poumon on entend un bruit de frottement manifeste. Pas de vibrations thoraciques en faisant parler le malade; la voix étant trop faible pour les produire. — A droite et en arrière, existent quelques râles crépitants fins. En avant, dans un point très limité de la région de la huitième côte et sous la mamelle, on constate un bruit soufflant (*whiffling*), ressemblant à de la respiration caverneuse.

Les symptômes et les signes fournis par la respiration, et que nous venons de décrire, ne se modifièrent pas, à l'exception de la dyspnée qui parut céder aux opiacés; le 26 juillet il survint du délire et le malade mourut dans la nuit, six jours après l'invasion des accidents violents.

Autopsie faite douze heures après la mort. — En ouvrant le thorax, la première chose qui frappe les yeux est le péricarde largement distendu, et recouvrant le poumon gauche; en l'incisant on y retrouve les traces d'une inflammation violente. Ses parois sont très épaissies et une couche de lymphe, dure comme du mortier, en tapisse les deux feuillets. Le sac péricardiaque contient environ six onces de pus, ayant la couleur et la consistance du lait. Sa paroi droite est percée d'une ouverture fistuleuse arrondie qui conduit dans une cavité anfractueuse, située au niveau de la scissure inférieure du lobe supérieur du poumon droit; cette cavité contient le même liquide que le péricarde. Les deux poumons sont indurés à leur base, tant par des tubercules miliaires disséminés, que par un état de pneumonie. Les deux sommets sont sains. — La plèvre gauche tout entière est enflammée ; elle est couverte de lymphe, mais il ne s'est point fait d'adhérences. En soufflant par la trachée, l'air s'échappe en bulles, à travers le liquide épanché dans le péricarde. — Au moment où celui-ci fut incisé on constata qu'il contenait de l'air.

Rapprochons ce fait de celui qu'a cité Graves : dans l'un et dans l'autre, l'ouverture d'une fistule dans le péricarde fut suivie d'une péricardite violente et subite, et d'un épanchement d'air dans le sac séreux. Chez le malade du docteur Graves, les signes, bien qu'ils fussent singulièrement modifiés, étaient bien ceux de la péricardite ; chez celui du docteur M'Dowel ils manquaient, et les accidents se rapprochaient beaucoup de ceux de l'empyème et du pneumo-thorax. Cette différence s'explique probablement par la plus grande quantité d'air introduite, et par la nature des produits de l'inflammation. Le cœur baignait dans un liquide crémeux, homogène et purulent; il est presque certain qu'aucun frottement n'était possible, car, au moment même de la perforation du péricarde, le pus contenu dans l'abcès pulmonaire avait dû recouvrir le cœur en l'enveloppant (1). On peut attribuer la quantité plus considérable de l'air épanché à la communication directe avec le poumon. Dans le fait du docteur Graves, au contraire, l'air provenait de l'estomac, et ne pénétrait dans le péricarde, que par un trajet sinueux.

On doit en outre noter que les bruits du cœur, chez le malade du docteur M'Dowel, loin d'avoir augmenté d'intensité, s'étaient affaiblis. Était-ce le résultat de l'interposition de l'air, comme dans le pneumo-thorax, lorsque le murmure respiratoire s'entend à peine, même avant le retrait complet du poumon ?

(1) Le docteur Mayne a rapporté un fait important et dans lequel le sac péricardiaque contenait environ huit onces de pus séreux. Il n'y avait pas de fausses membranes, et jamais il ne se développa de bruits de frottement. Je reviendrai sur ce fait. (Voyez le *Dublin Journal of medical science*, 1re série, vol. VII, p. 274.)

Ainsi, il peut se produire dans le péricarde deux espèces de bruits métalliques très différents par leur cause et par leur nature : le premier dépend de la présence de l'air dans le péricarde, et le second résulte de la distension d'un organe voisin par des gaz.

II. *Distension de l'estomac par des gaz.* — On sait depuis long-temps que l'accumulation de gaz dans l'estomac et, plus rarement, dans le gros intestin, change les résultats de la percussion dans le cas d'hépatisation pulmonaire, surtout lorsque celle-ci siége à gauche. Il en est résulté bien des erreurs. Les mêmes causes influent également sur tous les signes stéthoscopiques. Ainsi, les râles crépitants et muqueux de la bronchite et de la pneumonie, les bruits du cœur et les frottements péricardiaques, peuvent acquérir un timbre métallique très marqué. J'ai observé cette modification de tous les phénomènes acoustiques, dans un cas de pleuro-pneumonie double, avec péricardite sèche.

Cependant, dans la péricardite, les bruits de frottement sont simplement métalliques ; il ne se produit aucun de ces phénomènes singuliers, tels que la crépitation emphysémateuse, et le tintement métallique avec bruit de gargouillement et de clapotement, qui se rencontrent dans la pneumo-péricardite. De plus, et il devait en être ainsi, ce caractère métallique n'est que temporaire et présente des intermittences irrégulières ; j'ai réussi à le faire disparaître instantanément par l'administration d'une potion carminative ou d'un lavement térébenthiné, qui rendent aux bruits thoraciques leurs caractères normaux (1).

(1) Rien de plus incomplet que les détails fournis sur la pneumo-péricardite, par les auteurs qui se sont occupés des maladies du cœur. Laennec ne dit rien de ses causes, excepté dans le cas où elle résulte de la décomposition cadavérique, et où elle se montre dans les derniers moments de la vie. Le docteur Hope doute que les faits cités par Laennec, appartinssent réellement à cette maladie. Louis ne décrit pas la pneumo-péricardite, et il ne cite pas d'exemple où il y ait eu perforation par ulcération du sac : il ne mentionne même pas ce fait. (Mémoire sur la péricardite.) Rostan se contente d'émettre l'idée que la sensation de fluctuation, observée par Sénac et Corvisart, était due à cette cause pathologique. « J'ai pu quelquefois reconnaître cette complication, dit Laennec, à une » sonorité exagérée de la partie inférieure du sternum, et au bruit de fluctuation » produit par les mouvements du cœur et par les inspirations profondes. » Le même auteur considère comme un signe de pneumo-péricardite la possibilité d'entendre à distance les battements du cœur. Nous ferons remarquer cependant que ce signe manquait dans les observations des docteurs Graves et M'Dowel. Il

III. *Modifications du bruit de frottement par une pleurésie du côté gauche.* — Ces modifications ne se rapportent point, à proprement dire, aux phénomènes acoustiques de la péricardite ; ils consistent dans l'apparition simultanée de bruits semblables à ceux de cette maladie, mais qui se passent dans la plèvre ; aussi leur rhythme est différent, et correspond aux mouvements du poumon.

Il est possible qu'il existe tel ensemble de circonstances où, lorsque la plèvre donne lieu dans ses mouvements ascendants et descendants à un bruit de frottement double, il s'en produise un troisième par le choc du cœur contre la plèvre correspondante. Il y aurait ainsi trois frottements. On se demandera également si le troisième bruit, qui se rencontre si rarement, n'est point quelquefois double : il en est quelquefois ainsi, en effet, du choc du cœur ; dans ce cas, il pourrait y avoir quatre bruits de frottement pleuraux. Enfin, il serait possible de trouver six bruits de frottement, lorsqu'il y a à la fois une péricardite et une pleurésie. De ces six bruits il y en aurait deux qui se rapporteraient aux mouvements de la plèvre, deux au double choc du cœur sur la plèvre, et les deux derniers seraient dus aux frottements intra-péricardiaques.

Nous avons observé, il y a plusieurs années, à l'hôpital de Meath un malade, chez lequel le choc du cœur contre la plèvre donnait lieu à des bruits pathologiques. Outre les signes ordinaires de la pleurésie, il y avait un bruit de frottement double, ascendant et descendant, et un troisième frottement qui s'accompagnait de vibrations sensibles à la main ; ce dernier phénomène était synchrone avec l'impulsion cardiaque ; il persistait pendant la suspension des mouvements res-

existait dans le fait que j'ai rapporté. Il se peut que, dans la pneumo-péricardite fistuleuse, les bruits du cœur n'augmentent pas d'intensité, parce que le sac péricardiaque n'est pas distendu, ainsi qu'il doit l'être, lorsqu'il y a accumulation de gaz dans le péricarde clos. Tel cas peut se présenter, toutefois, où il se produira une augmentation de la pression du gaz, dans le sac péricardiaque, malgré l'existence d'une ouverture fistuleuse. Bouillaud cite un fait qui appartient à M. Brichcteau, et dans lequel l'auscultation révélait, à la région précordiale, un bruit semblable à celui que produit l'eau, au contact d'une roue de moulin : ce bruit résultait, de toute évidence, des mouvements alternatifs du cœur. A l'autopsie, on trouva un épanchement dû à une péricardite chronique. La matière purulente était extrèmement fétide, et lorsqu'on ouvrit le péricarde, il s'échappa une bouffée de gaz. La percussion du péricarde, pratiquée avant la ponction, donnait lieu au *bruit de flot.* (*Traité des maladies du cœur,* 1836, p. 332.)

piratoires et cessait dès que le malade prenait la position verticale. À l'autopsie, on trouva une très petite quantité de lymphe non organisée à la face postérieure du cœur, et le péricarde n'offrait aucune des lésions qu'on observe habituellement, lorsqu'il y a des bruits de frottement manifestes. La plèvre était couverte d'une couche épaisse de lymphe, granuleuse à sa surface, et de consistance presque cartilagineuse. Nous ajouterons que le cœur avait subi un déplacement et qu'il était refoulé en bas par un emphysème déjà ancien.

Une autre cause encore peut multiplier les bruits pathologiques dans la péricardite, en dehors de toute affection de la plèvre. Il arrive que l'un des bruits du cœur se double. Cela se rencontre dans des maladies nerveuses, dans la cardite, et comme nous le verrons bientôt, au moment où le cœur est menacé d'une inflammation. Ce redoublement modifie rarement les bruits de la péricardite. J'ai, cependant, observé un cas où, en l'absence de tout signe évident d'une pleurésie, le rhythme du cœur était triple ; le bruit cardiaque simple et le bruit double s'accompagnaient tous deux de frottement. C'était au dixième jour d'une fièvre rhumatismale ; les bruits de frottement, d'abord faibles, avaient pris le caractère d'un souffle doux ; des saignées générales et locales diminuèrent l'énergie de l'action du cœur, et ils devinrent plus distincts. Au bout de quatre jours, les bruits étaient simples et s'accompagnaient, pendant le décubitus, d'un tintement métallique qui cessait de se faire entendre lorsque le malade s'asseyait. Deux jours après, ces phénomènes s'évanouirent, et bientôt toute trace de la péricardite disparut.

Les causes du redoublement de l'un des bruits du cœur ne sont point encore connues, et l'on ne peut en donner une explication satisfaisante.

La rapidité des mouvements fonctionnels du cœur ou des poumons varie infiniment ; aussi comprend-on qu'il en soit de même du rhythme des bruits pathologiques et de l'ordre dans lequel ils se succèdent : ils différeront chez chaque malade, et quelquefois même, chez un même malade, suivant le moment où on les observe.

IV. *De l'influence de la force et du volume du cœur.* — Cette cause nouvelle de modification des bruits de frottement ne nous arrêtera pas longtemps. En général, toutes choses égales d'ailleurs, l'intensité des bruits sera en rapport avec l'énergie des contractions cardiaques. Malgré la présence sur le cœur d'une quantité considérable de lymphe, il peut se faire que le frottement soit faible, et manque même complétement, en raison de la faiblesse et de l'insuffisance des contractions musculaires.

Je n'ai pas une grande expérience, quant à l'influence que peut avoir le volume du cœur, sur les bruits pathologiques dans la péricardite, et je ne pense pas que la combinaison d'une dilatation du cœur avec une inflammation de ses membranes séreuses, modifie le caractère de ces bruits ; il paraît probable que, dans ce cas, on les perçoit dans une plus grande étendue. J'ai déjà dit que les bruits de frottement, même les plus forts, sont limités exclusivement à la région cardiaque, et j'ai fait ressortir toute l'importance de ce fait pour le diagnostic. Cependant, de ce que les bruits s'entendent dans une étendue considérable, on ne doit pas conclure qu'il y ait agrandissement du cœur. Le bruit de *cuir neuf* peut se percevoir dans toute la poitrine, sans cette condition. C'est ce qui arriva dans deux observations, qui ont été publiées, l'une par moi, l'autre par le docteur Watson. Dans ces deux cas, le cœur était criblé de granulations semi-cartilagineuses.

Le docteur Graves a publié quelques remarques intéressantes sur les effets de l'accroissement du volume du cœur sur l'étendue dans laquelle on perçoit les bruits de frottement. Il rapporte un cas où il y avait à la fois dilatation hypertrophique du cœur et péricardite : les mouvements du cœur s'accompagnaient de deux bruits très forts, d'égale durée, mais d'une tonalité différente. Le premier était *un bruit de scie*, le second était musical, il ressemblait tout à fait à celui qu'on produit, en frottant le doigt mouillé sur du verre. Ils s'entendaient distinctement sous les clavicules, et n'existaient ni dans les carotides, ni dans les sous-clavières. En vingt-quatre heures, le bruit musical se changea en un bruit de cuir neuf très caractérisé.

Le cœur, hypertrophié et dilaté, était revêtu d'une couche de lymphe dont la partie la plus nouvellement épanchée occupait la base de l'organe ; les valvules, l'endocarde, les vaisseaux étaient sains ; les deux plèvres contenaient une grande quantité de liquide. Le docteur Graves vit, dans cette particularité, une cause nouvelle de l'extension des bruits de frottement, par le refoulement du cœur contre les parois de la poitrine. Il est remarquable que le pouls ne s'éleva qu'au chiffre de 50 à 72 pulsations à la minute.

Sans nier que l'existence d'une dilatation du cœur puisse donner de l'extension aux bruits de frottement, je pense que cette extension dépend plutôt de la nature des bruits eux-mêmes, que de la grandeur de la surface enflammée. On rencontre des bruits très étendus, sans aucune altération dans le volume du cœur, et il est très remarquable que dans le cas du docteur Graves, le bruit musical lui-même ne s'entendit pas à la pointe de l'organe.

Somme toute, je suis porté à croire que l'augmentation du volume du cœur ne donne de l'extension aux bruits de frottement, que parce que la surface malade est plus grande ; de telle sorte qu'à moins de conditions particulières et différentes, les bruits morbides ne s'entendraient pas au delà de la région occupée, en réalité, par l'organe lui-même, qui a augmenté de volume. J'ai publié un fait dans lequel existait, en même temps qu'une péricardite, une hypertrophie du cœur énorme. Malgré l'examen souvent répété de l'appareil pulmonaire, jamais on ne découvrit de bruits de frottement ailleurs que dans la région cardiaque, et encore, on ne reconnut leur existence que la veille de la mort du malade. Tout semblait, cependant, devoir favoriser l'existence du frottement : non-seulement le cœur était considérablement agrandi, mais il offrait l'aspect que lui donne une péricardite hémorrhagique aiguë survenant dans le cours d'une maladie chronique. On trouva un épanchement de lymphe molle colorée par du sang, et des dépôts semi-cartilagineux abondants et très durs. L'action du cœur était très énergique et donnait lieu à des vibrations manifestes. Ce point est important, car on aurait pu supposer que le défaut d'extension des bruits de frottement était dû à ce qu'une couche de sérosité liquide et récemment épanchée recouvrait les dépôts de lymphe indurée.

Nous avons vu que dans le fait rapporté par le docteur Graves, il y avait un vaste épanchement dans les plèvres, et cet auteur admet que cette circonstance a pu donner de l'extension aux bruits de frottement, en poussant le cœur contre les parois de la poitrine. D'après ma propre expérience, il n'en serait pas nécessairement ainsi, même dans le cas où le cœur est soumis à une compression énergique. — Je citerai bientôt deux observations d'empyème, l'un à droite, l'autre à gauche, et dans lesquels il y avait déplacement *excentrique* considérable du cœur. Dans le dernier cas, il avait subi un déplacement complet à droite, lorsqu'il fut atteint de péricardite ; cependant, malgré une pression excessive, les bruits étaient parfaitement limités à la nouvelle région occupée par l'organe. Dans le cas d'empyème à droite, la compression était assez considérable pour déprimer le foie et en changer la forme ; la matité s'étendait au delà de la ligne médiane ; cependant le frottement était aussi tout à fait localisé.

Enfin, nous n'avons jamais remarqué que par la pression sur le cœur, qui rend les bruits morbides plus distincts, on augmentât l'étendue dans laquelle ces bruits étaient primitivement perçus.

Tout bien considéré, j'admettrais volontiers qu'on doit rapporter l'extension des bruits dans la péricardite, plutôt au caractère particulier de ces bruits eux-mêmes, qu'aux effets d'une pression interne.

La dernière cause qui modifie les bruits de frottement est la présence d'une affection valvulaire. Cette complication rend le diagnostic plus obscur, mais je crois que les auteurs ont exagéré la difficulté qui en résulte. En supposant l'existence antérieure d'une maladie valvulaire, les points suivants serviraient à établir le diagnostic :

1° Les caractères du bruit au moment de l'exploration.

2° Ce bruit paraît tirer son origine d'un point relativement très profond ; c'est là aussi, qu'il paraît avoir son maximum d'intensité.

3° Il n'est pas également, ou à peu près également, réparti sur toute la surface du cœur.

4° Il s'étend davantage au reste de la poitrine.

5° Il n'est pas double et l'un des bruits cardiaques ne s'accompagne souvent d'aucun murmure.

6° Il se propage fréquemment sur le trajet de l'aorte et de ses divisions primitives.

7° La sensation de frottement communiquée à la main, manque.

Quant à ce dernier caractère, il faut faire remarquer que le frémissement valvulaire a, comme les bruits valvulaires, un point où il est à son maximum d'intensité, et n'est pas disséminé sur une grande étendue, comme dans la péricardite. En réalité, à part quelques cas rares d'anévrysme variqueux, on peut déterminer sans peine l'endroit précis où le frémissement est le plus marqué.

Il est peut-être plus difficile de décider la question quand la maladie siége à l'orifice mitral et respecte l'orifice aortique; il n'y a plus alors de transmission du bruit sur le trajet des vaisseaux; cependant on doit arriver, par un examen attentif de tous les phénomènes, à une conclusion juste, dans la presque totalité des cas où il y a doute.

J'ai déjà fait observer qu'on a dû confondre bien souvent les signes de la péricardite avec ceux d'une maladie valvulaire. Mais il est un ensemble de circonstances qui doit mettre le praticien à peu près complétement à l'abri de cette erreur : ces circonstances sont : l'apparition brusque des accidents, la sensation de frottement perçue par la main (lorsqu'il existe), les variations subites que les accidents offrent dans leur siége, les modifications rapides sous l'influence du traitement, la production de signes morbides aux deux temps du cœur, et enfin, l'absence de tous les symptômes d'une affection organique antérieure.

Mais, lorsqu'en même temps qu'une péricardite, il s'établit un travail morbide dans les valvules, il est quelquefois difficile de le reconnaître, tant que durent les véritables bruits de frottement. Si la maladie valvulaire se traduit par un murmure, comme cela arrive souvent, il peut être masqué entièrement, et ne se manifester que lorsque le frottement a cessé. Avant que cette disparition soit complète, et lorsque les frottements ont déjà perdu beaucoup de leur force et de leur rudesse, on éprouve parfois de la difficulté à démêler ces différents bruits. La question n'a du reste d'importance que pour l'avenir du malade ; elle intéresse plutôt le pronostic que le traitement. Ce fait vient à l'appui de cette maxime importante : que, dans les maladies aiguës, si le diagnostic des affections de tissus adjacents est difficile ou impossible, il est souvent inutile pour le traitement (1).

L'apparition d'un murmure valvulaire, au début de la péricardite, ne me paraît pas avoir la valeur que lui attribuent Hope et le docteur

______

(1) Dans deux des faits rapportés par le docteur Mayne, il n'y eut point de murmure avant l'apparition des bruits de frottement, bien qu'à ce moment, le péricarde fût manifestement enflammé. Le phénomène morbide principal consistait dans l'exagération de l'action du cœur. (*Dublin Journal of medical science,* 1re série, vol. VII.)

Watson qui en font un signe indirect de la maladie. Je n'ai jamais vu le murmure valvulaire précéder le frottement, bien que ces deux bruits coexistent souvent (1), et je crois que dans les cas dont il s'agit, il faut admettre qu'il y avait endo-péricardite.

Le docteur Hope me semble avoir exagéré la fréquence de cette complication, ou plutôt avoir méconnu les cas nombreux où la péricardite est simple et sans murmure valvulaire, soit pendant sa période d'acuité, soit après sa guérison par adhérences. D'un autre côté, il faut bien le reconnaître, la curation de la péricardite n'est que trop souvent incomplète, le malade conservant un bruit valvulaire qui s'est établi d'une façon permanente. Bien des années peuvent s'écouler avant que la maladie des valvules détermine une gêne notable de la circulation ; mais il n'en existe pas moins, depuis le moment de la guérison apparente de la péricardite, une affection incurable, à marche lente et insidieuse.

Nous avons cependant constaté quelquefois la disparition progressive et définitive d'un murmure qui avait persisté pendant longtemps, au premier temps, après la guérison d'une péricardite. Avions-nous affaire à une rétrocession de l'inflammation valvulaire, ou bien ce bruit de souffle appartenait-il à la classe de ceux qui se lient à un affaiblissement du cœur? Cette dernière supposition nous semble la plus probable.

L'étude des signes acoustiques qui appartiennent à la contraction musculaire du cœur peut-elle servir à éclairer le diagnostic de la péricardite? C'est là un sujet qui demande des recherches nouvelles ; on arriverait probablement à quelques résultats importants. Existe-t-il, outre l'irrégularité des battements du cœur, des signes qui indiquent l'extension de la maladie au tissu musculaire? La résonnance métallique qui accompagne les contractions ventriculaires est-elle une preuve qu'il y ait myocardite au premier degré? Les contractions d'un muscle produisent-elles, par elles-mêmes, des murmures? Enfin, dans les périodes avancées de l'inflammation, les bruits musculaires peuvent-ils s'affaiblir et disparaître complétement? Tels sont les points à élucider.

Nous avons souvent observé la disparition du premier bruit du

____

(1) Il serait utile d'examiner si l'adhérence du péricarde peut donner lieu, pendant un certain temps, à des murmures, par la gêne apportée à la liberté des fonctions des muscles.

cœur, dans les cas graves de péricardite. A l'exception de l'irrégularité de l'action de l'organe, les symptômes ressemblent alors beaucoup à ceux qu'on rencontre dans le typhus, lorsqu'il y a débilitation ou ramollissement cardiaque : si, dans ces deux états, la cause pathologique est différente, les conditions physiques du cœur sont identiques ; c'est un affaiblissement de la fibre musculaire, dû, dans un cas, aux effets de l'inflammation, et, dans l'autre, au relâchement des fibres, avec ou sans dépôt typhoïde interstitiel.

Avant de passer aux signes fournis par la percussion, il convient de résumer, dans des propositions séparées, les conclusions à déduire de ce qui précède. Et, comme il n'est pas sans intérêt de constater les progrès qui ont été faits sur ce point de la pathologie, depuis la publication de mon mémoire (1834), je rappellerai d'abord les onze propositions qui contenaient le résultat de mes recherches, à cette époque, et je les ferai suivre de tout ce que l'expérience m'a appris depuis sur les bruits de frottement dans la péricardite.

I. Dans les péricardites avec épanchement de lymphe, le frottement des deux surfaces rugueuses donne lieu à des bruits appréciables à l'oreille et à des vibrations qui se transmettent à la main ; ces signes permettent de reconnaître la maladie, sans difficulté et sûrement, lors même que tous les autres signes manquent.

II. Plus les membranes séreuses sont rugueuses, et plus les phénomènes morbides sont manifestes.

III. Ils accompagnent les deux bruits du cœur, mais sont plus marqués au premier.

IV. On les entend, en général, exclusivement dans la région cardiaque.

V. Ces signes subissent diverses modifications dans leur caractère ; ils offrent parfois une grande ressemblance avec ceux qui appartiennent à une affection valvulaire étendue.

VI. Ils sont plus nets quand la région cardiaque a conservé sa sonorité normale à la percussion ; cependant la présence d'un épanchement n'implique pas leur disparition complète.

VII. Les frottements peuvent reparaître de nouveau, lorsque le liquide contenu dans le péricarde s'est résorbé, ou bien lorsqu'il survient une inflammation nouvelle.

VIII. Les bruits peuvent persister après que les phénomènes tactiles ont cessé d'être appréciables.

IX. Ils se modifient rapidement, et d'une façon notable, par le traitement antiphlogistique direct.

X. En étudiant la marche et les variations que présentent ces signes, on peut suivre les progrès de l'organisation de la lymphe plastique et de l'oblitération de la cavité séreuse, juger des effets du traitement, et s'assurer exactement de l'état du péricarde.

XI. On peut conclure de ce que nous venons de dire, que l'auscultation a une utilité directe dans la péricardite, et que le diagnostic de cette maladie ne repose plus uniquement sur des signes négatifs (1).

XII. Les symptômes vitaux de la péricardite aiguë, à l'exception de la douleur, se rattachent plutôt à l'inflammation ou à l'excitation du tissu musculaire du cœur, qu'à un état correspondant de ses membranes interne ou externe.

XIII. La péricardite aiguë est souvent latente, au point de ne se révéler que par les signes physiques.

XIV. On voit la maladie passer tout à coup de la forme latente à une forme remarquable par la violence des accidents.

XV. Les cas de péricardite peuvent se diviser en trois classes :

a. Péricardite sèche, simple, avec peu ou point d'excitation musculaire ;

b. Péricardite aiguë, avec épanchement liquide, s'accompagnant souvent d'excitation musculaire à un degré plus considérable ;

c. Péricardite aiguë avec épanchement et accidents graves du côté du tissu musculaire ; ces accidents consistent en symptômes qui indiquent l'excitation d'abord, puis la paralysie des muscles cardiaques.

XVI. La mort dans la péricardite doit être attribuée, en général, à la syncope ou à une fausse attaque d'apoplexie résultant de la paralysie du cœur.

XVII. Il est probable qu'on a exagéré les inconvénients de la pression exercée par le liquide épanché.

XVIII. L'affaiblissement du cœur peut résulter d'une atonie simple ou d'une paralysie ; il est dû parfois à une véritable myocardite.

XIX. Dans les formes les plus violentes de la péricardite, il y a souvent complication avec une autre maladie, locale, ou générale.

(1) *Dublin Journal of medical science*, 1ʳᵉ série, vol. IV, 1834.

XX. A la première période de la péricardite, les frottements peuvent manquer complétement.

XXI. Cette première période est très courte : il est donc impossible d'invoquer l'absence des bruits de frottement, au début de la maladie, comme une preuve de l'inutilité des signes physiques dans le diagnostic de la péricardite.

XXII. Le premier stade de la péricardite a une durée qui varie entre six et trente-six heures.

XXIII. L'absence des bruits de frottement, au début, a moins d'importance qu'il ne paraît au premier abord. En effet, si la maladie est violente et grave, il y aura des symptômes qui en révèlent l'existence ; si, au contraire, elle est simple et légère, il n'y a point un grand intérêt à la reconnaître dès le commencement.

XXIV. La présence de l'air dans le sac péricardiaque, soit qu'il s'y soit formé (pneumo-péricardite), soit qu'il s'y soit introduit par une ouverture fistuleuse, modifie les bruits de frottement d'une façon particulière, et donne lieu à des craquements, à du gargouillement et à des bruits métalliques qu'on entend parfois à une grande distance du malade. Ce fait est conforme aux assertions de Laennec.

XXV. Dans la pneumo-péricardite, la résorption des gaz peut rendre aux bruits de frottement leurs caractères primitifs.

XXVI. La distension flatulente de l'estomac donne parfois aux bruits de frottement, un caractère métallique manifeste.

XXVII. Les bruits qui se perçoivent le plus ordinairement dans une grande étendue de la poitrine, sont le bruit de cuir neuf de Collin et un bruit de râpe intense, produit par la lymphe indurée.

XXVIII. Il peut se faire dans le péricarde, sous l'influence d'un état aigu, un dépôt de lymphe d'une consistance presque cartilagineuse.

XXIX. L'extension que prennent les bruits de frottement dépend plutôt de leur caractère propre, que de la compression exercée sur le cœur, ou du volume de cet organe.

XXX. Cependant la pression sur la région cardiaque produit souvent une augmentation dans l'intensité des bruits de frottement et une netteté plus grande des phénomènes tactiles.

XXXI. Lorsqu'il y a complication d'une pleurésie gauche, il se produira jusqu'à cinq bruits de frottement : deux appartenant au cœur lui-même, deux aux mouvements ascendant et descendant de la plèvre, et le dernier au choc du cœur contre cette membrane.

XXXII. Les bruits de frottement peuvent ainsi affecter différents rhythmes.

XXXIII. L'agrandissement du cœur n'implique pas nécessairement qu'on doive entendre les bruits de frottement dans des points placés au delà de la région occupée par l'organe.

XXXIV. Bien qu'il soit quelquefois difficile, à certaines périodes de la péricardite, de déterminer la nature exacte des bruits pathologiques et de les distinguer des murmures valvulaires, cette difficulté, qui n'est jamais que temporaire, paraît avoir été exagérée.

XXXV. Le diagnostic exact repose sur les points suivants : — Le caractère des signes stéthoscopiques au moment de l'examen, — leur concentration en un point donné où elles atteignent leur maximum d'intensité, ou leur égale répartition, — leur siége superficiel ou profond, — leur extension plus ou moins grande dans la poitrine, — leur caractère simple ou double, — leur transmission ou leur défaut de transmission sur le trajet des vaisseaux, — l'existence et la nature des phénomènes tactiles, — la constance ou les variations qu'ils offrent dans leur nature et dans leur siége, et, enfin, les modifications que leur imprime le traitement.

XXXVI. On ne reconnaît, avec certitude, une adhérence du péricarde, que lorsqu'on a suivi les phénomènes de l'épanchement et de l'organisation de la lymphe plastique.

XXXVII. L'adhérence du péricarde s'accompagne tout aussi bien d'une atrophie que d'une hypertrophie du cœur; on la rencontre également dans des cas où la capacité du cœur est restée la même et où son tissu musculaire n'a subi aucune altération (1).

(1) Voyez les ouvrages de Hope, Walshe, et de Barth et Roger, où les principes du diagnostic différentiel ont été formulés. La plupart des caractères diagnostiques ont été indiqués par moi dans des communications sur la péricardite (*Dublin Journal of medical science*, 1re série, vol. III-IV, 1833-1834).

J'avoue que j'éprouve un sentiment d'orgueil naturel, lorsque je vois que mes travaux sur le diagnostic de la péricardite ont obtenu l'approbation d'hommes tels que le docteur Hope et le docteur Forbes, qui jouissent d'une si grande autorité sur la matière. On me pardonnera de reproduire ici l'opinion de ces illustres observateurs.

Le docteur Forbes, en parlant du résumé qui termine mon travail, s'exprime ainsi :

« Les faits annoncés d'une manière si concise, dans les propositions que nous

Signes fournis par la percussion. — La percussion peut être pratiquée avec avantage à toutes les périodes de la péricardite et dans toutes les formes de la maladie. Ses résultats sont négatifs ou positifs. Négatifs, lorsque, comme dans la péricardite sèche, il existe peu de modifications dans la sonorité; positifs, quand, après un épan-

» venons de rapporter ont une telle importance en pratique, que je recommande
» au lecteur d'étudier chacune d'entre elles avec attention. C'est un grand bonheur
» pour ceux qui ont été les premiers défenseurs de l'auscultation, et que l'on a
» quelquefois soupçonné de partialité, de voir cette méthode d'exploration monter
» au premier rang, et révéler son véritable caractère philosophique par des amé-
» liorations et des découvertes successives ; au nombre des plus importantes, je
» n'hésite pas à placer celles qui sont dues au docteur Stokes, et que nous venons
» de rapporter dans cette note. » (Voyez la traduction de l'ouvrage de Laennec,
par le docteur Forbes, art. PÉRICARDITE.)

Dans son ouvrage classique sur les maladies du cœur, Hope s'exprime ainsi :

« Voici l'histoire de la découverte des différents murmures de l'endo-péricardite :
» Après la découverte du *bruit de cuir neuf*, faite par Collin en 1824, le docteur
» Latham découvrit, en 1826, un bruit de soufflet au premier temps et le rap-
» porta à la péricardite *rhumatismale*. Il me communiqua ce fait dès la même
» année, et je le publiai en 1831, en ajoutant que ce murmure n'appartenait
» point exclusivement à la péricardite rhumatismale, mais à toutes les formes de
» péricardite ; qu'il se rattachait quelquefois au deuxième temps du cœur tout aussi
» bien qu'au premier ; qu'il ne se rapportait point à la péricardite, mais à la
» coexistence d'une endocardite, et qu'enfin, il constituait le meilleur et le premier
» en date de tous les signes de l'inflammation du cœur. Le docteur Elliotson avait,
» sans que je le susse, exprimé, en 1830, l'opinion que le murmure dont il s'agit
» appartenait à l'endocardite. Aujourd'hui, il me revient sans peine à la mémoire,
» nombre de faits dans lesquels je notai l'existence de murmures « craquants »
» « anormaux » « extraordinaires ». Je ne doute pas que je n'eusse eu alors affaire
» à des bruits de frottement. Il me fut impossible de les distinguer, car, n'ayant
» pas, depuis dix années, rencontré un seul cas de péricardite aiguë qui se soit
» terminé par la mort, les autopsies me manquèrent absolument. Nul doute que
» si Collin eût employé une dénomination plus heureusement choisie que celle de
» *bruit de cuir neuf* pour désigner les murmures d'attrition, on eût reconnu
» ceux-ci beaucoup plus tôt. Bien qu'à cet auteur appartienne l'honneur
» d'avoir indiqué le premier cette catégorie de bruits pathologiques, et bien que
» Broussais ait, comme nous le verrons bientôt, comparé le bruit dont il s'agit au
» frottement du parchemin, c'est au docteur Stokes que revient, suivant moi, le
» mérite d'avoir débrouillé ce sujet d'une manière satisfaisante. (*Dublin Journal*
» *of medical science*, 1re série, vol. IV, septembre 1833). Le docteur Waston,
» qui ne connaissait pas sans doute les recherches du docteur Stokes, a publié
» également, le 11 avril 1835, dans la *Gazette médicale*, deux observations

chement, la matité s'étend au delà de ses limites normales, ou bien lorsqu'elle y rentre après la résorption du liquide.

Il a été admis que, dans la cardite, l'étendue de la matité peut s'accroître, sans qu'il y ait épanchement d'un liquide et par le seul fait d'une turgescence inflammatoire du cœur. Cela est au moins douteux, il est permis d'affirmer que les modifications de la sonorité, dans la péricardite, dépendent de l'abondance de l'épanchement.

Suivant Hope, il suffit de la présence d'une demi-pinte de liquide pour accroître l'étendue de la matité, et le même auteur a remarqué qu'en comparant la matité que donne l'hypertrophie à celle qui est due à un épanchement, celle-ci remonte plus haut dans la direction des gros vaisseaux.

En raison de la nature presque toujours inflammatoire de l'épanchement qui produit la matité, celle-ci est précédée par des phénomènes de frottement qui persistent quelquefois à un certain degré pendant que la sonorité de la région précordiale diminue. Puis le frottement disparaît ordinairement pendant quelque temps, pour se montrer de nouveau lorsque, après la résorption du liquide, les surfaces enflammées reviennent au contact. Mais il y a des cas où le frottement se modifie dans son intensité, mais persiste malgré l'épanchement. Il est comparativement faible et limité à la base du cœur, tant que la matité est très étendue ; il occupe une plus grande partie de l'organe quand le liquide a disparu. La sensation de frottement est alors appréciable à la main, ou bien, elle manque absolument.

La matité est complète dans toute son étendue, et nous ne connaissons aucun caractère qui la distingue de celle que produit l'empyème ou la solidification du tissu pulmonaire. On n'en reconnaît la nature que par les circonstances qui l'ont précédée ou qui l'accompagnent. Quelques auteurs ont prétendu que l'existence d'une maladie du poumon ou de la plèvre diminuait la valeur de la percussion dans la péri-

» d'endo-péricardite dans lesquelles il décrit le bruit de frottement de va-et-vient
» qu'il distingue nettement du bruit valvulaire coexistant. M. Bouillaud ne paraît
» pas réclamer la priorité en ce qui concerne les bruits de frottement, il se con-
» tente de constater qu'il avait observé le bruit de soufflet dans la péricardite, à
» une époque où il ne connaissait, en aucune façon, les travaux des docteurs La-
» tham, Hope et Stokes. »

cardite. Cette assertion est contredite par l'expérience. La combinaison d'un épanchement péricardiaque avec les maladies que nous venons d'indiquer est rare, au moins dans ce pays ; et, d'un autre côté, les cas de péricardite avec un épanchement assez considérable pour simuler un empyème ne sont pas communs. C'est en combinant les résultats fournis par la percussion avec les signes stéthoscopiques qui les accompagnent ou qui les ont précédés qu'on arrive à leur donner leur véritable valeur. Ainsi, par exemple, qu'il se développe rapidement de la matité sans qu'il y ait eu les signes de la pneumonie ou de la pleurésie ; si cette matité survient à la suite d'un bruit de frottement péricardiaque, on n'éprouve aucune difficulté à en déterminer la nature. — De plus, la matité dans la pleurésie se montre presque toujours d'abord en arrière, tandis que dans la péricardite, c'est à la région antérieure de la poitrine qu'elle a son point de départ. Il est vrai qu'un empyème peut déterminer de la matité en avant, et qu'un épanchement péricardiaque peut donner lieu à de la matité en arrière ; mais les considérations suivantes nous permettront d'éviter toute erreur.

L'empyème produit souvent de la matité dans la région antérieure de la poitrine ; mais cette matité est toujours précédée d'une perte de la sonorité en arrière. Il est donc de règle, quand il peut y avoir doute entre un épanchement pleurétique et un épanchement du péricarde, de se décider pour cette dernière affection, si la région postéro-inférieure de la poitrine est sonore à la percussion.

Dans l'une et l'autre maladie, la matité existe en avant. Elle a débuté en arrière dans l'empyème, tandis que, dans les cas, assez rares d'ailleurs, où un épanchement péricardiaque énorme détermine de la matité latéralement et en arrière, elle s'est montrée d'abord en avant.

Lors donc que nous rencontrons à la partie antérieure du thorax une matité qui s'étend de bas en haut sans qu'on puisse l'attribuer à une maladie pulmonaire, si cette matité coïncide avec de la sonorité de la région sous-scapulaire, on peut diagnostiquer un épanchement intra-péricardiaque.

La matité peut apparaître très rapidement et diminuer ou disparaître de même, dans quelques cas, et surtout lorsque la péricardite est liée à des affections essentielles, ou à des inflammations diffuses.

Je n'ai jamais rencontré d'épanchement assez considérable pour simuler l'empyème. Dans le cas communiqué par le docteur Corrigan, le péricarde distendu remontait jusqu'à la première côte, et cependant le diagnostic semble n'avoir présenté aucune difficulté (1).

Signes produits par une pression excentrique et appréciables à la vue. — Les remarques les plus importantes que je connaisse sur ce sujet sont celles d'Avenbrugger et de Louis; le premier de ces auteurs signale l'existence d'une tumeur épigastrique, le deuxième a rencontré la dilatation latérale de la poitrine comme dans l'empyème.

Avenbrugger s'exprime ainsi : « Scrobiculum cordis tumor occu-
» pat, quem renitentià suà distingues facilè a ventriculo flatibus
» turgente. » Cette observation est confirmée par Corvisart, qui cite
un cas dans lequel six ou huit pintes de liquide s'étaient accumulées
dans le péricarde; il en résultait, non-seulement l'effacement du

(1) « On objectera peut-être, à l'importance que nous attachons ici à l'usage de la percussion, que la péricardite est souvent compliquée de péripneumonie ou de pleuro-pneumonie, et qu'alors elle ne saurait être d'aucune utilité, puisqu'il est impossible de savoir si l'obscurité de la sonorité précordiale est l'effet d'un épanchement dans le péricarde ou de toute autre cause. Cette objection est juste toutes les fois que la pleurésie et la pleuro-pneumonie sont doubles ou existent du côté gauche ; mais quand l'une ou l'autre de ces affections siége du côté droit seulement, la percussion de la poitrine, à la région précordiale, a la même valeur que dans le cas où la péricardite est simple. Or, ces cas ne sont pas très rares ; sur dix-sept exemples de péricardite, compliquée de péripneumonie et observés par Morgagni, Corvisart et M. Bertin, six sont des pleuro-pneumonies du côté gauche, cinq des pleuro-pneumonies doubles, et les dix derniers des pleuro-pneumonies du côté droit ; en sorte que chez le tiers des individus où la complication existait, la percussion pouvait être de la plus grande utilité. Mais douze des trente-six observations qui nous occupent n'étaient pas compliquées de pleuro-péripneumonies, en sorte que la percussion de la poitrine aurait pu être pratiquée dans ces différents cas avec avantage, et qu'en réunissant ces douze observations aux six autres, on a dix-huit cas de péricardite sur trente-six, dans lesquels ce mode d'exploration devait donner les plus utiles résultats..... » (Louis.)

Le même auteur ajoute plus loin :

« Qu'on n'oublie pas, d'ailleurs, qu'il ne s'agit pas de remplacer tous les signes de la péricardite par la percussion, mais seulement d'estimer la valeur de ce moyen sans lequel, à la vérité, le diagnostic de la péricardite ne nous semble pas susceptible de certitude, quels que soient le nombre et le degré des autres symptômes. » (*Recherches anatomo-pathologiques*, p. 280.)

Voyez aussi, docteur Law, *Journ. méd. de Dublin*, 1ʳᵉ série, vol. VII, 1835.

creux épigastrique, mais encore l'apparition dans cette région d'une tumeur volumineuse. Cette tumeur, dure et résistante, était due à un refoulement du diaphragme par la pression qu'exerçait le liquide péricardiaque. J'ai moi-même décrit un effet analogue déterminé, au niveau du foliole droit du diaphragme, par la pression d'un empyème considérable.

Le signe qui nous occupera ensuite a été observé par Louis : c'est une dilatation de la région précordiale qui ne diffère de celle de l'empyème, que par la façon remarquable dont elle est circonscrite. Elle n'a été rencontrée qu'une seule fois; la tumeur s'étendait du creux axillaire au bord des fausses côtes; en avant et en haut elle remontait jusqu'à trois pouces à peine de la clavicule. A son niveau, il n'y avait point d'œdème des téguments, mais la pression déterminait de la douleur; dans toute son étendue existait une matité absolue à la percussion, et l'absence du murmure respiratoire était complète. La sonorité se retrouvait dans le reste de la poitrine, avec de la matité de l'épigastre et d'une partie de l'hypochondre gauche; ces mêmes régions étaient douloureuses à la pression et légèrement saillantes.

L'observation fut prise le huitième jour de la maladie, qui dura longtemps, et ne se termina par la mort, qu'après trois mois. Le péricarde contenait une pinte et demie d'un liquide qui avait refoulé le diaphragme; le cœur avait un peu diminué de volume, et il n'y avait aucune trace de déformation du thorax.

Bien que je n'aie jamais eu l'occasion d'observer cette dilatation, j'ai la conviction qu'elle n'est pas rare, et cette opinion paraît être partagée par Louis. Peut-être, comme l'a remarqué le docteur Walshe, le péricarde étant en rapport moins intime avec les muscles thoraciques que la plèvre, la dilatation de la partie latérale de la poitrine n'est pas produite aussi tôt et d'une façon aussi constante, par le travail inflammatoire qui s'y développe.

Enfin, le docteur Graves a rapporté un exemple de déplacement du poumon gauche en haut, à la suite d'une péricardite avec épanchement considérable. Le malade, enfant de dix ans, fut pris des symptômes d'une péricardite dix jours avant son admission à l'hôpital; il présentait les signes ordinaires d'un épanchement péricardiaque avec matité étendue, peu de netteté des bruits du cœur et absence de murmure. La matité commençait à un pouce au-dessous de la clavicule gauche et descendait jusqu'à la partie inférieure de la région cardiaque, et jusqu'au milieu et au bas du sternum. Le côté gauche paraissait être plus rempli que le droit, surtout au niveau du mamelon; mais la mensuration ne révéla aucune inégalité entre les deux côtés de la poitrine. Le jour suivant, il survint du gonflement à la partie inférieure du côté gauche du cou, et lorsque le malade toussait, il s'y dessinait une tumeur. A la percussion, la région scapulaire rendait un son tympanique. Le péricarde, distendu par de la sérosité, était au moins trois fois plus volumineux que d'habitude, et complétement recouvert de lymphe.

Après avoir fait remarquer le refoulement du poumon gauche au-dessus de la clavicule, le docteur Graves émet l'opinion que, malgré les résultats négatifs de la mensuration, la région péricardiaque était réellement distendue; c'est à cette particularité qu'il attribue l'augmentation de la résonnance des parties supérieures de la poitrine, d'après le principe du docteur Williams, que l'augmentation de la tension donne lieu à une augmentation de la sonorité (1).

J'ai observé également un cas dans lequel le poumon refoulé était placé à une hauteur considérable au-dessus de la clavicule; il existait des épanchements dans le péricarde et dans la plèvre gauche. La tumeur, qui augmentait de volume pendant les efforts de la toux, persista pendant plusieurs jours : elle rendait à la percussion un son pulmonaire, on y percevait le murmure vésiculaire et des râles sibilants. — Le malade guérit. La tumeur était assez volumineuse pour produire, par sa présence, une déformation considérable du cou.

Maintenant que nous avons passé en revue les signes physiques de la péricardite, étudions ses symptômes vitaux et son histoire. Comme beaucoup d'autres maladies locales, elle se présente sous diverses formes et avec des degrés d'intensité différents, ainsi que l'indiquent la gravité variable des lésions fonctionnelles et les souffrances du malade.

Au point de vue pratique, nous diviserons les péricardites en trois catégories :

, 1° Péricardite latente légère;

2° Péricardite latente grave;

____

(1) *Médecine clinique*, vol. II.

3° Péricardite manifeste grave.

Les caractères principaux de la première de ces trois formes sont : la localisation, l'absence d'une maladie essentielle, et, enfin, le peu d'intensité de l'inflammation.

L'anatomie pathologique nous a appris que presque tous les organes sont susceptibles d'être affectés de cette façon. Il est difficile, et même impossible, de reconnaître cet état pendant la vie, parce qu'il ne s'accompagne pas d'altérations fonctionnelles, ni de troubles généraux. Quelquefois, l'exploration physique le fait découvrir accidentellement, c'est ce qui arrive dans d'autres inflammations séreuses. En admettant que, dans la péricardite, les taches laiteuses soient d'origine inflammatoire, il faut reconnaître que cette maladie atteint un grand nombre d'individus, mais à un degré si léger qu'on n'en soupçonne même pas l'existence, et que souvent elle n'est suivie d'aucune lésion des fonctions ou du tissu du cœur. En présence de faits très nombreux, reconnus à l'auscultation, et où il ne s'agit pas seulement de taches isolées, mais où l'inflammation a envahi le péricarde entier, sans qu'aucun symptôme vienne donner l'éveil, on ne peut douter que la péricardite ne soit une des maladies les plus communes qui affectent le corps humain, et qui passent inaperçues et sans produire de désordres.

Cependant ce serait une erreur de croire que l'absence des symptômes et le peu de gravité des signes physiques doivent faire considérer la maladie comme étant exempte de dangers. Tout au contraire, tant qu'il y a persistance d'un seul signe morbide, le malade doit être surveillé avec soin ; quelquefois, en effet, il se fait un changement subit, et la maladie passe, d'une forme en apparence légère et latente, à une forme grave.

La seconde catégorie comprend les cas latents et qui ne sont pas sans dangers ; on peut les diviser en péricardites compliquées et simples. La première forme est la plus importante ; il peut y avoir complication avec une inflammation séreuse, telles que la pleurésie et la péritonite, se montrant sous la forme de maladies locales ; dans d'autres cas, c'est une maladie essentielle et générale qui complique la péricardite, la fièvre rhumatismale par exemple. Cette forme pourrait être désignée avec plus d'exactitude par le nom de péricardite latente secondaire.

La péricardite latente n'est révélée que par l'exploration physique ;

or, comme l'épanchement de lymphe est souvent la seule altération qui se produise, les signes consistent seulement dans les phénomènes acoustiques et tactiles.

C'est là la variété qui se rencontre si souvent dans le rhumatisme. Et, bien que la péricardite puisse se montrer alors avec une grande acuité, qu'il y ait ou non endocardite, la forme latente est assez commune pour que, dans un rhumatisme articulaire aigu, on ne puisse affirmer que le cœur est sain, sans pratiquer un examen stéthoscopique attentif. Cela est tellement vrai qu'il est absolument indispensable d'examiner chaque jour le cœur des rhumatisants, lors même qu'ils ne présentent aucun symptôme d'affection cardiaque, si l'on veut éviter d'être surpris par une péricardite imprévue.

Cette prédisposition à la péricardite dépend moins, cependant, de l'inflammation rhumatismale, en tant que maladie de tissu, que de l'état morbide essentiel auquel nous donnons le nom de fièvre rhumatismale. L'imminence de toutes les formes de la cardite, dans le rhumatisme, est en proportion directe de la violence et de la persistance de la fièvre. Lorsqu'il y a apyrexie, le péricarde échappe ordinairement à la maladie, même dans le cas d'arthritis aigu. Dans l'arthritis rhumatismal chronique, affection sur laquelle les recherches du docteur Adams et du professeur Smith ont jeté de vives lumières, il est rare que le cœur soit atteint, au moins d'une façon aiguë. Cette maladie, dans le cours de laquelle j'ai vu bien souvent les articulations se prendre en grand nombre et simultanément, n'affecte pas la circulation ; le cœur reste libre et ne présente aucuns signes morbides, même dans les périodes ultimes de la vie.

A ce sujet, je puis rapporter deux observations, qui prouvent combien il est indispensable de considérer la fièvre rhumatismale comme une maladie essentielle, existant en dehors de toute affection articulaire. L'une de ces observations a été recueillie par moi en 1833, l'autre est tirée de la *Médecine clinique* du docteur Graves. Dans les deux cas, la péricardite se montra avant les accidents articulaires : ceux-ci ne parurent qu'au bout de dix jours chez mon malade, et après cinq jours, chez celui du docteur Graves. Chez le premier, les symptômes étaient une douleur précordiale et de l'oppression avec une dyspnée considérable, et de la toux qui produisait une exacerbation de la douleur. Le malade présentait en même temps les signes et les symptômes d'une pneumonie droite. Les accidents arthritiques, proprement dits, ne se développèrent que le onzième jour : les articulations des membres inférieurs se tuméfièrent et devinrent douloureuses; il en fut bientôt de même de celles du membre supérieur gauche. Le malade succomba avec les symptômes d'une pneumonie et d'une péricardite. Dans l'observation rapportée par le docteur Graves, les symptômes et les signes physiques de la péricardite précédèrent ceux de l'inflammation articulaire; l'arthritis aigu ne se montra aux genoux, aux épaules, aux poignets et aux articulations tibio-tarsiennes qu'après la disparition des phénomènes de la péricardite. — La maladie parcourut les phases ordinaires d'un rhumatisme articulaire grave, qui eut une durée de dix ou douze jours. — Pendant tout ce temps, on examina chaque jour le cœur sans pouvoir y reconnaître le moindre signe morbide. — Le traitement mis en usage fut l'administration de l'opium à haute dose, suivant la méthode préconisée par le docteur Corrigan; il réussit à merveille, et aucun des effets fâcheux du médicament employé ne se manifesta (1).

Nous n'avons point ici à nous occuper de la pathologie générale du rhumatisme. Nous devons cependant énoncer les propositions suivantes, à propos des rapports existant entre cette maladie et la péricardite :

1° On rencontre communément la combinaison de la péricardite avec le rhumatisme articulaire aigu; cependant la maladie du cœur a des rapports plus étroits avec la fièvre rhumatismale, qu'avec la phlogose des articulations.

2° La prédisposition à la péricardite est en rapport direct avec la violence et la durée de la fièvre.

3° Lorsqu'il y a inflammation aiguë des articulations, sans fièvre, la phlogose du cœur se montre rarement.

---

(1) Le docteur Latham se livre sur ce sujet à des réflexions importantes : « Peut-on affirmer, dit-il, que l'endocardite et la péricardite ne dépendent pas du rhumatisme au même titre que les accidents articulaires, et que les deux ordres de phénomènes morbides ne tirent pas leur origine de la fièvre rhumatismale ?... J'ai vu quelquefois (rarement il est vrai) la phlogose du cœur précéder, en apparence, les inflammations articulaires. Il y avait de la fièvre, des palpitations et une douleur précordiale. Jusque-là, la maladie était fort obscure ; mais au bout d'un jour ou deux, les articulations se prenaient et l'on reconnaissait le rhumatisme ; à la douleur précordiale et aux palpitations se joignit alors un murmure ayant son siége dans l'endocarde, et il devint évident qu'il existait une endocardite dès le début de la maladie. » (Latham, pages 229-232.)

4° La péricardite se développe à toutes les périodes du rhumatisme ; elle précède même parfois les accidents articulaires ;

5° Dans le rhumatisme aigu, on rencontre toutes les formes et tous
les degrés de la phlogose du péricarde, depuis la péricardite latente
simple et sans épanchement, jusqu'aux péricardites les plus graves,
avec complication d'endocardite et de myocardite.

Les combinaisons de la péricardite et du rhumatisme aigu sont
très variées ; cependant le clinicien peut séparer ces faits en trois
groupes différents.

Dans le premier groupe, la maladie est latente, *en ce qui touche
les symptômes;* et l'exploration physique pouvant seule la faire reconnaître, on la constate souvent accidentellement.

Dans la seconde catégorie, la maladie, latente jusque-là, manifeste
sa présence par l'apparition d'un groupe de symptômes nouveaux qui
attire l'attention du praticien. — Celui-ci reconnaît alors que la péricardite, d'abord simple et *plastique,* a revêtu tout à coup un caractère beaucoup plus grave, et qu'il s'est fait un épanchement considérable. Ce changement subit doit toujours inspirer des craintes
sérieuses.

Dans la troisième forme, enfin, la péricardite s'accompagne, à son
début, des symptômes évidents d'une affection du cœur : ces symptômes, ainsi que l'a montré le docteur Mayne, peuvent avoir une
durée de un ou de deux jours avant l'apparition des signes tactiles
ou acoustiques de la maladie. Comme accidents locaux, il n'est pas
rare de rencontrer de la douleur et de la pesanteur dans la région
cardiaque, en même temps qu'une impulsion exagérée de l'organe. Le
pouls est quelquefois régulier, filiforme et dur ; quelquefois, au contraire, on rencontre comme premier symptôme l'irrégularité des contractions du cœur. Ce point est important à noter, car l'irrégularité
du pouls se rattache habituellement à l'affaiblissement du cœur dans
les périodes avancées de la maladie. En même temps, on constate
souvent un état de phlogose des organes voisins. — C'est ainsi qu'il
peut y avoir inflammation de la plèvre gauche, production de râles,
de bronchite ou de pneumonie du même côté, douleur à la pression
épigastrique, et vomissements qui nous prouvent qu'il y a action
sympathique exercée sur l'estomac, ou bien que cet organe est également enflammé. Dans quelques cas, on voit, au moment où ces
symptômes se montrent, les accidents articulaires perdre de leur

intensité ; mais ce fait n'est point ordinaire. Plus d'une fois j'ai été amené à soupçonner l'existence d'une péricardite par la recrudescence de la fièvre, sans augmentation de la tuméfaction des articulations. La face du malade exprime l'anxiété ; il éprouve un sentiment de défaillance qu'il rapporte à la région du cœur, et il a la sensation d'une mort imminente.

Le plus ordinairement, ces symptômes s'accompagnent de frottements péricardiaques ou des signes d'un épanchement séreux, et quelquefois des uns et des autres à la fois. Ces signes varient, du reste, avec l'état du péricarde. Le bruit de souffle n'est pas constant ; il paraît indiquer une complication d'endocardite.

Nous pouvons passer maintenant à l'étude des symptômes généraux qui appartiennent aux formes graves de la péricardite, indépendantes de toute complication de rhumatisme. Nous nous appuierons surtout sur Louis qui a étudié avec grand soin les symptômes de cette maladie (1).

La méthode adoptée pendant si longtemps par ceux qui ont écrit sur la médecine, et qui consiste à attribuer un ensemble particulier de symptômes à une maladie particulière, a été le point de départ de bien des fautes de diagnostic et de pratique. Aussi, avant d'essayer de décrire ou d'énumérer les symptômes de la péricardite, établissons, une fois pour toutes, qu'il n'en est aucun qui se rencontre constamment, et que l'ordre dans lequel ils se succèdent peut être très différent, suivant les cas où on les observe.

Le premier de ces symptômes, et en même temps le plus important, est une douleur ayant son siége au niveau du cœur, et s'accompagnant souvent d'une sensation de constriction ou de pesanteur dans la même région. Cette douleur est, habituellement, moins aiguë que celle de la pleurésie ; elle est cependant parfois d'une intensité extrême, et peut se faire sentir jusque dans l'épigastre et dans la région interscapulaire. — À ce symptôme se rattache étroitement la sensibilité à la pression dans la région épigastrique et cardiaque, avec ou sans œdème des téguments. — Quelquefois, la douleur est intense, déchirante, et le malade la rapporte d'abord à la partie moyenne du sternum ; elle s'accompagne d'une sensation de constriction douloureuse dans la poitrine.

____

(1) *Recherches anatomo-pathologiques*, art. PÉRICARDITE.

Semblable à la douleur pleurétique par son intensité, et quelquefois par son siége, la douleur de la péricardite en diffère, dans quelques cas, en ce qu'elle n'augmente, ni par une profonde inspiration, ni par un changement de position. Elle ressemble aussi, parfois, à celle de l'angine de poitrine. Ainsi, dans un fait cité par Andral, le malade était sujet à des exacerbations terribles de la douleur ; celle-ci s'étendait au côté gauche de la poitrine tout entier et déterminait, tantôt un engourdissement du bras correspondant, et tantôt des sensations douloureuses très pénibles dans le même membre. A trois reprises différentes, il survint de la gène de la respiration avec battements tumultueux du cœur ; le pouls devint imperceptible et la température de la peau s'abaissa fortement. Après l'accès, le cœur reprenait sa régularité. On trouva à l'autopsie des concrétions abondantes de lymphe coagulable dans le péricarde, distendu lui-même par une quantité considérable de liquide sanguinolent (1).

Cependant la douleur manque souvent, ou bien le malade n'accuse que de la gêne dans la région du cœur ; il peut en être ainsi, même lorsque d'autres symptômes violents et subits accompagnent l'invasion de la maladie. En général, on peut dire que la douleur fait plus souvent défaut lorsque la péricardite est compliquée d'une maladie essentielle ou d'une affection locale.

Nous ne savons pas encore complétement à quoi nous en tenir sur la nature de la sensibilité de l'épigastre dans la péricardite. Le docteur Mayne fait remarquer que ce symptôme est ordinairement très caractéristique, et qu'on doit le considérer comme le phénomène morbide général le moins équivoque de la maladie. Sur onze cas observés par lui, il existait dix fois, et chez cinq malades il constituait la cause principale des souffrances. Il ne se montra pas à une période déterminée. — La sensibilité était plus grande quand on dirigeait la pression de bas en haut et en se rapprochant du péricarde ; elle était plus circonscrite que la sensibilité épigastrique qui accompagne les maladies abdominales. Cependant, sans affaiblir la valeur de ces remarques, il ne faut pas oublier que dans la pleurésie aiguë du côté gauche, l'épigastre est souvent douloureux ; nous ajouterons que la gastrite aiguë est si rare qu'on n'a guère l'occasion de comparer ses symptômes avec ceux de la péricardite : cette

_____

(1) *Clinique médicale,* vol. I, obs. III, p. 15.

dernière affection pourrait, en raison de la sensibilité de l'épigastre à laquelle elle donne lieu, être confondue avec une maladie de l'estomac.

Le symptôme le plus important, après la douleur, est la gêne de la respiration qui est souvent bruyante et accélérée ; malgré ce dernier caractère, il peut arriver que le malade n'accuse pas de dyspnée. Louis attache peu de valeur à la difficulté respiratoire comme signe de la péricardite, bien qu'il reconnaisse qu'il y avait de la dyspnée à un degré plus ou moins considérable dans tous les cas qu'il a analysés. — Il ajoute, toutefois, que ce symptôme acquiert de l'importance s'il s'est montré subitement, et s'il n'existe, en même temps, aucun signe d'une maladie aiguë du poumon. La même remarque a été faite depuis par le docteur Mayne. Le docteur Hope insiste sur la dyspnée qui s'accompagne d'une position forcée du corps, dont le malade ne peut s'écarter sans éprouver de la suffocation.

En comparant la pleurésie et la péricardite au point de vue de la dyspnée, on constate que la tolérance, par l'organisme, d'un épanchement abondant, est plus rare dans la péricardite que dans l'empyème aigu. Dans l'empyème, il arrive souvent, qu'après quelque temps, la dyspnée et l'accélération respiratoire elle-même disparaissent, et que la respiration devienne parfaitement calme, au moins pendant que le malade est au repos. C'est ce qui n'a jamais lieu dans les épanchements péricardiaques abondants, et la cause de cette différence ressort facilement de l'étude des conditions anatomiques et physiologiques dans ces deux maladies. Dans la pleurésie, la moitié de l'appareil respiratoire est seule affectée ; l'autre moitié continue à fonctionner. Le poumon comprimé peut ainsi cesser d'agir pendant quelque temps, sans grand inconvénient. Mais, dans la péricardite, non-seulement l'organe entier est enflammé, mais il est soumis à une compression générale, et souvent le tissu musculaire est affaibli et à demi paralysé. Aussi, la dyspnée qui disparaît si souvent dans l'empyème, même avec un épanchement abondant, persiste presque toujours dans la péricardite.

On a accordé une grande valeur aux caractères du pouls, mais les résultats de la clinique établissent qu'il n'est pas un seul de ces caractères qui puisse être rapporté à une période ou à une forme particulière de la péricardite. — Voici les conditions que le pouls peut présenter :

1° Pouls petit, rapide, irrégulier au début de la maladie, avant l'apparition des signes physiques ordinaires.

2° Ralentissement notable du pouls au début de la maladie (1).

3° Le pouls ne présente d'autres modifications que celles qui résultent ordinairement de la fièvre. Il peut être parfaitement égal et régulier. Cette forme est commune dans la fièvre rhumatismale avec péricardite sèche.

4° Pouls régulier, rapide, extrêmement dur.

5° Pouls régulier, rapide, faible, s'accompagnant d'une exagération de l'action du cœur.

6° Pouls irrégulier, inégal, faible, avec une débilitation cardiaque considérable.

7° Mêmes caractères du pouls avec exagération de la force du cœur.

8° Pouls alternativement régulier et irrégulier.

9° Suspension ou disparition apparente du pouls, qui reparaît au bout de quelque temps.

Quant à l'irrégularité et aux intermittences du pouls, à la distension des veines jugulaires, à la coloration violette de la face, au refroidissement et à l'œdème des extrémités, qui se rencontrent dans les dernières périodes, il n'est pas nécessaire de s'y arrêter longtemps. Nous devons, cependant, faire remarquer que l'irrégularité et les intermittences que le docteur Graves a rencontrées avant tout autre signe direct de la maladie, indiquent, en général, que celle-ci est arrivée à une période avancée, que le cœur est affaibli, et qu'il existe une inflammation du tissu musculaire ou de l'endocarde.

Le système artériel est le siége d'un symptôme qui n'a jamais été noté, bien qu'il ait une grande valeur ; c'est l'exagération des battements des vaisseaux cervicaux. Je ne puis me prononcer sur sa fréquence, mais je l'ai observé dans deux faits remarquables : l'un sera rapporté quand nous parlerons du traitement de la péricardite. Le malade était un adulte. — Dans le second cas, il s'agissait d'une endopéricardite bien nette chez un jeune garçon âgé de moins de dix ans. A son entrée, ce malade était dans un état de collapsus ; le visage était pâle, le pouls radial extrêmement faible, et cependant les batte-

____

(1) Ces deux remarques sont du docteur Graves (observations sur la péricardite, *Médecine clinique*, 1843, p. 916).

ments artériels du cou étaient si visibles qu'ils attiraient l'attention même à distance. Les signes physiques consistaient, au début, en un murmure double, à la base du cœur ; mais, au cinquième jour, on entendit à la pointe un bruit de frottement aigu, faible au premier temps, mais très distinct au second. — Bientôt après, ce bruit devint général avec ses caractères ordinaires ; il s'accompagnait toujours d'un murmure valvulaire. Il se fit alors un épanchement dans le péricarde, et les battements artériels persistèrent. Les bruits de frottement étaient plus distincts quand le malade s'asseyait. Cet enfant finit par guérir, après environ dix-huit jours de maladie. Dans les derniers temps, le bruit de frottement prit un caractère musical, plus marqué au premier temps.

Chez ces deux malades, il y avait des murmures valvulaires, et l'on doit se demander si le surcroît d'énergie des carotides peut aider à reconnaître l'existence de l'endocardite dans des cas analogues. Il est certain, au moins, que si le symptôme est récent, et si l'état du sujet indique l'irritation ou l'inflammation, l'exagération des battements des carotides coexistant avec la faiblesse des pulsations dans le reste du système artériel, peut faire soupçonner une forme de cardite quelconque.

Considéré en lui-même, ce symptôme ne se rencontre, à ma connaissance, que dans quatre circonstances différentes. Sir Astley Cooper l'a observé dans la commotion cérébrale, il se manifestait surtout quand le malade s'asseyait ; alors le pouls augmentait de force et de fréquence (1). On le rencontre aussi au début de l'inocclusion permanente des valvules aortiques, et il peut alors être limité aux vaisseaux du cou. En troisième lieu, on le trouve dans une forme spéciale et fort curieuse de maladie chronique, que nous décrirons bientôt *in extenso*, et dans laquelle existent à la fois des palpitations du cœur, l'augmentation des battements des artères du cou, et l'hyper-

(1) Voyez les *Leçons sur la chirurgie* de sir Astley Cooper. — Le symptôme en question est indiqué par sir Astley Cooper comme un signe différentiel de la commotion et de la compression cérébrales. On peut rencontrer dans la cérébrite une augmentation de pulsations des carotides analogue à celle des artères radiales dans le panaris, et à celle de l'aorte abdominale dans le cours de la fièvre gastro-entéritique (voyez Stokes, *Recherches sur le diagnostic des anévrysmes*, in *Dublin Journal of medical science*, 1re série, vol. V). C'est là un état pathologique qu'on ne peut confondre avec la cardite.

trophie de la thyroïde et des globes oculaires. Le quatrième cas est celui que j'ai rapporté. On voit que le diagnostic différentiel ne présente pas de difficulté, surtout quand on considère l'époque de la maladie à laquelle le symptôme dont il s'agit se développe.

Le docteur Hope a noté les symptômes suivants comme étant les plus importants dans la péricardite arrivée à un degré de gravité extrême : le rire sardonique, la contraction des traits, la syncope, la pâleur, la diminution de la chaleur animale, la jactitation continuelle, un trouble, une angoisse et une frayeur insurmontables, les sueurs froides, et enfin, par suite de la gêne de la circulation, le gonflement et la lividité de la face et des extrémités survenant quelquefois dans les douze dernières heures de la vie. A ces symptômes, le même auteur ajoute le délire et les convulsions qui se montrent dans le stade ultime de la maladie.

Parmi les symptômes rares de la péricardite, les auteurs ont cité l'excitation maniaque, la fonte subite de l'œil, et, enfin, la dysphagie. Les deux premiers accidents ne me paraissent pas liés à la péricardite d'une manière évidente, mais il est plus facile de comprendre qu'il en soit ainsi, de la dysphagie. Testa (1) a donné la relation de quelques faits de ce genre, et ils méritent d'être étudiés avec soin.

Le premier fait est celui d'un homme qui fut pris d'une fièvre violente, de dysphagie et d'une grande difficulté pour ouvrir la bouche. Au bout de six jours d'un traitement inefficace, le pouls devint plus modéré malgré la persistance de la dysphagie et de la douleur de la gorge. Deux jours après, il survint à la région parotidienne un gonflement qui disparut rapidement. Le malade mourut le dixième jour.

(1) L'ouvrage de Testa, *Delle malattie del cuore*, publié à Bologne en 1811, est dédié au vice-roi d'Italie, le prince Eugène Beauharnais. Le style en est très diffus, mais il est riche en recherches, et il contient beaucoup de faits originaux et qui, outre leur valeur, comme observations de maladies du cœur, sont intéressants pour nous, lorsque nous voulons nous faire une idée de la manière dont ces affections se comportent dans un pays chaud et chez des hommes d'une race différente. J'ai publié, en 1839, quelques extraits de cet ouvrage, auxquels j'ai donné la forme usitée dans notre pays ; ils ont trait aux cas de cardite simulant des affections de la gorge. (Voyez *Dublin Journal of medical science*, 1re série, vol. XIV.) A propos de ces faits, Testa s'exprime ainsi : « Nessuno per altro, chio » sappia, à fatto finora distinta menzione del sinto â mi anginosi, li quali non solo » si uniscono ai segni proprii dei cuore infiammato, ma bensì li nascondono quasi » affato sotto il solo apparecchio anginoso. » (Vol. III, p. 106.) Le chapitre contenant ces observations est intitulé : *Dei pericarditici e carditici anginosi*.

La gorge ne présentait pas la moindre trace d'inflammation; les parois du péricarde étaient épaissies et indurées, et sa cavité remplie d'une grande quantité de pus fétide; le tissu musculaire et les membranes du cœur étaient fortement enflammés, les ventricules couverts de lymphe. Le diaphragme, le foie, la partie supérieure de l'estomac étaient également le siége d'une phlogose considérable, ainsi que tous les vaisseaux veineux et artériels placés dans le voisinage du cœur; enfin, il y avait un peu de pleurésie.

Le deuxième malade était une femme qui avait éprouvé, à la suite d'une fièvre quarte guérie par le quinquina, un tremblement violent des extrémités inférieures; elle fut prise de frissons, puis d'une chaleur intense avec douleur très vive de la gorge, et difficulté extrême de la déglutition. Le quatrième jour, elle fut conduite à l'hôpital; son visage était très coloré, les parotides tuméfiées et les amygdales d'un rouge vif. La respiration était difficile, comme celle des individus atteints d'angine; la voix était faible et basse. — Il n'y avait pas de toux. — Impossibilité absolue d'avaler les aliments liquides ou les solides. On diagnostiqua une angine pharyngée avec laryngite légère. Dans les deux derniers jours, il y eut des alternatives de coma et de délire, et le jour de la mort la déglutition fut un peu moins difficile; le pouls était petit et tremblotant. Cette femme mourut le septième jour de sa maladie.

Il existait, à la fois, une péricardite et une pleurésie. Le péricarde était épaissi, et contenait une grande quantité de liquide purulent blanchâtre. — Il y avait aussi une inflammation du cœur.

Le même auteur cite deux autres cas de dysphagie coïncidant avec des affections du cœur et du péricarde. Dans un de ces cas, les symptômes consistaient en une cuisson très douloureuse de l'œsophage, toutes les fois que le malade cherchait à avaler, ne fût-ce qu'une gorgée d'eau. On ne reconnut aucune altération ni de la gorge, ni du cou. Il y avait de la fièvre, de la gêne pour respirer, du délire intermittent et une sensation de brûlure dans le thorax s'étendant depuis l'appendice xyphoïde jusqu'à la gorge; tous ces symptômes ne disparurent qu'au moment de la mort, qui survint le septième jour. Le pouls était petit, fréquent, intermittent, et le malade, qui était un adulte, se découvrait continuellement la poitrine, sur laquelle il ne pouvait supporter la moindre couverture, quelque légère qu'elle fût. Tout repos était impossible, et il existait des hallucinations. On trouva des fausses membranes dans la plèvre, et le sac péricardiaque contenait une grande quantité de pus séreux ; le cœur, légèrement hypertrophié, était ulcéré à sa surface. Le diaphragme et le foie (ce dernier avait augmenté de volume) présentaient l'un et l'autre les traces d'une inflammation.

Le dernier fait est celui d'une péricardite avec épanchement séreux : comme symptômes il y avait de la fièvre, une sensation profonde de brûlure dans la poitrine et dans la gorge, de la dyspnée, de la douleur dans le bras gauche, et un pouls irrégulier et mou.

J'ai rencontré la dysphagie dans les inflammations thoraciques, et les phénomènes accessoires semblaient prouver qu'elle résultait moins d'une cause mécanique, une compression de l'œsophage par exemple, que d'une phlogose violente du conduit alimentaire lui-même ou des parties qui sont en contact avec lui.

Une femme, âgée de plus de soixante ans, très maigre, fut prise tout à coup, d'un lumbago aigu, après s'être exposée à un courant d'air froid. Pendant trois ou quatre jours, elle ne prit point garde à cet accident, lorsque, tout à coup, la douleur quitta les lombes et remonta dans la région interscapulaire. Quand je vis la malade, la respiration était précipitée, le pouls petit et filiforme, et tout mouvement de déglutition déterminait une sensation étrange. — Dès que le bol alimentaire ou la gorgée de liquide avait dépassé de quelques pouces le pharynx, le reste du trajet s'accompagnait d'une sensation de déchirure et de brûlure, qui cessait lorsque les aliments étaient arrivés dans l'estomac. Il n'y avait pas de régurgitation, mais la douleur déterminée par cette dysphagie était des plus violentes.

En examinant la malade, je trouvai de la matité dans la partie inférieure du côté gauche de la poitrine avec égophonie dans une étendue de deux ou trois pouces (anglais) (1), à partir de la racine du poumon. Les battements du cœur étaient rapides, mais réguliers, et il n'y avait pas de signes directs d'une péricardite.

Le jour suivant, le cœur avait évidemment subi un déplacement ; il battait violemment à droite et au-dessous du sternum ; on le sentait à peine, dans la région qu'il occupe habituellement. Ses battements devinrent irréguliers, mais il ne se manifesta aucun autre symptôme d'une maladie cardiaque. Après quelques recrudescences de la pleu-

(1) Le pied anglais est de 0^m,304. Il est divisé en 12 pouces. Chaque pouce est donc de 0^m,0253.

résie, l'épanchement se résorba, mais, à chaque exacerbation, la dysphagie augmentait beaucoup. Une application de sangsues sur la région malade, à gauche, déterminait toujours une diminution dans les accidents. Après la guérison de la pleurésie, les battements du cœur conservèrent leur irrégularité.

J'ai observé deux fois, dans la pneumonie, des symptômes qui se rapprochent de ceux qui ont été décrits par Testa. Dans le cours d'une phlogose étendue du poumon gauche, il survint de l'aphonie sans aucun autre accident du côté du larynx. Il s'agissait d'un gentleman d'une constitution vigoureuse que je soignais avec le docteur Graves. L'hépatisation n'arriva à résolution que très lentement, mais dès que la sonorité du thorax fut revenue, l'aphonie disparut. La maladie, dans ce cas, avait une forme très insidieuse.

Chez un jeune homme atteint de péricardite, la voix offrit successivement des variations de timbre considérables. Elle ne reprit ses caractères normaux qu'après la disparition de tous les signes et symptômes de la péricardite. Le liquide ne fut jamais épanché en très grande abondance. Les phénomènes que présentait le malade consistaient en une matité légère, à laquelle se joignaient des bruits de frottement variés.

De tous ces faits, il semble résulter que le symptôme, que nous étudions en ce moment, dépend plutôt d'une cause vitale que d'une cause mécanique. Il apparaît dans les premières périodes de la maladie, quelquefois même dès le début, alors que la distension du péricarde est peu considérable. A une période plus avancée, la dysphagie peut disparaître; elle s'accompagne parfois d'accidents qui indiquent un trouble fonctionnel des organes placés hors la sphère de la compression. Enfin, en raison de la rareté de ce symptôme dans l'hydro-péricarde et dans les empyèmes avec déplacement *excentrique* considérable, l'explication que nous avons donnée plus haut nous paraît devoir être adoptée.

Il a été question d'un malade chez lequel, à la suite d'épanchements subits dans la plèvre et dans le péricarde, il se produisit un accident des plus singuliers : *le refoulement en haut du poumon qui formait, au-dessus de la clavicule, une tumeur volumineuse.* Cette tumeur donnait une sensation de mollesse et d'élasticité, et, dans toute son étendue, on percevait le murmure vésiculaire, à l'aide du stéthoscope. La maladie céda à un traitement énergique, et la tumeur disparut au bout de quelques jours. Le poumon gauche avait été soumis subitement à une compression résultant du double épanchèment, et cependant il ne se montra pas de dysphagie (1).

On peut se demander si les faits rapportés par Testa sont des exemples de maladies essentielles, ou bien s'il faut y voir des localisations inflammatoires, avec ou sans phlébite, et résultant d'un état pyogénique général. Il y a tout lieu de croire que cette dernière supposition est fondée, et que la péricardite faisait partie d'un groupe d'affections secondaires. Le gonflement des parotides, l'épanchement fétide, sanieux et purulent contenu dans le péricarde, la phlogose du diaphragme, de la plèvre, de l'estomac et du foie, sans parler des lésions des gros vaisseaux, et enfin les accidents nerveux, doivent faire supposer l'existence d'une phlébite.

S'il en était ainsi, la dysphagie ne pourrait-elle point résulter de l'inflammation du réseau veineux important placé dans l'épaisseur du

(1) A l'exception de Testa, aucun des auteurs dont je possède les ouvrages, et qui ont écrit sur les maladies du cœur, n'a signalé la dysphagie, comme symptôme de l'inflammation du péricarde ou de la plèvre. J'ai examiné avec soin les ouvrages de Sénac, Corvizart, Bertin, Laennec, Bouillaud, Hope et Andral. Testa fait allusion au cas de la femme de Polemarchus, qui est rapporté dans le cinquième livre des *Épidémiques;* il est douteux qu'il soit applicable à la circonstance. Celui du courrier, dans Morgagni, est plus important; nous le citerons ici, sans craindre d'être blâmé :

« Vir erat annorum ampliùs quadraginta, qui foro Cornelii Bononiam identidem ventitabat pedes, res traditas huc illinc, et vicissim hinc illuc ferens. Is cum sæpe vel ab itinere calens, biberet, postremo præsertim tempore quo assidue sitiebat, rheumate ad fauces gravi, et febre correptus, in nosocomium admissus est. Mox ibi de faucibus non amplius conquestus, suum in ventre morbum omnem esse dicebat ; nulla tamen de re querebatur magis, quam de spinæ ad lumbos dolore, quo ea sibi media dissecari videbatur. Erant propterea qui intestinorum inflammatione laborare hominem, crederent : Valsalva autem in thorace eam esse, suspicabatur. Erat autem pulsus debilis, humilisque ; sed qui tamen ligatus, ut aiunt videretur. Surgere, quasi aliturus, sæpe voluit. Per hæc intra tertium, an quartum ex quo in nosocomium venerat, diem confectus est. Venter nihil habuit quod secundum naturam non esset. In thorace autem ab altera potissimum parte humor stagnabat, in quo frusta natabant quasi membranularum albidissimarum ; ut nihil magis referret, quam serum vaccinum, particulas retinens casei secundarii. Pluræ vasa magis quam solent, rubebant, nec multò id tamen. Pericardium vero fuit adeo distentum, ut vix compunctum, aquæ ejus qua erat plenissimum, tenue quasi filum ad non modicam altitudinem ejaculaverit. Cordis mucro plus æquo rubens, leviter inflammatus fuisse videbatur. » (Lib. II, *De morbis thoracis epist. anat. med.* XVI, art. 40.)

tissu cellulaire rétro-pharyngien? Le professeur Smith a fait remarquer que, dans bien des cas d'inflammations diffuses, les vaisseaux que nous venons d'indiquer, sont affectés au point de donner lieu à une suppuration occupant le tissu cellulaire lâche, depuis le pharynx jusqu'au médiastin; dans ce cas, il peut arriver qu'on ne constate point de tumeur pharyngienne, bien que la dysphagie et les autres symptômes de l'angine se produisent (1).

Doit-on placer au nombre des symptômes rares, ou plutôt parmi les accidents de la péricardite, la destruction rapide du globe oculaire, telle que l'a décrite Corvisart? Cet auteur cite un cas de péricardite dans lequel le péricarde ne contenait pas moins de deux pintes d'un liquide séro-purulent; une couche albumineuse épaisse tapissait le cœur. La maladie était d'une simplicité remarquable et semblait résulter d'un coup porté sur la région du cœur. Les symptômes généraux n'offrirent rien de notable, excepté la fonte presque subite et spontanée de l'œil droit. Celle-ci ne fut point précédée, et ne s'accompagna point d'un travail inflammatoire. Au moment où elle eut lieu, le malade était plongé dans une prostration extrême. Dans un autre cas de péricardite, qui se termina par des adhérences, l'œil droit devint le siége d'une ecchymose et s'enflamma pendant le cours de la maladie; il n'est point dit qu'il y ait eu destruction de l'organe visuel. Dans la première observation, l'examen le plus attentif ne put faire reconnaître aucune affection cérébrale, et la fonte de l'œil est demeurée un fait inexpliqué.

Corvisart a invoqué le témoignage de Testa relativement à la perte de la vision dans le cours des maladies du cœur; mais les cas rapportés par ce dernier, n'ont rien de commun avec celui qui a été cité par le pathologiste français. Dans l'un d'eux, il paraît y avoir eu une amaurose; les autres sont des exemples de phlogoses superficielles ou profondes. Rien ne peut faire admettre que la perte de la vue ait été provoquée par la maladie du cœur.

Il est très douteux, pour ne pas dire plus, que la fonte subite de l'œil, notée par Corvisart, puisse être rapportée à la cardite ou à

____

(1) Voyez le travail important sur les abcès rétro-pharyngiens du pharynx, par feu le docteur Carmichael (*Transactions of the Association of the College of Physicians of Ireland*, vol. III). —Voyez aussi les *Éléments de la pratique médicale*, par les docteurs Bright et Addison, et un *Mémoire sur les abcès du pharynx*, par M. Fleming (*Dublin Journal of medical science*, 1ʳᵉ série, vol. XVII, 1840).

une affection cardiaque quelconque : l'œil suppura et se vida sans inflammation préalable (1).

Jamais, à ma connaissance, on n'a observé dans notre pays un accident semblable; cependant il se rencontre dans des cas de phlébite purulente. Dans cette affection, et sans qu'on ait observé le moindre trouble du côté des organes de la vue, le malade perd subitement la vue d'un œil ou des deux yeux à la fois. Bientôt on reconnaît la présence du pus dans les chambres de l'œil, et si le malade vit assez longtemps pour cela, les tuniques se perforent et le globe oculaire s'affaisse par l'évacuation simultanée des humeurs de l'œil et de la sécrétion purulente. Le récit de Corvisart peut faire supposer l'existence d'un état typhoïde de l'économie; il est remarquable qu'il ne s'écoula pas moins de seize jours, entre le moment où le malade reçut un coup et l'apparition de la fièvre et de l'oppression.

Il est donc impossible, selon moi, de ranger la fonte subite de l'œil au nombre des symptômes de la péricardite. Dans l'état actuel de la science, cet accident ne peut être rapporté qu'à la phlébite et aux affections inflammatoires analogues.

Nous aurons bientôt à étudier une forme spéciale d'affection cardiaque qui s'accompagne d'une altération de l'œil bien différente.

Maintenant que les symptômes et les signes de la péricardite ont été passés en revue, nous étudierons avec avantage quelques observations de cette maladie.

Obs. I. — *Péricardite sèche, aiguë, survenant à la suite de la disparition d'une affection cutanée; apparition du bruit de cuir neuf quelque temps avant la mort.*

Un jeune garçon de cinq ans avait été guéri d'une maladie cutanée de nature indéterminée. Quelques jours après, il tomba malade, et présenta les symptômes d'une fièvre inflammatoire; il se plaignait de la soif; des vomissements revenaient de temps à autre; il y avait une toux brève, la respiration était précipitée avec orthopnée; le côté gauche de l'abdomen était tendu et sensible au toucher, et le malade accusait une douleur qu'il rapportait au ventre. Lorsque je le vis pour la première fois, il était assis dans son lit, ses jambes relevées; sa respiration était haute, précipitée et difficile. Les lèvres étaient livides,

(1) Voyez l'ouvrage de Corvisart, p. 17.

la face œdémateuse, et les veines jugulaires distendues ; pouls à 130, petit, bondissant, mais régulier. Le choc du cœur était violent ; il communiquait à la main une sensation très distincte de frottement ; un bruit de frottement très fort accompagnait les deux bruits de cœur ; il s'entendait à droite du sternum, sous les clavicules et le long du rachis. Mais, dans ces deux dernières régions, il n'était pas si rude et se rapprochait d'un bruit de souffle. A la percussion, la matité cardiaque avait une étendue insolite ; le murmure respiratoire était partout puéril ; il était pur, à l'exception de quelques râles bronchiques légers et fugaces. Le malade mourut, le troisième jour de son séjour à l'hôpital. La veille, les veines jugulaires présentaient des pulsations évidentes ; la sensibilité abdominale avait beaucoup augmenté, et le *bruit de frottement avait pris le caractère du « bruit de cuir neuf » de Collin.*

Autopsie. — Le cœur était hypertrophié d'une manière générale, le péricarde couvert partout d'une couche épaisse et réticulée de lymphe rougeâtre ; il n'y avait ni adhérences, ni liquide dans le sac. — Les valvules mitrales et aortiques étaient légèrement épaissies, un peu opaques, mais saines. On ne put pas examiner les autres organes.

L'existence d'une péricardite sèche, qui s'accompagne de symptômes aussi intenses, est un fait digne d'être noté. Il est rare de rencontrer cette forme de la péricardite, excepté dans les cas où la maladie est légère ; et il est probable que la violence des accidents était due, chez ce malade, à l'altération du cœur qui existait antérieurement.

Nous étudierons bientôt un autre exemple de péricardite sèche, avec hypertrophie du cœur ; les symptômes avaient également une intensité peu ordinaire.

Lorsqu'il y a une matité étendue de la région cardiaque avec un bruit de frottement s'entendant dans une grande étendue de la poitrine et qui ne diminue pas d'intensité (comme dans le cas où il s'est fait un épanchement de liquide), mais qui augmente au contraire, à mesure que la maladie fait des progrès, on peut admettre qu'on a affaire à une péricardite sèche, qui s'est développée chez un sujet atteint d'une hypertrophie du cœur (1).

(1) On n'a point oublié que le docteur Graves, dans ses remarques sur l'ex-

Obs. II. — *Péricardite sèche aiguë, hypertrophie et dilatation du cœur.*

Un homme âgé de vingt ans, et qui venait de se rétablir d'une maladie ressemblant à une fièvre gastrique, mais qui s'était accompagnée d'une douleur intense au niveau de la partie inférieure du sternum, fut admis à l'hôpital. Il présentait les symptômes suivants : fièvre inflammatoire ; — pouls petit, faible et rapide ; — respiration précipitée et difficile ; — sensibilité à la pression sur la poitrine ; — douleur dans la région thoracique inférieure. — A l'exception d'une matité occupant la partie antérieure du côté droit du thorax, il n'existait aucun signe physique d'une maladie de poitrine. Le jour suivant, la douleur s'était fixée à la partie inférieure du côté droit ; 48 respi-

tension des bruits dans la péricardite, insiste sur l'augmentation de volume du cœur comme cause de cette particularité. Nous avons déjà dit que nous avions la conviction que l'étendue dans laquelle on perçoit les bruits pathologiques, se rapporte plutôt à leur nature qu'au développement exagéré de l'organe cardiaque. Cependant, dans les réflexions que me suggéra ce fait en 1834, j'avais émis l'idée que cet accroissement du volume pouvait devenir une cause de l'extension des bruits. Voici comment je m'exprimais : « La matité de la région cardiaque s'ex-» pliquait, d'une manière satisfaisante, par l'hypertrophie considérable de l'or-» gane : cette condition anatomique, l'excitation à laquelle le cœur était en proie » et l'âge du malade peuvent rendre compte de l'étendue anormale dans laquelle » on percevait les phénomènes stéthoscopiques de la péricardite. » (*Recherches sur le diagnostic de la péricardite, — Dublin Journal of medical science,* 1re série, vol. IV, 1834.)

L'histoire la plus complète et la meilleure de la péricardite, dans le premier et le deuxième âge, se trouve dans l'ouvrage du docteur Churchill sur les maladies des enfants. — Chez les jeunes enfants, la maladie ne paraît pas revêtir une forme particulière. Ses symptômes, ses signes, ses caractères pathologiques sont les mêmes que chez l'adulte. On a rapporté plusieurs cas de péricardite latente chez des enfants ; mais on ne peut pas dire que cette forme soit plus commune chez eux, qu'à un âge plus avancé. Il est probable, toutefois, que les formes simples de la maladie sont souvent latentes chez l'enfant. — Le docteur Lees en a donné un exemple, chez un sujet de quatre mois. Le diagnostic était fort obscur. L'enfant paraissait être en proie à une forte douleur interne ; son aspect dénotait un état de maladie : il succomba après des convulsions prolongées, et la seule lésion pathologique qu'on trouva, fut une couche épaisse de lymphe verdâtre recouvrant les deux feuillets du péricarde. Il n'y avait ni toux, ni gêne de la respiration. (Voyez les *Transactions de la Société pathologique de Dublin ;* janvier 1841.) L'ouvrage de Billard « *Maladies des enfants* » pourra également être consulté, ainsi que le grand ouvrage de Cruveilhier.

rations à la minute; — pouls irrégulier. — La respiration était devenue complétement thoracique, et cependant on ne pouvait reconnaître aucun signe d'une maladie pulmonaire. Le jour qui précéda sa mort, le malade fut pris d'un point douloureux très violent, dans la région mammaire gauche. Le pouls devint de plus en plus irrégulier et intermittent, et l'on découvrit pour la première fois des bruits de frottement intenses au niveau du cœur; ils se communiquaient manifestement à la main. La mort survint au huitième jour.

A l'autopsie, on constata une augmentation de volume considérable du cœur qui s'était porté à droite et qui déplaçait le poumon. Le péricarde offrait à la fois les signes d'une maladie chronique, et ceux d'un état aigu. Une bande cartilagineuse, large d'un pouce, unissait le cœur au feuillet externe du péricarde, un peu au-dessus de la pointe de l'organe. La surface interne du sac présentait une apparence mamelonnée due à des dépôts de consistance demi-cartilagineuse, sur lesquels s'étendait une couche de lymphe molle d'un rouge foncé. Les valvules étaient saines, les poumons ne présentaient qu'un engorgement cadavérique.

La véritable nature de cette affection ne fut reconnue que le jour qui précéda la mort. Ce fut la première fois que je me hasardai à porter le diagnostic de péricardite, en me fondant sur les signes physiques seuls, et ce fait me servit de base pour des recherches nouvelles (1). Il date de 1830. J'y ai déjà fait allusion, dans cet ouvrage, en parlant de l'extension que donne aux bruits péricardiaques l'accroissement de volume du cœur, extension qui peut faire croire à une maladie valvulaire. Il est fort probable qu'il y eût, dans ce cas, deux attaques de péricardite, et que la dernière dura de six à sept jours. L'autopsie révéla l'existence d'une ancienne péricardite, à laquelle semble avoir succédé une péricardite hémorrhagique aiguë.

J'ai également cité ce fait pour prouver, que le bruit de frottement peut être limité à la région cardiaque, lors même qu'il y a hypertrophie de cet organe.

Il est inutile de nous arrêter plus longtemps à la péricardite simple, dont les caractères sont aujourd'hui bien connus; mieux vaut étudier la maladie lorsqu'elle se combine avec d'autres affections.

(1) *Recherches sur le diagnostic de la péricardite* (*Dublin Journal of medical science.* 1re série, vol. IV, p. 1834. Obs. I).

Mais, avant d'aborder cette partie de notre sujet, rapportons quelques observations dues au docteur Mayne, et qui prouvent qu'il peut se faire un épanchement dans le péricarde, sans qu'il y ait production de bruits de frottement. Les faits de cette espèce sont rares, et cette condition dépend de la nature de la sécrétion et du poli de la surface interne du péricarde. — Dans le cas cité par le docteur M'Dowel, le frottement ne put être constaté : le cœur baignait dans un liquide purulent, et l'on peut admettre qu'à partir de l'instant où la fistule se produisit, il fut recouvert d'un liquide lubréfiant très abon-dant. — Peut-être aussi, dans quelques péricardites subaiguës, avec épanchement d'un liquide presque entièrement séreux, le signe dont il s'agit ne se produit-il qu'au moment où les surfaces opposées se retrouvent de nouveau en contact, après la résorption du liquide épanché.

Le docteur Mayne a cité deux observations, dans lesquelles il n'y eut point de frottement. Dans l'une, l'épanchement péricardiaque était, dès la première exploration, assez abondant pour produire de la matité précordiale. La femme qui fait le sujet de cette observation, était malade depuis quarante-huit heures ; il est probable qu'au début on eût pu découvrir quelques bruits de frottement. Les symptômes consistaient en une irrégularité bien marquée des battements du cœur, et en un choc cardiaque extrêmement faible et parfois imperceptible. Les deux bruits étaient distincts ; ils ne s'accompagnaient d'aucun souffle, ni d'aucun frottement. Le péricarde contenait, en grande abondance, un liquide séro-purulent ; il en était de même des deux cavités pleurales. A la surface du cœur, on remarquait des fragments de fausses membranes.

Dans la deuxième observation, il est presque certain que les bruits de frottement manquèrent à toutes les périodes de la maladie. Il s'agissait d'une anasarque aiguë, suivie d'une inflammation diffuse du tissu cellulaire du cou, de la poitrine et de l'abdomen. Les parties malades étaient très sensibles ; le pouls était petit et rapide, la fièvre bien marquée, avec le type typhoïde. Le malade se plaignait d'une gêne légère dans la région du cœur, mais le stéthoscope ne fit rien reconnaître de particulier dans ce point. Les battements cardiaques étaient irréguliers et faibles, sans frottements et sans bruits anormaux. La mort arriva deux jours après l'apparition de l'inflammation diffuse ; en examinant le péricarde, on reconnut la présence de sept ou huit onces de pus séreux ; il n'y avait point de fausses membranes. Le péricarde était vascularisé par plaques disséminées.

Le docteur Mayne fait observer que, dans ce cas, les phénomènes stéthoscopiques manquèrent d'une façon absolue. — Il explique ce fait par l'absence de toute sécrétion de lymphe (1).

Il nous est permis maintenant d'étudier quelques exemples de péricardite avec complication de diverses maladies, locales ou générales.

Obs. III. — *Péricardite aiguë avec pneumonie et arthritis* (2).

Un homme, âgé de trente-cinq ans, fut reçu à l'hôpital, au dixième jour de sa maladie, avec les symptômes d'une pneumonie compliquée d'arthritis. Il avait été pris d'abord d'une douleur à la région précordiale avec de l'oppression, une dyspnée intense et de la toux. Vingt-quatre heures après, il survint une inflammation articulaire des extrémités inférieures et du bras gauche. Le jour de son entrée à l'hôpital, le malade semble être sur le point de mourir : la face exprime l'anxiété et l'affaissement, — la respiration est laborieuse, — la toux, fréquente, s'accompagne d'une expectoration muco-purulente qui s'est teintée de sang pendant la nuit précédente ; les genoux sont enflammés et douloureux ; douleur sourde à la partie inférieure du sternum, avec exacerbation par la toux et par la pression exercée sur l'épigastre, — pouls à 96 pulsations, faible, petit, mais régulier ; antérieurement, la poitrine est sonore à la percussion ; dans la partie atérale et inférieure droite existe un peu de matité et un râle crépitant très-abondant, qu'on rencontre également à gauche dans le point correspondant.

(1) Voyez les observations du docteur Mayne *sur la péricardite*. (*Dublin Journal of medical science*, vol. VII.)

Nous admettons que, dans des cas de péricardite subaiguë, lorsque l'épanchement est presque complétement séreux, ou bien lorsqu'il se produit dès le début une sécrétion purulente, les signes de frottement peuvent manquer. Cependant ce sont là des faits exceptionnels, et l'on ne saurait y trouver un argument contre l'utilité du diagnostic physique de la péricardite. Les bruits de frottement coexistent parfois avec la matité ; de plus, il est impossible d'affirmer d'une façon absolue qu'ils n'ont jamais existé, à moins que le malade n'ait été examiné dès le début de l'affection ; aussi le nombre de cas où l'on peut assurer que ce signe manque est-il extrêmement petit.

(2) Le mot *arthritis* est partout employé par Stokes comme synonyme d'affection articulaire. (*Note du trad.*)

Les sons du cœur ont un caractère particulier et variable, suivant la place où l'on applique le stéthoscope ; au côté gauche du cœur, ils s'accompagnent d'un bruit ressemblant à un *bruit de râpe* indistinct ; mais à la partie inférieure et latérale du sternum, il existe un frottement extrêmement intense, pendant la systole et la diastole. Dans la soirée, le malade, qui a pris quelques stimulants, présente un état de réaction générale. Le jour suivant, le pouls est à 88, parfaitement régulier et un peu serré ; il n'y a plus de douleur au bas du sternum, excepté pendant la toux. Le choc du cœur est naturel, et la sonorité à la percussion persiste dans la région sternale inférieure.

Les bruits de frottement et de râpe n'ont pas varié depuis hier, mais un phénomène nouveau et très-remarquable se produit : tous les quatre ou cinq battements, le caractère des bruits se modifie, et cela avec une régularité telle qu'il en résulte un rhythme parfait. Ce phénomène est lié aux mouvements respiratoires : ce bruit est plus rude et plus intense, pendant l'inspiration, plus faible et ressemblant davantage à un bruit de souffle, pendant l'expiration. Le lendemain, douzième jour de la maladie, les phénomènes cardiaques ont subi, depuis la veille, une modification manifeste ; le bruit de frottement est devenu parfaitement clair et distinct au côté gauche du cœur ; il manque à droite, où il est remplacé par un double bruit de souffle plus ou moins marqué, comme il a été dit plus haut, suivant qu'il coïncide avec l'inspiration, ou avec l'expiration.

Trois jours après, on sentait un léger frémissement au niveau du cœur ; le bruit de frottement n'avait plus le caractère râpeux, et toute la région cardiaque était sonore à la percussion. Le jour suivant, il n'y avait plus de frottement dur, et il restait seulement un murmure double. A ce moment, l'état général du malade était devenu beaucoup meilleur ; cependant peu de jours après, les symptômes pulmonaires reparurent, en même temps qu'un redoublement dans les accidents de la péricardite. La mort survint quelques jours après ; — l'autopsie ne put être faite. Le traitement consista en saignées locales et dans l'administration des contro-stimulants, du colchique et du mercure.

Dans ce cas, bien que le témoignage de l'autopsie manque, il y a peu de doute sur la nature de la maladie et sur les altérations physiques du péricarde. Nous avions évidemment affaire à une péricardite sèche, et, comme cela arrive souvent, il existait une complication : le poumon droit était sérieusement atteint, et les articulations étaient le siége d'un travail inflammatoire persistant. Nous examinerons bientôt jusqu'à quel point le fait d'une complication peut expliquer la péricardite où il ne s'épanche que de la lymphe. Il est, en tout cas, fort remarquable que, dans la plupart des cas où j'ai observé cette forme, les malades présentaient des inflammations de divers organes et de différents tissus.

Le malade dont il vient d'être question, offrait des phénomènes stéthoscopiques exactement semblables à ceux qu'on rencontra dans les faits rapportés plus haut, et où le diagnostic fut confirmé par l'autopsie. Jamais il n'y eut matité de la région précordiale, le choc du cœur ne cessa pas d'être appréciable, et il s'y joignit, pendant tout ce temps, une sensation de frottement. Toutes ces conditions semblent indiquer qu'il n'y avait pas de liquide dans le péricarde. — Pendant les progrès de la maladie, on observa dans le caractère des bruits nne modification remarquable que nous avons signalée : le change-ment d'un bruit râpeux, rude, en un murmure doux qui semblait être produit par le glissement, l'une sur l'autre, de surfaces lisses et polies. —Mais il y a deux autres circonstances qu'il est important de relever.

Notons, en premier lieu, le changement de siége du bruit de râpe. On se rappelle qu'il était d'abord plus distinct au côté droit du cœur, et que bientôt après il fut plus marqué à gauche, dans le point où existait auparavant un bruit semblable au bruit de souffle double. Je considère ce fait comme ayant une grande importance, lorsqu'il s'agit d'établir le diagnostic entre la péricardite et les maladies des valvules. Il peut arriver, comme je l'ai souvent observé, que dans les affections val-vulaires étendues, le bruit de râpe se change en un bruit de souffle, lorsque, sous l'influence du repos ou du traitement, on est parvenu à modérer l'action du cœur, et qu'il reparaisse avec ses caractères primitifs, s'il survient une excitation des fonctions cardiaques. Mais dans le cas qui nous occupe, il y eut d'abord modification des carac-tères du bruit, puis changement dans son siége ; ces phénomènes s'expliquent facilement par l'extension prise par la maladie et par les altérations qui s'étaient produites sur différents points du péricarde. Cette manière de voir est corroborée encore par le peu d'étendue de la surface de la poitrine où l'on perçoit les bruits, à moins d'une surexcitation violente. Je ne connais pas un seul cas de maladie val-vulaire où l'on ait vu, dans l'espace de vingt-quatre heures, le mur-mure quitter le côté droit pour se porter au côté gauche du cœur,

En second lieu, nous trouvons la modification imprimée par la respiration aux bruits de frottement. Ceux-ci devenaient plus distincts pendant l'inspiration, et semblaient être produits par des surfaces de glissement plus inégales ; pendant l'expiration, ils étaient moins manifestes et se rapprochaient beaucoup d'un murmure soufflant. Le malade venait-il à retenir sa respiration, le bruit de frottement avait une intensité moyenne et son rhythme particulier disparaissait, preuve certaine que ce bruit était produit par l'acte respiratoire.

Obs. IV. — *Arthritis aiguë, péricardite, pleuro-pneumonie double ; guérison.*

Françoise Kelly, âgée de vingt-quatre ans, d'une constitution vigoureuse, fut prise, le 25 mars 1833, des symptômes d'une arthritis grave, qui avait envahi le plus grand nombre des articulations. La fièvre inflammatoire était intense, mais il n'y avait aucune espèce de douleur dans la poitrine. Jusque-là, la santé de la malade avait été excellente. Au bout de six jours, elle fut admise à l'hôpital de Meath, où je la trouvai en proie à une arthritis générale, bien qu'aucune articulation ne fût le siége d'une inflammation excessive. La malade avait une fièvre intense, le pouls était plein, fort, régulier ; pas de douleur dans la poitrine, pas de toux, ni de dyspnée. Le cœur battait avec force, et l'*on entendait un léger bruit de frottement près de la pointe.*

On prescrivit de larges saignées générales et locales ; le traitement par le tartre stibié fut continué pendant près de cinq jours, puis suspendu à cause des vomissements et des selles. Le septième jour de son séjour à l'hôpital, je trouvai la malade en proie à une fièvre violente ; elle se plaignait de douleurs vives dans les articulations qui étaient cependant peu tuméfiées. Le pouls était plein et dur, battant 130 fois par minute ; la respiration était à 40. L'augmentation de la fièvre, sans aggravation des accidents articulaires, me fit soupçonner quelque inflammation viscérale. Je dirigeai mon attention vers le cœur, sans découvrir aucun signe certain de maladie.

Le jour suivant, cependant, il devint évident que l'inflammation gagnait le péricarde et le poumon gauche. De ce côté, la poitrine était mate à la percussion ; en bas et latéralement, le murmure respiratoire était faible partout. En outre, on percevait en avant et en bas un frottement pleurétique très distinct. Le point de départ de ce frottement ne pouvait être douteux, il était synchrone avec la respiration, et cessait complétement lorsque celle-ci était suspendue.

Les bruits du cœur s'accompagnaient d'un bruit de râpe très fort. Celui-ci était intense à la base, et on l'entendait à peine à la pointe du cœur. Il n'existait pas sous la clavicule, ni à la partie postérieure du thorax, bien qu'on y perçût facilement les bruits cardiaques. Il n'y avait aucun frémissement à la main. — La face exprimait une anxiété extrême, pas de douleur dans la poitrine, — sensation de défaillance dans la région du cœur et palpitations très pénibles ; — prostration considérable, mais pas de syncope ; — crainte d'une mort prochaine ; la respiration était précipitée sans être difficile ; pouls à 124, dur et vibrant, mais régulier. La malade avait mal dormi et nous demanda un narcotique. (Prescript. : *sangsues, calomel* et *digitale.*)

Le jour suivant, quoique les symptômes généraux se soient évidemment améliorés, le bruit râpeux s'étend à la région cardiaque tout entière.

Au dixième jour, l'anxiété et la sensation de défaillance ont beaucoup diminué ; la respiration est plus facile, pouls à 110, mou et plein ; impulsion du cœur moins forte ; urine rare et très colorée, le mercure n'a rien produit. Le bruit de frottement continue à s'entendre dans toute la région du cœur, mais il a perdu de sa rudesse et se rapproche d'un bruit de souffle ; le côté gauche est toujours mat ; la poitrine n'est point examinée en arrière.

Onzième jour. Le bruit de frottement a cessé à la pointe, mais il existe toujours à la base du cœur, où il s'accompagne d'un frémissement manifeste. Au-dessous des deux omoplates, on perçoit un bruit de frottement pleural très évident, distinct, et le côté droit est devenu mat à la percussion. (*Vésicatoires, frictions mercurielles.*)

Douzième jour. Amélioration générale ; la sensation tactile du frottement au niveau du cœur a disparu presque complétement ; elle ne se sent plus qu'à l'extrémité sternale de la troisième côte. Pas de changement dans l'état des poumons.

Treizième jour. Toute sensation de frottement a disparu. Nous n'examinons pas la poitrine pour ne pas déranger la malade. Pas de ptyalisme.

Quatorzième jour. La malade est moins bien. La maladie des poumons ne tend pas à la résolution ; le bruit de râpe reparaît à la base

du cœur, à droite, dans un point que l'on peut recouvrir avec le stéthoscope. Nulle part ailleurs on ne le retrouve ; il n'existe pas non
plus de bruit de souffle. Je fais appliquer des sangsues au côté droit
et reprendre le tartre stibié. Je m'y décidai d'autant plus volontiers
que, pendant toute la maladie, l'appétit s'était maintenu et que la
langue était restée nette. Pendant six jours, la malade prit six grains
d'émétique dans les vingt-quatre heures, et les symptômes pulmonaires s'amendèrent progressivement. Cependant la région du cœur
devint mate à la percussion dans une plus grande étendue, le bruit
de râpe continuant à occuper la base. Cette matité diminua ensuite
graduellement, et le 22 avril, la sonorité normale de la région précordiale avait reparu ; la congestion pulmonaire avait cessé presque
complétement. Le 24 avril on notait ce qui suit :

Les fonctions du cœur sont revenues à l'état physiologique. En
arrière et latéralement, il y a toujours un peu de matité à droite, ainsi
qu'un léger frottement.

Quelques jours après, la malade entrait en pleine convalescence,
et l'examen le plus minutieux du cœur ne révélait plus aucun phénomène morbide.

Étudions maintenant la péricardite liée à certains états pathologiques ou mécaniques.

Obs. V. — *Péricardite survenant dans le cours d'un empyéme
aigu du côté droit; refoulement du diaphragme et déplacement
du foie.*

Patrick Murphy, âgé de quarante ans, est admis à l'hôpital de
Meath le 22 mars 1833. Le 15 du même mois, il avait été pris d'un
frisson suivi d'une douleur aiguë dans le côté droit. A son entrée, il
se plaint d'un point très douloureux à droite ; la douleur augmente par la toux et les mouvements respiratoires ; l'expectoration
est rare, muqueuse et séreuse ; 54 respirations à la minute, pouls
à 106 pulsations, petit et dur ; langue très sale, rouge sur les bords
et à la pointe ; soif, sensibilité épigastrique.

La percussion fait reconnaître que le côté droit de la poitrine est
mat en avant et en arrière, surtout dans sa partie tout à fait inférieure ; dans ce point la peau est d'une sensibilité extrême. Ce côté
donne à la mensuration un pouce de plus que l'autre ; on n'y constate
pas de vibrations à la main, pendant que le malade parle, contraire-

ment à ce qui existe partout ailleurs. A la partie supérieure de la poitrine, la respiration est faible, et il y a une égophonie douleuse sous les omoplates. Le foie déborde les côtes d'un pouce et forme ainsi une saillie très sensible à la pression : décubitus sur le côté malade.

On adopta un traitement actif : saignées générales et locales, larges doses de calomel et d'opium, le tout sans aucun effet sur la maladie, car le 24, la matité s'était étendue, le côté droit était toujours plus dilaté que l'autre, et les espaces intercostaux étaient soulevés. Le 29, les deux côtés sont d'égale dimension, mais les autres symptômes n'offrent aucune amélioration. Le mercure donné à de hautes doses n'a produit aucun effet appréciable. Le jour suivant, la matité a dépassé le sternum, et la respiration de la partie supérieure du poumon a pris le caractère bronchique. Nous observons aussi, pour la première fois, un sillon bien marqué entre les fausses côtes et la partie supérieure de la tumeur hépatique. Le 31, le malade a beaucoup souffert de l'orthopnée, pendant la nuit, et, à l'heure de la visite, il peut à peine respirer lorsqu'il est couché. Le sillon hépatique est plus marqué et le foie est évidemment repoussé à gauche; 40 respirations; pouls à 92, petit, faible, mais parfaitement régulier.

La région précordiale est sonore à la percussion ; le choc du cœur se sent à peine, et la main perçoit un frémissement évident. Le cœur bat avec rapidité, mais très régulièrement, et l'on entend distinctement un bruit anormal qui tient le milieu entre le craquement du cuir neuf et le bruit de râpe. Le malade déclare qu'il n'a éprouvé aucune douleur dans la région précordiale, mais seulement un léger malaise depuis deux jours. Le lendemain, il était évident que la mort était prochaine ; il y avait un peu de délire, et le pouls devint intermittent pour la première fois. — Le sillon hépatique, si bien marqué les jours précédents, était devenu presque inappréciable ; le bruit de frottement était le même que la veille. Le malade succomba peu de temps après la visite.

Autopsie. — En ouvrant l'abdomen, on trouve que le bord du lobe droit du foie descend jusqu'à l'ombilic ; le lobe gauche remplit l'hypochondre correspondant, et le sillon horizontal est placé presque parallèlement à la ligne médiane qu'il croise, cependant, un peu. Le tissu de la glande hépatique est mou, de couleur rouge, et l'on remarque que le sillon, placé entre la surface inférieure du diaphragme et la face convexe du foie, est peu considérable.

En enlevant le foie, sa face diaphragmatique nous offre un aspect singulier : elle a cédé à la compression du diaphragme qui est devenu convexe en bas, et s'est creusée d'une concavité considérable dans laquelle la partie droite du muscle s'emboîte exactement. — Après avoir vidé la cavité abdominale, cette portion du diaphragme, distendue et refoulée par l'épanchement thoracique, forme une saillie à convexité inférieure qui contraste d'une façon singulière avec l'autre partie qui a conservé sa disposition naturelle. Il existe quelques adhérences entre la face supérieure du foie et le diaphragme.

La cavité pleurale du côté droit contient plus de neuf pintes (1) d'un liquide opaque, de la couleur du petit-lait ; elle est tapissée dans toute son étendue d'une couche épaisse de lymphe ayant un aspect floconneux. Le poumon, comprimé et plissé, est adossé contre le médiastin ; son lobe inférieur fait une légère saillie, et il est séparé du diaphragme par un espace considérable. A la partie antéro-supérieure de ce poumon, on trouve une cavité du volume d'une noisette, et remplie d'un pus épais et d'un brun jaunâtre. La plèvre la recouvre extérieurement. A l'ouverture du péricarde, toute sa surface est couverte d'une lymphe rougeàtre et disposée en petites masses ou granulations irrégulières ; il n'y a point d'adhérences. Le cœur est extrêmement rude à sa superficie, particulièrement au voisinage de la pointe ; c'est là que pendant la vie le bruit de frottement avait été le plus intense et qu'il ressemblait le plus à un bruit de râpe. La portion inférieure de l'iléum est le siége d'une vascularisation très marquée, et sa membrane muqueuse est ramollie.

L'observation citée sous le numéro II est un exemple de péricardite sèche survenant, à l'état latent, chez un sujet atteint d'un empyème du côté gauche avec déplacement considérable du cœur. Dans le fait qui nous occupe actuellement, il s'agit de la même maladie se montrant à la suite d'un épanchement pleurétique aigu du côté droit avec déplacement étendu du foie. Dans l'un et l'autre cas, la maladie fut reconnue, et l'autopsie démontra l'exactitude du diagnostic ; cependant il n'existait aucun des symptômes ordinaires de la péricardite, et les malades n'avaient jamais accusé de malaise dans la région du cœur. Le diagnostic fut établi sur l'*apparition d'un frémissement appréciable à la main et lié aux phénomènes*

(1) La pinte, mesure de capacité, correspond à 0 lit. 473.

stéthoscopiques relatés, alors que rien de semblable n'existait quelque temps auparavant.

Chez ces deux malades, on put arriver à diagnostiquer une péricardite générale, sans qu'il existât ni modification nouvelle dans l'action du cœur, ni changement dans le pouls, ni douleur, ni matité précordiales. Il est évident que les remarques faites à l'occasion du premier malade, rendirent notre diagnostic beaucoup plus sûr, chez le deuxième. Il ne fut cependant pas tout à fait le même dans les deux cas. Dans le premier, la coïncidence de la disparition graduelle du bruit de frottement, partout excepté à la base du cœur, avec la conservation de la sonorité de la région précordiale, nous fit admettre une oblitération étendue du péricarde. Dans le deuxième, la persistance des phénomènes avec leur étendue et leur intensité première, nous permit d'annoncer qu'il ne s'était fait aucune oblitération de la cavité du péricarde. L'exactitude de notre diagnostic est prouvée par les détails des observations.

Dans l'observation V, il est trois points qu'il faut noter, ce sont :

1° L'apparition de la péricardite à la dernière période de la maladie ;

2° Son développement dans un organe placé sous l'influence d'une pression *excentrique ;*

3° L'absence de la douleur et des troubles fonctionnels du cœur, — symptômes ordinaires de la péricardite.

Dans l'observation suivante, la péricardite se montra en même temps qu'un empyème de la plèvre gauche.

Obs. VI. — *Vaste empyème de la plèvre gauche ; dexiocardie ; péricardite aiguë latente ; bruit de frottement intense ; disparition de ce bruit à la suite de l'oblitération presque complète du péricarde.*

Lennon, âgé de vingt-huit ans, fut apporté à l'hôpital au commencement du mois de janvier 18—, en proie à une dyspnée intense. L'examen fit reconnaître un empyème considérable du côté gauche ; le cœur battait à droite du sternum sans bruit anormal quelconque. Les symptômes dataient de quatre mois, et depuis un mois le malade s'était aperçu du déplacement du cœur.

Le 1er février, le malade fut confié à mes soins ; le déplacement du cœur existait toujours, *mais ses battements ne s'accompagnaient d'aucun bruit anormal, appréciable.* On employa le mercure et les narcotiques. Au bout d'une semaine, une distension flatulente du ventre commença à tourmenter beaucoup le malade.

Le 10, je me livrai à un examen minutieux de la poitrine. Il ne s'était fait aucun changement ni dans les phénomènes stéthoscopiques, ni dans l'impulsion du cœur ; mais, le 12, comme je plaçais ma main, par hasard, sur le cœur déplacé, je fus étonné de sentir un frémissement très net dans toute l'étendue de la région précordiale ; ce frémissement donnait la sensation de deux surfaces très rudes frottant violemment l'une contre l'autre. A l'aide du stéthoscope, on reconnut que les bruits variaient au niveau des différentes portions du cœur. A la base, ils étaient semblables aux frottements des péricardites sèches ordinaires, mais à la pointe, ils ressemblaient tout à fait au *bruit de râpe* de Laennec ; leur maximum d'intensité avait son siége entre le bord supérieur de la troisième et le bord inférieur de la quatrième côte. En outre, il suffisait d'éloigner le stéthoscope du cœur, d'un pouce et demi, pour que tous ces phénomènes cessassent, bien qu'on continuât à percevoir distinctement le bruit des contractions de l'organe. Le pouls battait 130 fois par minute ; il était petit, mais régulier ; le frottement existait aux deux temps du cœur ; la dyspnée était très forte, mais le malade n'accusait aucune gêne que l'on pût rapporter au cœur. On appliqua des sangsues en grand nombre sur la région cardiaque, et on prescrivit l'usage de la digitale.

Le 13, le frémissement a diminué ; le bruit perçu est analogue au double *bruit de râpe;* l'impulsion du cœur est plus faible ; pas d'augmentation de la matité à la percussion.

A partir de ce jour jusqu'au dix-septième, les phénomènes acoustiques et tactiles dus au frottement disparurent progressivement ; il fallait questionner le malade avec insistance pour lui faire admettre qu'il souffrait un peu au niveau du côté droit du sternum.

Le 18, le frémissement et le bruit de frottement ont disparu, excepté sur un point de la grandeur du stéthoscope, et situé à la base du cœur et à droite.

Le malade mourut le 22.

Autopsie. — La cavité pleurale gauche est le siége d'un empyème chronique étendu. Elle contient environ quatre pintes d'un liquide séro-purulent. Dans la plèvre droite, on trouve à peu près une pinte d'un liquide séreux parfaitement clair, sans aucune exsudation de lymphe. Le péricarde paraît avoir augmenté de volume, il a perdu sa demi-transparence, et on ne peut plus le faire glisser sur le cœur. En l'ouvrant, on trouve qu'à l'exception d'un petit espace, au niveau de la base du cœur, là où le bruit de frottement s'était fait entendre en dernier lieu, sa cavité est complétement oblitérée par de la lymphe nouvellement épanchée, rougeâtre, molle, mais très consistante. En essayant de séparer les deux feuillets du péricarde par une traction, il se forme une grande quantité de lamelles perpendiculaires à la surface du cœur. A la face antérieure des ventricules, vers la pointe, la réunion est complète. L'épanchement de lymphe était moins abondant là que dans les autres points du sac péricardiaque. A l'origine des gros vaisseaux, surtout à droite, les deux feuillets du péricarde ne sont pas unis, mais chacun d'entre eux est recouvert de lymphe très consistante; ils offrent l'apparence que présentent deux surfaces ta · pissées d'un enduit visqueux et qu'on vient de séparer subitement.

Ce fait me semble très important; il fut le premier où le diagnostic d'un épanchement de lymphe à la surface du péricarde fut vérifié par l'autopsie. Un empyème avait produit un déplacement considérable du cœur, et le malade n'accusait aucune sensation pénible dans la région qu'occupait l'organe le plus récemment affecté. Le diagnostic fut basé sur l'apparition brusque du frémissement et d'un bruit analogue au bruit de râpe, chez un malade en traitement, et chez lequel ces signes morbides n'existaient point auparavant.

Pendant le cours de l'observation, j'acquis la conviction qu'il s'était fait une adhérence du péricarde partout, excepté à la base du cœur, et j'ajoutai cette circonstance au diagnostic. Je me fondais sur les résultats du traitement qui amena la diminution rapide des signes, sauf en un point déterminé, *la région du cœur ayant conservé sa sonorité à la percussion*. C'était là une preuve évidente que la disparition de signes n'était pas due à un épanchement et la netteté avec laquelle on sentait le choc du cœur venait encore combattre l'idée d'un liquide épanché.

Dans les deux cas que nous venons de citer, on serait peut-être tenté d'attribuer la forme latente de la péricardite à son apparition dans les derniers temps de la vie. Je ne pense pas que cette opinion soit fondée, car j'ai vu se développer et guérir la péricardite dans le cours d'un empyème à marche extrêmement chronique, siégeant à gauche, et cela longtemps avant la mort. En voici un exemple :

Obs. VII. — *Empyème chronique de la plèvre gauche; déplacement du cœur; péricardite intercurrente à forme latente.*

Le 10 décembre 18—, une femme, âgée de vingt-six ans, fut prise, à la suite d'un refroidissement, des symptômes d'une pleurésie aiguë du côté gauche. Les accidents duraient depuis neuf jours, lorsque la malade fut admise à l'hôpital de Meath; elle présentait les symptômes et les signes ordinaires d'un épanchement pleural considérable. Le cœur battait à droite du sternum et à l'épigastre, mais ses bruits étaient normaux. Au quatorzième jour, mon ami, le docteur Thomas Brady, qui soignait cette malade, découvrit, pour la première fois, un bruit de frottement péricardiaque au niveau du cœur déplacé. Quelques-uns des élèves assurèrent que ce signe existait déjà depuis quelques jours. Du reste, il n'y eut rien de nouveau dans les symptômes; le pouls n'avait pas changé de caractère, il était à 96, petit, faible, et, pendant tout le cours de la maladie, il ne présenta aucune irrégularité. Le jour où l'on découvrit le bruit de frottement, on voyait le cœur battre à l'épigastre; les bruits cardiaques s'entendaient à la partie antérieure de la poitrine, mais ils avaient un caractère sourd tout particulier; il semblait qu'ils fussent amortis par l'interposition d'un corps mou. — A droite, le long des cartilages des troisième, quatrième, cinquième et sixième côtes, on entendait distinctement un double bruit de frottement intense, surtout au niveau de la mamelle, et persistant lorsque la respiration était suspendue. Les deux bruits étaient suivis d'un autre, fort et aigu; le tout pourrait être exprimé ainsi : *piou-piou-pi.* — Il n'y avait pas d'autre symptôme de péricardite.

Neuf jours s'écoulèrent, et les bruits de frottement du côté droit et le long du sternum étaient devenus encore plus distincts. Cependant leur intensité diminuait, à mesure que l'on se rapprochait du côté gauche. Dans ce point, ils finissaient par disparaître, et on ne percevait plus que les bruits du cœur amortis, comme nous l'avons dit plus haut, mais sans frottement. En arrière, ceux-ci ne s'accompagnaient d'aucuns phénomènes d'attrition; la percussion ne révélait point la présence d'un épanchement péricardiaque. Dans les sept jours qui suivirent, il n'y eut pas de modifications; puis le frottement cessa presque d'être appréciable; on ne le retrouva qu'au niveau du cartilage de la quatrième côte, et les bruits cardiaques perdirent leur caractère sourd. — A partir de ce moment, les signes de la péricardite ne reparurent plus, bien que le malade ait vécu encore quatre mois.

Nous venons de rapporter trois cas où il y avait combinaison d'un empyème et d'une péricardite ; chez les trois malades, la péricardite était sèche, et son existence ne fut révélée que par les signes physiques. — Elle n'eût point été soupçonnée, tant la maladie était latente, si on ne l'eût découverte accidentellement en surveillant par l'auscultation les progrès de la pleurésie. Cependant le cœur était comprimé ; chez deux de ces malades, il était refoulé à droite, et chez le troisième, il devait subir un degré de compression considérable, puisque l'épanchement avait été suffisant pour déplacer le foie.

Cette forme latente de la maladie s'explique par la loi générale qui veut qu'une maladie préexistante, qu'elle soit générale ou locale, empêche le développement des symptômes des affections nouvelles qui viennent s'y joindre.

Enfin, il faut noter la durée remarquable des bruits de frottement, dans la première observation. Pendant sept jours de suite, on les retrouva d'une manière continue, et il est probable qu'ils ont existé deux ou trois jours de plus. Jamais je n'ai vu la fausse membrane mettre autant de temps à s'organiser ; cette lenteur ne peut s'expliquer que par l'état du malade qui présentait les symptômes d'un empyème, avec expectoration abondante et troubles constitutionnels graves.

Obs. VIII. — *Abcès gangréneux aigu du poumon ; péricardite.*

Je n'ai rencontré qu'une seule fois cette combinaison. Il s'agissait d'un homme de quarante ans qui mourut après quinze jours de maladie. Les symptômes avaient été ceux d'une pneumonie aiguë ; à l'entrée du malade à l'hôpital, l'expectoration et l'haleine révélaient l'existence d'une suppuration putride du poumon. Le côté droit était mat à la percussion, partout, excepté à la racine du poumon ; là, on retrouvait les signes ordinaires d'une caverne. Le pouls était faible ; malheureusement le cœur ne fut pas examiné avec assez de soin. Le malade mourut le jour de son entrée.

Autopsie. — Le poumon droit est le siége d'une inflammation purulente, et contient un grand nombre de petits abcès dont quelques-uns sont tout à fait superficiels et recouverts par la plèvre. Le lobe supérieur est à l'état d'hépatisation rouge : dans la portion postéro-inférieure, on découvre une caverne dont les parois sont gangrenées et qui contient un liquide fétide très-abondant ; beaucoup des plus petits abcès sont entourés d'un tissu noir. Le péricarde est entièrement recouvert d'une couche de lymphe finement granulée. En appliquant la main sur le cœur, on éprouve la sensation que donne la langue d'une vache. Les reins offrent les altérations de la maladie de Bright au dernier degré.

Il faudrait un plus grand nombre d'observations pour nous permettre d'établir que l'inflammation du péricarde, lorsqu'elle se combine avec une maladie chronique du poumon, est toujours latente ; mais il en est probablement ainsi. On doit donc s'attendre à rencontrer la péricardite sous cette forme dans le cours de la maladie tuberculeuse chronique, et ce fait est confirmé par les résultats auxquels le docteur Law est arrivé dans sa pratique (1). — Il est probable, en outre, que la péricardite, lorsqu'elle complique des maladies essentielles, est plus ou moins latente ; c'est ce qui a lieu, sans doute, dans le typhus, dans les maladies éruptives, les inflammations diffuses, les érysipèles, les fièvres phlébitiques ou puerpérales, au même degré et même à un degré supérieur que dans la fièvre rhumatismale.

Le fait suivant est tiré de la clinique d'Andral. Un jeune homme de dix-sept ans fut atteint d'une variole qui suivit sa marche ordinaire jusqu'au septième jour. Au moment où les pustules étaient en pleine suppuration, survint subitement de la dyspnée : il n'y avait ni toux, ni expectoration sanguine. Aux huitième et neuvième jours, l'éruption resta stationnaire ; puis quelques pustules devinrent noires, d'autres se remplirent de sérosité rougeâtre, et, dans leurs intervalles,

---

(1) Dans un cas de phthisie rapporté par Louis (*Recherches anatomico-pathologiques sur la phthisie*, obs. 19), la péricardite survint pendant le dernier mois de la vie. Le pouls était fréquent, inégal, irrégulier, quelquefois intermittent, et la force de l'impulsion du cœur avait augmenté. L'invasion de la péricardite se fit en même temps que celle d'une pleurésie au côté droit, et à l'exception du caractère du pouls, il n'existait aucun symptôme apparent d'une affection du cœur. — Voyez aussi Andral (*Maladies de poitrine*, obs. 5). — Consulter les *Transactions de la Société pathologique de Dublin*, janvier 1841. Le docteur Law a rapporté une série de cas de péricardite, avec combinaison d'affections pulmonaires aiguës ou chroniques. On reconnut la péricardite surtout à ses signes acoustiques et tactiles.

des pétéchies livides apparurent. La dyspnée augmenta, et la mort
survint le dixième jour.

A l'autopsie, on ne trouva qu'un épanchement séro-purulent dans
le péricarde, et une injection très-vive du grand cul-de-sac de l'estomac.

Combinaison de la péricardite et de l'anévrysme de l'aorte. —
La coexistence de ces deux maladies est rare, et il n'y a pas lieu de
s'en étonner quand on songe à la rareté des inflammations aiguës
dans les cas d'anévrysme. Ainsi s'explique la fréquence de la mort
par ouverture du sac dans une cavité séreuse. Jamais je n'ai rencontré
la complication dont il s'agit; le fait suivant, communiqué par sir
Ph. Crampton à la Société pathologique en 1845, offre quelque
intérêt.

Un soldat qui avait servi sous les tropiques, présentait, depuis
quelque temps, des symptômes qu'on rapportait à une pleurésie.
Il fut pris subitement d'une vive douleur dans la poitrine. Le
docteur Tice, qui le soignait, découvrit, sous la mamelle droite,
une tumeur pulsatile. Peu de jours après, sir Philip Crampton examina le malade et constata l'existence d'une tumeur offrant des battements, et qui repoussait le grand pectoral droit en haut et en avant.
Le mouvement d'expansion était très-fort, tandis que le choc du cœur
était faible; on n'entendait qu'un seul bruit cardiaque, probablement le premier. On diagnostiqua un anévrysme aortique avec un
épanchement liquide probable dans la plèvre gauche.

A l'autopsie, on trouva un vaste anévrysme faux, communiquant
avec l'aorte par une ouverture assez grande pour admettre le pouce.
L'anévrysme naissait de la seconde portion de la crosse aortique; il
adhérait en avant aux parois thoraciques. Le périoste d'une des côtes
avait été détruit. Le cœur n'était pas hypertrophié, mais le péricarde,
très-enflammé, était rempli de liquide.

Voici un nouvel exemple de péricardite liée à une maladie chronique de la poitrine, et s'accompagnant de symptômes obscurs et
douteux. La circonstance la plus intéressante, c'est qu'à une période
avancée de la maladie, on n'entendait qu'un seul bruit cardiaque. Personne plus que moi ne comprend le danger, je dirai même l'incon-
venance qu'il y a dans la discussion d'une observation, à supposer
une erreur; cependant il m'est impossible de ne pas admettre que
le bruit dont il est question dans la communication à la Société

pathologique, était le second et non le premier ; je m'appuie sur les circonstances suivantes :

1° Je n'ai jamais observé la disparition du second bruit, dans les cas d'anévrysme aortique.

2° J'ai rencontré la faiblesse et même l'extinction complète du premier bruit, dans la péricardite. Il est donc fort probable que dans le cas dont il s'agit, c'était le second bruit, et non le premier, qu'on entendait. Celui-ci avait disparu en raison de la faiblesse et de la demi-paralysie des ventricules ; ainsi se produisaient les mêmes signes physiques que dans le ramollissement typhoïde ou la débilitation du cœur.

Combinaison de la péricardite et du typhus. — De la rareté des affections secondaires des tissus blancs dans le typhus, on peut conclure, à priori, à la rareté de la péricardite dans cette maladie. Le cœur jouit, au point de vue de l'inflammation, d'une immunité singulière, si on le compare aux autres organes placés sous l'influence du poison typhique. Ainsi, sur quatre-vingt-six cas de mort survenus dans les fièvres graves et qui sont rapportés par Andral, treize fois seulement le cœur présentait des lésions, et il est fort douteux qu'on puisse en trouver le point de départ dans un travail inflammatoire. J'ai observé une seule fois la combinaison dont il s'agit, mais mes souvenirs ne sont point assez présents pour que je puisse en donner les détails. Cependant, tout en admettant la rareté de la péricardite dans le typhus de notre pays, nous savons que, dans d'autres affections à caractère typhoïde, on rencontre cette maladie sous la forme latente : ainsi, dans les inflammations disséminées, dans les états pyogéniques aigus, dans les maladies phlébitiques, dans les fièvres puerpérales, dans les varioles asthéniques (*low form*), et dans d'autres affections ayant le cachet typhoïde.

Après ce qui a été dit précédemment, il est inutile de nous arrêter plus longtemps sur ce sujet.

Péricardite traumatique. — Il n'y a pas de raison pour croire que les signes physiques de la péricardite soient modifiés, lorsque la maladie résulte d'une violence directe, tel qu'un coup ou une blessure. Cependant j'ai observé un cas dans lequel les phénomènes de frottement se sont développés d'une façon anormale. Un homme reçut, à peu de distance, un coup de feu dans le côté gauche de la poitrine, en avant. Le fusil était chargé de petit plomb qui s'éparpilla sur une surface considérable; quelques grains ne pénétrèrent pas au delà de la peau. La plupart de ces petites blessures avaient leur siége dans la région cardiaque; la peau était tachetée de petits points noirs, au-dessous desquels on sentait un grain de plomb. Le malade souffrait surtout de l'imminence de syncopes et de prostration nerveuse. Il était évident, cependant, que ces accidents ne pouvaient se rapporter à une cardite, car ils existaient depuis le moment même où le malade avait reçu le coup. Pendant deux ou trois jours, il n'y eut pas de signes d'une péricardite; mais, au bout de ce temps, quand le collapsus et la prostration nerveuse eurent cessé, on reconnut, à la région du cœur, l'existence de phénomènes physiques d'une nature particulière. Il n'y avait pas de matité à la percussion, et l'on ne saurait mieux dépeindre la nature des signes perçus, qu'en disant qu'ils consistaient en bruits de frottement parfaitement distincts et séparés les uns des autres; chacun d'eux, bien que très-circonscrit, donnait l'idée d'un dépôt cartilagineux résistant. Ces signes durèrent plusieurs jours, le frottement disparaissant dans quelques points pour se développer dans d'autres. Il n'y eut point de symptômes généraux, et à peine un peu de douleur locale. Le malade guérit rapidement. Il n'est pas douteux que le péricarde n'ait été atteint, et que l'inflammation, au lieu de s'étendre, ne se soit limitée sur quelques points. Jamais je n'ai rencontré rien de semblable dans la péricardite idiopathique.

Traitement.

Les principes qui régissent le traitement de la péricardite sont, d'une façon générale, les mêmes que dans la pleurésie; cependant il arrive très-souvent qu'on agisse plus énergiquement que dans le cas d'une inflammation de la plèvre. L'importance de l'organe fait redouter des dangers plus grands; on met en usage des moyens actifs, et l'on oublie les risques auxquels on s'expose, en affaiblissant outre mesure l'organisme entier et les muscles du cœur. Ce traitement est, en général, inutile et dangereux, surtout en ce qui concerne les émissions sanguines trop copieuses, ou trop souvent répétées.

Dans l'étude de ce point de thérapeutique, il faut distinguer les cas de péricardite violente et primitive, et peut-être aussi ceux où la maladie se montre brusquement dans le cours d'une fièvre rhumatismale, des cas où l'affection du cœur fait partie d'un groupe d'inflammations multiples, et de ceux où elle ne constitue qu'une maladie intercurrente de peu d'intensité. Dans ces derniers cas, la hardiesse du traitement trahit souvent la timidité du praticien; troublé par la crainte que lui inspire la maladie qu'il vient de découvrir, il s'occupe plus de son nom que de sa nature et de l'état du malade. C'est ainsi qu'on fait souvent bien du mal, car la débilitation qui résulte du traitement change une péricardite sèche, et comparativement légère, en une inflammation de mauvaise nature et qui s'accompagne d'un épanchement.

Il est en outre important de faire remarquer que si les principes du traitement des formes violentes de la péricardite sont semblables à ceux de la pleurésie aiguë, sthénique, l'analogie n'est pas complète. En effet, le même traitement cesse d'être applicable, bien plus tôt dans là péricardite que dans la pleurésie. Dans l'une et l'autre maladie nous avons à lutter, il est vrai, contre une inflammation grave d'une membrane séreuse; mais, dans la péricardite, il s'agit d'un appareil plus important et plus compliqué, et c'est là une cause particulière de dangers. Le moment arrive bientôt où, soit par la phlogose, soit par la paralysie, soit sous l'influence de ces deux causes réunies, le cœur s'affaiblit, le malade court le risque de mourir d'une syncope : aussi la continuation du traitement débilitant peut produire les résultats les plus funestes. Il est donc évident qu'on ne poussera pas, dans la péricardite, le traitement déplétif aussi loin que dans la pleurésie, quelle qu'ait été son utilité, au début de la maladie.

Les résultats fournis par l'exploration physique ont une grande importance pour l'institution du traitement. Tant que l'impulsion du cœur conserve son énergie, tant que ses bruits n'offrent point une diminution progressive dans leur intensité, tant que la force du malade reste intacte, les dangers, dont nous venons de parler, ne sont point encore à redouter. Cependant il ne faut pas oublier que l'affaiblissement du cœur peut, comme celui du diaphragme et des muscles intercostaux dans la pleurésie, *se montrer subitement*. Dans la pleurésie, cet accident est peu important, mais ici il offre de grands dangers, en menaçant de paralysie un organe qui est la source même de la vie.

J'ai la conviction que dans la péricardite, la terminaison fatale doit être attribuée quelquefois à la continuation du traitement antiphlogistique au delà du temps voulu. Le praticien ne voit dans la maladie qu'une inflammation séreuse ; il oublie les effets de la phlogose des fibres musculaires, et la réaction qui se produit sous l'influence des pertes de sang considérables (1).

Supposons maintenant une péricardite simple, au début, et chez un malade peu affaibli : somme toute, il est utile de pratiquer une saignée du bras, mais il ne faut la répéter qu'après mûre réflexion. On mesurera la force du cœur, non-seulement par l'état du pouls radial, mais par l'énergie de l'impulsion cardiaque, et surtout par les caractères du premier bruit. Si le choc du cœur est vigoureux, si le bruit systolique n'a pas diminué d'intensité, on pourra user plus hardiment de la lancette ; mais si, au contraire, après une première saignée, l'impulsion a manifestement perdu

(1) Le docteur Hope insiste fortement sur l'importance d'un traitement anti-phlogistique énergique et appliqué de très-bonne heure : « La perte de quelques heures, au début de la maladie, peut être irréparable, et les hésitations ou l'indécision du praticien décident parfois du sort du malade. Si la maladie est récente et si l'état des forces le permet, il faut pratiquer d'abord une large saignée ; l'incision de la veine doit être grande, et le malade sera saigné debout dans le but de déterminer l'imminence d'une syncope. Aussitôt que ce dernier effet a disparu et que la réaction se montre, et c'est ce qui a lieu dans un temps qui varie de dix minutes à deux heures, on fait sur la région précordiale une application de 25 à 40 sangsues. Ces évacuations sanguines, tant locales que générales, seront répétées à deux ou trois reprises, et même davantage, suivant l'état du malade, si, la première fois, la douleur n'a point disparu complétement. Elles seront pratiquées à des intervalles de huit à douze heures, ou mieux, aussitôt que le pouls et l'action du cœur indiquent un commencement de réaction.

» Cependant il n'est pas toujours utile d'avoir recours à un traitement aussi actif. J'ai vu une seule application de sangsues, faite largement et de bonne heure, ou bien des ventouses scarifiées, suffire pour faire disparaître tout symptôme inquiétant. Si le malade, en raison de son âge, d'une constitution délicate ou de la période avancée de la maladie, ne peut supporter une perte de sang considérable, mieux vaut avoir recours à des saignées locales : celles-ci doivent enlever une vingtaine d'onces de sang à la fois, par des ventouses, ou bien par des sangsues, au nombre de 25, 30 ou 40. Lorsque la médication déplétive a été portée très-loin, ou que la maladie est arrivée à une période très-avancée, si la persistance de la douleur et les autres symptômes indiquent la nécessité de tirer encore du sang, j'ai remarqué qu'en en enlevant une quantité moindre par des ventouses, on obtient des effets plus marqués que par les sangsues. Ce fait s'explique probablement par la rapidité plus grande de l'écoulement du sang.

» Je ferai remarquer, en terminant, que, malgré la nécessité de tirer du sang aussi largement que je viens de le dire, lorsque les circonstances le permettent, l'emploi du mercure fait cesser, en vertu de son action : l'indication des émissions

de sa force, si le premier bruit s'est affaibli, il ne faudra revenir à la saignée générale qu'avec beaucoup de circonspection.

Au point de vue de la répétition des saignées, la force des contractions du cœur n'a de valeur réelle que s'il ne s'est pas produit, par intervalles, un affaiblissement passager. Lorsque l'énergie contractile du cœur ne s'est pas modifiée, et lorsque l'action de l'organe est restée régulière, ou à peu près régulière, on peut en déduire qu'il est utile de pratiquer une nouvelle saignée, tout en faisant entrer en ligne de compte les indications tirées de la période à laquelle la maladie est arrivée, de l'âge et de la force du malade. Mais les saignées locales doivent surtout nous inspirer de la confiance : il nous semble préférable alors de faire des applications successives de sangsues, en commençant par vingt ou trente, et en en diminuant progressivement le nombre. On peut faire deux ou trois de ces applications dans les vingt-quatre heures, en ayant soin de recouvrir la région précordiale de cata-

sanguines, assez vite pour que la *quantité totale du sang enlevé soit rarement bien considérable.*

» Je suis convaincu que cette médication, dont l'activité peut paraître excessive tout d'abord, a réellement pour résultat définitif de ménager les forces du malade ; la maladie est vaincue d'un seul coup, et il devient inutile de prolonger le traitement déplétif : or, cette prolongation est la cause principale de l'épuisement de l'organisme. » (*Op. cit.*)

Sans vouloir nier que les règles formulées par le docteur Hope soient utilement applicables dans certains cas, il ne faut point oublier l'interprétation que peuvent donner à ces préceptes, quelques-uns de nos confrères, dont l'esprit ne s'est pas débarrassé suffisamment de la doctrine erronée de l'inflammation, doctrine qui a été si longtemps l'opprobre de nos écoles de médecine et de chirurgie. Il est beaucoup de praticiens qui ne seraient pas à même de distinguer, comme le docteur Hope, les cas où il convient d'adopter une médication aussi énergique ; ils ignorent que ces cas sont exceptionnels, et il leur suffit de savoir qu'ils ont affaire à une péricardite. Le docteur Wood a émis, à ce sujet, des idées excellentes. Après avoir signalé la stimulation du cœur, qui succède souvent à des pertes sanguines abondantes, il ajoute : « Ces raisons ne sont pas des arguments dirigés contre les émissions sanguines, mais seulement contre l'abus de ces moyens. Leur emploi doit être subordonné aux mêmes règles que dans les autres inflammations séreuses. On cherchera, par la déplétion du système sanguin, à diminuer la qualité stimulante du sang et à obtenir un effet sédatif, sans aller jusqu'à déterminer la réaction. La théorie qui veut qu'on risque tout dans la crainte de voir se former des adhérences, ne doit être d'aucun poids dans l'esprit du praticien. » (Voyez le *Traité sur la pratique de la médecine.* Philadelphie, 1849, art. *Péricardite.* — Consultez aussi l'ouvrage du docteur Todd *sur la goutte et le rhumatisme,* 1843, p. 197.)

plasmes chauds entre chacune d'elles. En même temps, on cherche à obtenir le plus tôt possible les effets du mercure sur l'organisme; il est probable que la méthode du docteur Graves est la meilleure pour cela : il donne une dose entière de calomel (10 à 20 grains) (1) à de longs intervalles. « Si, dit le docteur Graves, un individu est
» atteint d'une péricardite aiguë, les efforts les mieux dirigés échoue-
» ront rapidement, à moins qu'on ne parvienne à placer l'économie sous
» l'influence du mercure. On trouverait la preuve de cette assertion
» dans le nombre considérable de péricardites que j'ai traitées, soit en
» ville, soit à l'hôpital, et dans la comparaison des résultats obtenus
» ainsi avec ceux qui ont été rapportés par les meilleurs médecins
» allemands et français qui exercent dans les hôpitaux du continent.
» Lorsque les péricardites, même les plus violentes, sont traitées
» par les saignées copieuses, les applications répétées de sangsues
» et l'administration prompte du calomel, on perd peu de malades. Si,
» au contraire, le praticien s'en tient uniquement aux émissions
» sanguines; si, dès le début, comme je l'ai vu faire, il applique un
» vésicatoire sur le cœur; s'il diffère l'emploi du calomel, ou *s'il*
» *l'administre à des doses insuffisantes*, il aura tout lieu de regretter
» les effets du traitement; le malade succombera, ou bien il sera
» condamné aux souffrances qui résultent des adhérences du péri-
» carde, des affections valvulaires ou des autres accidents qui succè-
» dent à la péricardite lorsqu'elle est mal traitée (2). »

Ce mode d'administration du mercure est prôné par le docteur Johnson dans le traitement des maladies des climats tropicaux; on donne une dose d'un scrupule (3), une ou deux fois par jour. Le malade ne doit pas faire usage de liquides froids ou acides, ni de fruits; seulement il boira en quantité de l'eau d'orge chaude. La saturation mercurielle s'obtient ainsi sans douleurs abdominales, et il est remarquable que le premier effet produit soit la diminution de la fièvre et de la fréquence du pouls. Le docteur Graves dit encore que, par cette méthode, il a guéri seize malades sans qu'aucun effet fâcheux en soit résulté pour l'organisme. Il fait remarquer, en outre, que, dans les cas négligés dès le début, si le mercure ne produit pas la diminution de la fièvre et le ralentissement du pouls,

(1) Le grain (anglais) correspond à 0,064 grammes.
(2) *Clinical Medicine*, p. 803.
(3) Le scrupule équivaut à 1,29 grammes.

c'est un mauvais signe; si la fièvre augmente, c'est encore plus fâcheux. Le docteur Graves pense, et je suis d'accord avec lui, que ce résultat est dû à une aggravation de la maladie et non pas à l'action du médicament, comme on l'a souvent supposé.

Dans la deuxième période de la péricardite, on doit avoir recours surtout aux vésicatoires ; cependant on peut revenir aux sangsues chaque fois que l'excitation du cœur reparaît. Plus tard, lorsqu'on n'a aucun danger immédiat à redouter, et s'il existe un épanchement liquide, on obtiendrait sans doute de bons résultats de l'application répétée de la teinture d'iode sur la région précordiale. Cette supposition est fondée plutôt sur l'efficacité que nous accordons à ce moyen dans la pleurésie, que sur notre expérience personnelle de son utilité dans la péricardite.

L'emploi de la digitale dans la péricardite ne donne aucun résultat, tant que le cœur est placé sous le coup d'une excitation inflammatoire : ce médicament peut être dangereux dans les périodes avancées de maladie, lorsqu'il y a débilitation de l'organe. Il est un cas, cependant, où la digitale pourrait être administrée : c'est celui où, après la cessation de la fièvre et la disparition des signes physiques de la péricardite, le cœur se contracte avec une énergie anormale, soit qu'il existe un murmure valvulaire, comme cela arrive quelquefois, soit que cette complication manque. C'est dans ce dernier cas surtout qu'on retirera des avantages de l'administration répétée de la digitale à petites doses. Si ce médicament était mal supporté, on pourrait le remplacer par l'acide hydrocyanique.

Les auteurs ne nous apprennent rien, ou presque rien, sur l'emploi de la médication stimulante dans la péricardite ; cette médication est cependant absolument indispensable dans bien des cas, et l'on a perdu beaucoup de malades, faute d'y avoir eu recours en temps opportun. J'ai été frappé de ce fait, dès l'époque où je me suis livré à mes recherches sur l'état du cœur dans le typhus. Il est certain que, dans toute péricardite grave, lorsque la violence des accidents initiaux est passée, il faut y regarder de près, et ne point laisser échapper le moment où le cœur affaibli doit être soutenu et fortifié.

Les caractères suivants doivent faire reconnaître la débilitation du cœur dans la péricardite :

1° La faiblesse, les intermittences et l'irrégularité du pouls, surtout lorsque ces symptômes n'existaient pas dès le début et si la faiblesse du pouls coïncide avec l'affaiblissement ou la disparition du choc du cœur.

2° La turgescence des veines jugulaires, avec ou sans pulsations.

3° La modification progressive des bruits du cœur, surtout si c'est le premier bruit qui s'affaiblit ou qui s'éteint : cette distinction est importante, car la persistance du deuxième bruit nous indique que la disparition du premier résulte de la faiblesse des ventricules, et non de la présence d'un épanchement liquide.

4° Les symptômes généraux de l'affaiblissement de la circulation : tels sont, la pâleur, le refroidissement de la peau, l'œdème des extrémités, la tendance aux syncopes, succédant ou non à des efforts musculaires (1).

En thèse générale, on peut dire qu'il n'est aucune inflammation locale qui contre-indique, d'une façon absolue, l'administration du vin, lorsque l'état général du malade réclame l'emploi de cet agent thérapeutique.

Il est deux maladies particulièrement dans lesquelles les praticiens font preuve, sur ce point, d'une grande timidité : la cérébrite et la péricardite. Dans la première de ces maladies, cependant, l'administration du vin peut être utile, et dans la deuxième elle est impérieusement commandée lorsque les évacuations sanguines ont été poussées trop loin. Lorsque apparaissent les signes de l'affaiblissement musculaire, tels qu'ils ont été décrits plus haut, lorsque le cœur est débilité avant l'invasion de la péricardite, lorsque enfin l'organisme est placé sous l'influence d'un état de prostration ou d'un état typhoïde, il faut prescrire l'usage du vin, sans s'inquiéter des conditions physiques du cœur. Cette pratique est absolument sans danger et peut être suivie des meilleurs résultats. En voici un exemple :

(1) Nous étudierons d'une façon complète les modifications des bruits et du choc du cœur, au point de vue de l'administration des stimulants, dans les autres maladies, lorsque nous nous occuperons de l'affaiblissement du cœur, avec ou sans altération organique. Déjà nous avons démontré toute l'importance pratique qu'il y a à s'assurer de l'état du cœur dans la fièvre. — Consultez les *Recherches sur l'usage du vin et sur l'état du cœur dans le typhus* (*Dublin Journal of medical science*, 1ʳᵉ série, vol. XV, 1839). — Consultez aussi le *Mémoire* du docteur Hudson *sur les rapports existant entre le délire et certains états du cœur dans la fièvre* (*op. cit.*, vol. XX, 1842). Il est évident que les mêmes principes sont applicables à d'autres formes morbides.

Obs. IX. — *Deux attaques de cardite rhumatismale survenant dans l'espace de sept mois; accès intermittent de palpitations nerveuses en apparence. Administration du vin. Guérison.*

Une jeune femme fut admise dans mes salles, au mois de décembre 1850, pour une arthritis aiguë. Il y avait une grande prostration, et les articulations étaient très-douloureuses. La pression exercée sur le cœur donnait lieu à du malaise; cette circonstance, à laquelle se joignait une légère prolongation du premier bruit, était le seul phénomène se rattachant à une affection du cœur. Quelques jours après, un bruit de frottement devint perceptible à la base du cœur; la prostration avait augmenté. Le traitement avait consisté jusque-là dans l'usage du mercure uni à l'opium, et dans l'application de quelques sangsues sur les articulations. Le jour où la péricardite fut reconnue, on prescrivit du vin, d'abord à faibles doses, puis en plus grande quantité : cette médication fut suivie des meilleurs résultats. L'état de la malade s'améliora de jour en jour, et au bout de très-peu de temps les bruits de frottement ne s'entendaient plus que lorsqu'on exerçait une forte pression sur le cœur. La malade sortit guérie, mais conservant encore un léger murmure à la pointe du cœur. Quatre mois après, elle rentra à l'hôpital, en proie à une attaque nerveuse qui avait débuté par du délire, et qui s'accompagnait d'une violente surexcitation du cœur; on ne découvrait, du reste, aucun signe de cardite. Cet état dura quelques jours seulement. Au mois d'août, la malade fut admise de nouveau dans nos salles. A la suite de l'impression de l'humidité et du froid, la fièvre rhumatismale avait reparu, des articulations en grand nombre étaient gonflées et douloureuses ; il y avait en outre une douleur au cœur, des palpitations et une dyspnée très-forte. La percussion fit reconnaître une exagération de la matité dans la région précordiale ; dans cette même région s'entendait un bruit de frottement intense, qu'on retrouvait dans toute la partie antérieure du thorax et aussi dans sa partie postérieure, à gauche seulement; les contractions du cœur étaient violentes, et cependant les pulsations ne ressemblaient point à celles de l'hypertrophie. Le pouls, saccadé, battait cent huit fois par minute. Les carotides offraient des battements visibles et intenses. On fit une seule saignée, suivie de l'application de sangsues à la région cardiaque, et de l'administration du calomel et de l'opium. Bientôt se montrèrent les symptômes d'un affaiblissement considérable; les bruits de frottement continuaient cependant à être très-forts, et la douleur précordiale avait à peine diminué. On prescrivit alors un petit nombre de sangsues sur le cœur, et en même temps on donna quatre onces de vin. Le jour suivant, il y eut une amélioration évidente dans les symptômes généraux et locaux. On continua l'usage du vin, qui semblait agir réellement comme un sédatif du cœur enflammé. Quelques jours après, les bruits de frottement avaient entièrement disparu et la guérison était complète.

Ce fait prouve bien l'efficacité du vin dans certaines conditions de la péricardite : il est fort remarquable qu'à deux reprises différentes, au moment où l'on administra les stimulants, le cœur se contractait avec vigueur et semblait surexcité, bien qu'il y eût un état très-marqué d'affaiblissement général. Il y a donc, au moins, deux circonstances où l'on peut donner du vin dans la péricardite : lorsque la maladie est simple et que la contractilité musculaire fait défaut; et, en second lieu, lorsqu'on a à combattre une péricardite secondaire ou compliquée s'accompagnant d'une débilitation générale ou typhoïde, lors même que les signes d'un affaiblissement ou d'une paralysie du cœur manquent. Dans un cas semblable, *l'usage du vin n'est point contre-indiqué par l'existence de contractions vigoureuses du cœur, d'un pouls bondissant et de battements des artères carotides.* La présence de murmures liés à l'endocardite et de date récente ne doit pas non plus nous empêcher d'avoir recours à ce moyen de traitement. Souvent, en effet, l'état général que nous venons de décrire se retrouve dans le cours de l'endocardite, sans péricardite, et le vin rend les plus grands services.

On comprend la fréquence des cas où l'on peut administrer le vin à petites doses, malgré l'existence d'une endocardite, en songeant au nombre des péricardites qui succèdent à une maladie générale ou essentielle, ou qui font partie d'un groupe d'affections inflammatoires. Sans parler de la complication ordinaire d'une fièvre rhumatismale, on voit la péricardite se rattacher à des inflammations disséminées sur divers organes, aux érysipèles de mauvaise nature, à l'état pyogénique, comme dans les cas remarquables publiés par le docteur E. M'Dowel (1), à la pneumonie typhoïde, et enfin à la forme

____

(1) *Dublin Journal of medical science*, 1ʳᵉ série, vol. IV, 1854.

de delirium tremens dont il a été question plus haut, et qui s'accompagne si souvent d'un typhus ou d'un état typhoïde. Il ne nous serait pas difficile d'allonger cette liste; mais ce que nous avons dit suffira. Deux cas particuliers méritent, cependant, une mention spéciale, en raison de leur fréquence : c'est l'apparition de la péricardite chez des individus goutteux, à constitution usée, ou bien au début de la dégénérescence graisseuse du cœur. Dans ces conditions, on commet souvent, en pratique, les fautes les plus graves : la maladie primitive passe inaperçue, et l'on croit que le malade jouissait d'une bonne santé, au moment de l'invasion de la péricardite. Les émissions sanguines, d'une part, la suppression des stimulants, de l'autre, donnent lieu bientôt à des accidents qui révèlent le véritable état des choses, et souvent trop tard, pour qu'on puisse y remédier. Le praticien qui n'a pas su vaincre la terreur que lui inspire la médication stimulante, terreur qu'un enseignement erroné lui a inculquée de longue date, est incapable de traiter une maladie générale ou même une inflammation locale secondaire.

Lorsque la maladie n'est révélée que par les signes d'une péricardite sèche, sans fièvre et sans excitation du cœur, il suffira le plus souvent de prescrire des émissions sanguines locales, modérées ; mais à la plus petite apparence d'une excitation cardiaque, qu'elle s'accompagne ou non de signes nouveaux d'une affection siégeant soit en dehors, soit à l'intérieur du cœur, il ne faut pas hésiter à appliquer des sangsues, puis des cataplasmes, sur la région précordiale. En un mot, on doit traiter la maladie cardiaque exactement comme on traiterait une affection articulaire. J'ai rarement employé le mercure dans la péricardite rhumatismale, lorsque les symptômes étaient peu intenses, ou bien lorsqu'ils manquaient complétement, et que le pouls avait conservé sa régularité ; le fait seul de l'existence d'une péricardite sèche n'exige pas une modification particulière dans le traitement de la fièvre rhumatismale. On retirera de grands avantages de l'emploi des cataplasmes; ce moyen de traitement est applicable ici d'une façon toute particulière. En effet, le malade n'éprouve point les douleurs auxquelles ces topiques donnent lieu par leur poids, dans les péricardites idiopathiques avec accidents violents.

Mon expérience personnelle est à peu près nulle au point de vue de l'efficacité du traitement spécifique, dans la péricardite goutteuse ou rhumatismale, car j'ai toujours répugné à le mettre en usage. Lorsqu'il existe de la fièvre ou de la surexcitation du cœur, on ne doit employer le colchique et le quinquina qu'avec beaucoup de précaution ; l'opium, donné à assez fortes doses, a moins d'inconvénients. Le docteur Latham vante beaucoup ce médicament lorsque la maladie s'accompagne de douleurs très-vives et simulant l'angine de poitrine (1).

Enfin, il peut arriver, aussi bien dans la péricardite primitive que dans la péricardite secondaire, qu'il y ait persistance d'un épanchement séreux plus ou moins abondant, lorsque les accidents ont perdu leur violence première ; cet état est analogue à l'empyème chronique qui succède à la pleurésie aiguë. On mettrait alors en usage les mercuriaux doux, qu'on ferait suivre de l'emploi des préparations iodées, à l'intérieur et à l'extérieur ; les applications vésicantes et les autres médicaments destinés à combattre l'inflammation trouveront également ici leur place comme moyens adjuvants propres à faciliter la résorption du liquide. C'est dans les cas de cette espèce qu'on pourrait penser à la ponction du péricarde, conseillée par Sénac et pratiquée par Desault, et, dans ces derniers temps, par Schuh.

Je n'ai personnellement aucune expérience au sujet de cette opération ; elle paraît être à la fois plus dangereuse et plus difficile que la ponction de la plèvre. Mais on peut espérer que le moment n'est pas éloigné où, comme la paracentèse du thorax, elle perdra en grande partie les dangers et les difficultés qu'elle présente aujourd'hui (2).

(1) Voyez les *Leçons sur la médecine clinique*, etc., vol. I.

(2) Chez un malade opéré par le docteur Schuh (de Vienne), les symptômes de l'hydro-péricarde étaient arrivés au point de rendre la suffocation imminente. Un trocart fut introduit entre les troisième et quatrième côtes, très-près du bord du sternum et en dedans du point où passe l'artère mammaire interne : tout d'abord il ne s'écoula que quelques gouttes de sang, et l'on porta une petite bougie à travers la canule jusque sur les gros vaisseaux dont on sentit distinctement les pulsations. L'opération fut répétée immédiatement entre la quatrième et la cinquième côte ; une certaine quantité de sérosité rougeâtre s'échappa lentement par la canule (voy. la *Revue médico-chirurgicale*, vol. XXXVII, p. 537). Il paraît que l'opération fut suivie immédiatement de soulagement, et qu'à la fin du troisième septénaire, l'épanchement du péricarde avait disparu. Il m'est impossible de décider s'il y avait hydropisie partielle du péricarde, ou bien épanchement résultant d'une péricardite. Ce fait n'a, du reste, que peu d'importance, excepté au point de vue du siége de la ponction. Le docteur Karnwagen (de

Traitement de la péricardite rhumatismale. — En prenant en considération les véritables rapports qui relient entre elles la fièvre rhumatismale et les différentes formes de la cardite, il semble probable que rarement la péricardite rhumatismale réclame le traitement actif de la péricardite idiopathique. Que l'on admette ou non l'assertion de Bouillaud qui considère, dans l'arthritis, le cœur comme une articulation supplémentaire, il est évident que les inflammations cardiaques sont régies par les mêmes lois que les affections articulaires. Comme celles-ci, elles peuvent présenter toutes les formes de l'inflammation et tous les degrés de gravité. On retrouve également, dans la phlogose du cœur, les variations qui marquent la succession des actes morbides dans le rhumatisme. Enfin, comme les articulations, qui échappent aux atteintes de la maladie, le cœur peut n'être point touché. Nous ne savons pas la raison de cette immunité dans certains cas. Nous ne savons pas davantage pourquoi les inflammations cardiaques précèdent quelquefois les accidents articulaires, tandis qu'ils peuvent leur succéder, ou bien se développer en même temps.

La péricardite rhumatismale fait donc essentiellement partie des affections locales secondaires du rhumatisme, et son traitement est soumis aux mêmes lois. Plusieurs auteurs ont signalé l'importance et même la nécessité absolue de pratiquer chaque jour l'examen du cœur, dans le cours du traitement de la fièvre rhumatismale. Mais le praticien ne saurait être trop convaincu que cet examen n'est point destiné seulement à reconnaître les signes de l'inflammation du péricarde, quelle que soit leur importance, mais aussi à rechercher s'il n'existerait point une excitation du cœur, avec coïncidence ou non d'une affection extra ou intra-cardiaque. En d'autres termes, l'apparition subite ou l'existence, déjà ancienne, d'une excitation des

Cronstadt) rapporte deux observations dans lesquelles l'opération fut suivie d'une amélioration immédiate ; il y eut même, dans un de ces cas, guérison définitive. Chez le dernier de ces malades, on retira trois pintes et demie de liquide, et pendant l'opération l'air pénétra dans la cavité du péricarde. La convalescence était établie au bout de cinq mois (voy. *British and foreign medical Review,* vol. XII, p. 250). Aucun de ces faits ne paraît satisfaisant, et le temps qui s'écoula entre le moment de l'opération et celui de la guérison est bien prolongé, si l'on admet l'évacuation de l'épanchement par la ponction. Le diagnostic entre l'hydropisie simple de la plèvre et celle du péricarde n'est pas toujours exempt de difficultés.

fonctions du cœur, doit faire prévoir une attaque de péricardite, et nous révèle la nécessité de pratiquer des émissions sanguines locales, lors même qu'il n'y aurait ni bruits de frottement, ni murmure valvulaire.

On peut admettre aussi que, dans le cours de la fièvre rhumatismale ou d'une affection générale de même nature, tout état anormal du cœur doit éveiller les soupçons. Voici quelques-unes des circonstances qui peuvent se présenter :

1° L'exagération de l'impulsion du cœur, sans état correspondant du pouls, et sans murmures ayant leur siége en dehors du cœur, ou dans la cavité cardiaque.

2° La surexcitation du cœur et du pouls, avec apparition, pour la première fois, d'un bruit de tintement accompagnant la contraction ventriculaire.

3° La diminution subite de la force et de la rapidité des battements du cœur : le pouls peut avoir conservé sa force ordinaire.

4° L'irrégularité subite des battements du cœur, sans autre signe morbide.

5° Le redoublement de l'un des bruits : ce phénomène n'est pas rare ; il affecte le plus souvent le deuxième temps, et je l'ai vu disparaître quelquefois, lorsque le malade prenait la position assise.

6° La prolongation du premier bruit : ce signe paraît dépendre d'une modification de la contractilité musculaire, plutôt que de l'existence d'une affection des valvules.

Il est à peine utile d'ajouter que ces conditions pathologiques ne sont pas toujours suivies de l'apparition, au complet, des symptômes et des signes de la péricardite ou de l'endocardite ; il est certain, toutefois, qu'elles indiquent une tendance morbide, et elles se montrent coïncidemment avec un état particulier de l'organisme, dans lequel il n'est pas rare de voir se produire des affections du cœur. Les accidents que nous venons d'énumérer précèdent souvent l'apparition des signes de ces affections et peuvent céder par un traitement antiphlogistique local.

Voici comment on peut, en pratique, classer les faits dans lesquels se montrent des signes physiques manifestes :

1° Péricardite sèche, sans excitation du cœur et sans murmure valvulaire.

2° Péricardite sèche avec excitation du cœur, mais sans murmure valvulaire.

3° Péricardite sèche avec excitation du cœur et murmure valvulaire.

4° Péricardite avec excitation du cœur, murmure valvulaire, et signes d'un épanchement liquide à marche progressive.

L'ordre dans lequel nous venons d'énumérer ces faits indique leur importance relative et le degré d'activité du traitement qui leur convient.

La péricardite rhumatismale exige-t-elle un traitement particulier? Cette question est restée jusqu'ici sans réponse. La mesure dans laquelle il convient d'intervenir est déterminée par le caractère de l'attaque rhumatismale, par la période de la fièvre à laquelle la maladie intercurrente s'est montrée, par la force et par l'état du malade. Dans les deux dernières formes indiquées, il est en général utile d'administrer le mercure, que l'on poussera jusqu'à la salivation : cette médication a pour but d'empêcher la production d'une altération chronique des valvules, et de combattre la violence de l'inflammation péricardiaque. Dans la plupart des cas, il est avantageux de donner de l'opium, mais je n'ai jamais vu le colchique produire de bons effets, soit dans la péricardite, soit dans l'arthritis rhumatismales, tant que la fièvre inflammatoire persistait.

Appendice à la section précédente.

I. *Signes physiques*. — Parmi les formes les plus rares de ces phénomènes, on doit compter le tintemdnt (*clinikind sound*) décrit par le docteur Walshe. Voici ce qu'il dit à ce sujet : « On entend
» quelquefois des sons qui ont un caractère de tintement particulier
» (un ou deux à chaque battement du cœur); ils ne diffèrent des
» altérations des bruits valvulaires qu'en ce qu'ils ne sont point syn-
» chrones avec ces derniers, et qu'ils ne se montrent que très-irré-
» gulièrement. J'ai pu reconnaître d'une manière satisfaisante que
» ces bruits se passaient dans le péricarde, et qu'ils étaient dus très-
» probablement à la séparation (sans frottement) des deux feuillets
» du péricarde réunis par un produit d'exsudation (1). » Le doc-

(1) *Traité pratique des affections du poumon, du cœur et d'autres organes,* 1851, p. 230.

teur Walshe ajoute qu'il n'a jamais rencontré ce bruit qu'au niveau des gros vaisseaux.

Ce phénomène n'est pas commun ; son irrégularité et le défaut de coïncidence avec les bruits valvulaires suffisent pour qu'on ne puisse le confondre avec le redoublement d'un des bruits du cœur (ordinairement le deuxième), que nous avons signalé dans les pages qui précèdent.

II. *Effets produits sur le cœur par l'adhérence du péricarde.*— A l'époque où je faisais, à ce sujet, une communication à la Société pathologique de Dublin, et où j'écrivais les remarques contenues dans cet ouvrage, j'ignorais que les idées que j'émettais avaient été adoptées et publiées déjà par deux auteurs distingués, le docteur Barlow et le docteur Chevers. En 1843, le premier de ces deux praticiens affirmait que non-seulement l'oblitération du sac péricardiaque ne produit pas nécessairement l'hypertrophie et la dilatation du cœur, mais qu'elle tend à produire l'atrophie de cet organe (1). On trouvera le travail du docteur Chevers dans le IX⁰ volume de *Guy's hospital Reports*. Le docteur Walshe fait remarquer également que la formation de fausses membranes à la surface du cœur paraît être quelquefois suivie de l'atrophie cardiaque (2).

Les recherches les plus récentes sur l'adhérence du péricarde sont de M. Forget. Cet auteur ne se contente pas d'admettre que l'adhérence du péricarde constitue un état pathologique sérieux et capable de gêner l'accomplissement des fonctions du cœur ; il pense qu'on peut reconnaître son existence par une étude attentive de l'historique et des diverses circonstances de la maladie. Il signale d'une manière spéciale : 1° les battements tumultueux et confus du cœur (3), succédant aux signes ordinaires de la péricardite, ou bien coexistant avec des maladies diverses qui n'expliquent pas les troubles de la circulation ; 2° la petitesse, l'inégalité et l'irrégularité du pouls, qui indiquent la difficulté avec laquelle le cœur se contracte complétement ; 3° l'anxiété précordiale, la dyspnée et la tendance aux syncopes qui résultent des causes ci-dessus indiquées ; 4° les accidents ordinaires produits par un obstacle à la circulation, tels que

____

(1) *Medical Gazette*, 1847.
(2) *Op. cit.*, p. 452.
(3) Il y a dans le texte une faute d'impression, *confined* au lieu de *confused*.

l'œdème, la cyanose, etc. Suivant l'auteur que nous citons, on peut diagnostiquer une adhérence générale du péricarde, lorsqu'à la suite de la disparition des bruits de frottement de la péricardite, l'acte fonctionnel du cœur s'accomplit continuellement d'une façon tumultueuse et irrégulière.

Je ne pense pas que M. Forget ait beaucoup ajouté à nos connaissances sur ce point de la pathologie cardiaque. En se reportant aux propositions contenues dans mon mémoire original, on verra que le diagnostic des adhérences, fondé sur l'étude des phénomènes de frottement, date déjà de loin. Il est certain que, dans quelques cas de péricardite, le cœur se calme à la suite de l'organisation de la lymphe, tandis qu'il s'établit quelquefois une irrégularité permanente dans l'accomplissement de ses fonctions. Mais M. Forget n'a pas démontré que l'irrégularité et que l'action tumultueuse puissent être attribuées aux adhérences, les symptômes indiqués par lui pouvant se rencontrer en dehors de toute maladie antérieure du péricarde. Lorsqu'il y a inflammation d'un organe aussi complexe que le cœur, bien des causes peuvent donner lieu à l'irrégularité de ses fonctions : tels sont l'affaiblissement au début de l'hypertrophie inflammatoire, la formation de coagulations sanguines dans les cavités cardiaques, ou bien une endocardite chronique en voie de développement.

M. Forget, pour diagnostiquer l'adhérence du péricarde, s'appuie principalement sur la coïncidence de la disparition des bruits de frottement avec l'aggravation des troubles fonctionnels du cœur : il fait remarquer que les battements cardiaques qui se rattachent à une affection valvulaire sont moins confus, moins tumultueux, et qu'en outre, ils s'accompagnent presque toujours d'un bruit de souffle qui constitue un phénomène pathognomonique : ce dernier signe manquerait, au contraire, dans les adhérences du péricarde. En résumé, suivant le même auteur, lorsqu'à la suite d'une péricardite qui s'est accompagnée de bruits de frottement, ceux-ci disparaissent, si le cœur bat tumultueusement, l'absence de tout murmure valvulaire doit faire diagnostiquer une adhérence du péricarde (1).

De ce qui a été dit plus haut, on arrive forcément à conclure

____

(1) *Précis théorique et pratique des maladies du cœur*, par L. Forget ; Strasbourg. 1850.

STOKES.

que, d'une part, il peut y avoir oblitération complète ou presque complète du péricarde sans qu'aucun des phénomènes cardiaques indiqués par M. Forget se produise, et que, d'autre part, les signes qu'il donne ne sont concluants qu'en ce qui concerne la disparition du frottement.

Enfin, les recherches du docteur Gairdner lui ont fait reconnaître que l'adhérence du péricarde, qui ne s'accompagne, tout d'abord, d'aucune complication, détermine quelquefois une hypertrophie énorme du cœur; dans d'autres cas, non-seulement cet effet ne se produit pas, mais l'adhérence ne peut, en aucune façon, lutter contre l'atrophie du cœur, résultant d'une maladie chronique (1).

ENDOCARDITE.

Le mot d'endocardite n'a été introduit que récemment dans la science, pour désigner l'inflammation aiguë ou chronique de la membrane qui tapisse les cavités du cœur, et plus particulièrement l'appareil valvulaire. Comme pour la gastro-entérite, le nom et la description de la maladie appartiennent à l'école physiologique, qui a vu dans une inflammation simple, l'origine de tant de maladies. Mais il est évident, pour quiconque a étudié l'histoire de la médecine dans le demi-siècle qui vient de s'écouler, que cette école a été un peu trop loin dans ses doctrines. L'expérience nous a

(1) Le docteur Gairdner s'exprime ainsi : « La seule manière d'expliquer cette contradiction apparente est la suivante : dans l'état de santé, la liberté des mouvements du cœur dans le péricarde est destinée plutôt à parer aux besoins d'une excitation de l'acte cardiaque, qu'à assurer l'intégrité de la circulation lorsqu'elle est tranquille et normale; c'est ce glissement facile du cœur, sans aucune douleur, qui rétablit l'équilibre de la circulation dérangé par une circonstance quelconque. Ces causes se présentent chaque jour : chez l'homme vigoureux, et en bonne santé, c'est l'abus même de ses forces; chez le valétudinaire et chez l'homme débilité, c'est le moindre effort; chez tous, mais surtout chez les individus nerveux, c'est une émotion morale, et d'autres causes moins importantes. On peut cependant combattre ces conditions qui troublent la circulation. De ce fait découle l'application pratique des principes du traitement de l'adhérence du péricarde, lorsqu'elle a été reconnue, ou seulement soupçonnée. » (*Des terminaisons favorables de la péricardite et, en particulier, de l'adhérence du péricarde, avec observations démontrant ses effets secondaires sur le cœur*, par W. J. Gairdner, M. D. — Edinburgh, *Monthly Journal of medical science*, 1851.)

appris à séparer de la gastro-entérite, les fièvres et un grand nombre de maladies abdominales, et à ne pas rapporter toutes les maladies valvulaires à l'endocardite. Cependant on ne peut nier que nous ne devions à l'école physiologique la connaissance de ces deux formes morbides inflammatoires. En faveur des services qu'elle a rendus à la médecine, pardonnons à ses disciples, s'ils ont dépassé parfois les limites que leur traçait une induction rigoureuse.

En laissant de côté les résultats auxquels ces altérations peuvent donner lieu, et en ne considérant que leur période initiale, pendant laquelle existent les caractères anatomiques de l'inflammation aiguë, on se rend compte immédiatement de l'erreur principale que les disciples de Broussais n'ont pas su éviter en pratique; ils ont pris pour seuls guides les désordres révélés par l'anatomie pathologique, sans remarquer que ces lésions anatomiques sont semblables, dans des états de l'organisme complétement différents, et que leurs rapports avec l'état général sont loin d'être toujours les mêmes. En effet, l'altération locale est quelquefois la cause des troubles généraux, quelquefois, au contraire, elle n'en est réellement que l'effet; et cependant, dès que cette lésion locale est établie, elle devient à son tour capable de réagir sur l'économie tout entière.

L'étude de la pathologie nous apprend que les altérations organiques peuvent être produites par les causes les plus diverses; et, bien que parmi ces causes, l'inflammation semble être la plus commune, lorsqu'il s'agit des affections des tissus blancs, il n'est point permis, dans l'état actuel de la science, de rapporter toutes les maladies valvulaires à une même formule, et de les faire dépendre toutes d'une phlogose aiguë ou chronique. Mieux vaut, en pratique, considérer la maladie chronique des valvules du cœur, comme une affection *sui generis*, dans le traitement de laquelle il n'est point indispensable de faire entrer l'élément inflammatoire : on réserverait alors le nom d'endocardite aux cas où les signes d'une lésion valvulaire se montrent plus ou moins rapidement, en même temps qu'existent les troubles généraux et les accidents qui se lient à une phlogose locale.

L'endocardite est tantôt une affection idiopathique primitive, et tantôt elle constitue une lésion secondaire dans le cours de diverses maladies constitutionnelles. Elle peut être simple, ou bien coïncider avec la phlogose des autres tissus qui entrent dans la composition du cœur. Enfin, elle s'associe parfois à des maladies analogues occupant des organes différents, qui peuvent n'avoir aucuns rapports de siége avec l'organe central de la circulation. D'une façon générale, on peut dire que l'on reconnaîtra l'existence d'une endocardite à l'apparition des symptômes d'une inflammation cardiaque, accompagnés ou suivis des signes d'une altération valvulaire. Si l'on rencontre en même temps les phénomènes de la péricardite, on diagnostiquera une endo-péricardite. Dans les cas où cette complication existe, l'inflammation du péricarde pourra se développer, avant, pendant, ou après celle de l'endocarde. L'endocardite elle-même se montre parfois sous la forme la plus aiguë, alors qu'il existe déjà une affection très-avancée des valvules.

Nos connaissances sont si bornées au sujet de l'endocardite, que nous ne savons même pas jusqu'à quel point ses symptômes diffèrent, suivant que la maladie occupe le cœur tout entier, ou seulement une de ses parties. Nous ne savons pas davantage si les symptômes varient suivant que l'organe est atteint dans sa moitié droite ou dans sa moitié gauche; et en laissant de côté les phénomènes qui se rattachent à l'obstruction et à l'érosion des valvules, il ne nous est pas permis d'affirmer que l'endocardite ait des signes physiques qui lui soient propres. Quant aux concrétions polypiformes, aux fausses membranes qui recouvrent à l'intérieur les parois du cœur, aux fissures, aux fongosités et aux autres altérations de l'endocarde, leur diagnostic est encore impossible aujourd'hui; les symptômes vitaux et les signes physiques qui appartiennent à ces lésions se perdent dans l'ensemble des accidents auxquels donnent lieu les maladies du cœur.

C'est donc l'apparition récente d'une altération valvulaire qui nous permet d'affirmer l'existence d'une endocardite; ce fait lui-même n'est pas toujours concluant, et nous verrons bientôt que des affections valvulaires, dont l'origine inflammatoire est tout au moins douteuse, sont susceptibles de prendre tout à coup un développement rapide et presque subit.

En pratique, toutefois, on peut admettre dans l'endocardite, les formes que nous allons énumérer dans leur ordre de fréquence : 1° Endocardite se montrant en même temps qu'une péricardite, ou bien, avant, ou après celle-ci. 2° Endocardite sans péricardite; elle se manifeste par les symptômes d'une inflammation cardiaque, avec les signes d'une affection valvulaire de date récente; l'absence de la péricardite est due soit au défaut d'inflammation périphérique, soit à l'oblitération du péricarde par une maladie antérieure. 3° Endocardite se développant silencieusement et d'une manière insidieuse dans le cours d'une fièvre rhumatismale, sans qu'aucun symptôme morbide vienne nous faire soupçonner que le cœur soit atteint. 4° Inflammation cardiaque pouvant envahir un organe déjà malade. Les accidents sont alors, soit une aggravation des anciens symptômes, soit l'apparition de symptômes nouveaux ; l'inflammation peut rendre manifestes les signes d'une ancienne affection organique qu'on n'avait point reconnue jusque-là. 5° Les symptômes des inflammations du cœur se montrent sans qu'il y ait lésion évidente des valvules. Cette forme est rare, je ne la signale qu'avec un peu de doute : j'ai cependant rencontré des faits inexplicables autrement que par l'absence, dans l'endocardite, de tout murmure valvulaire.

Ces considérations ne s'appliquent qu'aux formes aiguës de la maladie ; dans les formes chroniques, le diagnostic est difficile, surtout lorsqu'on n'a pas étudié le malade dès le début : quant au diagnostic différentiel entre l'endocardite et les affections valvulaires d'une autre nature, il nous paraît impossible de l'établir dans l'état actuel de nos connaissances. — Du reste, lors même que la maladie serait d'origine inflammatoire, ce serait souvent une faute en pratique de continuer à la considérer comme une inflammation chronique ; l'expérience nous apprend qu'une médication stimulante et tonique donne, dans bien des cas de cette espèce, de meilleurs résultats que le traitement antiphlogistique.

L'endocardite se rencontre le plus souvent dans la moitié gauche du cœur, et ses signes physiques se produisent surtout au niveau des orifices ; son diagnostic sera donc fondé principalement sur la production récente d'un murmure aortique ou mitral, coïncidant avec les phénomènes locaux ou généraux d'une inflammation du cœur.

Il est difficile d'expliquer pourquoi les signes de l'endocardite et des lésions anatomiques les plus évidentes sont limités aux valvules. La production récente d'un murmure valvulaire, sous l'influence d'une inflammation locale ou générale, implique une modification mécanique des valvules mêmes, et toutes leurs altérations peuvent donner lieu à un murmure. L'apparition de ce signe, tout à fait au début de l'endocardite aiguë, pourrait faire supposer que les valvules présentent quelquefois des altérations, dues à d'autres causes, que l'épaississement inflammatoire, ou les dépôts de lymphe plastique à leur surface. Il est possible que les faisceaux musculaires des valvules participent eux-mêmes à la phlogose de l'endocarde ou en subissent les effets : alors, soit qu'il y ait exagération de la contractilité ou spasme, soit qu'il y ait affaiblissement, comme dans la paralysie inflammatoire, la valvule ne serait plus dans ses conditions normales, et il pourrait s'y développer un murmure, avant même qu'il y ait désorganisation de son tissu (1).

Mais, en admettant que les valvules soient plus exposées à l'inflammation, que la membrane qui tapisse les cavités du cœur, on doit se demander quelles sont les causes de cette différence. Leur structure est la même que celle de l'endocarde en général, à notre connaissance au moins. — Il en est ainsi, à coup sûr, des valvules auriculo-ventriculaires; mais, en prenant en considération les rapports anatomiques de l'endocarde, on reconnaît qu'au niveau des parois du cœur, il est partout en contact avec la fibre musculaire, tandis que dans les valvules, il affecte la forme du tissu séreux libre. Ce fait, bien qu'il n'explique pas la prédisposition plus grande des valvules à la maladie, jettera peut-être quelques lumières sur la fréquence de leur désorganisation chronique.

Les parties de l'endocarde, qui sont en contact avec les tissus rouges, acquièrent-elles, par ce fait seul, la faculté de résister au travail inflammatoire, faculté qui serait refusée à la portion de la même membrane qui tapisse les valvules? Un degré de vitalité plus élevé leur permet-il d'accomplir plus rapidement le travail d'organisation et de convertir en tissu transparent les exsudats qui les recouvrent? Lorsqu'il sera question des empreintes que les côtes laissent sur la plèvre, après la pleuro-pneumonie, nous verrons que la membrane séreuse peut conserver et conserve souvent, en effet, sa transparence au niveau des espaces intercostaux, tandis qu'elle devient opaque vis-à-vis des côtes. Dans plusieurs cas que j'ai ren-

---

(1) Tout en croyant à la possibilité de l'existence de la paralysie, j'attribue une plus grande valeur à un état tout opposé dans la production d'un bruit de souffle au début de la maladie. Rappelons à ce propos ce qui se passe dans le ramollissement typhoïde du cœur, où rien n'est plus remarquable que l'absence des murmures valvulaires. (*Dublin Journal of medical science*, 1re série, vol. XIV.)

contrés, cette opacité était due à la présence du tissu adipeux ; et cette circonstance prouve que le travail de transformation de la lymphe diffère suivant que la membrane séreuse est en contact avec le tissu musculaire ou le tissu fibreux. En accordant quelque valeur à cette donnée que nous fournit l'analogie, on comprendrait peut-être pourquoi les transformations cartilagineuse, osseuse, ou athéromateuses, si communes au niveau des valvules, sont si rares dans le reste de l'endocarde.

Puisque nous sommes entré dans le champ des suppositions, il en est une autre qui trouve ici sa place. Ne pourrait-on pas attribuer aux rapports existant entre les extrémités tendineuses des muscles papillaires et les valvules, la facilité plus grande avec laquelle celles-ci deviennent le siége de l'inflammation? Dans la fièvre rhumatismale, tout au moins, la disposition que nous venons de signaler, peut avoir une grande influence.

Les symptômes de l'endocardite ne sont point encore complétement connus ni définis, et il est douteux que le diagnostic de cette maladie soit jamais établi avec la même exactitude, que celui de la péricardite. Bien des circonstances concourent à rendre ce diagnostic difficile. Nous signalerons d'une façon particulière la rareté de la maladie à l'état simple, et la coexistence fréquente d'une péricardite. Ajoutons encore la grande similitude des symptômes constitutionnels dans l'une et dans l'autre de ces maladies. Il est réellement rare de rencontrer un cas d'endocardite simple et idiopathique dont les signes et les symptômes puissent être considérés comme typiques. Pour ma part, je n'en ai jamais vu.

Cependant il est souvent possible de déterminer l'existence de cette maladie, en joignant à une étude attentive de l'historique et des symptômes, les résultats de l'exploration physique. En effet, les symptômes de la péricardite et ceux de l'endocardite se ressemblent tellement qu'on ne peut souvent distinguer ces affections que par l'auscultation et la percussion.

Ainsi que la péricardite, l'endocardite est souvent latente; elle ne détermine alors que peu ou point d'accidents; le cœur conserve sa régularité, et l'on ne constate aucun symptôme d'une inflammation. C'est ce qui arrive souvent dans la fièvre rhumatismale et le médecin est étonné de voir son malade, après une guérison parfaite en apparence, présenter les signes d'une affection valvulaire. L'endocardite existe ainsi à l'état latent, et on ne la reconnaît que lorsqu'elle a cessé d'être curable.

Le docteur Hope pense que l'endocardite se rencontre plus fréquemment sans péricardite, que la péricardite sans endocardite. Je suis arrivé à une conclusion différente. Sans doute, en donnant le nom d'endocardite à tous les faits dans lesquels il s'est développé depuis peu un murmure organique valvulaire, il semblerait que la maladie isolée fût commune. Mais, en songeant à la fréquence de la péricardite latente, et surtout en se rappelant que les maladies valvulaires reconnaissent pour cause des circonstances qui n'ont rien de commun avec l'inflammation, il nous répugne de ranger au nombre des endocardites simples les cas où l'on n'a jamais reconnu l'existence d'une péricardite. D'un autre côté, il faut remarquer que l'apparition de cette maladie à l'état aigu, sans murmure valvulaire concomitant, ou qui lui succède, n'a rien qui surprenne le médecin clinicien. Voici l'ordre de fréquence dans lequel je placerais, aujourd'hui, ces différents états morbides :

1° Péricardite aiguë avec endocardite ;

2° Péricardite aiguë sans endocardite ;

3° Endocardite sans péricardite.

Dans les cas où les symptômes sont plus marqués, on peut dire que ce sont ceux d'une péricardite dont les signes physiques manquent, ceux de l'endocardite consistant dans l'apparition récente d'un murmure valvulaire. Le malade se plaint souvent d'une douleur sourde, d'une pesanteur dans la région du cœur, et souvent il existe en même temps un sentiment de chaleur. Quelquefois aussi il lui semble que son cœur soit trop volumineux ; les battements cardiaques, réguliers ou non, ont une force plus grande que les caractères du pouls ne paraissent l'indiquer. On peut rencontrer, au début de la maladie tout au moins, un retentissement métallique qui accompagne la contraction ventriculaire ; mais ce signe n'a de valeur, qu'autant qu'il s'y joint d'autres symptômes. Le docteur Hope fait remarquer que, lorsque la circulation reste intacte, l'action du cœur stimulé par l'irritation inflammatoire devient violente et brusque. C'est à cette violence même qu'il attribue l'étendue plus considérable dans laquelle se perçoit l'impulsion du cœur, tandis que Bouillaud explique cette circonstance par la turgescence inflammatoire de l'organe. Je me range complétement à l'avis du docteur Hope. A une période plus avancée de la maladie, on peut rencontrer les accidents cardiaques qui se montrent dans les stades ultimes de la péricardite terminée par la mort; je ne connais aucun caractère qui permette de distinguer ces deux ordres de phénomènes. Il est possible qu'on observe quelquefois, à ce moment, la rupture des cordes tendineuses, dont le docteur Law a rapporté des exemples. Deux causes différentes peuvent concourir à produire cet accident terrible. La première est la violence même des contractions du cœur, la deuxième consiste dans la fragilité des cordes tendineuses. On aura à redouter cet accident lorsque l'endocardite s'est développée dans un cœur déjà hypertrophié.

Nous avons vu que l'apparition d'un murmure valvulaire est le signe physique le plus important de l'endocardite; mais on doit se demander s'il est assez constant, pour que son absence doive faire rejeter l'existence de la maladie dont il s'agit. Dans certaines formes de la péricardite, lorsque le sac est rempli par des produits de sécrétion séreuse ou purulente, les bruits de frottement peuvent faire défaut; de même, il peut se faire que dans l'endocardite, pendant quelque temps au moins, il ne se produise point de murmure valvulaire en raison de la nature des produits inflammatoires ou de l'intégrité des valvules. A ce propos, l'observation suivante mérite d'être étudiée avec soin.

OBS. X. — *Symptômes de cardite; — murmure valvulaire se montrant de temps à autre; pas de bruits de frottement; mort.*

Une femme âgée de trente-six ans, fut reçue à l'hôpital de Meath au sixième jour de sa maladie; elle présentait de la fièvre, des palpitations, de la douleur et de l'oppression, rapportée par elle à la région du cœur. On appliqua, le jour de l'entrée, des ventouses sur la région précordiale, et cette médication amena un grand soulagement; le lendemain la langue s'était nettoyée, la malade n'avait que peu ou point de fièvre, mais elle se plaignait de douleurs dans les os. En posant la main au niveau du cœur, on éprouvait la sensation d'une vibration particulière. Les battements du cœur étaient réguliers; de temps en temps survenaient des intermittences prolongées, et par intervalles, l'action du cœur était irrégulière et rapide. Les bruits cardiaques étaient alors brefs, aigus et égaux entre eux; ils ressemblaient beaucoup à ceux que produit un chien lorsqu'il lappe de l'eau rapidement. A ce moment, il n'y avait point de bruits de souffle, mais, lorsque les contractions devenaient régulières et lentes, on entendait un murmure évidemment endocardiaque. Il n'y avait ni bruits de frottement, ni matité dans la région du cœur. La malade fut soumise à des émissions sanguines locales, à l'application de vésicatoires, et à l'usage du mercure à l'intérieur. Sous l'influence de ce traitement, il survint une amélioration qui dura pendant deux jours ; puis la malade fut prise tout à coup de refroidissement général, de rigidité et d'un délire léger ; le pouls était faible et peu distinct ; il présentait des intermittences assez longues, revenant de temps en temps, et battait environ 130 fois par minute. Les bruits du cœur avaient le caractère de lappement signalé plus haut, et l'impulsion donnait une sensation de vibration très-distincte ; il n'y avait toujours ni frottements ni murmures d'endocardite.

Malgré l'emploi de médicaments antispasmodiques et légèrement stimulants, et du mercure donné à dose altérante et par la méthode endermique, les symptômes persistèrent et deux nouveaux phénomènes vinrent s'y ajouter : le redoublement du deuxième bruit, et une sensation de défaillance continuelle sentie par la malade dans la région du cœur. Le second bruit diastolique était très-faible. L'estomac devint très-irritable ; il existait de l'enrouement et de l'aphonie. Il n'y avait ni douleur ni gonflement du cou. Les traits s'effilèrent, les pommettes devinrent le siége d'une injection limitée, et la mort arriva au vingt et unième jour. Les accidents cardiaques avaient persisté jusqu'à la fin, et ne s'étaient pas modifiés depuis le neuvième jour. L'autopsie ne put être faite.

Il n'est pas douteux que ce ne soit là un exemple de cardite ; cependant il n'y eut de murmures, que tout à fait au début de la maladie, et alors même on ne les percevait que d'une façon passagère, et au moment où le cœur était dans un état de repos relatif. Un examen attentif nous fit reconnaître pendant la vie qu'il n'y avait pas de péricardite ; nous avions donc évidemment affaire à une endocardite dans laquelle le murmure disparut bien avant la mort.

Récapitulons les circonstances principales de ce fait :

1° Alternatives d'une action lente et presque régulière du cœur, avec murmures cardiaques, et de paroxysmes pendant lesquels le cœur bat irrégulièrement et avec rapidité, sans murmure d'endocardite.

2° L'irrégularité et la rapidité des battements du cœur deviennent permanentes.

3° Faiblesse du pouls et redoublement du second bruit.

Il est probable que l'endocardite, sans murmure, au début de la maladie au moins, est plus commune qu'on ne l'a cru jusqu'ici. Cette fréquence rend compte de l'apparition et des progrès des murmures valvulaires, après les guérisons de péricardite. Ce fait n'est pas rare. Peut-être, malgré l'absence du murmure au début de la maladie, l'endocardite fait-elle des progrès silencieux pour se révéler plus tard, lorsque la désorganisation est assez avancée. Si l'on n'adoptait pas cette explication, il faudrait admettre, contre toute probabilité, qu'il s'est développé une endocardite à la suite de la péricardite, et cela d'une manière latente, lorsque tout travail inflammatoire semblait être arrêté.

Lorsque le cœur s'affaiblit sous l'influence d'une cause quelconque, d'un état typhoïde, par exemple, ou bien lorsqu'il existe un épanchement abondant dans le péricarde, il peut y avoir endocardite sans murmures. C'était peut-être là le cas dans l'observation d'inflammation des valvules pulmonaires qui a été rapporté par le docteur Graves ; il s'était déposé de la lymphe, en très-grande quantité, sur les valvules qui étaient au nombre de deux seulement. Le cœur était très-mou et affaissé; son tissu était pâle et un épanchement d'une couleur jaune paille distendait le péricarde. Il y avait hépatisation étendue du poumon droit (1).

Enfin, on peut s'attendre à voir les signes ordinaires de l'endocardite manquer dans les affections phlébitiques ; il est possible aussi que les petits caillots sanguins, au lieu d'être accumulés au niveau des orifices, soient entremêlés parmi les colonnes charnues, ainsi que Bouillaud et d'autres auteurs l'ont dit. Dans ce cas, bien qu'il se soit produit une altération mécanique dans la disposition intérieure du cœur, elle n'est pas suffisante pour modifier le cours du sang et pour donner lieu à des murmures.

L'observation suivante montre les effets de l'endocardite aiguë sur le développement des signes d'une ancienne maladie valvulaire.

(1) *Médecine clinique*, 1re édit., p. 904.

Obs. XI. — *Dilatation avec hypertrophie du cœur; ossification des valvules mitrales, sans murmure; apparition d'une endocardite aiguë donnant lieu au développement d'un murmure intense au premier temps.*

Un jeune homme qui offrait les symptômes et les signes d'un emphysème pulmonaire chronique, entra à l'hôpital avec une exagération de tous les accidents qu'il éprouvait habituellement; cette aggravation avait succédé, depuis peu, à une attaque de bronchite. L'inflammation pulmonaire était si considérable que le diaphragme était fortement repoussé en bas; on entendait le murmure respiratoire au-dessous du cartilage ensiforme, dans une étendue de près de deux pouces. Le cœur, on le comprend, était déplacé de haut en bas, mais on n'y percevait aucun murmure valvulaire. Après quelque temps, la sécrétion bronchique devint très-abondante et le volume du poumon diminua beaucoup : on prescrivit de petites doses de térébenthine, avec de la teinture de cantharides; pendant quelque temps ces moyens donnèrent d'assez bons résultats. Après quelques jours la fièvre se déclara ainsi qu'une excitation permanente et très-forte des fonctions du cœur. On constata alors la présence d'un murmure intense et rude au premier bruit du cœur; il était plus distinct dans la région de la valvule mitrale, et ne se propageait pas sur le trajet des gros vaisseaux; il n'existait, du reste, ni bruits de frottement, ni augmentation de la matité : cet état persista jusqu'à la mort, qui survint quelques jours après l'invasion du murmure cardiaque.

Les symptômes et les signes physiques, ainsi que l'absence de tout frottement, nous firent diagnostiquer une endocardite aiguë. A l'autopsie le cœur était dilaté dans son ensemble, et hypertrophié; les valvules pulmonaires et aortiques, colorées en rouge foncé, paraissaient ramollies, et couvertes de villosités. L'orifice auriculo-ventriculaire gauche était rétréci par un amas de matière calcaire considérable, très-irrégulier du côté du ventricule, mais disposé plus régulièrement du côté de l'oreillette ; l'endocarde était rouge, mais on ne reconnut point à sa surface la présence d'un épanchement de lymphe.

L'existence d'un dépôt osseux considérable au niveau des valvules, sans qu'il y ait murmure, est un fait bien connu des observateurs. On a reconnu également que pour qu'un murmure se produise, il ne suffit pas qu'il y ait lésion valvulaire; il faut encore

que le cœur conserve son énergie contractile à un certain degré :
aussi est-on obligé quelquefois de provoquer l'excitation de l'organe
cardiaque pour rendre sensibles les signes morbides qui manqueraient sans cela. Cependant on n'a point encore rangé l'excitation du
cœur produite par une endocardite au nombre des causes qui donnent lieu à la production d'un murmure cardiaque, dans les circonstances dont il s'agit!

Voici les conclusions pratiques qu'on peut faire ressortir de ce
qui précède :

I. L'endocardite est plus souvent unie à la péricardite, qu'isolée.

II. Elle peut se développer en même temps que la péricardite,
c'est là la véritable endo-péricardite ; elle peut lui succéder, et dans
quelques cas rares, elle la précède.

III. La tendance à son développement dans la fièvre rhumatismale
est moindre que pour la péricardite.

IV. Ses symptômes diffèrent à peine de ceux de la péricardite.

V. L'endocardite n'a pas de signe pathognomonique.

VI. Son diagnostic est fondé sur l'apparition récente d'un murmure valvulaire, coïncidant avec une inflammation cardiaque, ou
avec un état morbide particulier de l'organisme, qui prédispose à la
phlogose du cœur.

VII. Lorsque les symptômes de la péricardite existent, si les bruits
de frottement manquent, aussi bien que les signes d'un épanchement péricardiaque, on sera en droit de diagnostiquer une endocardite, surtout s'il s'est produit, depuis peu, un murmure valvulaire.

VIII. L'existence d'un murmure valvulaire n'est pas une conséquence nécessaire de l'endocardite, au moins dans sa période de plus
grande acuité.

IX. Les causes qui, dans quelques cas rares de péricardite, empêchent la production des bruits de frottement, semblent agir aussi
dans l'endocardite. Si les produits de sécrétion inflammatoire sont
homogènes, s'ils sont purulents ou seulement sanguinolents, ou bien
s'ils ne se déposent pas à la surface des valvules, le murmure valvulaire peut manquer.

X. Les causes qui s'opposent à l'apparition des bruits valvulaires,
même dans les cas chroniques et très-avancés, peuvent agir également dans l'endocardite aiguë. Parmi ces causes, les deux plus

communes sont la débilité du cœur, et la distension exagérée des cavités cardiaques par du sang.

XI. L'endocardite, en excitant les contractions du cœur, peut déterminer l'apparition d'un murmure valvulaire, dont il faut, en partie au moins, chercher le point de départ dans une affection chronique existant antérieurement à l'état latent.

XII. Bien que les affections des valvules résultent souvent d'une endocardite, ce n'est point une raison pour admettre qu'il en soit toujours ainsi. Il ne nous est pas permis non plus de considérer ces affections comme des inflammations chroniques, ni de les traiter comme telles. Peut-être les premières altérations morbides ont été marquées au cachet de l'inflammation, mais cette forme ne tarde pas à disparaître, et elle est remplacée par des conditions pathologiques différentes, et qui ont pour caractères principaux les transformations de tissus, et les dépôts de tissus nouveaux.

XIII. Il est impossible de reconnaître si l'endocardite occupe la moitié droite ou la moitié gauche du cœur.

XIV. Lorsque l'endocardite passe à l'état chronique et se transforme en une maladie valvulaire à marche progressive, l'exploration physique ne nous fournit aucune donnée qui indique le moment où le travail inflammatoire cesse, pour faire place à des transformations et à des dépositions de tissus.

MYOCARDITE.

Nos connaissances sur les altérations inflammatoires du tissu musculaire sont très-limitées. On comprend sans peine que l'anatomie pathologique de la myocardite soit encore peu avancée, comparativement à celle de la péricardite ou de l'endocardite, si l'on se rappelle que la désorganisation des fibres musculaires paraît être précédée de leur paralysie. Lorsque celle-ci atteint une portion considérable du cœur, la mort survient avant que les lésions des tissus aient eu le temps de se produire. C'est donc seulement dans les cas où il y a myocardite locale, et où le travail inflammatoire s'est concentré sur un seul point, qu'on peut étudier avec avantage les caractères anatomiques de cette maladie. Affirmons, en toute assurance, que nous ne savons rien de la myocardite sans inflammation du péricarde ou de l'endocarde; rien non plus ne nous autorise à nier la possibilité de son existence.

Dans l'étude de la myocardite, nous examinerons d'abord les cas où cette affection se rattache à une péricardite, et nous nous occuperons ensuite de ceux où elle tire son origine d'une inflammation de l'endocarde. D'après mon expérience, très-limitée, du reste, sur ce sujet, il me semble que la myocardite doit se montrer plutôt dans le cas où à une inflammation, d'abord très-intense, succède une véritable phlogose chronique. Cela est vrai, surtout lorsqu'il y a eu péricardite : il est probable qu'alors les couches superficielles du tissu musculaire cardiaque sont atteintes les premières. Au contraire, on peut admettre que les ulcérations internes du cœur se montrent à la suite d'une phlogose intense de l'endocarde.

Je n'ai rencontré qu'un seul exemple de myocardite liée à une péricardite : le malade, jeune homme de dix-huit ans environ, après s'être soumis à une excitation violente et s'être fortement échauffé par un exercice gymnastique, se coucha du côté gauche sur l'herbe humide, et dormit ainsi pendant plusieurs heures ; il se réveilla dans un état de collapsus considérable, avec une douleur dans la région précordiale, douleur assez forte pour interrompre le sommeil. Plus d'une semaine s'écoula avant que je ne fusse appelé. Au premier examen, je constatai les signes et les symptômes de la péricardite la plus violente, et ces symptômes persistèrent jusqu'à la mort, bien qu'à un degré moindre. Tout traitement parut inefficace. Le malade éprouvait, à un degré exagéré, les angoisses d'une violente inflammation cardiaque et des souffrances persistantes et indescriptibles.

A l'*autopsie*, le péricarde contenait une grande quantité de liquide sanieux de couleur de café mêlé de petites masses (*shreds*) de lymphe coagulable. La séreuse, couverte d'une fausse membrane épaisse, était d'une coloration foncée et disposée de façon à donner à toute la surface du cœur l'aspect des cellules d'une ruche. Dans des points innombrables, la séreuse s'était résorbée par ulcération, et dans les points correspondants on constata dans l'épaisseur des muscles cardiaques des dépressions bien limitées, de deux ou trois lignes de profondeur, d'un diamètre au moins égal, et dues évidemment à une perte de substance du tissu musculaire. Le cœur tout entier avait une teinte livide et presque noire qui diminuait cependant à mesure qu'on se rapprochait des couches musculaires profondes et des colonnes charnues. Je n'ai point noté l'état de l'endocarde.

Le péricarde, chez ce malade, était exactement semblable à la plèvre, dans les cas d'empyème prolongé et de pneumo-thorax, lorsqu'il s'est produit dans cette membrane des perforations, non pas de dedans en dehors, mais de dehors en dedans, et qu'il se forme ainsi des fistules secondaires d'une nouvelle espèce.

Chez ce malade, il y avait à coup sûr une cardite générale, et Testa eût rangé cette affection parmi celles qu'il décrit sous le titre général de *Gangrène* et de *rupture du cœur* (*Cancrena e rottura del cuore*). Suivant cet auteur, le cœur, comme tous les organes susceptibles de présenter une inflammation locale, peut présenter cette maladie dans la forme la plus violente, avec ulcération et gangrène : il cite à l'appui de son opinion, des exemples extraits des ouvrages de quelques-uns des auteurs les plus anciens. Il s'arrête cependant plus longuement sur l'affection ulcéreuse et gangréneuse du cœur, succédant à une inflammation interne. Dans un fait rapporté par lui, un examen attentif fit reconnaître dans les cavités droites du cœur dans la veine cave ascendante et dans l'artère pulmonaire un aspect floconneux (*flocculent*) qui semblait indiquer que la membrane interne était putréfiée. Cette membrane était colorée par une matière sanieuse et noire, semblable à celle qui recouvre les eschares gangréneuses. Testa cite un autre cas, remarquable par le travail d'ulcération qui s'établit dans le ventricule gauche : la cardite paraît avoir été causée par des efforts violents et longtemps continués. Il rapporte un troisième cas où il s'agissait probablement d'une endo-myocardite, associée à un anévrysme disséquant de l'aorte. La mort eut lieu par rupture du sac anévrysmal dans le péricarde. Une dame de Bologne, âgée de vingt-huit ans, à passions vives et d'un tempérament ardent, fut condamnée à un emprisonnement de quinze ans. La sévérité de l'incarcération et l'excitation mentale qui en résulta, provoquèrent l'explosion d'une fièvre inflammatoire. Quelques mois après, survint une douleur profonde dans la région du cœur, avec des élancements qui semblaient, de temps en temps, lui traverser le corps de part en part. Ces phénomènes se montraient surtout quand la malade mangeait : elle était souvent obligée de retirer ses aliments de sa bouche sans les mâcher. Elle éprouvait les palpitations les plus violentes, au point que plusieurs fois la mort parut imminente. Malgré tous ces accidents, la malade vécut plus d'une année ; dans les trois derniers mois, il survint de la céphalalgie et des vertiges. La face était pâle et livide. Il existait aussi des douleurs aiguës mais fugaces dans la poitrine, les épaules, les bras et les lombes. Ces symptômes diminuaient d'intensité à l'occasion d'une épistaxis qui survenait périodiquement tous les quinze jours. On obtenait également une amélioration par les saignées du pied et les autres émissions sanguines. Cette dame tomba morte au moment où elle causait avec ses compagnes de captivité.

Autopsie. — Les deux poumons sont sains. Le péricarde ne contient pas moins de deux livres de sang ; le cœur a son volume normal ; il est flasque et recouvert d'une épaisse couche de graisse. . L'oreillette antérieure (droite) est distendue par du sang, l'oreillette postérieure est petite et contractée. Le ventricule antérieur est épaissi et résistant dans ses parois, il ne contient pas de sang et présente à sa surface des ulcérations profondes. Les valvules semilunaires sont détruites en grande partie par une vaste ulcération qui s'étend à la crosse aortique et à l'aorte, jusqu'à sa bifurcation dans l'abdomen. La membrane qui tapisse l'aorte est d'un rouge vif. L'artère est largement déchirée près de son origine.

Ce cas est un exemple d'endocardite ulcéreuse chronique, avec aortite. L'épanchement de sang qui amena la mort fut le résultat des progrès du travail d'ulcération qui occupait l'orifice de l'aorte.

Des faits semblables sont rares dans nos climats, et celui que rapporte Testa est intéressant, surtout en prouvant à quel degré de violence les inflammations locales peuvent être portées dans les contrées méridionales de l'Europe ; là, les maladies essentielles ou locales se développent souvent, sans doute, avec toute l'intensité dont elles sont susceptibles. Cette observation relate un de ces faits rares, importants en pratique, parce qu'ils offrent, à un degré extrême, les lésions qu'on rencontre habituellement sous une forme plus légère.

Suivant Hasse, la cardite générale qui a envahi tous les tissus du cœur, se rencontre rarement, surtout très-développée. A un faible degré d'intensité, la coïncidence des trois formes de la phlogose cardiaque serait beaucoup plus commune, et l'auteur que nous venons de nommer ne pense pas que l'une de ces formes puisse atteindre son summum d'intensité, sans que les autres tissus du cœur soient affectés. Jusqu'ici, nous ne savons guère en quoi consistent les lésions anatomiques qui appartiennent à l'inflammation des muscles : l'infiltration séreuse, le ramollissement purulent, et les abcès paraissent être les altérations qui marquent chacune des périodes de la myocardite. Hasse affirme que cette inflammation siége, le plus communément, dans le ventricule gauche, ce que je sais sur les signes acoustiques de la péricardite grave semble corroborer cette assertion ; en effet, c'est habituellement le premier son, ou bruit systolique, qui manque dans les stades avancés de la maladie. Il est probable, toutefois, que les deux ventricules sont atteints en même temps, et que la maladie prédomine seulement à gauche.

On rencontre quelquefois des abcès dans l'épaisseur des parois du cœur; mais il ne faut pas confondre les abcès véritablement phlegmoneux, avec les accumulations de matières purulentes qui, dans les maladies phlébitiques, peuvent se former dans le cœur, comme dans les autres organes.

Le professeur Smith a observé quelques faits qui semblent se rapporter à de véritables abcès inflammatoires du cœur. Le docteur Graves cite un cas dans lequel, aux symptômes ordinaires d'une hypertrophie du cœur avec maladie valvulaire, se joignait une douleur violente dans la région du cœur, douleur qui traversait la poitrine et qui vers la fin devint excessive. La mort survint subitement. Le cœur était le siége d'une hypertrophie énorme et le sac péricardiaque était oblitéré par des adhérences qu'on détruisait facilement, excepté au niveau de la pointe du cœur. — Dans ce dernier point, elles étaient solides et résistantes, et dans les efforts qu'on fit pour les rompre, il se fit une déchirure du tissu du cœur, à travers laquelle il s'écoula plus de deux onces de pus. Cette solution de continuité communiquait avec une cavité creusée dans l'épaisseur du tissu cardiaque et capable de contenir plus de deux onces de liquide : cette cavité était un kyste à parois résistantes. Les valvules semi-lunaires étaient très-ossifiées (1).

Il est possible qu'il y ait eu là, au début, une cardite qui se soit terminée par une lésion quadruple, savoir : l'affection valvulaire, l'hypertrophie, l'abcès et l'oblitération du péricarde. Jusqu'à quel point l'existence de la collection purulente peut-elle expliquer la na-

____

(1) *Médecine clinique*, leç. xxxviii.

ture de la douleur ? Cette question est intéressante. La douleur n'est
pas un accident rare dans les hypertrophies cardiaques et dans l'insuffisance aortique ; mais, chez ce malade, sa violence, sa persistance
et son caractère paroxystique, semblent lui assigner une cause particulière.

Dans l'état actuel de la science, voici comment on peut classer les
lésions qui appartiennent à la myocardite :

1° Injection du tissu cellulaire, infiltration séreuse, ou sanguinolente
et séreuse, se montrant consécutivement. Diminution de la consistance des fibres musculaires. (Hasse.)

2° Transformation de l'épanchement en tissu lardacé ; aspect homogène des différents tissus du cœur ; les fibres musculaires conservent
cependant leur structure et leur forme. (Hasse, Gluge.)

3° Suppuration interstitielle, analogue à celle qui se rencontre
dans les degrés les plus avancés de la pneumonie,

4° Abcès occupant le tissu musculaire du cœur.

5° Ulcérations superficielles, donnant à l'organe une apparence
crébriforme. Elles peuvent siéger à la surface externe du cœur, dans
les cas de péricardite grave, ainsi que cela existait dans le fait que
j'ai rapporté ; lorsqu'il y a complication d'une endocardite violente,
elles occupent parfois la face interne du cœur.

Nous ne connaissons aucun signe qui permette de diagnostiquer
les diverses formes de la myocardite purulente (1).

Il est encore d'autres altérations morbides qu'on ne peut pas sans
doute rapporter, dans tous les cas, à la cardite, mais qui semblent
fréquemment s'y rattacher. Telles sont : la rupture des valvules, les
coagulations sanguines adhérentes, les kystes purulents du cœur et
l'anévrysme partiel des ventricules.

Jamais je n'ai rencontré une rupture des cordes tendineuses qu'on
pût attribuer à une endocardite aiguë, il n'y a cependant rien d'impossible à ce qu'il en soit ainsi. Hasse affirme qu'il a trouvé quelquefois les valvules semi-lunaires de l'aorte et de l'artère pulmonaire

(1) Un exemple de ramollissement purulent du cœur, par le docteur Salter,
est rapporté par Hasse (voyez la traduction du docteur Swaine, p. 120). Le docteur Swaine, dans une note, rappelle deux faits : l'un appartient au docteur
Stanley (dans les *Transactions médico-chirurgicales* de 1816); l'autre a été cité
par le docteur Bennet (*British and foreign medical Review*, n° XXXIX) ; il est
extrait du *Bulletin de l'Académie royale de médecine de France*, août 1843.

enflammées et déchirées en lambeaux et en filaments: ceux-ci, recouverts de petites masses coniques, flottaient dans le tube artériel, dans
la direction du cours du sang (1). Le même auteur signale la rupture
de l'un ou de plusieurs tendons papillaires, en faisant remarquer
que cet accident est plus commun au niveau des valvules mitrales.
Cependant on ne peut attribuer, dans tous les cas, la rupture des
cordes tendineuses à une inflammation aiguë; elle peut résulter de la
fragilité des tendons, qui est parfois la conséquence de l'inflammation,
lors même que celle-ci n'existe plus.

Polypes du cœur. — Les recherches nécroscopiques n'ont encore
jeté sur cette affection qu'une lumière douteuse. Il est permis de
croire, avec Rokitansky, Bouillaud et d'autres auteurs, que des polypes volumineux peuvent se développer sous l'influence de la cardite :
mais les coagulations sanguines des cavités du cœur, dues à une
cause tout à fait différente, sont bien plus nombreuses que celles qui
résultent d'une endocardite. Tout en admettant cependant que les
polypes ou les caillots de cette nature soient plus rares que ne l'ont
enseigné Rokitansky et surtout Bouillaud, l'analogie ne nous permet
pas d'en nier l'existence.

Il y a de cela quelques années, je publiai avec le docteur Graves,
un fait dans lequel existait une inflammation étendue de l'artère iliaque
primitive droite et des autres artères du membre correspondant. Le
malade, deux mois auparavant, avait éprouvé dans les orteils du pied
droit, des alternatives de chaleur brûlante, de froid, de douleur, et
en même temps la perte complète de la sensibilité du pied tout
entier. Cet état resta stationnaire jusqu'au jour de l'entrée à l'hôpital; ce jour-là, la douleur s'était subitement accrue au mollet et avait
pris un caractère d'intensité intolérable; en même temps, le membre
tout entier se paralysa presque complétement. Pendant la nuit, la
douleur gagna la cuisse. Le lendemain, la température du membre
était à 58 degrés (Fahrenheit) (2); depuis la partie moyenne de
la cuisse jusqu'aux orteils, toute sensibilité avait disparu; il en
était de même de la motilité du membre, à l'exception d'un léger
mouvement de rotation de la cuisse. L'artère fémorale était indurée; elle semblait avoir augmenté de volume, la pression y déterminait de la douleur et l'on ne percevait pas de pulsation sur son trajet.

(1) *Op. cit.*, p. 130.
(2) 14,3° centigr.

La gangrène ne tarda pas à se montrer et fut bientôt suivie de la mort du malade. L'artère iliaque primitive droite avait une coloration livide; elle était distendue par un caillot qui s'étendait dans les artères iliaques interne et externe et qui se prolongeait dans toutes leurs subdivisions, aussi loin qu'on pouvait les suivre. La tunique interne du vaisseau était rouge et villeuse, et dans quelques points, le caillot était séparé de ses parois par une couche de pus d'une couleur foncée.

Ce fait peut s'interpréter de diverses manières; il offre de l'intérêt au point de vue de la coïncidence d'un caillot avec une artérite (1).

<hr>

Appendice au chapitre précédent.

Il est deux circonstances qui peuvent trouver ici leur place, savoir : le redoublement de l'un des bruits du cœur et la présence de kystes purulents dans les cavités de cet organe.

Redoublement de l'un des bruits du cœur. — Parmi les signes physiques qui dénotent l'existence d'un trouble dans l'action du cœur, il n'en est aucun qui soit plus obscur que le redoublement de l'un des bruits cardiaques. Il semble que le son, au lieu d'être simple, se subdivise en deux bruits qui peuvent être semblables par leur durée et par leur tonalité, mais qui présentent quelquefois des différences notables. Ce phénomène siége plus souvent dans la moitié gauche, que dans la moitié droite du cœur; dans la grande majorité des cas, il se rattache au deuxième bruit cardiaque. Je ne pense pas que nous puissions expliquer ce phénomène dans l'état actuel de la science : il paraît appartenir plus souvent aux troubles fonctionnels qu'aux affections organiques ou inflammatoires du cœur. En procédant par analogie, nous devions nous attendre à rencontrer le redoublement de l'un des bruits du cœur, dans le cours des affections inflammatoires de cet organe, ainsi qu'il arrive souvent pour d'autres symptômes des maladies fonctionnelles, tels que la douleur, l'irrégularité et les palpitations. J'ai quelquefois observé le signe dont il s'agit, en même temps que les symptômes de l'endocardite. En voici un exemple :

(1) *Report of the Meath Hospital (Dublin Hospital Reports,* vol. V).

Obs. XII. — *Endocardite aiguë; redoublement du deuxième bruit.*

Une femme âgée de vingt-huit ans, fut reçue à l'hôpital de Meath, au mois de janvier 1840. Elle s'était bien portée jusque-là ; quelques jours avant son entrée, elle fut prise de frissons, de prostration, d'anorexie et d'une soif très-vive. Il survint de la douleur et des palpitations, et la malade rapportait toutes ses souffrances à la région cardiaque. On ne put découvrir aucun signe physique. Trois jours après, le pouls était à 130 pulsations, intermittent et faible, et cependant les battements du cœur étaient violents. Il existait, au premier temps, un léger bruit de souffle; la malade se plaignait d'une sensation qu'elle exprimait en disant qu'on lui arrachait le cœur. Au bout de quarante-huit heures, le bruit de souffle avait disparu, et le deuxième bruit cardiaque, beaucoup plus intense que le premier, s'était manifestement dédoublé; les contractions du cœur étaient toujours violentes. Cet état persista pendant dix jours, le pouls était rapide et d'une faiblesse extrême. La malade mourut peu après.

L'autopsie ne put être faite d'une manière satisfaisante, le cadavre ayant été injecté par l'aorte, pour servir à l'étude du système artériel. Le cœur n'avait point augmenté de volume et la matière de l'injection avait pénétré dans le ventricule gauche, après avoir, selon toute probabilité, produit une déchirure des valvules. La membrane qui tapissait le cœur avait une coloration rouge foncé, avec une teinte pourpre. L'estomac était vascularisé et présentait une disposition en sablier.

Il ne saurait y avoir de doutes sur l'existence d'une cardite. La malade jouissait d'une santé parfaite au moment où survint le frisson initial, et l'absence de tout signe morbide d'une affection valvulaire, constatée à un premier examen, prouvait bien que le cœur n'avait point été antérieurement atteint. La douleur, l'angoisse cardiaque, la rapidité et l'irrégularité du pouls, la violence des battements du cœur et en même temps l'absence de tous les signes d'une péricardite, et les phénomènes particuliers d'une affection valvulaire, tout, en un mot indiquait l'existence d'une endocardite grave. On doit noter particulièrement la cessation du murmure mitral, qui fut suivie du redoublement du deuxième bruit.

Cette malade fut traitée par les saignées locales, les antiphlogistiques et le mercure. Le ptyalisme fut produit sans aucun avantage.

OBS. XIII. — *Endocardite rhumatismale ; redoublement distinct du deuxième bruit.*

Un jeune homme âgé de seize ans, fut atteint d'une arthritis aiguë au mois d'août 1838 ; sa santé avait été excellente jusque-là. Le jour de l'invasion de la maladie, il avait éprouvé des palpitations violentes. Huit jours après, il fut admis à l'hôpital avec les symptômes ordinaires d'un rhumatisme aigu, polyarticulaire. Le pouls était à 90 pulsations, plein et vibrant; il offrait l'irrégularité suivante : après douze ou quatorze battements forts et pleins, survénaient trois ou quatre pulsations faibles et rapides. Le choc du cœur était énergique et le premier bruit s'accompagnait d'un murmure à peine appréciable. Le malade fut traité par des applications de sangsues faites sur les articulations et sur la région précordiale; cette médication fut suivie de bons effets, mais, quelques jours après, les accidents se reproduisirent : le cœur offrait une intermittence après chaque troisième ou quatrième battement ; au premier bruit était lié un murmure manifeste et le deuxième était remplacé par deux bruits brefs et nets. Il n'existait ni palpitations ni douleur. L'emploi des sangsues, des antiphlogistiques et, de la digitale fit disparaître les symptômes cardiaques, et le malade sortit débarrassé de tout accident, à l'exception d'un murmure très-indistinct au premier temps du cœur. Il rentra à l'hôpital au bout de sept mois ; l'affection rhumatismale s'était montrée de nouveau et avait produit les effets ordinaires de l'arthritis chronique. Les battements du cœur étaient irréguliers, faibles; le premier bruit s'entendait très-peu, il avait un caractère sourd, étouffé, et offrait parfois à l'oreille un léger bruit de souffle. L'irrégularité du cœur consistait en ceci : les battements se succédaient régulièrement pendant plus d'une minute, puis survenait une intermittence distincte, suivie de quelques pulsations brèves et rapides. Bien qu'il eût de temps à autre des palpitations, le malade n'accusait aucune gêne dans la région cardiaque.

OBS. XIV. — *Arthritis; complication cardiaque; bruit de souffle au premier temps; redoublement du deuxième bruit du cœur, lorsque la malade est placée dans la position horizontale.*

Une femme, âgée de trente ans, fut reçue à l'hôpital de Meath, le 31 octobre 1839, avec les accidents d'une affection arthritique aiguë. Elle était dans un état de prostration considérable; des douleurs vives occupaient plusieurs grandes articulations. Le pouls était à 140 pulsations, faible et intermittent. Un bruit de souffle intense accompagnait le premier temps du cœur, dont l'impulsion était brusque et bondissante. Cet état dura pendant plusieurs jours, et sans aucun changement dans les signes physiques que nous venons de décrire jusqu'au 6 novembre : on reconnut alors que le deuxième bruit cardiaque était manifestement double; mais le souffle restait limité au premier temps. Du reste, aucune amélioration dans les accidents. La maladie arthritique conservait sa gravité et s'accompagnait de sueurs profuses et d'un grand abattement nerveux. Au bout de quelques jours, cependant, il se fit un changement favorable dans les symptômes et dans les signes physiques. L'impulsion du cœur reprit sa force normale; le murmure devint moins intense et moins prolongé, et le redoublement du deuxième bruit ne se percevait plus que lorsque la malade prenait la position horizontale. A partir de ce moment il y eut une amélioration progressive; l'exploration du cœur, pratiquée deux jours avant la sortie de la malade, ne révéla que l'existence d'un bruit de souffle au premier temps, lorsque la malade était couchée. Le deuxième bruit était parfaitement normal.

Cette observation est un exemple d'un bruit du cœur double dans le cours d'une endocardite, et de la disparition de ce phénomène dans la position verticale.

Le redoublement de l'un des bruits du cœur ne saurait être considéré comme un signe spécial d'une des formes de la cardite, car il se rencontre dans des conditions très-diverses. Il peut se montrer chez les individus nerveux ou chlorotiques. Dernièrement, je l'ai observé chez un sujet avancé en âge, et dans le cours d'une péripneumonie nothale. On ne peut donc le considérer que comme un trouble particulier de l'action du cœur. Il est difficile d'expliquer la manière dont se produit ce phénomène; mais on doit l'attribuer probablement au jeu des valvules, plutôt qu'à l'action des muscles du cœur. Sa fréquence plus grande au deuxième temps et sa disparition pendant la position verticale, signalée dans l'observation précédente, viennent corroborer cette manière de voir. Je ne connais, du reste, d'autre explication possible, que le manque de synchronisme entre la moitié droite et la moitié gauche du cœur.

Kystes purulents du cœur. — En publiant le résultat de mes observations sur cette affection, je ne voudrais pas que l'on me crût satisfait de ce que je sais sur sa nature. Son histoire est encore fort obscure, et si nous avons cru convenable de la placer ici, ce n'est pas que nous adoptions la théorie qui lui reconnaît une origine inflammatoire.

Dans le cours de certaines maladies, chroniques ou aiguës, siégeant dans les organes et dans les tissus très-éloignés du cœur, les cavités cardiaques contiennent parfois des kystes, entremêlés, pour ainsi dire, dans les colonnes charnues et adhérant plus ou moins aux parois de l'organe. Leur volume est variable ; ils contiennent, en général, un liquide purulent ; celui-ci paraît être parfois dans une période de transformation avec dépôts athéromateux ou calcaires. Ces kystes se rencontrent dans toutes les cavités du cœur ; quelquefois celui-ci est tout à fait sain, au moins dans ce qui concerne l'endocarde ; dans d'autres circonstances, il peut présenter diverses formes de maladies chroniques, et même des accumulations de pus dans l'épaisseur de son tissu. (Voyez Cruveilhier.)

Il est impossible de se prononcer sur la nature de cette affection. Certainement, elle n'est point produite par une endocardite ordinaire, car les conditions nécessaires à l'existence de cette dernière maladie manquent souvent. De plus, les kystes purulents ne s'accompagnent ni des symptômes, ni des signes habituels d'une inflammation du cœur. Nous ne donnerons pas ici les différentes opinions qui ont été formulées à ce sujet ; contentons-nous d'en indiquer quelques-unes des plus importantes.

Il y a trois théories principales en présence :

1° Les kystes purulents sont produits par des caillots résultant d'une inflammation et altérés par la suppuration. On peut ainsi considérer les kystes comme ayant une origine inflammatoire éloignée.

2° Les caillots, formés par l'effet d'une cause quelconque, deviennent purulents sous l'influence d'une diathèse pyogénique.

3° Les kystes peuvent résulter d'une véritable phlébite du cœur.

Bien des circonstances doivent faire admettre comme vraies les deux dernières théories que nous venons d'indiquer. Il faut avouer aussi que le fait de la transformation de la fibrine en pus est encore enveloppé de beaucoup d'obscurité.

En admettant même que la coagulation du sang soit un effet ordinaire de l'endocardite, il n'en serait pas moins très-douteux qu'un caillot sanguin devînt le siége d'une accumulation de pus. Dans les anévrysmes, il se forme successivement des couches fibrineuses, et cependant la suppuration est d'une rareté extrême. N'y a-t-il pas quelque analogie entre le caillot contenu dans le cœur et persistant après la disparition de la cause qui lui a donné naissance, et les caillots qu'on rencontre dans les sacs anévrysmaux volumineux ?

Le deuxième mode de formation que nous venons d'indiquer est de tous le plus probable : un caillot s'est produit, soit antérieurement, soit consécutivement, à un état pyogénique ; puis, en vertu de son organisation incomplète ou d'une action d'affinité élective, il devient le siége d'une accumulation de pus. On rencontre quelque chose d'analogue dans l'artérite, comme nous l'avons déjà vu. Quelquefois aussi, le caillot n'est pas seulement entouré d'une couche purulente, mais il contient du pus à l'intérieur.

Le professeur Smith, tout en ne rejetant point d'une façon absolue ce mode de production, a de la tendance à attribuer les kystes puru-lents du cœur à une phlébite de cet organe. Il est certain qu'on les a rencontrés parfois dans le cours des maladies phlébitiques ; dans ces affections, on voit des altérations successives de tous les organes, et il n'y a pas de raison pour qu'il n'y ait point une phlébite car-diaque, comme une phlébite rénale, hépatique, pulmonaire ou uté-rine. Souvent, en effet, dans les inflammations veineuses, les organes sont atteints en grand nombre ; mais ce fait est loin d'être constant : l'immunité fréquente de tel ou tel organe, où de certains tissus, semble prouver que le travail de suppuration est moins le résultat d'un état particulier du sang, que celui d'une inflammation spéci-fique des parties envahies. Bien que ce sujet demande des recherches nouvelles, l'opinion du professeur Smith trouve un appui dans la présence, quelquefois constatée, de dépôts purulents dans l'épaisseur des tissus du cœur.

L'existence d'un kyste enveloppant ces collections purulentes pa-raît devoir les faire rapporter à des maladies chroniques. En voici un exemple :

Obs. XV. — *Kystes purulents dans les deux ventricules ; symptômes prolongés d'une affection phlébitique.*

Un Italien qui, pendant longtemps, s'était abstenu de liqueurs fortes, en fit un grand abus. Admis à l'hôpital de Meath, il présentait un ensemble de symptômes très-alarmants : fièvre inflammatoire lente, symptômes de *delirium tremens*, pouls faible, oscillant entre 130 et 150 pulsations. Ce chiffre resta le même jusqu'à la mort, qui survint après deux mois. Il s'abaissa une fois à 120 pulsations, mais ne tarda pas à reprendre sa rapidité ordinaire. En outre, la cuisse et la jambe du côté gauche étaient fortement tuméfiées et présentaient l'aspect que leur donne la *phlegmatia alba dolens*. Le poumon droit offrait à sa base les signes de la pneumonie avec respiration bronchique à la racine du poumon et bruits de frottement au niveau des parties latérales et antérieures de la poitrine. Ces signes, ainsi que le râle crépitant, présentèrent une persistance singulière, malgré une médication générale et locale convenable. La fièvre prit le caractère hectique, et le malade mourut dans un état d'anémie profonde.

La veine cave abdominale contenait un caillot allongé, adhérant à ses parois ; sa surface était rugueuse et la portion correspondante de la veine présentait une teinte rouge et un aspect villeux. Un caillot semblable occupait la veine fémorale ; l'artère, la veine et le nerf de ce nom étaient agglutinés ; la saphène, oblitérée, donnait la sensation d'une corde dure ; l'oblitération s'étendait dans toute la portion de la veine qu'on put examiner. Le ventricule droit renfermait des coagulations sanguines d'une coloration foncée et une matière crémeuse, mais l'endocarde ne semblait point être enflammé. Entre les colonnes charnues existait un certain nombre de petites tumeurs blanches qu'on reconnut être des kystes renfermant du pus. Le ventricule gauche en contenait également ; il y en avait trois d'un volume assez considérable et qui adhéraient légèrement aux parois du cœur. Le lobe inférieur du poumon droit était induré et sa coupe offrait l'apparence granitique rouge. Il n'y avait point d'abcès, mais de la surface de section on faisait sourdre, par la pression, un liquide purulent semblable à celui du cœur. Dans le lobe supérieur de ce poumon et dans le poumon gauche existaient des foyers contenant un liquide de même nature, mais le tissu qui les séparait était sain. Le foie, la rate, les reins, les articulations et les muscles soumis à la volonté ne contenaient pas de pus (1).

M. O'Ferrall a présenté à la Société pathologique deux faits de cette espèce. Dans l'un d'eux, il s'agissait d'un homme adulte qui fut reçu à l'hôpital de Saint-Vincent pour une pleurésie ; il offrait aussi les symptômes d'une hypertrophie du cœur avec hémoptysie, anasarque, ascite et urine albumineuse. Du côté du cœur, les seuls phénomènes observés furent ceux de l'hypertrophie. Le malade mourut cinq mois après son entrée. A l'autopsie, on trouva le cœur fortement hypertrophié ; il contenait des kystes nombreux, d'un volume variable entre celui d'un haricot et celui d'une noix ; ils étaient attachés à la surface interne des ventricules et des oreillettes ; les uns étaient remplis de pus, les autres contenaient une matière qui ressemblait beaucoup à la fibrine du sang ; d'autres encore, renfermaient une substance qui tenait le milieu entre la fibrine et le pus. L'un des kystes renfermait près de deux drachmes (2) d'un liquide purulent, et la surface interne de la membrane kystique était couverte de villosités. Une caverne gangréneuse se trouvait à la partie supérieure de l'un des poumons, et une grande partie de la rate était transformée en un tissu d'un blanc jaunâtre qui ressemblait à la fibrine du sang.

Un autre malade, observé par M. O'Ferrall, était un garçon âgé de seize ans, atteint d'une affection du cœur et des reins. L'urine était pâle, albumineuse et d'une densité spécifique de 1010. La région du cœur était mate à la percussion, l'impulsion cardiaque violente, et il existait un bruit de souffle. A l'autopsie, les reins présentèrent les altérations de la maladie de Bright, à un degré peu avancé. Les cavités du cœur contenaient plusieurs kystes renfermant une matière puriforme ; ces kystes occupaient l'oreillette gauche et étaient engagés entre les colonnes charnues du ventricule droit.

Quant à la nature et aux causes des kystes purulents, il nous suffira de dire que deux opinions différentes ont été soutenues par les pathologistes. L'une d'elles a été adoptée par M. O'Ferrall : il pense qu'il y a ramollissement par suppuration de caillots anciennement formés. L'autre opinion, et c'est celle de Bouillaud, veut que la coagulation sanguine soit secondaire ; le pus, arrivant dans les cavités

(1) *Transactions de la Société pathologique de Dublin*, décembre 1842.
(2) Le drachme équivaut à 3,87 gr.

du cœur, déterminerait la coagulation du sang. Il y a de grandes
raisons pour adopter la manière de voir de M. O'Ferrall, dans certains cas au moins. En effet, les exemples qu'il cite et dans lesquels
les kystes contenaient les produits variables d'une décomposition du
sang à des degrés différents sont très-importants. Cependant l'histoire
des kystes du cœur réclame des recherches nouvelles.

Le diagnostic de cette lésion n'est point encore établi. Chez l'un
des malades de M. O'Ferrall, les signes physiques d'une affection
cardiaque particulière manquaient complétement; chez un autre,
il existait une affection valvulaire dont les phénomènes n'offraient
rien de particulier. Il est fort douteux que nous puissions reconnaître la présence d'un caillot sanguin ordinaire dans le cœur; il ne
faut pas désespérer cependant de découvrir quelques signes qui indiquent l'existence de cette lésion anatomique.

Le fait suivant mérite d'être rapporté :

Un jeune homme, jusque-là d'une bonne santé, fut atteint des accidents du choléra malin, lors de la dernière épidémie qui régna à
Dublin. Quelques heures après l'invasion de la prostration, on découvrit un bruit de souffle intense au niveau de la partie supérieure et
moyenne de la région sternale. Ce signe persista jusqu'à la mort. A
l'autopsie, on découvrit un vaste caillot contenu dans le ventricule
gauche, et s'étendant, à travers l'orifice aortique, dans la crosse de
l'aorte. Les valvules et les parois du cœur étaient parfaitement saines;
il n'est donc pas douteux que le bruit de souffle ne fût de date récente, et ne résultât de la gêne apportée par le caillot, dans l'accomplissement de l'acte fonctionnel des valvules aortiques (1).

La présence des kystes purulents dans les cavités du cœur est une
des circonstances les plus singulières qu'offre la pathologie cardiaque.
Nos connaissances sont si restreintes sur ce point, qu'il est utile
d'indiquer, d'une façon générale, les résultats que nous a donnés,
dans cette ville, l'étude de la maladie. On n'a point encore expliqué la formation des kystes d'une manière satisfaisante, en ce qui
concerne au moins la partie mécanique du travail qui leur donne
naissance. On en est encore à se demander comment un kyste, qui
semble parfois n'avoir aucun rapport anatomique avec l'endocarde,

(1) Je dois à l'obligeance de M. Rynde, qui soignait ce malade, d'avoir pu
montrer ces pièces anatomiques à la Société pathologique. Ce fait est fort intéressant.

peut se former dans le cœur. On les trouve entremêlés dans les colonnes charnues et sans qu'aucun tissu ne les unisse à celles-ci; quelquefois, au contraire, il existe une adhérence légère. Leur couleur est variable : tantôt, comme dans les cas de M. O'Ferrall, ils renferment du sang plus ou moins décomposé; tantôt ils sont remplis d'un pus véritable, comme dans le cas que j'ai rapporté, et dans une observation citée par le docteur Bigger (1), et dont le sujet succomba à la phthisie pulmonaire, sans avoir présenté de symptômes d'une affection cardiaque. Dans ce cas, les kystes étaient nombreux et avaient le volume d'un petit haricot; les uns étaient seulement entrelacés parmi les colonnes charnues, les autres s'étaient logés dans l'épaisseur du tissu musculaire. Enfin (et il en existe un exemple remarquable dans le musée de l'hôpital de Richmond), les kystes peuvent présenter la transformation crétacée de leur contenu. Ils n'offrent que peu de traces d'organisation, et paraissent occuper indifféremment la moitié droite, ou la moitié gauche du cœur.

Il est assez remarquable que, tandis que Hasse (2) affirme que les coagulations purulentes se rencontrent plus souvent dans le cœur gauche, Forget (3) soit arrivé à une conclusion opposée. Quant à la nature de cette affection, il est évident qu'elle se rattache à un état pyogénique. Elle n'est point le résultat de l'endocardite simple, et nous ne connaissons aucun moyen d'en reconnaître sûrement l'existence. Forget a cité une observation remarquable, dans laquelle les kystes étaient limités au ventricule gauche. Les poumons contenaient des ulcérations tuberculeuses en grand nombre. Dans le fait qui m'est propre, et dans ceux de M. O'Ferrall, ils occupaient les deux ventricules; cette circonstance vient à l'appui de l'opinion de Forget, qui pense que, chez son malade, l'affection siégeait exclusivement dans le ventricule gauche, en raison de l'origine du pus qui était fourni par le poumon.

Avant de terminer ces observations générales sur la cardite, nous devons mentionner deux points importants en pratique : d'abord l'innocuité de l'affection valvulaire, lors même qu'elle est assez déve-

(1) Voyez les *Transactions de la Société pathologique de Dublin*, 1838 (*Dublin Journal of medical science*, 1re série, vol. XV).

(2) *Description anatomique des maladies de la circulation et de la respiration*, par C. E. Hasse.

(3) *Précis théorique et pratique des maladies du cœur*, Strasbourg, 1849.

loppée pour donner lieu à des signes physiques très-manifestes et permanents ; cette innocuité peut durer pendant plusieurs années. Le second point sur lequel nous devons insister, est l'apparition presque subite des phénomènes d'une affection chronique, à marche progressive.

Il est bien certain que, dans quelques cas, dès que la lésion valvulaire s'est produite, les progrès des altérations organiques semblent cesser tout à fait, ou ne se montrer qu'avec une lenteur extrême ; aussi, lorsque les parois du cœur ne participent pas à la maladie et que l'état général reste bon, les symptômes d'une maladie du cœur ne se montreront point, et le malade jouira, pendant de longues années, d'une santé parfaite en apparence ; il sera même capable de se livrer à des exercices violents et fatigants, et pourra faire usage des stimulants diffusibles. Cet état peut se prolonger longtemps, sans qu'aucun symptôme éveille l'attention du malade ou les craintes du médecin. Et cependant il existe un murmure valvulaire au cœur.

Or, il arrive souvent que, dans des cas semblables, le malade, à propos d'une inflammation pulmonaire qu'il aura contractée, consulte le médecin, sans le mettre au courant de ce qu'il a éprouvé antérieurement. On pratique l'examen stéthoscopique, qui révèle l'existence d'un bruit de souffle intense, et il en résulte ordinairement deux fautes en pratique : le murmure cardiaque est attribué à une maladie récente, et en voie de progrès, et le malade apprend subitement, et pour la première fois, qu'il est atteint d'une affection organique du cœur. Les praticiens qui ne peuvent s'empêcher de penser tout haut, et ceux qui, moins excusables, se plaisent à faire parade de la sûreté de leur diagnostic, ne commettent que trop souvent ces deux fautes. Les plus graves inconvénients peuvent en résulter. En effet, on détruit la sécurité qui était la sauvegarde principale du malade ; on attire son attention sur l'état de son cœur, et le sentiment pénible qui en résulte pour lui devient une cause aggravante de son mal. Mais ce n'est pas tout : une lésion ancienne, qu'on pourrait comparer à la cicatrice d'une blessure, est prise par le médecin pour une affection nouvelle et qui marche. On change magistralement toutes les habitudes du malade ; on supprime l'usage du vin, on exige une diète sévère, l'abstention de toute activité, de tout exercice et de tous plaisirs. Après avoir découvert la maladie, il

faut bien essayer de la guérir. Les émissions sanguines locales et générales, le mercure, la digitale, l'acide prussique, les vésicatoires et
les cautères sont mis en réquisition pour tenter l'impossible : le
résultat obtenu est l'affaiblissement du cœur et l'épuisement de la
force nerveuse. L'emploi des moyens perturbateurs et la crainte continuelle d'une mort subite produisent des effets qu'il était facile de
prévoir : les contractions du cœur s'affaiblissent et deviennent irrégulières ; les cavités se dilatent, avec ou sans hypertrophie, puis surviennent les accidents ultimes, sous la forme de l'hydropisie et des
congestions viscérales. Rien ne démontre mieux les maux que peut
faire naître la *nimia diligentia medici*.

Voici les règles qui doivent nous diriger lorsque nous découvrons
accidentellement un bruit de souffle valvulaire chez un malade qui a
joui jusque-là d'une bonne santé, et qui ne présentait aucun symptôme d'une maladie du cœur. Il faut se garder de faire part à qui
que ce soit, et surtout au malade lui-même, de la découverte qui
vient d'être faite, et on essayera de reconnaître si le bruit de souffle
résulte d'une maladie ancienne ou bien s'il est de date récente. Le
malade a-t-il été atteint, dans le cours des dix années qui précèdent,
d'une fièvre rhumatismale, avec ou sans symptômes de cardite, on
peut en conclure que, très-probablement, l'affection cardiaque date
de la même époque. En se livrant à cet interrogatoire, on devra
se garder de tout ce qui pourrait effrayer le malade ; puis, on s'en-
querra de ses habitudes et on ne les modifiera qu'avec une extrême
prudence ; le simple bon sens indique qu'un mode de vie qui assurait l'intégrité du tissu musculaire du cœur et la régularité des
fonctions de cet organe, en même temps qu'il ne précipitait pas la
marche de l'altération valvulaire, doit être respecté. Surtout, qu'on
évite avec soin l'erreur impardonnable qui consiste à traiter une
altération organique, définitive et incurable, comme une désorganisation récente et en voie d'accroissement.

Quant à l'appréciation du deuxième point dont il vient d'être question, savoir, l'apparition inattendue et subite des signes physiques
d'une affection chronique, nous la réservons, pour la donner dans
tous ses détails, après l'étude du diagnostic des maladies valvulaires,
et nous nous contentons ici d'indiquer le fait lui-même.

CHAPITRE II

MALADIES DES VALVULES DU COEUR.

Ce serait s'écarter du but de cet ouvrage que de discuter ici
la question, si longuement controversée, des causes des bruits du
cœur, et de passer en revue les opinions nombreuses et diverses
émises à ce sujet. Depuis longtemps nous avons la conviction que
toutes ces opinions sont entachées d'une cause d'erreurs commune :
c'est le nombre beaucoup trop restreint des phénomènes auxquels les
observateurs ont attribué les sons qui se produisent dans l'organe
central de la circulation. Les uns les expliquent par la tension des
valvules, les autres par la contraction musculaire, d'autres encore
par l'impulsion qui résulte du cours du sang. Or, en réfléchissant au
nombre des opérations physiques qui s'accomplissent pendant le
temps, très-court, que mesure la projection d'une colonne de sang
artériel, et qui correspond à l'évolution complète de l'acte fonctionnel
du cœur, on reconnaîtra que si tous ces phénomènes ne concourent
pas à la production du double bruit cardiaque, il en est beaucoup
qui peuvent donner naissance à des sons.

Voici ces phénomènes :

1° Contraction des oreillettes ;

2° Dilatation des ventricules ;

3° Contraction des ventricules ;

4° Dilatation des oreillettes ;

5° Redressement des valvules auriculo-ventriculaires ;

6° Redressement des valvules artérielles ;

7° Occlusion des valvules auriculo-ventriculaires ;

8° Occlusion des valvules artérielles ;

9° Entrée du sang dans les deux oreillettes ;

10° Entrée du sang dans les deux ventricules ;

11° Sortie du sang qui s'échappe, par saccades, des deux ventricules.

Il n'y a donc pas moins de vingt-deux opérations qui peuvent, dans le cas où le cœur fonctionne régulièrement, se réduire à onze, en raison de la simultanéité d'action des deux moitiés de l'organe.

Rien ne prouve que tous les actes ci-dessus énumérés s'accompagnent d'une production de son. Nous n'avons, par exemple, en aucune façon la certitude qu'il en soit ainsi au moment du relâchement d'un muscle creux ; il y a cependant alors une cause possible de bruit, le choc du sang contre les parois de la cavité dans laquelle il entre. C'est ce qui arrive au moment où l'ondée sanguine pénètre dans un sac anévrysmal.

Lorsque les fonctions du cœur s'accomplissent régulièrement, quelques-uns de ses actes ont une importance telle, dans la production des sons, qu'on doit les considérer comme les principales, sinon comme les seules causes du double bruit cardiaque. Aussi peut-on admettre, en pratique, que le premier bruit correspond à la systole, le deuxième bruit à la diastole des ventricules. Mais chacune de ces deux opérations coïncide avec une tension des valvules; pendant la systole, les valvules tricuspide et mitrale sont closes et tendues ; il en est de même des valvules semi-lunaires, pendant la diastole. On n'a pas encore déterminé l'importance relative qu'ont ces deux phénomènes, contraction musculaire et tension des valvules, dans la production du premier bruit. Il est cependant avéré que, la contractilité musculaire du cœur étant compromise, c'est surtout le premier bruit qui s'affaiblit. Les deux causes agissent probablement à la fois, mais inégalement. S'il en est ainsi, la contraction musculaire joue le rôle le plus important pour la production du premier bruit cardiaque, et la tension des valvules l'emporte, au contraire, pour le deuxième bruit. Quoi qu'il en soit, la première de ces suppositions est fortement corroborée par le fait de l'interruption et même de la disparition complète du premier bruit, dans le cours de certains typhus, avec affaiblissement ou ramollissement du tissu des ventricules.

Lorsqu'on voit le cœur continuer à agir, sans qu'il y ait de premier bruit, on pourrait être tenté d'admettre que la tension des valvules ne prend aucune part à la production de ce bruit. Mais il ne faut pas oublier que, dans des cas semblables, les valvules auriculo-ventriculaires ne s'abaissent plus avec la même force que si le cœur avait conservé toute sa contractilité; le jeu des valvules se fait, pour ainsi dire, silencieusement.

Trois actes principaux correspondent, dans le rapport de cause à effet, aux phénomènes acoustiques qui accompagnent l'accomplissement des fonctions du cœur : la contraction des muscles, l'occlusion des valvules, le passage du sang d'une cavité dans une autre. Ces opérations concourent à la production du premier bruit et constituent les phénomènes *intrinsèques* de l'action du cœur. On peut donner au deuxième bruit le nom de phénomène *extrinsèque* : il est placé sous la dépendance des valvules semi-lunaires et du mouvement du sang, après qu'il a franchi les limites du cœur.

Il est évident que ces trois premiers actes, phénomènes *intrinsèques* du cœur, s'accomplissent avec une netteté et une force proportionnelles à l'énergie de la contractilité de l'organe. Toutes choses égales d'ailleurs, le bruit produit par les contractions du cœur, par l'occlusion des valvules auriculo-ventriculaires, et par le cours du sang, si tant est que cette dernière cause puisse contribuer à lui donner naissance, sera donc fort ou faible, suivant la force plus ou moins grande du cœur.

D'après cela, on doit s'attendre à rencontrer une influence moindre des conditions vitales du cœur sur le deuxième bruit, phénomène *extrinsèque*. Il est bien entendu que nous laissons de côté les cas où existe une affection organique des valvules semi-lunaires. L'expérience démontre que les modifications du deuxième bruit sont rares, comparativement à celles du premier ; et l'on ne doit pas s'en étonner en envisageant le faible degré d'organisation et la structure simple des artères, comparée à celle de l'appareil musculaire cardiaque.

Le cœur peut être considéré, au point de vue anatomique et physiologique, comme étant aux artères ce qu'est un animal à sang rouge à un animal à sang blanc. Pathologiquement, il est sujet à un grand nombre d'affections fonctionnelles : l'inflammation sous toutes ses formes et avec toutes ses conséquences (excepté peut-être la gangrène), l'hypertrophie, l'atrophie, des altérations organiques innombrables. Les artères, au contraire, ont à accomplir une fonction moins active ; leurs sympathies sont indiquées plus légèrement, et leurs maladies sont plus souvent caractérisées par un travail de déposition ou de transformation que par un processus inflammatoire ; elles semblent tenir sous leur dépendance les phénomènes *extrinsèques* : ceux-ci, par conséquent, et le second bruit qui les représente, sont rarement altérés comparativement au premier ordre de phénomènes, qui comprend le bruit systolique et le choc cardiaque.

En se reportant au chapitre qui traite de l'état du cœur dans le typhus, on verra que le plus ordinairement, lorsqu'un des bruits du cœur était modifié ou venait à disparaître, c'était le premier. Dans quelques cas, cette suppression était si complète, que l'action double du cœur semblait s'être suspendue, et ne laisser subsister que le deuxième bruit. Nous avons émis l'idée que, dans les cas rares d'affaiblissement du deuxième bruit, il y a diminution de l'énergie de l'action des artères ; il reste à déterminer si cet état correspond à une modification de la contractilité des vaisseaux ou de leur seule élasticité.

C'est donc dans les conditions vitales et anatomiques de la fibre musculaire que se trouve la clef de la pathologie cardiaque. Quelle que soit, en effet, l'affection qu'on ait sous les yeux, ses symptômes dépendent uniquement de l'énergie ou de l'affaiblissement du tissu musculaire du cœur, de sa paralysie ou de son excitabilité, et de l'état d'intégrité ou d'altération de ses éléments anatomiques. Il y a longtemps que Laennec a fait observer que les altérations des valvules ont peu d'influence sur la santé générale, tant que le tissu du cœur est resté sain ; l'expérience de chaque jour confirme cette règle. Elle peut s'appliquer à un grand nombre d'affections cardiaques, au moins quant à l'apparition de leurs symptômes caractéristiques. La péricardite, sans inflammation des fibres musculaires, reste souvent latente, au point qu'on ne reconnaît son existence que par l'exploration physique. On en peut dire autant, sans doute, de l'endocardite. Qu'on ne l'oublie pas non plus, les symptômes les plus importants de ces affections, tels qu'ils sont décrits dans les livres, se rapportent à des altérations des fonctions ou de la structure des muscles du cœur.

Les difficultés que présente le diagnostic des affections valvulaires ont été beaucoup augmentées par le conflit des opinions émises sur la nature et sur les causes des bruits cardiaques : ces opinions diverses ont été le point de départ de règles diagnostiques différentes et contradictoires, suivant que les auteurs admettaient telle ou telle théorie. Essayons de dépouiller ce sujet de quelques-unes de ses difficultés, et de le présenter de façon qu'on y puisse trouver un guide sûr dans la pratique.

Il arrive trop souvent qu'après avoir reconnu l'existence d'une affection valvulaire, on prenne beaucoup de peine pour en déterminer exactement le siége et la nature. On se livre à un examen long et approfondi, pour reconnaître si la maladie occupe le cœur droit ou le cœur gauche ; si c'est une lésion des valvules mitrale, tricuspide ou semi-lunaires ; si l'on a affaire à un rétrécissement ou à une dilatation, à une ossification, à une inocclusion permanente ou bien à une excroissance verruqueuse. Or, bien qu'on arrive quelquefois, disons même fréquemment, à résoudre ces questions avec une grande exactitude, cette solution n'a souvent qu'une importance relative très-minime. Voici les deux points pratiques qu'il faut élucider : en premier lieu, les bruits de souffle sont-ils réellement dus à une cause organique? et ensuite, quel est l'état physique et vital du tissu musculaire du cœur? C'est sur ces deux faits que se basent entièrement le pronostic et le traitement. Il n'y a pas d'organe dont les affections démontrent mieux que celles du cœur la vérité de ce principe : lorsqu'on a affaire à des affections occupant des tissus voisins, le diagnostic est facile quand il est important; il n'a que peu de valeur s'il est difficile ou impossible.

Une autre cause de difficultés, c'est que le diagnostic a été souvent établi d'après la supposition que la maladie est simple; or, tous les praticiens savent que, dans les affections chroniques du cœur, l'unité est l'exception, et la multiplicité la règle. C'est là une des raisons qui font, qu'au lit du patient, la maladie ressemble si rarement à la description qu'on en trouve dans les livres. Ses combinaisons sont infiniment variables dans leur nombre et leur nature, et nous voyons fréquemment, surtout dans les affections du cœur, les altérations les plus récentes et les moins avancées donner naissance aux signes physiques les plus prononcés. Aussi, après avoir déterminé l'existence d'une maladie particulière, il est souvent impossible de se prononcer sur la coexistence d'une autre affection, lors même que celle-ci aurait une importance plus considérable.

On ne doit en aucune façon diminuer l'importance du diagnostic différentiel des affections valvulaires ; cependant le nombre des cas où il est utile de déterminer exactement leur siége et leur nature, est relativement assez restreint. Prenons pour exemples deux des formes les plus ordinaires de la maladie, l'insuffisance avec rétrécissement, d'une part, ou avec dilatation, de l'autre, des valvules mitrale et aortiques. On admet que des règles de traitement spéciales sont applicables à chacun de ces cas. C'est une erreur : le tissu musculaire du cœur n'est point altéré d'une manière différente, et le traitement est fondé nécessairement sur la connaissance des conditions vitales et mécaniques des cavités cardiaques.

Peut-être un diagnostic précis est-il plus important pour le pronostic. La maladie des valvules mitrales offre des chances plus grandes de mort subite, que les affections analogues de l'aorte. D'un autre côté, si les cavités du cœur n'ont encore subi aucune altération, et si l'organe fonctionne régulièrement, la prolongation de la vie est plus probable que dans l'affection des valvules semi-lunaires, cette dernière affection déterminant ordinairement l'hypertrophie et la dilatation du ventricule gauche. Il n'est pas hors de propos de faire remarquer que la mort subite n'est pas aussi commune dans le cours des affections du cœur qu'on le croit généralement. Dans la grande majorité des cas, la mort ne survient pas inopinément et d'une façon extraordinaire. S'il en est ainsi, c'est surtout lorsqu'il se fait une solution de continuité, une rupture anévrysmale, par exemple, ou bien une déchirure des ventricules, ou des colonnes charnues tendineuses. On peut ajouter à cette énumération quelques cas de dégénérescences graisseuses du cœur qui se terminent par la mort subite, due, non plus à une rupture, mais à une syncope ou à une congestion apoplectique. Mais ces faits sont exceptionnels, et le plus souvent la mort est annoncée, à l'avance, par les signes persistants de l'hydropisie et des affections pulmonaires et hépatique.

La croyance que la terminaison des maladies du cœur est nécessairement soudaine, est si généralement répandue, que la seule possibilité de l'existence d'une de ces affections porte une atteinte des plus fâcheuses au moral du patient lui-même, et devient pour ceux qui l'entourent une cause d'inquiétudes sérieuses. Le médecin devra donc, en rétablissant la vérité des faits, diminuer autant qu'il le pourra de telles appréhensions.

Il y a deux espèces d'affections des valvules. Dans la première catégorie, c'est une cardite qui a été manifestement le point de départ de la maladie; dans la deuxième, on ne retrouve au début aucune trace d'un travail inflammatoire. Dans ce dernier cas, ainsi que l'ont professé Hasse et d'autres encore, la maladie est analogue aux affections athéromateuses et ossifiantes des artères. Et même pour les affections qui rentrent dans la première catégorie, dès que la désorganisation de la valvule s'est effectuée et que la maladie est passée à l'état chronique, il n'y a plus aucune raison de croire à l'existence d'une inflammation même chronique, et il est certain qu'on ne gagne rien en traitant ces affections comme telles.

Les modifications apportées par les maladies organiques dans la forme, la structure et les fonctions des valvules, sont décrites dans tous les traités d'anatomie pathologique. En pratique, il suffirait de reconnaître le rétrécissement ou la dilatation des orifices : ces états peuvent s'accompagner l'un et l'autre de l'inocclusion permanente. Celle-ci se montre quelquefois à une période peu avancée de la maladie; quelquefois, au contraire, les valvules ferment encore, mais sont recouvertes de végétations osseuses ou cartilagineuses qui donnent lieu à un bruit de souffle au moment du passage du sang sur leur surface, qui est devenue rugueuse. Nous reviendrons sur ces particularités , qui rendent souvent impossible un diagnostic très-minutieux.

Le murmure valvulaire se développe dans le cœur gauche avec une fréquence relative si grande, qu'on peut se demander s'il est jamais permis d'affirmer qu'on ait affaire à une maladie des valvules tricuspides ou des valvules pulmonaires. Si les rapports anatomiques du cœur étaient toujours les mêmes ; si les altérations valvulaires étaient isolées et sans modifications dans la forme et dans le volume de l'organe malade; si enfin il était possible d'admettre que, dans tous les cas, le maximum des bruits se perçoit au point même où se trouve l'altération qui les produit, on pourrait diagnostiquer aussi facilement les maladies du côté droit que celles du côté gauche du cœur. Mais, sachant, d'une part, combien il est rare de rencontrer les conditions que nous venons d'indiquer; connaissant, au contraire, la fréquence plus grande des maladies du cœur gauche, le praticien circonspect ne se décidera pas légèrement à diagnostiquer une affection des valvules du cœur droit, et bien moins encore la forme exacte de la lésion.

En effet, dans le traitement des affections valvulaires, nous devons être guidés, moins par l'état des valvules que par celui du tissu musculaire cardiaque. Le médecin, dès qu'il est sûr qu'il existe une affection des valvules, ne perdra pas trop de temps à s'assurer minutieusement de sa nature; il examinera l'état physique et vital de l'organe. A cet effet, il déterminera la force avec laquelle agit le cœur, et il recherchera si cette force est supérieure ou inférieure à ce qu'elle est normalement, si le cœur est facilement excitable, si son action est habituellement régulière, ou si c'est le contraire qui a lieu ; il s'efforcera enfin de connaître l'origine et la durée de la maladie, et dans quelles limites le cerveau, les poumons ou le foie ont souffert des effets mécaniques de l'affection cardiaque, ou des troubles de la vitalité qui en dépendent. C'est ainsi qu'on arrive aux règles du traitement. Les deux maladies les plus communes des orifices du cœur, l'insuffisance permanente des valvules sigmoïdes de l'aorte, et celle de la valvule mitrale, sont faciles à distinguer lorsqu'elles se rencontrent isolément. Le médecin sera donc à même, en ce qui touche le pronostic et le traitement, d'agir aussi utilement que le comporte l'état actuel de la science médicale.

Afin de présenter au lecteur la question d'une façon nette, et de la dépouiller de tout ce qui est douteux ou de tout ce qui n'est pas bien constaté, nous allons supposer une série de faits ou d'exemples dans lesquels un diagnostic raisonné peut être utilement établi en pratique.

Affection simple des valvules mitrales.

Murmure permanent, au premier temps, ayant son maximum d'intensité à la pointe du cœur et à gauche ; il ne s'entend pas dans les artères. Le second bruit est normal.

Cet ensemble de phénomènes physiques nous offre les signes ordinaires des affections organiques de la valvule mitrale. Le caractère du murmure est variable : il se distingue, dans le plus grand nombre des cas au moins, de celui qui est dû à une altération des valvules aortiques, en ce qu'il est plus fort à la pointe du cœur qu'à la base. Il peut consister en un bruit de souffle doux, ou bien il a un caractère râpeux, avec ou sans timbre musical, avec ou sans frémissement.

Si, en même temps, le cœur bat régulièrement, si le pouls conserve sa plénitude et ses caractères ordinaires, si l'impulsion cardiaque n'est pas exagérée, on admettra qu'il existe une maladie simple de la valvule mitrale. Si, au contraire, les battements du cœur sont irréguliers et tumultueux, si le pouls est faible et inégal, si l'examen des poumons y révèle des signes de congestion, on doit soupçonner un rétrécissement de l'orifice coïncidant avec une autre affection du cœur.

Affection des valvules aortiques avec insuffisance permanente.

Le premier bruit ne s'accompagne d'aucun murmure. Le deuxième est remplacé par un bruit de souffle double. Il s'entend plus ou moins sur le trajet de l'aorte ; au cœur, son maximum d'intensité est à la base.

Les signes que nous venons d'énumérer appartiennent à l'affection de l'orifice aortique ; ils indiquent que les valvules altérées permettent le reflux du sang dans le ventricule.

Les affections de cette espèce peuvent se diviser en deux catégories, suivant qu'elles sont à leur début, ou qu'elles sont arrivées à l'état chronique. Dans ce dernier cas, on constate les phénomènes de l'hypertrophie et de la dilatation du ventricule. Si, au contraire, le mal n'a pas encore fait de grands progrès, l'augmentation du volume du cœur et le bondissement caractéristique des artères cervicales sont peu marqués. Ce caractère particulier des battements artériels peut manquer entièrement. Plus tard, au bruit de souffle double et rude se propageant de l'orifice aortique sur le trajet de l'arbre artériel, vient se joindre un signe remarquable ; c'est l'apparition des pulsations des artères devenant visibles non-seulement dans les gros troncs, mais dans un grand nombre des branches superficielles d'un petit calibre. Le pouls radial est alors caractéristique : « c'est le pouls bondissant, le pouls des artères non remplies », du docteur Hope (1). On reconnaît facilement, alors, une augmentation de volume du ventricule gauche et même du cœur tout entier. Le diagnostic de cette maladie est dû au docteur Corrigan.

(1) Le docteur Hope fait observer que ce caractère du pouls se produit par le reflux sanguin dans l'aorte, lors même que le sang ne rentre pas dans le ventricule gauche. Il cite des faits où il y avait communication entre l'aorte et l'artère pulmonaire ou l'infundibulum du ventricule gauche. J'ai rencontré ce symptôme dans un cas d'anévrysme vrai de l'aorte ascendante ; les valvules sigmoïdes fermaient complétement. Le nom de pouls *défaillant* (*collapsing*) serait plus approprié, la sensation perçue par le doigt étant celle de la disparition soudaine de la colonne sanguine, phénomène dû, ainsi que le docteur Corrigan l'a démontré, au mouvement rétrograde d'une partie du sang. (Voyez son Mémoire original, *Edinburg medical and surgical Journal*, avril 1832.)

Affection des valvules aortiques, sans insuffisance permanente.

Les battements du cœur sont lents et faibles ; réguliers en général, ils ne présentent des intermittences que par intervalles : murmure au premier temps, le deuxième bruit du cœur est normal. Cependant on constate la présence d'un murmure simple dans l'aorte et dans les grosses artères qui en émanent.

Cet ensemble de signes qui n'est pas rare, semble justifier le diagnostic suivant : affection de l'orifice aortique, déterminant un bruit de souffle au moment de la sortie du sang. Les valvules ferment, du reste, assez complétement pour empêcher tout reflux. On peut ajouter, en toute sûreté, que le cœur est affaibli, et que cet affaiblissement dépend, très-probablement, d'une dégénérescence graisseuse. Si le pouls tombe au-dessous de 50 pulsations, la probabilité de ce double diagnostic touche à la certitude.

Ici, les valvules aortiques sont malades, mais sans insuffisance permanente. Aussi ne trouve-t-on pas de murmure régurgitant, et le second bruit du cœur est intact, les valvules continuant à fermer plus ou moins complétement. Le souffle aortique se propage à partir de l'origine du vaisseau, où il prend naissance au moment où le sang s'échappe du ventricule. Nous avons déjà décrit cette réunion singulière de symptômes dans un mémoire sur le ralentissement du pouls (1) ; et bien que nous ne puissions citer aucune observation à l'appui de cette opinion, nous pensons que dans les cas de cette espèce, le murmure est plus fort à la base du cœur que vers le milieu de la hauteur, ou à la pointe, de l'organe. Ainsi, des lésions organiques peuvent donner lieu à un groupe de phénomènes stéthoscopiques qu'on rencontre souvent dans l'anémie : *murmure au premier temps, murmure sur le trajet* de l'aorte, l'*intégrité* du *deuxième bruit du cœur.* En considérant, cependant, les diverses circonstances qui accompagnent ces symptômes, et plus particulièrement les signes qui indiquent les altérations de structure du ventricule gauche, il n'est pas difficile d'arriver à une détermination exacte de la nature de la maladie.

Tels sont les cas où l'on peut établir sûrement le diagnostic particulier des affections valvulaires. Le docteur Hope a avancé qu'on pouvait formuler celui de l'insuffisance des orifices pulmonaires et

(1) *Dublin Quaterly Journal of medical science,* vol. XI, 1846.

auriculo-ventriculaire droit en faisant subir aux mêmes éléments un renversement rationnel. Suivant cet auteur, les symptômes des affections des valvules tricuspides sont les mêmes que pour la valvule mitrale ; avec cette différence, que les murmures ont leur maximum d'intensité au milieu du sternum ou dans son voisinage, et à la même hauteur que pour l'orifice mitral, c'est-à-dire un peu au-dessus de la pointe du cœur, et que le pouls offre seulement des irrégularités légères. Les données de l'anatomie doivent nous mettre en garde contre cette manière de voir.

Le docteur Hope fait en outre remarquer que lorsque le sang de l'artère pulmonaire reflue dans le ventricule droit, le second bruit s'accompagne d'un souffle qui serait identique, par ses caractères et sa nature, avec celui qu'on rencontre dans l'insuffisance aortique (en tenant compte encore de l'inversion nécessaire), seulement il ne s'accompagnerait pas du bondissement du pouls. On a rencontré du frémissement cataire dans le cas de dilatation de l'artère pulmonaire (1).

Nous avons déjà dit combien le praticien doit être réservé, lorsqu'il est appelé à se prononcer, non-seulement sur la nature, mais sur l'existence même d'une affection valvulaire occupant les cavités droites du cœur. Le docteur Hope a lui-même signalé cette difficulté, et il a fait observer que les signes indiqués par lui doivent être très-marqués, pour que le diagnostic soit justifiable. Bien que, dans la dernière édition de son ouvrage, cet excellent observateur n'insiste plus autant sur la certitude du diagnostic, il n'a pas, suivant nous, donné toute leur valeur aux causes qui le rendent difficile lorsqu'il s'agit des affections valvulaires du cœur droit.

Dilatation et affaiblissement du cœur, avec ou sans affections des valvules.

Les battements du cœur sont irréguliers d'une façon continue ; le choc n'est pas fort, mais il est prolongé ; les bruits du cœur se succèdent si rapidement et sont si inégaux, qu'il est difficile de les analyser, et l'on ne peut distinguer le premier bruit du second ; absence habituelle de murmures ; le pouls est rapide, faible, inégal, irrégulier ; pas de murmure aortique. Signes de congestions hépatique et pulmonaire.

Cette forme particulière est une de celles qui attirent le plus souvent

(1) Voyez Hope.

l'attention du praticien. Nous avons cru devoir la placer ici, en raison de la croyance généralement répandue qu'elle s'accompagne toujours d'une altération quelconque des valvules, bien que réellement cette circonstance ne soit en aucune façon nécessaire. Le murmure valvulaire manque le plus souvent, ou bien il peut exister pendant quelque temps pour disparaître ensuite ; il est certain que, dans cet état pathologique, il n'y a aucune altération constante des valvules. Les orifices peuvent être rétrécis ou dilatés. On rencontre cette maladie chez les goutteux et chez les individus à constitution affaiblie ; elle s'accompagne presque toujours de bronchite chronique et d'augmentation du volume du foie.

Dans ce cas on doit diagnostiquer un *amincissement général, avec dilatation et affaiblissement du cœur ; les probabilités sont contre l'existence d'une altération importante des valvules.* Nous aurons à revenir sur cette affection.

Ossification très-considérable de l'orifice aortique.

Contraction énergique du ventricule gauche ; murmure musical très-fort à l'orifice aortique, se propageant dans toute l'étendue de l'arbre artériel ; régularité habituelle des battements du cœur.

Nous avons observé deux ou trois cas où ces conditions se trouvaient réunies. Elles sont dues à une ossification extrêmement considérable de l'orifice aortique ; l'origine de l'aorte n'est pas seulement rigide, elle est rendue singulièrement irrégulière par des dépôts abondants de sels calcaires, disposés en plaques stratifiées irrégulièrement, et se prolongeant du côté du ventricule et dans l'aorte, jusqu'à la hauteur d'un pouce au-dessus des sinus aortiques. Dans un cas, l'orifice pouvait être comparé à la gueule d'un requin en miniature ; il n'existait plus de traces des valvules.

Chez ces malades, toutes les artères superficielles sont, à chaque pulsation, le siége d'un bruit musical. L'artère radiale au poignet, les artères palmaires, les divisions des artères temporales, l'artère tibiale antérieure, les branches artérielles du dos du pied présentent la même particularité. Dans deux cas, les sons étaient perçus par les malades, qui en signalaient l'existence dans presque tous les points du corps. Chez l'un d'eux, la santé générale s'étant maintenue pendant longtemps en très-bon état, et le cœur n'étant que peu surexcité, la perception de ces sons anormaux était la cause principale des souffrances. Il me disait un jour que son corps entier était une véritable *toupie d'Allemagne*. L'intensité du son variait avec la force du cœur. Lorsque je vis ce malade pour la première fois, on entendait le bruit à la distance de trois pieds au moins; un traitement local et l'administration des sédatifs, joints à la suppression de tout excitant physique ou moral, diminuèrent l'énergie des contractions du cœur, et le son anormal devint si faible, au niveau de l'orifice aortique, qu'on ne le percevait plus qu'en appliquant l'oreille sur le thorax. Mais le son musical des petites artères persista, sans être pourtant assez fort pour tourmenter le malade. L'autopsie démontra qu'à partir de deux pouces au-dessus de son origine l'aorte était peu altérée. Sa crosse et sa portion descendante étaient saines ; le ventricule gauche était dilaté et hypertrophié. Le système artériel général ne présentait aucune altération.

Dans ces conditions, on peut en toute sûreté diagnostiquer une ossification étendue et irrégulière de l'orifice aortique, avec rétrécissement, si le pouls est petit et dur, sans rétrécissement, s'il a conservé son développement ordinaire.

Dans les formes que nous venons d'indiquer, les signes sont assez constants et assez bien marqués pour permettre de diagnostiquer l'état des valvules. On peut y joindre l'anévrysme variqueux, qui sera décrit dans une section spéciale. Mais le praticien rencontrera bien des faits qu'il ne pourra rapporter d'une manière satisfaisante à aucun des types que nous venons de décrire. Les complications des affections du cœur sont, en effet, si nombreuses et si variées, qu'il est impossible de prévoir tous les cas qui peuvent se présenter. Fort heureusement, cela n'est point nécessaire. Dès que nous avons reconnu l'existence certaine d'une affection organique, le traitement, nous l'avons déjà fait remarquer, dépend beaucoup plus de l'état anatomique et vital du cœur, que de la nature de l'affection valvulaire.

Parmi les causes qui font varier les symptômes des affections cardiaques, on doit citer les suivantes :

1° La multiplicité des orifices envahis simultanément par l'affection valvulaire.

2° Les changements qui s'opèrent pendant les progrès de la maladie.

3° Les altérations du tissu musculaire du cœur.

4° Les variations que présente le cœur dans son action.

5° Les attaques intercurrentes d'endocardite ou de péricardite.

6° Les différences dans la composition du sang, qui déterminent parfois l'apparition ou la cessation de murmures anémiques, venant s'ajouter à ceux qui sont dus à une cause organique.

Il est encore d'autres circonstances qui rendent le diagostic difficile, mais le praticien qui les connaît comprendra que ces difficultés ne sauraient rabaisser son art. Le but principal de la médecine n'est-il pas le traitement rationnel du malade, plutôt que le déploiement d'un raffinement de diagnostic inutile?

Il n'est pas hors de propos de faire remarquer qu'on admet fréquemment, à tort, un rapport de proportion entre l'intensité du souffle vasculaire et l'importance des lésions. C'est également une erreur de penser qu'un bruit de souffle accompagne toujours les affections valvulaires. Ne savons-nous pas que, pour les artères au moins, des bruits anormaux très-intenses peuvent exister indépendamment de toute cause organique? N'a-t-on pas constaté depuis longtemps la présence des murmures cardiaques dans l'anémie? Nous ne pouvons donc pas affirmer que, parce qu'un bruit de souffle est très-fort, la maladie doit être très-considérable; pas plus qu'il ne nous est permis de déclarer d'une façon absolue que les valvules sont saines lorsque nous ne percevons aucun murmure. Ces règles trouvent leur application, cela se conçoit, surtout lorsque les signes, les symptômes et les commémoratifs nous font supposer l'existence d'une maladie organique. On peut dire, qu'en général, le murmure valvulaire persiste jusqu'à la mort du malade, bien qu'il se modifie parfois. Cependant il n'en est pas toujours ainsi, et le murmure peut diminuer, alors que le mal fait des progrès. Quelquefois même, le souffle cesse complétement d'être perçu, longtemps avant la mort, et au moment où l'affection organique a atteint son plus grand développement. L'observation qui suit en est un exemple.

OBS. XVI.—*Rétrécissement avec ossification de la valvule mitrale; disparition complète du bruit de souffle avant la mort.*

Un homme qui avait dépassé l'âge moyen de la vie, fut admis à Meath-Hospital, avec tous les symptômes ordinaires d'une maladie du cœur, compliquée de bronchite chronique et d'emphysème. Il avait de la toux et de la dyspnée, allant de temps à autre jusqu'à l'orthopnée ; la face était livide, et les extrémités inférieures œdématiées. L'action du cœur était surexcitée et irrégulière, et le pouls offrait les mêmes caractères. Un bruit de souffle, doux et persistant, s'entendait distinctement au niveau de la valvule mitrale ; le deuxième bruit cardiaque était normal. Sous l'influence d'un traitement institué en vue de débarrasser le poumon, les accidents principaux s'amendèrent, et le malade put quitter l'hôpital, convalescent en apparence, mais présentant toujours le murmure valvulaire signalé plus haut. Quelques mois après, une nouvelle attaque nous fournit de nouveau l'occasion d'étudier notre malade, qui cette fois encore, sortit sans changement appréciable dans l'état du cœur. Nous perdîmes alors cet homme de vue pendant deux ans, puis il revint avec les mêmes symptômes, mais considérablement aggravés. Les forces avaient fléchi à un haut degré, et l'état des poumons faisait prévoir une terminaison fatale, dans un avenir très-rapproché. Le cœur se contractait avec violence, l'angoisse était extrême, mais tout *murmure valvulaire avait cessé de se faire entendre, et ne reparut plus.* On obtint par le traitement un soulagement momentané, puis le malade succomba à la dyspnée, après une longue agonie. L'autopsie révéla les désordres suivants :

Emphysème pulmonaire arrivé au dernier degré, avec dilatation des vésicules sous-pleurales et des ramifications bronchiques. — Cœur volumineux, rouge et consistant ; — Hypertrophie des deux ventricules. — Orifice mitral complétement bordé par un anneau osseux et rétréci, on n'y rencontre aucun vestige des valvules ou des cordes tendineuses. — L'orifice auriculo-ventriculaire, vu du côté de l'oreillette, se présente sous la forme d'une ouverture en entonnoir terminée par la fente en croissant, décrite par le docteur Adams ; du côté du ventricule on ne trouve qu'un anneau blanc, osseux, brillant, aussi lisse que de l'ivoire poli.

Il y avait donc, dans ce cas, rétrécissement et induration de l'orifice, et probablement aussi possibilité du reflux du sang. Cependant le bruit de souffle qui existait pendant les premières périodes de la maladie avait complétement disparu. Cette circonstance ne peut s'expliquer par la faiblesse des contractions du cœur qui avait conservé toute son énergie, jusqu'au moment de l'agonie ; le tissu musculaire du ventricule gauche était rouge et ferme. Si l'on n'avait vu le malade

qu'au moment de son dernier séjour à l'hôpital, il n'eût pu venir à la
pensée de personne de diagnostiquer une affection valvulaire. Ce fait
vient fortement à l'appui de ce principe que l'absence de tout murmure ne peut faire rejeter, d'une façon absolue, l'existence d'une altération valvulaire, lorsque d'autres conditions indiquent l'existence
d'une maladie du cœur (1).

Dans le fait que nous venons de rapporter, le murmure avait existé
au début de la maladie pour disparaître ensuite. Dans l'observation
suivante, nous ne l'avons jamais constaté bien qu'il existât une
obstruction valvulaire des plus prononcées. Nous l'eussions rencontré
probablement en examinant le patient à une époque plus rapprochée
du début de la maladie.

Obs. XVII. — Rétrécissement extrême de l'orifice mitral;
pas de bruit de souffle.

Une femme entre deux âges fut admise dans mon service : elle
présentait des symptômes graves d'une affection cardiaque. Le choc
du cœur était brusque et bondissant, ses battements intermittents et
inégaux. Il y avait angoisse cardiaque, insomnie et palpitations continuelles; les bruits du cœur étaient nets et distincts, sans aucun
murmure. Cette circonstance fut constatée par des examens répétés,
et avec la précaution de mettre le cœur dans des conditions d'action différentes. A l'autopsie, nous reconnûmes une faible augmentation du volume de l'organe cardiaque. Le ventricule gauche était
épaissi, et son tissu très-ferme; le rétrécissement mitral était arrivé
au point de ne laisser passer qu'avec peine une plume d'oie d'une
dimension ordinaire.

Il y a bien des années que le premier de ces faits a été observé à
l'hôpital de Meath ; depuis lors, nous avons toujours enseigné dans
nos leçons cliniques, qu'on pouvait rencontrer l'affaiblissement, puis
la disparition complète des bruits de souffle, pendant le cours de la

---

(1) La persistance du double bruit du cœur pendant la dernière période de la
maladie, alors que la valvule était détruite et que le bruit de souffle avait disparu,
est un fait intéressant en ce qui touche les causes du premier bruit; ici, ce bruit
ne pouvait être produit que par la systole ventriculaire et par l'occlusion des
valvules tricuspides. Le docteur Hope attribue le premier bruit à la tension des
valvules et à la contraction musculaire, mais il pense que cette dernière cause n'y
a qu'une part peu importante.

marche progressive de l'affection valvulaire. Mais c'est à M. O'Ferral
que nous devons la publication d'une série importante d'observations
sur ce point de la pathologie cardiaque. Il a réuni plusieurs cas bien
observés, où la disparition des bruits de souffle coïncidait avec les
progrès des altérations valvulaires (1). Celles-ci pourraient, selon
lui, se modifier par l'aggravation de la maladie, de manière à empêcher le reflux du sang, et par conséquent, le murmure qui l'accompagne. Sans nous prononcer présentement sur cette opinion, nous
renvoyons le lecteur à l'excellent mémoire de M. O'Ferral. Quelle
que soit l'explication qu'on en donne, il n'en subsiste pas moins un
fait pratique important: c'est que, dans certains cas d'affections chroniques des valvules, la diminution et même la disparition des bruits
de souffle, n'indiquent ni l'amélioration, ni la guérison de la maladie,
mais bien son aggravation. Le diagnostic de ces faits n'est pas difficile, ainsi que l'a démontré M. O'Ferral, toutes les fois qu'on rencontre, soit en même temps, soit à la suite de la disparition du
souffle, la persistance ou l'aggravation des symptômes habituels des
maladies du cœur.

On a tant écrit sur le diagnostic différentiel des maladies valvulaires, que l'esquisse que nous venons d'en tracer semblera peut-être,
à beaucoup de nos lecteurs, maigre et insuffisante. Il est un principe
sur lequel on doit insister, c'est que le nombre des cas où un
ensemble de signes et de symptômes spéciaux permet d'arriver à un
diagnostic exact, est très-limité. De plus, pour les cas rangés par
nous dans la seconde catégorie, c'est-à-dire pour ceux où le diagnostic est douteux ou impossible, il n'y a ordinairement aucune difficulté à établir la nature organique de l'affection, et à déterminer
l'état de la vitalité du cœur, et les conditions physiques de ses cavités
et de ses parois. Il nous est possible, ainsi que nous l'avons vu plus
haut, de diagnostiquer assez exactement la maladie valvulaire sous
trois de ses formes :

1° L'affection de la valvule mitrale;

2° L'affection des valvules aortiques, avec insuffisance ;

3° L'affection de ces mêmes valvules, sans insuffisance.

Pouvons-nous reconnaître si l'affection de la valvule mitrale est

(1) *Recherches cliniques à l'hôpital de Saint-Vincent*, par J. M. O'Ferral,
Dublin Journal of medical science, 1re série, vol. XXIII, 1843.

un rétrécissement ou une dilatation, ou bien si l'induration est osseuse ou cartilagineuse? Nous ne le pensons pas. S'il s'agit de déterminer si la maladie n'a atteint qu'un seul orifice, le plus souvent il y aura doute. Est-il possible d'affirmer, dans tous les cas, que l'affection valvulaire occupe le côté droit ou le côté gauche du cœur? Pour la solution de ce problème, notre seul guide est ordinairement une simple probabilité; car, étant donnée une affection valvulaire quelconque, les chances sont très-grandes pour qu'elle ait son siége exclusif, ou tout au moins son siége principal, dans les cavités gauches. On ne peut distinguer avec certitude les affections du cœur droit de celles du cœur gauche, par la détermination des points où les bruits de souffle ont leur maximum d'intensité. Il y a longtemps que nous soutenons et que nous professons cette opinion, et les progrès de l'observation clinique rangent à notre avis ceux qui n'ont pas de parti pris. Les considérations suivantes de M. Forget sur ce sujet ont une grande valeur :

« Est-il vrai, comme on le répète journellement, que les deux cœurs soient situés l'un à gauche et l'autre à droite? Pour les cavités, cela n'est vrai qu'incomplétement. MM. Bouillaud, Piorry et autres, ont fort bien vu que le ventricule droit recouvre en partie le ventricule gauche, au-devant duquel il est jeté comme en écharpe, au moyen de la portion angulaire dont le sommet aboutit à l'orifice de l'artère pulmonaire.

» Quant aux oreillettes, le défaut de parallélisme est encore plus évident; il est facile de constater, en effet, que la gauche est rejetée en arrière et presque complétement masquée par le faisceau commun de l'aorte et de l'artère pulmonaire, tandis que la droite, située beaucoup plus en avant, projette son auricule vers la gauche, de sorte que l'oreillette droite seule est en rapport avec le sternum, sans parler de l'interposition habituelle des lames antérieures des poumons.

» Quant à la position relative des orifices valvulaires du cœur, on peut, à la rigueur, maintenir la position gauche et droite des orifices tricuspide et mitral, bien que le premier, comme la cavité dont il occupe la base, chevauche sensiblement sur l'autre, dans l'étendue d'un centimètre environ, comme on peut le constater par l'expérience décrite dans la note ci-dessus. Mais, enfin, les angles externes des orifices auriculo-ventriculaires débordent notablement à gauche et à droite; il n'est en plus de même des orifices artériels, car ces deux orifices sont exactement superposés l'un à l'autre en sautoir. Voilà des faits anatomiques constants, quasi-grossiers, appréciables pour tout le monde. Comment se fait-il qu'ils soient passés inaperçus, et que tous les observateurs s'imaginent encore que les cavités du cœur sont situées sur un plan régulièrement droit et gauche, et que les orifices droits et gauches sont parfaitement isolés?

» Ce n'est pas tout : les quatre orifices du cœur se croisent, se superposent, se groupent de telle sorte, qu'il est à peu près impossible de les isoler ; car les orifices auriculo-ventriculaires ne sont guère séparés des orifices artériels que par l'épaisseur de la bande fibreuse qui circonscrit la base des ventricules, de sorte que, dans un champ qui n'égale pas celui d'une pièce de 5 francs, se trouvent englobés les deux orifices artériels superposés et la plus grande partie des orifices auriculo-ventriculaires (1). »

De l'existence à l'état latent des affections valvulaires chroniques.

Une des grandes vérités théoriques dues au génie de Laennec, c'est que l'affection valvulaire, indépendante de toute altération organique ou fonctionnelle du tissu musculaire cardiaque, ne se reconnaît souvent que par l'examen physique, et reste latente. Aujourd'hui même, on n'a point encore insisté assez sur l'existence possible de maladies valvulaires, même très-avancées dans leur développement, sans que rien, dans l'historique de la maladie ou dans les symptômes actuels, puisse les faire soupçonner.

Une désorganisation lente et progressive d'une ou de plusieurs valvules, peut se développer silencieusement, pour ainsi dire, sans douleurs, sans irrégularité dans l'action du cœur, sans que rien, en un mot, vienne attirer l'attention du malade ou celle du médecin. Les années s'écoulent et le patient continue à accomplir régulièrement tous les actes d'une vie pleine d'activité et d'agitation (*anxious*).

Il n'est pas douteux que les signes physiques ne manquent aussi bien que les symptômes rationnels, pendant une période de temps indéterminée. Bien que la marche de l'affection soit évidemment progressive, les bruits de souffle n'apparaissent qu'au moment où

____

(1) *Précis des maladies du cœur*, etc., par C. Forget, p. 7.

les altérations sont assez avancées pour que les phénomènes acoustiques liés au passage du sang à travers l'orifice affecté puissent se produire. Ainsi, il arrive fréquemment qu'un examen minutieux ne révèle aucun signe d'une maladie du cœur; et cependant, bientôt après, souvent même au bout de quelques jours seulement, on voit apparaître des signes physiques qui indiquent une affection ancienne et à marche lente, plutôt qu'une affection récente et aiguë. C'est que l'affection chronique n'était point arrivée, avant le dernier examen auquel on s'est livré, au point de donner enfin lieu aux phénomènes stéthoscopiques.

Dans le chapitre consacré à la cardite, nous avons insisté longuement sur la faute commise si souvent en pratique, et qui consiste à attribuer à une inflammation récente, un bruit de souffle qui existait depuis longtemps, mais qu'on observe pour la première fois. Cette même erreur n'est que trop commune dans le cas dont il s'agit ici, et elle entraîne, cela se comprend, des résultats tout aussi fâcheux.

En avertissant le malade qu'il est atteint d'une affection organique du cœur, et en faisant suivre une déclaration si peu judicieuse, par l'institution d'un traitement dangereux et dont l'ignorance a posé les bases, on fait cesser l'état de tranquillité dans lequel le malade vivait, et qui faisait toute sa sécurité. Le cœur devient facilement excitable et irrégulier dans son action; rien d'étonnant, dès lors, à ce qu'aux *signes physiques* viennent se joindre les *symptômes* de la maladie.

L'apparition récente des signes d'une affection chronique ancienne est une circonstance que ne doivent ignorer aucun de ceux qui s'occupent des examens médicaux auxquels donnent lieu les assurances sur la vie. Quelquefois on déclare, après un examen attentif, que tel individu peut être assuré. L'assurance effectuée, le même individu présente, au bout de peu de temps, un ensemble de symptômes qu'on envisage habituellement comme indiquant une affection chronique du cœur. Il est possible que la mort survienne quelques mois après l'assurance, et l'on peut alors contester le payement de la somme stipulée, par le motif que la maladie du cœur avait échappé au médecin. J'ai vu se développer tous les signes et tous les symptômes de l'insuffisance aortique, quelques mois seulement après une assurance sur la vie, faite pour une très-forte somme; et cependant au moment de l'examen médical, fait par un excellent praticien, il n'existait aucun signe d'une maladie cardiaque. J'ai vu, de même, les signes d'une affection chronique des valvules mitrales se développer avec une grande intensité dans l'espace de quelques jours. Ces faits sont importants en pratique, car, dans le cas d'une action en justice sur le fait d'ignorance ou de négligence, contre le praticien qui a fait l'examen, les médecins appelés en témoignage pourraient être portés à déclarer que la maladie a pu échapper à l'observateur, plutôt que d'admettre qu'elle se fût produite si rapidement. Cette déclaration serait dictée par l'opinion qui veut que le développement d'une maladie coïncide avec l'apparition de ses symptômes et de ses signes, doctrine insoutenable pour les maladies aiguës, et à plus forte raison pour les maladies chroniques.

Il peut arriver que les signes physiques se montrent à une période assez rapprochée du début de la maladie, pour qu'on ne puisse leur assigner une durée moindre qu'à celle-ci : ces faits sont cependant exceptionnels. Le plus souvent, les progrès de la désorganisation marchent, probablement depuis longtemps, avant que la lésion soit assez avancée pour produire des signes physiques évidents (1).

Nous avons parlé déjà de l'erreur qu'on commet, en prenant une affection valvulaire chronique pour une maladie aiguë. Cette erreur n'est que trop commune; elle est fréquemment le point de départ de deux autres fautes : la première, c'est de faire admettre l'origine récente de la maladie; la seconde, c'est de faire croire à une marche nécessairement progressive. Il semble néanmoins qu'il existe des affections valvulaires dont les progrès se suspendent, ou se font si lentement, qu'on peut les ranger dans une catégorie distincte, et les séparer des maladies ordinaires du même genre. L'observation que nous allons rapporter, vient à l'appui des réflexions que nous a suggérées le diagnostic erroné dont il est ici question, et dont nous avons signalé plus haut les conséquences fâcheuses.

Il y a maintenant bien des années, je fus consulté dans les circonstances suivantes : un homme de bonne famille, jouissant d'une excellente santé depuis plusieurs années, fut atteint de la grippe qui

---

(1) D'après une idée ingénieuse émise par un de mes amis, habile médecin américain qui étudiait cette année à Dublin, on peut comparer ce fait à ce qui se passe quand on bâtit une tour derrière une colline : on doit en avoir construit la plus grande partie, avant que ceux qui sont placés de l'autre côté puissent l'apercevoir.

régnait alors épidémiquement. L'inflammation bronchique fut assez forte pour qu'on appelât un médecin ; celui-ci, en examinant la poitrine afin de déterminer le degré de gravité de la bronchite, découvrit (bien que le malade ne se plaignît d'aucun trouble du côté du cœur), un bruit de souffle qui masquait le premier bruit, et s'entendait surtout à la région gauche du cœur. Le malade fut alors prévenu qu'il était atteint d'une affection valvulaire, et ce diagnostic fut confirmé dans une consultation où l'on réunit quelques membres éminents de la Faculté. On modifia aussitôt la manière de vivre du malade. Habitué à une vie active et à l'exercice à pied et à cheval, habitué également à boire largement du vin, il dut se contenter de marcher lentement sur un terrain plan, et l'on prescrivit une alimentation peu abondante et l'abstention complète de toutes les boissons fermentées. Ce changement complet de régime, les effets ordinaires d'un traitement médical inutile, et la crainte d'une mort subite, inspirée si inopinément à un jeune homme ardent et exerçant une profession active, produisirent naturellement un effet déprimant extrême, aussi bien sur le moral que sur le physique. C'est alors que je vis le malade pour la première fois. L'embonpoint était conservé, le pouls, parfaitement régulier, avait une force raisonnable ; l'action du cœur était calme. Le malade m'assurait n'avoir jamais ressenti ni incommodité, ni palpitations à la région précordiale, avant qu'on eût reconnu l'existence du bruit de souffle, ou pour mieux dire avant qu'on eût défendu l'usage des stimulants et suspendu les habitudes d'activité. Je constatai un murmure distinct, mais sans rudesse, au premier bruit du cœur. Ce bruit de souffle était limité à la région de la valvule mitrale. Les poumons étaient sains, jamais ils n'avaient été le siége d'aucune congestion ni d'aucune inflammation, excepté celle dont il a été question plus haut. Prenant en considération la bonne santé antérieure et les habitudes du malade, ainsi que cette circonstance que la grippe ne s'était pas accompagnée des symptômes d'une péricardite ou d'une endocardite, prenant en considération aussi les modifications fâcheuses survenues dans la santé générale, et même dans l'état du cœur, depuis le changement de régime, je pensai que le bruit de souffle pouvait dépendre de quelque affection valvulaire ancienne, passive et stationnaire. Cette supposition fut pour moi changée en certitude presque complète, lorsque le malade m'eut appris qu'il avait été atteint, sept ou huit ans auparavant, d'un rhumatisme goutteux qui avait intéressé un grand nombre d'articulations. Il devenait à peu près certain que le bruit de souffle datait de la même époque, mais que la maladie n'ayant pas fait de progrès, les valvules étaient modifiées dans leur structure, sans que cette modification fût portée au point d'en gêner les fonctions. Nous avions donc affaire, plutôt à la cicatrice d'une blessure, qu'on nous passe la comparaison, qu'à la blessure elle-même. J'expliquai ma manière de voir au malade, et je m'efforçai de le rassurer autant que possible. Je lui conseillai de ne point abandonner sa profession, de faire un usage modéré des stimulants diffusibles et de cesser de fumer. Enfin je lui recommandai de venir me revoir au bout d'un an. C'est ce qu'il fit ; je pus constater alors une amélioration considérable au moral et au physique, bien que les signes fournis par l'exploration du cœur ne se fussent nullement amendés. Je revis cet homme, une fois par an, pendant plusieurs années ; lors de son avant-dernière visite, il venait tout récemment de chasser pendant près d'un mois dans la haute Écosse. Chaque jour il avait, pendant huit heures, gravi les montagnes à pied, chargé d'un fusil pesant et de ses munitions de chasse, et faisant largement usage de stimulants diffusibles. Jamais il n'avait éprouvé la plus légère difficulté de respiration, et il jouissait, au moment où je le vis, d'une santé des plus florissantes et d'un repos d'esprit complet. Il y a maintenant plus d'un an que je ne l'ai revu ; il était alors parfaitement bien portant, bien que le bruit de souffle persistât avec les mêmes caractères.

On ne peut douter raisonnablement que l'individu dont il s'agit, n'ait présenté continuellement, pendant plus de douze ans, un bruit de souffle mitral ; ce cas prouve bien qu'il ne faut pas confondre les résultats d'une maladie avec la maladie elle-même, et qu'on ne doit pas chez un malade atteint d'une affection chronique locale, modifier à la légère les habitudes de la vie, quant à l'exercice et à l'usage des stimulants, lorsque sous l'empire de ce régime, la lésion locale ne fait point de progrès, et que l'état général continue à rester bon.

On pourrait citer d'autres faits dans lesquels un murmure cardiaque a persisté longtemps, sans qu'il soit survenu aucun autre symptôme particulier d'une affection du cœur. On rencontre même des hommes

capables de se livrer à des exercices violents, bien que l'auscultation
révèle chez eux, depuis longues années, l'existence d'un murmure
intense et râpeux. J'ai connu un gentleman avancé en âge, et chez
lequel, pendant quatre ans, à ma connaissance, il y a eu persistance
d'un bruit de souffle rude et très-prononcé à l'orifice mitral ; cependant à chaque saison, il manquait rarement une journée de chasse,
et c'était un écuyer intrépide et téméraire.

Une autre circonstance encore demande de la part du praticien
une grande circonspection au point de vue du diagnostic et du pronostic : c'est la coïncidence de murmures organiques et de murmures anémiques. Cette combinaison n'est pas rare, surtout chez
les jeunes sujets du sexe féminin, et il est souvent difficile de dire
quelle est l'affection primitive. On rencontre généralement alors, avec
les symptômes de l'anémie, un bruit de souffle mitral, sans hypertrophie évidente du cœur. Quel praticien pourrait dans ce cas, après
un, ou même après plusieurs examens, déterminer les conditions
dans lesquelles se trouve le cœur? Il y aurait témérité à déclarer
qu'il n'existe pas d'affection organique. En effet, la coexistence d'une
affection organique capable de donner lieu à un murmure, et d'un état
du sang produisant des murmures anémiques, n'est pas seulement
possible ; elle est probablement très-fréquente.

En voici un exemple :

OBS. XVIII. — *Affection mitrale ; chlorose.*

Une jeune fille, âgée de dix-huit ans, offrait les symptômes caractéristiques de l'anémie et de la chlorose, fut soignée par moi à l'hôpital de Meath, pendant l'année 1842. Les signes d'une affection
organique de la valvule mitrale existaient chez elle, mais en raison
de l'âge et des conditions de santé, je suspendis la partie de mon
diagnostic qui avait trait à l'état exact du cœur, et je me bornai à
essayer d'améliorer l'état général. La malade fut ensuite soignée
par le docteur Bigger ; elle mourut au mois de décembre 1842 avec
les symptômes de la congestion pulmonaire et de l'anasarque : la
durée totale de la maladie avait été de deux ans. A l'autopsie, on
trouva l'orifice auriculo-ventriculaire en forme d'entonnoir et tellement rétréci, qu'on y pouvait à peine passer une plume d'oie. L'aorte

était saine ainsi que ses valvules. L'oreillette gauche distendue était
épaissie dans ses parois (1).

Je cite ce fait comme un de ceux où le praticien doit s'abstenir
de porter un diagnostic positif de l'état du cœur. Lorsque je vis la
malade, les signes physiques étaient indubitablement ceux d'une
affection organique de la valvule mitrale ; cependant, son âge, son
état anémique, la périodicité des accidents, me firent hésiter à déclarer quelle part il fallait faire à la lésion organique et à l'altération
fonctionnelle, dans la production des phénomènes morbides.

Dans une communication faite à la Société pathologique, j'ai
rapporté l'observation d'une femme âgée de vingt ans et qui présentait tous les symptômes de l'anémie. Chez elle l'exercice musculaire était suivi de palpitations violentes ; il existait du gonflement
des pieds ; les lèvres avaient une teinte un peu livide ; au premier
temps du cœur on entendait un murmure musical fort. Le deuxième
bruit cardiaque était normal, mais le murmure musical se propageait
dans l'aorte et dans ses principales divisions. Du reste, pas de signes
d'hypertrophie. Nous ajouterons que cette femme n'était point hystérique. Nous vîmes souvent la malade, le docteur Chambers, sir
Philip Crampton et moi, et la question de l'existence d'une lésion
organique ne fut jamais vidée. Sous l'influence d'un traitement
par les ferrugineux, les toniques et les autres moyens propres à
combattre l'anémie , tous les symptômes de la chlorose disparurent, ainsi que le bruit de souffle dans les artères ; les symptômes de l'affection cardiaque cessèrent et la malade put de nouveau se livrer avec plaisir à la promenade, à l'équitation et à la
danse. Seul, le murmure mitral persista, mais il avait perdu, en
grande partie, son caractère musical. Depuis trois ans, la malade
jouissait, en apparence, d'une santé parfaite, lorsqu'au moment de
quitter la maison de son père, pour faire quelques visites de charité,
elle mourut subitement sur le seuil de la porte.

Il y avait ici réunion évidente de bruits de souffle organiques et
anémiques, et cependant il fut tout d'abord impossible d'arriver à un
diagnostic précis. Je reviendrai sur ce fait en parlant des bruits de
souffle anémique en général, et je me contente de faire remarquer
ici, que cette difficulté du diagnostic, au début de la maladie, tout au

1) *Transactions de la Société pathologique de Dublin*, janvier 1843.

moins, n'empêcha, en aucune façon, l'institution d'un traitement convenable, et qui fut suivi de tout le succès qu'on en pouvait attendre en pareil cas. Comme la nature de la maladie était restée douteuse, nous crûmes devoir accorder à la malade le bénéfice du doute, et nous occuper plus de l'état général que de l'état local. Il nous était impossible de décider si ce bruit de souffle était entièrement sous la dépendance d'une cause fonctionnelle, ou bien s'il était dû en partie à une altération organique : mais l'anémie était évidente; l'histoire de la maladie, le peu d'abondance de l'écoulement menstruel, le murmure artériel, et l'absence de toute altération du deuxième bruit, ne pouvaient laisser de doute à cet égard. C'est à cet état anémique que s'adressèrent nos moyens curatifs. Or, pour toute personne qui connaît les affections cardiaques, il est évident que la vie fut prolongée par un traitement qui négligeait complétement la maladie organique et qui pouvait même l'aggraver, de l'avis au moins d'un grand nombre de médecins. En effet, ce traitement comprenait comme médicaments : le fer, le quinquina et le vin ; comme hygiène, un exercice actif, et tous les plaisirs que peut procurer un rang élevé dans la société.

D'après les observations qui précèdent, on doit se demander si, dans des affections cardiaques confirmées, les symptômes ne peuvent pas manquer, aussi bien que les signes physiques. Cela n'est pas aussi rare qu'on pourrait le supposer. Une désorganisation lente de l'un ou de plusieurs orifices du cœur, peut se faire progressivement, sans qu'aucun symptôme laisse soupçonner l'existence de la maladie. Il semble que le cœur ait la faculté d'ajuster son action aux altétions mécaniques qu'il a subies, et de régler cette action de manière que la circulation continue à s'accomplir sans troubles manifestes. Que l'état général de la santé vienne à se troubler, et les signes et les symptômes d'une affection du cœur se montrent subitement.

En 1840, j'ai montré à la Société pathologique le cœur d'un homme dont l'histoire vient à l'appui des idées que je viens d'exposer. Le malade dont il s'agit avait atteint l'âge moyen de la vie; il était extrêmement actif, et avait toujours été bien portant avant la maladie qui l'emporta. Peu de jours avant sa mort, cet homme fut pris de frissons, suivis de fièvre et des signes d'une irritation bronchique. Il resta deux jours dans cet état avant de faire venir son médecin; celui-ci le trouva avec de la fièvre et une inflammation des bronches ; le cœur était en proie à une excitation extraordinaire. Ses battements, très violents et tumultueux, se percevaient dans une grande étendue de la poitrine, et s'accompagnaient en outre d'un bruit de souffle au premier temps. Pendant trois ou quatre jours, le malade alla assez bien, puis il expira subitement. A l'autopsie, on trouva le cerveau sain, mais l'examen du cœur révéla des désordres très-singuliers. Le ventricule gauche était distendu par du sang liquide, et l'orifice de l'aorte était le siége de dépôts de matières ossifiées qui l'obstruaient à un degré que je n'ai jamais retrouvé ni dans ma pratique, ni dans les descriptions des auteurs. Au premier abord, toute ouverture semblait avoir disparu ; mais, en examinant du côté du ventricule, on découvrait une très-petite fente de quatre lignes de longueur à peu près, sur une ligne de largeur, et qui pouvait tout juste laisser passer un stylet fin.

Jamais cet homme n'avait offert aucun symptôme d'une affection cardiaque, avant la maladie qui l'emporta, et son médecin ne soupçonnait en aucune façon l'existence d'un état morbide chronique. Il est probable que si ce malade se fût présenté à une compagnie d'assurance sur la vie, on n'eût pas hésité à le déclarer dans d'excellentes conditions d'existence, si l'on s'en fût rapporté à l'historique et aux symptômes. Peut-être l'examen physique du cœur eût-il révélé la lésion extraordinaire qui existait, mais il est très-possible qu'en raison même du volume extraordinaire des dépôts oblitérants, on ne l'eût pas reconnue, tant que l'action du cœur fût restée calme. Il aurait pu n'y avoir aucun murmure ni aucun bruit anormal au niveau des valvules aortiques, et l'intégrité des valvules pulmonaires et auriculo-ventriculaires assurait la netteté des deux bruits cardiaques. De plus, le rétrécissement aortique considérable n'avait pas permis au pouls de prendre le caractère particulier qu'il offre dans l'insuffisance.

Voici donc un autre cas dans lequel les signes et les symptômes d'une affection chronique existant depuis longtemps, se sont développés subitement : nouveau témoignage en faveur de ce fait, que les souffrances éprouvées dans le cours d'une maladie dépendent, dans de certaines limites au moins, plus de l'état vital que de l'état physique des organes. Chez le malade dont il vient d'être question, les symptômes de la maladie cardiaque manquèrent jusqu'au moment où la fièvre de la grippe se montra ; le cœur fut alors troublé dans son action, et cessa de pouvoir entretenir la circulation.

Le docteur Graves a cité un autre exemple d'une obstruction considérable de l'orifice aortique. Les produits d'ossification remplissaient les sinus de l'aorte et rétrécissaient l'orifice de ce vaisseau, au point de n'y laisser passer qu'une plume d'oie de petit calibre. Le malade était un homme de cinquante-quatre ans, et menait une vie active. Six mois avant sa mort, et sans qu'il eût jamais éprouvé aucune incommodité ou que sa santé fût en rien troublée, il fut pris d'une dyspnée très-forte en gravissant une colline. Plus tard, la marche, même sur un terrain plan détermina une grande anxiété et des accès de dyspnée. Entre les attaques, la santé semblait être tout à fait bonne. Un mois avant sa mort, le malade eut la grippe, et ne s'alita pas ; après quinze jours de maladie, il consulta le docteur Graves. Celui-ci constata des battements violents et irréguliers du cœur. Un bruit de soufflet fort et coïncidant avec le premier bruit s'entendait dans toute la région cardiaque, jusqu'à la partie supérieure du sternum. Il y avait de la bronchite, de la toux et des accès d'asthme. Ces accidents augmentèrent très-rapidement, l'orthopnée et l'hydropisie se montrèrent, et la mort survint assez subitement.

Cette observation est intéressante par le développement brusque des symptômes d'une maladie qui, depuis longtemps, devait être en voie de progrès. Deux causes concoururent à amener, dans les conditions de la vitalité du cœur, la modification dont les effets entraînèrent la mort : l'effort que fit le malade pour gravir une colline, et l'invasion de la grippe (1).

Bouillaud a admis que, dans certaines circonstances, il se développe des fibres musculaires dans les valvules elles-mêmes (2); nous ne pouvons accepter cette opinion, au moins quant à présent ; il faut donc, en étudiant la pathologie générale des maladies des val-

---

(1) Je puis citer comme un exemple de l'influence d'une cause perturbatrice générale, sur l'apparition des symptômes d'une altération locale préexistante, l'histoire d'un homme qui fut atteint d'une grippe épidémique grave. Après trois ou quatre jours, les accidents cessèrent brusquement, et le malade éprouva pour la première fois de sa vie une irritabilité de la vessie, assez forte pour l'obliger à uriner toutes les cinq ou toutes les dix minutes. L'urine était parfaitement normale. Ces symptômes ayant persisté pendant une quinzaine de jours, on introduisit une sonde et l'on constata dans la vessie la présence d'un calcul volumineux. L'opération de la lithotritie fut faite avec succès.

(2) « Enfin, comme certaines parties du cœur de l'homme ont un développement beaucoup moindre que celles du cœur de bœuf, ce dernier peut nous mon-

vules, ne leur reconnaître qu'une structure simple : ce ne sont que
des instruments passifs, pour ainsi dire, du mécanisme puissant et
compliqué dont ils font partie.

Il serait hors de propos, dans un ouvrage essentiellement pratique,
d'approfondir minutieusement l'anatomie pathologique des différentes affections valvulaires. On trouvera d'ailleurs, à ce sujet, des
renseignements nombreux dans les auteurs allemands, anglais et
français, qui ont écrit sur la matière. Mais il est une question qui
touche de près à la pratique et qu'on peut discuter ici en toute
assurance, c'est de savoir s'il est possible d'admettre que toutes les
affections valvulaires résultent de l'endocardite, et ne soient même
que des exemples de cette maladie, sous sa forme aiguë ou chronique.

Au point de vue de la pratique médicale, on peut diviser les affections valvulaires en deux classes, suivant que la cardite a été probablement le point de départ de la maladie, ou qu'il n'y a aucune
preuve qu'un travail inflammatoire ait été pour rien dans le développement des lésions. Et il est important de faire remarquer que, même
pour les maladies de la première espèce, bien que le travail morbide né de l'inflammatoin puisse continuer et amener des altérations
successives, rien n'indique la persistance de l'inflammation elle-
même ; ce serait donc fréquemment à tort qu'on décrirait ces maladies sous le nom d'endocardite chronique. A l'exception peut-être de
la cohésion simple des valvules, les lésions sont les mêmes chez les
malades des deux catégories, dont il vient d'être question. On y rencontre également l'épaississement, l'opacité, les dépôts de matières
calcaires ou athéromateuses, le rétrécissement et l'insuffisance.
Il n'est guère permis de douter que, même lorsque les altérations

trer, avec des caractères bien tranchés, des éléments qui n'existent pas, ou qui
n'existent du moins qu'à l'état rudimentaire, dans le cœur de l'homme. C'est ainsi,
par exemple, qu'on trouve distinctement dans les valvules du cœur de bœuf des
fibres musculaires, tandis qu'on n'en aperçoit aucun vestige dans les valvules
du cœur de l'homme à l'état sain. Je dis à l'état sain seulement et non à l'état
anormal, car il ne m'est pas démontré qu'à ce dernier état il ne puisse se rencontrer
quelques fibres musculaires dans les valvules. Je viens d'examiner, il y a quelques jours, le cœur d'un jeune homme fortement constitué, chez lequel la valvule
bicuspide était considérablement hypertrophiée. Or, il y avait dans l'épaisseur de
cette valvule quelques fibres ou filets rougeâtres qui avaient une grande ressemblance avec des fibres musculaires très-minces. » (BOUILLAUD, *Maladies du cœur.*)

ont une marche progressive, leur évolution ne s'accomplisse sous l'influence d'actes pathologiques bien différents de l'inflammation.

En signalant comme une des erreurs principales de la pathologie de l'école de Broussais, l'idée que l'inflammation est une, dans sa nature, nous avons déjà dit quelques mots à ce sujet; nous avons signalé aussi la faute que l'on commet si fréquemment en continuant à traiter comme inflammatoire, une maladie qui n'a plus ce caractère ou qui ne l'a peut-être jamais eu. Ces principes s'appliquent à la curation de beaucoup d'autres affections cardiaques, et particulièrement à l'insuffisance permanente des valvules mitrales et aortiques. Il est difficile d'exagérer l'étendue du mal que peut produire, dans un grand nombre de maladies chroniques du cœur, une pratique qui est fondée, non sur l'expérience, mais sur une théorie fausse qui fait adopter le traitement antiphlogistique local et général.

Il ne faut pas croire, d'un autre côté, qu'il n'existe pas telle circonstance où l'on ne doive traiter une maladie cardiaque valvulaire comme une affection inflammatoire, et dont on puisse espérer la guérison. Lorsqu'un murmure valvulaire se montre pendant le cours d'une péricardite ou à sa suite, on doit combattre la phlogose de l'endocarde par tous les moyens possibles. Il en est de même, quand le murmure s'est développé depuis peu, dans les cas où il y a surexcitation du cœur, en dehors de toute phlogose du péricarde. L'expérience a prouvé que dans beaucoup de cas de cette espèce, le traitement est suivi de bons résultats, et qu'on empêche ainsi le développement des maladies organiques du cœur. Mais il faut être sûr que le bruit de souffle est récent ; et l'on doit se garder de prolonger le traitement plus qu'il ne convient. On ne peut fixer exactement le moment où il faut s'arrêter, car il varie dans chaque cas ; c'est à l'expérience et au jugement du praticien à déterminer l'instant où il devient opportun de changer ou de suspendre les moyens curatifs.

La persistance du bruit de souffle pendant huit ou dix jours est regardée par le docteur Hope comme indiquant le passage de la maladie à l'état chronique; il pense que cet état chronique peut, après une durée de plusieurs semaines et même de plusieurs mois, être combattu avec avantage par les moyens antiphlogistiques. J'ai vu plusieurs cas dans lesquels, après un mois, l'hyperstimulation du cœur, sous l'influence des stimulants, semblait dénoter la persistance de l'inflammation; il est utile, néanmoins, si le bruit de souffle dure

trois ou quatre septénaires, de se tenir sur ses gardes, et de ne pas
affaiblir l'état général à un trop haut degré, en essayant en vain de faire
disparaître une altération organique par un traitement minoratif.

Nous verrons, lorsque nous en serons au traitement des affections
chroniques du cœur, dans quelles limites le traitement tonique et stimulant est applicable dans l'endocardite aiguë.

On admet généralement que dès qu'une affection organique existe,
il s'établit un travail de désorganisation progressive qui se termine
nécessairement par la mort; que celle-ci arrive par rupture des valvules, par une maladie organique des autres parties du cœur, ou par
l'obstacle à la circulation. Cela est vrai dans un grand nombre de
cas. Mais, nous l'avons déjà dit, il est très-probable que la désorganisation marche quelquefois très-lentement, et le malade peut ainsi
vivre pendant bien des années dans un état de santé passable, sinon
bon; s'il n'en était pas ainsi, il faudrait admettre que le travail
morbide s'arrête et que la lésion reste stationnaire. Plusieurs faits
que nous avons observés ne peuvent s'expliquer autrement. Il est
probable que les valvules, modifiées en partie dans leurs conditions
anatomiques, continuaient à accomplir leurs fonctions, de sorte qu'il
n'y avait ni insuffisance, ni obstacle notable au cours du sang. Les
malades dont le cœur est peu excitable, jouissent d'une excellente
santé qui leur permet, même pendant de longues années, de mener
une vie active, et de se livrer à des efforts musculaires, tout en continuant l'usage du vin et d'une diète généreuse. C'est dans ces cas qu'une
intervention médicale maladroite est suivie des plus tristes effets

On peut dire, d'une façon générale, que l'insuffisance, avec ou sans
rétrécissement, est le résultat final des affections valvulaires chroniques. Elle s'accompagne de conditions diverses des cavités du cœur,
telles que l'hypertrophie, la dilatation, ou la réunion de ces deux
états. Mais il est impossible de déterminer avec la même certitude
quelles sont les altérations des cavités qui se produiront, ou plutôt
que l'on rencontrera, à la fin de la maladie. En effet, les modifications
de tissu musculaire du cœur ne varient pas seulement avec l'importance de l'obstacle qui siége aux orifices, elles dépendent aussi du
degré auquel est arrivée l'insuffisance. On retrouve dans les oreillettes
et les ventricules, les lésions que la maladie valvulaire a produites à
son début, aussi bien que celles qui appartiennent à ses dernières
périodes.

Le praticien, appelé à traiter une affection valvulaire, doit, après avoir reconnu l'existence d'une lésion organique de l'orifice mitral, de l'orifice aortique, ou des deux orifices à la fois, étudier avec une attention toute particulière les points que voici :

1° L'obstacle au cours du sang est-il considérable ?

2° L'énergie du cœur a-t-elle augmenté ou diminué d'une manière permanente ?

3° Y a-t-il agrandissement des cavités du cœur ?

4° L'action du cœur est-elle régulière ou irrégulière ?

5° Quelle a été la durée de la maladie ?

C'est après la solution de ces questions que le traitement peut être institué ; et c'est sur elles que se fonde, en grande partie, le pronostic.

Supposons, par exemple, que l'on rencontre un murmure lié au premier bruit et ayant son siége au niveau de la valvule mitrale avec ou sans hydropisie des extrémités inférieures. Si l'impulsion du cœur est normale, si ses contractions sont régulières et que le pouls soit en rapport avec leur force et leurs autres caractères, si la région précordiale a sa sonorité habituelle à la percussion, si enfin les poumons ne présentent aucun signe de congestion, et si le foie n'a pas augmenté de volume, on peut en conclure que l'intervention active du médecin n'est pas bien nécessaire. Qu'il soit modéré dans les changements à apporter aux habitudes du malade, lorsque le bruit de souffle existe depuis longtemps sans s'être beaucoup modifié, et si la santé générale n'est pas compromise ; qu'il se contente, en ayant soin de ne pas éveiller les craintes du malade, de l'engager à éviter toutes les causes qui stimulent le cœur outre mesure, et que l'*expérience fait connaître pour chaque cas particulier.*

De même, si, dans le cours d'une affection valvulaire chronique, l'œdème des extrémités inférieures s'est produit, si le malade a eu des attaques d'asthme cardiaque, ou s'il a craché du sang, si l'énergie des contractions du cœur est conservée et que le pouls soit petit et faible, si le cœur fonctionne avec irrégularité et que la percussion révèle l'augmentation de volume de ses cavités, si enfin il semble manifeste que les accidents paroxystiques ont été déterminés par diverses causes, telles qu'un exercice musculaire poussé trop loin, des désordres du côté du foie, des inquiétudes morales, ou l'abus des stimulants, on en conclura que les cavités du cœur sont atteintes, et que la maladie suit très-probablement une marche progressive. Le traitement et le pronostic seront établis en conséquence. Le praticien sait qu'il a affaire, non-seulement à une maladie des valvules, mais à ses effets consécutifs les plus graves; il sait aussi que le danger d'une mort subite est beaucoup plus grand que dans le cas précédent.

Enfin, le médecin peut constater les signes indiquant un affaiblissement du cœur, et ceux-ci se présentent sous deux formes également caractéristiques :

1° Contractions du cœur extrêmement irrégulières, faibles, rapides et tremblottantes (*fluttering*) (1); le pouls qui leur correspond est rapide, inégal, irrégulier et intermittent. Il est difficile ou impossible de distinguer le premier bruit, du second.

2° Ralentissement pathologique des contractions du cœur, avec conservation de leur régularité; l'impulsion cardiaque est faible, et peut même manquer entièrement, lorsque le cœur est tranquille, ou lorsque le malade n'est pas couché sur le côté gauche.

Si, en même temps que ces symptômes, le praticien constate, chez son malade, le besoin involontaire d'une respiration suspirieuse, s'il y a eu des attaques répétées de syncopes ou d'accidents simulant l'apoplexie, et si ces désordres sont atténués par une médication stimulante, il en conclura, qu'avec une maladie valvulaire mitrale ou aortique, ou bien occupant à la fois les deux orifices, il existe un affaiblissement du cœur, et très-probablement un commencement de dégénérescence graisseuse. Le sens commun, sans qu'il soit ici besoin de parler d'expérience médicale, indique suffisamment alors le traitement à instituer.

D'après ce qui précède, on voit que si le diagnostic des affections valvulaires dépend de l'existence de certains signes physiques et de leur interprétation, le pronostic et le traitement, au contraire, sont fondés sur l'état dans lequel se trouve le tissu musculaire du cœur. Il est vrai que dans les affections valvulaires confirmées, la mort peut quelquefois arriver subitement, le plus ordinairement par la rupture des valvules ou des cordes tendineuses qui les sous-tendent. Mais l'appréciation de l'état du cœur, dans son ensemble, peut seule nous

___

(1) *Fluttering :* ce mot n'a pas d'équivalent dans la langue française ; il signifie littéralement : semblable au battement des ailes d'un oiseau.

permettre de juger de la probabilité d'un pareil événement, puisque les signes de l'affection valvulaire n'ont point de caractère stéthoscopique particulier qui indique exactement la forme des lésions anatomiques. L'inocclusion permanente se révèle souvent, il est vrai, par un double bruit de souffle caractéristique, surtout lorsque la maladie siége au niveau de l'orifice aortique ; mais, ce cas excepté, les murmures se rencontrent dans un grand nombre d'affections cardiaques très-différentes, telles que la dilatation ou le rétrécissement, les dépôts de matières ossifiées ou cartilagineuses, les excroissances verruqueuses, les perforations, les adhérences, les concrétions polypiformes, les anévrismes ; on pourrait presque dire que chaque variété de murmures peut exister dans chacune des formes des maladies du cœur. L'état des cavités du cœur, et l'intégrité ou l'altération du tissu musculaire cardiaque, ont, du reste, une telle importance dans toutes ces maladies, qu'on doit admettre comme un précepte fondamental en pratique, qu'il est bien plus utile de connaître exactement les conditions dans lesquelles se trouvent les oreillettes et les ventricules, que de déterminer le siége ou la nature de l'affection valvulaire.

On n'a pas encore expliqué pourquoi, dans quelques cas, les cavités cardiaques ne sont point modifiées dans leurs conditions vitales et physiques, tandis que, dans d'autres circonstances, l'affection valvulaire est le point de départ d'altérations si variées. Il se peut que dans les maladies d'origine inflammatoire, les altérations des valvules, et celles du tissu musculaire du cœur marchent de pair, et que ce soit par conséquent une erreur, de ne voir dans l'hypertrophie et les dilatations, que les effets mécaniques de l'affection valvulaire. Il se peut aussi que la maladie, par une *artérialisation* incomplète du sang, détermine l'affaiblissement du cœur : ce même résultat peut être produit par l'obstruction des artères coronaires, ainsi que l'a démontré le docteur Quain.

D'un autre côté, si, en dehors de tout processus inflammatoire, le travail de désorganisation commencé dans les valvules marche lentement, il peut déterminer des dépôts ossiformes considérables, sans que, pendant longtemps, les cavités du cœur présentent la moindre altération. Les malades chez lesquels cette particularité se rencontrera de préférence, seront ceux dont le cœur est peu excitable, dont les fonctions digestives et respiratoires continuent à se bien faire, et qui ont échappé à l'influence perturbatrice de l'intervention médicale, et aux craintes que leur inspire la pensée d'être atteints d'une maladie incurable.

L'étude de la pathologie cardiaque nous amène forcément à une autre conclusion : c'est que, dans les affections du cœur, l'excitation et l'irrégularité des fonctions de l'organe sont causées plutôt par l'état du cœur tout entier, que par les conditions qui se rapportent aux valvules. Il n'est pas une seule forme de lésion valvulaire simple, qu'on n'ait rencontrée avec un fonctionnement parfaitement régulier de l'organe ; ce n'est donc pas à la lésion qu'il faut attribuer l'irrégularité ou l'excitation, lorsqu'elles existent. Qu'on ne l'oublie pas, l'irrégularité de l'action du cœur n'est jamais plus forte que dans les cas où il n'y a pas de lésions valvulaires. Les palpitations goutteuses, les affections nerveuses ou hystériques du cœur, les accidents cardiaques sympathiques de l'état de l'estomac ou du foie, l'affaiblissement uni à la dilatation du cœur et qui s'accompagne de congestion pulmonaire et hépatique, comme dans l'observation de M. Colles, telles sont les circonstances où l'on constate, au plus haut degré, l'irrégularité et même l'activité exagérée des fonctions du cœur. Or, ces désordres peuvent se montrer indépendants de toute affection valvulaire ; si celle-ci existe, elle est inconstante dans son siége, son étendue et sa nature, et ne saurait, en aucune façon, expliquer les accidents fonctionnels. L'ignorance de ces faits est trop souvent la cause de jugements erronés, portés par des médecins. Dans leur esprit, l'idée d'une affection valvulaire se lie si étroitement à celle de l'irrégularité du cœur, qu'ils diagnostiquent une maladie incurable dans des cas où tout rentre dans l'ordre, sous l'influence d'un émétique, d'une potion calmante, d'une attaque de goutte articulaire aux extrémités, ou de quelques doses de mercure.

Un fait remarquable qui s'est passé à Dublin, il y a plusieurs années, vient prouver la vérité de ce que nous venons d'exposer. — La malade, femme d'une haute intelligence, éprouvait, depuis quelques années, des palpitations violentes et extraordinaires revenant sous forme d'accès très-prolongés. Pendant ces accès, le cœur était en proie à une excitation violente, ses battements, très-irréguliers, s'accompagnaient d'un bruit de souffle fort, se rapprochant du bruit de râpe. Elle fut examinée plusieurs fois, au moment des palpitations, par des médecins d'une expérience consommée, et ils furent d'accord sur l'existence d'une affection singulière, et très-prononcée, des valvules. Après avoir éprouvé ces mêmes accidents pendant plusieurs années, la malade me consulta. Le paroxysme était alors à sa période de déclin, après une durée de plusieurs semaines; mais les battements du cœur étaient irréguliers, avec un bruit de souffle fort et légèrement métallique, qui semblait se rattacher au premier temps du cœur. La malade me pria de suspendre mon appréciation de son état, jusqu'à ce que je l'eusse revue après une dizaine de jours. Elle était, du reste, parfaitement convaincue de l'existence d'une affection organique dont la terminaison serait fatale. Je revis la malade à l'époque fixée par elle-même. Le cœur était parfaitement tranquille, le pouls naturel, et toutes traces de murmure avait disparu. Quelques années après, je revis cette dame ; elle était alors dans un état de santé parfait, et se plaisait à raconter que non-seulement elle avait fort embarrassé les médecins, mais qu'elle avait découvert, elle-même, le moyen de se guérir : ce moyen consistait en un émétique pris au moment de l'accès; un vomissement provoqué accidentellement au début d'une de ses crises, par un médicament qu'elle avait pris, l'avait mise sur la voie de la découverte. Depuis cette époque, à chaque attaque, la malade prenait un vomitif. Les accès devinrent de moins en moins intenses, et finirent par disparaître complétement. A l'époque où je vis la malade pour la dernière fois, elle se livrait impunément à un exercice actif; les contractions et les bruits du cœur ne présentaient rien d'anormal.

Voici un autre fait, probablement de même nature : un jeune homme fut apporté à l'hôpital, en proie à une surexcitation extraordinaire du cœur ; celui-ci battait avec une violence telle, qu'on crut avoir affaire à une cardite très-grave. Le patient fut soumis à un traitement d'une énergie extrême, mais fort inopportune. Il fut saigné à plusieurs reprises et très-largement ; le mercure fut employé à haute dose, on eut recours enfin à tous les moyens propres à faire cesser une inflammation locale. Cependant rien ne semblait avoir prise sur la maladie, et comme les forces du malade étaient épuisées sans que l'action du cœur eût rien perdu de sa terrible violence, le médecin aux soins duquel était confié le malade suspendit le traitement : on s'attendait chaque jour à voir succomber le patient. Une potion contenant de l'éther, du laudanum et d'autres ingrédients, détermina des vomissements abondants : ceux-ci furent suivis du retour complet de la régularité et de la tranquillité à l'action du cœur. Le bruit de souffle disparut, et la convalescence fut rapide et complète.

Maladies valvulaires du cœur droit.

En cherchant à apprécier dans quelles limites il est possible de reconnaître l'existence des maladies du cœur droit, lorsqu'elles sont isolées ou qu'elles se compliquent d'affections analogues du cœur gauche, on peut négliger les vices de conformation congénitaux. Au point de vue du but principal de l'étude clinique, c'est-à-dire de l'application de l'anatomie pathologique au diagnostic et à la pratique médicale nous trouvons que les maladies des valvules tricuspides et celles des valvules de l'artère pulmonaire sont rares, comparativement aux maladies analogues du côté gauche du cœur ; et cette rareté relative est si grande, que le clinicien peut s'occuper exclusivement des affections valvulaires mitrales ou aortiques.

En dehors de toute donnée anatomique, l'état de nos connaissances en médecine clinique nous permet-il de diagnostiquer une affection des valvules pulmonaires ou tricuspides ? Nous ne le pensons pas. Il ne saurait y avoir doute à cet égard, en ce qui concerne les valvules tricuspides ; quant aux valvules de l'artère pulmonaire, il serait possible qu'on rencontrât, dans le cas d'une insuffisance, un bruit de va-et-vient semblable à celui de l'insuffisance aortique, mais sans murmure sur le trajet de l'aorte, et sans les pulsations visibles des artères. Ces conditions se retrouvent dans un fait que nous rapporterons bientôt, et qui a été communiqué par le docteur Gordon à la Société pathologique de Dublin.

C'est sur les mêmes signes que le docteur Hope établit son diagnostic de l'insuffisance des valvules pulmonaires, en insistant d'une façon particulière sur l'absence du « pouls saccadé ». Mais le fait sur lequel il s'appuie est loin d'être satisfaisant, et il n'est pas prouvé que les murmures fussent produits par les valvules pulmonaires. Il survint chez le malade une péricardite qui donna lieu à un épanchement de liquide. Celui-ci se résorba, et le malade quitta l'hôpital guéri, mais présentant toujours les murmures qu'on rapportait à l'orifice pulmonaire. Nous ne pouvons accorder aucune valeur aux autres signes diagnostiques admis par le docteur Hope, notamment à ceux qui sont fondés sur la hauteur et la tonalité du bruit de souffle. Ces caractères ne doivent inspirer aucune confiance au point de vue du diagnostic ; ils ne dépendent pas seulement du siége et de la nature de l'affection, mais ils varient avec la force du cœur. Ajoutons que le pouls caractéristique de l'insuffisance aortique peut, ainsi que nous l'avons déjà dit, manquer au début de la maladie.

Mais l'impossibilité de reconnaître avec certitude les maladies du cœur droit, n'a rien qui doive nous embarrasser au lit du malade. Nous savons combien ces affections sont rares, et les signes physiques décrits par le docteur Hope, s'ils existent, ne nous indiquent que ce qui est le plus utile à connaître pour nous, la nature organique de la maladie. On ne doit donc pas accorder trop d'importance à la difficulté d'un diagnostic exact, puisque, quelle que soit la rareté des affections du cœur droit, il est bien plus rare encore de les rencontrer sans qu'il y ait complication d'une affection analogue du cœur gauche.

Arrêtons-nous à une circonstance qui démontre combien il est difficile de diagnostiquer l'affection des valvules tricuspides ou pulmonaires. Lorsqu'il y a une lésion des valvules d'un orifice quelconque, le murmure qui en résulte peut masquer, d'une façon absolue, le bruit physiologique des valvules correspondantes, de l'autre moitié du cœur. S'il existe, par exemple, un murmure mitral ou aortique, nous n'entendons plus les bruits qui dépendent des valvules tricuspides ou pulmonaires. Réciproquement, les bruits normaux qui ont leur siége dans les cavités gauches peuvent disparaître ou se modifier ; il arrive alors que, dans un grand nombre de cas où il y a production d'un murmure, nous soyons privé de la ressource de comparer les bruits sains de l'un des côtés du cœur aux bruits du côté opposé, et qui sont altérés. Nous avons vu combien étaient douteux tous les signes diagnostiques tirés du siége et de la tonalité des murmures. Ainsi, l'ensemble des symptômes et des signes, d'une part, et, d'un autre côté, les données d'une simple probabilité peuvent seuls nous guider, lorsqu'il s'agit de déterminer à quel orifice appartient la maladie valvulaire.

Ainsi qu'il était facile de le prévoir, il n'y a aucune différence essentielle, dans les caractères anatomiques, entre les affections des cavités gauches et celles des cavités droites du cœur : les recueils de

médecine contiennent des exemples d'épaississement, de rétrécissement, d'ossification et de végétations cartilagineuses des valvules
pulmonaires et des valvules tricuspides. On a avancé que la tendance
à l'ossification est moindre pour le cœur droit que pour le cœur
gauche. Cela est probable ; il reste cependant à examiner si l'on n'aurait pas été induit en erreur, par la fréquence plus grande de l'affection valvulaire à gauche.

« C'est surtout, dit Laennec, dans les cas où il y a communication
anormale entre les cavités cardiaques, que l'on a constaté une altération des valvules du cœur droit. » Bertin rapporte un fait de cette
nature qui lui a été communiqué par Louis (obs. 67). La valvule
tricuspide était ossifiée en partie, et les valvules sigmoïdes de l'artère
pulmonaire formaient un anneau fibreux, large de deux lignes et demie
à peine. — Il existait une ouverture de communication ayant deux
lignes de largeur, entre le ventricule droit et l'origine de l'aorte. Dans
un autre cas observé par Bertin lui-même (obs. 41), la fosse ovale
était ouverte et l'orifice de l'artère pulmonaire était obstrué par une
cloison horizontale percée d'une ouverture de deux lignes et demie.
Il est probable que le sang artériel joue un rôle important dans la
prédisposition aux dépôts de matières ossifiantes. Cette probabilité
est augmentée encore, par le fait de la fréquence plus grande de ces
ossifications du côté gauche du cœur (1).

Obs. XIX. — *Inocclusion permanente des valvules pulmonaires ;
persistance du trou de Botal ; double murmure à la base du cœur,
ne se propayeant pas dans l'aorte ; absence de pulsations artérielles appréciables à la vue.*

Je dois cette observation importante au docteur Gordon :
Un jeune garçon, âgé de douze ans, fut admis à l'hôpital de Hardwicke,
le 1er mars 1851, avec tous les symptômes d'une affection pulmonaire grave. La face était congestionnée, la peau froide, le pouls
faible. Il y avait expectoration abondante de matières muqueuses et
purulentes. On entendait un râle muqueux crépitant dans toute l'éten-

---

(1) Voir le cas du général Whcple cité par Louis dans son Mémoire sur la communication des cavités droites avec les cavités gauches du cœur. (*Journal de médecine*, vol. IX, p. 468.)

duc du thorax ; dans la région précordiale, on percevait un frémissement remarquable. Le long du sternum, l'auscultation révélait la présence d'un murmure double bien marqué, semblable de tous points
à celui que l'on rencontre dans les cas ordinaires d'insuffisance aortique. Ce double bruit avait son maximum d'intensité à la base ; il
devenait de moins en moins distinct, à mesure qu'on se rapprochait de
la pointe du cœur ; là, on cessait de l'entendre. Il n'y avait dans les
artères carotides, sous-clavières et radiales, ni pulsations artérielles,
ni murmures, ni frémissement. Dans la région interscapulaire, ce
double bruit de souffle s'entendait, mais avec une intensité beaucoup
moindre.

Jusqu'à l'âge de sept ans, le malade avait passé pour être d'une
bonne santé, lorsqu'à la suite de la rougeole, il continua à éprouver
de la toux, de la dyspnée et des palpitations qui augmentaient au
moindre effort. Pendant le séjour de cet enfant à l'hôpital, la bronchite diminua beaucoup ; mais, bien que l'action du cœur eût perdu
de sa violence, ce frémissement et le double murmure conservèrent
toute leur force et toute leur étendue.

Le frémissement cataire étendu à une surface aussi large, et les
autres circonstances anormales firent diagnostiquer, par le docteur
Gordon, une ouverture de la fosse ovale.

A l'autopsie, on ne trouva qu'une hypertrophie légère du cœur. Une
ouverture ovale, dont le plus grand diamètre mesurait trois quarts de
pouce, existait dans la cloison interauriculaire. Les valvules du cœur
étaient saines, à l'exception des valvules pulmonaires. Celles-ci étaient
épaissies, racornies et opaques ; elles circonscrivaient une ouverture
béante qui laissait librement passer l'eau qu'on versait par l'artère
pulmonaire. Ce fait vient encore confirmer la doctrine de la plus
grande fréquence des altérations organiques du cœur droit, dans le
cas d'une communication entre les cavités pulmonaires et aortiques
de l'organe central de la circulation.

Si l'on s'en rapporte à cette seule observation, elle semble justifier le diagnostic de l'insuffisance des valvules de l'artère pulmonaire, tel que l'ont supposé, plutôt que ne l'ont établi, le docteur Hope
et d'autres auteurs encore, lorsqu'ils ont admis qu'il doit exister, dans
ce cas, à la base du cœur, un double murmure semblable à celui de
l'insuffisance aortique, mais ne se propageant pas sur le trajet de
l'aorte, et sans battements artériels visibles.

A propos de l'insuffisance des valvules de l'artère pulmonaire, le docteur Walshe fait remarquer que « le murmure double de l'inoc- » clusion des valvules pulmonaires, ne doit pas s'accompagner de » pulsations artérielles ». Par une singulière fatalité, dit-il, tan- » dis qu'on observait dans ce pays un certain nombre d'insuffi- » sances des valvules pulmonaires, révélées à l'autopsie par des » désordres qui permettaient le libre reflux du sang, je ne connais » pas un seul de ces faits où l'on ait établi cliniquement les signes » physiques de cette maladie. Théoriquement, on peut admettre que » ses effets sur la circulation capillaire pulmonaire et cérébrale » doivent être des plus sérieux, et qu'une sensation de dyspnée, » due à l'afflux insuffisant du sang dans le poumon, doit exister, » à moins que cet effet ne soit combattu par la force de l'habi- » tude (1). »

Le fait que nous venons de rapporter remplit, en partie, la lacune signalée par le docteur Walshe. Cependant, les signes physiques qu'on y rencontre ne doivent pas être attribués, tous, à l'inocclusion permanente des valvules pulmonaires : on peut rapporter le frémis- sement cataire à l'état dans lequel se trouvait la cloison inter-auricu- laire. Ce signe ne se rencontre pas habituellement dans l'insuffisance aortique, il n'est donc pas probable qu'il se retrouve dans la maladie qui nous occupe.

Il y a une autre forme d'insuffisance qui ne dépend pas d'un état morbide des valvules elles-mêmes, mais d'une dilatation des cavités, lorsqu'elle dépasse une certaine limite. Il est à croire que cet état se rencontrera plus fréquemment dans le cœur droit dont il peut occu- per les deux orifices, et où il s'accompagne parfois de la dilatation de l'artère pulmonaire. Dans le fait suivant, les conditions que nous venons de signaler existaient; en outre, c'est un cas où les bases d'un diagnostic précis manquaient; les signes physiques indiquaient l'existence de lésions organiques variées.

(1) *Traité pratique des maladies du cœur et des poumons.* Londres, 1851.

Obs. XX. — *Dilatation de toutes les cavités du cœur, de l'artère pulmonaire et de l'aorte. Insuffisance des valvules auriculo-ventriculaires droites et gauches. Frémissement au niveau du cœur avec un murmure musical au deuxième temps; du côté gauche, murmure doux remplaçant le bruit systolique.*

J. Loughlin, âgé de trente-quatre ans, fut admis dans mon service en 1847. Il était atteint d'une hydropisie générale, et offrait les symptômes d'une maladie du cœur. Cet homme était bien portant depuis six années; depuis la même époque il ne s'était pas livré à des excès de boisson. Six mois avant son entrée à l'hôpital, il commença à devenir sujet à de la toux, à des étouffements et à des palpitations; ce dernier symptôme avait apparu, sans causes appréciables. L'hydropisie datait de trois mois.

A l'entrée du malade, la face est pâle et anxieuse. L'aspect général indique la congestion. Il y a ascite et anasarque généralisées. La poitrine est sonore à la percussion, excepté dans la région du cœur, dont la matité est beaucoup plus étendue que de coutume. Les veines jugulaires sont manifestement distendues et agitées de pulsations visibles. Il y a des râles de bronchite dans les poumons. L'impulsion du cœur est faible, mais elle s'accompagne d'un frémissement très-intense et très-étendu; un murmure musical très-fort coïncide avec le deuxième bruit du cœur. A gauche du mamelon on perçoit un bruit de souffle, doux et peu distinct, qui remplace le premier bruit. Le pouls radial, très-faible, bat 100 fois par minute.

Le malade s'affaiblit rapidement et mourut. L'examen nécroscopique fit reconnaître les désordres suivants : le cœur a plus que doublé; cette augmentation de volume est due principalement à la dilatation de ses cavités. Les deux oreillettes et le ventricule droit sont fort agrandis. Le ventricule gauche (1), légèrement hypertrophié dans ses parois, a un volume double de ce qu'il est normalement. L'aorte, colorée en rouge clair, est densément incrustée (*studded*) de concrétions athéromateuses. Elle est dilatée, mais son orifice n'offre aucune altération; les valvules sigmoïdes, légèrement épaissies, ferment complétement l'orifice du vaisseau.

(1) Il y a dans le texte *left auricle* (oreillette gauche); c'est évidemment une faute d'impression.

L'orifice auriculo-ventriculaire droit est assez vaste pour laisser passer les cinq doigts réunis, sa circonférence est de six pouces un quart (anglais). Les valvules sont saines, et ne peuvent évidemment point fermer cette ouverture. La circonférence de l'artère pulmonaire ne mesurait pas moins de quatre pouces. Les valvules sont également saines. A travers l'orifice auriculo-ventriculaire gauche on peut passer quatre doigts. Là aussi, les valvules sont intactes et ne paraissent pas pouvoir fermer complétement l'orifice, dont la circonférence est de cinq pouces. La circonférence de l'orifice aortique est de trois pouces trois quarts.

Dans ce cas, la plus grande dilatation des orifices du cœur semblent appartenir au côté droit; ainsi :

> L'aorte pulmonaire présente en circonférence 4 pouces
> L'orifice auriculo-ventriculaire droit . . . . 6 pouces 1/4
> L'orifice aortique . . . . 3 pouces 1/4
> L'orifice auriculo-ventriculaire gauche . . . 5 pouces.

Nous rencontrons ici un ensemble de signes qui autorise le praticien à s'abstenir d'émettre une opinion sur la nature exacte de la maladie. Le murmure au deuxième temps indique habituellement, nous le savons, l'inocclusion aortique, mais le caractère particulier du pouls manquait. Il était petit et faible, au lieu d'être développé et saccadé. De plus, le frémissement remarquable qui existait et la dilatation des jugulaires, prouvaient qu'il y avait autre chose qu'une affection valvulaire de l'aorte.

Il est impossible, dans l'état actuel de la science, d'analyser les phénomènes d'un cas semblable de manière à séparer ceux qui sont dus à la dilatation de l'artère pulmonaire, et ceux qui se rapportent à l'agrandissement des orifices auriculo-ventriculaires.

Suivant le docteur Hope, la dilatation de l'artère pulmonaire est une des maladies qu'on rencontre le plus rarement chez l'homme. Il en rapporte un seul cas, et la maladie fut reconnue par l'autopsie. La circonférence de l'artère avait près de cinq pouces. Je pense, cependant, que la dilatation de ce vaisseau, à un degré moindre, n'est pas rare. Je l'ai rencontrée plusieurs fois dans l'emphysème de Laennec, et, chose remarquable, elle ne s'accompagnait d'aucun phénomène inusité.

Nous ne pouvons accepter les règles posées par le docteur Hope pour le diagnostic de cette maladie. Tout ce qu'il dit à ce sujet prouve combien il est dangereux de tenter d'établir les règles d'un diagnostic exact dans les affections cardiaques rares.

Sommes-nous à même, aujourd'hui, d'affirmer l'existence d'une dilatation de l'artère pulmonaire? Cette maladie est certainement beaucoup plus rare que la dilatation aortique. Pouvons-nous la distinguer d'un anévrysme vrai de l'aorte, lorsqu'elle est assez considérable pour donner lieu à des signes physiques? Dans l'état actuel de nos connaissances, cela nous paraît difficile. Je n'oserais certes pas poser un pareil diagnostic, alors même que les signes indiqués par le docteur Hope se trouveraient réunis. Telle est la variété qui se rencontre dans les dilatations de l'aorte, qu'on ne peut se prononcer contre l'existence de cette maladie, en se fondant sur l'absence des signes de l'anévrysme, ni sur ceux qu'on a rapportés, à tort ou à raison, à l'insuffisance pulmonaire. Ainsi, par exemple, l'anévrysme de l'aorte peut donner lieu à des battements pulsatifs, que l'on perçoit dans l'intervalle des deuxième et troisième côtes gauches, avec ou sans murmure. De même, la tumeur extérieure, les murmures, le frémissement, les pulsations et les bruits de souffle au-dessus des clavicules, manquent parfois, dans des cas de vastes anévrysmes de la crosse de l'aorte.

L'observation que nous venons de rapporter confirme les principes formulés par nous, quant au diagnostic pratique. Il n'y avait aucune difficulté à constater que la maladie était organique, et que le cœur était affaibli et dilaté. L'âge et le sexe du malade, le récit qu'il faisait de sa maladie, l'existence de l'hydropisie, tout, en un mot, combattait l'idée d'une maladie purement nerveuse. La faiblesse de l'impulsion cardiaque, les battements et la dilatation des veines jugulaires, indiquaient la faiblesse du cœur et la dilatation des cavités droites; tandis que le frémissement intense et le bruit musical, bien qu'ils ne se propageassent pas dans les artères, dénotaient une lésion valvulaire importante. On arrivait facilement, dans ce cas, à la connaissance de tout ce qu'il était utile de savoir. L'état de la vitalité du cœur se manifestait par des signes certains, et le murmure, qui n'était évidemment pas dû à un état nerveux ou à de l'anémie, ne pouvait être réellement qu'un murmure organique.

Mais, dans un cas pareil, rechercher exactement quelle était la cause du frémissement et du murmure musical au deuxième temps, n'était-ce pas toucher à une question dont la solution était impossible, et sans utilité probable? Nous eussions pu nous livrer pendant longtemps à des hypothèses plus ou moins ingénieuses et spéculatives, pour déterminer si ces signes étaient dus à l'altération de telle ou telle valvule, ou bien s'ils indiquaient des lésions de l'un ou l'autre côté du cœur, ou bien enfin s'il y avait communication anormale entre les cavités de cet organe; tout cela sans arriver à une conclusion utile. Qui donc eût pu déterminer sûrement l'état des valvules dans ce cas, et dire s'il y avait ossification, rétrécissement, dilatation ou bien inocclusion permanente? Y avait-il un anévrisme disséquant, ou bien les fonctions du cœur étaient-elles entravées par la présence d'une coagulation sanguine? Pourquoi le premier bruit du cœur était-il remplacé du côté gauche par un murmure doux? Quels signes indiquaient l'état d'altération de l'artère pulmonaire et de l'aorte?

Dans les maladies chroniques du cœur, lorsqu'elles s'accompagnent de symptômes caractéristiques, et qu'elles donnent lieu aux congestions viscérales et à l'hydropisie, il est probable que plusieurs valvules sont prises à la fois, lors même que les symptômes semblent indiquer qu'il y en a qu'une qui ait été envahie. De plus, ce n'est pas toujours la lésion la plus grave qui donne lieu aux signes physiques prédominants, et les signes dus à l'altération siégeant dans un côté du cœur peuvent masquer les bruits normaux du côté opposé. Ces motifs suffiraient pour nous faire hésiter à porter un diagnostic spécial et exclusif (1).

Affections valvulaires des cavités gauches du cœur.

Nous avons déjà fait remarquer, qu'au point de vue de la pratique, les affections du cœur gauche réclament la plus grande part à notre attention :

1° Elles sont beaucoup plus communes.

2° Un certain nombre d'entre elles sont inflammatoires, à leur début, et peuvent par conséquent disparaître, ou tout au moins être modifiées, par le traitement médical.

(1) Par diagnostic exclusif, j'entends celui qui permet d'affirmer, dans une maladie organique, que telle ou telle portion du cœur ne présente aucunes lésions, parce que les signes physiques habituels de ces lésions manquent tous.

3° Elles se montrent dans le cours de maladies qui se rencontrent communément.

4° Bien qu'elles ne donnent lieu, quelquefois pendant longtemps, à aucuns désordres généraux ou locaux, elles entraînent, à leur suite, des altérations de toutes les cavités du cœur, et déterminent l'apparition d'affections cérébrales et pulmonaires.

5° Elles se terminent par la mort subite plus fréquemment que les affections du cœur droit.

Si l'on réfléchit à la structure si compliquée des valvules auriculoventriculaires, appareil moitié vital et moitié mécanique, on comprend facilement qu'elle soit modifiée par bien d'autres causes que par l'inflammation. Ces causes sont toutes celles qui affectent le tissu séreux par déposition, épaississement, hypertrophie, atrophie, transformation osseuse ou calcaire. Celles qui modifient l'action des muscles papillaires, soit en plus, soit en moins, agissent également sur les valvules. Les affections des tendons, dans lesquelles, suivant les remarques du docteur Law, ceux-ci deviennent fragiles, jouent probablement aussi un rôle, dans beaucoup d'affections valvulaires. Enfin les coagulations sanguines *s'étendant à* travers les orifices et probablement aussi les kystes purulents, peuvent gêner le jeu des valvules (1).

Ainsi, en y comprenant l'inflammation, il n'y a pas moins de douze conditions pathologiques différentes, capables de donner naissance à des lésions valvulaires. Nous ne pensons pas que l'on puisse, dans un cas donné, et chez un malade dont les antécédents sont inconnus, reconnaître à laquelle de ces causes il faut attribuer la maladie, ni déterminer s'il y en a plusieurs qui ont concouru à sa production, et quel est leur nombre.

Les affections mitrales ont pour résultat final de détruire les fonctions mécaniques de la valvule. Il s'établit alors, sous l'influence de causes diverses, un état d'inocclusion permanente de l'orifice. Le moment où se produit ce phénomène morbide varie dans chaque cas, mais il accompagne également le rétrécissement et la dilatation

---

(1) Dans le fait de kystes purulents du cœur, succédant à une phlébite, et qui a été cité plus haut, un des kystes les plus développés était placé derrière la valve supérieure de la valvule mitrale. Celle-ci le recouvrait et s'étendait au-dessus en faisant une saillie convexe dans le ventricule. La pièce est conservée au musée de l'hôpital de Richmond.

de l'orifice. Selon toute probabilité, l'insuffisance valvulaire, dès qu'elle s'est produite, persiste définitivement.

Nous avons déjà mentionné les idées émises par M. O'Ferral, à ce sujet (1). Pour expliquer la disparition du murmure lorsque la maladie persiste, il admet la cessation du reflux sanguin, qui existe, à une période moins avancée, par le fait du raccourcissement des valvules. Cette régurgitation du sang ne se fait plus, suivant lui, lorsque l'orifice est assez rétréci pour que les valvules raccourcies puissent le fermer complétement. Voici dans quel ordre se succéderaient ces phénomènes :

1° Raccourcissement des valvules mitrales donnant lieu au reflux sanguin et aux murmures ;

2° Rétrécissement de l'orifice auriculo-ventriculaire ;

3° Disparition du murmure et du reflux sanguin qui le produit, l'orifice rétréci s'accommodant à l'état des valvules.

L'auteur fait remarquer que « si tel est l'ordre dans lequel les » altérations dans les valvules se succèdent, il n'est pas déraison- » nable de supposer, que le raccourcissement des valvules précède le » rétrécissement de l'orifice, et que celui-ci est précédé de l'insuffi- » sance. »

Nous n'avons jamais eu l'occasion d'observer la disparition de la régurgitation du sang dans les conditions indiquées par M. O'Ferral ; sans nier que les choses puissent quelquefois se passer, ainsi qu'il le suppose, nous ne pensons pas qu'il soit nécessaire que le jeu des valvules se rétablisse, pour que le bruit de souffle disparaisse, lorsqu'on a affaire à une affection à marche progressive. Il semble plutôt que ce phénomène puisse se montrer dans les cas où l'orifice rétréci est le siége d'une inocclusion permanente, ainsi que j'en ai cité des exemples. On peut attribuer, dans l'état actuel de nos connaissances, la cessation du murmure, à un rétrécissement de l'orifice dont les bords sont polis et lisses.

Symptômes de l'affection de la valvule mitrale.

Bien que divers auteurs aient donné l'histoire détaillée des symptômes de l'affection de la valvule mitrale, il est certain, que ce qu'ils en disent appartient, bien moins à des affections valvulaires simples

(1) Voyez *Observations sur la nature des affections valvulaires*.

qu'à ces mêmes affections, compliquées d'autres états pathologiques. Ces complications sont de deux espèces : ce sont des maladies organiques ou des maladies fonctionnelles des cavités de l'organe. Nous ne connaissons aucun symptôme qu'on puisse rapporter en propre aux affections simples des valvules mitrales : celles-ci, nous l'avons vu plus haut, peuvent être depuis longtemps altérées, sans qu'aucun symptôme vienne nous avertir. Dans le plus grand nombre des cas où l'on rencontre l'irrégularité permanente des contractions du cœur, et on a voulu en faire un symptôme caractéristique, il s'est produit probablement une lésion organique des cavités cardiaques elles-mêmes. En effet, on observe fréquemment une impulsion du cœur semblable à celle de l'état de santé, et un pouls qui ne diffère du pouls normal, ni par son rhythme, ni par sa force, ni par sa rapidité, dans des cas où existe, depuis longtemps, un murmure mitral manifeste, et alors que le malade n'a présenté, pendant bien des années, aucun symptôme d'une affection du cœur, et qu'il a pu se livrer à des exercices fatigants et prolongés.

On retrouve cette absence de tous symptômes chez d'autres malades, toutes les fois qu'ils ne se sont pas exposés à une cause de fatigue ou d'excitation, qui a eu pour effet de produire l'excitation du cœur, des palpitations et de la dyspnée, accidents qui ne tardent pas à disparaître. Il en est d'autres chez lesquels existe depuis longtemps un murmure mitral, et cependant, les paroxysmes de douleur et d'angoisse cardiaque apparaissent, plutôt pendant le repos, qu'au moment que le cœur est stimulé. Cet état se prolonge quelquefois fort longtemps, malgré l'existence d'une affection étendue et compliquée des valvules, et même des cavités du cœur, ainsi que le prouvent la persistance du murmure mitral, avec frémissement cataire, et les symptômes qui indiquent la dilatation du cœur. La santé générale peut rester excellente ; seulement le malade est sujet à des accès de douleurs pongitives, dans la région du cœur ; ces douleurs se reproduisent surtout dans l'état de repos, et manquent souvent, soit au moment où le malade se livre à des efforts, soit après cette période d'activité.

Nous pouvons dire hardiment, que les symptômes de l'affection mitrale, tels qu'ils ont été décrits par les auteurs, n'appartiennent pas à la maladie de l'orifice auriculo-ventriculaire, mais à une complication de lésions du tissu musculaire du cœur, qui en est une complication fréquente. Cette assertion n'est que la répétition de la doctrine professée par Laennec, doctrine dont l'importance a été méconnue, même par ceux qui adoptent les idées de cet auteur.

Dans le rétrécissement de l'orifice mitral, le pouls peut être petit et serré, mais ce caractère n'est ni assez constant ni assez tranché, pour qu'on puisse lui attribuer une grande valeur. Quant à l'irrégularité, l'expérience a démontré qu'elle se rattache plus intimement à l'altération des muscles, qu'à celle des valvules du cœur. Dans une affection valvulaire, sans obstacle considérable à la circulation, et sans complication d'une lésion organique ou fonctionnelle des cavités du cœur, il n'y a rien qui puisse causer l'irrégularité du pouls : il est probable que les cas où le pouls est régulier, l'emportent beaucoup en nombre, sur ceux où il y a irrégularité.

Il n'y a donc pas de symptômes propres à l'affection des valvules mitrales, et qui puissent la faire distinguer des autres maladies du cœur; mais il existe un groupe de phénomènes séméiologiques communs à presque toutes ces maladies. Nous n'admettons pas l'existence de symptômes caractéristiques d'une lésion valvulaire quelconque, et nous ne croyons pas davantage, que l'irrégularité des contractions existe dans tous les cas, même lorsqu'il y a complication d'hypertrophie et de dilatation. Dans ces conditions, les battements du cœur peuvent conserver leur régularité.

Une impulsion violente du cœur, avec un pouls faible et petit serait, suivant Hope, l'un des signes les plus certains d'une affection valvulaire. Il peut exister cependant sans qu'il y ait lésion des valvules; on le rencontre dans l'hypertrophie avec dilatation des cavités droites, dans les maladies nerveuses, dans l'anévrisme, la chlorose, et quelquefois dans le typhus.

Enfin, on ne peut affirmer qu'il y ait lésion valvulaire, d'après la nature de la douleur qui l'accompagne quelquefois; ce symptôme, lorsqu'il existe, ne diffère pas, suivant que l'affection porte sur la valvule mitrale, ou sur les valvules aortiques.

La douleur est un symptôme d'une grande importance, et qu'on rencontre fréquemment dans les affections cardiaques : cette douleur a un caractère défini; souvent elle est forte, lancinante, pongitive, variant dans son siége et son étendue chez les différents malades, ou chez le même malade, à des moments différents, se propageant quelquefois dans les bras comme celle de l'angine de poitrine : elle est quelquefois singulièrement fugace, et peut affecter successivement diverses parties de la région thoracique antérieure. Mais, cette douleur appartient-elle à l'affection valvulaire simple, ou bien à la complication d'une hypertrophie de formes diverses? Il est certain qu'elle se rencontre plus souvent avec cette complication, et je ne me rappelle pas l'avoir jamais observée, dans les cas où l'affection du cœur ne se révélait qu'à l'auscultation, où l'organe était tranquille dans son action, le pouls régulier, et lorsqu'il n'y avait aucun signe d'hypertrophie.

On n'a pas déterminé, non plus, de quelle nature est cette douleur, ni jusqu'à quel point l'altération simple des valvules concourt à sa production. On peut même douter qu'il y ait réellement rapport de cause à cet effet, entre le phénomène en question et l'affection des valvules, soit dans ses effets mécaniques, soit dans ses effets vitaux. Le docteur Hope pense que la douleur résulte, en général, du manque d'élasticité des parties ossifiées ou indurées, qui ne peuvent s'étendre et s'accommoder aux autres portions du cœur, lorsque celui-ci est sous le coup de palpitations, ou qu'il est engorgé (1).

Si cette opinion était fondée, les douleurs, lorsqu'elles existent, se réveilleraient toujours sous l'influence de la surexcitation du cœur. Or, il n'en est pas toujours ainsi. Dans certains cas, un exercice actif, au lieu de déterminer l'apparition de la douleur, la fait cesser. J'ai pu observer, pendant longtemps, un fait de cette espèce : il s'agissait d'un enfant atteint d'une fièvre rhumatismale, avec inflammation du cœur, due à une endo-péricardite, selon toute apparence. Au moment de la décroissance de la fièvre, il existait des signes d'une affection valvulaire confirmée; c'est alors que je vis le malade pour la première fois, et depuis cette époque, qui remonte maintenant à dix ans, il a été confié à mes soins. La croissance s'est faite, et l'enfant est devenu un homme grand, et vigoureusement développé, bien que le cœur n'ait jamais cessé d'offrir les signes et les symptômes manifestes d'une affection valvulaire, portée très-loin. Le malade a également eu des attaques répétées de rhumatisme, mais

(1) Voyez le *Traité* de Hope, p. 356. L'auteur fait remarquer, que : « lorsqu'il » existe une inflammation des parties intérieures du cœur, elle peut occasionner » de la douleur ; mais il n'est pas douteux qu'on n'ait eu tort de considérer la » phlogose comme la cause unique de la douleur, et de faire de ce phénomène » une preuve de la nature inflammatoire des affections des valvules. »

d'une gravité modérée. — Les symptômes qui ont toujours existé sont les suivants :

1° Impulsion prolongée et étendue, donnant l'idée d'une augmentation considérable du volume du cœur. Le pouls ne correspond à cette impulsion, ni par sa force, ni par son développement;

2° Frémissement cataire à la région mammaire;

3° Murmure fort et rude au premier temps du cœur, ayant son maximum d'intensité à gauche du mamelon, mais se percevant dans une grande étendue de la région thoracique antérieure;

4° Intégrité de l'action des artères.

Ce malade a été sujet, pendant de longues années, à des paroxysmes de douleur cardiaque, bien caractérisée, et souvent très-pénible; toujours l'invasion de cette douleur avait lieu au moment où le cœur était au repos le plus absolu : si, au contraire, il était stimulé, soit par un dérangement des fonctions digestives, soit par les attaques de rhumatisme modifiées, la douleur cessait. Bien des fois, alors qu'on l'engageait à se défier d'un exercice trop violent à cheval, il a déclaré que la meilleure manière qu'il connût de calmer ses douleurs, était de faire un bon temps de galop, et de précipiter les contractions du cœur. Il est difficile de comprendre ces faits, en admettant que la douleur soit le résultat de la résistance mécanique qu'offrent les valvules : il serait plus facile de les expliquer par la théorie de l'engorgement adoptée par Hope, et de supposer que cet engorgement s'est dissipé, ou a diminué momentanément, sous l'influence d'un fonctionnement plus énergique du cœur.

En résumé, si l'on prend en considération la fréquence si grande de la douleur cardiaque, en dehors de toute affection organique, et son absence dans des cas où les murmures valvulaires ont existé pendant très-longtemps; si l'on réfléchit aussi à ce fait, que la douleur s'associe rarement à d'anciennes altérations mécaniques des organes, et qu'elle peut se montrer dans l'hypertrophie simple avec dilatation du cœur, on arrivera forcément à la conviction, que les douleurs cardiaques ne sont pas liées nécessairement à une affection valvulaire, mais qu'elles se rattachent plutôt à des formes diverses de névralgie, avec ou sans affection organique du cœur.

Les effets de l'obstruction de l'orifice mitral sur la circulation pulmonaire sont de deux espèces, suivant qu'il y a congestion partielle ou générale, ou bien une véritable hémorrhagie. Dans le premier cas, on peut observer les symptômes, peut-être même les signes, d'une apoplexie pulmonaire localisée; dans le deuxième, on trouve ceux d'une congestion plus générale, avec ou sans bronchite.

Il est probable que l'apparition d'une affection pulmonaire, se rapportant à la description donnée par Laennec de l'apoplexie pulmonaire circonscrite, est un des premiers effets des affections valvulaires, et, en même temps, un des plus communs; tandis que la congestion moins intense et plus générale se rencontre, soit dans les paroxysmes de l'asthme cardiaque, soit vers la fin de la maladie.

L'apparition d'épanchements sanguins apoplectiques dans les poumons des malades atteints de rétrécissement mitral, s'explique difficilement. On trouve, dans différents points du tissu pulmonaire, des noyaux de sang bien limités, et d'un volume variant entre celui d'un pois et celui d'un œuf de poule. On a quelquefois décrit cette affection sous le nom d'*apoplexie pulmonaire en noyaux*. Ces cas différeraient, suivant Hasse, de ceux où l'épanchement est plus général, en ce que le sang serait déposé dans les cellules du poumon, sans aucune rupture, et sans lésion des tissus voisins. Hasse cite un cas où un lobe tout entier était envahi. Cependant, la maladie doit être rarement aussi considérable.

Mais ce serait une erreur de supposer que cette forme particulière d'apoplexie pulmonaire appartienne uniquement au rétrécissement mitral. Bien que les auteurs ne s'expliquent pas assez nettement, au sujet des rapports qui existent entre cette maladie et les affections cardiaques, il y a tout lieu de croire que, si elle dépend d'un rétrécissement auriculo-ventriculaire gauche, elle peut, comme le dit Hasse, résulter également d'une hypertrophie du ventricule droit, qui détermine un afflux sanguin exagéré, dans le tissu des poumons (1).

On a rapporté à la maladie de l'orifice auriculo-ventriculaire gauche, diverses affections qui ont leur siége dans des organes fort

____

(1) *Op. cit.*, p. 247, traduction du docteur Swaine. Voyez aussi les observations de Allan Burn sur les *Maladies du cœur*, 1809, cité par le docteur Forbes dans sa traduction de l'ouvrage de Laennec, art. APOPLEXIE PULMONAIRE. On peut consulter également les observations du docteur Townsend dans l'*Encyclopédie de médecine pratique*, vol. I, p. 128. Les docteurs Hope et Walshe sont d'accord pour attribuer, le plus souvent, l'apoplexie pulmonaire en noyaux, à l'affection de l'orifice mitral.

éloignés. Nous pensons qu'il sera plus à propos d'en parler lorsqu'il sera question des effets généraux des maladies du cœur.

D'après ce qui précède, on voit qu'il est impossible, par l'étude isolée des symptômes, d'établir l'existence de l'affection de la valvule mitrale, qu'elle soit simple, ou qu'elle ait été suivie d'une altération des cavités du cœur. Dans le premier cas, la maladie peut exister, ainsi que nous l'avons dit, sans aucun phénomène séméiologique ; dans le deuxième cas, les symptômes que l'on croit être caractéristiques ne le sont réellement pas ; ils se rencontrent, au contraire, à un degré variable dans un grand nombre de maladies du cœur.

Signes physiques de l'affection de la valvule mitrale.

Nous avons déjà esquissé le tableau de ces signes. Un murmure doux, rude, ou musical, accompagnant la systole du cœur, ayant son maximum d'intensité à la pointe et du côté gauche, ne se propageant pas dans les gros troncs artériels, tel est le signe principal qui permet de reconnaître la maladie. Ce bruit de souffle peut s'accompagner d'un frémissement, et dans beaucoup de cas, le deuxième bruit n'est pas altéré.

Dans ces conditions, en prenant également en considération les autres circonstances de la maladie, on pourrait, comme nous l'avons déjà dit, diagnostiquer, à peu près sûrement, une affection organique des valvules mitrales.

Mais un ensemble de symptômes, tel que nous venons de l'indiquer, se rencontre bien plus souvent dans les livres, où il est décrit systématiquement, qu'au lit du malade. C'est là que l'observateur, guidé seulement par ce qui a été écrit, se trouve arrêté par des difficultés auxquelles il n'est pas préparé. Beaucoup des ouvrages modernes qui traitent des maladies du cœur, ont un défaut commun, et qui nous frappe : leurs auteurs admettent que, non-seulement chaque maladie du cœur a ses phénomènes particuliers, mais qu'il n'y a aucune difficulté à déterminer les circonstances accessoires qui permettent d'assigner aux signes morbides, leur siége particulier. Les difficultés véritables de ce sujet n'ont point été mises complétement en lumière ; c'est là le point de départ de divergences d'opinion sur la nature exacte de la maladie, dans un cas donné. Fort heureusement, lorsque le diagnostic général d'une affection organique est posé, le diagnostic particulier n'a pas une grande valeur. Nous avons déjà insisté sur ce point.

Revenons à notre sujet. Nous trouvons dans les livres, que le bruit de souffle au premier temps, dans des conditions données, indique une lésion de la valvule mitrale; nous trouvons aussi qu'un bruit de souffle au deuxième temps, a telle ou telle valeur. Tout cela peut être très-vrai, mais est-il toujours facile de reconnaître le premier et le deuxième bruit? Tout observateur de bonne foi répondra négativement. Dans certains cas où le cœur affaibli se contracte rapidement et irrégulièrement, il est presque impossible de résoudre ce problème. De plus, lors même que le cœur ne bat pas très-vite, s'il existe un murmure fort, il est parfois difficile de dire à quel bruit du cœur il appartient. Le murmure peut masquer, non pas seulement le bruit cardiaque avec lequel il coïncide, mais aussi le bruit auquel il ne se rapporte pas. Ainsi, dans quelques cas où le cœur agit régulièrement, avec une impulsion systolique distincte et un contre-coup sensible au deuxième temps, on n'entend qu'un seul murmure intense.

La difficulté qu'on éprouve à déterminer quel est le premier et quel est le deuxième bruit, est quelquefois si grande, que nous pouvons, à ce sujet, changer d'avis du jour au lendemain. De même, bien des règles, au moyen desquelles on prétend établir le diagnostic différentiel, sont fondées sur la transmission des bruits valvulaires, sur le trajet de l'aorte; mais cette question, qui semble d'une solution simple lorsqu'on la traite dans les livres, n'est rien moins que facile à étudier. En effet, dans beaucoup de cas de maladies mitrales, le bruit de souffle se propage le long du sternum, et sous les deux clavicules. Bien qu'on puisse alors, en raison du maximum d'intensité qui se trouve à gauche et à la pointe, conclure que le bruit de souffle qui s'étend dans toute la poitrine, est un bruit mitral modifié par la distance à laquelle on l'entend, est-il personne qui puisse affirmer avec certitude qu'il n'y a pas de bruit de souffle dans l'aorte? surtout en présence de l'existence possible d'une altération de l'orifice aortique, sans modification du deuxième bruit du cœur.

Les connaissances que nous possédons sur les signes des affections cardiaques et sur les phénomènes d'acoustique animale, nous permettent-ils de reconnaître avec une précision absolue le siége du murmure, la nature de la maladie et le calibre de l'orifice malade?

Nous répondons négativement. Toutes les règles et toutes les descriptions de phénomènes particuliers qu'on croit pouvoir rapporter à chaque altération pathologique différente des valvules, et même à chaque combinaison de ces altérations entre elles, ne sont en aucune façon corroborées par des preuves à l'appui, et sont bien faites pour discréditer la science du diagnostic. Dans un cas ordinaire d'affection mitrale, nous ne pouvons dire si le bruit de souffle est celui du rétrécissement, ou celui qui accompagne le reflux par insuffisance, ou bien s'il appartient à la fois à ces deux états.

Nous sommes obligé de rejeter, comme étant d'une valeur très-douteuse, un grand nombre de descriptions de phénomènes, bien qu'on les ait rapportés à des lésions très-connues des anatomistes. La description de signes, tels que le renforcement des bruits produits par les valvules .de l'artère pulmonaire (1), la distinction entre les bruits de rétrécissement et ceux qui ne sont pas liés à cet état, sont plus nuisibles qu'utiles au praticien inexpérimenté Il en est de même de l'étude des différents murmures qui se feraient entendre simultanément dans les deux côtés du cœur, et de la distinction établie entre les bruits de souffle présystolique ou post-systolique, prédiastolique ou post-diastolique. Ces détails peuvent nuire en faisant croire à la réalité de l'existence individuelle de chacun de ces phénomènes et à leur valeur diagnostique; ils peuvent nuire encore, en détournant l'attention du but principal qu'on doit avoir en vue, et qui est, — on ne saurait trop le répéter, — de s'assurer que le bruit de souffle tire son origine d'une lésion organique, et de reconnaître l'état physiologique et vital des cavités du cœur.

Les observations du docteur Graves à ce sujet ont une grande valeur. « Le moyen principal », dit ce vrai médecin, « de reconnaître quelle

---

(1) Ce signe est indiqué par Skoda comme appartenant au rétrécissement mitral et pouvant faire distinguer cette maladie d'un cas où la face auriculaire de la valvule est seulement rugueuse. On ne peut admettre cette théorie ; nous en avons déjà donné les raisons. Jamais il ne nous est arrivé de rencontrer l'augmentation de l'intensité du deuxième bruit du cœur, dans les cas de bruits du souffle mitral. Le docteur Walshe fait remarquer « qu'en réfléchissant seulement à la rareté du » murmure mitral direct et à la fréquence de la complication d'une insuffisance » mitrale, on doit reconnaître combien l'assertion de Skoda est hasardée. » (*Traité pratique des maladies des poumons et du cœur*, p. 226.)

est la valvule affectée, consiste dans la direction présumée des bruits. C'est là, de beaucoup, le signe diagnostique le plus utile que nous ayons; c'est par lui que nous pouvons souvent (mais pas toujours), séparer les affections du cœur droit, de celles qui occupent le cœur gauche; c'est par le même moyen qu'on arrive quelquefois à distinguer les lésions des valvules auriculo-ventriculaires de celles des valvules semi-lunaires. Un autre signe diagnostique, auquel on accorde beaucoup de confiance, est le bruit pathologique qui accompagne le premier ou le deuxième bruit physiologique du cœur, dont il n'est qu'une modification : mais, à chaque mouvement du cœur, il y a des valvules qui se ferment et des valvules qui s'ouvrent; le phénomène stéthoscopique morbide se produira donc sous l'influence de toute altération des valvules, qui en empêche l'occlusion ou l'ouverture complètes. Le même bruit résultera, par conséquent, d'une altération qui s'oppose au passage du sang, ou d'une altération qui permet le reflux sanguin. En d'autres termes, il est impossible de reconnaître, par le moment où se produit le bruit pathologique, s'il est dû à l'une ou l'autre des deux causes que nous venons de signaler (1). »

Le même auteur cite un cas qui démontre bien, de quelque façon qu'on l'interprète, à quels mécomptes s'exposent ceux qui ont une croyance illimitée à un diagnostic rigoureusement exact. — Un homme, adonné à la boisson, souffrait, depuis huit ans, de palpitations et de dyspnée : —A son admission à l'hôpital, il y était émacié et hydropique. Le pouls, régulier, battait quatre-vingt-quatorze fois; il n'y avait aucune pulsation visible dans les artères du cou ni des extrémités supérieures, qui n'offraient non plus ni frémissement, ni bruit du souffle.

La partie droite du thorax était mate, le murmure respiratoire s'y faisait entendre faiblement, et s'accompagnait de crépitation. A gauche, au contraire, il y avait une respiration forte *sans râles d'aucune espèce*, et de la sonorité à la percussion. Le choc du cœur était fort et se percevait dans une certaine étendue; les bruits cardiaques étaient très-marqués, et le premier temps s'accompagnait d'un bruit de souffle qui s'étendait dans toute la région cardiaque, mais dont l'intensité devenait très-remarquable, à gauche du mamelon. Ce

____

(1) *Médecine clinique,* p. 922.

bruit ne se prolongeait pas dans l'aorte, et ne s'accompagnait pas de frémissement.

Le malade fut soumis à l'observation du médecin pendant cinq semaines ; au bout de ce temps, il expira, sans que les signes physiques présentés par le cœur se fussent modifiés en aucune façon. Le poumon droit était farci de tubercules, le poumon gauche était sain : le cœur, hypertrophié, adhérait au péricarde dans sa totalité, au moyen d'une membrane cellulaire dense. Il n'existait aucune trace de dépôts récents de lymphe. *Toutes les valvules du cœur étaient parfaitement saines.* La portion ascendante de l'aorte était dilatée, et sa surface interne tapissée densément de matières calcaires qui la rendaient rugueuse. La crosse de l'aorte et l'aorte descendante, ainsi que les valvules aortiques, n'offraient aucune altération.

Le docteur Graves se demande comment on aurait pu distinguer la maladie véritable, d'une affection de la valvule mitrale, et il compare ce fait à un cas de rétrécissement mitral cité par le docteur Budd (1), et dans lequel les symptômes étaient presque identiques.

L'observation que nous venons de rapporter, tout en étant d'une explication difficile, n'en a pas moins une grande importance, puisqu'elle nous apprend à être circonspects, même lorsque nous rencontrons les signes les plus caractérisés d'une affection locale. Il n'est pas prouvé que l'état de l'aorte fut la cause du bruit de souffle, car on comprendrait difficilement comment un bruit ainsi produit, ne se fût pas propagé dans le sens du cours du sang, alors que, dans le sens contraire, il se percevait distinctement. Bien que ce bruit de souffle ne fut pas le résultat d'une affection valvulaire, il a peut-être été produit par une autre cause différente, telle, par exemple, qu'une altération de la forme du ventricule, due à l'adhérence du péricarde, ou bien un état particulier du sang donnant lieu, dans le cœur, à un murmure anémique.

Affections de la valvule mitrale. — Complications.

De toutes ces complications, la plus fréquente est, de beaucoup, la maladie des valvules aortiques. Dans le cas où ces deux maladies se combinent, leur importance relative est très-variable. Ainsi, dans un

(1) *Medical Gazette*, 7 janvier 1842.

cas rapporté par le docteur Law (1), la maladie des valvules mitrales ne consistait qu'en un épaississement léger de leur bord. Les valvules aortiques, au contraire, étaient le siége d'une altération portée si loin qu'elles étaient incapables de se fermer ; deux d'entre elles étaient épaissies ; la troisième, renversée en bas du côté du ventricule, rappelait tout à fait l'état de la paupière inférieure dans l'ectropion. La pointe du cœur était formée, en grande partie, par le ventricule gauche.

Un autre exemple de cette complication a encore été cité par le docteur Law. Le malade, âgé de vingt-quatre ans, avait mené une vie irrégulière. Il fut pris de toux, de dyspnée, de crachement de sang, et on le crut atteint de phthisie pulmonaire. On percevait de la crépitation muqueuse dans toute l'étendue des poumons. L'impulsion cardiaque était plus forte à la partie inférieure du sternum ; on rencontrait un double bruit de souffle et un murmure simple dans la région mammaire gauche. Cet homme quitta une première fois l'hôpital, mais y fut reçu de nouveau dans l'état suivant :

Apparence d'hébétude ; apathie ; congestion de la face ; pulsations des artères temporales, avec diminution dans l'énergie des battements cardiaques. Les bruits anormaux ne s'entendent plus ; le malade répond brièvement aux questions qu'on lui adresse. Paralysie partielle d'un des côtés du corps. Il y avait eu des convulsions dans la nuit qui précéda la rentrée du malade à l'hôpital. Au bout de dix jours, le coma se montre brusquement, et la mort lui succède presque immédiatement.

Autopsie. — Le cœur offre une double lésion ; les valvules mitrales et aortiques sont altérées. L'organe a changé de forme, et sa pointe est devenue sphérique. A la base du cerveau, on trouve, en quantité, un liquide purulent et grisâtre. Le corps strié gauche est ramolli, ainsi que le tissu cérébral environnant.

Le docteur Law attribue l'altération du cerveau à un afflux insuffisant du sang artériel ; nous reviendrons plus loin sur ce point. Quant au diagnostic de l'affection valvulaire, fondée sur les signes physiques, il faut remarquer qu'il existait deux bruits de souffle différents par leur caractère, leur nature et leur siége : l'un était double, et s'entendait dans la région sternale inférieure ; l'autre, simple, se perce-

____

(1) *Transactions de la Société pathologique de Dublin.*

vait à gauche du mamelon. Le premier indiquait manifestement une insuffisance aortique, l'autre appartenait à l'affection de la valvule mitrale. Il est à peu près certain que l'existence simultanée des signes que nous venons d'énumérer, permettrait de diagnostiquer la double lésion; nous rapporterons bientôt un fait qui a été observé à Meath hospital, et qui vient à l'appui du diagnostic, tel que l'a posé le docteur Law.

Qu'on ne s'attende pas à rencontrer, dans les cas de complication d'affections aortiques et d'affections mitrales, les bruits de souffle qui se lient à chacun de ces deux états; ainsi que nous l'avons expliqué, l'organe central de la circulation peut être altéré au point que le passage du sang n'y fasse plus naître aucun bruit anormal. C'est là ce qui arriva probablement dans le fait important qui va suivre, et que je dois au docteur Adams.

OBS. XXI. — *Rétrécissement des orifices aortique et mitral; épaississement et dilatation du ventricule et de l'oreillette; la membrane qui tapisse la face interne de celle-ci est épaissie et opaque. Dilatation considérable des veines pulmonaires; l'orifice mitral, rétréci, est obstrué par un caillot.*

Un gentleman, âgé de quarante ans, avait eu, quinze ans avant sa mort, une attaque de fièvre rhumatismale. Son apparence n'indiquait nullement l'existence d'une affection du cœur.

Pendant les six derniers mois de sa vie, il s'aperçut que l'équitation, ou la marche sur un plan incliné, déterminaient de la dyspnée : peu à peu, il lui devint impossible de se livrer à aucun exercice, excepté la promenade à pas lents. Il n'y avait que peu ou point de toux; le malade éprouvait une grande fatigue à la suite des efforts qu'il lui fallait faire le matin pour s'habiller; phénomène observé fréquemment, dans des cas analogues.

Le pouls, examiné au poignet, était faible et irrégulier; l'action du cœur paraissait très-énergique, surtout au niveau de la pointe : en outre, les pulsations cardiaques semblaient être plus nombreuses que les battements du pouls radial. La percussion révélait de la matité dans la région précordiale, et cette matité remontait jusqu'à la deuxième côte : les veines du cou n'étaient point turgescentes et ne l'avaient jamais été. Il n'y avait aucune trace d'émaciation ou d'hydropisie.

Un bruit de souffle s'entendait très-distinctement à la pointe du cœur et se prolongeait dans les gros vaisseaux. On diagnostiqua un rétrécissement des orifices mitral et aortique. Le malade était tourmenté par le pressentiment qu'il mourrait subitement, et l'événement lui donna raison. La veille de sa mort il semblait être très-bien portant; il se promena dans la soirée avec ses enfants, et resta dehors jusqu'à onze heures. A trois heures du matin, il éprouva une tendance à la lipothymie, et se plaignit du froid. Au jour, on le trouva mort dans son lit; les lèvres étaient livides et la mort semblait être due à l'asphyxie.

Le cœur avait beaucoup augmenté de volume, surtout dans sa moitié gauche. Les colonnes charnues des trois ordres étaient hypertrophiées; deux d'entre elles occupaient, comme d'habitude, les bords latéraux de l'orifice mitral rétréci, et s'accolaient intimement à la face inférieure, ou ventriculaire, de la valvule. Cette face inférieure était renforcée par la présence des expansions tendineuses des colonnes qui y faisaient une saillie considérable : les valvules aortiques étaient hypertrophiées, convexes lorsqu'on les regardait par leur face ventriculaire; elles semblaient distendues, et laissaient à leur sommet une ouverture triangulaire. Cette ouverture, dont les côtés avaient près d'un quart de pouce en longueur, occupait exactement le centre du calibre de l'aorte. Les valvules adhéraient entre elles par leurs bords; ceux-ci étaient épaissis et arrondis.

L'oreillette gauche présentait quelques particularités remarquables : les parois étaient dilatées, et plus épaisses qu'à l'état normal; les orifices des veines pulmonaires étaient singulièrement agrandis et de forme ovale; leur grand diamètre avait un pouce et leur petit diamètre un demi-pouce, de long. La membrane interne était opaque et épaissie. L'orifice mitral affectait la forme d'une fissure semilunaire, à convexité antérieure et à concavité postérieure. Cette fissure était complétement bouchée par un caillot du volume d'une noisette. C'est cette circonstance qui avait, probablement, déterminé la mort : l'orifice ayant été fermé complétement, comme par une valvule *sphérique* (*bullet-valve*) (1).

Le docteur Adams est le seul auteur qui ait, à ma connaissance, si-

(1) La pièce a été montrée par le docteur Adams à la Société pathologique, le 18 janvier 1845. (Voyez *Framart, Dublin medical jour.*)

gnalé, dans les cas de rétrécissement de l'orifice mitral, la possibilité
de la mort, à la suite de l'occlusion soudaine de l'orifice, par un caillot
isolé et probablement mobile, placé dans l'oreillette. Ce fait est
plein d'intérêt, et fort important. Dans un autre cas, rapporté par le
même auteur, le caillot était arrondi et présentait des couches concentriques. L'occlusion de l'orifice s'était faite, dans ce dernier cas,
d'une façon plus lente; le caillot, en effet, reproduisait à sa surface
l'empreinte exacte, ou le moule de l'orifice rétréci (1).

Une autre circonstance importante de cette observation est la dilatation des veines pulmonaires. Ces vaisseaux étaient agrandis
dans tous les sens, de façon à offrir une dimension au moins double
de celle qu'ils devaient avoir. La fréquence des apoplexies pulmonaires chez les sujets atteints de rétrécissement mitral, donne
à l'état des vaisseaux, que nous venons de décrire, une importance nouvelle. Il y a, en effet, probabilité pour que l'apoplexie
pulmonaire puisse être de deux espèces différentes. Dans un cas,
elle est produite par une force exagérée de l'action du système
de l'artère pulmonaire, et par son excès de plénitude ; c'est ce qui
arrive lorsqu'il y a hypertrophie du ventricule droit; dans l'autre, au
contraire, il y a épanchement apoplectique, lorsque les veines pulmonaires sont distendues par le sang, et que le cours de celui-ci est
arrêté par un rétrécissement qui s'oppose à la déplétion de l'oreillette

(1) « J'ai trouvé, en général, les cavités du cœur pleines de sang coagulé, et
» celui-ci offrait quelquefois l'apparence de ces concrétions polypiformes qui ont
» attiré à un si haut degré l'attention des anciens pathologistes. Le plus ordinai-
» rement, ces caillots sont de formation récente ; mais mon ami, M'Dowel, a
» trouvé l'année dernière, dans l'oreillette gauche d'un sujet qui succomba à une
» affection mitrale, un caillot en forme de balle et du volume d'un œuf de pigeon.
» Ce caillot était composé de fibrine ; il était dur, et de forme parfaitement sphé-
» rique, à l'exception d'une dépression oblongue, correspondant exactement à la
» forme des bords de la fissure qui faisait communiquer l'oreillette et le ventri-
» cule. On remarquait aussi, superficiellement, de petits enfoncements qui avaient
» dû être produits par les saillies ossifiées, existant sous forme d'épines. Ces di-
» verses circonstances indiquaient bien que le caillot ne pouvait être de formation
» récente. Nous avons examiné avec trop de soin ce curieux spécimen de concré-
» tion polypiforme pour nous tromper sur ce point ; il a, du reste, été conservé,
» ainsi que le cœur dans lequel il avait été rencontré. » (Extrait des observations
sur les maladies des valvules mitrales et les maladies du cœur, etc., par
R. Adams, M. D. L. L., *Annales de l'hôpital de Dublin*, vol. IV.) — Cette pièce
intéressante est conservée dans le musée de Carmichael School of medecine.

gauche. Dans le premier cas, le sang épanché n'est pas artérialisé; dans le second, il a déjà passé par les capillaires, qui aboutissent aux veines pulmonaires. Il se forme, probablement en raison de la distension exagérée des vaisseaux, des accumulations sanguines localisées, analogues aux collections de bile qui se rencontrent dans le foie, lorsque le conduit biliaire est obstrué. On peut se demander si l'hypertrophie du ventricule droit est nécessaire à la production de ces noyaux apoplectiques, dans le cas d'un rétrécissement mitral. Ma propre expérience ne me permet pas d'avoir à ce sujet une opinion bien arrêtée; j'ai cependant rencontré l'apoplexie pulmonaire, sans aucun des signes ou des symptômes de l'hypertrophie du ventricule droit.

Dans l'observation qui va suivre, la maladie affectait à la fois les valvules mitrales et aortiques; c'est le seul cas où, guidé par les observations du docteur Law, nous ayons osé diagnostiquer cette double affection.

Obs. XXII. — *Inocclusion permanente de l'orifice aortique, avec rétrécissement et ossification de la valvule mitrale : Dilatation et hypertrophie de toutes les cavités du cœur. Double bruit de soufflé à la base du cœur; vers la pointe, murmure qui masque le double bruit. Agrandissement considérable de l'orifice auriculo-ventriculaire droit.*

Un homme de trente-cinq ans, adonné à l'ivrognerie, fut reçu à l'hôpital de Meath, en décembre 1851. — Sa santé avait toujours été bonne, lorsque, quatre mois auparavant, il avait eu, pour la première fois, un accès de dyspnée très-fort, qui se montra subitement. La gêne respiratoire augmenta progressivement : trois semaines environ avant son entrée à l'hôpital, le malade commença à tousser et à éprouver une forte douleur dans les deux épaules; l'expectoration devint sanguinolente, et les signes de l'œdème et de l'ascite se montrèrent.

A l'entrée, les veines du cou sont tuméfiées, les lèvres livides et la face bouffie. L'action du cœur est violente et irrégulière, avec pulsations visibles dans les artères du cou et des extrémités supérieures ; le pouls radial n'a pas le développement qu'on observe ordinairement dans les cas d'insuffisance des valvules aortiques.

Quatre points différents sont le siége des murmres :

1° A la base du cœur, on entend un bruit de souffle double, se prolongeant dans l'aorte et les artères sous-clavières. Il ne se retrouve pas dans les carotides; celles-ci présentent des pulsations fortes, et détachées comme des coups de marteau;

2° A gauche du mamelon, murmure simple, fort, évidemment systolique;

3° Au point de réunion des deuxième et troisième côtés droits, avec le sternum, un *bruit de moulin* distinct ;

4° Dans la région inter-scapulaire, murmure systolique rauque.

On constate également une augmentation de volume, du lobe droit du foie.

A ces symptômes s'ajoutèrent les signes d'une pneumonie droite, qui emporta le malade après moins de deux septenaires de séjour à l'hôpital. Quelques jours avant, il se plaignit beaucoup des battements du cœur, qu'il rapportait à la partie droite du thorax, et les pulsations violentes du cou et de l'artère radiale disparurent presque complétement.

Autopsie. — Le poumon droit est infiltré de pus (3ᵉ degré de Laennec) ; le poumon gauche est sain : le péricarde contient huit onces environ de sérosité transparente.

Les deux ventricules sont hypertrophiés et dilatés ; l'oreillette droite est considérablement agrandie ; son orifice ventriculaire a presque doublé d'étendue. Les valvules auriculo-ventriculaires gauches sont le siége d'une ossification à son début; elles sont épaisses, plissées, et ne ferment plus. Les valvules aortiques, dont les bords sont couverts de végétations, et qui présentent l'aspect crébriforme, permettent facilement le reflux du sang.

Après ce que nous avons dit des dangers d'un diagnostic trop minutieux, on n'aura pas la pensée qu'on puisse, dans un cas semblable, affirmer avec certitude *que les valvules des deux orifices* sont malades. Le diagnostic fut porté, *expérimentalement,* pour ainsi dire : il fut justifié par l'autopsie, et ce fait vient corroborer l'exactitude des signes donnés par le docteur Law, pour le diagnostic de la lésion des deux orifices. Cependant, la double altération des valvules peut-exister sans les signes que nous venons d'indiquer; et, réciproquement, l'existence de ces signes indique parfois quelque autre forme, ou combinaison des altérations anatomiques. Il est un point à noter, et il a une valeur plus grande, pour reconnaître des lésions doubles, que le siége même et le caractère des murmures, c'est l'absence du développement du pouls radial, développement qui se rencontre communément dans l'insuffisance aortique. La coïncidence d'un pouls petit et irrégulier avec un double murmure au niveau du sternum, et l'existence des battements artériels visibles peuvent faire supposer qu'il y a rétrécissement mitral, avec insuffisance des valvules sigmoïdes de l'aorte (1).

Le diagnostic de la double lésion dans l'observation XXII reposait sur des remarques faites par le docteur Law. Suivant cet auteur, dans certains cas de rétrécissement ou d'insuffisance de l'orifice aortique, avec rétrécissement mitral, il y a deux points différents où l'on perçoit des murmures cardiaques. Au niveau de la pointe du cœur existe un bruit de souffle simple, et à la base du cœur un double murmure qui se propage sur le trajet des gros vaisseaux. Cependant le diagnostic ne peut pas, toujours, s'établir de cette manière, car les valvules mitrales sont quelquefois affectées de telle sorte, que le passage du sang ne donne lieu à aucun bruit anormal. De plus, le murmure aortique peut être assez fort et se propager sur le ventricule, de manière à masquer le bruit de souffle mitral lorsqu'il existe.

Est-il possible d'affirmer en pratique que l'un ou l'autre des orifices soit intact? Il semble qu'il soit plus facile, lorsqu'existe un murmure mitral, de reconnaître que les valvules aortiques ne sont point malades, que de certifier que les valvules mitrales sont saines dans le cas d'une insuffisance aortique. L'expérience de chacun des jours que l'on consacre à l'étude des maladies du cœur, fait hésiter, de plus en plus, à affirmer l'intégrité de tel ou tel orifice, lors même que les signes d'une affection manqueraient complétement, s'il y a, en même temps, manifestement, une affection d'un autre orifice, ou simplement les symptômes d'une affection organique du cœur.

Je ne puis fournir aucun état statistique sur la fréquence de la coïncidence des affections mitrale et aortique; on peut affirmer cependant, en toute sûreté, qu'elle se rencontre souvent. Forget admet que la lésion isolée des valvules aortiques est moins commune qu'on

____

(1) L'état de l'oreillette gauche et des veines pulmonaires n'a pas été noté.

ne le suppose, et que sa fréquence est égale à celle des cas où la maladie est limitée à la valvule mitrale ; il admet également que l'on rencontre la coïncidence des lésions aux deux orifices, aussi souvent que l'une ou l'autre de ces formes (1). Ces assertions se rapprochent sans doute beaucoup de la vérité, si l'on prend en considération l'existence seule de la lésion anatomique, plutôt que le degré auquel est arrivée la maladie. Il est probable, toutefois, qu'en négligeant les cas où existent des altérations légères et sans influence sur le mécanisme des valvules, on reconnaîtra que les affections isolées des valvules mitrales, sont plus fréquentes que celles des valvules aortiques. Telle est au moins, aujourd'hui, l'opinion que je me suis faite à cet égard, non-seulement d'après le résultat des autopsies, mais par les cas où j'ai vu les symptômes de l'affection mitrale se montrer, à l'exclusion de tous signes de l'insuffisance aortique, pendant de longues années.

Rétrécissement de l'orifice mitral.

Nous avons démontré, qu'en dehors de toute altération fonctionnelle ou organique des cavités du cœur, l'affection des valvules mitrales ne produit aucuns symptômes qui lui soient propres, et que l'exploration physique peut seule la faire reconnaître. La durée de la période pendant laquelle l'affection reste latente, est variable, et lorsque .les soi-disants symptômes se montrent enfin, ils indiquent des complications qui ont pu précéder l'obstruction ou l'insuffisance valvulaire, mais qui lui succèdent, le plus ordinairement.

Parmi les travaux qui ont, depuis Laennec, contribué à augmenter nos connaissances sur le sujet que nous traitons, on doit placer en première ligne les recherches du docteur Adams, en raison de leur importance, autant que de la date de leur publication. Son mémoire qui parut en 1828, tient le milieu, entre la découverte de l'auscultation et les recherches des auteurs contemporains. On y trouve bien des remarques publiées depuis comme originales. Ainsi, par exemple,

---

(1) La statistique sur laquelle s'appuie l'opinion de Forget, a été publiée dans ses *Études cliniques*, il y a plus de six ans. Le nombre des cas observés était de 29, ainsi répartis : affection isolée des valvules aortiques, 9 ; affection isolée des valvules mitrales, 10 ; combinaison des deux affections, 10. (*Précis théorique et pratique des maladies du cœur*, p. 157.)

la loi de la dilatation à *tergo*, comme l'appelle Forget, est indiquée par le docteur Adams, lorsqu'il nous montre le rétrécissement de l'orifice mitral devenant le point de départ de l'augmentation de la capacité, non-seulement de l'oreillette gauche, mais du ventricule droit. La théorie des pulsations des veines jugulaires, synchrones avec la systole ventriculaire, et celle de l'insuffisance physiologique des valvules tricuspides, y sont également développées d'une façon complète ; les modifications particulières dans la forme du cœur, suivant que la lésion prédomine à l'orifice mitral ou à l'orifice aortique, sont minutieusement décrites. Enfin le mécanisme et les effets de l'affection mitrale, avec le reflux du sang, sont détaillés, et il en est cité des exemples. S'il était besoin d'établir les droits du docteur Adams au titre de véritable observateur, et de philosophe, il suffirait, pour cela, du silence plein de dignité qu'il a su garder, lorsque des auteurs plus modernes ont réclamé, comme leur appartenant, des découvertes faites par lui depuis longtemps. Rien de plus louable que d'éviter toute controverse, qui a pour but d'établir le droit à la priorité d'un fait nouvellement découvert, plutôt que sa valeur et sa nature même. Dans une science comme la médecine, dont les progrès sont dus, plutôt à la réunion de faits isolés, qu'à la découverte de grands principes, peu importe à l'homme d'un esprit droit, qu'une vérité nouvelle, et qu'il a trouvée, lui soit ensuite contestée par un autre ; il lui suffit qu'elle soit bien établie, et qu'elle serve pour le bien de tous.

En se rappelant que les phénomènes auxquels on donne le nom de symptômes du rétrécissement mitral, ne sont, en réalité, que les signes d'une lésion des cavités du cœur, et ceux de l'altération des valvules, on doit s'attendre à retrouver ici l'ensemble des symptômes des maladies cardiaques, ayant leur siége, soit dans la moitié droite, soit dans la moitié gauche du cœur. L'analyse que nous allons donner de ces symptômes élucidera la question.

1° *Symptômes généraux.* — Palpitations ; dyspnée après un exercice musculaire, et indépendante d'une affection pulmonaire ; douleurs cardiaques.

2° *Symptômes pouvant se rapporter à la maladie du cœur gauche.* — Irrégularité, faiblesse, rapidité et petitesse du pouls ; syncopes, hémoptysies, mort subite.

3° *Symptômes pouvant se rapporter à la maladie du cœur*

droit. — Turgescence veineuse, congestion pulmonaire, pulsations des jugulaires ; augmentation variable du volume du foie ; anasarque ; absence d'un rapport proportionnel de force, et peut-être même de fréquence, entre les contractions du cœur, et le pouls radial.

Aucun de ces symptômes, il faut en être convaincu, ne se rapporte exclusivement à la lésion à laquelle nous venons de le rattacher. L'hémoptysie appartient également à l'exagération de la puissance du ventricule droit, et au rétrécissement de l'orifice mitral avec dilatation de l'oreillette gauche et des veines pulmonaires. Les accidents cérébraux dépendent, aussi bien, d'un afflux insuffisant du sang artériel, comme dans la syncope, que de la turgescence du système veineux, comme dans le coma et l'asphyxie, qui sont dus aux maladies du cœur droit. Cependant le tableau général des symptômes, tel qu'il vient d'être tracé, nous aidera à comprendre d'une manière plus large, la maladie valvulaire, qui n'était d'abord à nos yeux qu'une affection isolée.

On peut diviser en deux catégories les symptômes du rétrécissement mitral, suivant qu'ils résultent de l'obstacle au cours du sang, ou de l'irrégularité de l'acte fonctionnel du cœur. Dans la première classe se rangent :

1º Les symptômes qui indiquent la congestion du poumon : les phénomènes de l'asthme cardiaque, les maladies des bronches, l'hémoptysie et l'œdème pulmonaire.

2º Les symptômes qui révèlent un engorgement des cavités droites du cœur, tels que : la congestion du cerveau et du foie, l'hydropisie généralisée, la turgescence des veines.

Les symptômes de la deuxième classe, ceux qui indiquent le trouble de l'action du cœur, sont :

1º L'irrégularité, et fréquemment, la rapidité de l'action du cœur, se montrant, soit d'une façon permanente, soit seulement, sous l'influence d'une cause perturbatrice.

2º Le défaut de proportion entre la force de l'impulsion cardiaque et celle du pouls artériel : ce dernier est souvent petit et indistinct, tandis que le choc du cœur est fort et très-manifeste.

3º Le défaut de proportion entre le rhythme du cœur et celui des pulsations artérielles au poignet ; celles-ci semblent souvent être plus rapides.

A propos des différences de force et de fréquence, qui existent

entre le cœur et le pouls, le docteur Adams fait les remarques suivantes :

« En premier lieu, si l'on n'oublie pas que le ventricule droit est
» le siège d'une hypertrophie active, et qu'il est en même temps
» repoussé du côté du sternum par les oreillettes dilatées et placées
» en arrière et au-dessus de lui ; si, en même temps, on se rappelle
» que les trois cavités, que nous venons de nommer, ont à vaincre la
» la résistance qui existe à l'orifice mitral, on ne s'étonnera pas
» de la violence des pulsations du cœur, violence à laquelle le ven-
» tricule gauche qui a diminué de volume ne contribue que bien
» peu, puisqu'il est placé plus en arrière, qu'à l'état normal. En
» second lieu, le pouls artériel est petit, faible, irrégulier, et moins
» fréquent que les battements du cœur, parce qu'il indique l'état
» du ventricule gauche, et que celui-ci, nous l'avons déjà dit, a
» perdu de son volume. On peut se rendre compte de l'irrégularité
» des pulsations artérielles par ce fait, que le ventricule droit ne
» reçoit de l'oreillette qu'une quantité de sang minime, et sou-
» vent insuffisante, selon toute probabilité, pour remplir la cavité
» ventriculaire. Le ventricule gauche peut se contracter en même
» temps que le ventricule droit, sans que la quantité de sang
» qu'il projette puisse distendre les artères, et donner lieu à un
» battement artériel sensible. Celui-ci manque alors complétement,
» bien que la pulsation cardiaque soit forte et énergique, en raison
» de la contraction du ventricule droit. Ainsi s'explique l'un des
» signes caractéristiques de cette maladie : l'apparition éventuelle
» de deux battements cardiaques, pour une seule pulsation arté-
» rielle. »

Le fait suivant est cité à l'appui de cette opinion, sur les différences
qui existent entre les pulsations du cœur et celles de l'artère radiale:

« Une femme chez laquelle se montraient, depuis un an à peu près,
» les symptômes habituels d'une affection valvulaire, et qui avait
» été atteinte d'œdèmes fugaces, nous offrit les particularités sui-
» vantes : La poitrine est bien développée, les contractions du cœur
» sont rapides, fortes et irrégulières, tandis que le pouls radial est
» petit et filiforme. Celui-ci est le plus souvent synchrone avec le
» choc cardiaque, mais il arrive souvent que le choc se répète deux,
» trois, quatre et même cinq fois de suite, sans que le doigt,
» appliqué exactement sur l'artère radiale, perçoive l'existence du

» pouls artériel. On compte au poignet environ 120 pulsations
» par minute; on en trouve au cœur dix, douze et quinze de plus.
» Jamais je n'ai vu les pulsations des veines jugulaires plus dis-
» tinctement que chez cette malade. *J'ai constaté que leurs batte-*
» ments correspondaient, exactement, à chaque pulsation cardiaque,
» lors même que cette pulsation manquait dans les artères ; en outre,
» si l'on comprimait les jugulaires externes à deux ou trois pouces
» (anglais) au-dessus des clavicules, les veines se distendaient à
» chaque pulsation au-dessous du point comprimé, et cette disten-
» sion était plus considérable que lorsqu'on ne soumettait le
» vaisseau à aucune pression (1). »

L'opinion qui veut que le sang, par ses qualités ou par sa quantité,
excite la contraction des ventricules, est corroborée par l'observation
que nous venons de citer. Mais, à côté de cela, on ne saurait admettre
que la faiblesse et le peu de développement du pouls soient produits,
dans les cas de cette espèce, par une débilitation du ventricule gauche.
L'existence fréquente de cette débilitation dans les rétrécissements
de l'orifice mitral n'est point anatomiquement démontrée; de plus,
dans les cas où existe manifestement une diminution de la force du
cœur, dans la dégénérescence graisseuse par exemple, et dans le
ramollissement typhoïde, on n'a jamais remarqué que le pouls battît
moins souvent que le cœur, et cependant cet organe, bien qu'il
conserve sa régularité, est souvent assez affaibli pour que le premier
bruit cesse d'être perçu.

Cette explication des caractères du pouls, dans l'affection des valvules mitrales, a été donnée par le docteur Adams en 1827. Le docteur Hope, dans son ouvrage, dont la première édition date de 1831,
s'exprime ainsi qu'il suit, à propos de la même maladie : « Voici de
» quelle manière je crois pouvoir expliquer l'apparition du pouls dont il
» s'agit : lorsqu'il y a rétrécissement de l'orifice mitral, le ventricule
» gauche, ne recevant qu'une quantité limitée de sang, n'est plus
» stimulé de manière à se contracter à des intervalles réguliers, et
» avec une énergie suffisante. S'il y a insuffisance, le ventricule
» ne rencontre point la résistance que lui opposent habituellement
» les valvules mitrales, et dépense, en partie, sa force impulsive,

----

(1) Je me suis permis de reproduire ce passage en lettres italiques, en raison de
son importance majeure.   (*Note de l'auteur.*)

» pour faire refluer le sang dans l'oreillette, en même temps qu'il le
» chasse dans l'aorte : dans ce vaisseau, la quantité du sang n'est
» point aussi considérable que de coutume, aussi le pouls est petit et
» faible, en proportion. Le reflux du sang s'oppose à l'implétion ré-
» gulière du ventricule, et tôt ou tard il en résulte de l'inégalité, des
» intermittences, et de l'irrégularité du pouls. »

Les effets de l'afflux insuffisant du sang au ventricule gauche, sont
évidemment envisagés ici de la même façon que par M. Adams, bien
que l'opinion de ce dernier n'ait pas été citée par le docteur Hope.

Même dans la deuxième partie de l'explication, le docteur Adams
a encore la priorité. Dans les réflexions que lui suggère un cas de
rétrécissement, avec insuffisance des valvules mitrales, il s'exprime
ainsi : « Le cœur avait une forme particulière, due à l'excès de capa-
» cité du cœur droit, sur le cœur gauche. L'artère pulmonaire était
» dilatée d'une manière inusitée, l'aorte était rétrécie, le ventricule
» gauche avait diminué de capacité ; l'oreillette offrait une légère dila-
» tation ; les valvules mitrales avaient perdu plus de la moitié de leur
» hauteur normale, leurs bords étaient plissés et recroquevillés ; il
» semblait qu'elles fussent maintenues en cet état par un fil qu'on y
» aurait passé. Dans leur épaisseur, se trouvaient de petites aiguilles
» osseuses ; elles ne fermaient pas plus de la moitié de l'orifice
» auriculo-ventriculaire. Cet orifice, rétréci, laissait cependant faci-
» lement passer l'index, qu'on y pouvait faire entrer, jusqu'à la
» deuxième phalange. Le sang passait donc, sans trop de difficulté,
» de l'oreillette dans le ventricule, et le raccourcissement des val-
» vules, qui ne recouvraient plus qu'imparfaitement l'ouverture
» auriculo-ventriculaire, laissait le sang refluer facilement du ventri-
» cule dans l'oreillette au moment de la contraction ventriculaire.
» Aussi, la force impulsive du cœur, au lieu d'être employée comme
» d'habitude à pousser le sang en avant dans l'aorte, se perdait en
» partie, à cause de l'état des valvules qui permettaient le reflux
» d'une certaine quantité du sang destiné, physiologiquement, à passer
» dans l'aorte. Le cœur était donc forcé de se contracter de nouveau,
» et d'essayer de suppléer, par le nombre de ses contractions, à la
» petite quantité de sang que chacune d'elles faisait pénétrer dans
» l'aorte (1). »

(1) « La *lésion* des valvules du cœur gauche, « dit le docteur Adams, » qui

La différence de rhythme, apparente ou réelle, entre le pouls cardiaque et le pouls radial, est un symptôme important de l'affection des valvules mitrales, et qui n'a point encore été suffisamment étudié. Cette différence a été quelquefois de 15 pulsations, et ce chiffre même peut être dépassé.

Dans un cas de rétrécissement mitral, que j'observais dernièrement, l'acte cardiaque s'accomplissait de deux manières bien distinctes. Tantôt les contractions étaient, relativement, tranquilles et régulières ; le murmure mitral était alors évident ; tantôt, au contraire, le cœur battait avec une grande rapidité et fort irrégulièrement, et le murmure cessait d'être perçu. Il y avait alors une différence telle, entre le rhythme des battements du cœur et celui des pulsations de l'artère radiale, qu'en faisant compter toutes les pulsations douteuses du poignet, il y avait 30 ou 40 battements en plus au cœur. Je suis arrivé à ce résultat en prenant toutes sortes de précautions pour éviter les erreurs. La meilleure manière de compter les pulsations cardiaques était d'appliquer le stéthoscope à la partie inférieure du sternum ; dans ce point, les contractions du ventricule droit donnaient lieu à un bruit beaucoup plus distinct que celles du ventricule gauche. »

En examinant comparativement la force, la fréquence et l'irrégularité des battements au cœur et au poignet, on peut diviser les maladies de l'orifice mitral en trois groupes :

A. Le cœur et le pouls battent régulièrement ou à peu près régulièrement ; il y a le même intervalle qu'à l'état physiologique, entre

empêchait le libre retour du sang du cerveau ou du poumon, explique la rapidité du pouls, les vertiges, la dyspnée et la mort subite. » (*Dublin Hospital Reports*, vol. IV, p. 422.) L'auteur cite deux cas de rétrécissement mitral, où l'on observa une fréquence continue du pouls. « Dans ces deux cas, dit-il, je trouvai les valvules mitrales et l'orifice auriculo-ventriculaire dans un état presque semblable d'altération, bien que les effets de cette lésion organique eussent été si dissemblables, que l'un des malades mourut d'une apoplexie, et l'autre d'une attaque d'épilepsie ; il serait très-difficile de trouver la raison de ces différences, et d'expliquer pourquoi la terminaison de la maladie fut si prompte. Ces deux cas, cependant, sont utiles, en ce qu'ils démontrent, que la vie est compromise, même dans la première période de la maladie, et l'autopsie nous offrit un exemple d'une lésion qu'on n'a point souvent l'occasion d'observer, l'altération de la valvule mitrale qui appartient au premier stade de la maladie. » (*Op. cit.*)

le pouls radial et le choc cardiaque. On ne rencontre quelquefois ni irrégularité, ni intermittences ; la force du pouls n'est point modifiée en apparence, et cependant, on perçoit un murmure mitral ; c'est même là le seul signe d'une affection du cœur.

B. Il y a défaut de proportion entre les battements du cœur et ceux du pouls radial ; cette différence porte non-seulement sur la force des pulsations, bien plus énergiques pour le cœur que pour l'artère, mais sur leur nombre ; pour le cœur, ces battements peuvent être plus fréquents, de 15, 20 et 30 pulsations. La petitesse du pouls est due, dans ce cas, au rétrécissement de l'orifice auriculo-ventriculaire qui rend insuffisante la quantité de sang à chaque systole cardiaque : le cœur affecte probablement la forme sphéroïdale, que lui donne l'agrandissement de l'un des ventricules, avec la conservation, et peut-être même, la diminution, du volume de l'autre ventricule.

C. Le troisième groupe comprend les faits auxquels l'observation du docteur Fleming ci-après rapportée, peut servir de type. La petitesse du pouls semble dépendre du libre reflux du sang dans l'oreillette, avec dilatation hypertrophique du ventricule gauche. Nous ignorons si l'on observe quelquefois, dans ce cas, le défaut de proportion dans le nombre des battements du cœur et des artères.

L'accélération permanente du pouls, avec ou sans irrégularités, et en dehors de tout état pyrétique, doit faire admettre l'existence probable d'une affection cardiaque quelconque. Cette probabilité sera bien plus grande, si le pouls est en même temps irrégulier, et elle se changera presque en certitude, si l'un des bruits du cœur s'accompagne d'un murmure qu'on perçoit continuellement, ou seulement lorsque le cœur est dans un état relatif de ralentissement et de calme. A quelle conclusion nous arrêter, lorsque le pouls est accéléré d'une façon permanente, sans fièvre, sans murmure valvulaire, et sans les signes d'un obstacle à la circulation pulmonaire ou hépatique? Sans doute, ce cas est rare, mais il peut se rencontrer, et l'on se demandera alors si l'absence d'une affection valvulaire se déduit nécessairement de l'absence du murmure, et si celui-ci ne deviendrait pas appréciable, avec une action du cœur moins rapide. Contentons-nous de dire, à ce sujet, que nous n'avons jamais vu manquer à la fois les phénomènes d'auscultation et les signes des congestions pulmonaires ou veineuses, lorsque la rapidité des battements du cœur empêchait seule de percevoir un murmure cardiaque. On est donc fondé à dire, que l'accélération du pouls, lorsque celui-ci est isochrone avec le choc cardiaque, n'indique pas, nécessairement, la présence d'une affection du cœur, surtout s'il n'y a jamais eu ni murmures, ni accidents du côté du foie et des poumons.

Pulsations des veines jugulaires. — Ce phénomène remarquable, rattaché par Lancisi à la dilatation du ventricule droit, acquit une valeur nouvelle, lorsque les recherches du docteur Adams eurent démontré sa fréquence dans les rétrécissements mitraux, qui produisent si souvent la dilatation des cavités droites. Ces pulsations, qui n'existent pas toujours dans l'affection de la valvule mitrale, sont synchrones avec la contraction du ventricule : et ce fait, très-important dans l'étude de la pathologie cardiaque, touche de près à toute la théorie de l'action du cœur à l'état sain (1).

(1) La pulsation des veines jugulaires, le pouls veineux des auteurs, auquel Testa donne le nom d'*artériosité des veines* (*Malattie del cuore*, vol. III, cap. XVII), a été signalé longtemps avant Lancisi, bien qu'on doive à ce dernier auteur la théorie qui établit ses rapports avec les maladies cardiaques. Ce phénomène a été décrit par Galien, dans un cas de céphalalgie intense (voy. *Commentaires sur Hippocrate*, cités par Testa, vol. III, cap. XVII). Testa cite la phrase suivante de Zuliani, à propos d'un fait, dans lequel les pulsations des veines du bras ressemblaient à celles des artères : « Chirurgus venam secaturus confunderetur metueretque. » Le même auteur rapporte un cas où Urelli (obs. III) observa, à l'hôpital de Brescia, un malade chez lequel existaient des pulsations des parties latérales du cou. L'oreillette droite était saine, tandis que le ventricule droit « unice dilatatus aliquantulum apparebat ». Il est à noter, qu'en faisant allusion à ce fait et à d'autres encore, où l'oreillette, pour nous servir du mot de Morgagni « prohibente crusta interna sive cartilaginea, sive ossea, ipsaque hujus, aut parie- » tem reliquorum duritie contrahere se non poterat, sed rigida, et inflexibilis in » perpetua dilatatione permanebat » (*Epist. anat.* XVIII, art. 12), Testa émet l'idée que les pulsations de la veine jugulaire doivent être synchrones avec la contraction des ventricules. Il fait remarquer, que le reflux dans la veine cave supérieure, est dû uniquement à ce que le ventricule droit reçoit une plus grande quantité de sang, que n'en peut laisser passer l'artère pulmonaire. La valvule auriculo-ventriculaire étant altérée, la même contraction qui pousse le sang dans les poumons en fait repasser une partie dans l'oreillette, qu'il vient de quitter : le sang rentrant dans les jugulaires y rencontre le courant sanguin qui descend vers le cœur, et il se produit une dilatation brusque du vaisseau (*op. cit.*, vol. III, p. 379). L'exemple du pouls veineux, cité par M. Hombert, mérite d'être étudié. Le malade présentant ce phénomène, était une femme de trente-cinq ans et qui éprouvait depuis une quinzaine d'années des attaques d'asthme s'accompagnant de palpitations violentes et de douleurs dans la poitrine. Lorsque les palpitations

La pulsation des veines jugulaires, dans les maladies de la valvule mitrale, dépend du reflux du sang du ventricule droit dans l'oreillette correspondante ; le sang qui descend des veines jugulaires vers le cœur est ainsi repoussé au moment de la systole ventriculaire. Le docteur Adams a fait remarquer, que le pouls des veines jugulaires coïncide avec les battements du cœur, même lorsqu'ils ne retentissent point dans les artères. Le passage suivant de son mémoire est important.

« M. Hunter, dans son Traité sur le sang, fait remarquer, que les
» valvules du cœur droit ne ferment pas les orifices auriculaire et
» artériel, aussi complétement que les valvules du cœur gauche. Ce
» fait n'a pas été, à mon avis, l'objet d'une attention suffisante, et
» l'on n'a point assez considéré les effets que cette disposition ana-
» tomique peut avoir, sur la circulation physiologique et patholo-
» gique. Je considère la différence qui existe entre les valvules
» gauches et les valvules droites du cœur, comme étant destinée à per-
» mettre un reflux partiel du sang dans l'oreillette droite, lorsque, par
» une cause quelconque, le passage du sang par l'orifice artériel est
» ralenti. Il était absolument indispensable qu'il en fût ainsi pour le
» ventricule droit ou pulmonaire, car le cours du sang dans les pou-
» mons peut être retardé par un grand nombre de causes naturelles
» différentes. Le ventricule droit se contracte alors violemment, et un
» point quelconque de l'appareil valvulaire (qui n'a pas de ce côté une
» grande force) ou de parois ventriculaires elles-mêmes, pourrait céder
» si le sang ne trouvait d'issue que par l'artère pulmonaire. Il est pro-

étaient très-fortes, on percevait des pulsations dans les veines du cou et des membres supérieurs. Leur fréquence différait légèrement de celle des pulsations arté-rielles, mais elle correspondait exactement au nombre des battements violents du cœur. Dès que le paroxysme était terminé, les pulsations veineuses cessaient. A l'autopsie, on trouva le cœur deux fois plus volumineux que de coutume, et ressemblant presque à un sac de cuir mou. Les cavités étaient largement distendues, et les parois du cœur très-amincies ; on trouva dans l'aorte et dans l'artère pulmonaire des polypes qui s'implantaient à la surface interne des deux ventricules. Le caillot aortique détaché avait une longueur de deux pieds ; dans une étendue de six pouces, il était coloré en rouge, consistant, et il présentai l'apparence de la chair. — Hombert attribua les pulsations au reflux du sang dans les veines à chaque contraction du cœur. « On pourrait comparer ce repoussement » surnaturel du sang dans les veines, au gonflement et au repoussement des » eaux courantes des rivières par les hautes marées. » Il attribue la distension du cœur à l'obstruction des artères par les caillots. (*Histoire de l'Académie royale des sciences*, année MDCCIV, p. 161.)

» bable, qu'à l'état physiologique il y a constamment un léger reflux
» sanguin dans l'oreillette droite, au moment de la contraction du
» ventricule, reflux auquel la disposition des valvules ne s'oppose pas.
» La distension considérable des veines jugulaires ne se montre que
» pendant les efforts extraordinaires, ou lorsque la dilatation du cœur
» droit lui permet de contenir une quantité de sang trop considérable
» pour qu'elle puisse être transmise facilement au poumon, ou aux
» cavités du cœur gauche. Alors apparaissent les pulsations des jugu-
» laires ; elles sont synchrones avec la contraction du cœur, et se
» produisent d'autant plus facilement dans la dilatation du ventricule
» droit, qu'il n'est pas probable que les valvules augmentent de
» volume et s'élargissent proportionnellement à l'agrandissement de
» l'orifice auriculo-ventriculaire. »

Les pulsations des jugulaires, telles que nous venons de les étudier,
se rencontrent-elles, exclusivement, dans le rétrécissement mitral?
Nous savons trop peu de chose sur le diagnostic de l'insuffisance
avec dilatation de l'orifice mitral, pour que ce point puisse être définitivement résolu. Il n'y a cependant aucune raison pour admettre que
la pulsation des jugulaires ne se montre pas aussi bien dans la dilatation, que dans le rétrécissement de l'orifice mitral, lorsqu'il y a
gêne de la circulation pulmonaire (1).

(1) Les mémoires importants de M. Thomas Wilkinson King sur le rôle d'une
valvule de sûreté, que le ventricule droit remplit, dans le cœur humain, (*Guy's
Hospital Reports*, n⁰ˢ IV et XII), méritent d'être étudiés par tous ceux qu'intéresse ce point particulier. Mais c'est au docteur Adams qu'est due la théorie qui
fait remplir aux valvules tricuspides, la fonction d'une soupape de sûreté, à l'état
physiologique, et toutes les applications de ce fait à la pathologie. Nous ne pouvons donc être de l'avis de M. King, lorsqu'il dit, que le docteur Adams n'indique
comme cause du reflux sanguin que la dilatation de l'orifice auriculo-ventriculaire
(voyez la note de son premier mémoire, p. 126). Notre assertion est confirmée
par l'examen de ce que dit le docteur Adams, lorsqu'il étudie les valvules tricuspides en les comparant aux valvules mitrales. Nous avons cité plus haut le passage
où cet auteur considère l'insuffisance des valvules droites comme étant destinée.
physiologiquement, à prévenir certains accidents ; plus loin, il s'exprime ainsi :
« Avant de terminer ce que j'ai à dire de l'action des valvules auriculo-ventriculaires à l'état sain et à l'état de maladie, je dois faire remarquer, que la valvule
mitrale ferme si parfaitement l'orifice qui fait communiquer l'oreillette et le ventricule, qu'à l'état ordinaire, il n'existe aucun reflux sanguin. Ce reflux, si utile
dans les cavités droites du cœur, eût été ici, non-seulement inutile, mais dangereux, puisqu'en tout temps, le système artériel général est également bien préparé

Les veines jugulaires présentent trois phénomènes morbides différents, dans le cours des affections organiques du cœur : 1° la dilatation sans pulsations ; 2° un mouvement ondulatoire qui semble se rapprocher de la pulsation ; 3° un pouls régurgitant bien marqué, appréciable au toucher et à la vue, et qui s'accompagne quelquefois d'un bruit faible, il est vrai, mais correspondant à chaque battement de la veine. La dilatation simple peut exister, sans que la forme régulière de la veine soit altérée ; dans quelques cas, celle-ci présente une apparence noueuse qui paraît dépendre de la présence de cloisons qui rétréciraient le calibre du vaisseau, sur différents points.

La pulsation des veines est le plus important de tous ces phénomènes, et Lancisi l'attribuait à un agrandissement des cavités droites du cœur. Elle indique, essentiellement, la gêne de la circulation pulmonaire, et la surcharge du ventricule droit par le sang. On peut en conclure qu'elle doit se rencontrer dans les circonstances suivantes :

1° Obstruction de l'artère pulmonaire et de ses valvules ;

2° Dilatation des cavités droites du cœur ;

3° Obstruction de l'orifice auriculo-ventriculaire gauche.

Dans ce dernier cas, on n'a point encore reconnu si la pulsation des jugulaires se rattache seulement à une lésion organique permanente de l'oreillette et du ventricule droit, telles que la dilatation avec ou sans hypertrophie, ou bien si elle peut dépendre d'une distension passagère de ces mêmes cavités. Dans l'observation de Hombert, on remarqua les pulsations cervicales et brachiales, surtout pendant les accès d'asthme cardiaque.

Bien que les faits rapportés par M. King semblent prouver l'existence possible de pulsations veineuses, indépendantes de toute affection organique du cœur, et se propageant des artères aux veines

à recevoir le sang que lui transmet la systole du ventricule gauche : si la valvule mitrale ne fermait pas exactement, la force d'impulsion du ventricule se perdrait en partie, et ne pourrait plus faire mouvoir la masse du sang destinée à remplir le système artériel. En cherchant à expliquer la plus grande fréquence des affections du cœur gauche par la différence de la nature des membranes internes des deux ventricules, les pathologistes ont trop négligé une autre considération : c'est que, si la résistance de la valvule mitrale s'oppose à tout reflux sanguin dans l'oreillette, cette résistance même, si utile à la circulation, peut exposer la valvule à des désordres, pouvant devenir le point de départ de lésions organiques, et qu'en même temps, le ventricule lui-même est plus disposé à se rompre sous l'influence de ses propres efforts. » (*Dublin Hospital Reports*, vol. IV, p. 439.)

à travers le réseau capillaire, il paraît évident que le pouls veineux
est dû, le plus souvent, à un reflux sanguin partant du ventricule
droit. Nous devons au docteur Benson un des exemples, les mieux
étudiés, de pulsations veineuses. Ces pulsations existaient manifestement sur le trajet des veines dorsales de la main et dans le système veineux superficiel des membres supérieurs. Les veines étaient
saillantes, et le doigt, appliqué sur quelques-unes d'entre elles,
éprouvait la sensation d'un battement. Celui-ci se percevait un peu
après la pulsation de l'artère radiale. Les carotides battaient si violemment, qu'il était difficile de reconnaître si les veines jugulaires
présentaient des pulsations. A chaque respiration, elles se distendaient et s'affaissaient; et elles étaient agitées constamment de battements confus et tremblottants.

Le coma qui survint rapidement empêcha qu'on ne recueillît
l'histoire complète de la maladie. L'examen physique révéla l'existence d'une hypertrophie du cœur, avec lésions valvulaires graves.

Le docteur Benson, ayant pratiqué une petite saignée du bras,
fut surpris de ne pas voir le sang s'échapper en jet saccadé; il
semblait qu'il dût en être ainsi, car quelques-unes des veines placées
au-dessous de la ligature, présentaient des battements. Ceux-ci disparurent le lendemain pour se reproduire le jour suivant. Les pulsations durèrent pendant trois jours, puis le malade s'affaiblit rapidement. La veille de sa mort, à la suite d'une petite saignée, le sang
sortit par saccades (*per saltum*). A partir de ce moment, on n'observa
plus aucun mouvement des veines.

« Le cœur, « dit M. Benson, » a doublé de volume, les appen-
dices auriculaires, celle du côté gauche surtout, ont une dimension
remarquable ; l'oreillette droite est dilatée et un peu hypertrophiée.
Sur le bord postérieur de la fosse ovale existe un petit dépôt de substance osseuse. L'orifice auriculo-ventriculaire droit est très-agrandi,
et béant; le ventricule du même côté présente une dilatation hypertrophique ; sa cavité est deux fois plus grande, et ses parois sont
deux fois plus épaisses, que de coutume. Le bord libre des valvules
tricuspides est épaissi, et incrusté de petits noyaux cartilagineux.
L'artère pulmonaire est saine, ses valvules semblent épaissies et les
nodules d'Arantius y sont très-développés. L'oreillette gauche est
agrandie , ses parois sont hypertrophiées; la membrane qui la
tapisse à l'intérieur est opaque et présente une coloration blanche

remarquable. L'orifice mitral est trop petit pour permettre au doigt d'y passer ; il affecte la forme d'une fente irrégulière, entourée de dépôts ossiformes et cartilagineux. Le ventricule gauche est dilaté, son tissu est plus épais, mais en même temps pâle, et plus mou, que celui du ventricule droit. Les valvules mitrales contiennent des dépôts calcaires et cartilagineux ; les valvules sigmoïdes, fortement épaissies, sont incrustées de particules osseuses. L'aorte en présente également. La veine cave supérieure, les troncs veineux innommés, les veines jugulaires et sous-clavières, fendus et examinés avec soin, ne présentent rien de particulier ; leurs tuniques ont conservé leur aspect ordinaire, et les valvules sont disposées comme d'habitude. Les viscères abdominaux sont sains : le cerveau est pâle et exsangue, il n'offre aucune trace de congestion ni aucun indice d'un état pathologique quelconque. Seulement ses ventricules contiennent une demi-once, environ, de sérosité transparente (1) ».

Nous pensons, avec le docteur Benson, que les pulsations, dues évidemment à un reflux du sang, doivent être attribuées à l'état du ventricule droit. Ce fait milite fortement en faveur des idées émises par le docteur Adams, sur le rapport existant entre les pulsations des veines et le rétrécissement mitral, qui peut être considéré comme la cause première de la maladie du cœur droit.

Mais l'apparition du pouls veineux n'implique pas, nécessairement, l'existence d'une affection chronique incurable. J'ai trouvé des battement des jugulaires bien évidents, dans un cas de péricardite aiguë. Le malade guérit, et l'on ne trouva rien chez lui qui indiquât une affection cardiaque antérieure à la maladie inflammatoire que nous avions eu à traiter. Il est possible que, dans ce cas, le ventricule droit se soit affaibli et dilaté temporairement, de manière à augmenter l'insuffisance physiologique des valvules tricuspides.

Le rétrécissement de l'orifice mitral doit être placé au nombre des causes de l'asthme cardiaque. Il est probable que l'ensemble des symptômes, qui constituent l'accès, se produit également sous l'influence d'une dilatation de ce même orifice, avec insuffisance des valvules. On trouve dans divers ouvrages de bonnes descriptions de l'accès d'asthme cardiaque ; mais je ne sache pas, qu'on ait jamais

____

(1) *Un cas de pulsations veineuses dans les membres supérieurs*, par Ch. Benson, M. D. (*Dublin Journal of medical science*, vol. VIII, 1re série, 1836).

signalé, pendant sa durée, l'existence de signes physiques autres que
ceux qui se lient à la violence et à l'irrégularité de l'acte cardiaque.
Le fait que je vais rapporter ajoutera quelque chose à nos connaissances sur ce point.

Une fille âgée de onze ans environ, d'une apparence délicate, est
sujette, depuis les premières années de sa vie, à des attaques extraordinaires de dyspnée et d'orthopnée ; entre les accès, la santé semble
avoir toujours été bonne. Cette enfant, chétive et nerveuse, se livre,
sans difficulté, à des exercices soutenus. Rien dans la respiration
habituelle ni dans l'expression des traits n'indique la présence d'une
affection cardiaque. Il existe cependant au cœur un murmure systolique permanent et légèrement rude ; ce bruit a son maximum d'intensité dans le voisinage du mamelon gauche.

L'accès paroxystique est déterminé par l'indigestion, la fatigue et par
l'impression du froid. J'ai eu bien souvent l'occasion d'observer l'enfant dans les intervalles des accès, et dernièrement j'ai été appelé au
moment d'un accès effroyable. Le pouls était petit, inégal, accéléré à
un degré extrême ; la respiration avait une fréquence que je n'avais
jamais rencontrée encore. Il y avait une toux continuelle avec enrouement. La figure exprimait l'angoisse et la douleur. Lorsque je vis la
malade, l'accès durait depuis douze heures, et je trouvai la moitié
gauche de la poitrine mate, d'une façon absolue, excepté dans sa
partie postéro-inférieure. Cette matité était semblable à celle qu'aurait
produite la compression du poumon par un épanchement considérable. Le cœur battait avec violence, et si irrégulièrement, qu'il était
impossible d'en analyser les bruits.

Je ne savais trop à quoi attribuer la matité, car la maladie n'avait
pas vingt-quatre heures de durée, et les signes d'un déplacement du
cœur manquaient. Le traitement fut dirigé contre l'embarras des
voies digestives, et l'on administra des médicaments anodins et antispasmodiques. Ces moyens amenèrent une diminution notable dans
l'état d'excitation du cœur, et la clavicule redevint sonore à la percussion. Dans le cours des vingt-quatre heures qui suivirent, la partie
supérieure de la région sternale reprit également sa sonorité normale,
et le quatrième jour, toute matité avait disparu; on percevait la sonorité ordinaire de la poitrine, et le murmure respiratoire s'entendait
distinctement. J'ai recueilli ces particularités avec le plus grand soin ;
et, en examinant successivement toutes les circonstances de ce fait,

j'arrive forcément à en conclure, que la matité était due à une distension extraordinaire de l'oreillette gauche, distension assez considérable pour refouler le poumon. La malade se remit de cette crise, plus lentement que de coutume, et plusieurs semaines s'écoulèrent avant que le cœur eût repris sa tranquillité ordinaire. Il n'existait point de cyanose pendant l'accès.

Parmi les causes qui donnent ordinairement lieu à la matité de la partie supérieure de la poitrine, il n'en est pas une seule qui explique les phénomènes que nous venons de décrire. L'apparition subite de la matité qui se montra en quelques heures, l'absence probable d'un épanchement pleural, dont les signes manquaient, et d'un déplacement du cœur, la sonorité de la partie inférieure et postérieure de la poitrine de ce côté, la guérison de ces accidents sans qu'on ait eu recours à la méthode antiphlogistique, sans bruit de frottement ni râle crépitant de retour, tout en un mot nous confirme dans l'idée qu'il y avait là une distension temporaire du cœur. Les symptômes observés et l'état habituel de la malade, nous permettent d'affirmer, sans grandes chances d'erreur, que l'oreillette gauche était le siége d'une accumulation considérable de sang.

Affection de la valvule mitrale sans rétrécissement.

On ne saurait continuer à distinguer les affections mitrales d'après l'existence ou l'absence de l'insuffisance valvulaire. Les progrès des altérations organiques doivent, la plupart du temps, avoir pour effet de produire cet accident, à un degré variable ; aussi, nous préférons la division suivante :

1° Affection mitrale, avec rétrécissement de l'orifice ;

2° Affection mitrale, sans changement dans le diamètre de l'orifice ;

3° Affection mitrale, avec dilatation de l'orifice.

Le diagnostic comparatif et spécial de ces deux dernières formes est encore peu connu. Tout ce que nous en savons se borne à peu près à ceci : c'est qu'en comparant les affections des deux derniers groupes, avec les affections ordinaires de la première espèce, on ne retrouve pas, ou on ne voit se développer que plus lentement les symptômes dus à l'obstacle mécanique à la circulation. Nous ajouterons que lorsque l'orifice est dilaté, on observe les signes de l'affaiblissement du cœur.

L'observation suivante appartient à la pratique du docteur Fleming, qui a eu l'obligeance de me la remettre, et de me procurer l'occasion de voir son malade.

Obs. XXIII. — *Développement brusque des symptômes d'une affection organique du cœur; attaques répétées simulant l'apoplexie, et s'accompagnant d'hémiplégie et d'ictère éphémères; dilatation des cavités droites du cœur; élargissement considérable de l'orifice mitral.*

Un gentleman, âgé de quarante-quatre ans, avait joui d'une santé excellente jusqu'au moment où il fut atteint subitement, et sans que rien l'eût fait prévoir, d'un accès d'angoisse cardiaque (*cardiac distress*). Ses habitudes étaient régulières, mais il avait une vie sédentaire, passant six jours par semaine dans un bureau, et ne prenant de l'exercice que le dimanche. Pendant une des promenades qu'il faisait habituellement ce jour-là dans la campagne, il fut pris d'un accès de dyspnée, avec palpitations et anxiété précordiale. Le docteur Fleming, qui vit le malade peu après, constata que le pouls était faible, petit, irrégulier et intermittent, tandis que le choc du cœur était violent et se percevait sur une large étendue du thorax. Un bruit de souffle intense accompagnait le deuxième bruit.

Les accès d'anxiété cardiaque se succédèrent rapidement : ils se produisaient à l'occasion du travail intellectuel, aussi bien que par les fatigues physiques. On constata l'existence d'un frémissement et d'un murmure cardiaque, très-distinctement appréciable dans la région interscapulaire ; dans un des points de cette région, il était même plus fort qu'à la partie antérieure de la poitrine.

Mais la particularité la plus importante que présentât ce malade, était l'apparition fréquente de symptômes cérébraux très-semblables à ceux que l'on rencontre dans les cas de dégénérescence graisseuse du cœur. Ces accidents se montraient ordinairement la nuit, ou bien pendant le sommeil. La respiration devenait stertoreuse, la face présentait quelques mouvements convulsifs, et le malade se réveillait avec une paralysie complète du côté gauche. Ces attaques s'accompagnaient également d'ictère; un fait des plus remarquables, c'est que l'ictère ainsi que l'hémiplégie disparaissaient au bout de très-peu de temps. Quelques heures après l'accès, les membres avaient recouvré toute leur puissance, et c'est à peine si l'on retrouvait, le lendemain, le moindre vestige de la coloration ictérique.

On reconnut que pour le traitement de ces accès le seul moyen à employer était l'usage des médicaments stimulants. Pendant une des crises, et en l'absence du docteur Fleming, on institua une autre médication, et le malade tomba dans un état de collapsus extrême. On avait supprimé tout excitant et appliqué un vésicatoire sur la tête. Même dans ces circonstances, l'effet d'une médication stimulante fut tellement marqué, que le malade, hémiplégique le matin, avait après six heures repris l'usage de ses membres. Le traitement employé depuis, dans toutes les attaques subséquentes, fut l'administration de l'eau-de-vie et du vin et l'application de sinapismes sur la région cardiaque. Le malade ne supportait pas la plus légère débilitation, et offrait une susceptibilité singulière pour l'action de l'opium.

L'augmentation considérable du volume du cœur était due principalement au développement du ventricule gauche. Toutes les cavités, ainsi que l'aorte, étaient pleines de sang. La forme générale de l'organe était remarquable; il était devenu globulaire; la pointe semblait manquer, et le bord du ventricule gauche représentait un segment de cercle. Le ventricule droit, très-petit, avait une capacité trois fois moindre que celle du ventricule gauche; les parois de ce dernier étaient faiblement épaissies, les valvules aortiques parfaitement saines. L'orifice mitral était largement dilaté; l'anneau cartilagineux qui l'entoure avait le diamètre d'une pièce d'une couronne; il était donc impossible aux valvules de le fermer ; celles-ci étaient épaissies. La fosse ovale n'était pas complétement close; il restait un orifice très-petit, oblique et en forme de valvule du côté de l'oreillette gauche.

Dans ce cas, les accidents cérébraux étaient indubitablement de même nature que ceux qui se montrent lorsque le ventricule gauche est le siége d'une dégénérescence graisseuse. Des observations ultérieures démontreront quelle part on doit attribuer, dans l'apparition de ces accidents, à la dilatation et à l'inocclusion de l'orifice mitral. Celle-ci pourrait contribuer à les produire, en diminuant la quantité du sang artériel qui arrive au cerveau, à chaque systole cardiaque. A l'exception des phénomènes stéthoscopiques, et de la faiblesse de l'impulsion cardiaque qui manquait, tous les signes de l'état graisseux du cœur existaient, à un très-haut degré.

On a pensé que l'existence de la paralysie pourrait faire distinguer la véritable apoplexie cérébrale, de ces fausses apoplexies que détermine l'insuffisance de l'afflux sanguin à l'encéphale. Il faut bien reconnaître, en effet, que les accidents cérébraux dépendant d'une dégénérescence graisseuse du cœur, ne s'accompagnent pas, le plus souvent, d'une paralysie. Celle-ci existe cependant quelquefois; et, dans le fait que nous venons de citer, ce phénomène se reproduisait à chaque accès, pour disparaître très-rapidement; cette circonstance était parfaitement en rapport avec l'absence complète de tous signes d'une affection chronique de l'encéphale. L'apparition, à chaque accès, d'une jaunisse éphémère comme l'hémiplégie, mérite d'être notée. On a signalé l'ictère qui accompagne le rétrécissement de l'orifice mitral, mais je ne connais aucun autre exemple où il se soit répété, comme cela eut lieu dans l'observation qu'on vient de lire.

Le fait suivant nous semble cependant offrir quelque importance à ce même point de vue.

Une femme de quarante ans environ, et assez maigre, se plaignit d'une démangeaison de la peau, souvent assez forte pour la priver de sommeil : bientôt après, survint une coloration semi-ictérique, et l'on consulta un médecin. Le pouls était accéléré d'une manière permanente, petit, mais non fébrile. L'action du cœur était surexcitée, et les artères du cou battaient avec force. Peu de temps après, la thyroïde grossit au point d'acquérir le volume d'un œuf de poule.

La jaunisse et le prurit ayant continué, on institua, sans résultat apparent, un traitement destiné à combattre une affection hépatique; c'est alors que je fus consulté. Les symptômes ne s'étaient pas beaucoup modifiés : le pouls était fréquent et petit, et bien que le gonflement de la thyroïde eût disparu en grande partie, les carotides continuaient à être le siége de pulsations plus ou moins violentes. Le pouls, cependant, n'avait aucun des caractères distinctifs de celui de l'insuffisance aortique. Un murmure fort coïncidait avec le premier bruit du cœur ; il s'entendait plus distinctement entre le mamelon et la partie inférieure du sternum, que dans tout autre point. Je ne reconnus l'existence d'aucune tumeur du foie, et la teinte semi-ictérique persista avec quelques variations dans son intensité, malgré un traitement mercuriel énergique. Les évacuations alvines conservaient une coloration argileuse, mais l'urine était normale. Cet ensemble de circonstances, que je n'avais jamais rencontré, persiste encore aujourd'hui, après une durée de plusieurs mois.

L'histoire de la jaunisse et des affections du foie qui se rattachent aux maladies cardiaques, est encore à faire. Il n'est guère douteux que l'ictère, dans l'observation que nous venons de rapporter, ne fût placé sous la dépendance d'une affection organique du cœur ; comme dans l'observation du docteur Fleming, il offrait des circonstances toutes particulières.

Avant de terminer ce qui a trait à la dilatation de l'orifice mitral, nous ferons remarquer que dans l'observation du docteur Fleming, on trouva le ventricule gauche dilaté, et que c'est là un état très-différent de ce qui se rencontre dans les cas de rétrécissement. simple du même orifice. On peut en conclure, que l'insuffisance valvulaire produit la dilatation de la cavité ventriculaire, que cette insuffisance appartienne aux valvules sigmoïdes ou à la valvule mitrale. Lorsque cette dernière valvule est altérée, et si l'orifice auriculo-ventriculaire est réellement élargi, l'oreillette et le ventricule réunis semblent former une cavité unique et biloculaire, dont les deux parties réagissent réciproquement l'une sur l'autre. L'oreillette distendue, et probablement hypertrophiée par le reflux du sang qui lui vient du ventricule, fait pénétrer, à son tour, dans celui-ci une quantité de sang plus grande. Le ventricule lutte pour l'expulser par l'aorte et par l'orifice auriculo-ventriculaire ; il se dilate et s'hypertrophie. Cependant, comme la quantité de sang poussée dans l'aorte diminue proportionnellement à la capacité de l'oreillette et au diamètre de son orifice, on voit apparaître les signes de l'affaiblissement du ventricule, qu'on rencontre en dehors même de toute lésion valvulaire, dans la dégénérescence graisseuse du ventricule gauche par exemple (1).

L'étude comparative des symptômes et des lésions anatomiques des dilatations et des rétrécissements de l'orifice auriculo-ventriculaire gauche, n'a jamais été faite. On peut se demander si la persistance d'un murmure mitral intense, pendant de longues années, et sans

(1) Le docteur Walshe a rangé la dilatation et l'hypertrophie du ventricule gauche au nombre des phénomènes qui accompagnent la régurgitation mitrale. Il croit que l'augmentation du diamètre de l'orifice, sans un accroissement égal des valvules, n'est que bien rarement la cause de l'insuffisance. (*Op. cit.*, p. 222.)

que la santé paraisse en souffrir, n'exclut pas l'idée d'un rétrécissement mitral. N'existerait-il pas plutôt une dilatation légère de l'orifice, ou la conservation complète, ou à peu près complète, de son
diamètre physiologique? Il est certain que, dans les cas dont il s'agit,
les signes qui indiquent la congestion pulmonaire, l'hypertrophie et
la dilatation, manquent pendant longtemps. La seule indication est
de veiller à l'intégrité de la santé générale; tout en préservant le
cœur de toute stimulation inopportune, on doit bien se garder d'affaiblir ses contractions par un traitement antiphlogistique trop
énergique. En somme, les préceptes établis par le docteur Corrigan
pour le traitement de l'insuffisance aortique, sont applicables, de
tous points, à l'état pathologique dont il est ici question.

Le phénomène de la régurgitation du sang appartient très-
fréquemment aux lésions de l'orifice mitral, même lorsqu'il y a rétrécissement; cependant il existe une classe d'affections mitrales où ce
phénomène devient la condition importante de la maladie, où il détermine des changements anatomiques dans l'état des cavités cardiaques, et où il devient le point de départ de symptômes manifestes. Dans
les cas de cette espèce, l'orifice conserve ses dimensions naturelles, et
peut même se dilater. Nous ne connaissons aucuns signes qui puissent
les faire distinguer des affections mitrales ordinaires, car le murmure,
qui se produit dans ces dernières, est probablement dû au reflux du
sang dans l'oreillette. Il arrive parfois qu'un murmure mitral bien
évident ne se perçoive pas dans la région interscapulaire. Quelquefois,
au contraire, il s'entend distinctement le long de la colonne vertébrale, plus distinctement même qu'à la partie antérieure du thorax. Il
est probable que, dans ce cas, l'orifice n'est pas très-rétréci; il peut
même se faire qu'il soit dilaté. Le murmure interscapulaire n'est
donc pas un signe diagnostique de la régurgitation libre du sang,
puisqu'il se rencontre dans des cas de rétrécissement; nous en avons
cité un exemple (1).

Un murmure systolique fort, perçu dans la région dorsale de la
colonne vertébrale, indique, en général, une très-grande chronici-
cité de la maladie. Je l'ai rencontré une fois dans un cas d'endo-
péricardite, à la suite de laquelle il persista, après que les autres
signes de l'affection valvulaire eurent disparu. Il n'y a qu'un mo-

____

(1) Voyez page 190.

ment, j'émettais l'idée que lorsque le murmure mitral existe pendant longtemps, sans altération de la santé générale, l'orifice n'est pas rétréci. On rencontre fréquemment alors le murmure interscapulaire ; et le frémissement paraît être dans ce cas un symptôme plus commun que dans les rétrécissements ordinaires de l'orifice mitral. Ce phénomène peut même devenir un des signes principaux de la maladie, lorsque la dilatation est considérable, comme dans le fait déjà cité, où tous les orifices étaient agrandis, et dans l'observation du docteur Fleming.

Affection des valvules aortiques.

Lorsque l'on compare les affections des valvules aortiques à celles des valvules auriculo-ventriculaires et pulmonaires, on reconnaît qu'elles n'en diffèrent par aucun caractère anatomique spécial. Les effets mécaniques de la maladie sont les mêmes dans les deux cas. Ainsi, le résultat ordinaire des maladies valvulaires de l'aorte est encore l'insuffisance, avec ou sans rétrécissement.

Déjà nous avons indiqué trois cas différents, dans lesquels on peut établir, avec un degré de certitude très-grand, le diagnostic différentiel des affections de l'orifice aortique.

Ce sont :

1° L'insuffisance permanente des valvules, avec diminution, augmentation ou conservation du diamètre normal de l'orifice ;

2° La présence d'excroissances osseuses considérables, disposées autour de l'orifice aortique, et descendant irrégulièrement jusque dans le ventricule : souvent alors les valvules sont détruites ;

3° L'existence de dépôts athéromateux ou calcaires, tapissant la face inférieure des valvules qui continuent à fermer l'orifice : cette disposition se lie fréquemment à la dégénérescence graisseuse du ventricule.

Il est inutile de décrire en détail les autres conditions pathologiques qui peuvent se présenter dans l'état des valvules : l'atrophie, par exemple, qui leur donne l'aspect d'un crible, et les dilatations de l'orifice résultant de l'augmentation de volume du ventricule, ou de l'élargissement de l'aorte.

De toutes ces lésions, la plus importante, en raison de sa fréquence, est celle qui permet le reflux du sang, et qui devient ainsi le point de départ de phénomènes consécutifs si importants, et de signes si complétement caractéristiques (1).

Au commencement de ce chapitre, nous avons esquissé le diagnostic de cette maladie, d'après les remarques du docteur Corrigan; les extraits que nous allons donner des mémoires originaux de cet observateur exact et distingué, nous mettront à même d'embrasser d'un coup d'œil général l'ensemble de cette maladie cardiaque.

Après avoir parlé de l'obscurité des symptômes, le docteur Corrigan fait remarquer que la certitude que présentent les signes physiques supplée largement à ce qui manque aux symptômes généraux. Il cite particulièrement :

1° Les pulsations appréciables à la vue, au cou et aux membres supérieurs;

2° Le bruit de soufflet de l'aorte ascendante et des artères carotides et sous-clavières ;

3° Le frémissement perçu par le doigt au niveau des artères que nous venons de nommer.

Enfin, il ajoute à ces signes les caractères du pouls, lequel est invariablement plein.

« Lorsqu'on a dépouillé le malade de ses vêtements, dit-il, les troncs artériels de la tête, du cou et des extrémités supérieures attirent immédiatement les yeux, par leurs pulsations singulières. A chaque diastole, les artères sous-clavières, carotides, temporales, humérales,. et quelquefois même les artères palmaires sont projetées avec force hors de leur lit et bondissent sous la peau. On observe parfois ces pulsations dans une grande portion du trajet des artères, chez des individus bien portants, surtout à la suite d'efforts ou d'un exercice violent; mais, dans l'affection qui nous occupe, le mouvement de propulsion des rameaux a une étendue excessive. Tout à l'heure encore elles n'étaient pas visibles, et elles se dessinent maintenant, en formant sous la peau un relief considérable à chaque pulsation. C'est en raison de l'apparence singulière et remarquable de ce phénomène qu'on a donné à ces pulsations artérielles le nom de *pulsations visibles*. Elles s'accompagnent d'un bruit de soufflet dans l'aorte ascendante, les carotides et les sous-clavières. Sur le trajet de ces deux dernières artères, là où le doigt peut les

____

(1) *Edinburgh medical Journal*, vol. XXXVII, p. 227-228.

explorer, on trouve à chaque diastole du vaisseau *un frémissement particulier, qui s'accompagne d'un bruit de soufflet*. Ces trois signes se rattachent d'une façon si intime aux causes pathologiques de la maladie et résultent si directement de l'insuffisance mécanique des valvules, qu'ils fournissent des indications infaillibles sur la nature de la maladie. Afin d'en bien comprendre la valeur, il est nécessaire d'examiner quels sont leurs rapports avec la cause qui les produit. Étudions d'abord la pulsation visible au cou et dans les autres artères.

» Lorsque l'appareil placé à l'orifice de l'aorte est dans un état d'intégrité parfaite, les valvules semi-lunaires, immédiatement après chaque contraction du ventricule, sont repoussées vers l'orifice par la pression qu'exerce le sang qui est arrivé au delà. Lorsqu'elles remplissent le rôle qui leur est dévolu, l'occlusion de l'orifice aortique, elles maintiennent ainsi dans l'aorte le sang qui y a été chassé par le ventricule, et les gros vaisseaux restent distendus : ces vaisseaux conservent donc, à peu de chose près, le calibre même pendant la systole et la diastole. Mais, lorsque, par une des causes ci-dessus énumérées, les valvules ne peuvent plus fermer l'orifice de l'aorte, il arrive qu'à chaque contraction du ventricule, une certaine quantité de sang, variable suivant le degré plus ou moins grand de l'insuffisance, rentre dans le ventricule. Il en résulte que l'aorte ascendante et les artères qui en naissent, laissent écouler, par un mouvement rétrograde, une partie du sang qu'elles contenaient; elles deviennent donc flaccides, après chaque contraction ventriculaire, et leur diamètre diminue. A ce moment une nouvelle contraction du ventricule pousse rapidement dans ses vaisseaux une quantité de sang qui les dilate brusquement et avec force. La *diastole artérielle* est alors marquée par une augmentation si forte, si subite du calibre du vaisseau, qu'il se produit une pulsation visible, qui constitue l'un des signes de la maladie.

» Plusieurs circonstances prouvent que le phénomème en question est bien réellement dû au mécanisme que nous lui assignons. Il est marqué surtout dans les artères de la tête et du cou qui se vident plus facilement que les autres dans l'aorte et par conséquent dans le ventricule, et ne se retrouve pas, au même degré, dans les artères des membres inférieurs, même d'un diamètre plus considérable; le plus souvent, la pulsation paisible y manque complétement. Au cou et à la tête, elle est plus distincte lorsque le malade est debout que dans la position horizontale. »

Depuis l'époque de la publication des recherches du docteur Corrigan, l'expérience d'un grand nombre d'observateurs a plutôt confirmé chaque point de diagnostic établi par lui, qu'elle n'a augmenté nos connaissances sur ce sujet. Quelques circonstances accessoires doivent cependant être examinées.

L'insuffisance aortique, qui paraît appartenir à l'âge moyen de la vie plutôt qu'à sa première période et à la vieillesse, est plus fréquente chez les hommes que chez les femmes ; elle est commune soit isolément, soit qu'elle se combine avec une affection des valvules mitrales. Chez les jeunes sujets, elle succède parfois à une cardite rhumatismale, et il est possible que le plus souvent, lorsqu'elle se montre au-dessous de l'âge de vingt-cinq ans, elle soit due à une endocardite. Tout au contraire, lorsque la maladie atteint des ·hommes âgés de trente à cinquante ans, on trouve bien rarement une inflammation évidente comme origine du mal.

Il existe souvent, dans cette dernière forme, une disposition morbide générale qu'il est difficile de définir exactement. C'est un état ressemblant assez à celui qui favorise la déposition de matières graisseuses, athéromateuses, et probablement aussi de productions tuberculeuses, un état d'hématose incomplète, survenant fréquemment à la suite d'excès ou d'une fatigue excessive, et s'accompagnant de l'affaiblissement du système nerveux. On est forcé d'admettre les rapports qui relient la diathèse athéromateuse à celle qui produit les dépôts de graisse et de matière tuberculeuse, malgré les conclusions différentes d'Andral, Lobstein et Gluge.

Nous avons signalé l'affaiblissement de la vitalité dans l'insuffisance aortique. On en trouve la preuve, suivant le docteur Corrigan, non-seulement dans le défaut de proportion entre l'impulsion cardiaque et le degré d'hypertrophie auquel arrive le ventricule gauche, et dans les résultats fâcheux du traitement antiphlogistique, mais aussi dans le caractère des inflammations locales siégeant dans des organes autres que le cœur. Ces inflammations, je l'ai constaté le plus ordinairement, sont asthéniques (*low*) et elles résistent aux traitements ordinaires. Ainsi, la pneumonie, qui est assez commune, a une marche serpigineuse à la manière d'un érysipèle; elle résiste au traitement local, et ne s'améliore pas par l'emploi du mercure, et surtout du tartre stibié. Les praticiens appelés à traiter une pneumonie ou une bronchite aiguë, dans le cours d'une insuffisance aortique, commettent souvent la faute de négliger l'état général que nous venons d'indiquer, et ils sont trop souvent surpris par la mort rapide d'un malade qui, quelques jours auparavant, semblait être à l'abri de tout danger.

Les effets fâcheux d'un traitement antiphlogistique poussé trop loin ne sont pas dus uniquement à l'affaiblissement du ventricule, hypertrophié par un effort réparateur de la nature prévoyante ; l'organisme entier est placé sous l'influence d'une dépravation des forces chimico-vitales ; il devient inhabile à supporter une action déprimante et ne répond plus favorablement sous l'effet des médicaments.

En étudiant, dans cette maladie, les signes physiques de la dilatation, de l'hypertrophie du ventricule gauche, et ceux du reflux du sang à travers l'orifice malade, on reconnaît que les signes diagnostiques posés par le docteur Corrigan, appartiennent essentiellement à la période de maturité de la maladie, si j'ose m'exprimer ainsi. La maladie a franchi le stade du début, mais elle n'est point arrivée encore à la période où l'action du cœur est déprimée. Dans les deux périodes que nous venons d'indiquer, les signes peuvent n'être point *complets*. Au début, le battement des troncs innominés, des artères carotides et des sous-clavières, avec le murmure systolique se propageant sur le trajet de ces vaisseaux, peut exister sans le deuxième murmure, ou bruit régurgitant. Vers la fin de la maladie, au contraire, les pulsations visibles disparaissent quelquefois, dans les artères radiales, au moins, et s'affaiblissent beaucoup dans les carotides, sans qu'on cesse d'entendre derrière le sternum, le double murmure, qui, cependant, a diminué d'intensité. Le pouls radial caractéristique qu'on avait perçu pendant une bonne partie de la maladie, disparaît quelquefois longtemps avant la mort.

En opposition avec les cas où, par l'affaiblissement progressif du cœur, les pulsations artérielles diminuent et rétrogradent, pour ainsi dire, vers le cœur, on doit placer ceux où les symptômes augmentent d'intensité jusqu'à la fin. Outre l'hypertrophie et la dilatation considérable du ventricule gauche (*cor bovinum*), il y a conservation, voire même augmentation, de la force contractile du cœur. Alors, sous l'influence de causes différentes, en y comprenant peut-être la dilatation de l'orifice aortique, les battements artériels se montrent avec une grande violence à la surface du corps entier, qui est agité de pulsations, comme le serait un vaste anévrysme.

On peut diviser les cas d'insuffisance aortique en deux groupes : dans l'un, la force contractile du cœur n'est ni augmentée ni affaiblie; dans l'autre, la puissance du ventricule gauche s'est accrue en même temps que son volume. La prolongation de la vie est plus probable dans cette dernière forme que dans la première, malgré la plus grande intensité des symptômes. La raison en est peut-être que, dans ce cas, la maladie est accidentelle, pour ainsi dire ; elle succède, par exemple, à une endocardite. Dans l'autre catégorie, au contraire, elle est le résultat d'un état pathologique général de l'organisme entier, maladie essentielle et spéciale, qui eût amené la mort prématurée du malade, par quelque autre manifestation, si l'affection du cœur ne se fût pas développée.

Cependant la mort arrive le plus ordinairement à la suite d'un affaiblissement graduel des forces vitales. Le docteur Corrigan a montré que la diminution progressive de la contractilité du ventricule gauche peut produire la mort, par la quantité trop minime du sang qu'il projette. La mort est ordinairement lente ; elle peut être subite. J'ai déjà fait remarquer que cette terminaison paraît être moins commune dans les maladies des valvules aortiques, que dans celles des valvules mitrales (1).

Il est une circonstance qui sépare d'une manière remarquable

(1) Un cas de mort subite, chez un malade âgé de quinze ans, qui avait depuis cinq mois une insuffisance aortique, a été communiqué par le docteur Corrigan, dans une réunion de la Société pathologique du mois de décembre 1841. Dans la maladie dont il s'agit, la forme du cœur diffère beaucoup de celle qu'on trouve dans les affections des valvules mitrales, suivant la remarque du docteur Adams (*Dublin Hospital Reports*, vol. IV). Dans cette dernière affection, le cœur prend une forme sphéroïdale, la pointe de l'organe étant formée par le ventricule droit. Dans l'insuffisance aortique, au contraire, elle est constituée par le ventricule gauche, ainsi qu'on devait s'y attendre. — Consultez aussi les observations du docteur Law sur ce même sujet (*Transactions de la Société pathologique*, juin 1845). La forme sphéroïdale du cœur n'appartient cependant pas, en propre, à l'augmentation de volume du ventricule droit. On la retrouve dans les cas de dilatation limitée à une cavité quelconque du cœur. Le fait communiqué par le docteur Fleming en est un exemple concluant. Dans ce cas, on se rappelle que le cœur était globulaire, et sa forme dépendait de l'agrandissement du ventricule gauche. Il serait intéressant de déterminer si l'insuffisance des valvules mitrales et celle des valvules aortiques déterminent des conformations différentes du ventricule gauche.

l'insuffisance aortique du rétrécissement mitral ; c'est l'absence de l'irrégularité du pouls si fréquente dans cette dernière maladie. Dans l'affection des valvules aortiques, le pouls est plein, bondissant (*throbbing*), et il s'affaisse brusquement ; mais il est très-souvent régulier. Quelquefois, on trouve une intermittence de temps à autre ; mais la fréquence et le rhythme diffèrent peu, en général, de ce qu'ils sont dans l'état de santé. C'est dans ces circonstances surtout que le diagnostic est facile. Les signes physiques sont, au contraire, plus obscurs, quand l'irrégularité des contractions du cœur existe dans l'insuffisance valvulaire. Le bondissement artériel et le bruit de va-et-vient sont alors beaucoup moins évidents, et le diagnostic particulier de la lésion peut présenter quelque difficulté, à certaines périodes de la maladie.

Il est probable qu'il y a quelquefois, alors, une lésion valvulaire double, l'orifice mitral étant affecté en même temps que l'orifice aortique. Mais, même dans ce cas, le pouls peut conserver une irrégularité remarquable.

Nous avons déjà indiqué deux formes de la maladie dans lesquelles les différences de symptômes sont dues, moins à l'état anatomique des valvules aortiques, qu'à celui du ventricule gauche, au point de vue surtout de sa contractilité vitale et de sa puissance fonctionnelle. Le docteur Corrigan fait remarquer que, dans la première forme, les symptômes sont souvent obscurs, et que la maladie pourrait passer inaperçue, si l'on n'avait, pour se guider, les pulsations visibles des grosses artères et l'examen stéthoscopique. Dans la deuxième forme, les accidents sont plus tranchés, et cependant la maladie a souvent une durée plus longue. Nous avons dit que, dans ce cas, la lésion est accidentelle, et que l'affection cardiaque ne résulte pas d'un état morbide constitutionnel. Voici, comme exemple, un fait que je dois à l'obligeance du docteur Croker King.

OBS. XXIV. — *Lésion étendue de l'orifice aortique, avec insuffisance valvulaire ; dilatation hypertrophique considérable du ventricule gauche, consécutive, probablement, à une attaque d'endopéricardite ; symptômes graves d'angine de poitrine, se reproduisant pendant plus de dix ans.*

Un gentleman, âgé de vingt-neuf ans, de constitution délicate, fut

atteint, sept années avant l'époque où il consulta le docteur King,
des symptômes d'une pleurésie, et en même temps, selon toute
probabilité, d'une péricardite. Lors du premier examen auquel le malade fut soumis, on constata une hypertrophie considérable, évidente,
du cœur ; l'impulsion cardiaque était forte et étendue, le pouls
était brusque et net (*sharp*); il présentait de temps en temps de l'intermittence. A partir de la deuxième côte, et jusqu'à la neuvième,
on percevait de la matité à la percussion; cette matité était limitée
à droite par le bord du sternum, à gauche par une ligne perpendi-
culaire abaissée du milieu du creux axillaire. La surface mate avait
une étendue d'à peu près 36 pouces carrés (pouces anglais). En
appliquant l'oreille contre le thorax, on percevait une sensation comparée par le docteur King à celle que donnerait un choc sur une
vessie pleine de liquide : ce choc s'accompagnait d'un bruit particulier, analogue à celui que l'on produit après avoir fermé le méat
auriculaire par l'application et la pression du doigt sur le tragus, et
qu'on cesse brusquement cette compression ; ce bruit se terminait par
un bruit de souffle assourdi. Le deuxième bruit du cœur s'accompagnait également d'une impulsion et d'un murmure, mais celui-ci était
bien plus net et plus bref que le murmure systolique. Il avait son
maximum d'intensité dans un point plus élevé que celui qui correspond, habituellement, à la position des valvules aortiques.

Ce malade éprouvait des attaques d'angine de poitrine, s'accompagnant d'accidents et de souffrances qui atteignaient un degré d'intensité extrême.

Les accès étaient précédés d'un malaise nerveux général; les palpitations augmentaient jusqu'à devenir tumultueuses; en même temps
les membres supérieurs et inférieurs devenaient douloureux du haut
en bas, et il survenait une sensation de lassitude qui faisait désirer
au malade de s'asseoir, ce qu'il n'osait faire, dans la crainte de
déterminer l'explosion de l'accès. Après un temps variable entre
deux et trois heures, pendant lequel on cherchait, en vain, à l'empêcher, le paroxysme débutait franchement par une sensation de
constriction sternale; il semblait qu'on rapprochât avec force le
sternum et la colonne vertébrale, et qu'on arrachât le cœur de la
poitrine. A mesure que l'accès marchait, les douleurs gravatives des
membres supérieurs étaient remplacées par des douleurs, compa-
rées par le malade à celles que produiraient des fils de fer chauffés à

rouge, et appliqués sur tout le trajet des nerfs cubitaux; le cœur battait avec une force extraordinaire, au point d'ébranler le corps entier. Les carotides soulevaient avec force les téguments, et l'on pouvait suivre à la superficie du corps le trajet de toutes les branches artérielles. A chaque battement du cœur, le corps du malade tout entier semblait offrir une expansion générale, comme eût pu le faire un vaste anévrysme.

Le malade, pour obtenir quelque soulagement, renversait habituellement la tête en arrière, et plaçait la colonne vertébrale dans l'extension, comme dans l'opisthotonose; les bras étendus d'abord en bas, étaient ensuite levés autant que possible au-dessus de la tête, afin de donner un point d'attache fixe aux muscles grands pectoraux, dans l'espoir de diminuer la sensation de constriction thoracique. La position du malade, la pâleur de sa face, ses yeux noirs hagards et d'un aspect sauvage, l'extrême intensité de l'angoisse, la sueur qui perlait d'abord en grosses gouttes et qui bientôt coulait le long du cou, tout cela formait un tableau vivant qui se refuse à toute description, et nous offrait l'image d'une souffrance qu'on ne peut imaginer ni décrire.

Lorsque l'accès était terminé, le malade retrouvait une tranquillité parfaite ; il semblait sortir d'une lutte soutenue avec désespoir, et était plein de vivacité d'esprit et de gaieté. Si l'accès survenait pendant la nuit, le malade était réveillé subitement par une sensation ressemblant à un cauchemar, et il se levait brusquement. Le plus petit effort musculaire, l'action de s'envelopper de son couvre-pied, par exemple, suffisait pour déterminer l'invasion de l'accès, aussi avait-il pris l'habitude de se coucher tout habillé. Bien souvent, la nuit, fatigué par ses efforts pour empêcher l'accès, et vaincu par le sommeil, bien qu'il restât levé, il tombait sur le sol, et se relevait brusquement, en proie à un accès d'une violence inaccoutumée. Vers la fin, les accès devinrent de plus en plus fréquents; l'action de manger suffisait pour les ramener, aussi éprouvait-il souvent une grande crainte lorsqu'il s'agissait de prendre de la nourriture. S'il lui venait l'idée qu'il était placé de façon à ne pouvoir prendre, à volonté, la position qui pourrait le soulager, cela suffisait pour déterminer un accès; la plus petite émotion morale avait le même effet. Pendant longtemps il ne put voir aucun de ses amis; il descendait dîner à cinq heures, et si quelqu'un remarquait son arrivée ou lui demandait de ses nouvelles, il survenait un accès. Pendant le dîner, il marchait dans la chambre ou s'accoudait à la cheminée, et ne s'asseyait jamais pour prendre ses repas.

L'usage des stimulants diffusibles avait été toujours suivi d'une grande amélioration, et sans aucun goût réel pour les boissons fortes, il prit, pendant de longues années, l'habitude de boire, chaque jour, 18 grands verres de punch ; une attaque de *delirium tremens* le détermina à cesser cette pratique et à lui substituer l'usage de l'opium ; avec beaucoup de ménagements et de précautions, il réduisit la dose de ce dernier médicament à une pinte de laudanum par semaine ; encore fallait-il que ce laudanum contînt de l'opium de la meilleure qualité. Aucun sel de morphine, ni même les gouttes noires, ne remplissaient le même but, à moins qu'on n'employât des doses très-élevées. Les autres stimulants, la liqueur anodine de Hoffmann, par exemple, combinée avec des sels de morphine, produisaient du soulagement. Tous les six mois à peu près, il survenait une suppression partielle des urines, avec douleurs dans la région des reins. Vers la fin, l'anasarque apparut aux membres inférieurs. Jamais il n'y eut de gonflement œdémateux de la face ; mais il ne faut pas oublier que le malade ne se couchait jamais, la position horizontale paraissant gêner l'action du cœur ; il n'y eut pas non plus ni dyspnée ni toux. Cet homme fut trouvé mort dans son lit ; une heure auparavant, il avait été vu dans sa position habituelle, assis ou plutôt soutenu verticalement dans son lit, et il avait exprimé à son domestique sa satisfaction d'avoir passé une bonne nuit.

La mort paraissait avoir été facile, car la position du corps était la même qu'au moment où il avait été vu pour la dernière fois.

Pendant tout le cours de la maladie, qui dura dix années, il n'y eut jamais la moindre apparence de congestion, ni d'une interruption de la circulation. Jamais il n'y eut ni épistaxis, ni hémoptysies, ni suffusions sanguines oculaires, ni céphalalgie, ni rêves effrayants ; enfin, et nous l'avons déjà fait remarquer, jamais ce malade ne présenta de toux, quelque légère qu'elle fût, ni de dyspnée.

A l'autopsie, faite trente heures après la mort, on n'aperçoit, après l'ablation du sternum et des côtes, qu'un péricarde immense qui adhère de tous points à la surface du cœur, et ce fait vient confirmer l'opinion qu'on s'était faite sur l'origine de la maladie. La base du cœur est placée plus haut que d'habitude ; le ventricule gauche est hypertrophié et dilaté à un degré extraordinaire; le poids du cœur, après qu'on en a retiré les caillots sanguins, est de 44 onces et demie. L'hypertrophie est limitée au côté gauche du cœur, et le ventricule droit est bien loin d'atteindre la pointe du cœur. Celle-ci et la partie inférieure du cœur sont formées par le ventricule gauche; les sinus de l'aorte sont presque complétement remplis par des dépôts calcaires, hérissés de rugosités.

Le double murmure signalé plus haut se produisait évidemment de la manière suivante : le premier bruit doux et prolongé était dû au passage du sang sur la face ventriculaire des valvules sigmoïdes; la rudesse du deuxième bruit, au contraire, dépendait du reflux du sang qui passait sur la face artérielle, rugueuse, de ces mêmes valvules, tapissées par les produits de déposition calcaire. La brièveté du deuxième bruit pouvait s'expliquer par la rapidité de l'accomplissement de l'action du cœur; le pouls battait en général 120 fois par minute, et la rapidité avec laquelle se reproduisait la systole empêchait le bruit de reflux de se prolonger. L'orifice aortique était parfaitement libre, bien que les valvules fussent insuffisantes; l'aorte elle-même paraissait amincie et légèrement dilatée. Les reins, plus volumineux que de coutume, légèrement indurés et tachetés, présentaient un grand nombre de très-petites aspérités.

La dissection ne révéla aucune autre altération qu'on pût considérer comme la cause immédiate de la mort. Il n'y avait aucun épanchement dans l'encéphale; en raison de la position du corps et des circonstances accessoires, le docteur King crut devoir attribuer la mort à une syncope.

Toutes les médications déprimantes, l'usage de la digitale par exemple, aggravaient la maladie; il en était de même des purgatifs salins.

Il semble que le volume énorme du cœur eût dû produire une voussure de la partie correspondante du thorax, mais celle-ci était, au contraire, aplatie.

Insuffisance aortique simulant l'anévrysme. — L'insuffisance aortique est fréquemment prise pour un anévrysme de l'aorte ou des troncs innominés; cette erreur est fâcheuse pour le médecin, et peut être suivie, pour le malade, des conséquences les plus désastreuses : elle est, à ma connaissance, plus commune dans les cas où la maladie est récente, et s'est accompagnée promptement d'une impulsion bien marquée à la région supérieure du sternum. D'un autre côté, le docteur Corrigan cite un fait où la maladie, avec une marche très-chronique, déterminait des battements si violents des troncs innominés, qu'on ne conçut jamais le moindre doute sur l'existence d'un anévrysme. A l'autopsie, on trouva l'aorte amincie et dilatée au point que les valvules ne fermaient plus ; la dilatation s'étendait au tronc innominé, aux carotides et aux artères sous-clavières. Cet auteur ajoute avec raison :

« L'étude de la maladie dont il est question, et la connaissance de
» ce fait, qu'une pulsation violente à la base du cou ou du sternum
» peut être due à une autre cause qu'à un anévrysme, empêcheront
» qu'on ne se forme trop précipitamment une opinion sur la cause
» de ces battements. Ils peuvent dépendre d'un anévrysme ou d'une
» insuffisance des valvules aortiques. Si c'est un anévrysme de la crosse
» de l'aorte ou du tronc innominé, les pulsations sont limitées aux
» rameaux atteints ou à la région qu'ils occupent ; les autres troncs
» naissant de la crosse aortique battent comme à l'ordinaire, ou avec
» une force moindre, et il n'y a dans les grosses artères, ni bruit de
» soufflet, ni frémissement. Lorsque, au contraire, les pulsations
» sus-sternales, ou celles de la région du tronc innominé, dépendent
» d'une insuffisance aortique, tous les gros troncs naissant de la crosse
» de l'aorte battent avec une violence égale, ou présentent, à ce point
» de vue, des différences insignifiantes, dues au calibre des artères et
» à leur position plus ou moins superficielle. On rencontre toujours
» alors, un bruit de soufflet et du frémissement. »

« Il est important, non-seulement au point de vue du traitement,
» mais aussi pour calmer les inquiétudes du malade, de savoir que
» l'insuffisance aortique peut simuler un anévrysme de la crosse de
» l'aorte ou de l'origine du tronc innominé. Dans l'anévrysme de
» l'aorte, la vie n'est pas en sûreté un seul instant, et il peut être
» utile, même avec un espoir bien faible de guérison, que le malade
» s'abstienne de tous efforts. Dans l'insuffisance aortique, la mort n'est
» jamais subite, et le malade peut, avec quelques précautions conve-
» nables, mener une vie active pendant de longues années. Ce régime
» lui est même favorable (1). »

Mais l'anévrysme et l'insuffisance aortique existent quelquefois en-

_____

(1) *Edinburgh medical and surgical Journal,* vol. XXXVII, p. 236, 237.

semble. Nous reviendrons sur ce point lorsque nous en serons arrivé au diagnostic de l'anévrysme; ici faisons seulement ressortir l'erreur qui consiste à prendre une affection des valvules aortiques pour un anévrysme. Cette erreur est le résultat de notions incomplètes sur ces deux maladies. Ainsi on croit souvent que le bruit de souffle existe toujours dans l'anévrysme, et l'on en fait un signe de la maladie. On admet également que l'hypertrophie du cœur se produit nécessairement à la suite de la maladie que nous venons de nommer, et l'on s'appuie sur ce phénomène, qui se rencontre constamment dans l'insuffisance aortique, comme sur une preuve nouvelle de l'existence d'un anévrysme. Et cependant le bruit de souffle artériel, avec les signes de l'hypertrophie du ventricule gauche, qui est de règle dans l'insuffisance aortique, n'est rien moins que constant dans l'anévrysme.

L'insuffisance aortique peut être prise pour un anévrysme de l'aorte abdominale; j'en ai vu un exemple. N'oublions pas que dans les cas où la maladie est bien marquée, et où le ventricule gauche a conservé son énergie, toutes les artères présentent une exagération de leurs pulsations; joignons à cela la suractivité des vaisseaux placés au voisinage des organes qui sont le siége d'une inflammation, et nous comprendrons facilement que chez un individu qui présente déjà une exagération de l'action de l'aorte, si une cause locale vient encore l'accroître, il puisse se produire des pulsations extraordinaires, qui simulent alors un anévrysme abdominal. S'il existait une hypertrophie du lobe gauche du foie, on pourrait trouver à l'épigastre, pendant quelque temps au moins, une tumeur agitée de pulsations violentes. Après quelques jours, cependant, tout peut disparaître, et le malade revient à son état de santé ordinaire, si l'équilibre de son organisme n'a point été troublé par un traitement débilitant, et si l'on n'a pas porté l'agitation dans son esprit, en lui annonçant qu'il est atteint d'une affection aussi terrible que l'est un anévrysme abdominal.

En pareilles circonstances, l'attention du praticien doit porter sur les points suivants :

1.° L'absence des symptômes habituels de l'anévrysme abdominal.

2° Le bruit de souffle n'est point limité au vaisseau qu'on suppose atteint d'un anévrysme; il s'entend dans l'aorte thoracique et à la base du cœur.

3° Il existe des pulsations fortes des artères fémorales, qui, de même que les carotides, peuvent présenter un murmure.

Enfin, les symptômes d'une inflammation constitutionnelle doivent faire rejeter l'existence d'un anévrysme.

On pourrait se demander si l'état que nous venons de spécifier simule parfois l'anévrysme de l'aorte thoracique, aussi bien que celui de l'aorte abdominale. Je n'ai rien à dire à ce sujet : à priori, il semble peu probable que l'aorte puisse se surexciter sympathiquement dans le thorax comme dans l'abdomen; là, cette surexcitation se rencontre fréquemment, en dehors même de l'insuffisance aortique. Elle est commune dans l'hystérie; on la rencontre également dans le cours de diverses inflammations du système digestif, à l'époque de la menstruation, et pendant la première période de la gestation.

L'observation qui suit est importante au point de vue de l'accroissement d'action des artères, dans l'insuffisance aortique. Le malade qui en est le sujet a été confié aux soins du docteur Graves et aux miens, pendant la plus grande partie de sa maladie, si longue et si extraordinaire.

Obs. XXV. — *Signes d'une insuffisance aortique existant depuis longtemps. — Symptômes persistants, simulant la fièvre rhumatismale. Surexcitation locale de l'acte fonctionnel des artères. Cessation des pulsations de l'artère radiale gauche. — Mort.*

Un jeune garçon présentait depuis bien des années les signes d'une insuffisance aortique, lorsqu'il fut atteint, au commencement de mars 1851, de la maladie qui l'emporta. On ne put déterminer exactement l'époque du début de l'affection cardiaque; il est certain que le bruit de va-et-vient existait à la base du cœur depuis bien des années. Sa dernière maladie commença par des symptômes ressemblant à ceux d'une inflammation gastrique. Cet état avait quelque chose de rémittent; il s'accompagnait d'accès irréguliers, de frissons, qui se reproduisirent pendant longtemps. Ce qui indiqua d'abord qu'il pouvait y avoir là quelque chose de rhumatismal, fut l'apparition soudaine d'une douleur dans un mollet. Les accès de frissons se succédaient quelquefois à quelques heures de distance; ils étaient suivis d'une fièvre intense, pendant laquelle le pouls radial avait une force inaccoutumée, et vibrait d'une façon singulière. Les contractions du cœur, bien que surexcitées à un certain degré, ne l'étaient pas en proportion du pouls. Le malade se plaignait beaucoup du bruit et des pulsations qu'il percevait dans la tête ; il prétendit un jour qu'il lui semblait sentir dans son cerveau le mouvement d'une baratte à beurre. L'usage de l'opium augmentait les accidents.

Bientôt après, la maladie revêtit un caractère qu'elle conserva avec une persistance singulière, jusqu'à l'approche de la mort. Le malade avait des accès de frissons, suivis de fièvre intense et de sueurs, qui s'accompagnaient presque toujours d'une inflammation locale ressemblant à de l'arthritis, avec cette différence cependant qu'elle avait son siége plutôt au voisinage des articulations que dans l'articulation elle-même ; les frissons se succédaient à des intervalles de huit à quarante-huit heures, et aucun traitement ne put les enrayer. Jamais le malade ne présenta de véritable arthritis. L'articulation tibio-tarsienne, par exemple, semblait-elle être atteinte? On ne trouvait aucun signe d'un épanchement articulaire, mais le dos du pied était rouge, douloureux et sa température était élevée. Il en était de même au genou; la tuméfaction ne siégeait pas dans l'articulation, mais dans une étendue de deux ou trois pouces carrés (anglais) au-dessus de la rotule. Si la main était prise, les symptômes locaux occupaient la région des os du métacarpe, plutôt que les articulations. Dans la dernière période de la maladie, l'inflammation locale consécutive à chaque accès de frissons se montra dans les points les plus insolites; la paupière, le nez, le pourtour des ongles étaient souvent le siége de cette inflammation éphémère.

Au début de cette singulière maladie, le cœur était sujet à une excitation qui se reproduisait de temps à autre : cette disposition disparut ensuite. L'organe central de la circulation, tout en présentant un double murmure qui se propageait dans les artères, jouissait d'un calme remarquable. Une des circonstances les plus extraordinaires de ce fait, c'est le degré d'excitation des battements artériels au voisinage des diverses inflammations locales. Il est impossible de donner une idée du caractère des pulsations telles qu'elles se montraient dans l'artère tibiale antérieure et dans ses branches. Lorsque le pied était atteint, il survenait dans l'artère que nous venons de nommer des pulsations si nettes et si violentes, que l'impulsion qu'elles communiquaient était comparable au coup d'un marteau d'acier sur une enclume, et qu'il semblait que le pied tout entier allait éclater et se diviser à chaque pulsation; cependant le cœur battait tranquillement et le pouls radial était faible et dépressible.

La maladie persista sans rémission pendant trois mois; on remarqua alors qu'à la suite d'une attaque pendant laquelle la main gauche avait été atteinte, la température du bras correspondant diminuait et que le pouls devenait petit et peu distinct au poignet. Quinze jours auparavant il y avait eu des douleurs très-fortes dans le bras gauche. Bientôt on put constater que toutes pulsations avaient cessé dans l'avant-bras, et on ne les retrouvait qu'à peine dans la partie supérieure de l'artère humérale. Après une quinzaine, les pulsations reparurent faiblement au poignet, mais il n'y eut aucun arrêt dans le processus morbide qui s'était établi. Les accidents se répétèrent de jour en jour sans modification. Les sueurs devinrent colliquatives, la diarrhée se montra, et une pneumonie congestive vint terminer la lutte que le malade soutint contre la mort pendant près de quatre mois, sans qu'aucun traitement eût une action favorable. Les frissons reparurent tous les deux ou trois jours, jusqu'au dernier mois, pendant lequel la fièvre prit une marche plus continue. A chaque frisson succédait une de ces inflammations locales particulières avec les pulsations signalées ci-dessus, tantôt dans un point et tantôt dans un autre. L'autopsie ne fut point pratiquée.

Quelle qu'ait été la nature de cette maladie, qui résista à l'emploi du quinquina, de l'opium, du mercure, de l'iode, du colchique aussi bien qu'à l'administration des stimulants, ce fait est éminemment instructif. C'est un exemple d'excitation locale extraordinaire du système artériel, coïncidant avec des inflammations passagères, dans le cours d'une insuffisance aortique ancienne.

Il est peu de maladies dont la nature soit plus obscure que cette exagération locale de l'action des artères, et il n'est pas de symptôme plus singulier, dans un cas d'insuffisance aortique.

Il est certain que, dans l'exemple cité, nous n'avions pas affaire à de l'arthritis. Était-ce là une forme erratique et métastatique de l'artérite? C'est la seule supposition que nous nous permettions de faire.

On observe les différences les plus tranchées dans la durée de la première période de la maladie qui doit se terminer par l'inocclusion des valvules aortiques. Il y a des individus d'un âge assez avancé, dont l'apparence indique une prédisposition à une affection du cœur; ils sont, en général, assez sujets à la dyspepsie et à la goutte. Sous l'influence d'un dérangement passager des fonctions de l'estomac, ces individus se plaignent de battements dans la tête et d'un sentiment de malaise qui attirent l'attention du médecin sur l'état du cœur. On reconnaît alors que le pouls est dur, sans présenter cependant cet affaissement subit (*collapsing character*) qui existe dans l'insuffisance aortique. Les pulsations artérielles ne sont point visibles, et la guérison des troubles digestifs peut faire disparaître pour longtemps les symptômes observés. Et cependant, chez ces malades, on entend, d'une façon continue, un murmure systolique, simple, se propageant sur le trajet de l'aorte : ce murmure a son maximum d'intensité à la base du cœur; souvent il ne se perçoit pas à gauche du mamelon, et le deuxième bruit cardiaque est net. Les malades peuvent rester pendant très-longtemps dans cet état; ils jouissent d'une santé excellente et peuvent se livrer à un exercice actif, sans aucun trouble respiratoire. Je soigne en ce moment un gentleman qui depuis deux ans est dans cet état, et qui peut se livrer à la chasse et à l'équitation, il peut même gravir impunément une colline longue et rapide, sans que la respiration en souffre. Je ne doute pas que les faits analogues ne soient communs. L'immunité dont jouissent ces malades, quant aux progrès de l'affection cardiaque, paraît dépendre de ce que ceux qui en sont porteurs échappent aux effets de la régurgitation sanguine, les valvules continuant à fermer l'orifice aortique.

Le murmure de l'insuffisance aortique, ordinairement double, peut être quelquefois simple; il accompagne alors la systole, ou bien il se rattache à la régurgitation du sang. Habituellement, il a un timbre peu élevé, doux et sans résonnance musicale. Parfois, au contraire, lorsque existent des ossifications considérables et irrégulièrement disposées, à l'orifice de l'aorte, on perçoit un murmure musical qui se propage, même dans les artères éloignées du cœur, et qui est parfois assez distinct pour être entendu à distance. On peut également rencontrer un murmure musical intense avec les signes généraux de l'insuffisance aortique. Le professeur Banks a montré dernièrement à la Société pathologique un cœur dont les valvules aortiques étaient altérées et ne fermaient plus. Des végétations énormes et des masses de tissu athéromateux mou remplissaient les sinus et couvraient la face ventriculaire des valvules. En versant de l'eau par l'aorte, elle pénétrait dans le ventricule; il semblait même que le passage du liquide fût plus facile dans ce sens que dans le sens opposé. Une portion de la matière athéromateuse, de plus d'un pouce de long, et qui s'implantait par un pédicule étroit, s'étendait, libre de tous côtés, dans l'aorte, où elle vibrait sans doute comme l'anche d'un instrument de musique. Dans ce cas, on entendait sur le trajet de l'aorte un bruit musical très-fort, et les artères offraient des pulsations visibles, comme dans les cas ordinaires d'insuffisance aortique. Le malade avait succombé à la suite d'un accès de dyspnée, le premier qu'il eût présenté dans sa maladie.

Des signes diagnostiques tirés de l'état des cavités cardiaques.

Maintenant que nous avons étudié, d'une façon générale, le diagnostic pratique des affections valvulaires, nous pouvons nous occuper des travaux de Forget, un des derniers auteurs qui aient écrit sur les maladies cardiaques, et examiner s'il est en droit de déclarer, comme il l'a fait, que la loi de la rétrodilatation fournit des données assez positives et assez fixes pour constituer un progrès dans le diagnostic des affections cardiaques. Faisons remarquer d'abord, que la théorie qui veut qu'une cavité du cœur se dilate lorsqu'il y a obstacle à sa déplétion, suivant la direction tracée par la nature, n'est pas nouvelle ; il est juste d'ajouter que l'auteur n'en réclame pas la priorité, mais il soutient qu'il l'a, le premier, appuyée sur des bases solides, et qu'il en a fait ainsi un élément important du diagnostic.

On arriverait facilement, suivant Forget, à déterminer le siége des maladies valvulaires du cœur gauche. Il a démontré la difficulté qu'il y a à distinguer, par les signes stéthoscopiques, les affections des cavités gauches, de celles qui ont leur siége à droite ; cette difficulté était admise depuis longtemps par les praticiens. Il avance également qu'on ne peut reconnaître, avec certitude, si la maladie occupe isolément l'orifice mitral ou l'orifice aortique, en se fondant uniquement sur l'étude du siége et du caractère des bruits anormaux : de sorte qu'en tenant compte de la grande fréquence des maladies du cœur gauche, et en admettant qu'un murmure permanent, rude le plus souvent, et accompagné de frémissement, soit le signe caractéristique de l'affection valvulaire, on pourrait, lorsque ce bruit existe, conclure, selon lui, à l'existence d'une affection de l'orifice aortique, si le ventricule gauche est dilaté ou bien hypertrophié ; on diagnostiquerait au contraire une affection des valvules mitrales, si le ventricule gauche ne s'est pas modifié.

S'il s'agit d'une affection mitrale, la loi de rétrodilatation serait encore applicable. L'oreillette gauche se dilate, ainsi que l'indique la matité à la percussion, puis les cavités droites du cœur. La plénitude (*fullness*) de la région précordiale qu'on observe dans l'anévrysme actif du ventricule gauche manque ; le pouls est petit et n'offre ni la dureté ni le caractère vibrant qui indiquent une augmentation de la puissance du ventricule gauche. Forget indique un autre signe diagnostique qui est inadmissible, c'est la faiblesse de l'impulsion cardiaque. Nous savons que lorsque le ventricule droit s'hypertrophie consécutivement à un rétrécissement mitral, l'impulsion produite par le choc du cœur est habituellement forte. Forget a donc réuni deux signes diagnostiques incompatibles, en associant la faiblesse de l'impulsion cardiaque à la matité précordiale à la percussion.

La loi de la rétrodilatation a-t-elle une valeur assez grande pour avoir fait faire un pas en avant à la science du diagnostic? Cela est fort douteux. La dilatation *à tergo* n'est pas constante, et lorsqu'elle existe, on ne peut pas toujours la reconnaître sûrement et sans difficultés. Combien de fois les signes de l'hypertrophie et de la dilatation du ventricule gauche ne manquent-ils pas, dans l'affection des valvules aortiques? Par quels moyens reconnaîtrons-nous la dilatation de l'oreillette gauche, dans le rétrécissement mitral? Il y a loin du diagnostic théorique à celui qui est sanctionné par l'expérience. Forget rapporte un cas dans lequel le malade, homme de soixante-cinq ans, affecté de bronchite chronique, présentait des battements irréguliers du cœur et une impulsion cardiaque faible. Un murmure un peu rude accompagnait le deuxième bruit, et ne se prolongeait pas dans l'aorte. On diagnostiqua une affection de la valvule mitrale. A l'autopsie, on trouva le ventricule gauche fortement hypertrophié, et Forget, modifiant immédiatement son diagnostic, déclara qu'il devait y avoir une altération des valvules sigmoïdes. En effet, celles-ci étaient ossifiées, raccourcies et insuffisantes, et la valvule mitrale était saine. Ce fait est cité à l'appui de la loi de la rétrodilatation. Mais il faut plus que cela, pour donner le nom de loi à un fait qui a pu se rencontrer, accidentellement, dans un certain nombre d'observations. Revenons au malade du docteur Fleming, et voyons si la loi de la rétrodilatation est applicable dans ce cas.

Il s'agissait d'un individu qui présentait la réunion des symptômes suivants : murmure valvulaire, pouls petit, faible et irrégulier, absence des signes indiquant une hypertrophie active du ventricule gauche, phénomènes appartenant, au contraire, à un affaiblissement de la contractilité cardiaque. A l'autopsie, on trouva un accroissement considérable du cœur, dû, presque exclusivement, à la dilatation hypertrophique du ventricule gauche. Dans ce cas, avant que le cœur fût ouvert, Forget eût annoncé une affection de l'orifice aortique, et cependant les valvules mitrales seules étaient malades ; les valvules sigmoïdes, saines, fermaient complétement l'orifice. On ne doit pas oublier, d'ailleurs, que la rétrodilatation est un phénomène consécutif des affections valvulaires, et que le moment où il devient assez considérable pour être utile au diagnostic, est très-variable dans les différents cas. Il peut s'écouler bien des années avant que la cavité se dilate, bien qu'il existe un murmure ; quelquefois, même, la mort arrive par syncope, par asphyxie ou par rupture des valvules, avant que les signes de la rétrodilatation soient devenus manifestes. Nous ne pouvons expliquer pourquoi les cavités s'hypertrophient et se dilatent quelquefois, tandis que, dans d'autres circonstances, ces conditions ne paraissent avoir aucune tendance à se montrer ; il paraît certain, que pour qu'elles se produisent, il faut plus qu'un simple obstacle mécanique. Il doit y avoir quelque altération vitale ou quelque modification organique du tissu musculaire qui favorise l'apparition de la dilatation ou de l'hypertrophie, et l'absence de cette modification paraît assurer l'intégrité des cavités cardiaques.

En effet, la rétrodilatation n'est pas seulement le résultat, purement mécanique, d'un obstacle à la circulation, pas plus que l'hypertrophie *à tergo* n'est une modification inévitable, destinée à vaincre un obstacle. Le rétrécissement aortique peut être porté très-loin, sans qu'il y ait hypertrophie et dilatation du ventricule, c'est là un fait connu de tous les anatomo-pathologistes. Plus d'une fois, j'ai vu le ventricule gauche n'offrir aucune modification dans son état, bien que le rétrécissement de l'orifice fût assez considérable pour qu'on se demandât comment la circulation avait pu continuer à s'accomplir. Le professeur Smith a observé plusieurs faits de cette espèce, et il a pu constater dernièrement la coïncidence d'un état de contraction du ventricule gauche (hypertrophie concentrique des auteurs) avec une obstruction considérable de l'orifice aortique.

En présence de ces faits, et de ceux où, pendant longtemps, il existe un murmure sans aucun signe d'altération de la structure des cavités cardiaques; en se rappelant aussi que la rétrodilatation n'est, quand elle existe, qu'une modification consécutive aux lésions valvulaires, on doit admettre que fort souvent les symptômes qui révèlent une augmentation du volume des cavités du cœur ne peuvent servir en rien au diagnostic des maladies valvulaires. Forget n'a point donné au reflux du sang toute sa valeur, dans la production de la dilatation et de l'hypertrophie des cavités du cœur. Il est à peu près certain que cette cause agit puissamment, pour produire la dilatation, et que son influence sur l'hypertrophie mérite considération.

Ce qu'on peut admettre, c'est que dans les cas où il y a murmure valvulaire, les signes indiquant l'agrandissement des cavités du cœur viennent fournir une nouvelle preuve à l'appui de l'existence d'une affection des valvules. Quant au diagnostic particulier des maladies des orifices mitral et aortique, tout ce que Forget a établi a été annoncé depuis longtemps par les docteurs Adams et Corrigan. Le premier de ces auteurs a fait connaître la valeur de l'augmentation de volume du ventricule droit, pour le diagnostic de l'affection mitrale. Le docteur Corrigan a établi le fait de l'hypertrophie avec dilatation du ventricule gauche, dans les cas d'insuffisance aortique.

Il est trois formes de maladies des valvules aortiques qu'il nous reste à considérer. L'une d'elles consiste dans la présence d'ossifications très-développées, et s'étendant irrégulièrement dans le ventricule; il en a déjà été question au commencement de ce chapitre. Les phénomènes principaux qui la révèlent sont les signes d'une hypertrophie du ventricule gauche et l'existence d'un murmure musical accompagnant la systole, se propageant jusque dans les branches artérielles les plus éloignées du cœur, et souvent assez fort pour être perçu à une distance considérable du malade.

Les deux autres formes se distinguent par un affaiblissement permanent du ventricule gauche, et qui est dû fréquemment à la dégénérescence graisseuse. Dans une de ces formes, on entend le bruit de reflux de l'inocclusion permanente des valvules; dans l'autre, le murmure est simple, mais systolique, et il se propage dans l'aorte et dans ses branches, les valvules altérées continuant à clore l'orifice. Les phénomènes caractéristiques qui accompagnent ces deux dernières formes sont la lenteur du pouls et la répétition d'accidents pseudo-apoplectiques; nous les étudierons plus complétement en parlant de l'état graisseux du cœur.

Nous pouvons maintenant formuler, sous forme de propositions séparées, les conclusions tirées de l'étude des maladies valvulaires, et qui offrent de l'importance en pratique.

Récapitulation.

I. Les affections valvulaires peuvent se diviser en deux groupes, suivant qu'elles sont, ou non, de nature inflammatoire.

II. Dans les maladies inflammatoires, il arrive un moment où il n'y a plus traces d'inflammation, malgré la marche progressive de l'affection.

III. C'est donc mal à propos qu'on persévère dans un traitement antiphlogistique après une certaine période de temps.

IV. Il est moins important de déterminer le siége exact et la nature d'une affection valvulaire que de s'assurer de l'état physique et vital des cavités du cœur.

V. L'inocclusion permanente est le résultat ordinaire de toutes les maladies valvulaires. Cet état peut s'accompagner de rétrécissement, ou bien ce rétrécissement manque; il peut encore y avoir dilatation des orifices.

VI. Le moment où l'insuffisance des valvules se produit est très-variable.

VII. Il peut, par conséquent, y avoir deux séries de phénomènes. Dans la première, il y a les signes de la désorganisation valvulaire sans insuffisance; dans la seconde, on rencontre les signes de la désorganisation et de l'insuffisance à la fois.

VIII. La netteté plus ou moins grande avec laquelle on perçoit le murmure n'est pas en rapport avec l'intensité de la maladie.

IX. La disparition complète du murmure peut coïncider avec le progrès de la maladie.

X. Dans ce cas, la disparition du murmure n'a été observée que dans le rétrécissement de l'orifice, et jamais lorsqu'il y a reflux du sang.

XI. L'absence d'un bruit de souffle n'implique pas la non-existence d'une maladie du cœur, surtout lorsque tous les symptômes de cette maladie existent.

XII. Il est rare que l'on puisse porter un diagnostic précis des affections valvulaires.

XIII. Il est un grand nombre d'états pathologiques différents qui affectent les valvules, de manière à donner lieu à des murmures.

XIV. Au début de la maladie, lors même qu'elle marche progressivement, le murmure peut ne pas se montrer.

XV. Il peut se développer subitement, même dans le cas où la maladie est chronique.

XVI. La désorganisation peut se faire très-vite, ou marcher, au contraire, avec lenteur. Elle paraît réellement subir quelquefois un temps d'arrêt.

XVII. L'irrégularité des fonctions du cœur dépend plutôt de l'état de ses cavités, que de celui des valvules.

XVIII. Les symptômes, de même que les signes physiques, se montrent quelquefois subitement, dans le cours d'une affection chronique du cœur.

XIX. Le cœur présente trois états différents de vitalité pendant les affections valvulaires, ou à leur suite :

1° L'augmentation de sa force ;

2° La diminution de force, avec fréquence et irrégularité des contractions ;

3° La diminution de force avec une lenteur remarquable et une régularité relative des contractions.

XX. La loi qui régit la production des altérations des cavités consécutives aux obstructions valvulaires, avec ou sans insuffisance, n'est point encore établie.

XXI. En raison de la rareté des affections du cœur droit, et de la difficulté de leur diagnostic, on peut, en pratique, ne considérer que les affections des valvules mitrales et aortiques.

XXII. Lorsque les valvules pulmonaires sont altérées et insuffisantes, on a observé à la base du cœur un murmure double, qui ne se propage pas sur le trajet de l'aorte, et qui ne s'accompagne pas de pulsations artérielles générales.

XXIII. Dans la plupart des affections organiques des valvules du cœur droit, la fosse ovale est ouverte, ou bien la cloison ventriculaire est incomplète.

XXIV. Le résultat le plus ordinaire de la maladie des valvules auriculo-ventriculaires droites, n'est que l'exagération de leur insuffisance physiologique.

XXV. On ne peut, à l'aide des signes stéthoscopiques ordinaires, et de ceux que fournit la percussion, reconnaître l'existence d'une dilatation de l'orifice auriculo-ventriculaire droit.

XXVI. Les pulsations rétrogrades des veines du cou, et celles qu'on rencontre quelquefois dans les veines des membres supérieurs, indiquent le reflux du sang dans l'oreillette droite.

XXVII. Ces pulsations révèlent donc l'insuffisance des valvules; leur cause première peut être, soit une lésion de l'artère pulmonaire, soit une lésion du poumon ou du cœur gauche.

XXVIII. De toutes ces altérations la plus fréquente, est le rétrécissement mitral.

XXIX. Le pouls veineux peut exister d'une façon permanente, ou se montrer seulement à l'occasion d'une attaque d'asthme cardiaque.

XXX. Les pulsations des veines jugulaires sont synchrones et isochrones avec la systole ventriculaire.

XXXI. On ne peut établir le diagnostic d'une affection valvulaire en s'appuyant sur les caractères des murmures et sur leur siége exact. On doit joindre à ces signes l'historique de la maladie, les symptômes généraux ainsi que l'état du pouls, l'appréciation de la puissance du cœur, et celle de l'état du foie et des poumons.

XXXII. Le diagnostic qui ne repose que sur la tonalité, le caractère et le siége du murmure, est toujours plus ou moins incertain.

XXXIII. Bien qu'à l'aide des signes stéthoscopiques, on puisse reconnaître qu'une valvule est insuffisante on ne peut jamais, sur ces signes seuls, déclarer qu'elle est la cause qui a donné lieu à cette insuffisance.

XXXIV. Les signes stéthoscopiques peuvent faire distinguer s'il y a rétrécissement ou dilatation d'un orifice quelconque.

XXXV. Il peut y avoir à la fois des murmures dus à des lésions organiques et des murmures anémiques.

XXXVI. Il n'y a aucuns symptômes distinctifs de l'affection des valvules mitrales, lorsqu'elle ne se complique pas d'une altération vitale ou mécanique des cavités du cœur.

XXXVII. Le principal signe physique de cette affection est un murmure systolique qui ne se propage pas dans les artères et qui a son maximum d'intensité à la pointe du cœur et à gauche. Il s'accompagne, ou non, de frémissement.

XXXVIII. Le résultat le plus ordinaire du rétrécissement mitral est la congestion pulmonaire avec agrandissement des cavités droites du cœur.

XXXIX. Dans ces circonstances, le cœur prend une forme sphéroïdale, due au développement plus considérable du ventricule droit.

XL. La forme sphéroïdale du cœur peut se rencontrer quelquefois aussi dans les dilatations de l'orifice mitral, avec hypertrophie du ventricule gauche, le ventricule droit conservant son volume normal.

XLI. La coïncidence d'un rétrécissement mitral avec une insuffisance aortique est fréquente.

XLII. On observe quelquefois, alors, l'existence simultanée de murmures mitraux et aortiques.

XLIII. Cependant l'absence d'un bruit de souffle mitral, dans le cours d'une insuffisance aortique, n'implique pas forcément que l'orifice auriculo-ventriculaire soit sain.

XLIV. Dans le rétrécissement mitral, il se forme quelquefois, dans l'oreillette gauche, des caillots mobiles qui peuvent devenir la cause de la mort subite, s'ils viennent à fermer l'orifice.

XLV. A mesure que le rétrécissement augmente, le murmure peut diminuer graduellement et finir par disparaître. Les progrès de la maladie amènent aussi la diminution, puis la cessation du bruit de souffle.

XLVI. Cette disparition du bruit de souffle se rencontre parfois dans les cas où il y a, à la fois, rétrécissement et insuffisance de l'orifice malade.

XLVII. La plupart des murmures qui siégent à l'orifice mitral étant liés à la systole, on doit admettre qu'ils sont dus au reflux du sang; l'auscultation ne permet pas de distinguer si le murmure est produit par le sang au moment où il franchit un orifice rétréci, ou au moment où il revient par le mouvement de régurgitation.

XLVIII. Le bruit de souffle perçu dans la région interscapulaire s'entend dans la dilatation et dans le rétrécissement de l'orifice mitral. Il semble se rattacher surtout à cette dernière lésion.

XLIX. Le même murmure se produit quelquefois dans une affection cardiaque aiguë et récente.

L. L'existence d'un bruit de souffle présystolique qui doit se mon-

trer, théoriquement, au moment où le sang passe de l'oreillette dans
le ventricule, ne permet pas d'affirmer qu'il n'y a pas reflux du sang
à travers l'orifice mitral.

LI. Les signes physiques de l'insuffisance mitrale et de l'insuffisance aortique diffèrent en général en ce que, dans le premier cas,
le bruit de souffle est simple, et qu'il est double dans le deuxième.

LII. Lorsque la maladie occupe à la fois les deux orifices, le murmure mitral tout entier, et la première partie du murmure aortique
résultent de la contraction ventriculaire ; alors le bruit mitral est un
point de reflux, et le bruit aortique est dû au cours direct du sang.
La deuxième partie du souffle aortique, au contraire, résulte du
retour de l'ondée sanguine ; et le phénomène qui a son siége à l'orifice
mitral serait direct, s'il ne manquait le plus ordinairement.

LIII. Des accidents simulant l'apoplexie, et semblables à ceux qui
appartiennent à la dégénérescence graisseuse du cœur, peuvent se
rencontrer dans le cours des dilatations avec inocclusion permanente
de l'orifice mitral.

LIV. Un bruit de souffle ayant son maximum d'intensité à la base
du cœur, et se propageant dans les artères, indique une affection des
valvules aortiques.

LV. Si les valvules ferment, le murmure est simple et systolique ;
s'il y a insuffisance, il est ordinairement double ; il peut également
être simple et diastolique.

LVI. Le reflux sanguin a pour effet de produire les signes indiqués par le docteur Corrigan, c'est-à-dire les battements artériels
visibles, s'affaissant subitement (*collapsing pulse*), et le frémissement qui accompagne les pulsations artérielles du cou.

LVII. On peut reconnaître trois stades différents dans la marche
progressive d'une insuffisance des valvules aortiques. Dans le premier, les valvules continuent à fermer l'orifice ; on entend alors un
bruit de souffle se propageant directement du cœur dans les artères,
sans pulsations visibles. Dans la deuxième période, le bruit de
souffle dû au reflux sanguin existe au cœur et dans les artères, dont
les battements deviennent appréciables à la vue ; en même temps on
constate les signes croissants de l'agrandissement du ventricule
gauche. Dans la troisième période, enfin, le bruit de va-et-vient
persiste au cœur et dans l'aorte, mais le pouls perd de son caractère
particulier, et les pulsations visibles s'affaiblissent ; ces signes indi-

quent la diminution progressive de la puissance contractile du cœur et des forces du malade ; ils annoncent une mort prochaine.

LVIII. La durée du premier stade, pendant lequel les valvules ferment encore, est variable.

LIX. Cette affection peut avoir pour origine une cardite qui, cependant, ne se retrouve pas dans tous les cas.

LX. Les insuffisances aortiques succédant à une cardite appartiennent plus souvent à la jeunesse qu'à l'âge moyen de la vie.

LXI. Souvent la maladie paraît succéder à un affaiblissement général de l'organisme.

LXII. Les inflammations locales qui se montrent parfois dans le cours d'une insuffisance aortique ont, en général, un caractère asthénique.

LXIII. En pratique, on peut distinguer deux formes de la maladie, suivant que le ventricule gauche a conservé sa pression, ou qu'il est affaibli.

LXIV. On peut confondre la maladie qui nous occupe avec un anévrysme de l'aorte thoracique, et même de l'aorte abdominale.

LXV. Dans l'insuffisance aortique, une inflammation locale se développant, soit dans les viscères abdominaux, soit dans les membres, peut être le point de départ de pulsations extraordinaires et limitées au voisinage de la phlogose; ces pulsations disparaissent avec la cause qui les a fait naître.

LXVI. On rencontre parfois, en même temps que l'affection des valvules aortiques, une dégénérescence graisseuse du ventricule gauche. Le pouls est alors continuellement lent, et il existe un murmure simple s'il n'y a point insuffisance valvulaire, double au contraire, s'il y a possibilité du reflux du sang.

LXVII. L'insuffisance coïncide parfois avec l'affaiblissement et la dilatation du cœur ; le diagnostic est alors beaucoup plus difficile, à cause de la petitesse du pouls et de l'irrégularité des battements du cœur.

LXVIII. Lorsque le murmure valvulaire s'accompagne des signes indiquant la dilatation de l'une des cavités du cœur, l'existence d'une maladie des valvules acquiert un degré de certitude plus grand.

LXIX. Lorsque les signes de la dilatation, avec ou sans hypertrophie, appartiennent à la même cavité du cœur que le murmure, leur valeur est plus grande encore que dans le cas précédent.

LXX. Cependant, la dilatation du ventricule gauche avec un murmure valvulaire, peut se montrer dans l'insuffisance et la dilatation
de l'orifice mitral, sans lésions des valvules aortiques; ce fait est en
opposition avec la loi de la rétro-dilatation.

Appendice au chapitre précédent.

Depuis que la première partie de ce chapitre a été livrée à l'impression, je me suis procuré la dernière édition du Traité de Skoda
sur l'auscultation et la percussion. Les remarques de cet auteur sur
les bruits du cœur méritent d'être étudiées avec soin, et elles s'accordent jusqu'à un certain point avec les miennes ; aussi, j'ai cru
devoir en reproduire ici un extrait.

« *Les ventricules, l'aorte et l'artère pulmonaire contribuent, chacun
séparément, à la production du premier et du deuxième bruit
du cœur.*

» Je ne pense pas que les vivisections seules puissent résoudre la
question de l'origine des bruits du cœur, il faut y joindre des observations faites sur des individus sains et sur des malades, et comparer
attentivement les faits observés pendant la vie avec les résultats des
autopsies.

» Tout praticien dont l'oreille est exercée à l'auscultation, et qui
observe un grand nombre de sujets, sains ou malades, reconnaîtra combien sont fondées les assertions suivantes : Les sons produits par les
mouvements du cœur ne sont point également intenses ni également
nets, chez des individus jouissant d'une santé parfaite; chez l'un, ces
bruits seront mal définis et à peine perceptibles; chez l'autre, ils
seront très-manifestes et auront même, jusqu'à un certain point, une
résonnance métallique ; tantôt on les entend à peine dans la région
cardiaque, tantôt ils se perçoivent dans toute la région antérieure du
thorax, et même en arrière chez un grand nombre de sujets. On peut
les entendre surtout dans les points où le cœur bat contre les parois
thoraciques, tandis que pour d'autres individus, les bruits, indistincts
dans ces points, se retrouvent très-nettement au niveau de l'aorte et
de l'artère pulmonaire.

» En comparant les bruits qui se produisent au niveau de la région où le cœur bat contre la poitrine, avec ces mêmes bruits perçus au-dessus de la base du cœur, vis-à-vis de l'aorte et de l'artère pulmonaire, on remarque souvent que le premier bruit, synchrone avec l'impulsion du cœur, est plus prolongé que le deuxième au niveau du cœur, tandis qu'au-dessus de la base du cœur, l'accent tombe sur le second bruit.

» Les bruits qu'on entend dans le point où bat la pointe du cœur, c'est-à-dire au niveau du ventricule gauche, diffèrent quelquefois par leur force et leur netteté de ceux qu'on entend à la même hauteur, à droite et sous le sternum, dans la région qui correspond au ventricule droit. J'ai parfois rencontré également une différence dans l'élévation diatonique du son.

» Enfin, en appliquant le stéthoscope non plus à gauche et à un pouce au dehors du sternum, mais au-dessus de la base du cœur, vers le milieu du sternum et le long du bord droit de cet os, sur le trajet de l'aorte, on constate une différence dans la force et dans la netteté des bruits, quelquefois même, mais très rarement, dans leur ton.

» Les modifications des bruits que je viens d'indiquer, et qu'on rencontre chez des individus parfaitement sains, sont bien plus marquées chez ceux qui sont atteints de diverses maladies du cœur. C'est donc par ceux-ci qu'il nous faut commencer l'étude de ces modifications, et ne les rechercher chez les individus à l'état de santé, que lorsque nous nous serons familiarisés avec elles.

» Lorsqu'on est à même d'observer un grand nombre de maladies du cœur, on rencontre des cas où l'on n'entend au niveau de la pointe du cœur, c'est-à-dire dans la région du ventricule gauche, ni le premier ni le deuxième bruit cardiaque ; ils sont remplacés par un murmure simple ou double (bruit de souffle, de scie, de râpe, etc.); les bruits du cœur se perçoivent, au contraire, distinctement à droite, au niveau du ventricule droit, et au-dessus de la base du cœur, et sur le trajet de l'artère pulmonaire et de l'aorte. Dans ces trois points, les bruits diffèrent en général de force et de netteté. Dans d'autres cas, au contraire, on entend au niveau du ventricule gauche, de l'aorte et de l'artère pulmonaire, deux bruits du cœur dissemblables, et l'on ne constate, au niveau du ventricule droit, qu'un murmure synchrone avec la systole ventriculaire.

» Il est bien plus commun, encore, de n'entendre sur le trajet de
l'aorte, qu'un murmure simple ou double qui remplace les bruits physiologiques du cœur, phénomènes (normaux) qui se retrouvent distinctement au niveau des ventricules droit et gauche, et de l'artère
pulmonaire. Il peut se faire également qu'on perçoive un murmure
simple ou double dans la région du ventricule gauche et de l'aorte,
et les bruits physiologiques du cœur dans le point qui correspond au
ventricule droit et à l'artère pulmonaire. Le murmure simple ou
double peut occuper à la fois les deux ventricules, le ventricule droit
et l'aorte, les deux ventricules et l'aorte ; dans les points où le murmure fait défaut, les bruits du cœur peuvent se retrouver distincts
ou indistincts, ou bien ils manquent tout à fait.

» Si les observations répétées bien souvent, par nous et par d'autres,
sont exactes, il est presque certain que l'un et l'autre ventricule,
l'artère pulmonaire et l'aorte, contribuent séparément à produire les
bruits que l'on perçoit dans la région du cœur.

*» Les modifications des bruits se lient fréquemment à des alté-
rations des valvules du cœur ; il est donc indispensable de prendre
en considération l'état de ces valvules pendant les mouvements
cardiaques dans l'explication des bruits du cœur.*

» En rapprochant les résultats d'un grand nombre d'examens stéthoscopiques, de ceux qui sont fournis par les autopsies, nous sommes
forcés d'admettre que les modifications des bruits et des murmures
se rattachent à des altérations de l'état physique des valvules. En
effet, chez des individus qui nous offraient pendant la vie des murmures au lieu des bruits physiologiques, nous constatons en général,
après la mort, un état anormal des valvules : excroissances, épaississement, rétrécissement, etc., etc. Il faut bien le reconnaître, nous
trouvons parfois des lésions valvulaires, alors que pendant la vie on
n'avait reconnu aucune modification des bruits du cœur, ou seulement
des changements si peu importants, qu'ils peuvent exister dans l'état
physiologique des valvules. Il ne se produit pas de modifications distinctes des bruits, toutes les fois que les valvules sont altérées. Peut-
être faut-il pour cela certains états particuliers anormaux des valvules, ou bien des circonstances accessoires adjuvantes.

» C'est en cherchant à nous rendre compte du jeu des valvules pendant les mouvements du cœur, à l'état de santé et à l'état de maladie, qu'on arrivera à distinguer les conditions qui donnent naissance aux bruits du cœur, et qui peuvent les altérer et les changer en murmures. L'examen de ces diverses conditions nous servira, en y joignant le résultat des expériences directes, à séparer ce qui est bien réel de ce qui n'est que possible. »

Action des valvules mitrale et tricuspide pendant les mouvements du cœur.

« Laennec pensait, qu'en raison des rapports des muscles papillaires avec les valvules, la contraction de ces muscles devait faire ouvrir les valvules. C'était admettre qu'ils ne se contractent pas en même temps que le reste du cœur, mais bien au moment de la diastole, c'est-à-dire au moment où le sang pénètre dans les ventricules; d'après M. Bouillaud, au contraire, la contraction des muscles papillaires a pour effet de fermer les valvules.

» Quelle que soit la force employée, les valvules ne se ferment pas si l'on soumet les muscles papillaires et leurs tendons à une traction faite parallèlement à leur direction; en exagérant cette traction l'orifice valvulaire ne se rétrécit pas. L'occlusion des valvules n'est donc pas produite par le raccourcissement des muscles papillaires, au moment de leur contraction. Nous ne voyons pas non plus que le relâchement des muscles empêche le sang de passer de l'oreillette dans le ventricule. Les fonctions des valvules ne sont donc pas celles qui leur ont été assignées par Laennec et M. Bouillaud. Mais si la contraction des colonnes charnues ne ferme pas les valvules, leur occlusion ne peut être effectuée que par la pression qu'exerce contre elles le sang lui-même. Les tendons qui unissent les piliers tendineux à la valvule ont évidemment pour fonctions de s'opposer au renversement de cette dernière. En effet, si les bords libres des valvules auriculo-ventriculaires n'étaient pas solidement maintenus par les tendons qui s'y insèrent, les valvules seraient repoussées par le sang au moment de la systole, du côté des oreillettes et des orifices artériels : leur occlusion serait tout à fait impossible.

» L'insertion des cordons tendineux aux valvules se fait de manière à en assurer les fonctions ; toute autre disposition aurait permis le reflux du sang des ventricules dans les oreillettes pendant la systole.

» De chaque pilier partent plusieurs cordons tendineux, assez forts, qui vont s'insérer, les uns, au milieu de la face ventriculaire de la valvule, les autres, au point de jonction des valvules avec les parois du cœur. De la partie moyenne de ces cordes tendineuses et des muscles papillaires eux-mêmes, se détachent des cordons plus petits qui s'insèrent un peu plus près du bord libre de la valvule. Ces derniers servent de points d'attache à des cordons plus délicats encore, et qui vont se rendre plus près du bord de la valvule, et au bord lui-même ; la face auriculaire de la valvule n'offre aucune insertion.

» En tirant sur les piliers dans le sens de leur direction naturelle, on voit que les cordons tendineux les plus forts, qui naissent des muscles eux-mêmes, sont seuls tendus ; les plus faibles, ceux qui ne partent pas du muscle, et qui vont s'insérer près du bord libre ou au bord de la valvule, restent lâches, quelle que soit la traction employée. Nous n'arrivons pas, par conséquent, à tendre par cette manœuvre le bord libre de la valvule, mais seulement la portion de la valvule comprise entre son bord adhérent et l'insertion des tendons qui naissent des muscles papillaires. Tout le reste de la valvule, c'est-à-dire la partie comprise entre le bord et la partie moyenne, reste relâché.

» Lorsqu'on repousse une portion quelconque de cette partie de la valvule du côté de l'oreillette, de manière à tendre les cordons tendineux qui s'y insèrent, on remarque qu'il se forme sur la valvule une foule de petites poches ; en essayant la même expérience sur la valvule tout entière, on se convaincra facilement que la face ventriculaire de celle-ci n'est pas lisse, et qu'elle présente une série de replis en forme de poches, commençant au bord libre, et s'étendant jusqu'au milieu de la valvule, et même au delà. Cette disposition est due évidemment à un mode d'insertion particulier des cordons tendineux. En soufflant contre la portion relâchée, dans la direction de l'oreillette, la valvule se gonfle comme une voile, et l'on voit apparaître des poches sur toute la circonférence du bord libre ; le même effet se produit en versant de l'eau contre la valvule.

» Lorsque le sang, pendant la systole, tend à refluer vers l'oreillette, il s'engage nécessairement dans ces petites poches semi-lunaires que nous venons d'indiquer sur les valvules mitrale et tricuspide, et il distend la partie flottante des valvules, qui est repoussée vers l'oreillette, autant que le permettent les cordons qui s'y insèrent. Cette distension ferme l'orifice de communication de l'oreillette et du ventricule, lorsque la valvule est maintenue par les tendons, de façon qu'il ne reste aucune ouverture pour le passage du sang. Le point d'insertion des cordons tendineux sur les parois du cœur, et leur longueur ne sont donc pas choses indifférentes.

» La capacité des ventricules est très-différente au commencement et à la fin de la systole, et les points où s'insèrent les muscles papillaires se rapprochent de plus en plus du bord adhérent des valvules auriculo-ventriculaires pendant les progrès de la systole. La disposition que présentent les colonnes charnues était indispensable pour donner aux cordons tendineux la longueur nécessaire au maintien de la valvule dans une direction convenable.

» Les cordes tendineuses prenant naissance sur les parois du cœur, et ayant une longueur convenable au commencement de la systole, seraient nécessairement devenues trop longues à mesure que le mouvement de la systole se prononce de plus en plus. Au contraire, avec une longueur appropriée seulement à la fin de la systole, elles auraient gêné la diastole. La longueur des tendons étant invariable, ils devaient nécessairement s'attacher à un tissu musculaire, et les muscles papillaires ont évidemment pour but, par leurs alternatives de raccourcissement et d'allongement, de maintenir les valvules dans une bonne direction. Pendant la systole ces muscles se raccourcissent, et la distance qui sépare leur origine de leur insertion sur les valvules mitrale et tricuspide diminue. Cette action, en ne tenant pas compte de la pression du sang, a pour effet de conserver aux cordons tendineux le même degré de tension qu'au commencement de la systole. Il en est de même pendant la diastole, les muscles papillaires s'allongeant lorsque les parois du cœur s'écartent.

» L'exactitude de ces assertions, relativement aux fonctions des muscles papillaires, me paraît être corroborée par ce fait que, dans la partie des valvules tricuspides qui adhère à la cloison du cœur, les cordons tendineux émanent de muscles papillaires très-courts, et même directement des parois cardiaques. Les variations de la longueur de ces tendons sont presque nulles dans la diastole et dans la systole ventriculaires; il suffit par conséquent d'un simple cordon tendineux pour retenir convenablement la valvule (1).

» D'après ce qui précède, voici comment s'accompliraient les mouvements des valvules mitrale et tricuspide : Au moment de la systole des ventricules, les colonnes charnues, en se raccourcissant, empêchent les valvules d'être projetées hors des ventricules ou dans la direction des orifices artériels. En même temps, les muscles papillaires et les cordons tendineux qui en naissent se rapprochent les uns des autres; la surface des valvules sur laquelle ils s'insèrent se plisse, et l'ouverture que laissent entre elles les valvules diminue d'étendue.

» Le reste de l'orifice est fermé par la portion de la valvule qui n'est pas tendue par le raccourcissement des colonnes charnues; cette occlusion s'accomplit par la distension de la partie de la valvule que nous venons d'indiquer, et qui se gonfle à la manière d'une voile. Les points opposés du bord libre de la valvule se mettent alors en contact, et se soutiennent les uns les autres; et leur renversement est rendu impossible, tant par le support qu'ils se prêtent mutuellement, que par le mode d'insertion des cordons tendineux. Comme les cordons tendineux les plus fins, ceux qui arrivent jusqu'au bord libre des valvules, se détachent des cordons tendineux plus volumineux, ceux-ci sont forcés de prendre une direction courbe, par l'effet de la pression du sang transmise par les fibrilles tendineuses.

» Pendant la diastole, les colonnes charnues s'allongent, se séparent les unes des autres. Le sang, arrivant des oreillettes, refoulerait alors les valvules contre les parois du cœur et au-devant des orifices artériels, si elles n'étaient pas retenues dans une direction convenable par les cordons tendineux. Ceux qui naissent des muscles papillaires ne sont donc pas relâchés, même pendant la diastole; s'ils l'étaient, les valvules pourraient ne pas se trouver au commencement de la systole ventriculaire, dans une position qui permît une occlusion instantanée, et, par suite, une grande partie du sang refluerait du ventricule dans l'oreillette; les valvules seraient, en effet, souvent ramenées à leur position propre, contre le cours du sang, par la contraction des muscles papillaires.

» Pour accomplir leurs fonctions d'une manière parfaite, les val-

(1) Les fonctions des colonnes charnues, telles que nous les décrivons ici, ont déjà été indiquées par le professeur Weber dans l'*Anatomie d'Hildenbrandt*.

vules auriculo-ventriculaires doivent présenter, à leurs bords libres,
les poches décrites plus haut; les cordons tendineux, ainsi que les
colonnes charnues, doivent avoir une longueur proportionnée à la
capacité des ventricules. Si la conformation des valvules n'est pas
normale, elle permet le reflux du sang du ventricule dans l'oreillette
pendant la systole; il y a alors insuffisance, ou bien obstacle à la
pénétration du sang dans le ventricule pendant la diastole.

» Le premier de ces états se rencontre souvent lorsqu'il y a épaississement des bords libres des valvules, et réunion de ces bords aux
cordons tendineux qui s'attachent à la partie moyenne des valvules;
disposition qui empêche la formation des poches. Il se produit
encore par le raccourcissement, l'allongement ou la rupture des
cordons tendineux, par des végétations ou par le dépôt de caillots
sanguins, etc., sur le bord des valvules; et encore par l'adhérence
des valvules aux parois du ventricule. Dans le second cas, l'altération
est due à la présence d'excroissances très-marquées, de caillots sanguins, de concrétions calcaires sur la face auriculaire de la valvule;
elle peut résulter aussi d'adhérences des cordes tendineuses entre
elles, ou avec le bord libre des valvules, dont le jeu est empêché. »

Action des valvules semi-lunaires.

« Les valvules semi-lunaires de l'aorte et de l'artère pulmonaire
sont, tout le monde le sait, refoulées contre les parois du vaisseau,
par la colonne de sang chassée des ventricules pendant la systole du
cœur; au moment de la diastole, elles se laissent distendre par le
sang qui revient vers le ventricule, sous l'influence de l'élasticité des
artères.

» Les valvules aortiques perdent parfois leur mobilité, et cessent
de pouvoir s'adosser aux parois de l'aorte, par le développement d'excroissances, de concrétions calcaires, etc., sur ces valvules, ou par
les adhérences qu'elles contractent entre elles. Il y a alors obstacle
à l'entrée du sang dans le vaisseau. Si le bord libre des valvules est
raccourci ou retourné sur lui-même, s'il s'y est développé des végétations, ou bien s'il y a eu déchirure partielle à leur point d'attache
ou perforation, les valvules ne peuvent plus prévenir le retour du
sang qui reflue de l'aorte dans le ventricule pendant la diastole cardiaque.

» Il est facile de reconnaître après la mort si les valvules aortiques fermaient pendant la vie. Il suffit de verser de l'eau dans l'aorte : si les valvules sont saines, elle est arrêtée par l'abaissement des valvules aortiques, et ne pénètre pas dans le ventricule ; l'eau arrive au contraire dans cette cavité si les valvules sont insuffisantes.

» Nous ne pouvons, malheureusement, pas appliquer cette méthode aux valvules auriculo-ventriculaires. Si l'on coupe la pointe du ventricule gauche, et que l'on y verse de l'eau par cette ouverture artificielle, après avoir lié l'aorte, il arrive quelquefois que l'eau ne passe pas par l'orifice mitral. Mais il n'en est pas toujours ainsi, et, en répétant l'expérience, on reconnaît bientôt qu'elle ne nous permet pas de conclure relativement à l'état physique des valvules. Lorsqu'on a rempli d'eau l'un des ventricules, et fermé l'orifice artériel, si l'on vient à exercer une compression sur le ventricule, les valvules mitrale ou tricuspide sont distendues quelquefois ; mais elles n'empêchent pas complétement le reflux du sang, même lorsqu'elles sont dans leur état physiologique. La raison en est très-simple : il nous est impossible de reproduire sur le cadavre la contraction des muscles papillaires et la diminution concentrique des cavités du cœur. La conformation des valvules auriculo-ventriculaires, celle des cordons tendineux et des muscles papillaires, et les modifications que l'insuffisance des valvules amène dans les oreillettes, nous permettent, seules, de reconnaître à l'examen cadavérique si l'occlusion de l'orifice était complète. »

Explication des bruits ventriculaires.

« En comparant les faits cliniques avec les résultats des autopsies, on reconnaît que le premier bruit est rarement distinct au niveau du ventricule gauche, lorsque la valvule mitrale permet le passage du sang dans l'oreillette, pendant la systole du cœur. On entend alors, en général, un murmure systolique dans le point où le cœur frappe les parois thoraciques ; le premier bruit normal se fait entendre distinctement dans les autres parties de la région précordiale. Il en est de même pour le ventricule droit, quand la valvule tricuspide est insuffisante ; le premier bruit manque alors pour le ventricule droit ; il est remplacé par un murmure, mais on le retrouve au niveau du ventricule gauche et sur le trajet de l'aorte et de l'artère pulmonaire.

» Le premier bruit ventriculaire est donc produit, en général, par l'interruption subite du cours du sang projeté vers les oreillettes, par suite de la dilatation des valvules mitrale et tricuspide, et par le choc du sang contre ces valvules. Tout choc est le point de départ d'un bruit, et celui-ci est d'autant plus sourd, que le corps qui frappe ou le corps frappé est plus mou. La tension brusque des valvules par la pression du sang contribue sans doute à la production du premier bruit. En effet, les fibres et les membranes, lorsqu'elles sont tendues subitement, donnent lieu à des sons, non-seulement dans l'air, comme Gendrin et d'autres auteurs l'ont admis, mais aussi dans l'eau. Le premier bruit est souvent clair, et il s'accompagne d'un claquement, et parfois même de tintement ; cette circonstance semble démontrer que la tension des valvules contribue à sa production.

» Le premier bruit est quelquefois le résultat du choc du cœur contre les parois thoraciques. Un coup frappé avec le doigt ou avec la pointe du cœur fortement comprimée contre la surface interne des parois thoraciques d'un cadavre, donne lieu à un cliquetis ou à un son qui diffère peu du premier bruit du cœur. Si une portion du cœur, légèrement écartée des parois thoraciques pendant la diastole ventriculaire, vient frapper contre ces parois au moment de la systole, ou bien si le cœur vient battre pendant la contraction contre une autre partie des parois thoraciques que celle à laquelle il correspondait pendant la diastole, il se produira un cliquetis ou un son ressemblant exactement au premier bruit du cœur, car la substance du cœur devient très-dure au moment de la systole. Si le cœur frappe la portion des parois thoraciques à laquelle il était adossé pendant la diastole, l'impulsion ne donne lieu à aucun bruit ou à un bruit très-sourd.

» Le retentissement musculaire du cœur n'est jamais un bruit de claquement ; il est toujours confus et prolongé, et se rapproche d'un murmure ; jamais, en effet, la contraction d'un muscle ne donne lieu à un son défini, sonore ou métallique. Les contractions du cœur sont-elles réellement accompagnées d'un pareil murmure ? C'est ce que je ne saurais dire d'après mon expérience clinique ; mais on rencontre assez souvent des cas dans lesquels l'impulsion du cœur est violente et les contractions du cœur énergiques, par conséquent, sans qu'on entende le premier bruit.

» Les causes que je viens d'indiquer ne suffisent pas pour rendre compte du premier bruit dans tous les cas ; toutes les expériences faites jusqu'à ce jour pour expliquer les diverses modifications de ce bruit ont donné des résultats incomplets.

» Il est beaucoup plus difficile d'expliquer le second bruit ventriculaire. On ne peut affirmer qu'à l'état physiologique, ce deuxième bruit ait toujours son siége dans le ventricule; souvent il paraît probable, quelquefois même il est certain qu'il prend naissance dans les artères, et peut s'entendre au loin, en raison de son intensité. Mais il est des cas où l'on est forcé d'admettre que le second bruit se produit au niveau des ventricules; c'est ce qui arrive, par exemple, lorsqu'il s'entend à peine vers la base du cœur, et qu'il est très-fort et très-clair à la pointe. Or, ce bruit ne peut s'expliquer par une impulsion du cœur contre les parois thoraciques, impulsion qui n'existe pas, au moment de la diastole ventriculaire.

» Peut-être le second bruit du cœur résulte-t-elle parfois de l'impulsion du sang contre les parois du ventricule pendant la diastole. Cette impulsion est certainement très-forte dans le ventricule gauche lorsque les valvules aortiques et mitrales sont insuffisantes. Cependant je n'ai observé qu'une seule fois, dans une insuffisance aortique, un second bruit prédominant à la pointe. Il avait, dans ce cas, une sonorité et une force insolites. Le renforcement du bruit diastolique à la pointe du cœur est plus commun dans l'insuffisance de la valvule mitrale.

» Dans le rétrécissement mitral, on entend souvent, au lieu d'un murmure prolongé, deux bruits sourds, au niveau du ventricule gauche et pendant la diastole. Gendrin s'est appuyé sur ce fait pour établir sa théorie du second bruit du cœur, et il rattache le redoublement de ce bruit au défaut de synchronisme de l'implétion des deux ventricules. Il me paraît plus probable que ces deux bruits font partie d'un seul murmure, qui siége à l'orifice rétréci. En d'autres termes, ce murmure produit par le rétrécissement se subdivise souvent en deux et même en trois, lorsque les mouvements du cœur sont faibles. Il arrive fréquemment qu'on n'entende pas le murmure distinctement dans un point donné, tandis que dans des points voisins, on perçoit deux et même trois bruits, qui semblent indiquer les moments où le murmure atteint son maximum d'intensité. »

Explication des bruits artériels.

« Dans des cas rares, on entend, sur le trajet de toute grosse artère, et au moment de sa pulsation, un bruit qui ressemble exactement au bruit cardiaque. Il n'est jamais venu à l'idée de personne que les bruits perçus dans les artères brachiale et crurale soient transmis du cœur à ces artères. On ne peut pas, davantage, admettre que le bruit des carotides ou des sous-clavières se produise ailleurs que dans les artères elles-mêmes, alors que ce bruit manque à la région du cœur ou qu'il est plus faible que les bruits cervicaux. Cette dernière circonstance est commune, et on l'a rapportée à une puissance de transmission spéciale, ou bien on ne l'a pas expliquée du tout. Il est incontestable que la propagation des bruits varie avec la structure différente des organes thoraciques. Or, il n'est pas rare de rencontrer des cas où les bruits distincts, au-dessus ou au-dessous des clavicules, coïncident avec des bruits indistincts à la région du cœur, et où cette différence est inexplicable par les lois ordinaires de la propagation des sons, les poumons étant sains.

» Bouillaud a reconnu l'existence des bruits artériels ; il ne dit pas qu'ils soient semblables à ceux du cœur, et il les compare au bruit qu'on produit en donnant une chiquenaude sur le nez. Les artères qui sont éloignées du cœur donnent lieu, en effet, le plus souvent, à un bruit sans résonnance, tel qu'il a été décrit par Bouillaud ; tandis que les artères voisines du cœur, la carotide, la sous-clavière, l'artère pulmonaire et l'aorte, nous offrent, en général, des bruits aussi éclatants que ceux du cœur. D'un autre côté, les bruits qu'on entend dans la région du cœur sont parfois aussi très-sourds.

» Le bruit des artères, qui est isochrone avec leurs pulsations, peut s'expliquer par l'augmentation subite de la tension de leurs parois. Le deuxième bruit s'entend dans l'aorte et dans l'artère pulmonaire, le plus ordinairement aussi dans les carotides et les sous-clavières. Dans les autres artères, rarement un bruit quelconque coïncide avec la systole.

» Le second bruit perçu dans l'aorte et dans l'artère pulmonaire résulte évidemment du choc de la colonne sanguine contre les valvules semi-lunaires après la systole ventriculaire. Le sang poussé par la contraction du cœur dans les artères, est soumis à une compression, en vertu de leur élasticité, et dès que l'acte de propulsion cesse, il reflue rapidement vers le cœur.

» Le sang est arrêté brusquement dans son mouvement rétrograde par les valvules sigmoïdes, et l'impulsion qui en résulte se communique aux parois des vaisseaux; le son qui se produit alors s'entend, non-seulement sur le trajet de l'aorte et de l'artère pulmonaire, mais souvent encore dans les artères carotides et sous-clavières, même lorsque les parois de l'aorte ne sont plus dans les conditions requises pour la production d'un son. L'exactitude de cette explication du deuxième bruit dans l'aorte et l'artère pulmonaire, est mise hors de doute par des observations physiologiques et pathologiques. Ce bruit ne paraît pas avoir une origine différente.

» Si les valvules aortiques sont insuffisantes, le second bruit est remplacé, sur le trajet de l'aorte, par un murmure, et l'on continue à le percevoir au niveau de l'artère pulmonaire. Si l'artère pulmonaire est distendue d'une manière anormale, et c'est ce qui arrive toujours lorsque la circulation pulmonaire est gênée, le second bruit pulmonaire est très-fort, tandis que le second bruit aortique s'affaiblit ou devient imperceptible; il peut aussi être remplacé par un murmure. L'artère pulmonaire distendue comprime avec une force plus grande le sang qu'elle contient, et le choc de la colonne de sang contre les valvules semi-lunaires, au moment où elle rétrograde, est plus violent (1). »

J'ai reproduit les observations de Skoda en totalité, dans la crainte de les mal interpréter en les abrégeant. On voit que d'une façon générale, nous sommes d'accord sur la multiplicité des causes qui donnent naissance aux bruits du cœur. Et bien qu'il ne soit pas encore démontré que les ventricules, l'aorte et l'artère pulmonaire puissent produire les deux bruits, l'opinion qui veut qu'il en soit ainsi s'appuie sur d'autres raisons encore, qui n'ont point été indiquées par Skoda. Il y a longtemps qu'il me paraît difficile d'expliquer les doubles bruits qui se produisent dans les anévrysmes, sans admettre que la même cavité puisse donner lieu à un double bruit. Le même phénomène se manifeste parfois très-nettement dans les carotides, auxquelles il paraît appartenir exclusivement. Nous reviendrons sur ce point en parlant du diagnostic des anévrysmes.

(1) N'ayant pas pu nous procurer à temps l'ouvrage de Skoda, nous avons mis à contribution la traduction publiée par le docteur Aran.   (H. S.)

Quant au peu de probabilité de la transmission des bruits cardiaques aux artères brachiales et aux autres artères éloignées du centre
circulatoire, le texte même de Skoda semble prouver que c'est du
bruit normal du cœur qu'il s'agit et non des bruits pathologiques. Quoi
qu'il en soit, j'ai démontré déjà qu'un murmure musical dû à une
affection de l'orifice aortique peut se propager jusqu'aux vaisseaux
les plus éloignés du cœur. Or, il est difficile d'admettre, que si un
murmure qui se produit au niveau même des valvules, peut se propager de cette façon, un bruit (le deuxième bruit du cœur) ne puisse
se transmettre quelquefois à des rameaux plus éloignés que ne le sont
les artères sous-clavières et carotides.

En énumérant les divers phénomènes qui peuvent donner lieu aux
bruits du cœur, je n'ai pas indiqué la contraction musculaire. Il y a
tout lieu de croire que cette cause agit quelquefois. On observe souvent, dans la région du cœur, un son particulier dû aux contractions des fibres musculaires, dans des circonstances spéciales. Il
se rencontre, pendant le retour à l'état normal, dans le ramollissement typhoïde du cœur, surtout lorsque le premier bruit a disparu
pendant quelque temps ; il se produit alors une prolongation du premier bruit, ressemblant assez à un murmure valvulaire. Ce phénomène est dû aux contractions musculaires : c'est ce que prouvent ses
caractères stéthoscopiques, sa disparition rapide lorsque l'impulsion
du cœur se rétablit, et la rareté extrême des murmures valvulaires,
dans le typhus.

Skoda pense que la contraction brusque des cavités du cœur n'a
aucune part dans la production des bruits. Tant de causes agissent
à la fois pour donner lieu au premier bruit et peut-être au deuxième,
qu'il est difficile de prouver que la contraction des ventricules contribue
à donner naissance à un bruit systolique bien défini. Cependant nous
ne pouvons admettre avec Skoda que la contraction musculaire ne
puisse jamais donner lieu à un son clair et bien net. — Depuis bien
longtemps j'emploie un procédé très-simple pour produire, dans les
muscles volontaires, des sons qui se rapprochent beaucoup des bruits
du cœur. J'introduis une aiguille dans une masse musculaire épaisse,
le mollet par exemple ; j'en place une seconde dans une partie quelconque de la cuisse, puis ces deux aiguilles sont mises en communication avec une pile galvanique faible. Il se produit alors des
spasmes cloniques des muscles jumeaux, et ces spasmes se conti-

nuent pendant quelques secondes, après l'interruption du courant. En appliquant à ce moment le stéthoscope, on entend souvent, en même temps que des bruits musculaires confus, des sons bien définis qui ressemblent beaucoup aux bruits du cœur. On peut se demander alors pourquoi la contraction d'un muscle creux tel que les ventricules ne donnerait pas lieu, comme les masses musculaires, à des sons nettement définis.

Mais bien plus : lorsque, par les progrès du rétrécissement mitral, un murmure valvulaire disparaît, le premier bruit ne se suspend pas pour cela. Au contraire, il semble reparaître, après avoir été masqué par le murmure valvulaire. Il est donc probable que la contraction du ventricule gauche joue un rôle important dans la production du bruit systolique, puisque, dans le cas que nous venons de spécifier, le bruit dû aux valvules a cessé.

Enfin, il est un mode d'action morbide des muscles que Skoda n'a pas décrit : les muscles soumis à la volonté deviennent sujets à des contractions extraordinaires et subites, si brusques et si bien définies, qu'elles produisent une succession de sons clairs, bien marqués et d'une intensité singulière. A un faible degré, cette affection n'est pas rare. Le phénomène que nous venons de décrire se perçoit à l'auscultation, au niveau des régions sus-épineuse et acromiale, chez les jeunes sujets, dont l'état nerveux simule la phthisie. On a souvent alors pris les sons que nous venons d'indiquer pour des râles tuberculeux. Un jeune homme que j'ai soumis à des examens répétés, avait la faculté de produire à volonté, dans son épaule gauche, une série de bruits si forts et si clairs, qu'on peut les comparer à des détonations ou au claquement d'un fouet. En appliquant l'oreille au niveau de l'épaule, l'intensité des bruits devenait pénible pour l'observateur. Ce jeune homme pouvait également produire des sons, évidemment de même nature, à l'épigastre et le long des insertions de la partie gauche du diaphragme.

Toutes ces circonstances semblent devoir faire accorder, quelquefois, sinon toujours, à l'action des muscles une part dans la production du premier bruit au moins, et peut être dans celle des deux bruits du cœur.

CHAPITRE III

AFFECTIONS DU TISSU MUSCULAIRE DU CŒUR.

Les parois du cœur peuvent être, probablement, le siége de toutes les lésions organiques ou vitales, propres au tissu musculaire. On y retrouve l'hypertrophie ou l'atrophie, la dégénérescence graisseuse, les dépôts de matières hétérogènes, et des altérations qui se montrent dans le cours de diverses maladies essentielles, et plus particulièrement dans le typhus fever. Leurs désordres fonctionnels paraissent également être ceux des muscles en général : tels sont l'augmentation ou la diminution de la contractilité, l'irrégularité d'action et le spasme.

A côté de ce premier ordre d'accidents, on doit placer l'affaiblissement et la paralysie dus à l'inflammation des tissus voisins : c'est ainsi que la mort peut se produire dans la péricardite, nous l'avons déjà fait observer ; il y a aussi tout lieu de croire qu'une simple paralysie nerveuse atteint quelquefois une ou plusieurs des cavités du cœur.

De même, les muscles du cœur sont parfois enflammés (myocardite), et bien que cette circonstance soit rare, elle l'est probablement moins que pour les muscles soumis à la volonté.

Il n'est pas encore prouvé que les cavités du cœur se modifient sous l'influence d'une cause purement mécanique. Un obstacle à la sortie du sang peut-il, à lui seul, produire la dilatation, dans le cours d'une affection valvulaire? Ne faut-il pas qu'il existe simultanément un affaiblissement du cœur?

Les symptômes des affections valvulaires sont, en réalité, produits par les lésions des cavités cardiaques : nous pouvons donc étudier maintenant ces dernières affections, en posant en principe que, bien que la dilatation et l'hypertrophie coexistent fréquemment avec les lésions des valvules, elles peuvent s'en montrer indépendantes, et que dans certains cas, celles-ci ont une importance assez minime, pour ne constituer qu'une complication accidentelle. Il existe cependant une série de faits qu'on doit distinguer tout d'abord : ce sont ceux où les symptômes de la dilatation du cœur s'accompagnent des phénomènes stéthoscopiques d'une altération valvulaire, altération qui ne résulte pas d'une affection des valvules, mais de l'insuffisance produite par l'élargissement de l'orifice qu'elles sont destinées à fermer. Nous en avons rapporté un exemple à la page 171. Cette particularité se rencontre surtout dans les cas de dilatation sans hypertrophie ; lorsque cette dernière condition anatomique existe, les valvules elles-mêmes s'agrandissent et se développent, parallèlement à l'accroissement général de l'organe dont elles font partie (1).

(1) Il est très-difficile pour beaucoup de praticiens de déterminer à l'autopsie s'il y a dilatation ou hypertrophie du cœur ; et ce n'est pas étonnant, puisque bien peu d'entre eux ont étudié les dimensions normales de l'organe. Parmi les auteurs qui se sont occupés de cette question, on doit placer en première ligne Bizot, qui dans les mensurations du cœur qu'il a données, a recueilli les observations plus nombreuses et plus exactes que tous ceux qui l'ont précédé, tout en tenant compte des différences d'âge, de sexe, et des conditions pathologiques. Son mémoire, intitulé *Recherches sur le cœur et le système artériel chez l'homme*, par G. Bizot (de Genève) (*Mémoires de la Société médicale d'observation de Paris*, 1836) démontre bien la valeur de la méthode numérique, lorsqu'il s'agit de fixer un point d'anatomie normale ou pathologique. Voici quelle est la méthode adoptée par lui, pour la mensuration du cœur. La largeur à la base est prise au niveau de la jonction des oreillettes et des ventricules, et la longueur est représentée par une ligne partant de la pointe de l'organe et tombant perpendiculairement sur sa base. L'épaisseur est également déterminée ; puis, le ventricule gauche est ouvert par une incision faite sur son bord, de la pointe à la base et se prolongeant jusqu'au niveau de l'orifice aortique ; pour convertir le ventricule en une surface plane, on divise également l'orifice auriculo-ventriculaire. La longueur de la ligne passant au niveau du bord convexe et adhérent des valvules sigmoïdes et se terminant par ses deux extrémités aux points où la paroi du ventricule a été divisée, donne l'étendue de la circonférence du ventricule à la base. Une seconde ligne, tirée du sommet de la cavité et tombant à angles droits sur la première, en donne la hauteur. Quant à l'épaisseur, elle est prise à trois points différents : 1° Vers la base, à six lignes de l'origine des fibres musculaires ; 2° au niveau de la plus grande épaisseur de la paroi, c'est-à-dire à la réunion du tiers inférieur et du tiers moyen du ventricule ; 3° à quatre lignes au-dessus de la pointe du cœur. Les mêmes points servent à la mensuration de la cloison inter-ventriculaire. Le ventricule droit est mesuré ainsi : il est divisé de la base à la pointe dans sa paroi postérieure, suivant le bord de la cloison ; une autre incision est pratiquée sur la paroi antérieure, toujours le long de la cloison. Le ventricule se trouve ainsi divisé en deux parties, l'une qui lui appartient en propre, l'autre qui est constituée par la face ventriculaire du septum cardiaque. Les mesures sont prises ensuite comme pour le ventricule gauche, en ayant soin de réunir les mensurations de chacune des deux portions du ventricule : on doit éviter, dans la déter-

Dilatation du cœur.

La dilatation simple du cœur est extrêmement rare. Elle se montre le plus ordinairement dans une des deux circonstances suivantes :

1° Elle se lie à une affection valvulaire ;

2° Elle fait partie d'un groupe de lésions fonctionnelles et organiques qui portent à la fois sur le cœur, les poumons, le foie et les reins. Il y a souvent alors asthénie de l'organisme et diathèse goutteuse. Les faits qui rentrent dans cette catégorie sont si nombreux, que nous les étudierons avec quelques détails.

Voici quels sont les caractères principaux d'un grand nombre de dilatations cardiaques :

1° Les altérations organiques des valvules sont rares : lorsqu'elles existent, leur siége, leur étendue et leur nature varient, et n'ont rien qui puisse expliquer l'état du cœur et les symptômes observés.

2° La dilatation des ventricules peut donner aux orifices une dimension telle, que les valvules cessent de fermer. Il n'est pas certain qu'on ait jamais observé, dans les cas de cette espèce, le

mination de l'étendue de la base du ventricule, de faire entrer en ligne de compte la longueur de l'orifice auriculo-ventriculaire, et celle de l'artère pulmonaire. L'épaisseur est déterminée de la même façon que pour le ventricule gauche. M. Bizot n'a pas publié les mesures des oreillettes ; les dimensions des orifices artériels sont représentées par leur circonférence au niveau du bord libre des valvules sigmoïdes ; celles des orifices auriculo-ventriculaires sont prises au point où les valvules mitrale et tricuspide s'insèrent à la paroi cardiaque. Enfin les artères, divisées et étalées, sont mesurées à leur origine, à leur portion moyenne et à leur terminaison.

Ces observations ont été recueillies sur 157 sujets des deux sexes, et avec tout le soin nécessaire pour éviter l'erreur. Les dimensions du cœur tout entier, et des différentes portions qui le composent, sont étudiées dans une statistique où l'on tient compte de l'âge, du sexe, de la taille de l'individu et aussi de son état de santé.

Ces différentes recherches ont été faites d'après la méthode numérique de Louis, méthode qui offre très-souvent des avantages admirables, lorsqu'on l'applique à des questions d'anatomie normale et pathologique, quelles que soient d'ailleurs les difficultés et les dangers qu'elle présente dans l'étude des moyens thérapeutiques. Nous ne saurions cependant refuser toute valeur aux recherches qui ont précédé l'emploi de cette méthode. Ce serait ignorer les travaux de tous ceux dont les ouvrages, depuis le xvi° siècle jusqu'à nos jours, ont fait de la médecine une science. Nos réflexions ne s'appliquent, en aucune façon, à l'illustre auteur de la

développement anormal des valvules auriculo-ventriculaires, qui se rencontre fréquemment dans la dilatation hypertrophique du cœur.

3° Les parois du cœur sont amincies et souvent chargées de graisse. Quelquefois le tissu cardiaque est atteint d'une dégénérescence graisseuse, à sa première période d'évolution (1).

4° La dilatation du cœur s'accompagne souvent de bronchite chronique, et les malades sont sujets à des accès d'asthme cardiaque. La congestion hépatique est également commune, et l'augmentation du volume du foie est variable, et correspond aux attaques de congestion pulmonaire.

méthode numérique. L'histoire de toutes les doctrines prouve que la réputation du maître peut être compromise par le zèle de disciples ardents, mais inexpérimentés !

Voici les mesures prises dans le mémoire de Bizot.

Chez des sujets de trente à quarante-neuf ans, le cœur présente :

	CHEZ L'HOMME.	CHEZ LA FEMME.
	Lignes.	Lignes.
En longueur.....	43 3/23	41 2/27
En largeur................................	47 18/23	44 1/27
Épaisseur	17 4/23	14 14/27
Longueur du ventricule gauche...............	29 11/23	31 16/17
Largeur du ventricule gauche................	53 4/23	46 4/17
Longueur du ventricule droit......	37 13/23	33 13/27
Largeur du ventricule droit..................	83 10/23	76 17/27
Examen des parois du ventricule gauche à la base.	4 17/46	4 1/9
— à la partie moyenne.	5 1/11	3 27/54
— près de la pointe...	3 13/23	3 6/27
Épaisseur de la cloison interventriculaire à la partie moyenne..............................	4 21/23	4 11/27
Épaisseur des parois du ventricule droit à la base.	1 39/46	1 19/22
— à la partie moyenne.	1 7/23	1 13/54
— à la pointe........	45/46	25/27
Circonférence de l'orifice auriculo-ventricul. gauche.	48 9/22	40 17/26
— à droite.	54 5/23	47 4/27
Circonférence de l'aorte au-dessous du bord libre des valvules sigmoïdes....................	30 20/23	28 3/27
Circonférence de l'artère pulmonaire..........	31 12/23	29 1/3

(1) Consultez sur ce point les recherches des docteurs Paget et Ormerod (*London medical Gazette*).

5° Cette maladie, qui se termine fréquemment par une hydropisie générale, se rencontre fréquemment avec la goutte, chez les personnes avancées en âge, et dont l'organisme a été épuisé par des fatigues excessives, ou par des déplétions sanguines inopportunes.

Les symptômes caractéristiques sont ceux qui dénotent un affaiblissement du cœur. Le pouls est irrégulier, d'une façon continue; il est faible, inégal, et ordinairement petit. Le malade éprouve de la dyspnée; celle-ci va quelquefois jusqu'à l'orthopnée, qui se montre par accès, sous l'influence du froid, de la fatigue, ou d'une diminution de la sécrétion urinaire. Alors le foie se développe rapidement; déjà tuméfié auparavant, on le voit, en quelques heures, descendre très-bas dans l'abdomen. Cependant, lorsque l'accès est terminé, la glande hépatique reprend son volume ordinaire; on peut alors le sentir sous la forme d'une tumeur aplatie et indolente, au-dessous du rebord des fausses côtes, qu'elle déborde dans une étendue d'un pouce et plus. Ce phénomène est probablement dû à deux causes différentes : l'accroissement de volume de la glande, et son déplacement. Il n'est pas douteux que la première de ces conditions ne se rapporte à la distension des veines hépatiques ; le déplacement est produit par la tuméfaction du poumon, qui est en général affecté d'emphysème. A chaque nouvel accès, il augmente de volume au point de repousser de dedans en dehors les côtes, le médiastin et le diaphragme, pour reprendre ses dimensions normales dès que le paroxysme est arrivé à sa fin (1).

___

(1) L'opinion de Serres doit être rappelée ici, à propos de cet état particulier du foie : ce savant a développé l'idée que la maladie reproduit chez l'homme, non-seulement l'état fœtal des viscères, mais l'état normal des organes chez les animaux inférieurs (*Recherches d'anatomie transcendante et pathologique*, par M. Serres, Paris, 1833). Dans une analyse de ce travail, publiée dans le *Journal médical de Dublin*, 1re série, vol. II et III, j'ai déjà exprimé mon opinion sur la doctrine professée par cet auteur, que l'anatomie pathologique n'est point une science d'exceptions; cette doctrine est la même que celle de Broussais, exprimée autrement. Mais l'analogie étroite qui existe entre l'état du foie, tel que nous le décrivons, et celui de la même glande, chez les animaux plongeurs, est très-remarquable. A ce sujet, le professeur R. W. Smith se livre aux réflexions suivantes, qui se rapportent à la maladie de M. Colles, maladie dans laquelle l'accroissement variable du foie fut un phénomène saillant : « Ce phénomène intéressant a été observé il y a » longtemps par Andral, dans le cours de maladies cardiaques qui font obstacle à » la circulation du sang veineux dans le poumon, et nous y trouvons une preuve

Les signes physiques de la maladie que nous décrivons sont ceux qui résultent de l'affaiblissement et de la dilatation du cœur. Notre expérience, il est utile de le dire, ne nous a permis de les étudier que dans des cas où il existait des complications du côté du foie et du poumon. Jamais nous n'avons rencontré la dilatation simple, dont je suis loin, cependant, de nier l'existence.

Les signes physiques se ressemblent beaucoup, chez tous les malades atteints de dilatation du cœur. Les bruits cardiaques sont fréquemment altérés, de façon qu'il soit difficile de distinguer le premier bruit du deuxième : cette difficulté est augmentée, encore, par la rapidité, l'irrégularité et la brièveté de l'acte cardiaque. A vrai dire, l'analyse de l'action du cœur est souvent difficile. Les phénomènes

» nouvelle que les fonctions hépatiques sont supplémentaires des fonctions pulmo-
» naires. Ce fait est prouvé par l'état du foie chez le fœtus qui n'a pas respiré, et
» par les conditions où se trouve la même glande chez les animaux à poumons
» vésiculaires incapables de remplir complétement l'acte de l'hématose; enfin, il
» ressort également des faits où l'on trouve l'inocclusion de la fosse ovale. Mais
» le phénomène dont il s'agit est élucidé surtout par les observations de feu le
» docteur Houston, sur les organes circulatoires des animaux plongeurs : il a
» démontré que chez ceux qui supportent une submersion prolongée, tels que les
» oiseaux aquatiques, la tortue, le marsouin, etc., les veines du foie sont dilatées
» de manière à former de vastes réservoirs où le sang s'accumule, lorsqu'il y a
» obstacle à la liberté de la circulation, pendant la suspension de l'acte respira-
» toire. Ces réservoirs sont d'autant plus considérables et d'autant plus répandus
» dans le système veineux tout entier, que l'animal peut supporter une submersion
» plus prolongée. Chez ceux qui ne plongent qu'accidentellement, lorsqu'ils
» poursuivent leur proie dans des eaux peu profondes, les veines hépatiques
» seules présentent des dilatations qui reçoivent le sang, retardé dans son cours ;
» mais chez le marsouin et chez le phoque, qui habitent des eaux profondes, et
» dont la submersion est beaucoup plus longue, la disposition en réservoir occupe
» le système veineux presque tout entier. Il me semble qu'on peut appliquer les
» remarques ingénieuses du docteur Houston, à l'explication de l'augmentation
» temporaire du volume du foie, dans les cas dont il s'agit; elles indiquent que
» cette tuméfaction est un moyen de diminuer le danger de la congestion pulmo-
» naire, et qu'elle a pour but de retarder la circulation du sang veineux, lorsque
» la respiration est entravée d'une manière sérieuse et que les poumons ne peu-
» vent plus remplir leurs fonctions, de manière à assurer la prolongation de la
» vie. Ajoutons que la teinte bilieuse de la peau et la formation des calculs
» biliaires, dans ce cas, doivent être rapportées, probablement, à la gêne de la
» circulation pulmonaire. Les observations de Tiedemann et Gmelin tendent à
» prouver que la sécrétion de la bile se fait alors avec plus d'abondance. » (*Compte rendu de la Société pathologique,* 1843.)

stéthoscopiques sont habituellement plus intenses dans la région inférieure du sternum qu'à la région mammaire; cette circonstance, qui
existe d'une façon continue, s'apprécie mieux encore pendant les
accès de dyspnée, auxquels les malades sont sujets. A ce moment,
l'impulsion du cœur est souvent plus forte. On a dit que la matité de
la région précordiale n'existait pas dans cette affection. En admettant
ce fait, on ne saurait y voir un signe différentiel entre la dilatation
sans hypertrophie et la dilatation hypertrophique, puisque, même
dans ce dernier cas, la sonorité est souvent normale.

Les murmures valvulaires manquent en général; tout au moins ne
les perçoit-on que rarement. On ne peut en conclure, cependant,
qu'ils n'existent jamais dans la dilatation pure et simple, ou bien,
comme le veut le docteur Walshé, qu'ils doivent être attribués, lorsqu'on les rencontre, à un agrandissement des orifices résultant de la
dilatation des cavités du cœur. Dans un cas observé par nous, le
murmure valvulaire qui existait au début de la maladie disparut pendant les dernières années de la vie du malade. Ce murmure avait le
caractère d'un bruit mitral; l'autopsie ne nous expliqua, ni son
apparition, ni sa cessation.

La similitude des symptômes et des signes que présentent les
malades atteints de dilatation du cœur, se retrouve aussi dans la
manière dont la mort survient. Chaque nouvel accès semble laisser le
patient dans un état pire; enfin, les poumons se congestionnent, et la
mort est le résultat de l'asphyxie. Dans la maladie de M. Colles, il se
produisit, peu de temps avant la mort, une induration étendue du
poumon, accompagnée de respiration bronchique et d'un bruit de
frottement sec. L'autopsie révéla, cependant, plutôt la splénisation,
que l'hépatisation pulmonaire (1).

Bien que ces faits se montrent chaque jour, surtout en ville, ils
sont appréciés différemment par les praticiens. Les uns croient à une
maladie du foie, les autres à une affection valvulaire du cœur, d'autres encore à un hydrothorax dû à une affection des reins : pour quelques-uns enfin, ce ne serait que de la goutte mal placée. Chacune de
ces opinions est à la fois bien et mal fondée. Il est certain que le
cœur, le foie et le poumon sont atteints dans le plus grand nombre
des cas; il est vrai aussi que les reins fonctionnent d'une façon anor-

____

(1) *Observations sur la maladie et la mort de feu A. Colles,* par W. Stokes,
M. D. (*Dublin quarterly Journal of medical science,* vol. I, p. 303.)

male, et qu'il existe souvent une diathèse goutteuse. Mais il ne faut pas oublier que c'est l'ensemble de la maladie qu'il faut considérer, et non pas, isolément, chacun de ses phénomènes.

Au point de vue clinique, les dilatations cardiaques font partie d'une série d'affections qu'on peut rapporter à la débilitation cardiaque. Différentes par leurs signes spéciaux, par leurs symptômes et surtout par leur historique et les circonstances qui les accompagnent, elles présentent un phénomène commun ; c'est la diminution de la contractilité du cœur, et surtout de sa portion ventriculaire.

Lorsqu'il y a complication d'une affection hépatique, le mercure agit avec une efficacité singulière. Cela n'est pas facile à expliquer. Nous ignorons souvent si la maladie a débuté dans le foie ou dans le cœur. Il est certain que lorsque ces affections se combinent, les deux organes atteints réagissent mutuellement l'un sur l'autre ; tout ce qui agit sur l'un d'eux détermine dans l'autre des troubles nouveaux. Je vais rapporter comme un exemple de cette forme d'affection du cœur (la plus fréquente de toutes, lorsqu'il s'agit de dilatation), la relation de la maladie de mon vénéré maître et ami, feu M. Colles, qui a rempli si longtemps la chaire de chirurgie au Collége royal des chirurgiens, en Irlande. L'observation de la maladie de cet homme remarquable et de cet éminent chirurgien a été publiée par nous en 1844. En la reproduisant ici, en abrégé, nous croyons nous conformer au désir exprimé par M. Colles, de voir l'histoire de la maladie servir, autant que possible, aux progrès de la science médicale.

M. Colles, en avançant en âge, éprouva des attaques fréquentes de goutte régulière. Depuis l'année 1834 il était sujet à de la bronchite chronique, avec exacerbations aiguës revenant de temps à autre. Pendant ces accès, on observait comme symptômes principaux, de la dyspnée et des palpitations du cœur ; le traitement employé consista en petites émissions sanguines générales, qu'on faisait suivre de l'usage des pilules bleues et de la poudre de Dover. De temps en temps survenaient des érysipèles bénins de la face, qui amenaient, ainsi que les attaques de goutte, une diminution ou une suspension des accidents thoraciques. Cet état persista pendant six ans environ, et pendant tout ce temps M. Colles ne cessa presque jamais de se livrer à ces labeurs, qui deviennent un devoir pour ceux qui se sont élevés à une haute position médicale, labeurs auxquels ils ne peuvent se soustraire. Au printemps de 1840, les premiers symptômes de l'affaiblissement de l'organisme apparurent subitement. M. Colles, qui s'était couché sans éprouver de malaise, fut pris, pendant la nuit, d'un accès d'asthme cardiaque. La sensation de suffocation imminente qui marqua le début de l'accès eut une intensité effrayante, au dire du malade. L'orthopnée dura toute la nuit, elle s'accompagnait de respiration sifflante. Dans la matinée, le pouls était rapide, irrégulier et inégal; il en était de même des contractions du cœur. La poitrine était sonore à la percussion. Une attaque de goutte aux extrémités inférieures ne tarda pas à se déclarer, mais lorsqu'elle disparut, les jambes restèrent plus œdémateuses que de coutume.

Voici les signes physiques perçus dans la région cardiaque. L'impulsion du cœur était faible, irrégulière et rapide; l'organe lui-même semblait correspondre à une étendue considérable de la surface du thorax. Son action était si rapide et si irrégulière, que l'analyse des bruits devint très-difficile; le premier ressemblait parfois au second, et *vice versâ*. Il n'y avait ni murmures valvulaires, ni pulsations anormales, ni frémissements artériels.

Quelques mois se passèrent ainsi; puis on conseilla le changement d'air et les voyages, dans le but d'obtenir les bons effets que devaient produire un climat nouveau, et le repos. M. Colles se rendit en Suisse, et là sa santé s'améliora au point de lui permettre de gravir un jour une montagne, pendant fort longtemps. Le retour de ses forces fut un grand bonheur pour le malade. Cependant, quelque temps après son retour à Dublin, les accès reparurent comme par le passé. Je le vis après un intervalle de quelques mois, et je constatai alors, pour la première fois, que le foie, tuméfié d'une manière permanente, formait une tumeur lisse et aplatie. Le malade continua à éprouver, de temps à autre, des accès de dyspnée, précédés habituellement d'une diminution de la sécrétion urinaire. Pendant ces accès, qui duraient ordinairement plusieurs jours, l'irrégularité du cœur, l'anxiété précordiale, allaient toujours en augmentant, jusqu'à ce qu'il se produisît de l'orthopnée. L'urine était sécrétée en petite quantité et ne contenait que peu de sédiments. A chaque accès la tuméfaction de foie augmentait rapidement, et diminuait de même, lorsque les symptômes s'amendaient. On ne constatait aucune amélioration, tant que la sécrétion des reins n'était pas librement établie;

et ce résultat ne s'obtenait que par un traitement mercuriel, suivi de
l'emploi des diurétiques. Ces médicaments, on put le constater plusieurs fois, manquèrent toujours leur effet, lorsqu'on ne les faisait
pas précéder de l'usage du mercure; aussi ce dernier médicament
fut-il bien souvent employé. C'est à lui qu'on doit, en grande partie,
attribuer la prolongation de la vie de M. Colles : en effet, plusieurs
fois déjà les symptômes avaient été assez graves pour donner lieu à
une orthopnée complète, à de l'anasarque, et à une congestion pulmonaire fort alarmante. Pendant l'été de 1843, M. Colles avait vu
ses attaques se reproduire toutes les cinq semaines environ, avec des
intervalles d'une santé passable, lorsqu'à la suite d'un traitement
mercuriel prolongé, il recouvra un état de santé qui ne lui était
plus habituel depuis longtemps. L'appétit était excellent, l'apparence
extérieure s'améliorait rapidement, et l'embonpoint était revenu en
partie. Au commencement de l'automne survint un nouvel accès qui
fut intense, mais qui céda, cependant, au traitement ordinaire ; ce
fut la dernière fois que l'organisme subit l'influence de la médication. Au mois d'octobre, un nouveau paroxysme se montra, exactement avec les mêmes caractères que les accès précédents ; pour la
première fois, le traitement mercuriel ne fut d'aucune utilité.
L'anasarque augmenta ; il se fit une congestion des deux poumons,
et elle fut assez considérable pour produire une matité générale et de
la respiration bronchique. La mort lui succéda de près ; elle eut lieu
le 1er décembre 1843 (1).

(1) Si j'étais le biographe de M. Colles, je pourrais m'étendre sur les excellentes qualités de son esprit, sur l'indépendance de son caractère, la hardiesse de
sa pensée, la générosité chaleureuse de son cœur, et sur le zèle infatigable qu'il
apportait dans la pratique et dans son enseignement professionnel. Nous n'estimons
à toute leur valeur ce que nous possédons que lorsque nous venons à le perdre.
Mais c'est un privilége de l'homme accompli et du sage, que son exemple lui sur-
vive comme une partie immatérielle de lui-même. Fort des principes arrêtés sur
ce qui était bon et ce qui était mauvais, ne faisant et n'enseignant jamais que ce
qu'il croyait juste, M. Colles a fait faire un grand pas à la chirurgie en Irlande et
lui a donné un lustre qu'elle ne saurait perdre désormais. Dès le début de la
maladie qui devait l'emporter, il s'entretenait habituellement d'une façon calme
et libre, avec moi et ses autres confrères et amis, de la nature de sa maladie et
de sa terminaison probable. Dès l'été de 1842, il me fit remarquer qu'il viendrait
un moment où les remèdes, qui avaient réussi si souvent, cesseraient d'agir. Il
voulut qu'on examinât avec soin son cadavre, et que cet examen fût fait par le
professeur Smith en présence de tous ceux qui l'avaient aidé de leurs conseils

L'autopsie fut pratiquée par le professeur R. W. Smith, en présence de sir H. Marsh, du professeur Harrison, et de moi-même. En voici le résultat :

« Le corps tout entier est le siége d'un œdème, plus marqué aux pieds et aux mains. La peau est légèrement ictérique. En ouvrant thorax, on trouve les cartilages costaux ossifiés. On enlève le sternum : la plèvre droite contient une demi-pinte environ d'un sérum de coloration foncée, tenant en suspension de nombreux flocons de lymphe, qui paraissent être de formation récente. Le poumon droit est très-congestionné dans toute son étendue : à sa base on trouve deux tumeurs arrondies du volume d'une orange environ, et de nature emphysémateuse ; en les divisant en deux, on reconnaît qu'elles ne contiennent pas seulement de l'air, mais aussi du sang noir, offrant l'apparence du sang veineux ; le tout a l'aspect du tissu de la rate. Après un lavage, on trouve que la surface de section a une structure tout à fait celluleuse. Les cellules sont vastes et très-irrégulières. Le poumon congestionné offre, dans toute son étendue, à l'exception d'un point très-restreint et situé au sommet, une consistance plus ou moins solide, mais qui n'a pas les caractères de l'induration qui succède à la pneumonie ; il ne se déchire pas sous l'effet d'une pression modérée : sa consistance est le résultat d'une congestion excessive.

médicaux. « Je pense, me dit-il, que cet examen sera utile à la science, et je sais que l'autopsie sera faite avec soin, et que ses résultats seront publiés exactement.»

Il écrivit ensuite la lettre suivante au professeur Harisson :

22 octobre 1842.

« Mon cher Robert, je pense qu'il y aura quelque avantage, non-seulement pour ma famille, mais pour la société tout entière, à ce qu'on détermine par un examen le siége exact et la nature de ma dernière maladie. Je suis convaincu que vous m'accorderez ma demande et que vous veillerez à ce que cet examen soit fait *avec soin*, et *de bonne heure.*

» Les parties sur lesquelles j'attire votre attention plus particulièrement, sont le cœur et les poumons, une petite hernie placée immédiatement au-dessus de l'ombilic, et la tumeur de l'hypochondre droit.

» La similitude qui existe entre l'observation du révérend P. Roe et la mienne me fait soupçonner qu'il y a quelques rapports entre le gonflement de l'hypochondre et les lésions du cœur.

» Bien à vous, mon cher Robert.

» A. COLLES. »

» La cavité pleurale du côté gauche est oblitérée, dans sa totalité, par d'anciennes adhérences organisées ; la moitié gauche du thorax est rétrécie. Le poumon, moins développé qu'à l'état normal, est gorgé de sang et refoulé le long de la colonne vertébrale ; il cède et se déchire sous une pression peu énergique : sa couleur est d'un rouge pourpre foncé ; il ne crépite dans aucun point de son étendue, et ressemble, de tous points, à la rate lorsqu'elle a subi un commencement de décomposition. Les glandes bronchiques du médiastin postérieur sont tuméfiées et contiennent des matières calcaires. Il n'y a pas d'épanchement dans le péricarde, qui n'offre aucune trace d'adhérence entre ses feuillets. Le cœur, beaucoup plus grand que de coutume, n'a pas augmenté de poids dans la même proportion : les cavités gauches sont flasques et affaissées ; celles du côté droit du cœur, et surtout l'oreillette, sont distendues par du sang noir. La surface de l'organe est d'un brun pâle ; la quantité de graisse qui se trouve à sa surface dépasse de beaucoup celle qu'on y rencontre d'ordinaire ; le tissu musculaire, pâle, mou, graisseux, se déchire facilement. Le ventricule gauche ne contient pas de sang. Sa cavité est agrandie d'une façon remarquable, sans qu'il y ait hypertrophie de ses parois ; il offre ainsi l'exemple d'une dilatation passive considérable : l'oreillette gauche est également vide. Les orifices auriculo-ventriculaires n'offrent rien d'anormal ; il en est de même de l'orifice aortique. Au point d'insertion de l'une des valvules on remarque une petite particule de matière calcaire ; son volume n'égale pas celui de la tête d'une épingle ordinaire ; le jeu de la valvule n'est, en aucune façon, gêné. En versant de l'eau par l'aorte, elle ne pénètre pas dans le cœur ; la membrane qui tapisse l'aorte est colorée par des taches d'un rouge foncé ; on rencontre, au-dessous de cette membrane, quelques points, où se sont faits des dépôts de matières athéromateuses. A la surface du sang épanché dans la poitrine, pendant l'examen du cœur, surnagent de nombreux globules d'huile. Le sac péricardiaque contient environ un *quart* de liquide. Le foie, sans avoir beaucoup augmenté de volume, s'étend au-dessous du rebord des côtes. Sa coloration est celle de l'acajou foncé ; il semble tuméfié et bouffi, sa surface est rude et granuleuse. En y pratiquant une incision, les veines dilatées laissent échapper en ruisseau du sang très-noir. La vésicule du fiel contient trente calculs biliaires d'un volume moyen. A droite de l'ombilic, on retrouve les traces de la petite hernie signalée par M. Colles à notre attention; en incisant les veines, il s'en écoule des globules huileux mêlés à du sang; le reste de l'appareil urinaire et la prostate sont dans un état d'intégrité parfaite (1). »

Jetons maintenant un coup d'œil général sur les symptômes de cette forme de la dilatation du cœur, symptômes que l'on attribue, en général, à un rétrécissement de l'orifice mitral. Tout d'abord il semble qu'il soit peu important de déterminer si l'affection occupe les valvules ou l'appareil musculaire. Cependant une opinion erronée sur la maladie peut être le point de départ de fautes considérables en pratique : on défend au malade l'usage des stimulants, dont peut-être il avait l'habitude; on prescrit une diète sévère, l'usage de la digitale, et l'on interdit tout exercice actif, dans la crainte d'une mort subite. Cette appréhension elle-même, lorsqu'on en fait part au malade, produit les effets les plus désastreux.

La maladie se montre sous deux aspects différents, suivant qu'on examine le malade au moment de l'aggravation paroxystique, ou pendant les intervalles de repos qui les séparent.

Dans ce dernier cas, on trouve le malade jouissant, en apparence au moins, d'une santé parfaite : il mange, boit et dort bien, souvent même il est capable d'accomplir tous les actes de la vie qu'il est appelé à mener, pourvu toutefois qu'ils n'exigent pas de grands efforts musculaires. L'intelligence est intacte, et le système nerveux a conservé toute son énergie. Peut-être rencontre-t-on un peu d'œdème des extrémités inférieures et une toux chronique, mais ces accidents sont attribués à la goutte et à une bronchite habituelle. Par un examen plus attentif, on remarque, cependant, que le malade éprouve de la difficulté à gravir les terrains en pente, et que le pouls, continuellement faible, petit, irrégulier, présente des intermittences; par la palpation attentive de l'abdomen, on trouve le foie dépassant de beaucoup le bord des côtes, sous la forme d'une tumeur aplatie. Le malade n'accuse aucun trouble dans sa santé, il n'est pas ictérique et peut se livrer aux charmes de la vie de société.

Les paroxysmes se produisent habituellement en même temps qu'une exacerbation de l'affection bronchique; ils vont jusqu'à l'orthopnée, et commencent par une diminution de la sécrétion rénale,

____

(1) *Dublin Quarterly Journal of medical science,* 2ᵉ série, vol. I, 1846.

suivie par des troubles graves dans les appareils cardiaque et pulmonaire.

Les symptômes principaux sont : la dyspnée et la diminution dans la quantité de l'urine excrétée. Un ou deux accès terribles d'asthme cardiaque peuvent se montrer, et la vie du malade est menacée, de temps à autre, par une exagération de la sécrétion bronchique. La suppression de l'urine arrive très-rapidement; dans l'espace de deux ou trois jours, les reins sécrètent à peine quelques onces de liquide. Le malade est torturé par la gêne de la respiration et par la crainte d'une mort imminente; le pouls devient plus rapide, plus faible et plus irrégulier, et la manière dont s'accomplit l'acte cardiaque rend impossible toute analyse stéthoscopique. Le rhythme du cœur est complétement troublé, et il faut un examen prolongé pour distinguer le premier bruit du deuxième. La respiration, laborieuse, sifflante, s'accompagne quelquefois de crépitation. La poitrine est partout sonore à la percussion, mais on y constate, dans une grande étendue, des râles sonores et muqueux, auxquels se joignent souvent les signes de la congestion et même de l'œdème, à la base des deux poumons, et en arrière. Cependant il n'y a pas d'épanchement dans les cavités pleurales, bien que le malade présente tous les symptômes de l'hydrothorax, tels qu'ils sont décrits dans les livres.

Les complications du côté du foie ont une grande importance et donnent lieu à des phénomènes très-remarquables. Sans qu'il y ait fièvre ou inflammation gastro-intestinale, le foie se développe, fréquemment au point de descendre au-dessous de l'ombilic. Cette augmentation de volume se fait très-rapidement; elle ne s'accompagne ni des signes, ni des symptômes de l'hépatite, et elle disparaît plus ou moins complétement lorsque l'accès paroxystique s'est calmé. Andral a noté cet accident, qui est souvent aussi marqué et aussi appréciable que le développement de la rate dans la fièvre intermittente. La tumeur est aplatie et la pression ne donne lieu qu'à une douleur très-légère, et qui peut même manquer complétement. Après chaque accès, la tumeur hépatique semble avoir subi un léger accroissement qui persiste définitivement, mais les alternatives de l'augmentation et de la diminution du volume de la glande paraissent se rattacher à un état de turgescence érectile.

Une des circonstances les plus singulières de cet ensemble de symptômes, est la suppression de la sécrétion urinaire, et la cessation de l'aggravation de phénomènes morbides qui caractérisent l'accès, lorsque cette sécrétion se rétablit. Il n'y a aucune raison pour admettre que les reins soient le siége d'une affection organique.

Il est difficile ou même impossible, dans l'état actuel de nos connaissances anatomiques, d'expliquer les phénomènes de cette maladie. L'état morbide du cœur, c'est-à-dire son affaiblissement, sa dilatation, et l'irrégularité de son action, d'une part, et de l'autre le développement indolent du foie, sont les signes permanents de la maladie ; les exacerbations de la bronchite et la suspension de la sécrétion rénale en constituent les accidents paroxystiques ordinaires. On peut admettre que les lésions cardiaques ou les lésions hépatiques, ou bien que les unes et les autres à la fois, peuvent, par l'accumulation du sang dans le cœur droit, provoquer les paroxysmes cardiaques qui sont suivis d'une anasarque due à la congestion générale du système veineux. Ces affections peuvent aussi, par l'accumulation du sang dans la veine cave hépatique, donner lieu à l'augmentation passive du foie. Il est également admissible que la répétition des attaques produira une hypertrophie permanente de ce dernier organe, hypertrophie qui devient à son tour une cause de la maladie. Aussi les affections cardiaque et hépatique sont réciproquement dans le rapport de cause à effet. L'étude des faits rend cette supposition très-probable.

Dilatation simple du cœur.

Cette affection paraît être extrêmement rare. Ne pouvant en rapporter aucune observation qui nous soit personnelle, disons tout de suite que son diagnostic se déduit de considérations théoriques, plutôt qu'il ne s'appuie sur des faits. Il est fondé sur les signes de l'affaiblissement du cœur, avec agrandissement de ses cavités. Ces signes sont variables, suivant que la dilatation prédomine dans la moitié gauche, ou dans la moitié droite de l'organe.

Peut-on distinguer la dilatation du cœur, avec amincissement des parois, des cas où la capacité des cavités cardiaques s'accroît en même temps que l'épaisseur des couches musculaires, et sans qu'il y ait augmentation de la force du cœur? Les résultats de l'expérience clinique ne nous permettent pas de l'affirmer.

En laissant de côté les obstructions valvulaires, ou les affections pulmonaire ou hépatique, on peut dire que la dilatation du cœur est plus fréquente dans la moitié droite que dans la moitié gauche du cœur. C'est cependant, toujours, une maladie rare, si l'on en sépare les faits dont l'observation de M. Colles est un type, et dans lesquels l'élément goutteux joue un rôle important à côté des affections du poumon et du foie ; on ne rencontre que très-rarement la dilatation simple et non compliquée du cœur indépendante de la dégénérescence musculaire ou de lésions valvulaires. Cette rareté est si grande, que sans nier l'existence de cette maladie, il faut reconnaître que son diagnostic n'est fondé que sur un bien petit nombre d'observations cliniques, si même il en existe. Voici les signes diagnostiques de cette affection, tels qu'ils nous sont indiqués théoriquement :

1° Étendue plus considérable de la matité de la région précordiale ;

2° Faiblesse de l'impulsion cardiaque ;

3° Faiblesse et petitesse du pouls ;

4° Faiblesse des bruits du cœur ;

5° Absence de véritables murmures valvulaires.

A ces signes nous ajoutons les suivants : Les malades sont prédisposés à des désordres cérébraux, soit par insuffisance de l'afflux sanguin, soit par une congestion nerveuse. Ils pourront éprouver de la dyspnée pendant les efforts musculaires, et l'on constatera alors les signes indiquant la surcharge du ventricule droit, tels que les pulsations des jugulaires, et peut-être aussi l'engorgement du foie. Enfin il y a, probablement, tendance marquée à l'hydropisie.

Laennec, dans le diagnostic comparatif de la dilatation simple et de la dilatation hypertrophique du cœur, a signalé, dans la première de ces affections, une certaine acuité des bruits, qui seraient plus nets. Cette assertion ne saurait être acceptée, excepté dans un cas où se joindrait à l'amincissement des parois une augmentation de la rapidité ou de la force des contractions musculaires. Il est douteux que cette condition se rencontre jamais, et il est probable que l'assertion de Laennec n'était dans son esprit qu'un corollaire de sa théorie de la production du deuxième bruit, ou bruit clair, par la contraction des oreillettes. A dire vrai, lorsqu'il y a épaississement considérable du cœur, il y a quelquefois production d'un bruit sourd ; et dans certains cas de dilatation cardiaque, les bruits deviennent aigus, et prennent un caractère particulier de claquement ; rien ne prouve cependant que ces phénomènes dépendent d'une cause mécanique : il est plus rationnel aujourd'hui de les attribuer à une augmentation ou à un affaiblissement de la contractilité de l'organe. Les exemples les plus remarquables de l'intensité exagérée des bruits cardiaques se rattachent certainement à l'hystérie et aux autres affections nerveuses qui ne s'accompagnent (on le suppose au moins) d'aucune altération organique du cœur. Objectera-t-on que la contraction du ventricule droit donne lieu à un bruit plus clair que celle du ventricule gauche ? Mais il ne nous est pas encore permis d'affirmer qu'on puisse distinguer le son produit au niveau de l'un des ventricules, de celui qui se produit dans l'autre ; et même en admettant la réalité du fait, d'autres causes peuvent expliquer la différence qui existe entre les deux bruits.

Enfin, il faut faire remarquer que, bien qu'en théorie, on ne doive pas compter le murmure valvulaire véritable au nombre des signes de la dilatation du cœur, cette dilatation peut atteindre un degré si prononcé, qu'il en résulte une insuffisance des valvules ; il y a alors production d'un murmure valvulaire : nous en avons cité un exemple. Ce murmure a son siége au niveau des orifices cardiaques, tout en ne reconnaissant pas pour cause une maladie des valvules.

Dilatation hypertrophique du cœur.

Cette affection, si commune dans les cas d'altération ou d'obstruction valvulaire, est très-rare sous la forme simple. On pourrait même la passer sous silence dans un ouvrage élémentaire de médecine pratique : en effet, dans l'immense majorité des cas où le cœur est hypertrophié, on constate l'existence d'une affection siégeant à l'orifice aortique, aux orifices auriculo-ventriculaires, ou bien aux uns et aux autres à la fois. On a, cependant, rapporté quelques exemples de dilatation hypertrophique simple, nous allons donc en tracer théoriquement le diagnostic, comme nous l'avons fait pour la dilatation du cœur.

En admettant que la contractilité du cœur soit aussi grande, au moins, qu'à l'état physiologique, voici les signes qu'on observera :

1° Augmentation de l'étendue de la matité à la région précordiale. L'étendue de cette matité mesure ordinairement le développement du cœur.

2° Augmentation de la force de l'impulsion du cœur ; cette impulsion se fait, en outre, sentir dans une surface plus grande que de coutume. L'extension de l'impulsion est un des signes les plus tranchés de l'hypertrophie du cœur. Il ne faut pas une bien grande expérience pour distinguer si elle dépend de l'anomalotrophie de l'organe, ou seulement d'une excitation simple de ses fonctions. Nous reviendrons sur ce point.

3° Les bruits du cœur sont habituellement plus forts, et en général ils ne s'accompagnent d'aucun murmure. On trouve quelquefois au premier bruit un caractère de tintement. Le même phénomène se rencontre également lorsqu'il y a seulement surexcitation nerveuse, et peut manquer dans les cas de dilatation sans hypertrophie ; aussi doit-on le rapporter à l'activité extrême de la contraction musculaire plutôt qu'à la dilatation, ou même à l'épaississement du ventricule.

Mais il n'est pas rare de rencontrer de cœur très-développé, sans qu'il y ait augmentation de la force du choc ou des bruits cardiaques. L'organe ne se contracte pas brusquement ; aussi l'impulsion est faible et mal localisée, bien qu'en appliquant la main sur la région précordiale, on constate une impulsion étendue et profondément située. A l'autopsie, il est assez commun de trouver le cœur plus volumineux qu'on ne le croyait d'après les caractères des bruits, du choc cardiaque et du pouls, même lorsque l'examen a été pratiqué longtemps avant la mort.

Dans les cas de cette espèce, il existe probablement un état plus ou moins avancé de dégénérescence graisseuse qui affecte alors, de préférence, la forme d'un dépôt interstitiel de graisse. Il peut y avoir aussi insuffisance de la puissance nerveuse ; ou bien, le cœur ne trouve plus, en raison de son volume, la place suffisante pour que son expansion soit complète, et ne peut plus mettre en jeu sa puissance de contraction tout entière. L'étude de l'hypertrophie du cœur, sans altération des orifices valvulaires, a peu d'utilité pratique. Nos tentatives pour étudier isolément les lésions de telle ou telle cavité du cœur, sont restées également à peu près stériles. En effet, si l'on peut, théoriquement, indiquer à priori les signes de la maladie qui a son siége dans l'un ou l'autre ventricule, en pratique l'hypertrophie, avec ou sans dilatation, est rarement limitée à une seule portion du cœur.

Dilatation avec ou sans hypertrophie des oreillettes.

Dans la plupart des dilatations du cœur, les oreillettes sont affectées en même temps que les ventricules; cependant ce que nous savons de cet état se réduit à bien peu de chose. Fort heureusement, il n'y a pas à cela de grands inconvénients en clinique. Nous ne connaissons encore aucun signe, ni aucun symptôme qui permettent de reconnaître directement la dilatation de l'une ou des deux cavités auriculaires. Il est probable que cette dilatation existe, lorsqu'il y a augmentation du volume du cœur, surtout dans le cas d'un rétrécissement mitral. Les deux oreillettes sont alors atteintes, et celle du côté gauche présente, suivant les remarques du docteur Adams, l'opacité de l'endocarde et l'élargissement de l'orifice des veines pulmonaires. Le cercle des manifestations morbides se complète par l'apparition d'une congestion pulmonaire et de la dilatation des cavités du cœur droit.

Nous avons déjà signalé la difficulté qui résulte de la position anatomique de l'oreillette gauche, lorsqu'il s'agit de reconnaître par l'exploration physique une augmentation de son volume. Les signes et les symptômes d'une affection des cavités droites, succédant à un rétrécissement de l'orifice mitral, peuvent seuls la faire présumer. Supposons, par exemple, un malade qui aurait présenté pendant quelque temps un murmure mitral, sans les symptômes d'une affection pulmonaire, et sans que rien indiquât un engorgement des cavités cardiaques ; si l'action du cœur devient irrégulière, s'il y a hémoptysie, si le malade accuse de la dyspnée pendant les efforts musculaires, si les jugulaires offrent des pulsations, et si l'on sent la pointe du cœur battre au niveau de l'épigastre, on peut conclure, en toute assurance, que l'oreillette gauche est dilatée et probablement hypertrophiée, que le calibre des veines pulmonaires a augmenté, et enfin qu'il y a obstacle à la libre circulation du sang, dans les cavités droites. On arrivera à ce diagnostic par induction, car les faits analogues à celui que nous avons cité (1), et où l'on constata une matité due probablement à une augmentation du volume de l'oreillette, doivent être très-rares : rien ne prouve d'ailleurs qu'il n'y ait pas eu erreur dans l'interprétation des symptômes offerts par le malade

____

(1) Voyez la page 206.

dont il s'agit. Nous nous sommes déjà prononcé sur le peu de certitude du diagnostic de la dilatation des oreillettes fondé sur les résultats de l'exploration directe.

Peut-être serait-il possible d'aller un peu plus loin, et de dire qu'il y a hypertrophie avec dilatation dans le rétrécissement mitral, et dilatation simple dans les cas où l'orifice s'est agrandi et est insuffisant, comme dans ce fait cité par M. Fleming.

Les rapports anatomiques de l'oreillette droite rendent son exploration physique plus facile; en outre, elle doit se laisser distendre plus fortement que celle du côté opposé. Dans les cas où cette distension a atteint un degré extrême, il est probable qu'on verra se produire deux signes physiques très-remarquables : la matité à la percussion, et des pulsations, probablement diastoliques.

Il y a quelques années, un homme déjà âgé entra à Meath Hospital, avec les signes d'une affection du cœur et d'une obstruction veineuse générale. A droite du sternum on trouvait une matité considérable que n'expliquait aucune affection de la plèvre ou du poumon. Le cœur était à sa place, ses contractions étaient irrégulières et plutôt faibles que fortes. Entre les deuxième et cinquième côtes droites, et dans une étendue qui correspondait à celle de la matité, on percevait une pulsation diastolique profonde, et très-distincte ; elle était synchrone avec le premier bruit, mais nous ne saurions dire aujourd'hui si elle s'accompagnait d'un murmure. Pendant quelque temps nous crûmes avoir affaire à un anévrysme, en raison de la ressemblance très-grande que nous retrouvions entre les symptômes et ceux que nous avions observés dans un cas d'anévrysme vrai de l'aorte. Cependant, en raison de la rareté de l'anévrysme vrai et de l'intégrité complète de la circulation que nous avions toujours observée dans cette maladie, notre premier diagnostic fut modifié. La pulsation différait manifestement de la pulsation ventriculaire, bien qu'elle se produisît au même instant. Elle se percevait dans une étendue considérable du thorax, et offrait les caractères du battement anévrysmal, lorsqu'il n'est pas très-fort. Il est difficile de donner une idée plus exacte de ce battement ; ce que nous en avons dit suffira à tout clinicien un peu expérimenté. Après quelques jours, la pulsation devint moins distincte, et les symptômes de la congestion pulmonaire s'aggravèrent. Le malade succomba quinze jours environ après son entrée à l'hôpital.

Autopsie. — L'aorte tout entière est parfaitement saine; les poumons, très-congestionnés, sont évidemment emphysémateux. Le ventricule droit est dilaté et légèrement hypertrophié; l'oreillette du même côté offre l'aspect le plus singulier et attire notre attention dès que le thorax est ouvert : elle apparaît alors sous la forme d'une vaste tumeur d'un rouge pourpre, recouvrant toute la partie antérieure du poumon droit; ses parois sont très-minces dans quelques points; dans d'autres, au contraire, les colonnes charnues, et surtout celles de l'auricule, sont hypertrophiées. La cavité de l'oreillette contient plus d'une livre de sang liquide, en grumeaux.

Le volume considérable de l'oreillette explique facilement la matité, car il n'y avait ni épanchement dans la plèvre, ni induration des poumons. La circonstance la plus intéressante de ce fait, est l'apparition des pulsations; elles étaient dues à l'entrée, par saccades, du sang à travers l'orifice auriculo-ventriculaire, à chaque contraction du cœur. De fait, l'oreillette était convertie en un véritable anévrysme, quant à l'action mécanique exercée sur les parties environnantes.

L'observation que nous venons de rapporter donne lieu à des considérations nouvelles sur la manière dont le cœur fonctionne à l'état de maladie. Si les oreillettes peuvent présenter des pulsations ressemblant à celles d'un anévrysme, n'en pourrait-il pas être de même pour les ventricules? Il est certain que si l'on admet la contraction saccadée des oreillettes sur le sang, une des deux conditions requises pour la production de pulsations ventriculaires existe; la deuxième condition serait un affaiblissement notable du ventricule et l'impossibilité où il serait de se vider complétement à chaque contraction. Nous pensons que les choses se passent quelquefois ainsi, dans la dégénérescence graisseuse du cœur, avec dilatation du ventricule gauche. Dans les cas de cette espèce, nous avons trouvé parfois une grande faiblesse du bruit systolique et une impulsion diffuse, manifestement diastolique; cet état offrait beaucoup de ressemblance avec celui qui appartient à l'anévrysme vrai de l'aorte ascendante. L'impulsion se distingue alors tout à fait de celle qui est due à la contraction ventriculaire; elle a un caractère d'expansion bien marqué, et est bien différente de l'impulsion ordinaire du cœur, à l'état de dégénérescence graisseuse. Ces circonstances tendent à prouver qu'elle se produit alors dans le ventricule, par le fait de la systole de l'oreillette.

L'oreillette droite doit être, plus fréquemment que l'oreillette gauche, le siége de ce phénomène, en raison des pulsations récurrentes des jugulaires, et de l'insuffisance physiologique des valvules tricuspides.

Résumons ce qui a trait à la dilatation du cœur, avec ou sans hypertrophie.

I. La dilatation est très-rarement une affection purement locale, soit qu'elle ait envahi le cœur tout entier ou l'une de ses moitiés, soit qu'elle ait son siége isolément dans l'une de ses cavités.

II. La dilatation simple du cœur est extrêmement rare ; il n'en est pas de même de celle qui se complique d'états morbides accessoires.

III. Ces complications peuvent être rangées sous trois chefs : 1° altérations des orifices ; 2° obstructions siégeant dans des organes placés loin du cœur ; 3° affaiblissement des muscles cardiaques.

IV. Dans ce dernier cas, le défaut de puissance nerveuse, ou l'affaiblissement du cœur, se rattachent souvent à un commencement de transformation graisseuse des fibres musculaires.

V. Lorsqu'il y a complication d'une affection valvulaire, la dilatation des cavités du cœur, et en particulier celle du ventricule gauche, paraissent être dues plutôt à la régurgitation du sang qu'à l'obstacle qui s'oppose à sa sortie.

VI. La dilatation cardiaque, telle qu'on la rencontre le plus ordinairement, fait partie d'un groupe d'affections locales qui portent sur trois appareils différents : le cœur, le poumon et le foie.

VII. Le plus souvent ces affections locales ne sont elles-mêmes que secondaires, elles résultent de certains états morbides, dont les plus communs sont : la diathèse goutteuse avec affaiblissement de l'organisme, l'état anémique ou scorbutique, ou quelque autre forme de cachexie.

VIII. On rencontre souvent alors une altération anatomique et fonctionnelle des poumons : ainsi la bronchite chronique, la dilatation des tuyaux et des cellules bronchiques et la congestion pulmonaire, à différents degrés.

IX. Le foie est altéré dans sa structure et dans ses fonctions ; il augmente habituellement de volume, et cette augmentation devient plus grande encore, à chaque paroxysme de la maladie.

X. L'accroissement qui s'est aussi produit pendant le paroxysme peut disparaître rapidement lorsque celui-ci a cessé, et le foie reprend le volume qu'il avait auparavant.

XI. Lorsqu'il y a combinaison des trois affections que nous venons d'indiquer, le malade est sujet à des accès d'asthme cardiaque, et les organes compromis deviennent le siége de troubles extrêmement graves. Pour le cœur, l'irrégularité devient plus forte, ainsi que la rapidité et l'énergie des contractions. Du côté du poumon, on observe la dyspnée, l'augmentation des râles et la lividité de la face ; quant au foie, l'hypertrophie qui est devenue son état ordinaire fait rapidement de grands progrès.

XII. Les troubles fonctionnels survenant dans l'un ou l'autre des organes affectés, déterminent un paroxysme de la maladie ; il est souvent impossible de savoir si le paroxysme a son point de départ dans le cœur, dans le poumon, ou dans le foie.

XIII. On ne saurait accepter l'opinion de Laennec, qui fait de la netteté des bruits systolique et diastolique, un signe distinctif de la dilatation.

XIV. En raison de la combinaison fréquente de l'affaiblissement et de la dilatation du cœur, les bruits du cœur doivent perdre de leur force. On en trouve une preuve nouvelle dans la rareté de l'affaiblissement du cœur sans altération organique.

XV. Lorsqu'il y a rétrécissement mitral, on doit présumer qu'il existe une dilatation, avec hypertrophie plus ou moins considérable de l'oreillette gauche.

XVI. Nous ignorons s'il y a des signes physiques appartenant en propre à la dilatation de l'oreillette gauche. Il est probable néanmoins que, dans un cas particulier, la matité qui se produisit subitement de ce côté, et qui était nettement limitée en bas par la base du cœur, a pu être causée par la distension de l'oreillette.

XVII. La distension de l'oreillette droite a été accompagnée parfois de matité à la percussion, et de pulsations diastoliques synchrones avec les pulsations des ventricules, de façon à simuler un anévrysme de l'aorte.

XVIII. Peut-être les mêmes phénomènes se produisent-ils pour le ventricule, lorsque sa force contractile a beaucoup diminué, et qu'en même temps, sa capacité a augmenté.

XIX. Nous ne pouvons expliquer pourquoi on rencontre tantôt la dilatation sans épaississement des parois du cœur, et tantôt la dilatation avec hypertrophie de ces parois.

XX. On doit considérer la dilatation du cœur avec conservation de l'épaisseur normale de ses parois, comme une forme de dilatation avec hypertrophie (*hypertrophie dilatatoire* de Forget).

XXI. La dilatation hypertrophique peut exister, sans affection valvulaire concomitante.

XXII. Elle est plus fréquente cependant lorsqu'il y a lésion des valvules.

XXIII. L'hypertrophie avec dilatation du ventricule gauche résulte de l'insuffisance aortique, ou bien de l'élargissement permanent de l'orifice mitral.

XXIV. On rencontre l'hypertrophie et la dilatation de l'oreillette gauche dans des cas de rétrécissement mitral.

XXV. L'hypertrophie et la dilatation des cavités droites du cœur coïncident parfois avec la congestion pulmonaire; mais souvent, alors, le rétrécissement de l'orifice mitral paraît être le point de départ de tous les accidents.

Aux considérations qui précèdent sur la dilatation du cœur en général, nous allons joindre quelques réflexions à propos d'une affection qui n'est point rare, et qui est caractérisée par des palpitations du cœur, avec développement de la glande thyroïde et des globes oculaires. Bien que les cas de cette espèce s'accompagnent quelquefois de dilatation du cœur, nous croyons devoir les rattacher à une maladie spéciale, et dans laquelle les altérations organiques succèdent aux troubles fonctionnels.

Action exagérée du cœur et des artères du cou, suivie de l'augmentation du volume de la glande thyroïde et des globes oculaires.

Voici quels sont les caractères les plus importants de cette affection :

1° Le cœur se contracte pendant longtemps, et d'une façon continue, avec une force et une rapidité plus grandes que de coutume, sans qu'il y ait fièvre.

2° Les carotides et les artères thyroïdiennes battent avec violence.

3° La glande thyroïde augmente de volume dans un rapport proportionnel à l'énergie de l'action du cœur.

4° Les globes oculaires se développent sans qu'il y ait affection cérébrale ou maladie des orbites.

Cette affection est plus fréquente chez les femmes; elle se rencontre cependant quelquefois chez les individus du sexe masculin, et peut se développer à tout âge. Je l'ai observée chez une dame âgée de plus de soixante ans.

La maladie a son point de départ dans le cœur : celui-ci se contracte avec rapidité, et, de temps à autre, ses battements deviennent tumultueux. Puis, après un laps de temps variable suivant les sujets, on voit le volume de la glande thyroïde s'accroître, ainsi que celui des globes oculaires; en même temps, on perçoit des pulsations qui occupent le cou tout entier, mais principalement ses parties latérales, et la glande thyroïde. En analysant ces pulsations, on reconnaît qu'elles sont dues à trois causes différentes, ou plutôt qu'il y a trois espèces de pulsations : d'abord, la pulsation artérielle elle-même, puis le battement expansif de la glande, enfin un frémissement pulsatile de la thyroïde et des veines du cou, analogue à celui qui se produit dans la varice anévrysmale.

Les pulsations de la glande thyroïde et son hypertrophie précèdent, en apparence au moins, le développement anormal des yeux. Le docteur Graves rapporte que, dans trois cas de palpitations observés chez des femmes, le gonflement de la thyroïde se montrait à chaque accès pour diminuer lorsque celui-ci était terminé. L'exophthalmie ne s'était pas encore produite; cette complication n'eût pas manqué, sans doute, si la maladie avait eu une durée assez longue.

Il y a quelques années, alors que cette affection était encore peu connue, elle fut prise pour un anévrysme chez une jeune femme, et le jour fut fixé pour pratiquer une ligature de la carotide. Fort heureusement, on reconnut l'erreur à temps, et la malade guérit par l'emploi des sédatifs et des préparations iodées. Dans ce cas, la tumeur avait le volume d'un œuf de poule légèrement aplati en avant. Elle était agitée de pulsations violentes, et, dans toute son étendue, on percevait le frémissement et les bruits de varice anévrysmale. Les yeux n'avaient point augmenté de volume.

Cette affection de la thyroïde diffère, par quelques points, du bronchocèle ordinaire. La nature du sol et les conditions climatériques n'ont aucune influence sur sa production. La tumeur elle-même est très-variable dans son volume; elle est rarement de grande dimension, même après plusieurs années. Le docteur Graves pense qu'elle n'atteint jamais un volume suffisant pour qu'il y ait difformité du cou; j'ai cependant observé deux cas dans lesquels cette difformité était très-considérable. L'auteur que nous venons de citer fait remarquer aussi que l'affection dont il s'agit se distingue du bronchocèle par ce fait, qu'elle devient stationnaire précisément à la période où l'on voit le développement du goître s'accélérer rapidement. Plusieurs fois, nous avons observé cet arrêt du développement de la tumeur. Chez un homme, et nous aurons à revenir sur son histoire, la tumeur acquit une consistance plus solide. Le frémissement et les murmures cessèrent d'être perçus dans différents points de son étendue. Quelques années après, ces signes avaient complétement disparu, la tumeur paraissait solide, et n'offrait presque pas d'élasticité. Une grosse veine variqueuse, et à parois épaisses, rampait à sa superficie; et l'on retrouvait un murmure exclusivement sur son trajet.

Les phénomènes que présentent le cœur et les artères du cou, ainsi que l'état particulier des globes oculaires, suffisent pour établir le diagnostic. Malgré les différences qui distinguent cette affection du bronchocèle ordinaire, au point de vue de l'historique et des circonstances accessoires, et bien que les faits rapportés semblent constituer un groupe générique, nous ne pensons pas qu'on puisse, avec certitude, séparer complétement ces deux maladies. La prédominance de l'une et de l'autre dans le sexe féminin, pour notre pays au moins, est une circonstance qu'il est important de noter; ajoutons que jamais on n'a vu la maladie se montrer avant l'époque de la puberté. Les tissus envahis sont les mêmes dans les deux affections; dans le goître ordinaire, les accès hystériques et les troubles du côté de l'utérus déterminent souvent l'augmentation du volume de la tumeur; enfin, dans un cas au moins, la tumeur cervicale, qui s'accompagnait de frémissement, céda à l'usage de l'iode. Ces circonstances ne suffisent-elles pas pour nous faire hésiter à tirer une ligne de démarcation trop tranchée entre les deux maladies?

En ce qui touche le développement des globes oculaires, nous ferons remarquer que ce phénomène ne se montre qu'en dernier lieu, et qu'il est dû, selon toute probabilité, à l'augmentation de la quantité des humeurs aqueuse et vitrée de l'œil. Les deux yeux sont envahis ensemble et également, et loin de présenter les signes d'une congestion sanguine, ils se font remarquer par leur transparence et leur clarté; ces conditions vont parfois jusqu'à donner lieu à un éclat brillant et morbide. Le regard étonné a une fixité particulière produite par la proéminence du globe de l'œil d'une part, et aussi par l'apparition de la sclérotique qui entoure la cornée, dans une étendue variable. Il y a alors une expression maniaque. Par les progrès de la maladie, la saillie formée par le globe oculaire peut devenir tout à fait étrange. L'œil sort de l'orbitre en se dirigeant en bas et en dehors, et les paupières ne peuvent plus le recouvrir; aussi le malade dort-il les yeux ouverts. Chose remarquable! la puissance de la vision ne s'altère pas; il n'y a pas, comme on pourrait le supposer, de prédisposition aux ophthalmies. J'ai connu un malade chez lequel les yeux restèrent à découvert continuellement pendant plus d'un an; jamais il n'y eut d'ophthalmie d'aucune espèce, et la conjonctive ne se vascularisa point.

Lorsqu'il survient de l'amaigrissement, l'expression que donnent à la physionomie ces yeux grands ouverts, saillants, et qui ne se ferment jamais, est des plus étranges et devient très-pénible. Cependant le malade se plaint à peine de ses yeux, souvent même il ne s'en occupe en aucune façon. Ses souffrances sont dues, surtout, aux palpitations du cœur, aux battements perçus dans le cou et à une sensation de plénitude et de commotion dans la tête, s'il la penche en avant de façon à comprimer la tumeur thyroïdienne.

Le plus ordinairement, il n'y a pas de proportion, quant à l'énergie des pulsations, entre les artères cervicales et le reste du système artériel. Les carotides et les artères thyroïdiennes battent avec force; il semble que tous les vaisseaux du cou soient agrandis et que leur activité s'exagère; cependant, le pouls radial est faible et petit, tout en présentant une rapidité et une irrégularité en rapport avec l'état des fonctions du cœur.

Les causes de cette affection sont variées, mais toutes semblent agir primitivement sur le cœur. L'aménorhée, avec ou sans hystérie, est une des plus communes. L'inquiétude mentale et les effets de la terreur peuvent être le point de départ de cette maladie chez les jeunes femmes. J'ai vu cette dernière cause la produire chez une dame qui, jusque-là, s'était bien portée. Chez un homme, la maladie succéda à une hémorrhagie hémorrhoïdaire prolongée.

Jamais elle ne se complique de cardite, et jamais elle n'est le résultat d'une affection hépatique. C'est une forme spéciale de névrose du cœur, à laquelle succède parfois une altération organique : telle est la seule donnée que nous ayons sur sa nature. Nous nous sommes souvent demandé si l'excitation nerveuse ne se propageait pas aux artères du cou ; en effet, la force des contractions du cœur ne suffit pas pour expliquer les phénomènes observés. — En comparant les battements des carotides à ceux des artères radiales, on constate des différences remarquables : faibles et petits au poignet, les battements ont au cou une violence extrême. De part et d'autre, la fréquence est la même. On trouve cependant quelques exceptions à cette règle.

On rencontre souvent les doubles pulsations artérielles, dont il a été question plus haut. Elles sont limitées au cou, et c'est là une circonstance à l'appui de l'opinion qui veut qu'il y ait excitation locale portant sur les vaisseaux.

Les pulsations sont appréciables à l'ouïe et au toucher, et ont tout à fait les caractères du double battement anévrysmal dont elles paraissent être un diminutif. Elles n'existent qu'aux carotides, et l'état du pouls radial n'offre rien qui puisse les faire soupçonner.

On obtient, dans cette maladie, une amélioration notable, sinon une guérison complète. La turgescence des globes oculaires diminue, et l'expression particulière du regard disparaît, bien que l'œil conserve une certaine apparence de *plénitude* (*fullness*). La glande thyroïde perd une partie de son volume et paraît acquérir une consistance plus solide; les pulsatious violentes et le frémissement cataire disparaissent : ce dernier phénomène peut persister, en se limitant à certaines parties de la tumeur. L'excitation anormale des battements artériels se calme, ainsi que le cœur, qui devient tranquille comparativement à ce qu'il était auparavant; mais il faut longtemps pour que ces modifications s'accomplissent. Nous n'avons pas d'exemples de la guérison par résolution complète de la maladie, lorsqu'elle a atteint son entier développement : il n'y a pas néanmoins de raisons pour croire à l'impossibilité de cette guérison.

Le docteur Parry (1) a rapporté plusieurs cas d'augmentation du volume de la glande thyroïde, s'accompagnant de maladies du cœur. La première malade avait été prise d'une fièvre rhumatismale aiguë, à l'occasion d'un accouchement. Il survint ensuite des palpitations du cœur qui augmentèrent graduellement de fréquence et de force jusqu'au moment où le docteur Parry vit la malade pour la première fois. La violence des contractions systoliques était alors si grande, que chacune de ces contractions ébranlait la poitrine tout entière. Le pouls battait 156 fois par minute; très-plein et dur, il devenait intermittent, une fois au moins, après chaque sixième battement. La malade présentait des symptômes ressemblant à ceux de l'asthme cardiaque, et en même temps, de petites hémoptysies; des douleurs violentes revenaient fréquemment, au niveau de la partie inférieur du sternum. « Trois mois après l'accouchement, dit le doc-
» teur Parry, on s'aperçut, pendant que la malade allaitait son enfant,
» de l'existence d'une petite saillie grosse comme une noisette et
» située à la partie latérale droite du cou. Cette tumeur alla toujours
» en augmentant, et lorsque je fus appelé auprès de la malade, elle
» occupait les deux côtés du cou; son volume était énorme et
» elle dépassait latéralement le bord de la mâchoire inférieure. Elle
» était formée par la glande thyroïde, les deux artères carotides
» étaient fortement distendues, les yeux sortaient des orbites, et la
» physionomie exprimait l'agitation et l'anxiété, à un degré que j'ai
» rarement rencontré. La malade n'accusait aucune douleur dans la
» tête, mais elle avait des étourdissements fréquents (2). »

La malade mourut peu de temps après, avec les accidents ordinaires des affections du cœur et l'anasarque. Il n'est point fait mention de l'autopsie.

Le deuxième fait est celui d'une dame qui, à la suite d'une frayeur,

___

(1) Voyez *Collection des écrits médicaux inédits* de feu Caleb. Hilliard Parry, M. D., p.111. Londres, 1825.

(2) La complication de cette maladie avec les affections du cœur a été notée par Plajani (voyez sa *Collezione d'osservazioni e riflessioni di chirurgia* Roma, 1800, vol. III, p. 270). Dans la *Revue médico-chirurgicale* (*New England Journal*, octobre 1820), on rapporte une observation dans laquelle une tumeur pulsatile s'élevait bien au-dessus de la clavicule droite, et présentait un frémissement très-marqué qui se montra à la suite de palpitations violentes. Ces symptômes disparurent quelque temps après une hématémèse.

commença à éprouver des palpitations du cœur et des affections nerveuses variées ; quinze jours après, elle remarqua un gonflement de la glande thyroïde ; ce gonflement présenta, par la suite, des variations dans son volume, au point même de disparaître presque complétement à une ou deux reprises. Lorsque le docteur Parry fut consulté, la glande était tuméfiée des deux côtés, mais surtout à droite ; les carotides battaient violemment et semblaient être distendues, surtout la droite. La malade était depuis longtemps sujette à de la céphalalgie, qui disparut dès le début du gonflement de la thyroïde ; le pouls était à 96 pulsations, petit, dur et régulier. On enleva dix onces de sang par une saignée du bras, et à la suite de cette émission sanguine, la tumeur diminua d'une façon évidente : lors de la période menstruelle suivante, la tuméfaction de la glande thyroïde, qui s'était reproduite, disparut presque complétement : à l'époque cataméniale qui vint ensuite, le gonflement du cou augmenta tant que l'écoulement des règles ne se fut pas établi, et diminua ensuite.

Dans les trois faits suivants, on trouve l'augmentation du volume de la thyroïde, avec les symptômes d'une affection organique du cœur. Il y eut chez les malades un accroissement de l'activité de la circulation dans les carotides. Dans deux cas, la maladie succédait à une affection du cœur déjà ancienne. Dans la sixième observation il s'agit d'une femme mariée qui n'avait jamais eu d'enfants : chez cette femme le cou était très-long ; après une immersion des pieds dans l'eau froide pendant un quart d'heure, dans le but de calmer des engelures, elle ressentit de vives douleurs dans la région du cœur. Pendant cinq années cet accident se reproduisit par accès, et ceux-ci s'accompagnèrent plus tard de palpitations et de gêne de la respiration, avec sensation de la boule hystérique. Lorsqu'il y avait des palpitations, et même quelquefois sans cela, la malade ressentait dans la tête des pulsations violentes et les artères du cou battaient avec force : après un accès plus fort que les autres, la glande thyroïde commença à se tuméfier. Le reste de l'observation n'offre rien d'important. Les deux derniers faits ne nous apprennent rien de nouveau. Le docteur Parry ne relate aucune autopsie ; il n'a noté qu'une seule fois la tuméfaction des yeux. Ses observations, à l'exception de la deuxième et peut-être de la sixième, se rapportent toutes, soit à une tuméfaction de la glande thyroïde succédant à une maladie organique du cœur déjà ancienne, soit à une affection du cœur se montrant accidentellement chez des malades atteints de bronchocèle.

La maladie que nous décrivons était cependant peu connue avant que le docteur Graves eût publié, en 1835, les leçons qui ont ensuite été réunies dans sa *Médecine clinique*. C'est lui qui le premier a distingué l'hypertrophie particulière de la thyroïde dont il s'agit, du goître ordinaire. Il a émis l'idée que le corps thyroïde se rapproche un peu du tissu érectile par sa structure, et que la sensation de la boule hystérique n'est pas toujours simplement nerveuse, mais qu'elle est due à une augmentation de volume réelle, mais passagère, de la thyroïde.

Voici une observation que je communiquai au docteur Graves, après avoir assisté à sa leçon clinique sur l'existence simultanée des palpitations du cœur et de l'hypertrophie de la glande thyroïde. Une jeune dame, d'une constitution frêle et d'un tempérament nerveux, devint sujette à des accidents hystériques variés et à des névralgies. Lorsqu'elle faisait des efforts musculaires, elle accusait de la faiblesse, et elle perdit son embonpoint et sa bonne mine. Il y avait des palpitations du cœur, et jamais, pendant quelques mois, le pouls ne descendit au-dessous de 120 pulsations. Souvent il atteignait le chiffre de 140, il était petit et se laissait facilement déprimer. Ces caractères du pouls radial contrastaient d'une façon remarquable avec ceux des pulsations aux carotides. Celles-ci étaient violentes et saccadées, il s'y joignait un bruit de souffle profond, et les artères paraissaient avoir augmenté de volume. Les battements du cœur avaient la *soudaineté*, la netteté et le caractère de secousse (*jerking*) qui appartiennent aux palpitations nerveuses : ils se répétaient toujours au moins 120 fois par minute. Les globes oculaires se tuméfièrent graduellement, au point de donner à la physionomie une expression qui avait quelque chose de surnaturel. Cette tuméfaction devint si considérable, que les yeux semblaient sortir de leur orbite; ils se dirigeaient en bas et en dehors, et l'on apercevait la sclérotique tout autour de la cornée, dans une étendue de deux lignes au moins. Les paupières ne pouvaient plus recouvrir que la moitié de l'œil, et l'aspect que présentait cette dame pendant son sommeil, avec ses deux grands yeux brillants et ouverts, ne s'effacera jamais de ma mémoire. Il est bon de faire remarquer que jamais la conjonctive ne se vascularisa, et qu'il ne survint pas d'ophthalmie, ainsi que cela se rencontre lorsque l'œil reste à découvert, dans la paralysie faciale décrite par sir Ch. Bell.

Malgré le développement anormal des yeux, la puissance de la vision
ne s'altéra point. La glande thyroïde avait augmenté de volume et
formait une tumeur élastique en forme de fer de cheval. De consistance molle tout d'abord, elle devint bientôt plus dure, tout en conservant de l'élasticité. Elle eut bientôt atteint son maximum de développement; la tumeur, du volume d'une petite orange, cessa alors de
s'accroître. L'état des yeux offrit quelques variations; ils ne cessèrent
jamais, cependant, de présenter une tuméfaction considérable; la
malade souffrait fort peu du cœur, de la glande thyroïde ou des
organes de la vision. Elle était tourmentée surtout par des névralgies
faciales très-douloureuses. Pendant quelques années, il n'y eut que
peu de modifications dans l'état que nous venons de décrire; puis la
mort survint à la suite d'accidents progressifs de congestion pulmonaire et d'anasarque; phénomènes qu'on attribue en général à la
dilatation du cœur.

Obs. XXVI. — *Surexcitation prolongée du cœur chez un homme;
augmentation de volume des globes oculaires et de la glande
thyroïde; battements exagérés des vaisseaux du cou avec murmure ressemblant à celui de la varice anévrysmale; disparition
ultime des troubles cardiaques; induration et diminution de la
tumeur cervicale.*

John M'Keon, homme de quarante-huit ans, grand, maigre, à peau
brune, et d'un tempérament nerveux et impressionnable, fut admis à
l'hôpital de Meath, au mois de mars 1838. Il présentait de fortes palpitations du cœur, des pulsations qui avaient une violence extrême dans
le système artériel entier, et une tuméfaction de la glande thyroïde.
Ce malade nous apprit que sa santé avait été bonne depuis longtemps;
il avait des habitudes régulières, était laborieux, et ne s'était jamais
livré à la boisson. Sept ans auparavant, après une journée d'un travail
rude, pendant lequel le malade avait été exposé au mauvais temps,
il éprouva tout à coup des palpitations violentes, sans douleurs et
sans autres symptômes qu'un peu de vertige. Ces accidents furent
attribués à une constipation opiniâtre qui durait depuis longtemps.
Ils cessèrent, après avoir persisté pendant trois mois, et, à partir de
ce moment, la santé ne fut pas troublée; il survint seulement, au
bout de quelques années, dans la région de la glande thyroïde, une

petite tumeur qui ne gênait aucunement le malade. Au mois de janvier 1838, les palpitations se montrèrent de nouveau ; six semaines après, elles avaient augmenté au point de forcer M'Heon à entrer à l'hôpital. Il avait beaucoup maigri, et accusait une faiblesse générale ; mais il se plaignait seulement de la violence des palpitations, car la tumeur de la thyroïde ne causait que peu ou point de douleurs. L'appétit et le sommeil étaient conservés. Le pouls battait 90 fois par minute. L'aspect particulier de cet individu attirait immédiatement l'attention. Au-dessous de la trachée et dans le point occupé par la glande thyroïde existait une tumeur volumineuse de consistance douce et mollasse, faisant saillie, surtout dans les parties latérales, et ressemblant, par beaucoup de points, à un bronchocèle d'un volume moyen. A la main, on percevait un frémissement ayant de l'analogie avec celui qu'on rencontre dans les varices anévrysmales ; il avait son maximum d'insensité au niveau du lobe gauche. De grosses veines distendues rampaient à la superficie de la tumeur, et, en appliquant le stéthoscope, on entendait un murmure musical intense. Ce même phénomène se retrouvait sur le trajet des carotides ; mais ces vaisseaux ne paraissaient être pour rien dans la production du frémissement. Les globes oculaires étaient proéminents et fortement tuméfiés. Il n'y avait ni stridulation, ni dysphagie, seulement des parcelles d'aliments passaient quelquefois par les ouvertures nasales postérieures. Le cœur battait avec violence entre les quatrième et cinquième côtes ; les bruits cardiaques n'offraient aucun bruit de souffle. Les battements des carotides et de la sous-clavière étaient appréciables à la vue. Par un examen attentif de la tumeur, on reconnut qu'on exerçant, avec le pouce et l'un des doigts, la compression des vaisseaux du cou, les vibrations devenaient tout d'abord plus fortes : augmentait-on la pression, elles cessaient complétement. Il n'en était pas de même de l'impulsion pulsatile des vaisseaux du cou. En pratiquant l'examen stéthoscopique de la tumeur pendant qu'on exerçait la compression à gauche, on ne retrouvait plus le frémissement, ni, par conséquent, le bruit anormal, du côté correspondant, bien qu'il continuât à se faire entendre du côté opposé. La tumeur, qui, au moment de l'entrée du malade à l'hôpital, mesurait 16 lignes 1/2 (anglais) à partir de son point culminant jusqu'à la sixième vertèbre cervicale, se réduisit à 15 lignes au bout de très-peu de temps. Les palpitations avaient perdu de leur violence, le frémissement et la tumeur diminuèrent beaucoup, surtout à droite, et le malade quitta l'hôpital avec une amélioration notable à tous les points de vue.

Quelque temps après, les accidents éprouvés antérieurement se reproduisirent à un degré beaucoup plus fort, et il s'y joignit de la diarrhée et une poussée d'hémorrhoïdes. — Le malade rentra à l'hôpital. Les palpitations s'étaient montrées de nouveau, et s'accompagnaient de violentes pulsations de l'aorte abdominale. La tumeur était restée telle que nous l'avons décrite ; elle avait seulement un peu diminué de volume ; le frémissement et le murmure étaient toujours aussi marqués. Les vaisseaux du cou étaient énormément gonflés ; on ne put cependant reconnaître aucun point de contact entre les carotides et la tumeur. Le cœur battait avec violence entre les sixième et septième côtes gauches. Ces battements présentaient de temps en temps des intermittences dont le malade avait conscience. Le premier bruit était remarquable par sa force, le deuxième, au contraire, plus court, plus aigu et plus faible que de coutume. L'acte cardiaque s'accompagnait d'une espèce de murmure musculaire qui semblait résulter de la violence de la contraction ; mais il n'y avait aucun bruit de souffle valvulaire. La pulsation de l'aorte abdominale était très-énergique : la moindre pression exercée sur ce vaisseau déterminait l'apparition d'un bruit de souffle. Les globes oculaires n'avaient subi aucune modification nouvelle ; on remarqua l'existence, chez ce sujet, d'une disposition à la distribution irrégulière et à la division des artères. La cubitale naissait plus haut que de coutume ; elle était superficielle dans une portion de son parcours ; de la radiale partait un gros vaisseau transversal placé un peu au-dessus du poignet. Le traitement consista en une médication anti-nerveuse et en calmants anodins, pendant la nuit ; plus tard, on administra la digitale pendant longtemps. Sous l'influence de ces moyens, le malade récupéra, en partie, son embonpoint et ses forces. L'excitation des artères se calma, et le pouls dépassa rarement le souffle de 80 pulsations. Après quinze jours, les intermittences du cœur avaient disparu, et la violence de ses battements avait beaucoup diminué. Le malade quitta l'hôpital au bout de six semaines, et l'amélioration qu'il éprouvait alla dès lors toujours en augmentant, ainsi que le prouve la note suivante recueillie plusieurs années après : « Le cœur est tranquille ; les bruits ne présentent aucune modification ; les yeux sont revenus presque tout à fait à leur état normal ; la tumeur elle-même a beaucoup diminué et est devenue solide, selon toute apparence ; on n'y retrouve plus de frémissement, ailleurs que sur le trajet d'une grosse veine sinueuse qui se dirige de haut en bas, à sa face antérieure. Au niveau de cette veine, on perçoit un murmure intense et un léger frémissement cataire. »

Nous eûmes l'occasion de suivre ce malade pendant plusieurs années encore, et d'observer la marche décroissante des symptômes morbides. Cette décroissance nous parut commencer par le cœur, dont les fonctions devinrent de plus en plus régulières. Puis, l'état des yeux s'améliora ; mais, même après la disparition de la tuméfaction, ils conservèrent encore une expression particulière de fixité.

Il est difficile de savoir jusqu'à quel point cette expression était naturelle au malade, homme d'un caractère hardi et déterminé et qui portait la tête haute. Au moment du dernier examen auquel il fut soumis, tous les signes et les symptômes d'une affection de cœur avaient disparu ; la tumeur de la thyroïde était solide dans tous les points de son étendue. Elle était presque hémisphérique, et ne présentait plus de traces de frémissement ou de bourdonnement. La veine signalée plus haut avait le volume du doigt, elle divisait, dans son parcours, la tumeur un peu à gauche de la ligne médiane, et reposait dans un sillon qui y était creusé et qu'elle dépassait légèrement en saillie. Les parois de la veine semblaient être épaissies ; sur tout son trajet on percevait du frémissement cataire et un murmure singulièrement rauque. Les battements des carotides avaient disparu ; les veines jugulaires étaient tout à fait dans leur état naturel.

Quelques-unes des circonstances de ce fait méritent une attention spéciale. La première atteinte de l'affection fut éprouvée par le malade sept ans avant son entrée à l'hôpital : il y eut alors des palpitations violentes, qui cessèrent après avoir duré pendant trois mois. A l'exception d'une petite tumeur de la thyroïde qui datait de plusieurs années et qui n'était nullement gênante, la santé se maintint dans un état satisfaisant jusqu'à une période qui ne remontait pas à plus de dix mois avant l'entrée du malade à l'hôpital. Cette circonstance semblerait prouver que la glande thyroïde, après être restée stationnaire pendant quelque temps, peut redevenir le siége d'un travail morbide, lors d'une deuxième atteinte de l'affection du cœur.

Enfin, on doit noter que, chez ce malade, l'excitation du système artériel ne se limita pas aux vaisseaux du cou. Au moment où l'affection atteignit son summum d'intensité, il y eut de la douleur résultant de la violence des battements de l'aorte abdominale. D'un autre côté, il n'est pas douteux qu'on ne rencontre, dans un grand nombre de cas, une disproportion extraordinaire entre la force des pulsations artérielles du cou et celles des artères des membres. On pourrait probablement diviser ainsi les différents exemples de l'affection que nous décrivons :

1° Tumeurs thyroïdiennes avec pulsation et frémissement consécutifs à une exagération de l'activité fonctionnelle du cœur;

2° Tumeurs indolentes et non pulsatiles, existant depuis longtemps, sans altération remarquable des fonctions du cœur, mais revêtant, à la suite d'un accès de palpitations, les caractères de la varice anévrysmale.

C'est peut-être dans ce dernier cas qu'on voit se développer, de préférence, les tumeurs volumineuses du cou formées, en partie, par la thyroïde altérée dans sa structure, et en partie, par de vastes dilatations veineuses qui constituent, en apparence, des tumeurs distinctes de chaque côté de la glande elle-même. Sir Henry Marsh a rapporté un de ces faits, et il y a au muséum de l'hôpital de Richmond la reproduction d'une tumeur qui présente un développement prodigieux des veines et de la glande thyroïde. Les pulsations et le frémissement cataire existaient à un haut degré.

Le fait suivant a été communiqué, en 1841, à la Société pathologique de Dublin, par sir Henry Marsh. Le sujet était une femme de haute stature; elle éprouvait des palpitations et de la dyspnée qui augmentaient par l'exercice et sous l'influence des émotions morales. Le cœur fonctionnait irrégulièrement et d'une façon toute particulière. Trois battements se succédaient : le premier, énergique et distinct; le deuxième était double, et le troisième semblait se faire un peu attendre. Puis il y avait un intervalle de repos. Au reste, il n'existait pas de bruit de souffle. La malade présentait les symptômes ordinaires de la maladie : l'engorgement des veines du cou, la saillie des globes oculaires avec l'exophthalmie, et l'hypertrophie de la glande thyroïde. Celle-ci augmentait ou diminuait, suivant que le cœur battait avec plus ou moins de violence. Il y avait une turgescence correspondante des veines du cou, au point que les jugulaires externes formaient, de chaque côté, une tumeur qui donnait une ap-

parence des plus étranges à la malade. L'exophthalmie était moins
marquée que chez d'autres malades observés par sir Henry Marsh.
Après une longue maladie, la malade succomba à une gangrène des
extrémités, qui fut précédée d'érysipèle et d'anasarque.

En disséquant la glande thyroïde, on trouva sa surface divisée irrégulièrement en lobules ou kystes, qui contenaient une certaine quantité d'un liquide transparent. La veine jugulaire interne du côté droit
était fortement dilatée; vidée par une ponction, elle avait, dans sa
largeur, une ligne et demie (mesure anglaise). Du sang liquide
et noir la remplissait. Un des lobes hypertrophiés du corps thyroïde
reposait sur l'artère carotide. Les poumons étaient refoulés en
haut.

Les deux oreillettes étaient fort dilatées, surtout celle de gauche;
le ventricule du même côté était dilaté et hypertrophié à un degré
médiocre. Le bord des valvules auriculo-ventriculaires était épaissi.
Cette disposition anatomique semblait être due à un dépôt de granulations graisseuses, qui se serait fait sous la membrane endocardiaque.
L'épaississement des valvules auriculo-ventriculaires était plus prononcé à droite qu'à gauche.

L'observation suivante m'a été communiquée par le professeur
Smith : elle a de l'importance, car elle démontre que les artères thyroïdiennes participent à la maladie.

Une femme, non mariée, au teint coloré, et qui offrait les attributs
d'une santé robuste, fut admise à l'hôpital de Richmond, et confiée
aux soins de feu le docteur M'Dowel. Elle se plaignait de battements
de cœur et de vertiges revenant par intervalles. Les signes physiques
ne laissaient aucun doute sur l'existence d'une hypertrophie du ventricule gauche. Il n'était pas aussi certain qu'il y eût une affection
valvulaire. La glande thyroïde avait beaucoup augmenté de volume,
et cette disposition était due surtout à l'hypertrophie de son lobe
droit. Les artères thyroïdiennes battaient avec force, les yeux étaient
grands et brillants, mais sans exophthalmie. Peu de temps après son
entrée à l'hôpital, la malade fut frappée d'une apoplexie promptement
mortelle.

Autopsie. — Hypertrophie très-considérable du ventricule gauche,
avec dilatation de sa cavité. Les valvules sigmoïdes ferment complétement l'orifice aortique, mais on y reconnaît une affection valvulaire
très-peu marquée et encore à son début. Les artères thyroïdiennes,

très-flexueuses, sont fortement dilatées. Apoplexie cérébrale avec extravasation sanguine. Augmentation du volume de la glande thyroïde. Il n'existe au cou ni dilatation, ni ramifications des veines superficielles.

Le dernier fait observé par nous est celui d'un homme de trente-trois ans qui a été atteint d'un gonflement du cou, à deux reprises différentes. Cette tuméfaction se montra graduellement, et pour la première fois, il y a quatre ans. Le malade, très-nerveux, avait éprouvé de grands ennuis; en outre, sa santé était altérée par une application exagérée à l'étude. Sous l'influence du repos et du changement d'air, la turgescence du cou diminua progressivement et disparut au bout d'un an. Plus de trois années se passèrent ainsi, lorsqu'il y a six mois, à la suite d'un travail intellectuel continué jour et nuit, les accidents se manifestèrent de nouveau par de la gêne de la respiration, et une sensation de constriction au cou. Celui-ci se tuméfia de plus en plus, et le malade fut contraint de faire élargir continuellement ses cols de chemise. Les yeux étaient rouges et injectés, mais il n'y avait ni dysphagie, ni palpitations. A cette époque, les médecins qui soignaient le malade lui ayant déclaré qu'il était affecté d'un anévrysme, le système nerveux subit une violente secousse, et il en résulta, naturellement, une aggravation de l'état morbide local. Lorsque je fus appelé, le cou était fortement agrandi dans sa circonférence, et avait pris la forme qu'on rencontre quelquefois dans l'anévrysme de l'aorte : l'œdème n'entrait pour rien dans cette disposition particulière. La glande thyroïde était fortement hypertrophiée ; elle formait une tumeur aplatie, présentant de chaque côté de vastes dilatations veineuses, sous forme de saillies élastiques et sacciformes. Je ne pus trouver aucun frémissement, mais la portion centrale de la tumeur offrait une pulsation diastolique qui précédait de peu, mais distinctement, le pouls radial. On percevait un murmure systolique profond ayant son maximum d'intensité en haut du sternum, et qui s'entendait faiblement sous les clavicules. Le cœur battait régulièrement, mais avec une activité exagérée; il n'y avait point de murmure valvulaire. Ce fait mérite d'être étudié, bien qu'il diffère, par quelques points, de ceux que nous avons déjà cités. Les yeux étaient turgescents à un certain degré, et le point de départ de la maladie n'était pas uniquement une surexcitation nerveuse, car le malade vivait, au moment de la première atteinte de la maladie, dans un pays où le goître est endémique. Les différences les plus importantes, et que nous devons signaler, consistaient, d'une part, dans la présence de tumeurs veineuses, et, d'autre part, dans l'absence des sons anormaux et du frémissement qui offrent une si grande ressemblance avec les signes de la varice anévrysmale. Le murmure systolique avait, selon toute probabilité, son siége dans les artères thyroïdiennes.

En passant rapidement en revue tout ce qui a été dit sur l'affection dont nous traitons, il faut bien reconnaître que nous ne la connaissons encore que très-imparfaitement. En effet, bien que cette maladie ne soit pas rare, les autopsies n'ont fourni que peu de lumières sur sa nature. Quelqués examens attentifs et bien dirigés de l'état du cœur, de l'aorte, des carotides et des artères thyroïdiennes, des globes oculaires et du système veineux du cou, combleraient un grand vide dans la pathologie cardiaque. A la vérité, nous apprendrions ainsi à connaître les effets de la maladie, plutôt que sa cause; mais il n'y en aurait pas moins, à cela, de grands avantages pour la pratique médicale.

Dans l'état actuel de nos connaissances, on peut considérer comme établi, que cette affection, si distincte par ses triples caractères, est, dans l'origine, plutôt une affection fonctionnelle qu'une affection organique. Dans les faits cités par sir H. Marsh et par le professeur Smith, on a trouvé des altérations organiques du cœur, mais il y a tout lieu de croire que ces altérations avaient été précédées, de beaucoup, par une excitation nerveuse spéciale. L'observation XXVI nous prouve que la maladie peut se terminer par résolution, même lorsqu'elle est confirmée. Il est également prouvé qu'à une période moins avan-cée elle guérit souvent. En considérant, en outre, les sujets chez lesquels cette affection se développe et les causes qui la déterminent habituellement, il y a de fortes présomptions pour que son point de départ se trouve dans une névrose du cœur, et peut-être aussi des vaisseaux cervicaux eux-mêmes. A ces considérations, ajoutons un fait important : c'est que, dans l'hypertrophie ordinaire du cœur, la coïncidence de l'affection de la thyroïde est rare; et cependant l'hypertrophie semble favoriser à un haut degré l'afflux du sang vers la tête et le cou.

L'affection de la glande thyroïde diffère par plusieurs points du bronchocèle ordinaire. Le plus souvent, ainsi que l'a fait remarquer le docteur Graves, la tumeur devient stationnaire, après avoir acquis un certain développement. Bien que la déformation du cou puisse atteindre des dimensions plus considérables que celles qui lui ont été assignées par cet auteur, jamais nous n'avons rencontré cet accroissement énorme de la glande thyroïde, qui appartient au goître ordinaire.

Le signe distinctif important, c'est le frémissement particulier analogue à celui de la varice anévrysmale. Il peut occuper la tumeur tout entière, ou bien être plus ou moins localisé. Nous ne savons même pas encore si ce phénomène se passe dans les branches des artères thyroïdiennes, dans les veines, ou bien s'il n'appartient pas à un état morbide de tout le système capillaire de la tumeur. Enfin, on observe un murmure dans les veines superficielles et un bruit de souffle, dont le siége probable est le système artériel de la thyroïde, mais qu'on perçoit quelquefois au niveau de la portion supérieure du sternum et sous les clavicules. Ce murmure se montre sans qu'il y ait affection du cœur ou de l'aorte.

Lorsque la maladie se termine par la guérison, la tumeur thyroïdienne perd de son volume et semble devenir solide; le frémissement et le murmure disparaissent; on peut cependant les retrouver sur le trajet de quelques-unes des veines du cou, qui ont été modifiées dans leur structure.

Le sang qui afflue à la tumeur paraît être fourni surtout par les artères thyroïdiennes inférieures. Dans l'observation qui appartient au professeur Smith, ces artères étaient dilatées au point d'égaler en volume l'artère humérale; les carotides et les thyroïdiennes supérieures étaient saines. Une circonstance notée dans l'observation XXVI vient encore à l'appui de cette opinion. En exerçant une compression à la base de la tumeur, et immédiatement au-dessus des clavicules, il était possible d'agir, à volonté, sur les pulsations diastoliques et sur le frémissement cataire. Il ne faut pas oublier que les battements des carotides continuaient à être perçus lorsqu'on arrêtait ce frémissement; rappelons aussi que le premier effet de la compression était d'accroître l'intensité du frémissement et du bruit anormal, mais que ces deux phénomènes disparaissaient si la pression augmentait. Cette observation prouve, autant que peut prouver un fait isolé, que le siége principal du frémissement et du murmure est dans les veines. On peut admettre que l'intensité de ces phénomènes était l'effet d'une pression empêchant un afflux suffisant du sang, et donnant lieu à la flaccidité des veines. Les principes formulés par le docteur Corrigan, à propos du murmure et du frémissement, liés aux maladies des artères, sont applicables à ce cas (1).

L'anatomie pathologique de cette maladie nous fournit des données très-incomplètes ; l'état des veines et des artères n'est même pas connu d'une manière satisfaisante. Dans le cas observé par le professeur Smith, les artères thyroïdiennes étaient énormément développées et flexueuses ; chez le malade de sir H. Marsh, la veine jugulaire interne du côté droit était distendue. Il est à peu près certain qu'il existe, dans cette maladie, une tendance à la dilatation de toutes les veines cervicales (2).

Les dissections ne nous ont rien appris encore quant à l'état des yeux ; mais il nous est difficile de ne point croire à une hydrophthalmie double, ou tout au moins, à un accroissement de volume du globe oculaire lui-même. En prenant en considération la nature de l'appareil vasculaire de l'organe visuel, et en se rappelant que la vision reste intacte, et que l'œil ne se vascularise point, ne doit-on pas en conclure que l'hypertrophie de l'œil est due à une augmentation réelle des humeurs aqueuse et vitrée ? Il n'y a pas la moindre apparence que l'exophthalmie résulte d'une affection cérébrale (3). Nous

(1) *De l'insuffisance permanente de l'orifice aortique* (*Edinb. medical and surgical Journal*, vol. XXXVII, p. 230).

(2) A propos du bronchocèle vasculaire, Hasse fait remarquer que tous les vaisseaux sanguins ont augmenté de volume, que les veines, en particulier, forment des plexus très-denses, très-considérables et souvent noueux ; que le tissu de la tumeur semble formé de parois vasculaires indurées. — La trame de la glande a presque complétement perdu sa structure granuleuse ; elle est mollasse et colorée en rouge foncé. Après la mort, la tumeur s'affaisse en grande partie ; elle ne reprend son volume que par une injection artificielle ; les parois des artères et des veines sont amincies ; les membranes dilatées des vaisseaux renferment des caillots volumineux, et l'on rencontre des cavités considérables remplies de sang noir et coagulé. Il est probable qu'il y a plus d'une espèce de bronchocèle vasculaire, et bien que nous puissions considérer comme tel l'état de la thyroïde dans la maladie que nous décrivons, il est évident que cet état n'est que l'un des anneaux d'une chaîne composée de manifestations morbides variées.

(3) Le fait du développement simultané de la maladie dans les deux yeux, et de l'absence de tout symptôme indiquant un abcès du cerveau, est complétement démonstratif à cet égard, sans parler des phénomènes généraux de la maladie.

ne saurions admettre, non plus, qu'elle reconnaisse pour cause un œdème du tissu cellulaire de l'orbite : il est à noter, en effet, que la saillie des yeux est souvent d'autant plus marquée que l'émaciation est plus grande. Cette circonstance se rencontre, d'une manière très-frappante, dans le fait communiqué par nous au docteur Graves.

L'hypertrophie des yeux peut se montrer subitement. C'est ainsi qu'elle se développa à la suite d'un accès prolongé de toux et d'expectoration, avec efforts de vomissements, chez une malade du docteur Adams. Dès le lendemain, le phénomène en question attira l'attention des amis de la malade.

Il est permis d'espérer que l'étude de cette maladie jettera quelque lumière sur les fonctions de la glande thyroïde. Le docteur Parry, en parlant des rapports qui existent entre le bronchocèle et les maladies de l'encéphale, émet l'opinion que la glande thyroïde « joue, » jusqu'à un certain point, le rôle d'un diverticulum destiné à enlever » à l'encéphale une partie du sang qui, poussé trop violemment vers » le cerveau sous l'influence de causes diverses, pourrait désorga- » niser cet organe important et en détruire les fonctions. » Rappelons ici le fait, connu depuis longtemps, des rapports existant entre la glande thyroïde et l'état des fonctions de l'utérus ; n'oublions pas non plus que, dans l'exophthalmie cardiaque, le docteur Parry a observé l'accroissement de la tumeur avant l'écoulement menstruel, et sa diminution après la cessation de cet écoulement ; le même auteur a reconnu que la phlébotomie a pour effet de réduire le gonflement du cou. Enfin, on peut rapprocher l'état de la glande thyroïde, dans ce cas, de l'état du foie, lorsqu'il y a obstruction ou faiblesse du cœur droit.

Voici les conclusions qu'on peut formuler sur cette maladie, encore si peu connue :

I. Dans certaines circonstances particulières, l'action du cœur peut être surexcitée d'une façon permanente, les contractions devenant rapides, irrégulières et plus énergiques que de coutume. Cet état s'accompagne de trois épiphénomènes remarquables, savoir : la turgescence de la glande thyroïde, les battements exagérés des artères du cou, et l'augmentation de volume des globes oculaires.

II. Cette affection ne s'accompagne pas de fièvre, ni des signes et des symptômes de l'inflammation du cœur ; elle se rapporte plutôt à des troubles fonctionnels.

III. L'affection dont il s'agit est plus commune chez la femme :

elle s'associe alors à l'hystérie, aux névralgies et aux troubles utérins ; cependant elle peut exister chez l'homme, avec tous ses phénomènes caractéristiques.

IV. Elle se développe à tout âge, à partir de l'époque de la puberté.

V. Elle présente des périodes d'exacerbation et des moments de rémission. Ces variations semblent dépendre de l'état des fonctions du cœur.

VI. L'hypertrophie de la glande thyroïde est tout à fait indépendante des causes qui produisent ordinairement le goître endémique.

VII. Cette hypertrophie s'accompagne habituellement d'une pulsation diastolique.

VIII. Au battement diastolique, on voit se joindre les signes physiques ordinaires de la varice anévrysmale.

IX. Le murmure et le frémissement cataire occupent la tumeur tout entière, ou seulement quelques-unes de ses parties. Ils varient d'intensité, suivant qu'on les examine sur des points différents, ou bien aux différentes périodes de la maladie.

X. Ces signes disparaissent dans les stades ultimes, en même temps que la glande devient plus dense.

XI. Les veines jugulaires ou les grosses veines qui traversent la tumeur présentent des murmures variés, soit au moment où la maladie est en voie d'accroissement, soit, même, après qu'elle a duré fort longtemps.

XII. Il est possible que la sensation connue sous le nom de *boule hystérique*, soit due à l'existence passagère de la maladie encore à son début.

XIII. Le battement exagéré des artères du cou ne peut s'expliquer ni par la régurgitation du sang dans le cœur, ni par un afflux sanguin vers le cerveau; on ne saurait non plus y voir la preuve d'une excitation générale du système artériel.

XIV. Des bruits de souffle et une impulsion doubles se retrouvent souvent dans les carotides.

XV. L'hypertrophie des globes oculaires ne s'accompagne pas, nécessairement, d'une altération de la vision ; elle ne paraît pas produire la prédisposition aux inflammations des tissus profonds de l'œil ou de la membrane qui le recouvre.

XVI. Cette hypertrophie de l'œil varie dans son développement pendant le progrès de la maladie ; elle peut disparaître en grande partie, sinon complétement.

XVII. Lorsque la maladie s'est terminée par la mort, les désordres anatomiques qu'on a rencontrés consistent dans la dilatation et l'hypertrophie du cœur, l'accroissement du calibre des artères thyroïdiennes inférieures, et la dilatation des veines jugulaires.

XVIII. Il y a des cas mixtes dans lesquels un bronchocèle ordinaire, existant depuis longtemps, subit l'influence de l'apparition plus récente d'une affection organique ou nerveuse du cœur.

XIX. La maladie paraît consister essentiellement en un trouble fonctionnel du cœur qui peut être suivi d'altérations organiques.

CHAPITRE IV

DE L'AFFAIBLISSEMENT OU DÉFAUT DE PUISSANCE MUSCULAIRE
DU COEUR.

L'affaiblissement du cœur, quelle que soit son origine, est toujours pour le praticien le point de départ d'indications particulières : aussi devons-nous, au risque de nous répéter, en rechercher les causes les plus ordinaires ; — telles sont :

L'atrophie ou l'émaciation des fibres musculaires, la dilatation du cœur, avec affections pulmonaire et hépatique ; — la péricardite et l'endo-péricardite, la dégénérescence graisseuse, la fièvre sans ramollissement du cœur ; et enfin le ramollissement cardiaque qu'on rencontre dans les fièvres essentielles, et plus particulièrement dans le typhus.

La débilité du cœur se montre dans des circonstances très-différentes. — On peut toutefois diviser ses principales causes en deux grandes classes, savoir : celles où il y a un affaiblissement résultant de la diminution de l'influx nerveux, sans affection organique, et celles qui succèdent ou qui s'associent à une altération organique quelconque.

Dans la première catégorie, on peut ranger la syncope ordinaire ; celle-ci est plus ou moins complète, suivant que la paralysie temporaire du cœur est plus ou moins marquée. La perte de la puissance contractile est passagère dans cette affection ; il est probable que dans d'autres états morbides, la faiblesse cardiaque a une durée plus grande, indépendamment même de toute lésion anatomique de l'organe.

Le cœur peut-il se paralyser tout entier ou partiellement sous l'influence d'une lésion primitive des centres nerveux ou du système ganglionnaire ? L'obstruction des artères coronaires produit-elle un état semi-paralytique du cœur analogue à celui qu'on rencontre aux extrémités, dans l'artérite chronique ? Ces questions sont restées, jusqu'à ce jour, sans solution.

Atrophie du cœur. — L'atrophie du cœur, considérée comme une affection idiopathique, n'est que peu ou point connue. Nous ne pouvons pas, non plus, spécifier les symptômes qui appartiennent à cet état, lorsqu'il y a dépérissement général, car la circulation n'offre rien de particulier dans le cours de la tuberculisation pulmonaire chronique avec atrophie du cœur. C'est dans la phthisie qu'on trouve le plus ordinairement cette dernière lésion portée très-loin. Cette particularité s'explique par la diminution de la masse du sang et par le travail de résorption des tissus rouges. Les muscles de la vie végétative diminuent de volume et de force en même temps que les muscles de la vie animale; ils deviennent pâles et mous, et cette modification se montre aussi bien dans l'appareil de la génération et dans certaines portions du tube digestif, que dans le cœur. Ce travail peut aller si loin pour l'estomac, que celui-ci ressemble à un sac formé de membranes d'une ténuité extrême. C'est ce qu'on rencontre dans le *ramollissement avec amincissement*, de Louis. — Il est, dans la même maladie, d'autres exemples que l'on pourrait citer, et parmi eux, l'atrophie de l'utérus décrite, pour la première fois, par le professeur Montgomery (1). Dans l'organe central de la circulation, le tissu musculaire n'est pas altéré seul. Les valvules sont parfois singulièrement atrophiées et prennent un aspect crébriforme ; M. King (de Londres), le docteur Adams et le professeur Smith en ont rapporté des exemples. Chez un malade qui mourut phthisique à un âge très-avancé, nous avons vu les valvules aortiques offrir cette disposition en crible. Les filaments qui circonscrivaient les perforations étaient aussi délicats que des fils d'araignée.

Le docteur Hope pense que, dans l'atrophie idiopathique, le cœur se contracte sur lui-même, de façon à diminuer l'étendue de ses cavités. C'est alors qu'on voit le cœur d'un adulte prendre les proportions de celui d'un enfant. Cet état a été souvent décrit par les auteurs, et il est loin d'être rare. L'organe peut acquérir, au contraire, des dimensions plus grandes que de coutume, lorsque, dans la phthisie, il devient le siége d'une dégénérescence graisseuse.

Nous n'avons jamais observé l'atrophie du cœur signalée par Laennec, et résultant d'émissions sanguines excessives; nous ne l'avons jamais non plus vue se produire par le fait de la compression

(1) *Dublin Journal of medical science*, 1re série, vol. XXVII, p. 161.

exercée par des fausses membranes, ainsi que Bouillaud en a cité un exemple.

Affaiblissement du cœur dans la péricardite.

Pour quiconque a observé des cas de péricardite terminés par la mort, l'état du malade, dans les derniers jours, indique que le ventricule gauche a perdu une grande partie de sa contractilité. La petitesse, l'irrégularité et la faiblesse du pouls, le refroidissement général de la peau, la pâleur de la face et la tendance à la syncope, tout, en un mot, vient confirmer cette supposition. Ces symptômes seraient-ils le résultat de la pression exercée sur le cœur par ce liquide épanché? Cette explication a été souvent admise : elle nous paraît se concilier difficilement avec la gêne si peu considérable qu'entraînent, dans l'accomplissement des fonctions du cœur, les déplacements de cet organe sous l'effet d'une pression *excentrique*. Les muscles cardiaques deviennent très-probablement le siége d'une modification analogue à celle des muscles intercostaux dans les cas avancés d'empyème; on peut même établir un rapprochement très-exact entre la manière dont les muscles intercostaux se laissent distendre dans la pleurésie, et la débilitation du tissu musculaire cardiaque dans la péricardite. Dans l'un et l'autre cas, on retrouve l'inflammation d'un tissu placé en contact immédiat avec les fibres musculaires, et l'on observe également les symptômes indiquant primitivement la diminution, et consécutivement l'affaiblissement de la vitalité des muscles adjacents. L'inflammation du tissu musculaire lui-même vient-elle s'ajouter à la phlogose de la membrane séreuse ? cela est assez probable, surtout si l'on prend en considération la coïncidence, quelquefois observée, de la myocardite et de la péricardite.

Nous avons déjà signalé les fautes graves commises dans le traitement de la péricardite, lorsqu'on ne reconnaît pas la débilitation du cœur dont il est ici question ; la mort du malade est souvent le résultat de la persistance qu'on apporte dans le traitement antiphlogistique, à une période de la maladie où l'affaiblissement de la contractilité du cœur nécessiterait une médication stimulante. Nous ignorons encore à quels signes directs on peut distinguer le moment où ce changement important s'opère dans la succession des actes pathologiques; les progrès de l'observation clinique jetteront, sans doute, une vive clarté sur ce point.

Il est peu probable que, dans le cas dont il s'agit, on puisse combattre la débilité du cœur par les stimulants, avec le même succès que dans les cas de ramollissement non inflammatoire et d'affaiblissement cardiaque, qui appartiennent au typhus. — Lorsqu'on la voit se produire, il faut cesser le traitement antiphlogistique, et la stimulation de l'organe est indiquée par la théorie.

D'après Hasse, il n'est pas une seule forme de cardite qui ne compromette plus ou moins tous les tissus qui entrent dans la composition du cœur, lorsqu'elle se montre à un haut degré d'intensité : « On doit cependant, » dit-il, « se garder de confondre avec la car-
» dite, ces cas de péricardite ou de pleurésie du côté gauche, dans
» lesquels le tissu du cœur est flasque, pâle et ramolli, et où il pré-
» sente çà et là une consistance pulpeuse et une coloration foncée.
» On pourrait tout aussi bien admettre, par exemple, que le dia-
» phragme est le siége d'une inflammation, parce qu'il est altéré, dans
» sa consistance et dans sa coloration, à la suite de la phlogose de la
» plèvre qui le tapisse. Dans ces deux cas, l'influence exercée par
» l'inflammation voisine est trop clairement marquée, pour qu'il soit
» possible de la révoquer en doute (1). »

Le même auteur admet l'origine dynamique de la dilatation des muscles intercostaux et du diaphragme dans la pleurésie, phénomènes dont j'ai démontré l'existence, il y a déjà longtemps. Le même raisonnement peut s'appliquer à la péricardite. Il reste encore à déterminer quelle part revient à la paralysie simple et à l'état inflammatoire des muscles cardiaques, dans la production de la flaccidité ou de la débilitation du cœur.

Affaiblissement du cœur par dilatation, avec altérations pulmonaire et hépatique.

Mentionnons seulement cette forme de la débilitation cardiaque, dont il a été question dans le chapitre précédent.

Nous allons maintenant examiner séparément la faiblesse du cœur produite par la dégénérescence graisseuse de cet organe. Nous étu-

____

(1) Hasse, *Anatomie pathologique*, traduction de Swaine, p. 201.

dierons ensuite avec avantage cette autre forme importante de débilité cardiaque, qui se montre si souvent comme une affection secondaire, dans le cours des fièvres essentielles de notre pays. Toutefois, comme cette étude se rapporte à un état pathologique particulier, nous ne l'entreprendrons qu'après avoir discuté les règles générales du traitement des maladies organiques du cœur.

CHAPITRE V

L'accumulation de la graisse, à la surface ou dans l'épaisseur du tissu du cœur, est connue depuis longtemps, mais elle n'a été bien étudiée que de nos jours. Laennec, et après lui Hope et Hasse, ont décrit deux formes de cette affection. La description de Laennec est assez incomplète, mais les recherches des observateurs qui l'ont suivi, et même celles de Rokitansky, n'ont pas fait connaître un seul fait qui ne puisse rentrer dans l'une des formes admises par lui.

Dans la première variété, la graisse est déposée, en plus ou moins grande abondance, dans le tissu cellulaire sous-séreux et forme une couche adipeuse qui enveloppe le cœur. Son épaisseur est variable, et généralement plus grande au niveau des cavités droites. Le tissu musculaire paraît refoulé; il est ordinairement ramolli, pâle et atrophié. Suivant Hasse, les globules de graisse ne s'accumulent pas seulement dans les mailles du tissu cellulaire sous-séreux; elles se déposent isolément dans la substance musculaire et entre les fibres primitives elles-mêmes.

Ce dépôt adipeux est habituellement jaune; lorsqu'il est très-abondant, le cœur, après l'ablation du sternum, offre une coloration ictérique.

Dans la seconde forme, on admet que la dégénérescence graisseuse commence par les muscles; ce serait alors une véritable transformation de tissu. D'après Rokitansky, la graisse ne s'accumule pas en masses, puisqu'il n'y a pas de globules graisseux compris entre les faisceaux de tissu cellulaire, mais elle se rassemble en granules microscopiques, pareils aux grains d'un chapelet, et qui pénètrent intimement entre les fibres primitives des muscles cardiaques. Ceux-ci ont perdu leurs stries transversales; leurs fibrilles sont friables et se réduisent facilement en molécules (1). Cet état est peut-être plus commun dans le ventricule gauche qu'au niveau du ventricule droit.

(1) Hasse, *Anatomie pathologique.*

On le considère assez ordinairement comme la cause la plus fréquente des ruptures spontanées du cœur.

Dans l'état actuel de la science, peut-on affirmer qu'il existe une distinction bien nette entre ces deux variétés? Je ne le pense pas, et il me paraît probable que la première forme conduit à la seconde. Les pathologistes de Dublin se sont familiarisés depuis longtemps avec les formes décrites par Rokitansky, et nos musées en contiennent d'excellents spécimens. Dans la collection de l'école de Park street existe un exemple remarquable de rupture du ventricule gauche; le cœur entier est altéré au point qu'il est presque impossible d'y découvrir aucunes traces de fibre musculaire. La forme de l'organe n'est pas modifiée, mais on comprend difficilement, en présence d'une destruction du tissu musculaire poussée si loin, comment la circulation a pu continuer à s'accomplir.

Rokitansky émet l'opinion que cette altération se rencontre dans l'hypertrophie du cœur liée à une endocardite et à une cardite anciennes. Il reste à déterminer jusqu'à quel point l'inflammation peut prédisposer à la maladie; mais un fait publié par le docteur Cheyne ne laisse aucun doute sur l'existence de la dégénérescence graisseuse, en dehors de toute affection des valvules ou du péricarde.

Au point de vue pratique, on reconnaît que les symptômes généraux et l'histoire de la maladie sont à peu près les mêmes dans les deux formes. La deuxième semble cependant prédisposer davantage à la rupture du cœur.

Examinons maintenant quelques-uns des cas observés à Dublin.

Obs. XXVII. — *Dégénérescence graisseuse des deux ventricules, avec dépôts stéatomateux et calcaires dans l'aorte; pouls irrégulier et intermittent; mort par apoplexie.*

Ce fait est rapporté par le docteur Cheyne (1). Un gentleman, âgé de soixante ans, dont la vie avait été sédentaire et qui s'était adonné aux plaisirs de la table, vit se développer de la goutte qui se fixa aux pieds. Cette goutte régulière disparut, et le malade devint sujet, pendant les deux ou trois ans qui précédèrent sa mort, à de l'œdème des pieds et des malléoles, revenant dans la soirée. Le pouls était parfois intermittent. Le 3 février 1816, ce gentleman rentra chez lui, exténué

____

(1) *Dublin hospital Reports*, vol. II, p. 217.

par une longue promenade, et souffrant de palpitations et de battements précipités (*fluttering*) du cœur. Un peu de vin le remit, mais
dans la soirée, à la suite d'un violent accès de toux, le malade perdit
connaissance. Il n'y eut pas de paralysie consécutive; la face resta
pâle et l'intelligence se troubla ; le pouls était extrêmement irrégulier
et inégal. On usa largement de saignées et de purgatifs suivis de l'emploi de mercuriaux et des diurétiques, en raison de la diminution
survenue dans la sécrétion urinaire. Cependant, les poumons s'en-
gouèrent de plus en plus, et l'anasarque s'accrut rapidement. Le
10 avril, on trouva le malade dans son lit avec la face vultueuse ; il
était hémiplégique et sans parole. La paralysie persista jusqu'à la
mort.

La seule particularité de la dernière période de la maladie, qui ne
dura, du reste, que huit ou neuf jours, fut l'état de la respiration.
Celle-ci devint irrégulière pendant quelques jours ; elle cessait entièrement pendant un quart de minute, reparaissait très-faiblement
d'abord, puis par degrés devenait haletante et rapide, pour disparaître
de nouveau progressivement. Cette évolution de la respiration durait
une minute environ pendant laquelle on comptait 30 actes respiratoires.

A l'autopsie, le cerveau ne présentait rien de remarquable, si ce
n'est une vascularisation exagérée de la pie-mère, particulièrement
au niveau des lobes moyens et postérieurs du cerveau. Les ventricules
contenaient de trois à quatre onces de liquide. Le péricarde renfermait
deux onces de sérosité, et le cœur avait triplé de volume. La partie
inférieure du ventricule droit était convertie en une substance molle
et graisseuse. La partie supérieure, très-amincie, prenait, de proche
en proche, la consistance que nous venons de signaler. La cavité du
ventricule gauche était fortement agrandie et son tissu était converti
tout entier en graisse, à l'exception de la couche musculaire réticulée
interne et des colonnes charnues. Les valvules étaient saines, et
l'aorte incrustée de concrétions stéatomateuses et calcaires.

Cette observation est fort instructive. Nous voyons chez un homme
habitué à une vie sédentaire et adonné aux plaisirs, se développer
d'abord un état goutteux, puis un affaiblissement du cœur, dont on
trouve la preuve dans l'irrégularité du pouls et la tendance aux œdèmes.
Après une fatigue excessive, la sensation de battements précipités dans
la région cardiaque s'accroît soudain, pour diminuer pendant quelque

temps, par l'usage du vin ; survient ensuite une attaque d'apoplexie, *qui guérit sans paralysie ;* le malade soumis à des déplétions sanguines considérables, privé des stimulants auxquels il est habitué, est atteint d'hydropisie avec irrégularité croissante du pouls. Enfin une autre attaque d'apoplexie, suivie cette fois d'hémiplégie, emporte le malade, qui succombe après avoir présenté une forme particulière de respiration, résultant sans doute de l'état du cœur. L'autopsie ne révéla que de la congestion cérébrale et une dégénérescence graisseuse du cœur, presque complète.

Si ce fait se fût offert au docteur Cheyne quelques années plus tard, il eût, sans aucun doute, prescrit un traitement différent, en ce qui concerne, au moins, les émissions sanguines, et la suppression des stimulants. Aujourd'hui, les observations du docteur Adams prouvent que l'affaiblissement du cœur est une cause d'attaques apoplectiques; aussi les médecins sont-ils plus réservés dans l'institution d'un traitement débilitant.

Voici l'abrégé d'une observation tirée du mémoire du docteur Adams, publié en 1827 (1). Elle offre un grand intérêt ; c'est pour ainsi dire la clef de nos connaissances sur ce sujet; et elle tient la même place, dans le diagnostic de la maladie graisseuse du cœur, que le cas du docteur Beatty, dans celui de l'anévrysme de l'aorte abdominale (2).

Obs. XXVIII. — *Attaques d'apoplexie répétées pendant longtemps; absence de paralysie; lenteur remarquable du pouls; dégénérescence graisseuse des deux ventricules, et particulièrement du ventricule droit.*

Un officier des douanes, âgé de soixante-huit ans, et vigoureusement constitué, éprouvait depuis longtemps de la difficulté pour respirer, et une toux continuelle qui le rendait incapable de tout effort musculaire. En mai 1819, je vis ce gentleman en compagnie de son médecin ordinaire, M. Duggan ; le malade relevait alors d'une attaque d'apoplexie, qui était survenue, subitement, trois jours auparavant. Il était assez bien remis pour sortir et pour se promener, mais il restait de la stupeur, une disposition continuelle au sommeil, et une

(1) *Dublin hospital Reports,* vol. IV.
(2) *Ibid.,* vol. V.

toux très-gênante. Mon attention fut attirée surtout par l'irrégularité de la respiration et la lenteur remarquable du pouls, qui battait en moyenne 30 fois par minute. M. Duggan m'apprit que depuis sept ans qu'il voyait sans cesse ce malade, il avait observé jusqu'à vingt attaques apoplectiques; un ou deux jours avant chacune d'elles, le malade était pesant, léthargique, et perdait la mémoire ; puis il tombait à terre dans un état complet d'insensibilité ; à cette occasion, il se blessa plusieurs fois. Le pouls devenait, au moment des attaques, plus lent encore que d'habitude, et la respiration était bruyante et stertoreuse. On le saignait sans perdre de temps et on le purgeait très-énergiquement. Comme mesure préservative, on avait placé un séton à la nuque, et un régime sévère avait été prescrit. Le malade se remettait de ses attaques sans qu'il restât de paralysie. L'œdème des pieds et des malléoles commença en décembre. La toux devint plus fréquente, la respiration plus gênée et les facultés intellectuelles s'affaiblirent.

Le 4 novembre 1819, une attaque d'apoplexie l'enleva en deux heures, avant l'arrivée de son médecin.

Autopsie faite cinquante-six heures après la mort. — La dure-mère présente son aspect normal. L'arachnoïde est séparée de la pie-mère par un liquide gélatineux. La substance cérébrale est humide et d'un blanc jaunâtre. Il existe un peu de liquide dans les ventricules, qui ne sont pas dilatés, excepté dans le point où ils communiquent entre eux. Les parois de la carotide et des artères moyennes de la dure-mère sont blanches et rendues opaques par des dépôts osseux. Elles sont cependant perméables.

Le poumon droit est sain, le poumon gauche est comprimé et adhère au thorax; une pinte au moins de sérum et une masse de graisse molle d'une couleur jaune foncée, remplissent l'espace compris entre le médiastin antérieur et le poumon comprimé. Celui-ci est imperméable à l'air et incapable de remplir ses fonctions.

L'oreillette droite est très-dilatée ; extérieurement, le ventricule droit ne présente aucune apparence de fibres musculaires ; il semble presque entièrement composé de graisse qui offre la même couleur jaune que celle qui occupe la place du poumon gauche. Le tissu réticulé qui tapisse l'intérieur du ventricule présente seul quelque apparence de structure musculaire, bien que la graisse apparaisse çà et là entre ses fibres,

Le ventricule gauche est très-aminci et recouvert de graisse. Au-dessous, la couche musculaire n'a pas une ligne d'épaisseur ; elle n'a plus ses caractères ordinaires ; ramollie, friable, sa coupe a plutôt l'aspect du tissu hépatique que celui du tissu cardiaque. La cloison interventriculaire a les mêmes caractères. Dans les deux ventricules, et même dans les fibres superficielles, on rencontre des taches jaunes constituées par de la graisse qui a remplacé le tissu musculaire. L'organe entier est d'une légèreté remarquable ; ses valvules sont saines, à l'exception de celles de l'aorte qui sont incrustées de taches osseuses ; elles sont cartilagineuses et élastiques, disposition qui a pour effet une tendance à l'occlusion permanente de l'orifice. Une injection poussée doucement par le ventricule franchit cet orifice. Cependant, en renversant le cœur et en remplissant d'eau cette cavité, le liquide ne s'échappe point, son poids n'étant pas suffisant pour écarter les bords épaissis des valvules. Le cœur contient beaucoup de sang liquide.

Le foie est sain, la veine porte est distendue outre mesure. Le tissu de la rate est sain, quoique cet organe soit dilaté. Les autres viscères ne présentent rien de particulier.

Dans le même mémoire est relaté un autre fait, que nous croyons unique dans la science. C'est celui d'un médecin qui, durant les dix dernières années de sa vie, fut sujet à des syncopes répétées, se distinguant toutefois d'une syncope ordinaire, par la façon subite et inattendue dont l'attaque se montrait et disparaissait ensuite sans laisser après elle aucune suite fâcheuse. A l'âge de soixante-huit ans, il fut pris, à l'improviste, de symptômes qui ressemblaient à ceux d'une angine de poitrine. Il éprouvait une douleur thoracique vive s'étendant le long du bras droit, et s'accompagnant d'engourdissement. La vue était obscurcie ; le malade avait des vertiges très-courts, mais sans perte de connaissance. Depuis ce moment, la respiration devint gênée, et le *pouls, qui était extrêmement faible au bras gauche, disparut complétement du côté droit.*

Ce malade vécut encore six semaines, il se plaignait d'une grande difficulté à respirer et d'un affaiblissement graduel des forces ; pendant tout ce temps, *l'examen le plus minutieux ne permit de découvrir aucune trace de pulsation sur le trajet d'aucune artère.* Les battements du cœur ne se sentaient plus à la main et l'oreille ne pouvait découvrir qu'une sensation obscure d'ondulation. A l'autopsie, on trouva à droite une pleurésie de formation récente ; les

poumons étaient sains ; le cœur volumineux, flasque, d'une couleur
jaune due à un dépôt de graisse. Toutes ses cavités étaient distendues par du sang liquide ; les valvules sigmoïdes de l'aorte étaient
complétement ossifiées, mais les dépôts osseux ou calcaires n'étaient
pas limités à l'aorte, ils s'étendaient aux artères coronaires qui étaient
si complétement transformées par ces dépôts, qu'elles étaient presque
solidifiées et imperméables dans l'étendue d'un pouce à partir de leur
origine.

En expliquant les particularités de ce fait, M. Adams est très-dis-
posé à les attribuer à un état plus ou moins complet de paralysie du
cœur, résultant de l'obstruction des vaisseaux coronaires. La rapidité
avec laquelle le pouls disparut est surtout remarquable. Cette disparition était due évidemment à la faiblesse du cœur plutôt qu'à l'altération des valvules aortiques C'est ce que prouvent, d'une part, les
symptômes de l'obstruction valvulaire, et, d'autre part, l'affaiblissement
des bruits du cœur qui était porté assez loin pour que plusieurs observateurs doutassent de leur existence.

J'ai placé ici cette observation avec tous ses détails, car elle rentre
dans la catégorie de celles où l'affaiblissement du cœur se lie à la
dégénérescence graisseuse. On se souviendra que le cœur avait une
coloration jaune produite par un dépôt de matières graisseuses, et
nous verrons bientôt que les lésions athéromateuses ou osseuses de
l'aorte compliquent fréquemment cet état morbide. Il est possible que
le dernier acte pathologique qui se soit produit ait été l'apparition
dans les artères coronaires d'un travail de déposition analogue à celui
de l'aorte, et qu'il en soit résulté une demi-paralysie dans un cœur
déjà affaibli.

En comparant ce fait et celui que le docteur Graves et moi avons
donné, et dans lequel il survint une paralysie du membre inférieur
droit, à la suite d'une obstruction artérielle qui semblait n'avoir point
débuté à l'extrémité du vaisseau (1), nous y trouvons une preuve à
l'appui des idées émises par le docteur Adams, sur la cause de la
cessation de l'action du cœur ; celle-ci se produit d'autant plus facilement que l'organe était déjà affaibli auparavant.

Cette maladie a été observée ensuite par le professeur Smith, qui
a ajouté à nos connaissances, sur ce sujet, la découverte de matières

____

(1) *Meath hospital Reports.*

huileuses à l'état libre dans le sang, et des remarques sur la production des gaz dans le cœur, et dans les veines, après la mort (1).

Cet auteur donne les détails de deux autopsies : dans un de ces cas, la cause immédiate de la mort fut la rupture du ventricule gauche. L'un et l'autre étaient des exemples de la première forme de dégénérescence dans laquelle la graisse semble primitivement déposée à la surface du cœur.

Obs. XXIX. — *Dégénérescence graisseuse du cœur ; rupture du ventricule gauche, huile à l'état libre, dans le sang.*

Marguerite Newmann, âgée de quatre-vingt-dix ans, mourut subitement, n'ayant accusé jusque-là que de la faiblesse et les infirmités de son âge.

Autopsie, vingt heures après la mort. — Les téguments des bras, des cuisses et de la poitrine présentent de larges taches livides, et l'on perçoit de la crépitation dans le tissu cellulaire sous-cutané presque partout, mais surtout au niveau des points où la peau a changé de couleur. Le tissu cellulaire sous-cutané est également chargé d'une matière adipeuse, molle, pâle et diffluente. En enlevant le sternum on rencontre des gaz dans le tissu cellulaire du médiastin ; le péricarde est distendu, autant qu'il peut l'être, par du sang liquide et en caillots ; le cœur, recouvert d'une couche épaisse de graisse, surtout à sa face postérieure, est ramolli, pâle, flasque, et l'on aperçoit des globules d'air logés sous l'enveloppe séreuse et rassemblés principalement le long des vaisseaux coronaires.

Presque au centre de la face antérieure du ventricule gauche est une petite déchirure d'environ un quart de pouce en longueur. Le tissu ventriculaire, ramolli, est déchiré avec facilité par le doigt, sa couleur est d'un jaune pâle et il y a infiltration de matières purulentes ; le scalpel se graisse en traversant la substance musculaire, et un grand nombre de globules d'huile flottent à la surface du sang qui s'est échappé des vaisseaux divisés.

Les organes abdominaux offrent plusieurs particularités remarquables : au-dessous de la tunique séreuse de l'estomac, des intes-

____

(1) *Contributions to pathological anatomy*, par le docteur R. W. Smith (*Dublin Journal of medical science*, 1re série, vol. IX, p. 441).

tins, du foie, de la rate et des reins, des bulles d'air sont répandues en abondance, le foie est converti en une pulpe semi-liquide, au point qu'un courant d'eau tombant d'une hauteur médiocre, détruit la substance de l'organe et n'en laisse subsister que la trame vasculaire. Ce tissu, désorganisé, est infiltré de matières huileuses et de gaz. La rate et les reins ont la même apparence que le foie, et tous ces viscères, ainsi que l'estomac et le cœur, surnagent dans l'eau. En enlevant le foie, la section de la veine cave laisse échapper la valeur d'une cuillerée à bouche d'une huile limpide, claire, parfaitement transparente, qui précéda l'expulsion du sang contenu dans la veine. Je recueillis environ une demi-once d'huile provenant des différents organes et j'aurais pu facilement en recueillir une quantité double. Plusieurs des artères les plus volumineuses sont ossifiées ; le cerveau ne présente aucune altération.

Obs. XXX. — *Dégénérescence graisseuse du cœur ; huile à l'état libre dans le sang.*

Une femme âgée de soixante et dix ans fut admise à l'hôpital de Richmond ; on l'avait trouvée dans la rue, couchée à terre, à l'humidité et au froid ; cette femme paraissait être dans un dénûment extrême ; elle mourut une heure après son entrée à l'hôpital.

Autopsie, environ dix-huit heures après la mort. — Dans les deux cavités pleurales on trouve une grande quantité de liquide ; le cœur est très-ramolli, pâle et flasque, son tissu se déchire facilement, et sa surface est couverte d'une couche de graisse épaisse d'un quart de pouce, les parois des ventricules sont amincies, une couche considérable de globules d'huile limpide s'étale à la surface du sang qui est lui-même très-séreux, de mauvaise apparence, et sans aucune disposition à se coaguler ; les vaisseaux du cerveau sont congestionnés, les viscères abdominaux sains.

Il sera bon, quand nous ferons l'histoire générale des symptômes de cette altération du cœur, de discuter les idées que le docteur Smith a émises en rapportant ces deux cas. En attendant, continuons l'examen des faits analogues, observés à Dublin.

Obs. XXXI. — *Palpitations ayant duré depuis longtemps; syncopes subites, revenant de temps à autre; mort subite avec symptômes apoplectiques; dépôt considérable de graisse dans le
cœur.*

Cette observation a excité un grand intérêt à Dublin; elle a été
communiquée à la Société pathologique par le docteur Carmichael,
en 1840. Le malade était un ecclésiastique de plus de soixante ans,
d'habitudes régulières; il avait toujours joui d'une bonne santé, et
jamais aucun symptôme d'une maladie du cœur ne s'était montrée
à un degré suffisant, pour l'obliger à garder le lit ou à interrompre
ses devoirs professionnels. Cependant, depuis bien des années,
le malade était sujet à des palpitations, et une ou deux fois il s'était
trouvé mal, sans cause appréciable. Cette tendance aux lipothymies
fut combattue quelquefois avec succès par l'usage d'une petite quantité d'eau-de-vie ou d'autres stimulants. Le jour de sa mort, il avait
célébré le mariage de deux membres de sa congrégation et avait pris
place au déjeuner de noce, quand tout à coup sa tête s'inclina, sa
respiration devint stertoreuse, et au bout de quelques instants il succomba. Les veines du cou étaient gonflées, et le docteur Hutton, qui
était présent, ouvrit la jugulaire, et essaya de plusieurs autres moyens,
mais en vain. Le lendemain, les veines du front étaient devenues
turgides et produisaient de la crépitation lorsqu'on les pressait; il
fut très-difficile de convaincre les amis du défunt de la réalité de la
mort, tellement l'injection des vaisseaux superficiels et la coloration
du visage simulaient la vie.

L'autopsie fut faite cinq jours après la mort. — Le tissu cellulaire
du cou, des extrémités supérieures du tronc et du scrotum était
emphysémateux; celui-ci avait le volume d'un melon et était presque
transparent. Il y avait une grande quantité de tissu adipeux sous les
téguments de l'abdomen et dans le médiastin antérieur; le cœur était
couvert de graisse, et ses cavités droites distendues par des gaz. Les
parois du ventricule droit avaient environ deux lignes d'épaisseur et
les muscles paraissaient être convertis en une substance graisseuse;
ce qui en restait était gras et friable. Les cavités gauches présentaient
les mêmes lésions à un degré moindre; le foie, les poumons et le
cerveau étaient sains.

Dans cette observation, la turgescence des veines, observée au moment de la mort, vient corroborer l'opinion du docteur Adams, qui pense que la mort est causée par la congestion veineuse du cerveau. Le docteur Carmichael adopta cette manière de voir ; il admit que, par suite de l'impuissance du ventricule droit à chasser le sang à travers les poumons, la veine cave descendante et les veines de la tête avaient été distendues outre mesure, et que la mort s'en était suivie. Suivant lui, une petite saignée, suivie de l'administration des stimulants, est la médication convenable dans les attaques de cette nature.

La turgescence remarquable des veines sous-cutanées, produisant l'apparence trompeuse d'un retour à la vie, a été très-bien expliquée par le professeur Smith ; il l'attribue au développement des gaz, non-seulement dans le côté droit du cœur, mais dans le système veineux général, peu de temps après la mort : il explique ainsi l'injection des capillaires et des veines cutanées.

Les deux cas suivants appartiennent à ma pratique personnelle.

Obs. XXXII. — *Anémie ; pouls très-lent, avec murmure valvulaire ; mort par syncope ; dégénérescence graisseuse du cœur avec lésion de l'orifice aortique.*

Un homme de plus de cinquante ans fut admis à l'hôpital avec les symptômes caractéristiques de la phthisie sénile. La peau était d'un jaune pâle, et l'état général révélait une grande débilité. Le malade se plaignait de toux et de dyspnée, mais il ne rapportait aucune de ses souffrances à la région du cœur. Son pouls battait 35 fois par minute, et quelquefois il s'élevait à 40 pulsations. Celles-ci, régulières, mais faibles, s'accompagnaient d'un bruit de souffle au premier temps, semblable à celui qu'on observe dans l'insuffisance mitrale ; ce bruit devenait plus fort à mesure qu'on se rapprochait de la partie supérieure du sternum ; il avait son summum d'intensité au niveau de l'articulation de la seconde côte droite. Nous crûmes avoir affaire à une maladie de la valvule mitrale, et nous pensâmes d'abord que le bruit aortique était dû à l'anémie. Le malade mourut sans agonie. A l'autopsie, on trouva les valvules mitrales saines ; les valvules aortiques étaient épaissies et rétrécies, mais sans inocclusion permanente. De l'eau versée par l'aorte ne pénétrait pas dans le ventricule; le cœur, flasque et ramolli, était couvert d'une épaisse couche de graisse, sans qu'il y eût cependant dégénérescence graisseuse complète. L'aorte présentait plusieurs taches athéromateuses.

Chez ce malade, le second bruit était normal, et il n'y avait pas de reflux du sang dans le ventricule; les valvules, assez malades pour produire un bruit au premier temps, fermaient complétement, et le second temps n'était pas altéré.

Obs. XXXIII. — *Attaques pseudo-apoplectiques répétées, sans paralysie consécutive; pouls lent, accompagné d'un murmure valvulaire qui se propage dans l'aorte.*

Edmond Butler, âgé de soixante-huit ans, est admis à l'hôpital de Meath, le 9 février 1846.

Il raconte que sa santé avait toujours été bonne, lorsqu'il y a trois ans il fut pris subitement d'une défaillance pendant laquelle il serait tombé si on ne l'eût soutenu. Cet accident se répéta à plusieurs reprises dans la journée, sans qu'il fût suivi de rien de fâcheux. Depuis lors, les mêmes phénomènes se sont renouvelés à des intervalles assez rapprochés, en tout, plus d'une cinquantaine de fois. Il n'y a rien de périodique dans leur invasion, ni de régulier dans leur intensité; ces attaques étant tantôt plus faibles, tantôt plus fortes et plus prolongées. Elles ne sont provoquées par aucune des conditions qui ralentissent ou qui accélèrent les mouvements du cœur, un effort brusque, par exemple, la distension de l'estomac ou la constipation. Le malade est à peine averti de l'approche d'une attaque; il sent, dit-il, un poids d'abord dans l'estomac, puis dans le côté droit du cou, puis dans la tête; *là, il fait explosion et disparaît avec un grand bruit ressemblant au tonnerre*, en laissant le malade en proie à la stupeur; souvent il y a en même temps une sensation de battements précipités du cœur. Pendant l'attaque, il n'y a ni convulsion, ni écume à la bouche, mais Butler s'est quelquefois mordu la langue. La durée de la syncope dépasse rarement quatre à cinq minutes; souvent elle est encore moins longue, mais pendant toute sa durée l'insensibilité est complète. Jamais ces attaques n'ont été suivies d'accidents ni de rien qui ressemble à de la paralysie. La dernière eut lieu un mois avant l'entrée à l'hôpital. On ne lui a jamais dit qu'il y eût quelque chose de particulier au pouls ni au cœur. Au

début, les spiritueux semblaient être le médicament le plus propre
pour faire cesser la syncope ou pour la prévenir ; depuis quelque
temps, on ne les a plus employés.

A son entrée, le malade est maigre et hâve, on retrouve cependant
en lui les restes d'une belle constitution. Il est toujours à demi
assoupi, mais sitôt qu'on lui parle, il reprend complétement sa vivacité et toute son intelligence.

Butler ne se plaint pas de sa santé générale ; l'appétit est bon,
ainsi que le sommeil ; les fonctions digestives et urinaires s'accomplissent régulièrement. Cependant il y a un peu de toux et d'expectoration muqueuse. L'intelligence est intacte. Le malade éprouve des
frissons dans tout le corps ; il prétend n'avoir jamais chaud, à moins
de se placer tout près du feu. Cette particularité existe depuis longtemps déjà ; chaque jour, dans l'après-midi le plus ordinairement,
il se produit un frisson suivi de chaleur à la peau, mais sans transpiration.

A la percussion, la poitrine est partout sonore ; le murmure respiratoire est fort, et s'accompagne, principalement en arrière, de gros
râles muqueux. L'impulsion cardiaque est extrêmement lente, obscure,
et prolongée ; elle donne la sensation d'une contraction faible et
lente en même temps. Le premier bruit s'accompagne d'un murmure doux, se prolongeant jusqu'au commencement du second
temps qu'on entend très-distinctement le long du sternum, et jusque
dans les artères carotides. Le second bruit est également modifié
quoique plus légèrement, et cette altération se perçoit mieux à certains battements qu'à d'autres. Le pouls bat 28 fois à la minute, il
est prolongé et lent ; les pulsations artérielles sont visibles dans tout
le corps, mais sans bruit anormal. Les artères paraissent être dans
un état de distension permanente ; les ramifications des temporales
sur le crâne apparaissent en relief comme sur un sujet bien injecté.
Tous les autres viscères sont dans un état parfait d'intégrité. L'urine
n'est ni acide, ni alcaline ; elle est claire et limpide, d'une densité
de 1,010, et ne précipite pas par l'acide nitrique.

On prescrit du vin et un liniment en onction sur l'épaule.

17 février. — Le pouls a oscillé entre 28 et 30 pulsations par
minute ; les murmures cardiaques n'ont pas varié, celui du premier
temps s'entend très-bien dans la région supérieure du thorax, mais
surtout le long de l'aorte.

La santé générale est devenue bien meilleure en apparence, depuis le séjour à l'hôpital. Le malade se lève chaque jour et reprend ses forces de plus en plus. L'épaule est presque guérie (1). Depuis son entrée à l'hôpital, Butler a eu deux menaces d'attaque, toutes deux pendant le séjour au lit, *et toutes deux ont été évitées par la manœuvre suivante. Aussitôt que le malade ressent les premiers symptômes de l'accès, il se retourne rapidement et se place sur ses mains et ses genoux, en tenant sa tête en bas; par ce moyen il fait souvent cesser un état qui autrement se serait terminé par un accès.*

Nous remarquons ce jour-là, en auscultant attentivement le cœur, qu'il y a de temps à autre des demi-battements entre les contractions régulières. Ils sont très-faibles, sans impulsion, et correspondent à un phénomène pulsatif analogue au pouls. Le pouls atteint le chiffre de 36 pulsations à la minute, les battements réguliers sont au nombre de 28, ce qui donnait 8 demi-battements par minute; ces phénomènes sont très-peu distincts.

18 février. — Le malade se plaint de palpitations et d'un sentiment de malaise dans la région du cœur; l'impulsion est plus forte et se compose de deux pulsations distinctes. Le murmure systolique est un peu plus fort qu'auparavant. En écoutant attentivement, on entend de temps à autre comme des tentatives de contraction qui avortent quatre fois environ par minute. Ces bruits incomplets n'altèrent point les intervalles qui séparent les bruits normaux du cœur. Ils paraissent remplir cet intervalle. Il n'existe pas d'état correspondant du pouls, qui bat 32 fois à la minute.

Trois mois après, le malade rentre à l'hôpital. Les phénomènes cardiaques sont les mêmes, mais un nouveau symptôme s'est montré, savoir, une pulsation remarquable de la veine jugulaire droite, et qui devient évidente, surtout quand le malade est couché. Il est difficile de compter les pulsations réflexes, mais leur nombre est au moins double des contractions ventriculaires. Chaque troisième pulsation est forte, subite, et appréciable à la vue. Les autres sont moins distinctes et quelques-unes sont très-faibles; ses dernières correspondent sans doute aux contractions imparfaites du cœur, dont nous avons parlé. Le cou du malade est très-curieux à observer; jamais je n'avais vu jusque-là des pulsations veineuses semblables.

(1) Dans le texte, il est question ici pour la première fois d'une affection de l'épaule. Cette circonstance a dû être omise dans l'abrégé de l'observation. (H. S.)

Depuis sa sortie, ce malade a eu à peine quelques-unes des attaques cardiaques auxquelles il était sujet; il rapporte les sensations prémonitoires à la région sus-claviculaire droite. Elles se sont reproduites souvent sans être suivies de perte de connaissance.

L'étude clinique de la maladie graisseuse du cœur permet d'en distinguer deux espèces. Dans l'une, l'altération a atteint différents degrés de développement, mais des organes, autres que le cœur, semblent être affectés à un degré plus élevé. Dans l'autre, l'affection cardiaque constitue la lésion principale, et la santé générale est bonne. Quelques cas de la première espèce offrent des symptômes qui peuvent mettre sur la voie de l'altération cardiaque, mais souvent on ne reconnaît celle-ci qu'à l'autopsie, et encore est-il quelquefois besoin d'un examen microscopique. Les mémoires du docteur Ormerod et du docteur Quain contiennent des faits de cette espèce, et démontrent que dans beaucoup de maladies chroniques, l'altération graisseuse du cœur peut exister et faire des progrès, sans qu'on en soupçonne l'existence.

Ainsi l'état morbide dont il s'agit peut se montrer dans la phthisie, dans les affections chroniques du foie et des reins, dans les affections de la prostate, le rhumatisme chronique, et dans différents états pathologiques appartenant à la goutte. Dans d'autres cas encore, il se produit à un degré assez peu marqué, pour ne point éveiller l'attention du praticien. Telle est, sans doute, la cause de la mort rapide de tant de malades atteints d'affections chroniques variées, lorsqu'ils sont soumis à un régime sévère ou à une médication débilitante. Il est peut-être plus important, dans ce cas, de reconnaître la maladie que lorsqu'elle est manifeste, et, pour ainsi dire, isolée.

Nous devons la connaissance de ce fait clinique important, et les faits plus remarquables qui en aient été rapportés, au docteur Ormerod, dont le mémoire a une grande valeur (1), en ce qui concerne

(1) *Observations sur l'histoire clinique et la pathologie d'une forme de dégénérescence graisseuse du cœur* (*London medical Gazette*, vol. IX, p. 739).

Les recherches des docteurs Paget, Ormerod et Quain, de Hasse, et d'autres anatomo-pathologistes, nous ont appris à connaître les altérations microscopiques de cette affection. La description qu'en donne le docteur Ormerod nous a semblé la plus succincte; elle donne une idée très-nette de la maladie; nous la citerons ici :

« A l'œil nu, dit le docteur Ormerod, le tissu musculaire du cœur sain offre des caractères qui le distinguent du tissu musculaire ordinaire : il est plus coml'histoire de la maladie et son anatomie microscopique. Il a démontré qu'on ne peut guère affirmer, sans le secours du microscope, que le cœur soit complétement exempt d'altération graisseuse ; à côté des cas où la maladie est bien développée sous sa forme la plus évidente, il a rapporté des exemples d'affection graisseuse du cœur à des degrés variables, dans les maladies suivantes : le *delirium tremens*, la paraplégie, l'hydropisie, l'hydrothorax, la bronchite, le marasme, l'épistaxis, l'hémorrhagie par insertion anormale du placenta, la phthisie aiguë et chronique, les maladies valvulaires, l'encéphaloïde du péricarde, les maladies rénales, les pneumonies, l'apoplexie et les fièvres. Le praticien doit prendre note de tous ces faits ; en effet, l'état graisseux du cœur n'est pas le point de départ de toutes ces maladies, pas plus qu'il n'en est une conséquence. C'est une complication sérieuse, commune et souvent latente des maladies chro-

pacte et plus homogène, et n'est point divisé en faisceaux comme les fibres des muscles. A l'aide du microscope, ou constate également quelques différences tranchées : les stries transversales sont moins marquées, et les fibres ont une apparence granuleuse singulière. Il est important de signaler tout d'abord cette différence physiologique, car le travail de la dégénérescence graisseuse qui se prépare a pour premier effet de faire disparaître la continuité des stries transversales et d'augmenter l'aspect granuleux des fibres.

Tel est le premier pas de la dégénérescence graisseuse : inappréciable à l'œil nu, il passerait inaperçu, à moins que les symptômes ou des modifications générales dans l'état du cœur n'attirent notre attention sur cet organe. Ces modifications consistent dans la diminution du volume, la pâleur et la flaccidité du cœur, dont on compare avec juste raison la couleur à celle des feuilles mortes, et qui donne au tact la même sensation qu'un gant de peau mouillée. Ce ne sont pas cependant les signes que nous venons d'énumérer qui éveillent l'attention de l'observateur sur les altérations des tissus cardiaques ; il en est de beaucoup plus manifestes.

Lorsqu'on ouvre un cœur atteint de dégénérescence graisseuse, l'intérieur du ventricule est parsemé de taches jaunâtres et d'une forme singulière en zigzag. La même disposition peut exister au-dessous du péricarde, et dans les cas extrêmes on le retrouve dans toute l'épaisseur des parois du cœur et des colonnes charnues. Les muscles papillaires surtout semblent être sujets à cette altération. Existe-t-elle également dans les parois des oreillettes? En tous cas, je ne l'y ai jamais rencontrée.

L'examen microscopique nous révèle la nature de ces taches : elles ne sont pas constituées par un travail de déposition, mais bien par la dégénérescence des fibres musculaires elles-mêmes. Chaque fibrille musculaire a conservé ses contours. Mais, au lieu des stries transversales et des noyaux, indices d'une vitalité active, on ne retrouve presque plus que des amas de globules hui-

niques; ce qu'il ne faut pas négliger pour l'institution du pronostic et du traitement.

N'oublions pas que dans bon nombre de maladies chroniques, le cœur est plus ou moins affecté de dégénérescence, sans que cet état se traduise par des signes ou des symptômes qui attirent l'attention du praticien sur cet organe. La circulation paraît s'accomplir avec une énergie suffisante, cependant les fibres musculaires du cœur peuvent s'atrophier et cesser subitement de remplir les fonctions qui leur sont dévolues.

Aussi, dans le traitement de beaucoup de maladies chroniques, et surtout dans les affections aiguës qui viennent s'enter sur des états pathologiques anciens, on doit prendre en grande considération l'état du cœur; il en est de même chez les malades qui ont dépassé la période moyenne de la vie, et chez les sujets jeunes et débilités par une cause quelconque. Nous devons donc chercher par tous les moyens

leux. On peut lire dans une seule de ces petites taches, toute l'histoire de la dégénérescence graisseuse ; on retrouve dans son voisinage la fibre musculaire à l'état physiologique ; puis les stries transversales deviennent moins distinctes; elles forment plutôt une série de petits points juxtaposés qu'une ligne continue : les intervalles qui séparent les points s'élargissent de plus en plus, et les points paraissent bientôt affecter une disposition longitudinale plutôt qu'une disposition transversale : enfin, toute régularité disparaît et les points tapissent la surface du tissu tout entière, comme les saillies qui recouvrent la peau d'un poisson. Il est probable que les fibres musculaires ont déjà perdu toutes leurs propriétés depuis longtemps. Mais de nouveaux changements se produisent : aux taches que nous avons décrites se mêlent de petits globules d'huile, qui vont en augmentant et qui se réunissent au point que la fibrille se convertit en une masse de gouttelettes d'huile contenues dans le sarcolemme.

Mais ce n'est point là l'altération unique que subissent les fibres musculaires : avec quelque précaution qu'on agisse, on reconnaît qu'elles sont courtes et qu'elles offrent une fragilité insolite : ce fait a peut-être une importance plus grande que la dégénérescence graisseuse, proprement dite, de l'organe.

Tels sont les caractères anatomiques ordinaires de la maladie : ils sont assez tranchés pour qu'on ne les laisse pas passer facilement inaperçus, lorsqu'on les a rencontrés une seule fois. Mais il ne faut pas s'y fier trop exclusivement. En effet, la dégénérescence graisseuse peut avoir envahi l'organe dans son entier, sans qu'on observe ces taches qui sont l'indice de l'altération arrivée à un degré extrême, dans quelques points isolés. Dans ce cas, il sera d'autant plus difficile de mesurer l'étendue et l'importance de la lésion, qu'on manquera des points de comparaison que donne le tissu cardiaque, dans les parties où il est resté sain. Cette difficulté ne peut être vaincue qu'à l'aide de l'examen microscopique; celui-ci donne des résultats infaillibles, toutes les fois qu'on a été amené à y avoir recours.»

à nous assurer du degré d'altération organique ou fonctionnel du cœur. Toutes les fois, en effet, que l'hématose se fait mal, soit par l'insuffisance de l'influx nerveux, soit par le fait d'une nutrition incomplète ou trop riche, l'affection graisseuse du cœur peut se développer.

On se demandera si cette maladie est constituée par une lésion locale primitive, ou si elle est consécutive à certaines altérations du sang. Sans nous arrêter à des distinctions subtiles, et en restant sur le terrain de la pratique, on doit admettre que les deux formes de la maladie graisseuse du cœur (qu'il y ait dépôt de graisse autour de l'organe ou dégénérescence primitive de la fibre musculaire) se rapportent à des conditions générales de l'organisme. La première de ces formes résulte de circonstances qui favorisent la formation de la graisse, dans des limites compatibles avec la santé ; la seconde, c'est-à-dire la transformation graisseuse proprement dite, coïncide souvent avec des altérations analogues, siégeant dans des organes différents, et l'on peut admettre, en toute assurance, qu'elle est secondaire à un état morbide général. Le docteur Quain croit « que » la déposition des molécules graisseuses dans la fibre musculaire » résulte d'une modification chimique ou physique du muscle lui- » même, et qu'elle est indépendante des actes auxquels on donne le » nom de fonctions vitales (1). »

Raisonnant d'après la formation de l'adipocire dans les matières animales privées de vie, cet auteur en arrive à conclure que lorsque les composés protéiques, l'albumine et la fibrine, sont placés dans des conditions défavorables à leur organisation, ou bien lorsqu'ils entrent dans la composition de tissus dont l'organisation ou la vitalité est imparfaite, ils dégénèrent, et passent à l'état de graisse. Cette modification serait toute chimique, et se produirait, lorsque par une cause quelconque, il y a affaiblissement du pouvoir vital qui préside à la nutrition de l'organe. Cette opinion semble avoir été indiquée par Rokitansky.

Or, quelle peut-être la cause immédiate de ce défaut d'innervation du cœur ? Cette question a de l'importance, si l'on admet que la maladie soit locale. Suivant le docteur Quain, l'obstruction des artères coronaires est commune dans cette affection ; sans nous pro-

(1) *De l'affection graisseuse du cœur*, par Richard Quain, M. D. (*Medico-chirurgical Transactions*, vol. XXXIII, p. 140).

noncer à ce sujet, admettons que cette condition anatomique puisse produire la maladie. Mais on rencontre des dégénérescences graisseuses du cœur sans qu'il y ait lésion des artères coronaires, et alors on se demandera si l'affection des artères ne fait pas seulement partie de ces séries des modifications de tissus, qui ont amené la maladie graisseuse du cœur. D'un autre côté, l'ossification des deux artères coronaires se rencontre sans que le tissu musculaire soit atrophié, et sans qu'il ait rien perdu de sa couleur rouge et de sa consistance normale ; en un mot, il est parfois entièrement sain. Bien plus, le ventricule peut s'hypertrophier, comme dans l'insuffisance aortique, malgré l'oblitération des artères coronaires. L'état graisseux du cœur, succédant à la péricardite et à l'endocardite, a été noté par le docteur Williams et par Rokitansky : c'est alors, sans doute, que l'existence de cette affection, en tant que maladie locale, est le plus probable. Lorsqu'il s'agit d'une péricardite, deux circonstances particulières en favorisent le développement. Quelquefois la lymphe plastique subit la transformation graisseuse, et recouvre ainsi le cœur d'une couche adipeuse qui s'accroît en vertu de la loi d'affinité élective. Il est possible aussi que l'adhésion du péricarde produise une atrophie et une désorganisation de la fibre musculaire. Aussi, chez le même individu, on peut rencontrer les deux formes de la dégénérescence graisseuse du cœur, bien qu'à son début, le travail morbide ait été tout local.

J'ai déjà mentionné les effets de l'adhérence du péricarde dans la production de l'atrophie du cœur. En pathologie, bien des chemins conduisent au même but. Le devoir du praticien est d'abord de déterminer les signes qui lui permettent de reconnaître un état morbide, de quelque façon qu'il se produise ; il en recherchera ensuite les diverses causes. Dès l'année 1836, le professeur Smith a démontré que dans certaines dégénérescences graisseuses du cœur, le sang contient de l'huile liquide et à l'état libre, en grande quantité. D'autres organes, il était facile de le prévoir, sont alors atteints de la dégénérescence graisseuse. Ce fait semble prouver que l'état graisseux du cœur reconnaît pour cause, non-seulement la dégénérescence des composés protéiques, mais encore la présence de l'huile, toute formée, et circulant avec le sang.

Diagnostic général.

Depuis Laennec, le diagnostic de la maladie qui nous occupe n'a fait que peu de progrès. Cet auteur déclarait qu'il ne connaissait aucun moyen de reconnaître une dégénérescence graisseuse du cœur, et le docteur Ormerod écrivait en 1849 : « Les détails des faits les » plus tranchés démontrent que le diagnostic fondé sur les signes » locaux ou généraux est presque impossible. » Et plus loin : « On » ne saurait prévoir avec certitude qu'on trouvera cette lésion après » la mort ; cependant le praticien sera presque forcément amené à » soupçonner l'existence de cette affection, par la répétition des » mêmes circonstances dans lequelles il l'a vue se produire précé- » demment. »

Le diagnostic de la dégénérescence graisseuse du cœur est souvent possible et peut même n'offrir aucune difficulté, dans le cas où la maladie est confirmée. A un degré moins marqué, on pourra la reconnaître, plutôt par quelques symptômes généraux que par ses signes physiques.

Le diagnostic porte sur trois points principaux :

1° La présence des signes physiques et des symptômes indiquant une diminution de la force du cœur ;

2° L'apparition de symptômes se rapportant à l'encéphale et à une modification de la circulation cérébrale, soit par anémie du sys·tème artériel, soit par congestion du système veineux ;

3° Les troubles des fonctions respiratoires, dus, en apparence, à la faiblesse du ventricule droit.

Nous ne savons point encore jusqu'à quel point il est possible de distinguer, pendant la vie, la dilatation avec affaiblissement du cœur, décrite plus haut, de la dégénérescence graisseuse. Les recherches microscopiques d'anatomie pathologique démontrent qu'il y a souvent, dans le premier cas, un dépôt plus ou moins considérable de substance adipeuse. Pour le praticien, les mêmes causes donnent naissance à ces deux maladies, et leurs effets ont le même résultat, la débilité du cœur.

A un degré très-prononcé, l'état graisseux du cœur est plus com-mun chez les sujets qui ont dépassé la force de l'âge ; à un degré d'intensité moindre, on le rencontre chez des individus jeunes, surtout lorsqu'il existe en même temps une autre affection viscérale, la tuberculisation pulmonaire, par exemple. On le retrouve très-déve-loppé chez des sujets très-âgés et alités depuis longtemps. Alors l'altération n'est point limitée au cœur seul, elle s'étend aux muscles soumis à la volonté, et au squelette qui devient fragile et qui s'atro-phie : il s'est fait alors un dépôt de substances huileuses dans les cavités et dans les cellules du tissu osseux (1). Les causes de cet état sont variables et, en apparence, contradictoires; elles se rapportent toutes à une même condition : la dépravation de l'hématose. Les individus adonnés aux plaisirs et qui se nourrissent trop, et les vic-times de la misère, sont exposés à cette maladie.

Les complications avec diverses affections locales, ou avec une forme morbide particulière, telle que la goutte, ne sont point rares. Cependant, l'intégrité de la santé générale et l'absence de lésions constatées après la mort, dans les appareils digestif, respiratoire et nerveux, doivent faire admettre, en pratique, que la maladie est sou-vent une affection locale.

C'est, probablement, dans les cas simples que l'affection atteint son maximum de développement, et qu'elle donne lieu aux symptômes les mieux caractérisés.

Ceux-ci peuvent se rapporter aux organes de l'innervation, de la respiration et de la circulation.

Le symptôme nerveux le plus important est l'apoplexie ou la fausse apoplexie qui frappe si fréquemment les malades. Elle diffère de l'apoplexie sanguine ordinaire, par la répétition fréquente des attaques, par la rareté de la paralysie consécutive, par le danger qui résulte d'un traitement antiphlogistique, et par les bons effets de l'emploi des stimulants, soit comme médication préventive, soit comme moyen curatif.

Ces attaques se rapprochent quelquefois de la syncope, et il est difficile de faire la part du défaut de sang artériel et de la stase du sang veineux. C'est au début que la forme syncopale est le plus mar-quée ; plus tard, la forme apoplectique domine. L'attaque se produit parfois inopinément et détermine la mort du premier coup · cette circonstance, cependant, n'est pas commune. Le plus souvent, il

_____

(1) Le musée de l'hôpital de Richmond contient des exemples nombreux de cette lésion.

y a des accès multipliés, se répétant à des intervalles irréguliers. Quelquefois, le malade est prévenu de l'imminence des accidents par des sensations qu'il rapporte à l'épigastre et à la tête, et qui ont quelque ressemblance avec l'aura épileptique. On observe parfois une incertitude momentanée dans la marche, une tendance à la syncope, et ces troubles peuvent se dissiper par l'emploi d'un médicament excitant ordinaire ; dans des cas plus graves, le malade tombe dans le coma, qui est précédé par la perte de la mémoire, ou par un état léthargique. Je soigne, en ce moment, un malade dont les premières attaques étaient de nature syncopale ; actuellement elles revêtent un caractère apoplectique, et les accidents, qui sont toujours précédés d'une convulsion légère, surviennent pendant le sommeil. Lorsque le malade revient à lui, et que le coma a tout à fait disparu, pendant une demi-heure ou une heure, il ne reconnaît plus ni ses amis les plus intimes, ni ses parents, ni même sa femme, qu'il a prise pour sa mère. Cet homme est âgé de soixante-trois ans. Le dernier symptôme que nous venons d'indiquer, s'est montré dernièrement, à Dublin, chez un individu qui est atteint d'un affaiblissement du cœur ; il arrive fréquemment à ce malade de ne plus reconnaître des amis de cinquante ans. L'accès est en général de courte durée, il s'accompagne rarement de paralysie ; lorsque celle-ci se produit, elle ne paraît pas devoir être rapportée à une lésion anatomique de l'encéphale.

Il est difficile de dire si ces accidents singuliers résultent d'un afflux insuffisant du sang artériel, ou d'une congestion veineuse. — Cette question n'a, du reste, aucune importance en pratique. Tout ce qui enraye l'action du cœur doit ralentir le cours du sang dans les veines de la tête, sans être pour cela une cause d'hypérémie. L'opinion qui veut que les accès apoplectiformes soient dus à l'insuffisance du sang artériel, est celle qui offre le plus de probabilités. La rapidité avec laquelle l'attaque se produit, et la promptitude de la guérison, dans un grand nombre de cas, militent en sa faveur. J'ai connu un malade qui réussissait à faire avorter les attaques, en penchant la tête en bas jusqu'à ce qu'elle touchât au sol ; il employait ce procédé au moment des symptômes prémonitoires. Chez un autre, atteint d'un anévrysme de l'aorte, et que j'ai observé dernièrement, il se fit successivement trois ruptures du sac, à plusieurs jours d'intervalle. Au moment de chaque hémorrhagie, il survint un coma syncopal des mieux marqués, avec convulsions. Ajoutons, en terminant, qu'on ne retrouve pas à l'autopsie une congestion extraordinaire du cerveau ; l'auscultation révèle la faiblesse des contractions du cœur.

Cette théorie étiologique des attaques apoplectiques est corroborée encore par l'apparition de symptômes de même nature dans un cas de dilatation de l'orifice mitral observé par le docteur Fleming, et que nous avons rapporté sous le n° XXIII. (Voy. p. 209.) Le ventricule était fortement hypertrophié, mais il y avait reflux du sang dans l'oreillette gauche.

Nous ne saurions donc adopter complétement le traitement proposé par feu M. Carmichael, traitement qui consistait à pratiquer la saignée pour débarrasser les vaisseaux de la tête, et à administrer les stimulants dans le but d'exciter l'activité du ventricule gauche.

Symptômes qui se rapportent à la respiration.

Rien ne prouve que la dégénérescence graisseuse du cœur, même dans sa forme grave, puisse provoquer des maladies organiques du poumon. Les recherches d'Ormerod, de Quain et d'autres auteurs encore ont démontré sa coïncidence fréquente avec des lésions pulmonaires ; mais ces deux affections n'ont que peu ou point de rapports entre elles : on doit plutôt les considérer l'une et l'autre comme des manifestations secondaires d'un état morbide général.

Mais il est un symptôme qui paraît lié à l'affaiblissement du cœur, et qu'on doit, par conséquent, s'attendre à rencontrer souvent dans la dégénérescence graisseuse du cœur : jamais je ne l'ai vu se produire dans d'autres affections. Ce symptôme a été observé par le docteur Cheyne, qui ne l'a point rattaché à une lésion particulière du cœur. Il consiste en une série d'inspirations de plus en plus fortes, jusqu'à un maximum d'intensité, après lequel elles diminuent progressivement d'étendue et de force, et finissent par une suspension, en apparence complète, de la respiration. Le malade peut rester dans cet état pendant assez longtemps pour que les personnes qui l'entourent croient à sa mort, puis une première inspiration faible, suivie d'une deuxième inspiration mieux marquée, commence une nouvelle série de mouvements inspiratoires analogue à celle que nous venons de décrire. Je n'ai jamais rencontré ce symptôme très-développé que dans les quelques semaines qui précèdent la mort du malade. Il est peu de phénomènes plus remarquables et mieux caractérisés, soit que l'on considère la suspension prolongée de la respiration, qui se produit sans douleur pour le malade, soit qu'on étudie les inspirations au moment de leur plus grande violence, alors que le malade ramène la tête en arrière, relève ses épaules et contracte chacun de ses membres inspiratoires par un effort suprême, sans qu'il y ait le moindre râle ni aucun signe d'un obstacle mécanique à l'entrée de l'air dans la poitrine. A l'auscultation, on constate que le murmure vésiculaire devient de plus en plus fort : lorsque le paroxysme est dans toute sa violence, il y a respiration puérile intense.

La diminution de la force et de la longueur des respirations se fait d'une façon tout aussi régulière et tout aussi remarquable. Les inspirations sont de moins en moins profondes jusqu'à devenir imperceptibles. Il y a alors apnée apparente. Celle-ci se termine enfin par une inspiration presque inappréciable. L'effort suivant est un peu mieux marqué, et la série ascendante recommence.

Quelquefois la respiration suspirieuse se produit autrement : le malade fait de temps à autre et irrégulièrement une inspiration profonde, surtout s'il est fatigué, s'il a faim, ou bien si les stimulants auxquels il est habitué, lui manquent. C'est là la forme la plus commune de cet accident (1). Dans un cas il se reproduisait surtout lorsque le malade était couché.

(1) La respiration suspirieuse s'observe parfois chez des individus atteints de certaines formes de maladies gastriques ou hépatiques, et quelquefois aussi elle est un symptôme de la goutte qui ne s'est point encore déclarée. Un traitement approprié fait disparaître cet accident, qui dépend probablement d'une débilitation passagère du cœur. Je l'ai vu dernièrement persister, pendant longtemps, chez une femme très-nerveuse ; dans ce cas, il semblait avoir eu comme point de départ de l'anxiété morale, puis être devenu ensuite une habitude. Un murmure faible accompagnait le premier bruit du cœur : il n'existait probablement pas de lésion organique, car la respiration suspirieuse était déjà ancienne et rien n'indiquait l'existence d'une maladie à marche progressive.

Ce caractère particulier de la respiration n'a point été étudié avec assez d'attention. Lorsqu'il est très-marqué, on peut y voir un signe presque pathognomonique d'une débilitation, et probablement d'une dégénérescence graisseuse du cœur. On ne peut encore affirmer qu'il indique une dégénérescence du côté droit du cœur. — Laennec a décrit une forme particulière d'asthme avec respiration puérile, et il attribue cette maladie et les symptômes auxquels elle donne lieu à une modification spéciale de l'influx nerveux. Il dit ne l'avoir jamais rencontrée

Symptômes se rapportant à la circulation.

Nos observations ne sont point assez nombreuses pour nous permettre de décider si, au début de l'affection graisseuse du cœur, le pouls offre des caractères particuliers de force, de fréquence ou de rhythme. Dans beaucoup de faits qui ont été cités et où la maladie n'avait point dépassé les premiers stades de son évolution, on n'a pas noté exactement l'état du pouls ; on doit admettre cependant qu'il n'offre aucun caractère particulier. Quelquefois il est faible, rapide, irrégulier ; ou bien il ne diffère pas sensiblement de ce qu'il est à l'état de santé (1). Lorsque la maladie est confirmée, le pouls, au contraire, peut présenter trois caractères importants :

1° Pouls légèrement accéléré, intermittent par intervalles ; sa force est parfois peu modifiée ;

2° Pouls extrêmement faible, rapide irrégulier (*pulsus formicans*) ;

que chez des individus atteints de catarrhe muqueux, et il pense que la dyspnée qui résulte seulement de l'augmentation du besoin naturel de respirer, ne saurait aller jusqu'à constituer de l'asthme, sans qu'il y ait complication d'un catarrhe. Cependant, un peu plus loin, Laennec parle d'adultes et de vieillards qui présentent un murmure vésiculaire puérile, sans catarrhe, qui ont la respiration courte sans être précisément asthmatiques, et qui sont sujets à éprouver de la dyspnée lorsqu'ils se livrent au moindre exercice

Peut-être, dans quelques cas de cette espèce au moins, y a-t-il un commencement de dégénérescence graisseuse du cœur. J'ai rencontré ces accidents chez un gentleman de soixante et dix ans environ, qui présente plusieurs signes d'un affaiblissement du cœur. Cet organe fonctionne régulièrement, mais son impulsion est extrêmement faible ; le pouls est dépressible. Les bruits cardiaques sont très-peu distincts, surtout le premier ; il n'y a pas de râles bronchiques, mais de la respiration puérile dans presque toute l'étendue du thorax. Ce malade éprouve de la dyspnée, s'il se livre à un exercice physique, ou s'il éprouve une émotion morale ; ces accidents ne remontent qu'à dix-huit mois. Nous retrouvons ici, en ce qui touche l'état de la respiration, une ressemblance parfaite avec la description, que donne Laennec, de la dyspnée avec respiration puérile. (Voyez l'ouvrage de Laennec, article *Asthme avec respiration puérile.*)

(1) Il est intéressant de rapprocher cette remarque de celle que j'ai faite à propos du ramollissement du cœur dans le typhus : dans ce cas, le pouls est souvent un guide infidèle lorsqu'il s'agit de déterminer la force du ventricule gauche.

3° Pouls continuellement lent, battant de cinquante à trente fois par minute, et même moins.

Dans cette dernière forme, lorsque le pouls est lent, tout en restant régulier et distinct, la maladie est probablement très-avancée, ou bien elle a affecté également les diverses portions du cœur. On doit attribuer l'irrégularité et la faiblesse du pouls à une dégénérescence qui n'a envahi que certaines parties de l'organe, ou qui est beaucoup plus marquée dans sa moitié droite ou dans sa moitié gauche. Il est probable aussi, qu'avant le début de la dégénérescence graisseuse, le cœur peut présenter deux états très-différents : lorsque le pouls est irrégulier, il y a eu affaiblissement simple et peut-être dilatation de l'organe, avant que le travail de déposition de globules graisseux ait commencé dans l'épaisseur des fibres musculaires. Dans un troisième ordre de faits, l'altération se montre sans modification préalable du tissu ou des fonctions du cœur. C'est dans cette catégorie qu'il faut ranger quelquefois les observations d'individus alités depuis longtemps, et qui ont succombé à la rupture du ventricule gauche. Les faits recueillis ne sont point assez nombreux pour élucider complétement cette question.

L'irrégularité du pouls, lorsqu'elle se rencontre dans la dégénérescence graisseuse du cœur, n'indique point qu'il y ait en même temps une affection valvulaire. En effet, c'est un symptôme qui se rencontre dans les cas de débilitation et de dilatation du cœur, sans lésions des valvules. D'un autre côté, il est très-remarquable qu'on observe des malades chez lesquels le pouls est parfaitement régulier, quoique lent. Dans les cas très-tranchés, lorsqu'il y a irrégularité, fréquence et petitesse du pouls, l'absence de tout murmure valvulaire ne doit point nous rendre trop affirmatifs sur l'intégrité des valvules; rappelons-nous que la faiblesse même du cœur peut empêcher de percevoir le murmure, et que les affections valvulaires compliquent assez souvent la dégénérescence graisseuse du cœur. Dans la plupart des faits que j'ai observés, la lésion des valvules siégeait à l'orifice aortique, et le pouls était lent et régulier. L'observation suivante nous fournit un exemple de la complication d'un rétrécissement mitral.

Obs. XXXIV. — *Dégénérescence graisseuse du cœur ; rétrécissement de l'orifice mitral ; murmure valvulaire ayant son maximum d'intensité à la pointe du cœur ; irrégularité, faiblesse et rapidité du pouls.*

Un homme âgé de cinquante ans, et qui depuis longtemps était dans le besoin, fut reçu à l'hôpital de Meath, dans un état de débilitation extrême. Le pouls était petit, faible, irrégulier au point que chaque pulsation avait un caractère différent, quelques-unes d'entre elles étaient courtes et instantanées ; les autres, plus distinctes, semblaient se prolonger davantage ; d'autres, encore, avaient un caractère de reptation particulier (*pulsus formicans*). Le malade était sujet à éprouver subitement le sentiment d'une mort imminente, avec perte temporaire de la mémoire ; il soupirait fréquemment et profondément, surtout lorsqu'il était couché. Il existait de la bronchite chronique et de l'engorgement du foie. Le volume de cette glande augmentait à chaque accès de dyspnée. L'impulsion du cœur était très-faible, et l'on entendait un murmure valvulaire ayant son maximum d'intensité au côté gauche du cœur et à la pointe.

A l'autopsie, le cœur a augmenté de volume dans son ensemble ; il est couvert d'une épaisse couche de graisse, placé au-dessous du péricarde et s'enfonçant, dans beaucoup de points, entre les fibres musculaires. La graisse est accumulée en plus grande quantité à la base du cœur, et dans les portions antérieure et supérieure du ventricule droit. L'orifice mitral offre la disposition d'une fente en croissant telle que l'a décrite le docteur Adams.

La dégénérescence graisseuse du cœur peut être simple, ou se compliquer d'une affection des valvules ou de l'aorte. Dans le premier cas, elle ne donne lieu, que nous sachions, à aucun signe particulier, et il serait difficile, pour ne pas dire impossible, de distinguer ses symptômes de ceux qui sont produits par une débilitation simple de l'organe. La faiblesse du choc cardiaque, les modifications de rhythme, l'irrégularité, le raccourcissement du premier bruit, et la difficulté qu'on rencontre souvent à analyser les bruits du cœur, appartiennent également aux deux affections. De plus, il n'est pas douteux que dans certains cas où la dégénérescence graisseuse est peu avancée, et surtout lorsqu'il y a complication d'une autre maladie, telle que la tuberculisation pulmonaire, ou les affections hépatiques ou rénales, les bruits du cœur puissent n'offrir aucuns caractères anormaux.

Dans les cas extrêmes, on doit s'attendre à trouver la diminution ou l'absence du choc et du premier bruit du cœur, comme dans le ramollissement typhoïde ; les observations prises à ce point de vue sont insuffisantes. Un malade que je soignais dernièrement, et chez lequel le cœur était extrêmement faible, et dans un état semi-graisseux, était assez maigre pour nous permettre d'étudier avec exactitude l'impulsion cardiaque; elle nous offrit un caractère nouveau. La force de l'impulsion semblait être également répartie dans toute la région ventriculaire; on ne percevait pas un choc distinct de la pointe du cœur contre la paroi thoracique. Le ventricule paraissait être entièrement passif; l'impulsion, dans son ensemble, ressemblait beaucoup à celle d'un anévrysme à parois minces, et agité de pulsations faibles. J'ai déjà signalé cette particularité.

Lorsque la dégénérescence graisseuse se complique d'une altération des valvules aortiques, le diagnostic offre peu de difficultés, car il existe alors un ensemble de signes et de symptômes, qui ne se rencontre, à notre connaissance, dans aucune autre circonstance. Le premier bruit du cœur, bruit musculaire, se distingue à peine, surtout au niveau du ventricule gauche; il est remplacé par un murmure prolongé, plus marqué à la base du cœur et s'étendant au moins à l'origine de l'aorte descendante. Malgré l'existence de ce signe, le deuxième bruit n'est pas affecté ; aussi trouve-t-on les signes du rétrécissement mitral au niveau du cœur, et ceux de la chlorose ou de l'anémie sur le trajet de l'aorte; et cependant ni l'un ni l'autre de ces états pathologiques n'existent, et l'on a affaire à une dégénérescence graisseuse du ventricule gauche avec lésion des valvules aortiques : cette lésion est disposée de telle façon, que la sortie du sang donne lieu à un murmure, sans qu'il y ait bruit de régurgitation, les valvules fermant exactement l'orifice aortique. On trouve souvent l'aorte ascendante tapissée de plaques athéromateuses.

Dans mon mémoire sur le pouls lent, j'ai démontré l'importance de la combinaison de l'affection de l'orifice aortique et de l'état graisseux du ventricule gauche, pour le diagnostic de la maladie qui nous occupe, puisqu'il y a production d'un groupe particulier de signes et de symptômes qui est presque pathognomonique. Le premier bruit, ou bruit systolique, est masqué par le murmure valvulaire simple qui se propage dans l'aorte et dans les carotides, et qui est simple. Il n'y a pas de bruit de reflux, et le deuxième bruit reste distinct. En considérant exclusivement les signes physiques, on peut dire qu'un murmure au premier temps, distinct au côté gauche du cœur, un murmure simple se propageant sur le trajet des gros vaisseaux, ou se développant dans ces vaisseaux, un deuxième bruit cardiaque normal, sont des phénomènes qui ne se rencontrent que dans deux circonstances, la chlorose et la dégénérescence graisseuse du cœur. Mais le diagnostic comparatif est facile, car le sexe, l'âge, l'historique de la maladie et les symptômes généraux, nous fournissent des données suffisantes pour nous permettre de reconnaître si nous avons affaire à une dégénérescence graisseuse du cœur, à une affection aortique, ou bien à une altération du sang. Chez les sujets âgés, l'anémie contribue peut-être à la production des murmures dans les cas de dégénérescence graisseuse, avec lésion de l'orifice aortique. Il est possible qu'il en soit ainsi; mais chez les femmes encore jeunes, il est peu probable que l'ossification ou les dépôts de matières athéromateuses jouent un rôle, à côté de l'anémie, pour produire les phénomènes en question.

Peut-être le deuxième bruit du cœur disparaît-il quelquefois aussi, sans qu'il y ait régurgitation. C'est là une des conditions les plus remarquables qui se puisse rencontrer, et elle est d'une explication difficile. J'ai observé souvent l'affaiblissement du deuxième bruit, mais sa disparition complète chez un malade qui offre les symptômes très-marqués d'un état graisseux du cœur doit être considérée, jusqu'à présent, comme très-rare. L'observation suivante mérite d'être étudiée.

Un gentleman de soixante-trois ans, bien portant, et d'une constitution robuste, fut atteint, onze ans environ avant que je ne le visse, d'une fièvre rhumatismale. Il guérit, et sa santé resta bonne pendant sept années. Le cœur avait-il été touché pendant cette atteinte de rhumatisme? Il me fut impossible de le savoir. Quoi qu'il en soit, depuis quatre ans le malade est sujet à des syncopes, séparées par des intervalles prolongés pendant lesquels la santé est bonne. Les pertes de connaissance sont tantôt assez complètes pour que le malade tombe de sa chaise, tantôt, au contraire, il y a seulement une tendance à la lipothymie. S'il survient des éructations gazeuses ou des nausées, les accidents disparaissent.

Depuis six semaines cependant, les symptômes ont acquis une gravité beaucoup plus grande. Les accès surviennent ordinairement la nuit, pendant le sommeil. La femme de notre malade est avertie de l'imminence d'une attaque par l'affaiblissement progressif de la respiration, qui devient faible et imperceptible. Si, à ce moment, on n'éveille pas le malade, il éprouve une convulsion légère : quelquefois même sa femme est réveillée par un mouvement brusque des jambes ou des bras. Les extrémités sont froides, et la respiration a pris à un certain degré le caractère qui appartient au coma et qui a été comparée à l'action de fumer. Du reste elle n'est pas stertoreuse. Le malade, depuis six semaines, ne ronfle plus en dormant, ainsi qu'il en avait l'habitude. Pendant ces attaques, qui durent pendant trois quarts d'heure environ, il y a eu à plusieurs reprises des épistaxis peu abondantes. Le malade revient à lui lentement, et pendant quelque temps l'intelligence reste confuse et troublée. On a également remarqué que pendant l'accès, l'haleine prend constamment une odeur forte et désagréable qu'elle n'a pas habituellement.

L'impulsion cardiaque est faible, mais assez étendue : le pouls bat environ 80 fois par minute, il a une force suffisante; il est plein, sans être saccadé. Il présente une intermittence à chaque dixième ou douzième pulsation. Les battements des artères radiales et carotides ne sont point appréciables à la vue.

A l'auscultation, on n'entend qu'un léger bruit de souffle qui accompagne la systole du cœur, et qui devient plus distinct sur le trajet de l'aorte et des carotides. On le retrouve également dans la région interscapulaire où il se perçoit faiblement à la fin de l'expiration. Les bruits du cœur ont disparu complétement, excepté immédiatement après l'intermittence : à ce moment, on entend un bruit systolique court et indistinct. Les bruits cardiaques manquent également au niveau des deux ventricules.

Il n'est pas douteux qu'il ne s'agisse, dans ce cas, d'une dégénérescence graisseuse du cœur : ce diagnostic est basé sur les mêmes principes généraux qui nous ont guidé dans les faits précédents, savoir : l'existence simultanée des signes et des symptômes d'un affaiblissement du cœur, et ceux d'une affection aortique. Jamais jusque-là nous n'avions observé la disparition du deuxième bruit sans les signes de la régurgitation sanguine : des observations subséquentes pourront, seules, expliquer la cessation du deuxième bruit du cœur, coïncidant avec un murmure systolique.

Voici, en résumé, l'énumération des signes et des symptômes de la maladie graisseuse du cœur :

1° Attaques répétées de syncope ou de pseudo-apoplexie.

2° Lenteur, faiblesse, irrégularité permanentes du pouls.

3° Impulsion cardiaque faible, avec bruit de souffle accompagnant ou remplaçant le premier bruit du cœur.

4° Murmure sur le trajet de l'aorte, sans caractère de régurgitation. Le deuxième bruit reste intact.

5° Les deux bruits du cœur manquent et sont remplacés par un murmure soufflant non régurgitant.

L'ensemble de ces symptômes appartient, qu'on ne l'oublie pas, à la maladie, lorsqu'elle a acquis tout son développement. Mais le praticien peut être appelé, comme pour toutes les maladies chroniques, à se prononcer lorsque la dégénérescence graisseuse est encore à son début. C'est là ce qui arrive souvent. Dans ce cas, voici les phénomènes qui peuvent se présenter :

1° La santé générale est bonne ; le malade se plaint de dyspnée pendant les efforts musculaires, et il rapporte le siége de la gêne de la respiration, à la région épigastrique ou à la région cardiaque.

2° Il se produit quelquefois des accès nocturnes d'orthopnée, survenant après quelques heures de repos, dans la position horizontale. Ces accès commencent par une légère sensation d'oppression, qui augmente graduellement.

3° Le pouls peut n'offrir ni irrégularité, ni lenteur ; il peut même être tout à fait normal ; quelquefois il se rapproche, jusqu'à un certain point, du pouls régurgitant de l'insuffisance aortique.

4° Le malade est sujet parfois à des suspensions de l'acte respiratoire, qui ne s'accompagnent cependant d'aucune souffrance. Il lui semble qu'il peut continuer à vivre sans respirer.

5° Il existe quelquefois un certain degré de tuméfaction indolente du foie.

6° Le cœur présente dans son action un caractère particulier ; son impulsion est lourde et lente ; elle se transmet à une large surface du thorax. J'ai rencontré, dans quelques cas rares, l'affaiblissement du bruit ventriculaire gauche, sans modifications du deuxième bruit.

7° On peut percevoir un murmure léger au niveau des valvules aortiques : ce murmure paraît avoir avorté en partie; il est simple et ne se propage pas sur le trajet des artères.

J'ai eu, dernièrement, à soigner un malade qui présentait les phénomènes que nous venons d'indiquer. C'était un gentleman d'un âge avancé, qui depuis quelques années avait modifié sa manière de vivre et abandonné des habitudes d'activité et d'exercice en plein air. Il avait toujours été d'une grande sobriété. Le foie avait légèrement augmenté de volume. Il y eut un moment où le malade avait la plus grande frayeur qu'on ne lui portât un coup sur l'abdomen ou qu'on y exerçât une pression brusque; il avait le sentiment que l'une ou l'autre de ces violences devait suffire pour le faire périr. Les fonctions digestives et le système nerveux étaient dans un état d'intégrité parfaite, et bien qu'il n'y eût pas d'émaciation, l'apparence extérieure indiquait l'anémie.

L'étude des diverses formes de l'affaiblissement du cœur prouve que si l'état physique de l'organe, au point de vue anatomique pur, varie, ses conditions organiques sont à peu près identiques, et que l'on doit chercher le point de départ des accidents dans la diminution de la puissance de l'un des ventricules ou des deux ventricules à la fois. Les syncopes, les attaques apoplectiformes, la mort subite, résultent de la débilitation du ventricule gauche, que l'affaiblissement musculaire soit ou non le résultat de la dégénérescence graisseuse. Le ralentissement du pouls implique une débilité égale des deux ventricules; son irrégularité et son inégalité peuvent être rapportées à des contractions ventriculaires imparfaites, ou à un défaut de consensus entre les deux ventricules.

Le développement du foie, la tendance à l'anasarque, et surtout les attaques d'asthme cardiaque et la respiration ascendante et décroissante, alternant avec des intervalles d'apnée, sont autant de signes de la débilitation des cavités droites du cœur. Enfin, les bons effets du traitement stimulant, dans l'hypertrophie qui accompagne l'insuffisance aortique, et sur lesquels le docteur Corrigan a insisté, s'expliquent probablement par l'existence simultanée d'un affaiblissement cardiaque, avec ou sans transformation graisseuse. Nous avons noté la coïncidence fréquente d'une affection des valvules aortiques avec la dégénérescence graisseuse du cœur. Dans nos observations, les valvules fermaient encore l'orifice : c'est ce qui eût sans doute cessé d'avoir lieu, si les malades avaient vécu assez longtemps.

Avant de récapituler les faits contenus dans ce chapitre, je désire redresser une erreur commise par le docteur Quain, au sujet de mes opinions sur les causes de la lenteur du pouls, dans la maladie qui nous occupe. Dans son mémoire sur les maladies graisseuses du cœur, l'auteur que nous venons de citer s'exprime ainsi :

« La lenteur du pouls est quelquefois tout à fait remarquable. Dans
» un cas (n° VI, série 1), le pouls était tombé à 24 pulsations par
» minute, lorsque le malade était couché, et jamais il ne s'élevait plus
» haut que 32. Le docteur Stokes, dans une communication intéres-
» sante publiée par le *Journal de Dublin* (août 1846, p. 73),
» cherche à établir un rapport entre le ralentissement du pouls et
» l'affection de l'orifice aortique ou de l'aorte. J'admettrais, plutôt,
» que la modification du pouls dépend de l'état du cœur qui est
» flasque, ramolli, faible, et qui peut avoir subi la transformation
» graisseuse. Ce sont là des conditions qui se rencontrent dans tous
» les cas, tandis que la lésion aortique ne paraît pas revêtir une forme
» identique et constante. »

Est-il nécessaire de faire remarquer que jamais je n'ai eu la pensée d'attribuer lá lenteur du pouls à une affection de l'aorte, ou de ses valvules? Le but de mon travail était de prouver que la coïncidence fréquente de la maladie de l'orifice aortique et de la dégénérescence graisseuse, pouvait être utile pour le diagnostic de cette dernière affection, en donnant lieu à un ensemble de symptômes et de signes caractéristiques, savoir : la lenteur du pouls, les attaques pseudo-apoplectiques, la production d'un murmure sur le trajet de l'aorte, et l'intégrité du deuxième bruit. A vrai dire, mes remarques s'appuyaient sur les idées professées par le docteur Adams, à propos de la dégé-nérescence graisseuse, et avaient pour but de les corroborer.

Récapitulation.

I. On peut admettre les deux formes de la dégénérescence grais-seuse, indiquées par Laennec.

II. S'il est impossible de distinguer pendant la vie ces deux formes entre elles, on reconnaît facilement l'existence d'une dégénérescence graisseuse du cœur, lorsque la maladie est confirmée.

III. La première de ces formes, celle où la graisse est déposée à la surface de l'organe, est la plus commune : elle peut se montrer chez des individus encore jeunes, et atteints de maladies chroniques différentes.

IV. La deuxième forme (dégénérescence primitive des fibres musculaires) est plus commune et mieux caractérisée chez les sujets très-âgés, infirmes et alités.

V. La prédisposition aux ruptures du cœur se rencontre surtout dans cette dernière forme.

VI. Il est souvent difficile de distinguer nettement la dégénérescence graisseuse, lorsqu'elle affecte la première forme, de l'affaiblissment simple, avec dilatation du cœur.

VII. La dégénérescence graisseuse n'est souvent qu'une complication ; elle peut s'associer à diverses maladies chroniques. Parmi celles-ci, les plus communes sont : les tuberculisations pulmonaires chroniques, les maladies hépatiques ou rénales, et enfin les lésions athéromateuses de l'aorte.

VIII. Elle se rattache souvent, mais non constamment, à la goutte.

IX. Elle peut se développer dans le cœur, déjà atteint, soit d'hypertrophie, soit d'atrophie.

X. Au début de la maladie, les lésions anatomiques des ventricules sont à peine appréciables à l'œil nu : l'examen microscopique, seul, nous permet d'affirmer l'intégrité de l'organe.

XI. Quant à l'état des valvules, trois conditions différentes peuvent se présenter : il y a lésion de l'orifice aortique, rétrécissement de l'orifice mitral, ou bien intégrité des valvules.

XII. Dans le premier cas, il existe probablement un rapport plus intime entre la maladie valvulaire et l'état graisseux du cœur, que dans le second cas.

XIII. L'oblitération des artères coronaires est loin d'être rare dans cette maladie : elle contribue quelquefois à la production de l'atrophie et de la dégénérescence graisseuse ; mais souvent c'est plutôt une lésion collatérale que la cause première de la dégénérescence.

XIV. La dégénérescence graisseuse peut exister sans lésions des artères coronaires.

XV. Elle se montre quelquefois dans le cœur, lorsqu'il a subi les atteintes de l'inflammation ; on la rencontre également dans le cas contraire.

XVI. Dans le cours de cette maladie, on trouve parfois, dans le sang, de l'huile à l'état libre.

XVII. Alors des organes différents sont altérés et atteints de dégénérescence : parmi ceux-ci nous citerons surtout le foie et le tissu osseux.

XVIII. Le pouls offre des caractères variables. Tantôt il a conservé sa force et sa fréquence normales, tantôt il est développé, mou, régulier et légèrement dépressible; tantôt irrégulier, inégal et intermittent, il est parfois lent, d'une façon continue, et peut disparaître complétement, pendant un temps assez long avant la mort.

XIX. Des symptômes cérébraux remarquables se rencontrent fréquemment : ils consistent dans l'apparition répétée d'attaques pseudo-apoplectiques, d'une intensité et d'une durée variables. Rarement ces attaques sont suivies de paralysie. On observe également des vertiges, l'obscurcissement de la vue, et des syncopes.

XX. La gravité et la fréquence de ces attaques augmentent sous l'influence de toutes les causes qui épuisent ou qui débilitent le malade ; elles diminuent par l'usage des toniques et des stimulants.

XXI. La mort subite, sans rupture du cœur et sans lésion du cerveau, peut se produire dans le cours de cette maladie.

XXII. Les malades éprouvent souvent une sensation de défaillance remarquable, qu'ils rapportent au cœur.

XXIII. Le développement de gaz dans les cavités du cœur et dans les veines pourrait faire croire à un retour à la vie.

XXIV. Dans ce cas, la distension du cœur par des gaz, produits de la décomposition cadavérique, peut déterminer un gonflement singulier de l'organe.

XXV. Les phénomènes respiratoires sont de trois sortes :

a. Accès de dyspnée, lorsque le malade se livre à des efforts musculaires, comme dans toutes les maladies du cœur ;

b. Gêne croissante de la respiration allant jusqu'à l'orthopnée, et survenant spontanément ;

c. Accidents particuliers, appartenant exclusivement à la dégénérescence graisseuse. Voici en quoi ils consistent : après une période pendant laquelle la suspension des fonctions respiratoires est, en apparence, complète, surviennent des inspirations d'abord faibles et courtes, mais qui augmentent progressivement de force et de profondeur et acquièrent enfin une violence extrême ; puis leur intensité suit une progression descendante jusqu'à leur disparition complète qui commence une nouvelle période d'apnée. Au moment de la violence de l'accès, le murmure vésiculaire devient puéril à un haut degré.

XXVI. La dégénérescence graisseuse existe en dehors de toute affection des valvules; cependant on rencontre, communément, la coïncidence d'une affection des valvules aortiques, plus ou moins développée. Aussi on pourra diagnostiquer la maladie aux signes suivants : lenteur du pouls, faiblesse de l'impulsion cardiaque, affaiblissement du premier bruit au niveau du ventricule gauche, avec un murmure simple, le deuxième bruit conservant sa netteté.

XXVII. En l'absence du murmure que nous venons de signaler, et lorsque le pouls est lent et régulier, ou bien lorsqu'il est irrégulier, inégal et rapide, on pourra porter le même diagnostic, fondé sur les attaques pseudo-apoplectiques répétées, avec ou sans les phénomènes particuliers de la respiration, décrits sous le numéro XXV.

Appendice au chapitre précédent.

Diagnostic général. — Le diagnostic de la dégénérescence du cœur a été indiqué, sans beaucoup de développements, par les docteurs Hope et Walshe. Le premier de ces auteurs se contente de dire qu'à sa connaissance, les signes de la maladie sont : 1° l'affaiblissement des bruits du cœur et surtout du bruit systolique; 2° l'irrégularité du pouls, sans affection valvulaire; 8° de l'oppression et même de la douleur dans la région précordiale, avec les signes d'un ralentissement de la circulation, donnant lieu à des congestions cérébrales, hépatiques et pulmonaires. « L'ensemble de ces signes, dit-il, est caractéristique; en effet, le premier appartient à l'hypertrophie simple, et les autres ne se montrent jamais au début de cette affection. Aussi, leur réunion dénote probablement que le cœur est chargé de graisse (1). »

Le docteur Walshe fait remarquer que « les signes physiques de la maladie graisseuse sont ceux du ramollissement du cœur : impulsion faible, choc de la pointe peu distinct, sonorité normale de la région précordiale (à moins que le volume du cœur n'ait été modifié par une autre cause), premier bruit faible, sourd et raccourci;

(1) *Traité des maladies du cœur*, etc., p. 324, 4ᵉ édit., 1849.

premier silence prolongé, deuxième bruit faible (il s'entend quelquefois mieux au niveau du deuxième cartilage costal, et mieux à gauche qu'à droite, si la dégénérescence est plus avancée pour le ventricule gauche, ce qui arrive souvent). On rencontre quelquefois un murmure régurgitant; je ne l'ai jamais observé. Le pouls offre des irrégularités dans sa force et dans son rhythme : ces irrégularités se produisent, soit d'une manière continue, soit de temps en temps, sous l'influence d'une excitation du cœur, du développement de gaz dans le tube digestif, d'une indigestion, de l'effort, etc. La fréquence du pouls peut alors devenir extrême; il m'est arrivé de ne plus pouvoir le compter, en raison de sa fréquence surtout et de son irrégularité. La diminution du nombre des pulsations qui existe quelquefois, dépend de la faiblesse de certaines contractions systoliques du cœur, et aussi de la rareté plus grande de ces contractions (1). »

Le docteur Walshe décrit brièvement les symptômes généraux ; mais, à l'exception de la tendance aux syncopes, il ne signale aucuns caractères qui ne se retrouvent dans bien d'autres maladies du cœur. La même remarque s'applique à une analyse plus complète des symptômes généraux, faite par le docteur Quain. Les signes caractéristiques ont été indiqués par les docteurs Cheyne et Adams : dans les observations qu'ils ont publiées anciennement et dans celles du docteur Townsend et du docteur Law, on retrouve la lenteur particulière du pouls, les fausses attaques d'apoplexie, et, en un mot, les accidents les plus marqués de la dégénérescence graisseuse.

Les résultats de mes recherches sur l'état du cœur dans le typhus, publiées en 1834, ont, au point de vue surtout de l'étude des signes physiques, une importance notable pour le diagnostic de la dégénérescence graisseuse du cœur, dans le cas au moins où celui-ci fonctionne avec régularité. Ces deux états morbides peuvent s'accompagner de l'affaiblissement et quelquefois de la disparition du bruit systolique et de l'impulsion du cœur. On rencontre, dans certains cas, le ralentissement des fonctions du cœur pendant la convalescence du typhus. Ainsi, cette maladie et la dégénérescence graisseuse du cœur, bien que différentes par leur nature, s'éclairent réciproquement par leurs symptômes.

____

(1) *Traité pratique des maladies du cœur et des poumons*, p. 494.

De l'arc sénile dans la dégénérescence graisseuse du cœur.

N'ayant aucunes remarques originales à consigner sur ce sujet, je me contenterai de renvoyer le lecteur au travail intéressant de M. Canton, qui a démontré que l'arc sénile est le résultat de la dégénérescence graisseuse de la cornée. Le docteur Williams l'a observée souvent chez des individus offrant les symptômes d'un affaiblissement du cœur; le docteur Quain rappelle un fait dans lequel les lésions de la cornée dont il s'agit coïncidaient, à un degré très-marqué, avec l'état graisseux du cœur. Cet auteur pense que l'altération de l'œil peut aider au diagnostic, lorsque les signes et les symptômes de la dégénérescence du cœur existent. M. Canton a rencontré des cas où l'arc sénile très-marqué s'accompagnait d'une dégénérescence du cœur (1).

De la production de gaz dans le cœur, les veines et les viscères solides, peu de temps après la mort.

Le professeur Smith a noté la congestion apparente des veines superficielles peu de temps après la mort, et la production de gaz dans l'intérieur du cœur et des viscères abdominaux, chez des individus affectés de dégénérescence graisseuse. Il a vu, dans ces conditions, le cœur gonflé comme un ballon, faire saillie hors de la poitrine, au moment où on enlevait le sternum. La putréfaction n'avait point encore commencé. Les veines contenaient des gaz en quantité notable, et les vaisseaux superficiels avaient une apparence tachetée particulière. Le foie, les reins et la rate peuvent contenir assez de gaz pour flotter dans l'eau; enfin, l'apparence générale du cadavre a quelque chose de caractéristique, qui a permis au professeur Smith de prédire avec exactitude qu'on trouverait une dégénérescence graisseuse chez des sujets qu'il n'avait pas vus de leur vivant.

La production rapide des gaz paraît être liée à l'état huileux du sang, et l'on doit noter la présence des bulles d'air dans les veines : elle démontre, en effet, que les gaz proviennent de la décomposition du sang plutôt que des matières graisseuses qui entrent dans la composition des organes. Chez un individu atteint d'une vaste tumeur

(1) *Op. cit.*, p. 161.

abdominale et qui était, il y a quelques années, à l'hôpital de Whitworth, les veines épigastriques, variqueuses et flexueuses, contenaient de l'air en quantité considérable, pendant les quelques jours qui précédèrent la mort. On y sentait distinctement des bulles de gaz qu'on faisait mouvoir par une pression exercée avec le doigt. Dans ce cas, le sang contenait probablement de l'huile : l'emphysème des organes intérieurs se montre avant les signes ordinaires de la putréfaction.

J'ai observé le développement de gaz dans le foie, chez un individu qui succomba à la rupture d'un petit anévrysme de l'aorte, ouvert dans l'œsophage ; celui-ci était depuis longtemps comprimé, au point que la déglutition était impossible. Le foie avait une coloration d'un blanc jaunâtre et était évidemment passé à l'état graisseux. Il surnageait lorsqu'on le plongeait dans l'eau, et, dans quelques points, dans le lobe de Spigel tout entier par exemple, il y avait des produits gazeux en quantité si grande, qu'on n'en pouvait comparer le tissu qu'à celui d'un poumon atteint d'emphysème. Chez ce malade, le sang avait dû subir une altération profonde ; car l'occlusion de l'œsophage était si complète, que le malade mourait d'inanition au moment où la rupture fatale eut lieu.

Dans la clinique médicale du docteur Graves, on trouvera quelques remarques intéressantes sur la production de l'emphysème à la suite de pertes de sang considérables. Il cite un mémoire de M. Rérolle (de Gex), qui a rapporté deux cas d'emphysème. Dans l'un, l'œdème se montra après une épistaxis abondante, et le malade mourut rapidement. Les veines contenaient une grande quantité de gaz, et l'on trouva dans les oreillettes deux caillots emphysémateux. Il n'y avait pas de gaz dans les artères. Chez le second malade, il s'était fait une hémorrhagie abondante à la suite de l'ablation d'une tumeur volumineuse ; dès le lendemain, les extrémités étaient emphysémateuses. Pour ce malade, comme pour le premier, une syncope prolongée et alarmante succéda à la perte de sang. A l'autopsie, le cœur était revenu sur lui-même, et il existait des caillots dans les cavités droites qui contenaient de l'air. Les petites veines en contenaient également, et en serrant entre les doigts des portions de muscles, vis-à-vis de la flamme d'une bougie, il s'en échappait des jets de matières inflammables, semblables à ceux qui se produisent, lorsqu'on comprime de la même façon, la peau d'une orange. On reconnut également que le tissu cellulaire, divisé par le bistouri, laissait échapper un gaz inflammable qui brûlait avec une légère détonation, et avec une flamme d'un blanc bleuâtre.

Le docteur Graves rapporte un fait dans lequel l'excitation du cœur avec un pouls frémissant se termina par des attaques répétées d'épistaxis très-abondantes, qui amenèrent une débilité extrême et un emphysème du tissu cellulaire sous-cutané de l'abdomen. Il est plus que probable que, dans quelques-uns de ces cas et dans les exemples d'emphysème spontané rapportés par divers auteurs, il existait réellement un état huileux du sang ; peut-être avait-on affaire à des cas de dégénérescence graisseuse du cœur.

Le développement d'un gaz inflammable dans le tissu cellulaire, et d'une matière également inflammable qui sortait en jet du tissu musculaire lorsqu'on le comprimait, exige que l'on étende à la dégénérescence graisseuse du cœur et des autres organes, des recherches entreprises dernièrement par Bischoff et Liebig sur la possibilité de la combustion spontanée (1).

(1) Voyez la *Médecine clinique* du docteur Graves, art. EMPHYSÈME succédant à des hémorrhagies abondantes. Les observations tirées de la thèse de M. Rérolle (de Gex) sont contenues dans la *Gazette médicale de Paris*, t. III, n° 103. Consultez un fait rapporté par Bally et cité par le professeur Apjohn, dans son *Traité de la combustion spontanée* (*Encyclopédie de médecine pratique*). Consultez également le *Rapport sur la mort de la comtesse Goerlitz* (*Edinburgh medical and surgical Journal*, n° CXCII). On y trouvera les opinions de Bischoff et de Liebig contre la doctrine de la combustion spontanée.

Dans l'observation de Bally et dans celle de Rérolle (de Gex), les incisions pratiquées sur les tissus emphysémateux laissaient échapper un gaz inflammable et qui brûlait avec une flamme bleuâtre. Le professeur Apjohn admet qu'il peut se faire dans le corps vivant une décomposition spontanée, mais limitée, qui accompagne la diminution de la puissance vitale, diminution qui résulte de la maladie ; il se produirait ainsi de nouvelles combinaisons des éléments qui composent la matière organisée, ainsi que cela se produit par l'extinction complète de la force vitale après la mort. Il ne faut pas oublier, comme le fait remarquer le professeur Apjohn, que dans les observations de combustion spontanée qu'on a rapportées, cet accident semble avoir frappé exclusivement les vieillards affaiblis et présentant un embonpoint remarquable, ou des individus très-maigres, inactifs ou s'adonnant à l'abus des spiritueux.

CHAPITRE VI

TRAITEMENT DES MALADIES ORGANIQUES DU COEUR.

Lorsqu'il s'agit des maladies d'un organe comme le cœur, il ne faut pas trop les isoler dans l'étude de leur traitement. C'est ce qu'on a souvent fait, et cette méthode a l'inconvénient de tracer des signes de démarcation trop nettes entre ces maladies. On a établi des règles de traitement applicables spécialement, à l'hypertrophie, à la dilatation du cœur, aux maladies du cœur gauche, à celles du cœur droit, et aux formes diverses des affections des orifices. Sans doute, beaucoup des préceptes curatifs ainsi formulés sont fondés sur la vérité, et en ne prenant en considération que l'état physique du cœur, on pourrait adopter une grande partie de ce qui a été écrit sur le traitement de chaque affection cardiaque, prise isolément. Ainsi, la médication sera différente suivant qu'il y a hypertrophie active ou dilatation passive du cœur, rétrécissement mitral ou insuffisance aortique. La dégénérescence graisseuse doit être traitée autrement que l'exagération de la contractilité cardiaque.

Mais, cette méthode n'a pas seulement l'inconvénient d'isoler les affections du cœur; elle en présente un autre. C'est de ne tenir aucun compte des modifications qui s'accomplissent, d'une façon continue, dans la vitalité de l'organe, aussi bien que dans ses conditions mécaniques. Lors même qu'il y a lésion organique, les qualités du sang ont une grande influence sur les signes physiques de la maladie et sur les résultats du traitement. N'oublions pas, non plus, que les phénomènes sémiologiques les plus marqués ne se rapportent pas toujours à l'affection principale et primitive; celle-ci se dissimule, pour ainsi dire, derrière les accidents dont elle est le point de départ.

Ces observations ne sont point faites pour détourner de l'étude du traitement spécial des affections cardiaques. La science du diagnostic atteindra peut-être un jour une perfection qui nous permettra de déterminer infailliblement l'état de chacune des parties du cœur, de

reconnaître dès le début, et de suivre dans leurs progrès, les altérations interstitielles du tissu de l'organe, et les modifications qui
s'opèrent dans sa vitalité. Sachons nous contenter actuellement de
ce que nous connaissons, et évitons surtout de nuire à la cause de la
médecine pratique en établissant des règles de traitement sur des
données insuffisantes. Que le praticien ne perde jamais de vue cette
vérité, sur laquelle nous avons tant insisté dans le cours de cet
ouvrage : c'est l'état vital, bien plus que l'état physique du cœur,
qui doit lui servir de guide. Qu'il connaisse bien les effets de la maladie cardiaque sur les autres organes, et les troubles sympathiques
qui peuvent naître dans le cœur lui-même; rarement, alors, il se
trompera dans l'institution des moyens de curation.

On a accusé la médecine contemporaine de s'occuper trop exclusivement de la nature et du diagnostic de la maladie, et d'en négliger
le traitement. Les travaux des médecins du continent ont été signalés,
surtout, comme étant riches en faits d'anatomie pathologique, mais
stériles pour la pratique médicale. Cette accusation est empreinte
d'une certaine exagération : gardons-nous de décrier les travaux
d'hommes qui ont fait tant de choses, uniquement parce qu'ils n'ont
pas pu tout faire. La médecine est une science à marche progressive;
l'anatomo-pathologiste est le pionnier du médecin praticien ; si
celui-ci veut reculer les limites de ses connaissances, il doit habituer
son intelligence à des travaux plus élevés, et à des conceptions plus
générales que celles qui sont requises, pour observer et pour relater
des faits pathologiques isolés. Non-seulement il doit peser exactement l'importance des phénomènes, et les effets que produisent, en
se combinant, des maladies différentes, mais il doit étudier certaines
conditions qui sont placées hors de la portée de l'anatomie pathologique. Qu'il sache même ignorer, quelquefois, les lésions organiques.
Sans perdre de vue les faits acquis par les investigations de la science
moderne, qu'il les dépasse ; et que, voyant l'ensemble plutôt que
les détails, il fonde son diagnostic, son pronostic et son traitement
sur une large base, comprenant les causes et les modifications particulières à la maladie, aussi bien que ses effets. C'est ainsi qu'on
arrive à combiner avantageusement la science de nos jours et la
science de nos prédécesseurs. Ainsi se développe cette habileté
particulière qui est pour ainsi dire l'instinct du penseur, la véritable
mens medica ; seule elle nous permet de penser et d'agir, avec succès

et rapidement, sans efforts de mémoire, sans raisonnements compliqués. C'est là le grand *desideratum* en médecine, lorsque nous avons affaire à des combinaisons variées d'affections locales et à des états morbides généraux. Pour atteindre ce but, il est utile d'observer avec soin, et d'observer beaucoup. Tous n'y arrivent pas également. Quelques-uns même semblent incapables d'y atteindre jamais. Ainsi s'explique comment, avec une expérience moindre, l'intelligence médicale de tel individu brillera d'un éclat plus vif. En médecine, nous avons sous les yeux des phénomènes constamment variables ; l'état vital d'un organe ne peut toujours se déduire de son état physique, et les influences que subit l'économie entière ne s'expliquent pas davantage par l'anatomie. S'il en était autrement, la science médicale serait facile, mais en même temps, elle cesserait de fournir matière au travail de l'intelligence, et c'est ce travail qui en constitue, à lui seul, toute la difficulté et toute la gloire.

Dans l'étude extra-anatomique de la maladie, les effets du traitement occupent une des premières places. Le docteur Latham fait observer avec raison que « le traitement des maladies, envisagé » comme il doit l'être, fait partie réellement de leur nosographie. Ce » qu'elles demandent, et ce qu'elles peuvent supporter, la nature et » la puissance des remèdes employés, les modifications produites par » les moyens curatifs, tout cela doit compter au nombre des preuves » les plus certaines de la nature et des tendances de l'acte patho- » logique (1). »

Nous nous sommes déjà occupé du traitement de l'endocardite et de la péricardite : examinons maintenant celui qu'on doit opposer aux affections chroniques ordinaires du cœur et principalement à l'hypertrophie, à la dilatation, aux affections valvulaires du cœur gauche, et à l'affaiblissement de la contractilité, dans la dégénérescence graisseuse.

Traitement de l'hypertrophie du cœur.

Lorsqu'on a à traiter une hypertrophie, il faut se rappeler qu'on rencontre des malades chez lesquels la force des contractions cardia-

---

(1) *Lectures on Subjects connected with Clinical Medicine*, etc., by P. M. Latham. M. D. London, 1845.

ques n'est augmentée que bien peu, si tant est qu'elle le soit, et que dans des cas où le cœur est très-développé, on n'obtient quelquefois de l'amélioration que par les stimulants. Les signes physiques et les symptômes d'une hypertrophie ne doivent donc pas faire repousser, de prime abord, l'emploi de ces moyens de traitement, ni faire adopter une diète et une médication débilitantes. Cette médication agit souvent, plutôt sur les troubles secondaires que sur l'état du cœur ou du pouls; ainsi, par exemple, on augmente quelquefois l'orthopnée en supprimant les stimulants.

On pourrait donner à la forme que nous venons d'indiquer le nom d'*hypertrophie passive*, en opposition avec celle qui s'accompagne d'une excitation de l'organe. Les dangers du traitement antiphlogistique et la nécessité de l'emploi des stimulants appartiennent le plus fréquemment, sans doute, à l'hypertrophie qui dépend d'une insuffisance aortique; mais ils se rencontrent aussi en l'absence de toute lésion valvulaire.

Modérer la force et l'excitation générale du cœur, telle est l'indication à remplir dans la forme active. En effet, nous sommes obligé d'admettre l'opinion soutenue avec tant de force par le docteur Latham, et de reconnaître avec lui que l'hypertrophie confirmée est incurable : non pas qu'il y ait aucune raison pour que la guérison soit impossible, mais parce qu'il nous manque la preuve qu'elle ait jamais été obtenue; aussi doit-on proscrire des tentatives qui s'adressent à une lésion probablement irréparable, et qui ont pour résultat d'affaiblir et de compromettre la santé générale.

Hope a fait remarquer que l'art de traiter une hypertrophie consiste à maintenir le malade dans un léger état d'affaiblissement, et à assurer le calme de la circulation, tout en se gardant de produire l'anémie ou la débilitation. Suivant cet auteur, le cœur revient avec une facilité surprenante à son volume normal, lorsqu'on peut obtenir l'état de calme dont il vient d'être question, sans affaiblir le malade. Ce résultat, dit-il, n'a rien qui doive étonner, lorsqu'on voit la rapidité avec laquelle, chez certaines personnes, telles que les danseuses, les forgerons, etc., etc., les muscles volontaires passent de l'hypertrophie à l'émaciation et à la faiblesse, si l'exercice musculaire vient à être complétement suspendu.

Mais si l'on se rappelle que l'hypertrophie sans complications est rare, que cette affection, lors même que le péricarde, les valvules et l'aorte ne présenteraient aucune altération, peut être l'indice d'une dépravation de la santé générale, on comprend sans peine combien il faut hésiter à affaiblir le cœur et à débiliter l'organisme. En théorie, les indications du traitement se dégagent clairement. Mais qui pourrait affirmer que le travail de la réduction du volume du cœur, une fois établi, s'arrêtera juste au point où l'organe a repris ses dimensions normales? En cherchant à remédier à une affection, ne risque-t-on pas de provoquer chez le malade l'imminence d'un autre état morbide complétement différent? Ce problème comprend toute la question de l'atrophie musculaire. Si les observations de Retzius sur la diminution du volume de l'utérus dans l'état puerpéral, sont applicables à l'atrophie des muscles de la vie de relation ou des muscles de la vie organique, nous risquons peut-être, en diminuant le volume du cœur, de provoquer l'explosion d'une de ses affections les plus graves (1).

Ainsi, le praticien, avant d'opter entre la cure radicale de l'hypertrophie du cœur et le traitement palliatif, devra peser mûrement les points suivants :

1° L'hypertrophie du cœur, se montrant en dehors de toute affection des valvules ou de l'aorte, est un fait exceptionnel.

(1) Les observations de Retzius sur le retrait de l'utérus après l'accouchement, publiées dans les *Hygieia de Suède*, en 1851, ont été mises à contribution par le professeur Simpson, dans ses *Contributions to Obstetric Pathology and Practice* (*Monthly Journal of medical science*, août 1852). Le professeur Simpson fait remarquer avec raison, « que si l'on étudie jamais avec succès le mode de ré- » sorption des organes, ce sera probablement en observant le retrait ou l'invo- » lution de l'utérus chez la femme et chez les animaux inférieurs, après la partu- » rition. »

Cette remarque est confirmée par la découverte de Retzius, qui a reconnu que la résorption des parois de l'utérus, à l'état de puerpéralité, est précédée de la dégénérescence graisseuse de leurs fibres musculaires, et que le sang, chez les femmes dans l'état puerpéral, offre, à l'examen microscopique, des globules graisseux en excès. Il est presque inutile de faire remarquer combien ce dernier fait est en harmonie avec l'opinion du professeur Smith sur le mode de développement de la dégénérescence graisseuse du cœur. Nous ne pensons pas, cependant, que celle-ci se rencontre au début, ou au moins à une période peu avancée, de toute atrophie musculaire. L'émaciation rapide d'un seul membre, dans la paralysie saturnine, et au début des maladies articulaires chroniques où elle se montre comme un signe prémonitoire, ainsi que feu le docteur Colles l'a professé depuis longtemps, semble prouver que, dans ces cas, la dégénérescence graisseuse, si elle existe, est consécutive à l'atrophie.

2° Les affections valvulaires peuvent être en voie de développement progressif, sans qu'aucun signe physique en révèle l'existence.

3° Lorsqu'il y a complication d'une altération des valvules aortiques, la théorie et les résultats de la pratique sont d'accord pour combattre l'emploi du traitement antiphlogistique.

4° La facilité avec laquelle se produit l'anémie chez les sujets ainsi affectés, doit nous rendre circonspects, lorsqu'il s'agit d'affaiblir l'économie ou de diminuer la masse du sang.

5° L'anémie peut produire une surexcitation de l'organe, d'une part, et faciliter, d'autre part, le développement de la dégénérescence graisseuse.

Le traitement conseillé par beaucoup d'auteurs consiste dans l'usage de saignées générales ou locales, dans l'application de sétons et de cautères et dans l'emploi de divers médicaments sédatifs.

On doit faire rarement usage de phlébotomie, et les saignées répétées, dans le cours de la maladie qui nous occupe, ne sauraient être trop blâmées. Le docteur Latham a beaucoup insisté sur ce point et sur les effets fâcheux de l'anémie, qui viennent s'ajouter à ceux de l'hypertrophie du cœur (1).

On ne peut adresser les mêmes reproches aux saignées locales; souvent on modifie très-avantageusement l'action du cœur en appliquant quelques sangsues de temps en temps. Cette pratique elle-même ne doit point être poussée trop loin. Les ventouses ont l'inconvénient de produire, au moment de leur application, une certaine excitation.

Quant aux sétons et aux cautères, leur efficacité n'est nullement démontrée. Il faudrait, en tout cas, donner la préférence aux cautères. L'application d'un séton sur le cœur, lorsqu'il bat avec violence, donne lieu quelquefois à une hémorrhagie qu'il est difficile d'arrêter. J'ai rencontré quelques cas malheureux de cette espèce, et très-embarrassants pour le praticien. L'une et l'autre de ces méthodes ont l'inconvénient d'appeler continuellement l'attention du malade sur le

(1) « Gardez-vous, dit le docteur Latham, dans le traitement de l'hypertrophie » du cœur, gardez-vous surtout de saigner vos malades au point de produire la » pâleur et l'appauvrissement du sang. » (Leçon XXI.) — La répugnance à se servir de la lancette, dans les maladies chroniques et dans beaucoup de maladies aiguës, surtout dans les fièvres, est une des choses qui prouvent le mieux qu'on a affaire à un praticien instruit et sûr.

cœur, circonstance qui contribue, plus que toute autre, à entretenir et à augmenter l'activité morbide de cet organe. Peut-être devrait-on employer les exutoires de préférence lorsque les signes de l'hypertrophie sont de date récente, et se montrent à la suite d'une attaque d'endopéricardite.

L'application de vésicatoires de petite dimension est quelquefois utile. Il semble qu'il soit plus avantageux de les répéter fréquemment, que d'imposer au malade les ennuis d'une suppuration prolongée. Nous avons essayé, sans résultats marqués, d'administrer la digitale par la méthode endermique, qui a été tant vantée par Bouillaud (1).

La méthode de Bouillaud consiste à appliquer un vésicatoire sur la région précordiale, puis à saupoudrer chaque jour le derme dénudé d'une quantité de poudre de digitale, variable entre six et quinze grains. — « Ainsi, dit-il, nous arrivons à diminuer, comme par » enchantement, le nombre et la force des pulsations du cœur. » Il est évident que si l'expérience venait à démontrer l'efficacité de ce moyen, il présenterait de grands avantages sur l'emploi de la digitale à l'intérieur, qui produit si facilement la débilitation de l'estomac.

Au nombre des sédatifs employés dans le traitement de l'hypertrophie active du cœur, et dont l'utilité est la plus incontestable, on doit compter les différentes préparations de digitale et l'acide cyanhydrique. Le docteur Hope préconise hautement l'extrait d'aconit, surtout lorsqu'il y a douleur : nous n'avons pas expérimenté cet agent thérapeutique. Quant à la digitale, elle paraît agir mieux, et à des doses assez faibles pour qu'on puisse en conseiller l'usage pendant longtemps. C'est au praticien à choisir la forme sous laquelle il lui

---

(1) Les observations que j'ai pu faire sur ce mode d'administration de la digitale, n'ont été ni assez nombreuses, ni assez exactes, pour me permettre de me prononcer pour ou contre. Si on l'adoptait, il faudrait s'assurer que la digitale est de bonne qualité et réduite en poudre aussi fine que possible : peut-être pourrait-on se servir dans ce cas de la digitaline ; car, bien que les recherches de Homolle et Quevenne démontrent qu'un milligramme seulement de ce sel, lorsqu'on l'applique sur le derme dénudé, y détermine une tension douloureuse et la phlogose des parties voisines, il pourrait y avoir avantage à l'appliquer sous forme d'un liniment à la surface de la peau. (*Mémoires sur la digitaline*, par MM. Homolle et Quevenne ; *Rapports faits à l'Académie nationale de médecine*. Paris, 1851.)

convient de l'administrer. En général, la teinture ou l'infusion sont les préparations qu'on doit préférer.

Le traitement qui nous a semblé le plus utile, dans les cas que l'on considère comme des exemples d'hypertrophie simple du cœur, consiste dans l'application d'un petit nombre de sangsues à la région précordiale, application que l'on répète à des intervalles variables de trois à six jours : en même temps le malade prend, à trois reprises, dans les vingt-quatre heures, de six à douze gouttes de teinture de digitale. Ce traitement doit être continué pendant plusieurs semaines, pourvu, toutefois, que l'effet déprimant du médicament ne soit point assez marqué pour devenir inquiétant. Dans le cas où la digitale déterminerait des nausées ou de l'anorexie, on la remplacerait par l'acide hydrocyanique donné trois ou quatre fois par jour à la dose d'une à deux gouttes. Le meilleur véhicule est l'eau distillée. On peut appliquer des emplâtres calmants sur le cœur; et si ce moyen répugnait au malade, on emploierait l'extrait de belladone. De cette façon on arrive à diminuer la violence de l'acte cardiaque; dans quelques cas, on la fait même disparaître d'une manière définitive. Les bons effets de la belladone, employée par la méthode endermique, doivent faire rechercher un mode d'administration semblable pour les autres sédatifs. Nous avons déjà parlé de la méthode de Bouillaud ; mais l'application de la méthode endermique aux sédatifs, dans les affections actives du cœur, inflammatoires ou non, demande à être discutée d'une façon générale. L'action de la belladone ou de l'atropine sur l'iris, doit nous faire espérer que ce même médicament agirait utilement en diminuant l'énergie fonctionnelle des autres muscles de la vie organique.

Lorsqu'il n'y a pas de fièvre, et que la langue est nette, la digitale, prise à l'intérieur, rend de grands services, dans le traitement de l'hypertrophie active du cœur.

Voici dans quelles conditions surtout on peut espérer des résultats avantageux du traitement que nous venons d'indiquer :

1° Lorsque la maladie se montre dans la jeunesse ou à un âge peu avancé, et chez des individus d'une bonne constitution ;

2° Lorsqu'il y a intégrité des fonctions digestives, ainsi que le prouvent l'état de la langue, la coloration de la peau et les caractères de l'urine ;

3° Lorsqu'il n'existe aucun état fébrile d'aucune espèce ;

4° Lorsque les signes d'une affection des valvules, et surtout ceux d'une insuffisance aortique manquent.

Mon expérience est d'accord avec les résultats obtenus par Hope, quant à l'inutilité de l'hydriodate de potasse, administré dans le but de diminuer le volume du cœur : je n'ai jamais employé moi-même ce médicament, mais j'ai connu des malades chez lesquels il avait été essayé sans succès.

Comme moyens palliatifs, on doit assigner la première place aux narcotiques ; c'est surtout dans le cas où il y a suractivité des fonctions du cœur et douleur, que l'on peut administrer l'opium, la jusquiame, l'acide hydrocyanique, le haschisch et le chloroforme. Quelquefois, comme dans un cas d'hypertrophie considérable cité par le docteur Croker-King, le malade s'habitue à l'action des narcotiques, qu'il faut alors donner à très-fortes doses pour obtenir les effets sédatifs.

Traitement de l'hypertrophie du cœur, liée à une affection valvulaire.

C'est au docteur Corrigan qu'on doit les vrais principes à appliquer dans ce cas de pratique médicale. Ses recherches et ses observations se rapportent au traitement de l'hypertrophie qui accompagne l'altération des valvules aortiques, cependant tout praticien doit reconnaître que les règles, qu'il a si habilement tracées, sont également justes lorsque la lésion siége à l'orifice mitral. Négliger, dans l'un et l'autre cas, de suivre les préceptes de Corrigan, c'est agir au détriment de son malade. Tous les jours, nous rencontrons des cas où l'état de la maladie s'est aggravé sous l'influence d'une double erreur. D'abord le praticien prend pour une affection récente, une lésion existant de longue date et incurable; puis il emploie le traitement antiphlogistique qui contrarie et qui annule les dispositions anatomiques prises par la nature pour assurer la prolongation de la vie (1).

(1) Voici comment s'exprime le docteur Corrigan : « La maladie que nous
» étudions est une insuffisance de l'appareil valvulaire placé à l'orifice aortique ;
» cette insuffisance a pour résultat de permettre au sang de refluer dans le ven-
» tricule. Lorsque les valvules sont saines, elles supportent, par intervalles, la

Il est certain, également, que les mauvais effets du traitement spoliatif, dans ces cas, doivent être souvent attribués, en partie, à un commencement d'affection graisseuse ; ainsi, ce traitement est doublement nuisible, soit qu'il agisse en diminuant seulement la puissance du cœur, en dehors de toute dégénérescence, soit que cet organe ait déjà été affaibli par une modification interstitielle de son tissu ; l'expérience et la théorie sont d'accord à ce sujet. Voici un exemple qui démontre bien la vérité des principes que nous venons d'exposer.

Un homme, atteint depuis longtemps d'une hypertrophie du cœur qui ne donnait lieu à aucun accident sérieux, consulta un médecin ; celui-ci fit appliquer immédiatement un grand nombre de sangsues à la région précordiale. Les effets de cette médication ne se firent pas attendre et furent des plus remarquables ; des accès

» colonne de sang contenue dans l'aorte, et le cœur fonctionne régulièrement, à
» l'aide de son énergie normale et du développement physiologique de son tissu
» musculaire. Mais lorsque les valvules altérées n'apportent plus leur contin-
» gent d'action à l'accomplissement de ces fonctions, lorsque le cœur n'a plus
» seulement à pousser le sang dans l'aorte, mais reste chargé de la tâche dévolue
» aux valvules, il est ainsi forcé de supporter en partie, après chaque contrac-
» tion, le poids de la colonne sanguine, et devient incapable de remplir ce double
» rôle, à l'aide de ses ressources ordinaires. La nature alors, pour donner au
» cœur les moyens de suffire au surcroît de travail qui lui est imposé, augmente
» son énergie, en ajoutant à la masse du tissu musculaire, et l'hypertrophie se
» produit. Cette circonstance est en harmonie avec la loi générale qui veut que
» les muscles se développent et se renforcent proportionnellement à la puissance
» avec laquelle ils sont appelés à agir. L'hypertrophie est-elle une maladie, ou
» bien n'est-elle qu'une sage prévision de la nature destinée à rendre le cœur
» capable d'accomplir sa tâche ? De la réponse à cette question dépend l'institu-
» tion du traitement. Or, cette réponse ne saurait être douteuse. La puissance
» de contraction ordinaire ne suffit pas pour entretenir la régularité de la cir-
» culation ; la nature se charge, sagement, d'y pourvoir en augmentant la force
» contractile de l'organe. Il est évident, dès lors, qu'en troublant ce travail
» réparateur et en diminuant la contractilité du cœur, ou bien, en d'autres
» termes, en essayant de combattre l'hypertrophie, ainsi que le veulent Laennec,
» Bertin, etc., on prive l'organisme de la seule force qui assure la circulation du
» sang. Personne n'a jamais songé à diminuer l'hypertrophie du tissu musculaire
» de l'estomac, du rectum ou de la vessie, dans le rétrécissement du pylore,
» du rectum ou de l'urèthre.

» Dans les exemples que nous venons de citer, on reconnaît que l'hypertrophie
» est destinée à rendre la force de l'organe égale à l'obstacle qu'il doit vaincre.
» Or, ce principe si simple a été entièrement méconnu, à propos des maladies du

effrayants d'asthme cardiaque se montrèrent pour la première fois, et à des intervalles très-rapprochés. Je fis prendre à ce malade du fer, sous forme d'une teinture aromatique ; je prescrivis une nourriture substantielle et du vin en petite quantité ; quelque temps après, la santé redevint ce qu'elle était auparavant, et cet homme put continuer à remplir dans un hôtel les fonctions de premier garçon.

Le docteur Corrigan a signalé un état particulier que je n'ai jamais rencontré dans ma pratique : c'est un accroissement extraordinaire de la force des contractions du cœur, avec un développement anormal du pouls, sans fièvre et sans inflammation locale. Le malade se plaint d'un sentiment de constriction thoracique et de difficultés pour respirer ; ces accidents paraissent dépendre d'une augmentation de la masse du sang ; les vaisseaux sanguins sont distendus au point

» cœur : il semble que cet organe soit formé de fibres musculaires d'une nature
» particulière, ou qu'il soit soumis à des lois spéciales, lorsqu'il lui faut ajuster son
» action aux obstacles que rencontre l'accomplissement de ses fonctions. L'oubli
» des principes que nous venons de rappeler a eu trop souvent pour résultat, dans
» le traitement des affections valvulaires, de donner lieu à une lutte continuelle
» entre la nature et la médication. L'une donne au cœur les moyens d'accomplir
» ses fonctions, tandis que l'autre combat ces efforts réparateurs, et, par l'affai-
» blissement de l'organe, le rend tout à fait incapable de suffire à sa tâche. Les
» saignées répétées, la diète et tous les débilitants ne conviennent nullement dans
» les maladies dont nous traitons ici.

» Au lieu de cette médication, on emploiera avec grand avantage tous les
» moyens de curation qui, en fortifiant la constitution générale, accroissent pro-
» portionnellement la force du cœur et lui permettent ainsi de suppléer, dans
» l'acte de la circulation, à l'action adjuvante des valvules. Conseillez donc une
» diète composée d'aliments tirés des règnes animal et végétal, pris en quantité
» suffisante, et en même temps l'abstension des boissons qui augmentent beau-
» coup la masse de liquides de l'économie, la bière par exemple. Il n'y a
» aucune nécessité à ce que le malade cesse de remplir les devoirs de sa profes-
» sion et de se livrer à ses travaux habituels, pourvu qu'il n'y apporte pas une
» application assez grande pour se fatiguer. En outre, les individus qui se savent
» atteints d'une affection du cœur sont placés sous le coup de la crainte d'une
» mort subite : il est indispensable de les détromper à cet égard ; ici on peut le
» faire sans hésiter, car la maladie ne se termine jamais de cette façon.

» Le traitement dont nous venons de donner un aperçu, est en opposition
» complète avec celui qu'on met habituellement en pratique : il avait fixé forte-
» ment l'attention des hommes de l'art, longtemps avant que les données théori-
» ques ne fussent venues lui prêter leur appui. » (Voyez le mémoire de Corrigan,
Edinburgh medical and surgical Journal, vol. XXXVII, 1832.)

que le cœur en éprouve de la gêne ; il est incapable de se contracter librement et son action devient tumultueuse. Une large émission sanguine, suivie de l'administration d'un médicament opiacé, produit un soulagement immédiat. Le docteur Corrigan fait remarquer, avec juste raison, qu'une saignée abondante faite dans ces conditions, agit tout autrement que les petites émissions sanguines répétées et irritantes, telles qu'on les pratique habituellement.

Je pense qu'on ne doit saigner qu'avec de grandes précautions les malades dont il est question, lorsqu'il survient chez eux des attaques inflammatoires. Ce point a déjà été traité. S'il se montre une inflammation aiguë, telle que la pneumonie, la péritonite, le rhumatisme, le docteur Corrigan conseille un traitement antiphlogistique appliqué immédiatement, mais que l'on ne prolonge pas ; et il insiste sur cette particularité, qu'une déperdition considérable de sang ne produit pas alors la syncope. Suivant lui, il faut saigner largement, mais dès que l'inflammation a cédé, suspendre, le plus tôt possible, le traitement débilitant ; en le continuant, on agirait d'une manière défavorable sur l'affection organique.

Ici, les résultats de mon expérience sont nuls, car j'ai toujours évité, dans ces cas, de tirer du sang.

Traitement applicable au cas où le cœur est affaibli et probablement dilaté, et où l'on rencontre, en même temps, une augmentation de volume du foie et une affection pulmonaire.

Il vient d'être question du traitement à instituer lorsque la contractilité du cœur a augmenté, et qu'il y a hypertrophie réelle ; voyons maintenant quels moyens de curation on doit opposer à l'affaiblissement de l'organe, que cet affaiblissement résulte de la dilatation des cavités cardiaques, avec complications pulmonaire et hépatique, ou d'une dégénérescence graisseuse.

Dans ces deux formes, les principes généraux de la médication sont les mêmes. Il faut éviter tous les moyens qui pourraient déprimer l'organisme, essayer d'améliorer l'état du sang, et augmenter la puissance des fibres musculaires, affaiblies et atrophiées. Le praticien ne doit point perdre de vue qu'il a à traiter une affection très-compliquée, et que la maladie du cœur peut n'être que l'expression manifeste d'un état morbide qui frappe l'organisme tout entier. Les bases du traitement sont les mêmes, lorsque le cœur est affaibli et dilaté (comme dans le cas du docteur Colles), ou bien lorsqu'il y a dégénérescence graisseuse, sous quelque forme qu'elle se présente ; cependant il est une circonstance importante qui diffère dans ces deux états pathologiques. Nous voulons parler du succès de la médication hydrargyrique, qui atténue beaucoup les accidents, dans la première de ces affections, et qui en fait disparaître les conséquences fâcheuses.

Il est fort remarquable qu'on ne trouve, à ce sujet, que des renseignements très-incomplets, dans les ouvrages de médecine, bien qu'un grand nombre de praticiens connaissent les heureux effets du mercure dans le traitement de cette maladie; cependant il est impossible de faire un éloge trop grand de l'efficacité de ce médicament, dans un certain nombre de cas. Nous ne voulons pas dire qu'on obtienne ainsi la guérison de la dilatation du cœur, mais l'expérience de bien des années nous a convaincu qu'à l'aide de ce médicament on peut retarder ses progrès, faire disparaître les irrégularités du cœur qui contribuent à sa production, et surtout prolonger la vie du malade en le débarrassant, maintes et maintes fois, de l'hydropisie et des congestions pulmonaires et hépatiques, alors même que ces accidents sont arrivés au point de faire prévoir une mort prochaine.

En retraçant l'histoire du docteur Colles, nous avons signalé l'action réciproque du foie et du cœur l'un sur l'autre, et nous avons démontré qu'il est souvent impossible de dire lequel de ces deux organes est atteint le premier et le plus fréquemment. Lorsque les accidents auxquels se peut donner le nom d'accès paroxystiques se montrent, la cause qui les produit porte son action, tantôt sur le cœur, tantôt sur le foie. Il est bien certain qu'il existe un état morbide de cet organe qui amène de grandes irrégularités dans l'accomplissement des fonctions du cœur; et cependant ces accidents cardiaques présentent parfois des différences considérables dans leur forme. Ainsi, l'action du cœur peut être surexcitée, rapide et irrégulière au dernier point, et cela, pendant plusieurs mois ; puis, soit spontanément, soit à la suite d'un traitement qui s'adresse aux fonctions digestives, les contractions et les bruits reprennent une régularité parfaite, sans qu'on trouve les traces les plus légères d'une modification dans le volume ou dans la capacité de l'organe. Rien de plus instructif, car on voit souvent les praticiens les plus instruits différer d'opinion sur l'état du cœur. Les uns déclarent que cet organe est parfaitement sain, les autres qu'il est arrivé à un état d'altération très-avancé. La raison de ces dissidences est dans le moment où l'examen a été fait : dans un cas, le malade était dans une période de repos ; dans l'autre, l'auscultation a été pratiquée au moment de l'accès. Il est peu douteux que la répétition fréquente d'une irrégularité prolongée de l'organe cardiaque ne produise à la longue une maladie organique. Cependant j'ai observé tout dernièrement un malade chez lequel se rencontraient depuis plusieurs années les alternatives dont il vient d'être question. Après un traitement mercuriel, le cœur fonctionnait si régulièrement et présentait des phénomènes si naturels, qu'il était difficile de croire qu'on eût sous les yeux l'individu observé quelques jours auparavant.

Chez ce malade il existait une tumeur du foie permanente, et au moment de la recrudescence des symptômes cardiaques, cet organe devenait très-sensible à la pression. Il n'y eut jamais cependant ni ictère, ni fièvre inflammatoire.

Ce fait peut servir de passage aux exemples, beaucoup plus communs, d'affaiblissement du cœur que l'on traite si avantageusement par le mercure. Voici les conditions qu'on rencontre le plus ordinairement dans ce cas :

1° Les malades sont en général avancés en âge ; presque tous ont cinquante à soixante-dix ans.

2° Ils sont, primitivement, doués d'une constitution saine et vigoureuse.

3° Ils sont sujets à la goutte, et cette maladie, après s'être montrée, pendant longtemps, sous sa forme régulière, se larve, ou devient irrégulière.

4° Ils sont sujets à la bronchite, et celle-ci peut, au moment des exacerbations, s'aggraver au point de simuler le catarrhe suffocant.

5° Le foie est hypertrophié d'une façon permanente et cependant la jaunisse manque souvent. La tumeur hépatique est habituellement indolente, et les veines épigastriques sont rarement variqueuses.

6° Le cœur se présente sous deux états différents. Dans l'un et dans l'autre, il y a irrégularité permanente, augmentant toujours pendant les paroxysmes. Chez quelques malades, les signes physiques indiquent une hypertrophie qui s'accompagne d'une affection valvulaire ayant souvent son siége aux deux orifices ; chez les autres, on trouve seulement les signes de la dilatation du cœur, tels qu'ils sont décrits dans le chapitre consacré à l'étude de cette maladie. Ces derniers malades présentent, de temps à autre, de l'hydropisie qui commence par les extrémités, et qui gagne le corps tout entier, si on ne la combat pas. Cet accident est précédé par une diminution dans la quantité de la sécrétion urinaire ; le cœur devient de plus en plus excitable et irrégulier ; le foie se tuméfie à la façon d'une tumeur érectile et les poumons se congestionnent. Bientôt il s'établit de l'orthopnée avec accès d'asthme cardiaque très-graves ; l'ascite peut apparaître et la vie du malade est menacée à chaque instant. Cependant, malgré tous ces symptômes formidables, on voit chaque jour, sous l'effet du mercure, l'anasarque disparaître, la tumeur hépatique se réduire, et le cœur revenir à son état ordinaire, qui n'est point, toutefois, l'état de santé. Le malade peut ainsi continuer, pendant plus ou moins longtemps, à vivre d'une vie active et laborieuse.

Les doses auxquelles il convient de porter le médicament varient, cela se conçoit, dans les différents cas. Quelquefois il est utile de produire le ptyalisme ; dans d'autres circonstances, l'amélioration de l'état du cœur et la disparition de l'hydropisie s'obtiennent par un traitement très-doux et qui, à l'exception de l'effet diurétique, n'a donné lieu à aucun des effets caractéristiques du mercure. Parfois on devra faire suivre le traitement mercuriel de l'emploi des diurétiques ; souvent, à l'aide de cette méthode, il se produit une hypersécrétion urinaire singulièrement abondante, bientôt suivie de la décroissance rapide de l'hydropisie et des troubles viscéraux. Il est avantageux d'employer simultanément et à l'état de combinaison les diurétiques tirés du règne végétal et ceux qui sont fournis par le règne minéral ; la digitale elle-même trouve ici sa place, unie à des diurétiques appartenant à la classe des médicaments toniques et stimulants. Le succès de cette médication paraît dépendre de l'administration préliminaire du mercure. Souvent j'ai essayé de faire disparaître l'hydropisie par les diurétiques seuls, chez des malades qui avaient pris du mercure en grande quantité, lors des paroxysmes précédents ; toujours le résultat a été nul ; et cependant le même médicament, jusque-là inefficace, agissait énergiquement, après un traitement mercuriel continué pendant quelques jours.

Nous pouvons dire, en toute assurance, que dans les cas dont il s'agit, il ne faut pas craindre l'emploi répété des préparations mercurielles, car rien n'est plus remarquable que la faculté qu'ont les malades, non-seulement de supporter l'administration du mercure, mais encore d'en retirer les plus grands avantages, au point de vue de la santé générale. Parfois même il semble que l'usage continu du médicament, donné à petites doses, suspende, pendant une période de temps indéfinie, le retour des paroxysmes. Les malades reprennent de l'embonpoint, de l'appétit et des forces. Dans d'autres cas, et j'en ai observé dernièrement un exemple, le mercure donné à des doses très-faibles, et à des intervalles assez rapprochés, a pu prolonger l'existence pendant plusieurs années; à l'aide de ce moyen, le malade que je viens de citer a continué l'exercice d'une profession fatigante. Il n'a pas été soumis moins de trente fois au traitement mercuriel; pour lui ce traitement est un véritable *pabulum vitæ*. Jamais dans ce cas, ni dans aucun de ceux que j'ai rencontrés, je n'ai vu se montrer les accidents de l'intoxication mercurielle : il ne se produit ni périostite, ni éruptions cutanées, ni tremblement, ni ulcérations de la bouche.

Il va sans dire qu'il arrive enfin un moment où, ainsi que nous l'avons vu dans l'observation du docteur Colles, l'organisme ne répondant plus aux effets du médicament, le malade est emporté par l'hydropisie et par la congestion pulmonaire.

Pendant le cours de ce traitement, et surtout lorsque la diurèse est établie, on doit administrer avec précaution le vin et les autres stimulants diffusibles; en même temps on soutient l'organisme par une alimentation convenable. Rien n'est plus dangereux que de changer les habitudes des malades, et de provoquer une diminution dans l'énergie des contractions du cœur.

Traitement de la dégénérescence graisseuse du cœur.

Lorsque le cœur est atteint de dégénérescence graisseuse, peut-on le faire revenir à son état normal? Ce résultat ne paraît pas impossible à obtenir, si l'on a affaire à un cas simple, et qu'on ait reconnu la maladie dès le début. Mais, le plus souvent, cette lésion se rencontre chez des individus avancés en âge, et elle se combine avec des altérations athéromateuses de l'aorte, et avec des affections bronchiques ou hépatiques; elle s'accompagne souvent d'états goutteux, strumeux ou anémiques; aussi le retour du cœur à l'état physiologique est-il fort douteux. D'un autre côté, l'analogie semble prouver que l'organe atrophié peut reprendre son volume primitif et sa force. Ce résultat se produirait plutôt lorsque le tissu adipeux, déposé d'abord à l'extérieur de l'organe, refoule devant lui le tissu musculaire et pénètre dans ses interstices. Ne traçons pas à la puissance de la nature des limites trop étroites; tous les praticiens savent bien que, par une médication convenable, on peut faire disparaître les premiers symptômes de l'affaiblissement du cœur. Pourquoi les progrès de la médecine, et surtout ceux du diagnostic et de l'hygiène, ne nous permettraient-ils pas un jour d'arrêter dans le cœur le développement du tissu graisseux, et même de rendre aux fibres musculaires leur puissance première et leur volume normal (1)?

Dans l'état actuel de la science, voici les principes sur lesquels on peut baser le traitement de la dégénérescence graisseuse à son début :

1° Il faut habituer le malade, progressivement, mais d'une façon continue, à supprimer toutes les habitudes d'une vie trop recherchée. Il devra se lever de bonne heure et se soumettre à un exercice musculaire journalier et gradué; souvent il pourra, après quelque temps, pousser cet exercice beaucoup plus loin qu'il ne le pouvait aupa-

---

(1) On pourrait opposer à la curabilité de la maladie et à la possibilité de reconstituer le tissu musculaire du cœur, les résultats des travaux du docteur Quain, sur la nature chimique de la dégénérescence graisseuse de l'organe central de la circulation. Mais, lors même qu'il y aurait une analogie plus complète que celle qui existe réellement, entre les effets qui se produisent lorsque l'on met des fibres musculaires privées de vie en contact avec des réactifs chimiques et l'état des muscles cardiaques dans l'affection graisseuse, ce ne serait point une raison pour qu'il fût impossible d'obtenir la suspension ou la modification du travail morbide. La puissance vitale de l'organe a diminué, il est vrai, mais elle existe toujours; il serait bien hardi d'avancer que les globules graisseux eux-mêmes peuvent résister à l'influence de la force vitale. Il y a danger à décourager les tentatives faites dans le but d'obtenir la guérison d'une maladie en en proclamant l'incurabilité; car alors, le médecin praticien le plus accompli, bien que mauvais anatomo-pathologiste, perdra courage et renoncera à obtenir une guérison qu'on aura déclarée impossible. L'histoire tout entière des médications spécifiques prouve qu'il y a encore bien des progrès à faire dans ce sens. Peut-être, à côté des mesures hygiéniques et du traitement convenable, indiqués par le docteur Quain, et avant lui par Latham, Hope et d'autres encore, dans leurs travaux sur la dégénérescence graisseuse et sur l'affaiblissement et la dilatation du cœur en général, existe-t-il des moyens que l'on découvrira plus tard, pour arrêter la formation des globules graisseux, et même pour augmenter le développement du tissu musculaire?

ravant, en raison de la difficulté de la respiration ; il y prendra plaisir et en retirera de grands avantages. Ce traitement par l'exercice musculaire est encore plus indiqué chez les sujets jeunes, que chez ceux qui sont avancés en âge. Les symptômes qui accompagnent la débilité du cœur disparaissent souvent sous l'influence d'exercices gymnastiques réguliers ou par la marche, même dans des pays de montagne, tels que la Suisse, ou les parties élevées de l'Écosse ou de l'Irlande. On observe souvent chez ces malades de la dyspnée et des palpitations très-fortes, puis, s'ils persévèrent avec modération, ou bien après un repos de quelques instants, ils achèveront leur tâche et pourront même gravir avec facilité des montagnes très-élevées (1). Chez les sujets avancés en âge, la complication fréquente des altérations athéromateuses de l'aorte, des affections du foie et des poumons doit rendre prudents ceux qui conseilleraient le moyen hygiénique que nous venons d'indiquer.

2° Le régime doit être nourrissant, sans être institué de manière à développer la masse du corps, et plus particulièrement les tissus graisseux. Le malade mangera des viandes fraîches de toute espèce ; il évitera de prendre une quantité trop considérable d'un même aliment. Il s'abstiendra de substances oléagineuses et probablement aussi des viandes blanches. On devra défendre l'usage de la soupe et du laitage en excès : les légumes n'entreront que pour une petite part dans l'alimentation. Les liquides devront être pris en aussi petite quantité que possible. La boisson qui convient le mieux est l'eau pure ou l'eau mêlée à une petite quantité d'eau-de-vie ou de vin ; l'eau de Seltz et les boissons alcalines seront proscrites. Enfin, il sera utile que le malade s'habitue à prendre chaque jour une douche

(1) L'exercice à pied paraît avoir un double effet : non-seulement l'énergie et le volume des muscles s'accroissent, mais l'augmentation de la sécrétion de la peau élimine une grande quantité de produits huileux de l'organisme. J'ai vu des exemples très-remarquables des bons effets de cet exercice chez des personnes qui avaient passé l'été à parcourir les Alpes à pied, et qui avaient ainsi été placées dans un état presque continuel de transpiration. En rapprochant ce fait de la prédominance de l'obésité dans les pays froids, il nous paraît rationnel de prescrire la marche dans les climats chauds, lorsqu'il s'agit d'empêcher l'accumulation de la graisse dans les organes intérieurs. On consultera avec avantage les recherches de Schultze (*De adipis genere pathologico*) et de Schmidt (*Jahrbuch*, 1852, p. 147, dans *Medical Times*, n° 113).

froide en pluie, qu'on fera suivre d'une friction vigoureuse sur le corps tout entier.

3° Dans cette maladie, on n'obtient pas grand'chose par le seul usage des médicaments. Il faut veiller avec soin à ce que le ventre reste libre, et de temps à autre, le malade pourra faire usage d'un médicament mercuriel, suivi d'un cathartique chaud et tonique. Chez les jeunes sujets dont l'état se rapproche de l'anémie, les préparations de fer, ordonnées avec prudence, trouveront utilement leur place.

Mais, lorsque la maladie est bien confirmée, chez les individus avancés en âge, surtout s'ils n'ont point fait abus des stimulants, si le pouls est lent, et s'il y a tendance à la syncope ou à des attaques simulant l'apoplexie, c'est principalement sur l'emploi, largement ordonné, de l'eau-de-vie ou du vin qu'on peut compter. Par ce moyen seul il est possible de prolonger la vie de certains malades. Les jeûnes prolongés seront évités, ainsi que toutes les fatigues physiques ou morales. Ces malades devront être munis continuellement d'un stimulant diffusible auquel ils pourront avoir recours à la moindre menace de syncope, ou lorsque se montrent du côté de la tête les troubles qui font prévoir une attaque. Ils devront vivre en plein air et habiter, s'il est possible, une localité où ils seront soumis à l'effet excitant de l'air des montagnes ou de la mer. Avant tout, on détournera leur attention de l'état du cœur, et l'on évitera d'une façon absolue le traitement banal, et trop souvent erroné, des affections cardiaques.

On est réellement étonné du temps pendant lequel, en se conformant aux principes que nous venons d'énoncer, on peut obtenir la prolongation de la vie et l'intégrité de la santé générale. Le médecin, lorsqu'il s'agira de régler les quantités du vin et de l'eau-de-vie, devra se laisser guider surtout par l'effet obtenu. Jamais nous n'avons vu les stimulants diffusibles produire des résultats fâcheux, alors même qu'ils étaient pris très-largement; nous avons l'habitude de les ordonner à chaque repas, et quelquefois même dans les intervalles qui les séparent. Les malades, par la facilité avec laquelle ils supportent cette médication, ressemblent à ceux qui sont atteints d'un ramollissement typhoïde du cœur. Quelquefois, dans ce dernier cas, on peut augmenter indéfiniment la dose du vin et des spiritueux sans qu'on voie se produire la moindre trace d'ivresse, ou d'afflux du sang vers la tête.

L'expérience de chaque jour nous apprend que cette maladie est fréquente, et peut même atteindre un haut degré de développement, sans qu'elle soit reconnue par le malade et par ceux qui le soignent. Voici, dans ces circonstances, un accident qui ne se rencontre que trop souvent : un individu, que l'on croyait en bonne santé, est atteint d'un accès de goutte ou d'une affection inflammatoire et locale quelconque. On supprime l'usage d'un stimulant auquel il est habitué et on le garde au lit pendant quelques jours ou quelques semaines. Le malade guérit, puis, au moment où tous ceux qui l'entourent le félicitent de son retour à la santé, il meurt subitement d'une syncope, d'une apoplexie, d'une attaque d'asthme cardiaque, ou bien avec un ensemble de symptômes qui semble résulter de la combinaison de ces divers états pathologiques.

Les cas de métastases goutteuses sur le cœur, se terminant par la mort, sont probablement beaucoup plus rares qu'on ne l'a cru. Je n'en ai jamais rencontré, mais j'ai vu beaucoup d'accidents auxquels on donnait ce nom et qui étaient, manifestement, produits par la débilitation subite du cœur, se produisant à la suite d'un long accès de goutte, pendant lequel le malade avait été privé de l'usage du vin. C'est ainsi que bien des vies précieuses ont été sacrifiées. Peu importe qu'il y ait dans ce cas affaiblissement simple ou bien dégénérescence graisseuse et atrophie du cœur; dans l'un et l'autre cas, les indications sont les mêmes, et le danger d'une médication déprimante est égal.

N'oublions jamais, dans le traitement des affections locales ou constitutionnelles, qu'on ne doit supprimer les stimulants dont le malade a l'habitude qu'avec une prudence extrême, et qu'il faut lui permettre d'y revenir le plus tôt possible, toutes les fois que l'existence d'un affaiblissement du cœur est probable. Un bon médecin ne suspendra jamais l'usage des stimulants, sans avoir examiné attentivement l'état du cœur, lors même que rien ne peut faire supposer une maladie de cet organe.

Enfin, rappelons-nous qu'il peut y avoir danger à ce qu'un malade en convalescence reprenne trop promptement la position verticale. Ceci est vrai, surtout chez les personnes avancées en âge et atteintes de la diathèse goutteuse.

Dans les détails qui précèdent sur la maladie dont nous formulons le traitement, nous avons spécifié que l'invasion des symptômes cérébraux est un des signes diagnostiques importants de la débilité cardiaque. Nous avons insisté sur la rareté de la paralysie consécutive, si commune dans l'apoplexie ordinaire. Cependant on la rencontre quelquefois, et à ce propos, il est utile de rappeler les recherches du docteur Law sur les rapports qui existent entre les affections cardiaques et les affections cérébrales (1).

Cet auteur a étudié l'influence que peut avoir sur le cerveau, la diminution de l'afflux du sang, dans le cours des affections du cœur. Toutes les altérations anatomiques qu'il a décrites n'existent pas, nécessairement, dans tous les cas d'affaiblissement du cœur, ni même dans ceux où les fausses attaques d'apoplexie s'accompagnent, comme dans l'observation du docteur Fleming, d'une paralysie transitoire et se produisant à plusieurs reprises. Nous ne pouvons, cependant, nous refuser à admettre que le ramollissement cérébral signalé par le docteur Law, ne soit, pour ainsi dire, le résultat ultime d'une circulalation artérielle insuffisante.

Le ramollissement cérébral blanc de Rostan a été rapporté par cet auteur à une affection des artères cérébrales, et il n'est pas douteux que cette cause ne puisse avoir une grande influence dans la production de la lésion cérébrale. Mais le ramollissement peut résulter également d'une affection du cœur lui-même, ainsi que l'a démontré le docteur Law; et il nous paraît probable que dans quelques cas analogues à ceux de Rostan, il existait réellement un affaiblissement cardiaque.

Voici dans quelles circonstances le docteur Law a rencontré le ramollissement cérébral :

1° Insuffisance aortique, avec reflux du sang dans le ventricule;

2° Rétrécissement mitral;

3° Insuffisance mitrale avec régurgitation dans l'oreillette.

Toutes ces conditions pathologiques peuvent empêcher le cerveau de recevoir une quantité suffisante de sang, cela est évident. Bien que le docteur Law ne rapporte aucun cas où la maladie fût le résultat d'une simple dégénérescence graisseuse du cœur, il n'est pas moins évident qu'il admet cette cause d'anémie cérébrale, en dehors même de toute affection valvulaire.

____

(1) *Des affections du cerveau consécutives aux affections du cœur,* par Robert Law, M. D. (*Dublin Journal of medical science,* 1ʳᵉ série, vol. XVII, 1840).

Nous ne saurions dire [pourquoi l'anémie cérébrale donne lieu tantôt à une syncope seulement, et tantôt à du coma syncopal suivi de paralysie fugace, tandis qu'elle va quelquefois jusqu'à amener une véritable désorganisation du tissu cérébral (ramollissement exsangue du docteur Law). Cependant, tous ces accidents, s'ils ne constituent point les diverses phases d'une même altération, dépendent de la même cause, et l'on doit noter qu'une portion du cerveau peut être désorganisée et détruite sans qu'il y ait paralysie. Ainsi, dans un fait remarquable où il y avait à la fois affection de l'orifice mitral et insuffisance aortique avec hypertrophie considérable du ventricule gauche, le docteur Law trouva le lobe antérieur de l'hémisphère gauche ramolli, dans la portion qui repose sur le plancher de l'orbite, et dans une étendue équivalant à la section longitudinale d'une noisette. Le ramollissement avait détruit la superficie des circonvolutions, mais ne pénétrait pas profondément. Le malade n'offrait ni paralysie ni affaiblissement de l'une des moitiés du corps.

L'affection cérébrale rapportée par le docteur Law au défaut de l'afflux sanguin artériel, peut revêtir les formes suivantes :

1° Il se produit de fausses attaques d'apoplexie auxquelles on pourrait donner le nom de *coma syncopal;* ces accès sont subits, fugaces, et ils ne sont pas suivis de paralysie.

2° Les attaques, semblables à celles que nous venons de signaler, donnent lieu à une paralysie qui persiste ; il existe souvent alors un affaiblissement des facultés intellectuelles (1).

3° Il y a ramollissement exsangue du cerveau, sans paralysie.

4° Il y a paralysie, sans aucune désorganisation locale manifeste.

Nous avons rapporté ici le résultat des recherches du docteur Law, en raison de leur importance pratique, dans les cas de dégénérescence graisseuse du cœur, lorsqu'il s'agit du traitement des accidents cérébraux. Cette question a déjà été discutée par nous, mais il reste à décider si l'on peut employer les saignées dans les cas d'attaques apoplectiques résultant de l'anémie artérielle. Dans le cas communiqué au docteur Adams par M. Duggan, il n'y eut pas moins de vingt attaques apoplectiques dans l'espace de sept années ; le traitement adopté consistait en une saignée immédiate et dans l'administration d'un purgatif des plus énergiques. Il est à remarquer que

____

(1) Un cas de cette espèce est cité par le docteur Law (*op. cit.*, p. 197).

lors de la dernière attaque, on ne put avoir recours à la lancette, le malade étant mort avant l'arrivée du médecin (1). Cet exemple prouve seulement que l'on peut quelquefois saigner impunément. L'emploi de ce moyen de traitement dépendra, du reste, beaucoup des conditions où se trouve l'organisme, de l'âge du malade et de l'absence ou de l'existence d'un état général d'anémie. On devra s'abstenir des émissions sanguines, lorsque l'impulsion du cœur est faible, lorsque le pouls est continuellement lent, et lorsqu'il y a bruit de souffle aortique. Dans l'observation citée par le docteur Fleming, le malade tomba dans une prostration extrême à la suite d'une de ses attaques pendant laquelle, en l'absence du docteur Fleming, on supprima l'usage des stimulants et l'on institua une médication destinée à diminuer l'afflux sanguin du côté de la tête. Dans une autre observation rapportée par nous-même, le malade, atteint d'un affaiblissement du cœur avec bruit de souffle dans l'aorte, évitait les attaques apoplectiques en se mettant la tête en bas. Ces faits tendent à nous faire adopter les règles posées par le docteur Law dans le traitement des accidents cérébraux dus au défaut de sang artériel, soit avec lésion valvulaire, comme dans les cas cités par lui, soit qu'il y ait affection graisseuse du ventricule gauche.

Une observation importante a été communiquée par le docteur Law à la Société pathologique de Dublin en 1845. Le malade, âgé de vingt-quatre ans, avait des hémoptysies, de la toux, de la dyspnée, et on le crut atteint de phthisie pulmonaire, bien que les signes locaux fussent ceux de la bronchite. Au cœur, on constatait les signes d'une affection des orifices mitral et aortique, c'est-à-dire un double murmure à la base du cœur, et un murmure simple ayant son siége à gauche de la mamelle. Le malade quitta l'hôpital, mais il y rentra bientôt, plongé dans un état de stupeur. La face était injectée et les artères temporales battaient avec force; *cependant l'impulsion cardiaque avait perdu de son énergie et les bruits pathologiques ne s'entendaient plus.* Il y avait paralysie partielle du côté gauche, et dans la nuit qui précéda l'admission à l'hôpital, il y avait eu des accès de convulsion. Le traitement consista dans l'application de sangsues, et dans l'administration du calomel et de la poudre de James. Au bout de huit à dix jours, la paralysie avait presque com-

(1) *Dublin hospital Reports,* vol. IV.

plétement disparu lorsqu'il survint, subitement, du coma au moment
où le malade allait à la selle, et il succomba immédiatement. Les
sinus et les veines superficielles contenaient beaucoup de sang liquide.
Le corps strié du côté gauche était ramolli ; une grande quantité de
matières purulentes grisâtres recouvraient le pont de Varole ; on en
trouvait également dans le ventricule gauche et dans le canal verté-
bral. Les valvules aortiques et mitrales étaient altérées et le cœur
offrait la forme sphérique, qui est si commune dans le rétrécissement
auriculo-ventriculaire gauche.

Une autre observation fort intéressante fut également communiquée, par le docteur Law, à la Société dans le cours de la même
année : les valvules mitrales étaient seules affectées. Le cœur se contractait tumultueusement, très-irrégulièrement et faiblement. La face
était bleuâtre et les extrémités froides. Le traitement adopté fut
l'administration des stimulants diffusibles unis à un régime nourrissant. L'état du malade s'était amélioré, lorsqu'à la suite d'un refroidissement il survint une pneumonie. Le docteur Law prescrivit alors,
et avec répugnance, une saignée de huit onces, *mais à peine eut-on
retiré la moitié de cette quantité de sang, qu'on vit apparaître
des convulsions. Le lendemain, la bouche s'était déviée d'un côté,
le malade était hémiplégique et l'action du cœur était extrêmement
faible.* Le traitement stimulant fut repris avec succès et l'hémiplégie
disparut. Subséquemment, il survint une nouvelle attaque de paralysie et le malade succomba. Le cerveau ne fut point examiné. Le
ventricule gauche du cœur était dilaté et hypertrophié ; l'oreillette
était dilatée, ainsi que le ventricule droit. L'orifice mitral, rétréci
par des dépôts osseux, semblait divisé en deux ouvertures ; cette
apparence résultait du raccourcissement des cordes tendineuses et
de l'épaississement des colonnes charnues.

L'application de ventouses sèches ou scarifiées à la nuque, en
même temps qu'on a recours aux stimulants à l'intérieur et à l'extérieur, est probablement avantageuse. Il en est de même des sinapismes
promenés sur la région précordiale, comme l'indique le docteur Fleming : si la déglutition était impossible, on pourrait administrer en
lavements les médicaments stimulants, tels que l'eau-de-vie, l'éther,
l'ammoniaque ou la térébenthine.

Le docteur Law a employé l'extrait de noix vomique et l'infusion
d'arnica, dans le but de stimuler l'action des muscles cardiaques ;

nous n'avons jamais prescrit ces médicaments, et nous nous bornerons à faire remarquer que le premier d'entre eux nous paraît offrir d'autant moins de danger, que les symptômes cérébraux sont dus à l'anémie cérébrale. Or, les travaux du docteur Bardsley prouvent que les effets pernicieux de la strychnine se montrent surtout lorsqu'il y a hypérémie et inflammation du cerveau (1).

De toutes les affections locales coïncidant avec la dégénérescence graisseuse du cœur, les plus communes sont certainement les diverses formes de maladies bronchiques. L'altération du cœur, dont nous traitons ici, se rencontre chez les vieillards atteints de bronchorrée et de catarrhe suffocant revenant par accès. On la rencontre également chez les vieilles femmes amaigries, qui présentent des pneumonies congestives, et elle accompagne parfois l'atrophie pulmonaire et les dilatations bronchiques qui succèdent à la guérison de la pleurésie et à l'oblitération de la cavité pleurale. Enfin, elle peut être liée à la bronchite chronique ordinaire, avec emphysème de Laennec ; c'est dans ce dernier cas surtout que l'on voit se produire les effets les plus désastreux, lorsque l'affection du cœur échappe à l'observateur.

Avant même d'avoir reconnu la fréquence de la dégénérescence graisseuse du cœur, nous avions remarqué combien les individus atteints d'emphysème, supportaient mal le traitement spoliatif institué dans le but de combattre les poussées inflammatoires. Nous expliquions cette circonstance par une artérialisation incomplète du sang, qui durait depuis longtemps déjà : aujourd'hui, nous avons la conviction qu'on doit attribuer la mort rapide du malade, dans le cas d'un traitement antiphlogistique ordinaire, à l'existence d'un affaiblissement et d'une dégénérescence graisseuse du cœur. Ainsi, tel malade est pris, sous l'influence des causes habituelles, d'une bronchite aiguë ou d'une pneumonie congestive : le praticien, guidé par les seuls signes d'une inflammation pulmonaire, prescrit les mercuriaux ou le tartre stibié, et défend l'usage des stimulants : tout d'abord, le résultat semble lui donner raison : la dyspnée cesse et les signes de la congestion ou de l'inflammation du tissu pulmonaire s'amendent et peuvent même disparaître complétement. Mais bientôt il se produit de gros râles dans toute l'étendue de la poitrine, et le

____

(1) *Hospital facts and observations,* by James Lomax Bardsley, M. D. London, 1830.

malade, guéri de sa pneumonie, succombe aux progrés de l'asphyxie. On attribue alors la mort à une tout autre cause que la véritable (1).

(1) Chez beaucoup de ces malades, on perçoit à la base des deux poumons, ou de l'un d'eux seulement, un râle crépitant presque aussi fin. que celui de la pneumonie, et qui existe d'une façon permanente. A la percussion, il n'y a pas de matité. Ce râle a été bien souvent la cause de la mort des malades ; non pas qu'il ait aucune importance par lui-même, mais on l'a souvent confondu avec le râle crépitant de la pneumonie aiguë : le praticien voyant le malade pour la première fois, prend pour un phénomène développé depuis peu, un accident qui date de plusieurs mois, voire même de plusieurs années.

CHAPITRE VII

DE L'ÉTAT DU COEUR DANS LE TYPHUS.

Il est fort remarquable, en présence des recherches faites par les anatomo-pathologistes sur l'état des viscères, et sur les modifications du sang et des tissus élémentaires dans la fièvre, qu'on se soit occupé si peu du tissu musculaire : cette remarque s'applique aussi bien aux affections propres de ce tissu, indépendantes de toute maladie essentielle, qu'aux altérations des muscles soumis à la volonté, et des muscles de la vie organique, dans la fièvre (1). Pour les affections propres du tissu musculaire, et en particulier, pour l'atrophie et la dégénérescence graisseuse, l'étude microscopique a été cependant fertile en résultats. Mais il faut avouer que nos connaissances sont encore bien bornées, en ce qui touche les lésions du tissu musculaire, placées sous la dépendance d'un état pathologique essentiel, et qui, si l'on raisonne par analogie, doivent offrir des caractères spécifiques en rapport avec la maladie qui leur a donné naissance.

Au point de vue particulier de l'état du tissu musculaire dans le typhus fever, constatons d'abord que l'existence d'une altération des muscles volontaires est admise depuis longtemps. — Pour Laennec, cette altération consiste en un ramollissement poisseux, en un état gluant des muscles, et cette lésion se rattacherait à un commencement de putridité. Ce n'est point une décomposition cadavérique, mais une dissolution des liquides de l'organisme, qui caractérise, on le pensait du moins, les fièvres dites putrides : rien cependant n'est encore bien fixé à cet égard, et l'on peut se demander si cet état particulier des muscles de la vie de relation, résulte d'un commencement de décomposition, ou bien s'il constitue une lésion secondaire spéciale, placée sous la dépendance de l'état typhique.

Sans vouloir discuter ici cette question, il est bon de faire remar-

(1) Pour Stokes, le mot *fever* est synonyme de fièvre typhique. Nous l'avons souvent traduit par *fièvre*, lorsqu'il ne pouvait y avoir de doute sur son acception. (H. S.)

quer, que même dans les fièvres pétéchiales terminées par la mort, on rencontre rarement les altérations des muscles soumis à la volonté, lors même que les viscères sont le siége des désordres anatomiques les plus graves. On peut le dire en toute assurance, dans la fièvre, telle qu'on la rencontre dans notre pays, le système musculaire de la vie de relation est de tous les organes celui qui offre au scalpel les modifications les moins marquées.

Il n'en est pas de même des appareils musculaires de la vie organique. Entre ceux-ci et les muscles volontaires, il n'existe aucun rapport constant, et il est certain que l'autopsie peut faire reconnaître des altérations graves du cœur, alors que les muscles volontaires offrent l'apparence d'une intégrité parfaite.

Laennec a observé le ramollissement du cœur dans le cours des fièvres essentielles; ce ramollissement lui a toujours semblé plus évident, dans les cas où les signes de l'altération des liquides étaient plus tranchés. Les signes qu'on rapportait autrefois à la putridité étaient les suivants : la lividité et le gonflement de la face, le ramollissement des gencives et de la muqueuse buccale, l'enduit noir de la langue et des gencives, l'apparence terreuse de la peau, la distension de l'abdomen et la fétidité des déjections. L'auteur que nous venons de nommer ne s'explique pas catégoriquement; cependant il semble admettre que l'état du cœur est un échantillon, pour ainsi dire, de l'altération qui a atteint le système musculaire tout entier. Cette doctrine est fausse, nous l'avons vu, et Louis a, le premier, rétabli les faits, en disant à propos du ramollissement cardiaque dans les fièvres : « Rien de semblable ne se rencontre dans aucune autre partie du système musculaire; tous les muscles qui président aux mouvements volontaires conservent, au milieu de ces désordres, leur coloration et leur consistance normales. »

Nous pouvons maintenant étudier les recherches si importantes de Louis; elles établissent la fréquence de la lésion dont il s'agit et démontrent qu'elle ne se rapporte à aucune forme d'inflammation du cœur.

« Le cœur avait une consistance moindre que dans l'état normal,
» chez vingt-quatre autres sujets. Cette diminution de consistance
» était peu considérable dans sept cas, et comme à ce degré on de-
» vrait peut-être ne la considérer que comme une variété de la con-
» sistance naturelle, ou, comme on dit, de l'état physiologique, je

» ferai abstraction des cas dont il s'agit, dans ce qui va suivre : ce
» qui réduit à dix-sept le nombre des sujets qui doivent nous occuper.
» Le ramollissement du cœur existait encore à un degré très-médiocre
» dans deux de ces cas. Mais comme il était borné au côté gauche,
» on ne pouvait le regarder comme une disposition naturelle, avec
» d'autant plus de raison qu'il arrive quelquefois, quand le ramollis-
» sement est considérable, qu'il l'est encore plus à gauche qu'à droite.
» Dans les autres cas, il était universel, très-prononcé, le cœur très-
» flasque, à tel point que chez plusieurs sujets cet organe n'ayant
» pour ainsi dire plus de forme déterminée, prenait toutes celles
» qu'on lui donnait, et les gardait comme un linge mouillé ; son tissu
» avait alors très-peu de cohésion et se laissait déchirer ou pénétrer
» avec la plus extrême facilité.

» En même temps qu'il était ramolli, le cœur était, dans beaucoup
» de cas, plus ou moins décoloré, d'une teinte pelure d'oignon plus
» ou moins foncée, ordinairement livide et violacée, à sa surface
» extérieure comme dans l'épaisseur de son tissu. La face interne
» des ventricules et des oreillettes était au contraire, chez les mêmes
» sujets, d'un rouge violet foncé qui pénétrait quelquefois au delà de
» la membrane qui la tapisse, et paraissait le produit d'une sorte
» d'imbibition du sang, dont elle avait plus ou moins exactement la
» couleur. Ainsi ramolli et décoloré, le cœur n'avait plus, à la sur-
» face des incisions pratiquées dans son tissu, l'aspect un peu humide
» qu'il offre ordinairement : il était aride et mat en quelque sorte,
» à peu près comme nous l'avons déjà vu pour le foie, dans des cir-
» constances analogues. Son volume n'était pas plus considérable
» que dans l'état naturel, et il paraissait plus petit dans deux cas
» (obs. 14 et 33) : ce qu'on ne doit pas considérer, à mon avis,
» comme un effet du ramollissement de l'organe, mais plutôt comme
» une disposition naturelle qui existait aussi sur d'autres sujets dont
» le cœur n'offrait rien autre chose de remarquable (obs. 31, 39, 41).

» Un autre fait qu'il importe de signaler, c'est que dans presque
» tous les cas de ramollissement dont il s'agit, les parois des ventri-
» cules, celles du côté gauche surtout, étaient manifestement moins
» épaisses que dans l'état naturel (souvent 6 millimètres et demi
» pour le ventricule aortique). Et comme cette diminution d'épaisseur
» n'avait lieu que dans les cas de ramollissement, il faut admettre,
» ce me semble, qu'elle tenait à la même cause.

» Si ces faits sont insuffisants pour faire connaître la cause du
» ramollissement du cœur, au moins sont-ils exclusifs de l'une de
» celles qui président à un grand nombre de lésions, je veux dire
» l'inflammation ; car, comment l'admettre dans un ramollissement
» aigu, accompagné de l'amincissement, de la décoloration et d'une
» sorte d'aridité du tissu qui en est le siége? Une pareille supposi-
» tion impliquerait véritablement contradiction ; et, comme je l'ai
» dit pour le ramollissement du foie, si l'on connaissait une cause
» de lésions opposée à l'inflammation, il serait naturel de lui rap-
» porter le ramollissement qui nous occupe.

» D'autres considérations, déjà présentées au sujet de la rate,
» viennent encore à l'appui de ces réflexions. Les parois du cœur,
» plus ou moins ramollies, n'offraient de traces de pus dans aucun
» cas ; dans aucun, il n'y avait inflammation du péricarde; inflam-
» mation qui devrait être assez fréquente dans le ramollissement du
» cœur, s'il était de nature inflammatoire. Et l'on ne saurait opposer
» à cette manière de voir les cas de péricardite observés à la suite
» d'autres maladies aiguës, le ramollissement du cœur n'existant que
» sur deux des huit sujets qui en étaient l'exemple.

» D'ailleurs, la fréquence et la profondeur du ramollissement étaient
» d'autant plus considérables, que la maladie avait été plus prompte-
» ment mortelle. Ainsi, le cœur était ramolli chez près de la moitié
» des individus qui avaient succombé du huitième au vingtième jour
» de l'affection ; chez le tiers de ceux qui avaient été emportés dans
» la période suivante, et dans une proportion un peu moindre chez
» ceux qui étaient morts ensuite. En outre, de sept cas dans lesquels
» le ramollissement était extrême, aucun n'est relatif aux individus
» emportés après le trentième jour de l'affection, et l'on en trouvait :
» 4 chez les 17 sujets des premier et deuxième groupes, 3 chez les
» 20 du troisième.

» En sorte que, quel que fût le degré du ramollissement, la pro-
» portion des cas où il avait lieu chez les divers groupes d'individus
» était à peu près la même; et ce ramollissement, comme celui du
» foie et de la rate, était plus profond chez ceux qui avaient été em-
» portés après le vingtième jour de la maladie ; on ne le rencontrait
» pas, dans son maximum, chez les sujets du quatrième groupe (1). »

(1) Louis, *Fièvre typhoïde*, 2° édit., 1841. Paris, vol. I, p. 298-300.

Ainsi, les recherches de Louis démontrent que dans les fièvres continues, telles qu'on les observe à Paris, il existe souvent une altération spéciale du cœur qui diffère complétement d'une lésion inflammatoire : elle est caractérisée par la marche aiguë des accidents, par la coloration pâle du tissu cardiaque et par l'absence de toute infiltration purulente ou de tout épanchement de lymphe dans le péricarde. Il est également prouvé que cette altération est d'autant plus marquée que la maladie a duré moins longtemps, et qu'on la rencontre surtout chez les sujets qui ont succombé entre le huitième et le vingtième jour. En présence de ces faits et de la rareté des véritables inflammations locales dans les fièvres, on arrive à conclure que le ramollissement du cœur n'est pas le résultat d'une phlogose, mais qu'il se produit plutôt sous l'influence d'un état tout opposé, pour nous servir des expressions de Louis. On pourrait objecter qu'en raison des dissemblances qui existent entre le type de la fièvre d'Irlande et les faits sur lesquels sont basées les recherches de Louis, le ramollissement du cœur décrit par cet auteur ne ressemble en rien à celui qu'on rencontre dans notre pays : on doit reconnaître, toutefois, que si les fièvres diffèrent par certains points, elles n'en ont pas moins entre elles des rapports étroits. En règle générale, ce sont des maladies essentielles ; et elles ne revêtent qu'exceptionnellement un caractère différent. Il faut reconnaître aussi que les lésions locales qui s'y rattachent ne sont que secondaires et que l'inflammation n'y a aucune part ; ces lésions varient dans leur siége et dans leur intensité ; se montrant souvent accidentellement, elles ne peuvent jamais servir à expliquer les phénomènes de la maladie.

Dans la plupart des cas où nous avons observé les signes du ramollissement du cœur, les malades présentaient une éruption pétéchiale abondante et d'une coloration très-foncée. La bouche était couverte de fuliginosités et le corps exhalait la fétidité particulière au typhus ; enfin une stupeur et une prostration extrêmes se rencontraient le plus ordinairement. Souvent l'affection bronchique secondaire se développait d'une manière singulièrement latente vers le cinquième jour de la maladie, et cette complication atteignait une intensité extrême, au point de menacer la vie du malade, sans qu'il y eût beaucoup de toux et de dyspnée. Les symptômes gastro-entéritiques, comme on les appelle, étaient moins marqués ; ils existaient cependant dans bon nombre de cas.

Les individus atteints étaient fréquemment des hommes jeunes et vigoureux; les symptômes graves apparaissaient plus tôt que de coutume. Il en était de même de l'éruption pétéchiale et de la prostration. Les phénomènes critiques étaient rares; cependant la convalescence s'établissait en général d'une manière satisfaisante, et le retour à la santé était complet. En un mot, les cas où nous avons trouvé le ramollissement du cœur étaient des exemples bien tranchés du typhus de notre pays, et la maladie avait souvent la contagion comme point de départ. La santé antérieure des malades avait presque toujours été bonne. Ils n'avaient point l'apparence d'un état scorbutique, et chez ceux qui succombaient, les muscles soumis à la volonté conservaient presque toujours leur coloration rouge, l'intégrité de leur tissu et la rigidité cadavérique.

Arrêtons-nous à ces dernières conditions; elles sont importantes, car on a dit que le ramollissement du cœur était dû à la décomposition par putréfaction, opinion, pour nous, inadmissible. Dans les faits rapportés par Louis, l'altération était limitée à la moitié gauche du cœur, et nos propres dissections, ainsi que les signes observés au lit du malade, établissent que c'est le ventricule gauche qui est atteint le premier, et au degré le plus élevé. Il est vrai que nous avons constaté, parfois, les symptômes du ramollissement du cœur tout entier, mais les résultats de notre pratique sont d'accord avec ceux auxquels Louis est arrivé : ce serait une singulière putréfaction que celle qui se limitant au ventricule gauche, respecterait le ventricule droit. Ajoutons encore que dans nos observations l'autopsie a été pratiquée, souvent, avant qu'il y eût un commencement de putréfaction; d'ailleurs, nous l'avons déjà dit, les muscles volontaires n'étaient point altérés. Enfin, nous avons vu fréquemment la lésion du tissu musculaire ne pas dépasser une certaine profondeur, où elle cessait brusquement par une ligne de démarcation très-nette. Ainsi, par exemple, la lésion des couches musculaires superficielles ne s'étendait pas en profondeur au delà d'un huitième à un cinquième de ligne, et les muscles pectinés du cœur, ainsi que les colonnes charnues, conservaient leur structure normale.

Mais le grand argument à opposer à cette doctrine de la putréfaction, c'est que nous ayons pu constater au lit du malade, pendant la vie, des signes importants se rapportant au ramollissement cardiaque que l'on retrouvait après la mort. Nous avons suivi, pas à pas,

l'apparition, les progrès et le déclin de la débilité du cœur, dans des
cas tout à fait identiques avec ceux où l'autopsie a révélé l'altération
spéciale du cœur ; ce fait ne prouve-t-il pas péremptoirement que les
malades, après avoir été atteints d'une affection du tissu musculaire
cardiaque, ont fini par en guérir ?

Il faut noter la rareté des symptômes du ramollissement du cœur,
dans le cours de l'épidémie qui suivit la famine de 1847 : fait
d'autant plus remarquable, que la complication de scorbut fut très-
commune. Mes observations appartiennent surtout aux années 1837
et 1838, et l'on peut dire, d'une façon générale, que le ramollissement typhique du cœur paraît être soumis aux mêmes règles que les
autres lésions secondaires, et que sa fréquence varie beaucoup avec
les diverses constitutions épidémiques.

Douze années se sont écoulées maintenant depuis la publication
de mes recherches sur l'état du cœur dans le typhus, et je n'ai rien
à changer aux conclusions auxquelles j'étais arrivé à cette époque.
Comme autrefois, nous disons que dans quelques cas de typhus bien
marqué, on rencontre un état particulier du cœur, état non inflammatoire, différent de celui que présentent les muscles soumis à la
volonté, et qu'on ne saurait attribuer à une décomposition cadavérique.

Voici en quoi consiste l'altération dont il s'agit : le cœur a conservé, ou peu s'en faut, son volume normal ; il a habituellement une
teinte livide (cette même coloration se retrouve souvent dans des
organes différents, à la suite des fièvres). Sa consistance est extrêmement molle, surtout au niveau de ses cavités gauches ; fréquemment
le ventricule de ce côté se déchire sous la pression. Le péricarde et
l'endocarde n'offrent rien de particulier, et les valvules sont saines. La
lésion principale occupe le tissu musculaire, qui est alors infiltré
d'une matière de sécrétion collante, et de consistance gommeuse. Le
ventricule gauche présente un aspect singulier : il n'offre plus trace
des fibres musculaires ; toute leur couche superficielle est convertie,
dans une épaisseur d'un huitième de ligne, en un tissu homogène
dans lequel on ne retrouve pas une seule fibre musculaire ; ce tissu
altéré est ordinairement d'une coloration foncée, et il ressemble à la
substance corticale du rein. Il peut se montrer sous la forme de
plaques d'une épaisseur variable et d'une étendue d'un quart à trois
quarts de ligne. Cette altération se retrouve quelquefois sur la cloison

interventriculaire et, à un degré moindre, dans le ventricule droit. La trame, formée par l'entrecroisement des faisceaux musculaires internes, est à peu près saine ; bien que ceux-ci puissent être plus pâles que de coutume, leur consistance est peu altérée. Le ventricule droit est presque toujours plus ferme et plus dur que le ventricule gauche ; celui-ci peut être ramolli au point de se déchirer par une pression légère. Dans un cas, les deux ventricules paraissaient également affectés : le ramollissement de l'organe était si considérable, qu'en saisissant le cœur par les gros vaisseaux et en le retournant la pointe en l'air, il retombait sur la main, qu'il recouvrait comme le chapeau d'un gros champignon. Cependant, même dans ce cas, le ventricule gauche était plus ramolli que le ventricule droit.

Rien dans les autres parties du corps ne permet de distinguer les cas de typhus avec ramollissement du cœur de ceux où cette lésion manque. L'altération secondaire la plus importante est l'affection bronchique, qui existe très-fréquemment. L'existence des altérations de l'iléum n'a rien de constant.

Tel est le plus souvent l'état du cœur chez les malades qui présentent les signes physiques attribués à la maladie typhique. Les résultats de notre pratique sont, sur beaucoup de points, les mêmes que ceux de Louis. Cependant, jamais nous n'avons rencontré l'amincissement des parois du cœur, ni l'aspect de sécheresse et de dépoli à la coupe du tissu cardiaque.

Tous les phénomènes vitaux et anatomiques qui accompagnent cette altération doivent la faire ranger au nombre des lésions secondaires spéciales du typhus, telle, par exemple, que l'infiltration des glandes muqueuses de l'intestin : elle peut disparaître, sans laisser à sa suite une désorganisation durable. Jamais, jusqu'ici, nous n'avons vu se produire un travail de réaction morbide dans le tissu infiltré, ainsi que cela se rencontre dans la dothiénentérite, et probablement aussi dans l'affection pulmonaire typhique. Il est possible qu'en raison des fonctions du cœur, la mort survienne par affaiblissement de l'organe, avant que la réaction ait pu avoir lieu : peut-être aussi la réaction inflammatoire se développe-t-elle moins facilement dans le tissu musculaire que dans les glandes solitaires ou agrégées de l'intestin. Il est jusqu'à trois raisons différentes, que nous devons citer, et qui prouvent que le cœur n'est point le siége d'un travail de réaction. Ce sont : 1° la rapidité du rétablissement des fonctions de l'organe dans la convalescence ; 2° l'excitation du cœur qu'on remarque quelquefois, peu de temps avant la mort, et l'absence, dans ce cas, de toute lésion inflammatoire reconnue à l'autopsie ; 3° enfin cette circonstance que jamais, dans bien des centaines de faits observés depuis douze années, on n'en a rencontré un seul où le ramollissement et la faiblesse du cœur, pendant le cours du typhus, ait donné lieu à une affection valvulaire consécutive.

Si le ramollissement cardiaque est une des affections secondaires du typhus, il doit, comme les lésions analogues, présenter une certaine périodicité. En d'autres termes, ce doit être un accident qui ne coïncide pas avec la fièvre, mais qui se montre d'une manière intercurrente, se développant et disparaissant à des périodes fixes. Or, le plus ordinairement, les signes physiques qui dénotent l'affaiblissement du cœur paraissaient le sixième jour environ, et au bout d'un septénaire le cœur semblait rétabli, en ce qui touche sa puissance contractile au moins, car nous avons vu, quelquefois, une certaine lenteur des battements persister plus longtemps.

En moyenne, on peut fixer au sixième et au quatorzième jour l'apparition et la cessation des signes de la débilitation cardiaque. Il est probable, cependant, que l'action de l'organe se ralentit quelquefois avant le sixième jour. Nous avons vu le cœur s'affaiblir dès le cinquième jour, et l'on peut admettre que la débilité disparaît quelquefois avant le quatorzième. En effet, nous ne pouvons reconnaître l'existence et la disparition de l'affection du cœur qu'à l'aide des signes physiques : or, il n'est pas probable que ceux-ci soient bien marqués à son début ou au moment où elle tend à disparaître. L'irrégularité même de la période à laquelle se montre la débilité cardiaque donne encore plus de probabilité à l'opinion qui fait de cette maladie une manifestation secondaire du typhus.

Dans notre mémoire original, nous avons cru pouvoir diviser les cas de typhus fever de ce pays en deux grandes classes : dans l'une, on observe les symptômes progessifs de l'affaiblissement du cœur ; dans l'autre, les fonctions et les bruits de cet organe conservent, pendant tout le cours de la maladie principale, leur force normale. Nous conservons cette division générale, tout en faisant remarquer que la proportion des cas qui rentrent dans l'une ou l'autre de ces catégories sera infiniment variable, suivant les épidémies, et suivant le moment où les faits auront été recueillis.

Les recherches faites par nous, depuis 1838, nous paraissent être de nature à justifier la classification suivante des cas de typhus :

1° Les signes d'un affaiblissement du cœur existent.

2° Les fonctions du cœur ne présentent rien de remarquable pendant tout le cours de la maladie.

3° Les fonctions du cœur sont excitées d'une façon permanente. Cependant, ni les symptômes physiques, ni les résultats de l'autopsie ne révèlent la plus légère trace d'inflammation.

4° Il y a probablement débilité simple du cœur : ces cas diffèrent de ceux du n° 1, en ce que le ramollissement typhoïde n'existe pas.

5° Dans le cours d'une fièvre peu prolongée avec rechutes (*short and relapsing fever*), et plus rarement dans le typhus maculé, on perçoit un bruit de souffle qui paraît dû plutôt à un état nerveux ou anémique, qu'à une endocardite.

Les conditions signalées sous les n°ˢ 1 et 3 représentent deux états tout à fait opposés. Ils ne se révèlent nécessairement ni par la chaleur de la peau, ni par les caractères du ˙pouls, ni par l'état général des forces. On peut constater de la chaleur à la peau et un développement moyen du pouls, dans des cas où l'action du cœur a diminué progressivement, au point de devenir presque imperceptible. D'un autre côté, cet organe peut avoir conservé toute son énergie, et cependant le malade est sans pouls, froid, livide, et couvert de pétéchies d'une coloration très-foncée.

On ne saurait accorder trop d'importance à la division que nous venons de formuler. Elle comprend des questions majeures du traitement et du pronostic. En effet, l'efficacité des médicaments stimulants dans la fièvre, et surtout les doses auxquelles on peut les prescrire, dépendent, sinon de l'état même du cœur, au moins de l'existence d'un ensemble de symptômes, dont le ramollissement et l'affaiblissement cardiaques font partie.

Depuis la publication du travail de Louis, jusqu'à nos recherches à Meath Hospital, on ne s'était guère occupé de la question dont nous traitons en ce moment. Notre premier soin fut d'établir le diagnostic du ramollissement du cœur dans le typhus ; puis nous nous efforçâmes de déterminer jusqu'à quel point la connaissance de cet état pouvait être utile pour le traitement de la maladie. On verra que les signes diagnostiques, que nous décrirons bientôt, appartiennent en propre à l'affaiblissement du cœur, et indirectement au ramollissement. — Ce

dernier état se reconnaît aux signes de la débilitation cardiaque survenant, d'une façon intercurrente, dans le cours du typhus. Cependant
le diagnostic entre l'affaiblissement avec ramollissement et la débilitation simple du cœur peut, jusqu'à un certain point, s'établir directement. Dans le ramollissement typhique, les accidents atteignent
progressivement leur summum, puis ils rétrogradent, et ce double
travail demande toujours une période de quelques jours. — Au contraire, les symptômes qui appartiennent à un affaiblissement simple du
cœur peuvent débuter brusquement, et disparaître en un seul jour.
Nous ajouterons que le singulier phénomène de la décroissance progressive du chiffre des battements du cœur, pendant la convalescence
du typhus, chiffre qui peut s'abaisser jusqu'à 30 pulsations à la minute, pour reprendre ensuite son élévation normale, nous paraît
dépendre d'un état particulier du cœur, lorsqu'il a été soumis à l'infiltration typhique. Sans doute il est quelquefois difficile d'établir
réellement le diagnostic entre la débilité simple du cœur et l'affaiblissement avec ramollissement ; fort heureusement cette question
n'a qu'une importance très-médiocre, au point de vue de l'intervention
médicale. C'est là une nouvelle preuve à l'appui du principe qui veut
que, là où le diagnostic différentiel est difficile ou impossible, il soit
souvent inutile en pratique médicale.

Passons en revue maintenant les signes physiques de l'affaiblissement du cœur dans la fièvre. Ces signes révèlent deux états différents :
la débilitation progressive du cœur d'une part, et de l'autre, son retour
à l'état normal. La première série d'accidents se lie, on peut le croire
au moins, aux progrès de l'infiltration typhoïde ; le deuxième ordre
de phénomènes en révèle la décroissance. Le plus souvent, l'affaiblissement n'est précédé d'aucun signe particulier. Il est rare qu'il y
ait eu exagération de l'action du cœur, dont l'énergie commence ordinairement à décroître d'une façon insensible. Quelquefois nous avons
vu se produire, pendant un jour ou deux, une exagération de l'impulsion du cœur, qui précède l'apparition des signes de l'affaiblissement ; il se peut que cette condition n'ait été qu'accidentelle ; en
règle générale, on ne rencontre avant les phénomènes de la dépression des fonctions du cœur, ni l'augmentation de son impulsion, ni
aucun signe de suractivité de ses fonctions, excepté, toutefois, la rapidité des battements qui est très-commune. Le choc du cœur devient
graduellement de moins en moins distinct ; dans quelques cas, cette

diminution se fait plus brusquement. L'impulsion cardiaque disparaît d'abord à la pointe de l'organe et à gauche ; souvent on ne la perçoit plus dans les points que nous venons d'indiquer, et on la retrouve encore sous le cartilage ensiforme du sternum. Il est rare qu'elle disparaisse complétement et qu'on ne la retrouve plus, même par un examen minutieux ; dans un grand nombre des cas où elle paraît manquer absolument, en faisant coucher le malade sur le côté gauche ou bien en appuyant les doigts au niveau des espaces intercostaux à la fin de l'expiration, on la retrouve sous forme d'une sensation vermiculaire très-faible. L'affaiblissement de l'impulsion cardiaque s'accompagne, le plus ordinairement, d'une diminution correspondante de l'intensité des bruits du cœur. Cependant on ne doit point oublier que ces deux phénomènes ne sont point toujours dans un rapport de proportion, soit pendant la marche ascendante, soit au déclin de la maladie.

La réapparition de l'impulsion précède, en général, celle des bruits du cœur. Dans les cas où l'impulsion a tout à fait cessé, elle se produit d'abord à la partie inférieure du sternum, puis au niveau de la mamelle gauche. Cependant le choc du cœur et le premier bruit disparaissent habituellement et reparaissent en même temps ; quelquefois le retour des bruits se fait avant celui du choc ; dans d'autres circonstances, au contraire, on voit ce dernier reprendre son énergie avant que le premier bruit ait recouvré son intensité normale. Chez un malade, au huitième jour, les bruits n'étaient pas en proportion de l'intensité de l'impulsion cardiaque ; au dixième jour, on sentait encore l'impulsion et l'on n'entendait plus du tout le premier bruit ; au onzième, on ne percevait plus le choc du cœur et le premier bruit s'entendait distinctement. — Chez un autre malade, l'impulsion était moins sensible au douzième jour que le jour précédent, mais le premier bruit était plus fort.

. Nous pourrions citer bien d'autres exemples, et nous arriverions à cette conclusion, que dans l'état particulier de faiblesse et de ramollissement du cœur que nous décrivons, il peut y avoir impulsion sans bruit ou production d'un bruit faible sans impulsion sensible. Y aurait-il là quelque chose d'analogue à ce que nous avons cru pouvoir supposer en parlant de la dégénérescence graisseuse du cœur ? On peut admettre que les conditions dynamiques du ventricule sont les mêmes dans l'un et l'autre cas.

'Il est presque inutile de faire remarquer que la valeur de l'absence de l'impulsion dans le cours du typhus, en tant qu'elle indiquerait le ramollissement, dépend entièrement de la présence d'un choc distinct pendant les premières périodes de la maladie. On reconnaît ainsi que la non-existence du choc cardiaque n'est pas une condition normale et individuelle.

Modifications des bruits du cœur.

Nous rangerons ces phénomènes d'après leur ordre de fréquence. Le premier, et sans contredit le plus important, est l'affaiblissement du bruit systolique; cet affaiblissement peut être porté assez loin pour que le bruit disparaisse complétement, ou tout au moins, pour que le deuxième bruit acquière une prédominance singulière. Les progrès de l'affaiblissement ou de la disparition du premier bruit suivent les mêmes lois que la diminution de l'impulsion, ils se montrent d'abord dans la moitié gauche du cœur et s'étendent ensuite à sa moitié droite. Ces phénomènes indiquent, lorsqu'on les observe des deux côtés du cœur à la fois, une débilitation extrême de l'organe.

Voici les conditions différentes qui peuvent se présenter à l'observateur :

1° Faiblesse du bruit systolique avec prédominance du second bruit se percevant à gauche seulement ; sous le sternum, les bruits cardiaques ont conservé leur intensité dans des proportions normales.

2° Disparition du bruit systolique au niveau du ventricule gauche. Dans ce point, le cœur continue à fonctionner avec un bruit simple qui est le second bruit ; sous le sternum, on perçoit les deux bruits.

3° Disparition du premier bruit des deux côtés du cœur ; celui-ci fonctionne en ne donnant lieu qu'à un bruit simple, à quelque point qu'on pratique l'auscultation, et ce bruit est le deuxième.

4° Dans un ou deux cas extrêmes, nous avons constaté la disparition complète de tous les bruits du cœur; cependant le pouls radial était appréciable et la vie se prolongea pendant plus de trente-six heures. Dans un de ces cas, nous avons trouvé le ramollissement cardiaque le plus considérable que nous ayons observé.

Dans la période de réparation, les phénomènes suivent un ordre inverse. Le bruit systolique réapparaît, d'abord sous le sternum, puis à gauche. Il semble quelquefois aussi que ce bruit se rétablisse, en procédant de la base à la pointe du cœur. Chez un malade qui présentait les signes bien nets du ramollissement, nous reconnûmes qu'au douzième jour, le pouls était tombé à 80 pulsations, les bruits, faibles à la base de l'organe, avaient conservé leurs rapports ordinaires ; cependant, à la pointe du cœur et à gauche du cartilage ensiforme, le premier bruit était encore prédominant.

Dans un autre ordre de faits, les signes sont bien différents, bien qu'ils révèlent également une grande débilité du cœur. Comme dans ceux que nous venons de décrire, il y a diminution ou cessation complète de l'impulsion cardiaque ; mais les accidents semblent porter sur le cœur entier. Le cœur gauche ne paraît pas être plus compromis que le cœur droit, le deuxième bruit ne l'emporte pas sur le premier. L'extinction de l'un ou de l'autre bruit cardiaque n'a pas lieu, seulement ils sont tous deux moins forts, et deviennent presque complétement identiques. Nous avons donné à cet état le nom de *caractère fœtal,* tiré de la ressemblance étroite qu'il y a entre ce phénomène et les bruits du cœur du fœtus pendant la gestation. Cette similitude est presque absolue lorsque le pouls a une rapidité de 125 à 140 pulsations à la minute. Jusqu'ici nous n'avons pu reconnaître aucune différence anatomique entre les cas dont il s'agit et les cas beaucoup plus fréquents où le premier bruit s'affaiblit.

A côté des malades qui présentent exclusivement l'une ou l'autre forme sémiologique, il en est qui offrent les deux ordres de phénomènes à des moments différents de leur maladie ; parfois aussi ces phénomènes se combinent : aussi doit-on admettre qu'il existe des rapports intimes entre ces deux états. Cette opinion est corroborée encore par l'apparition des deux formes d'accidents sous l'influence d'une même constitution épidémique, par l'absence de toute différence dans les symptômes généraux, et enfin par la nécessité du traitement stimulant, nécessité qui existe dans l'un et l'autre cas.

Enfin nous avons constaté, exceptionnellement, un affaiblissement du deuxième bruit, le premier bruit n'étant que très-peu ou point altéré. Cette circonstance ne s'explique pas facilement ; peut-être se lie-t-elle à un défaut d'élasticité de l'aorte elle-même ; souvent, en effet, on rencontre, incidemment, une dépressibilité remarquable du pouls.

Tels sont les phénomènes acoustiques qu'on observe. L'absence de tout murmure valvulaire ou aortique est très-remarquable, et tout

semble prouver qu'il existe plutôt de la dépression que de l'excitation
du cœur. Sans tenir compte des signes négatifs qui viennent appuyer
cette proposition, c'est-à-dire de l'absence de tous signes physiques de
cardite, il est deux circonstances qui militent fortement en sa faveur :
la fréquence des battements du cœur, soit au début de la maladie,
soit à sa période d'intensité, varie ; souvent très-grande, elle atteint
les chiffres de 125 et 130 pulsations, et peut même aller au delà.
Presque constamment, sous l'influence d'une médication stimulante
énergique, la rapidité de l'action du cœur diminue de jour en jour.
Ce fait est un argument sérieux contre l'existence d'une affection
inflammatoire de l'organe ; cependant il n'est pas concluant, car on
se rappelle que dans certaines péricardites et dans certaines endocardites asthéniques, on obtient d'excellents effets de l'usage du vin
(voyez page 90). Mais on observe, de plus, un phénomène très-
curieux, c'est le ralentissement progressif du pouls. Voici, par
exemple, un cas qui se présente fréquemment : le pouls, au moment
où l'on commence à administrer les stimulants, est à 125 ou
130 pulsations, et la maladie a une durée probable de sept à huit
jours : après l'usage du vin à fortes doses, pendant vingt-quatre ou
quarante-huit heures, la fréquence du pouls diminue, et décroît
de jour en jour, jusqu'à ce qu'elle ait atteint son chiffre normal ;
on peut admettre alors que le malade est en voie rapide de convalescence, quand même tous les symptômes de la fièvre n'auraient
pas disparu. Quelquefois, cependant, le pouls tombe de 80 à 70,
puis de 60 à 50 pulsations ; il peut descendre à 30 battements à la
minute ; mais la convalescence marche toujours et les forces reviennent. Le pouls commence, alors, à reprendre son rhythme normal,
et après quelques jours il semble se fixer à 72 pulsations. Pendant tout ce temps, l'action du cœur a conservé une régularité parfaite.

Laennec a attribué la rapidité du pouls, que l'on observe quelquefois pendant la convalescence des fièvres, à un ramollissement du cœur
analogue, selon lui, à l'état gluant et poisseux des muscles soumis à la
volonté, dans les fièvres putrides. Nous sommes arrivé, sur ce point,
à une conclusion opposée ; il nous paraît avéré que si le pouls est
modifié pendant la convalescence, chez les malades qui ont présenté
les signes du ramollissement du cœur, c'est plutôt dans le sens du
ralentissement que dans celui de l'accélération.

Le pouls présente, pendant la convalescence, deux états différents : dans une première catégorie de faits, après avoir atteint son rhythme normal, il s'y maintient, ou bien se ralentit jusqu'à un certain point, mais il remonte à son chiffre normal. Lorsque le pouls conserve dans la convalescence une rapidité insolite, pendant un temps indéfini, il est rare que la fièvre ait eu un caractère typhique bien prononcé, et qu'elle se soit accompagnée de pétéchies : jamais, alors, on n'a rencontré les signes du ramollissement du cœur. Il est beaucoup plus croyable que l'accélération du pouls pendant la convalescence dépend de l'existence de quelque inflammation locale, surtout s'il y a eu d'abord ralentissement. Peut-être a-t-on affaire alors à une réaction inflammatoire du côté des lésions intestinales ? C'est ce qui existait probablement dans les cas de convalescences imparfaites rapportées par le docteur Cheyne (1). Plus d'une fois nous avons vu cet état du pouls annoncer une tuberculisation dont la fièvre avait été le point de départ.

Pour se rendre compte des différences que présentent ces accidents dans les fièvres, il est indispensable d'étudier comparativement un nombre considérable d'observations ; mais avant de commencer cette étude clinique, nous devons mentionner les recherches du professeur Huss, faites à l'occasion d'une épidémie de fièvre qui eut lieu à Stockholm, en décembre 1841 (2). L'épidémie décrite par cet auteur offre une grande analogie avec le typhus de notre pays ; les symptômes cérébraux étaient cependant plus marqués. On pourrait diviser en trois catégories les malades atteints : chez les uns, il y avait prédominance des symptômes cérébraux ; chez les autres, il y avait à la fois symptômes cérébraux et accidents du côté de l'abdomen ; dans une dernière catégorie, les phénomènes abdominaux étaient les plus marqués. La maladie n'offrit point une grande gravité ; sur 64 cas, il y eut 62 guérisons. Les symptômes généraux étaient ceux du typhus : éruption de taches, rouges d'abord, puis de plus en plus foncées, symptômes habituels de prostration, délire typhoïde, épistaxis non critiques, stupeur, congestion bronchique, fuligino-

(1) *Dublin hospital Reports*, vol. I, p. 29.

(2) *Observations sur la fièvre typhoïde qui a régné pendant les mois de décembre 1841 et janvier 1842, dans la caserne du corps de gendarmerie de la ville de Stockholm*, par Magnus Huss, professeur de clinique médicale à l'École de médecine de Stockholm (*Gazette médicale de Paris*, nᵒˢ 15, 20).

sités de la bouche et des dents, météorisme de l'abdomen, gargouil-
ment dans la fosse iliaque, diarrhée et selles fétides. Les phénomènes consécutifs étaient ceux qu'on observe ordinairement, et la maladie offrait tous les caractères d'une maladie essentielle, avec diverses
affections locales secondaires. D'après le professeur Huss, cette épidémie avait pour caractère distinctif une altération des propriétés vitales
et des conditions physiques du sang, sous l'influence d'un agent mias-
matique. Les phénomènes cardiaques étaient presque identiques avec
ceux que nous venons de décrire. Lorsqu'il y avait prédominance des
symptômes cérébraux, les bruits du cœur, et le premier bruit surtout,
diminuaient d'intensité, vers la terminaison de la première période
de la fièvre, c'est-à-dire du cinquième au neuvième jour. A mesure
que la maladie marchait, le pouls devenait petit, inégal et filiforme.
Si les accidents abdominaux étaient les plus marqués, des phénomènes analogues se produisaient; pendant le premier stade de la
maladie, les bruits du cœur étaient naturels, mais on pouvait en constater l'affaiblissement; dans la deuxième période, le pouls variait
de 60 à 130 pulsations; les bruits du cœur étaient faibles d'abord,
puis le premier bruit prenait tous les caractères du deuxième, et
devenait de plus en plus faible; cet affaiblissement était porté assez
loin pour que le deuxième bruit fût seul perceptible. Dans la convalescence, on entendait d'abord faiblement le premier bruit, puis il
reprenait une intensité égale à celle du deuxième, et le cœur revenait
à son rhythme normal en passant par une série inverse des phénomènes.

La grande ressemblance qui existe entre ces phénomènes et ceux
que nous avons décrits, devient plus sensible encore en tenant compte
des observations du docteur Huss sur l'emploi des stimulants dans le
cours de cette épidémie. L'acide muriatique fut administré tant que
le pouls conservait de force et sa plénitude, et tant que les bruits
du cœur restaient à l'état normal ou que le premier seul était un
peu raccourci. Dès que le pouls devenait moins plein et que le premier bruit se raccourcissait au point de ressembler au deuxième,
c'est à l'acide phosphorique qu'on avait recours. Enfin, lorsque le
premier bruit ne s'entendait plus qu'avec difficulté, on prescrivait le
musc et le camphre : on agissait de même, lorsque le pouls était devenu
filiforme et que le premier bruit avait complétement disparu. On
donnait alors, toutes les deux heures, 5 grains de musc, mêlés à

1 grain de camphre, et à mesure que la maladie tendait à la guérison, on éloignait les doses de ces médicaments.

Dans la grande majorité des cas observés par Huss, on retrouve, à une époque quelconque de la maladie, les signes du ramollissement du cœur. Dans le typhus de notre pays, on peut diviser les exemples de cette maladie en deux classes, suivant que le ramollissement cardiaque se montre ou vient à manquer. Dans ce dernier cas, deux circonstances différentes se présentent : dans l'une, on rencontre une excitation des fonctions du cœur, excitation qui devient souvent de plus en plus évidente, à mesure que le malade approche de la terminaison fatale ; dans l'autre, l'acte cardiaque ne présente d'autres modifications que les variations de fréquence qui appartiennent à toutes les fièvres, mais sans excitation et sans affaiblissement particuliers. Lorsqu'il y a surexcitation permanente, on ne retrouve pas les signes d'un travail inflammatoire. Les symptômes de la péricardite manquent tout aussi bien que ceux de l'endocardite ; à l'autopsie, on constate que le cœur n'est pas ramolli, et c'est là tout. Il n'est pas facile de déterminer la cause de cette exagération de l'activité du cœur. On doit la ranger, sans doute, à côté des différentes excitations locales et non inflammatoires, que présentent les organes, dans le cours du typhus. Comme exemple de ces troubles divers, nous citerons le délire qui se montre souvent avec ou sans convulsions, avec ou sans coma, et qui peut, ainsi que Louis l'a démontré, être tout à fait indépendant de la cérébrite. Quoi qu'il en soit, la surexcitation permanente des fonctions du cœur est une circonstance défavorable, et sa coexistence avec les symptômes qui révèlent une débilitation générale, est peut-être le signe pronostique le plus fâcheux, dans le typhus, surtout si cette surexcitation va en augmentant dans la dernière période de la maladie. Ainsi, en ne considérant que l'état du cœur, on rangera les cas de typhus dans l'ordre suivant, au point de vue d'un pronostic favorable :

1° Les fonctions et les bruits du cœur ne présentent rien d'anormal pendant le cours de la maladie.

2° On voit se succéder les signes d'un ramollissement progressif du cœur, et ceux qui indiquent le retour de l'organe à l'état normal.

3° Il existe un état de surexcitation cardiaque qui va souvent en augmentant vers la fin de la maladie.

C'est dans ce dernier cas que l'emploi des stimulants manque fré-

quemmcnt son effet : les symptômes nerveux s'exagèrent, et l'accélération des contractions du cœur augmente au lieu de diminuer. De
ce fait on peut déduire une conclusion paradoxale en apparence :
c'est qu'une affection locale évidente, se développant dans un organe
qu'on peut appeler le centre de la vie, devient le point de départ d'un
pronostic plus favorable ; il en est ainsi du ramollissement cardiaque
dans le typhus fever.

Les deux observations qui suivent vont nous fournir de bons
exemples de l'état que nous venons de signaler.

Obs. XXXV. — *Typhus pétéchial, avec prostration extrême ;
conservation de l'énergie des fonctions du cœur ; disparition du
pouls après le huitième jour ; mort au dix-huitième jour.
Absence complète de toute lésion organique.*

Au printemps de l'année 1837, une femme âgée de quarante ans
environ, fut admise à l'hôpital au début de la fièvre. Elle offrait les
symptômes ordinaires d'un typhus *maculé* d'une gravité très-
modérée. Cette femme avait soigné un malade qui était mort d'une
fièvre très-maligne, et elle avait lavé ses vêtements. — Dès les premiers jours, notre malade eut le pressentiment de sa mort, pressentiment que rien ne put vaincre. Elle s'affaiblit progressivement ; la
peau prit une teinte violette ; les traits de sa face s'excavèrent ; les
téguments et l'haleine se refroidirent. A partir du deuxième septénaire, le pouls radial ne se sentait plus, bien que l'impulsion du
cœur restât forte et que les bruits cardiaques eussent une netteté
remarquable. La malade resta longtemps dans cet état, et l'on employa en vain toute espèce de traitement stimulant. Le quinzième
jour, la peau était d'un froid glacial, et cependant le cœur continuait
à battre avec énergie. Ne trouvant pas les signes d'une affection organique dans les cavités splanchniques, nous résolûmes de tenter la
transfusion du sang. L'opération fut faite par M. Smyly : on injecta
dans la veine médiane basilique six onces environ de sang tout nouvellement tiré ; il se fit une légère réaction, et l'haleine se réchauffa ;
mais le pouls ne reparut pas, et la mort survint au dix-huitième jour
de la maladie.

Une dissection attentive et minutieuse ne révéla aucune lésion dans
les cavités encéphalique, thoracique ou abdominale. Le système ar-

tériel ne présentait aucune obstruction ; seulement la masse entière du sang semblait avoir diminué de quantité ; le sang lui-même était poisseux et d'une couleur très-foncée. La plaie du bras était encore béante, et ne présentait aucune trace d'un travail adhésif ou inflammatoire.

Nous ne savons rien sur la nature de cette excitation typhoïde du cœur, et nous n'avons pas le droit d'attribuer l'insuccès du traitement à ce que le cœur n'était point ramolli ; ce fait n'a été cité que comme un exemple de la conservation de l'énergie du cœur, dans tout le cours d'un typhus adynamique porté à un degré extrême, avec disparition du pouls radial et refroidissement de l'haleine.

Obs. XXXVI. — *Typhus maculé; violence des contractions du cœur; mort. Pas de lésions cardiaques appréciables.*

Une jeune fille âgée de seize ans, et malade, on le croyait au moins, depuis neuf jours, fut admise à l'hôpital en novembre 1839. Il y avait délire et prostration extrême. Les macules formaient de larges taches d'une coloration foncée et presque noires. Toute la surface du corps était froide et humide. La langue, les lèvres et les dents étaient couvertes de fuliginosités. Le pouls battait 120 fois par minute, mais si faiblement, qu'on ne pouvait le compter qu'avec une grande difficulté. *Les contractions du cœur étaient extrêmement fortes, et les bruits cardiaques avaient une intensité proportionnée.*

Le lendemain, la prostration avait encore augmenté, la face était livide, les fuliginosités de la bouche noires. Il y avait du délire et de la diarrhée. Le pouls, à 126 pulsations, était plus faible que la veille ; le cœur se contractait, au contraire, avec une énergie plus grande, s'il est possible.

La mort survint le treizième jour ; le pouls s'était élevé à 146 pulsations ; les contractions du cœur continuèrent à être fortes et bondissantes jusqu'au dernier moment.

Autopsie faite quatorze heures après la mort. — Il existe une légère suffusion séreuse dans les cavités pleurales et dans le péricarde ; les poumons sont un peu congestionnés dans leur partie postéro-inférieure ; dans le reste de leur étendue, ils sont sains ; le cœur est petit et ne présente aucune espèce d'altération. L'examen des organes abdominaux ne fut point permis.

Mais l'excitation du cœur se rencontre plus souvent, lorsque la fièvre présente ses symptômes ordinaires ; le collapsus n'apparaît, alors, que vers la fin de la maladie, et les accidents sont ceux d'une affection locale prédominant dans tel ou tel organe, ou bien se portant alternativement de l'un à l'autre. Souvent, dans ce cas, la fréquence du pouls est variable, et cette circonstance a depuis longtemps été considérée comme défavorable ; souvent aussi le pouls s'accélère de plus en plus, à mesure que la maladie marche vers ses périodes ultimes. Des crises imparfaites se produisent, et l'administration du vin paraît avoir pour seul résultat d'augmenter la rapidité des contractions du cœur et d'aggraver ou de faire naître les accidents cérébraux. L'impulsion du cœur est bondissante, les bruits cardiaques sont nets et distincts ; lorsqu'on rencontre ces phénomènes à une période avancée de la maladie, on les considère comme extrêmement fâcheux.

Examinons maintenant quelques faits où se rencontrent les accidents les plus ordinaires du ramollissement cardiaque dans la fièvre.

Obs. XXXVII. — *Typhus maculé ; absence du premier bruit du cœur ; lenteur excessive du pouls pendant la convalescence ; administration du vin à fortes doses ; guérison.*

Mathew Hickey, âgé de trente ans, est admis à l'hôpital, le 15 juillet, avec une fièvre qui dure depuis dix jours. Il a l'habitude de boire, mais sans excès. Quatre autres membres de sa famille ont été atteints, depuis peu, de typhus maculé grave. Face vultueuse, injectée ; taches nombreuses d'un rouge vif ; langue couverte d'un enduit brun sale, surtout sur les côtés. Abdomen très-sensible à la pression, principalement au niveau de la région hépatique. Sonorité du thorax à la percussion ; il n'y a aucun signe stéthoscopique d'une affection pulmonaire. On ne perçoit pas l'impulsion du cœur : les deux bruits cardiaques s'entendent distinctement, mais le deuxième est manifestement plus fort que le premier. Pouls à 124 ; respiration facile et naturelle.

16 juillet. — Sommeil bon ; selles régulières ; langue sèche et recouverte d'un enduit épais ; respiration convulsive. La peau est pâle et très-visqueuse ; on ne perçoit pas le choc du cœur, même en faisant coucher le malade sur le côté gauche ; *à droite du mamelon gauche, on n'entend que le deuxième bruit du cœur.* Le pouls

est à 120, un peu faible. En faisant asseoir le malade, l'impulsion du cœur n'est pas plus évidente. — Vin, 12 onces; application d'un vésicatoire sur la région précordiale; thé de bœuf.

17. — Il y a encore un peu de sensibilité de l'abdomen; le sommeil a été passable; 28 respirations, souvent interrompues par le besoin de soupirer. Le malade a pris hier 20 onces de vin et un peu d'eau-de-vie. On sent l'impulsion de la pointe du cœur, mais les bruits ne sont pas en proportion de son énergie; ils ressemblent à ceux du cœur fœtal; c'est à peine si on les entend entre les cinquième et sixième côtes.—Vin, 24 onces; 2 verres d'eau-de-vie; un vésicatoire en calotte.

18. — Agitation; insomnie; le malade se lève souvent; il urine abondamment; la langue est rouge sur les bords et couverte à son centre d'un enduit d'un brun foncé; les dents sont tapissées de fuliginosités noires. Décubitus dorsal et semi-comateux; les taches sont très-livides; respiration à 32. Quelques plaques ecchymotiques sur le dos; persistance de la sensibilité de l'abdomen. Le bruit systolique du cœur est très-faible, c'est à peine si on l'entend; le deuxième bruit est intense et clair, surtout dans un point situé à égale distance du mamelon et du sternum; on ne peut sentir le choc du cœur qu'en déprimant les espaces intercostaux.—Vin, 24 onces; cataplasmes sur l'abdomen.

19. — La peau est humide et plus fraîche. La respiration, toujours difficile, a perdu son caractère convulsif. Les taches ecchymotiques pâlissent; la langue se nettoie; la sensibilité de l'estomac a diminué. Le malade a repris de l'animation. Pouls à 116. L'impulsion du cœur n'a pas varié depuis hier; on n'entend pas du tout le premier bruit, le deuxième est distinct. —Vin, 24 onces; vésicatoire et cataplasme à l'épigastre.

20. — La face a perdu l'expression particulière du typhus; les pétéchies pâlissent; la respiration est toujours laborieuse. Impulsion du cœur tout à fait nulle. On entend à peine le premier bruit; pouls à 96. — Vin, 18 onces.

21. — La nuit a été agitée. Respiration bien plus facile. Le malade a toute sa connaissance; le pouls est bon, à 80 pulsations. Les bruits du cœur ont repris leurs proportions relatives, normales, à la partie supérieure de la poitrine, mais ils sont toujours faibles. A la pointe, et en se rapprochant du cartilage ensi-

forme, le deuxième bruit prédomine toujours.—Vin, 12 onces.

23. — La physionomie est plus animée ; la peau est fraîche, les macules ont presque disparu ; il y a de la soif. Selles très-dures et de couleur pâle, rendues en grande abondance. Pouls à 76. Impulsion du cœur perceptible ; les bruits du cœur ont repris leurs proportions relatives. — Vin, 6 onces.

Au bout de quelques jours, le malade quitte l'hôpital ; le pouls était alors à 60 pulsations.

Ce fait est fort intéressant ; la gravité des symptômes, la quantité des stimulants prescrits et les modifications remarquables qui se produisirent dans l'action du cœur, tout, en un mot, contribuait à rendre le malade digne de la plus grande attention.

L'affaiblissement du premier bruit du cœur nous décida à administrer les stimulants sans hésitation, et à une période peu avancée de la maladie. Dès le septième jour, le choc du cœur était imperceptible et le premier bruit avait diminué d'intensité. Au huitième jour, celui-ci avait disparu, et bien que les autres symptômes ne parussent pas exiger une stimulation active, l'indication tirée de l'état du cœur fut suffisante pour nous faire prescrire le vin à haute dose ; le succès justifia cette pratique. Ainsi, chez un homme jeune et d'une bonne constitution, nous pûmes, par l'étude des fonctions du cœur, prévoir les symptômes de prostration générale, et prévenir, en administrant aussitôt du vin, des accidents qui eussent entraîné, presque à coup sûr, une terminaison fatale.

L'ordre dans lequel se succédèrent, chez ce malade, les phénomènes cardiaques a quelque chose de particulier. On observa successivement :

1° La disparition prématurée du premier bruit ;

2° La réapparition des deux bruits, avec le caractère fœtal ;

3° La prédominance du deuxième bruit ;

4° L'absence complète du premier bruit ;

5° L'absence de toute impulsion coïncidant avec la réapparition du premier bruit ;

6° L'existence des proportions normales d'intensité entre le premier et le deuxième bruit cardiaques à la base de l'organe, tandis que le deuxième bruit prédominait à la pointe du cœur ;

7° L'état naturel des bruits du cœur.

Le pouls présenta aussi quelques particularités qu'il est intéressant de noter; voici quelle fut sa fréquence dans une période de vingt jours :

	Pulsations.
Septième jour de la maladie	124
Huitième jour	120
Onzième jour	116
Douzième jour	96
Treizième jour	80
Quinzième jour	76
Dix-septième jour	60
Dix-huitième jour	50
Vingt-deuxième jour	32
Vingt-septième jour	56

Au bout de quelques jours, il était à 60 pulsations.

Dans l'observation que nous venons de rapporter, les signes d'une altération du cœur apparaissent dès le sixième jour : ils existaient probablement même avant cette époque. La période peu avancée de la fièvre, la jeunesse et la vigueur du malade, la chaleur de la peau, l'injection des yeux, la sensibilité de l'épigastre, semblaient indiquer que le moment de l'administration des stimulants n'était point encore arrivé. Mais les signes de l'affaiblissement du cœur annonçaient déjà l'imminence du danger, et l'usage opportun des stimulants nous permit de prévenir l'adynamie.

Dans l'observation qui suit, malgré bien des contre-indications apparentes, l'usage du vin fut motivé presque exclusivement par les résultats de l'étude des accidents cardiaques.

Obs. XXXVIII. — *Typhus maculé ; signes d'un affaiblissement cardiaque, prédominant à gauche ; absence du choc du cœur ; administration du vin à hautes doses ; guérison au dix-septième jour.*

Un homme de vingt-quatre ans, à système musculaire bien développé, est admis à l'hôpital le 25 mars, au neuvième jour de sa maladie. Sa physionomie exprime la tristesse et la stupeur ; la face a une teinte livide ; les yeux sont alourdis et injectés. Stupeur et prostration considérables. Décubitus dorsal ; peau chaude, sèche, présentant de petites pétéchies, d'une coloration livide ; langue couverte de fissures, brune et parcheminée ; soif vive, douleur forte à la pression de l'épigastre; la respiration est facile, se répétant quarante fois par minute ; dans le poumon gauche, on entend quelques râles de bronchite. Le pouls, petit et faible, est à 120 pulsations ; le choc du cœur se sent à peine ; le premier bruit est si faible, qu'on ne l'entend pas à gauche du mamelon, mais il se retrouve entre celui-ci et le sternum. — Pr. : 10 sangsues à l'épigastre ; calorification artificielle des extrémités; vin, 8 onces.

26. — Le sommeil a été bon; la face est un peu livide ; soif insatiable; dents couvertes de fuliginosités; l'épigastre est moins douloureux; les extrémités sont tout à fait livides et froides. Pouls à 116, petit et faible ; on ne sent pas du tout l'impulsion du cœur. Les bruits cardiaques sont extrêmement affaiblis; on les entend à peine à gauche et au-dessus du mamelon; il est difficile de les distinguer l'un de l'autre, car ils semblent se réunir et se confondre. Entre le mamelon et le sternum, ils sont plus forts et mieux définis : le deuxième bruit l'emporte en netteté sur le premier. Si la fréquence des battements du cœur était un peu plus grande, les signes ressembleraient beaucoup à ceux de la circulation fœtale. — Vin, 16 onces.

27. — Subdelirium continuel ; évacuations involontaires. La physionomie est meilleure ; extrémités froides et livides. Pouls à 92, petit, mais manifestement plus fort; il est parfaitement régulier. On sent battre le cœur entre les cinquième et sixième côtes, mais on le sent à peine ; à gauche, les bruits cardiaques présentent les mêmes caractères qu'hier; à droite, ils sont un peu plus distincts. — Vin, 16 onces.

28. — Le malade, dans son délire, continue à marmotter à voix basse. Prostration considérable ; miction involontaire ; malgré la chaleur artificielle qu'on y entretient, les extrémités sont froides ; pétéchies livides ; 24 respirations par minute. Intelligence meilleure ; pouls à 84 pulsations. Le choc du cœur se perçoit moins bien qu'hier, mais le premier bruit a repris un peu de force. — Vin, 16 onces; mélange de camphre, de musc et d'ammoniac.

29. — Amélioration notable ; extrémités chaudes , pétéchies rouges; la langue se nettoie, le sommeil a été bon; les respirations sont au nombre de 20 par minute; le pouls est à 84 , plus résistant et plus ferme. En faisant coucher le malade sur le côté gauche, on sent distinctement le choc du cœur. Dans le décubitus dorsal, il est moins net ; néanmoins il l'est plus qu'hier. Les bruits du cœur ont

gagné en force et en netteté.—Vin, 12 onces; suspendre la potion; thé de bœuf.

30. — L'amélioration continue; cependant, si l'on vient à suspendre les moyens de calorification artificielle, les extrémités inférieures se refroidissent. La soif persiste; la langue est encore brune. Pouls à 72, plus ferme et plus plein; on sent distinctement battre l'artère innominée en haut du sternum. Impulsion du cœur *ut supra*. Les bruits du cœur sont plus forts.—Vin, 8 onces.

1er avril. — Convalescence; pouls à 72, plein et compressible; bruits du cœur distincts et naturels.—Vin, 4 onces; bouillon de bœuf et de poulet.

Bien que ce malade offrît une grande prostration et que les pétéchies eussent une teinte livide, il offrait certaines conditions qui, autrefois, eussent contre-indiqué pour nous l'usage du vin. Il était jeune et d'une constitution robuste. La peau était chaude et sèche, il y avait de la soif et de la sécheresse de la langue; en outre, il y avait de la sensibilité à la pression de l'épigastre. Le traitement fut cependant institué au point de vue des signes cardiaques, et le résultat obtenu prouve que ce fut avec raison. Nous administrâmes le vin en même temps que nous fîmes appliquer des sangsues à l'épigastre; la sensibilité diminua dans ce point, mais la soif inextinguible persista. Dès le lendemain, nous n'hésitâmes pas à doubler la quantité du vin, et dans cette pratique nous fûmes guidé par l'affaiblissement progressif du cœur, et par l'apparition du caractère fœtal des bruits cardiaques.

L'observation qui précède est un bon exemple des effets du vin pour réduire la fréquence du pouls; au dixième jour de la fièvre et au troisième jour de l'administration du vin, le pouls tomba de 116 à 92 pulsations. En même temps, le choc du cœur, qui manquait complétement, redevint perceptible et les bruits du cœur droit commencèrent à reparaître. Lorsque le bruit systolique a fait complétement défaut, c'est dans le cœur droit qu'il se rétablit tout d'abord. Voici dans quel ordre se succèdent les phénomènes morbides dans les cas de cette espèce :

1° Affaiblissement du bruit systolique au niveau du ventricule gauche;

2° Affaiblissement de ce même bruit au niveau du ventricule droit;

3° Disparition du bruit systolique à gauche;

4° Disparition de ce même bruit à droite;

5° Réapparition du bruit systolique à droite ;

6° Réapparition du bruit systolique à gauche.

Est-il utile de faire remarquer combien ces faits s'accordent avec l'opinion de Louis, sur la préférence avec laquelle le ramollissement typhoïde affecte le côté gauche du cœur? Nous avons cependant rencontré quelques exceptions à cette règle : quelquefois, le ventricule droit était ramolli à un plus haut degré que le ventricule gauche, bien que celui-ci fût bien évidemment altéré.

En règle générale, il n'est aucun caractère du pouls qui nous permette d'affirmer s'il existe, ou non, un ramollissement du cœur. La lenteur si remarquable que nous avons déjà signalée, se montre après la réapparition du choc et des bruits cardiaques; dans beaucoup de circonstances, elle peut manquer. Rien dans les symptômes antérieurs ne différencie les cas où le pouls, pendant la convalescence, tombera bien au-dessous de son chiffre normal, de ceux où il atteindra seulement ce chiffre. Alors que le premier bruit avait subi un affaiblissement considérable ou avait disparu complétement, le pouls, au moment où la maladie était arrivée à son summum, variait en général de 115 à 125 pulsations. Dans les cas où il dépasse 120, on rencontre souvent le caractère fœtal des bruits du cœur ; les deux bruits semblent avoir subi une altération, et l'on ne rencontre jamais l'action du cœur s'exerçant avec un seul bruit. Lorsque les battements du cœur sont rapides, mais faibles et égaux, on admettra moins facilement l'existence d'un ramollissement, que si le chiffre des pulsations tombe au-dessous de 125, et s'il y a, en même temps, diminution ou disparition du premier bruit. En effet, le caractère fœtal peut être temporaire et fugace; il peut disparaître en vingt-quatre ou en trente-six heures, et il n'est pas toujours suivi des modifications dans les phénomènes acoustiques qui révèlent un travail de réparation plus lent. Sans chercher cependant à établir qu'il n'existe pas de ramollissement dans ce cas, on peut admettre qu'il y a débilitation du cœur, et peut-être une modification typhoïde plus ou moins marquée. Cependant, l'apparition du caractère fœtal des bruits du cœur doit éveiller l'attention du praticien; indiquant un degré moins avancé des lésions organiques, et une prépondérance des altérations dynamiques et fonctionnelles, elle ne saurait être rapportée uniquement à une modification de la seule rapidité des contractions cardiaques. Les deux bruits sont affaiblis, et leur rhythme est modifié ;

il ne saurait y avoir de doute à ce sujet. Souvent alors, la maladie est irrégulière et anormale dans sa marche; le traitement stimulant, quelque indiqué qu'il soit, n'est pas aussi certainement suivi de bons effets, que dans les cas où il y a diminution ou cessation du premier bruit : en général aussi, le pronostic doit être plus réservé.

Au début de la maladie et avant que le cœur ait présenté des modifications manifestes, on ne peut prévoir s'il y aura plus tard affaiblissement du premier bruit ou bien apparition du caractère fœtal. Les deux observations suivantes en donnent la preuve. Il est juste de faire remarquer, toutefois, que lors même qu'il y a production des bruits fœtaux, il peut y avoir disproportion entre les deux bruits; le premier est alors moins développé que le deuxième, pendant quelque temps au moins.

Obs. XXXIX. — *Typhus maculé; affaiblissement du premier bruit du cœur; administration du vin et de l'eau-de-vie.*

Le 19 mai, John Smyth entre à l'hôpital de Meath, au dixième jour de sa fièvre. C'est un homme fort et vigoureux, habitué à boire des liqueurs fortes, mais s'étant rarement enivré. Il est très-abattu. Pendant la nuit il s'est levé continuellement : miction involontaire, éruption pétéchiale, abondamment disséminée sur tout le corps. La langue est sèche, rouge dans son centre. Ce matin, l'intelligence est intacte; le pouls est à 124 pulsations, très-petit, compressible. On perçoit faiblement le choc du cœur; le premier bruit est très-indistinct, le deuxième est clair; c'est à peine si l'on entend le premier bruit au-dessus de la mamelle. — Pr. : Vin, 8 onces.

20. — La nuit a été bonne, il n'y a pas eu de délire; respirations, 36; rétention d'urine; extrémités froides. Choc du cœur imperceptible; le deuxième bruit est plus fort que le premier. Pouls à 124. —Vin, 12 onces; un verre de punch chaud à l'eau-de-vie.

21. — Sommeil tranquille, sans délire. L'éruption pétéchiale est livide; les yeux injectés; 36 respirations à la minute; la langue est plus propre; la rétention d'urine persiste et nécessite fréquemment le cathétérisme. Selles régulières. Affection bronchique très-intense. Pouls à 112 pulsations. On sent le choc du cœur en faisant coucher le malade sur le côté gauche; le deuxième bruit est prédominant. — Vin, 12 onces; ventouses sèches sur la poitrine; vésicatoires sur la région cardiaque.

22. — Un peu de sommeil; pas de délire. La physionomie est meilleure, les yeux sont moins injectés. Pouls à 100 pulsations, plein et régulier ; *il était intermittent avant qu'on eût augmenté hier la quantité de vin prescrit.* Les bruits du cœur sont faibles ; le deuxième est toujours prédominant.—Vin, 20 onces : en raison de la faiblesse du malade, on a ajouté 8 onces de vin à la quantité prescrite hier ; bouillon.

23. — Selles et urines involontaires; respiration à 32, moins laborieuse. Extrémités réchauffées artificiellement; prostration considérable ; le pouls est à 84 pulsations, petit ; l'impulsion du cœur est plus distincte, le premier bruit toujours plus faible que le deuxième. — Vin, 20 onces; vésicatoire sur le cœur et à la nuque.

24. — L'aspect du malade est meilleur, le sommeil est bon ; lorsque Smyth est soulevé dans son lit, il se plaint d'étourdissements; l'affection bronchique a beaucoup diminué. Pouls à 80 ; impulsion du cœur perceptible, le premier bruit est plus fort.—Vin, 20 onces.

25. — La nuit a été tranquille, les symptômes s'amendent. Le pouls est à 80 pulsations ; sa force est satisfaisante ; l'impulsion du cœur est naturelle ; les bruits ont repris leurs proportions normales. —Vin, 16 onces.

26. — Il n'y a presque plus de toux; le sommeil est bon; le pouls est à 70, régulier; phénomènes cardiaques *ut supra*. —Vin, 16 onces.

29. — Convalescence.

OBS. XL. — *Typhus maculé avec symptômes de catarrhe gastrique et symptômes nerveux très-développés; modification remarquable de l'action du cœur; administration du vin.*

Thomas Cavanagh, âgé de quinze ans, est admis, le 14 avril, à l'hôpital, après trois jours de maladie. Il existe à la région dorsale quelques taches pâles peu distinctes; la soif est excessive; il y a de la diarrhée et de la sensibilité à l'épigastre.

Le malade tousse un peu, et expectore abondamment des matières spumeuses. Le pouls est à 120 pulsations, petit et facilement dépressible ; l'impulsion du cœur est forte et les bruits cardiaques s'entendent distinctement dans une grande étendue de la poitrine. On prescrit une application de sangsues à l'épigastre et des boissons gazeuses.

16. — Les symptômes généraux persistent; respiration à 32; le pouls est à 126; l'impulsion du cœur a perdu de sa force.

17. — Les taches sont plus distinctes; les accidents abdominaux continuent; 36 respirations à la minute. Il y a un peu de délire. Le pouls est à 120, plus faible qu'hier; l'impulsion du cœur se voit à peine, mais elle se perçoit facilement au toucher; les bruits cardiaques sont normaux.

18. — A la suite d'un bain de siége, il s'est produit une sueur abondante; le malade est moins bien ce matin; il existe un délire tranquille continu; la face est pâle et affaissée; la peau est moins chaude, les taches, très-abondantes, prennent une teinte livide; la langue est sèche et brune; soif vive; sensibilité très-développée dans la région iléo-cæcale. Pouls à 132, pulsations encore plus faibles qu'hier; on sent et l'on voit battre le cœur; les bruits cardiaques sont extrêmement faibles, *le premier, surtout, que l'on entend à peine.*

19. — La faiblesse a encore augmenté; la peau est chaude et sèche; les pétéchies, très-abondantes partout, ont une coloration livide et foncée; il y a 30 respirations à la minute, et elles sont moins laborieuses; soif vive. Les bruits du cœur ressemblent exactement à ceux d'un fœtus au huitième mois; à la fin de l'expiration, on sent très-indistinctement le choc du cœur.—Vin, 3 onces; arrow-root.

20. — Le sommeil a été meilleur et le délire moins fort; la physionomie est plus satisfaisante; les yeux sont moins injectés; les symptômes abdominaux persistent. Respiration à 28, interrompue fréquemment par des soupirs; dans la région postérieure de la poitrine on perçoit des râles sonores et sibilants; sur l'oreille gauche existent deux petits points gangréneux. Pouls à 140, un peu plus fort qu'hier; l'impulsion du cœur est plus distincte et ses bruits se perçoivent à droite du sternum.—Vin, 3 onces; arrow-root.

21. — Sommeil bon; intelligence plus complète. Le malade se plaint d'une soif excessive; respiration à 32; la peau est chaude et sèche; les taches, d'une abondance insolite, sont livides; un des points ecchymosés de l'oreille est transformé en vésicule; extrémités chaudes. Pouls à 132, plus plein et plus fort; l'impulsion du cœur est comme hier; à droite du sternum, les bruits du cœur sont moins

distincts, surtout le premier, qui est remarquablement faible.—Vin, 5 onces.

22. — Symptômes *ut suprà*. Respiration, 40 ; pouls, 125 ; point de changements du côté du cœur.—Vin, 5 onces.

23. — Le délire persiste ; la peau est plus fraîche, les taches sont moins livides, la toux est plus fréquente et plus grasse. Pouls, 135 ; lorsque le malade est couché du côté gauche, le choc du cœur est fort ; le premier bruit est plus distinct.—Vin, 5 onces.

24. — Le malade a perdu l'expression typhique ; regard clair et éveillé ; le pouls est bien meilleur, à 110 pulsations ; il est mou ; l'impulsion et les bruits cardiaques ont repris de la force.—Vin, 5 onces.

Convalescence.

Pour une affection aussi variable dans ses complications que le typhus, il doit y avoir dans ses effets, sur un organe mobile comme le cœur, des différences et des modifications importantes. L'étude de la maladie convaincra sans peine tout observateur impartial, qu'à côté des lésions secondaires bien marquées du typhus, il y a une foule de modifications fonctionnelles éphémères, et d'altérations organiques, variables dans leur étendue, leur siége, leur durée. Sans nul doute, le cœur est soumis à ces influences morbigènes, comme toutes les autres parties de l'organisme ; il les subit comme le cerveau, les poumons ou la muqueuse gastro-intestinale. Ainsi s'expliquent beaucoup de circonstances qui se rattachent à l'action du cœur dans les fièvres, circonstances qui paraissent souvent obscures et anomales, et qu'il ne faut point perdre de vue, si l'on veut comprendre la maladie dans son ensemble.

On voit habituellement l'impulsion du cœur disparaître ou s'affaiblir, en même temps que disparaît et s'affaiblit le premier bruit. Toutefois cette règle offre des exceptions singulières. Nous avons déjà dit, que lorsque le cœur revient à l'état de santé, la réapparition du choc cardiaque et celle du bruit systolique ne marchent pas parallèlement ; même dans les premières périodes de la maladie, on observe, à ce point de vue, des anomalies et des irrégularités. Nous avons vu, dans quelques cas, l'impulsion cardiaque, qui manquait au moment de la systole ventriculaire, coïncider avec le second bruit. L'existence d'un choc double est loin d'être rare dans le cours d'un grand nombre d'affections chroniques, sans même qu'il y ait lésion cardiaque évidente ; mais la disparition de l'impulsion ventriculaire, avec la conservation du deuxième choc n'a été, à ma connaissance, observé que dans l'affaiblissement par ramollissement du cœur, qui se rencontre dans le typhus.

OBS. XLI. — *Typhus maculé; prostration extrême, avec symptômes abdominaux et pulmonaires; choc cardiaque plus distinct au deuxième temps.*

Une fille, âgée de treize ans, et arrivée au moins au quinzième jour de sa maladie, fut reçue à l'hôpital dans un état de prostration considérable.

Malgré la période avancée de la maladie, cette fille était couverte d'une éruption abondante de petites taches foncées. La face était livide et affaissée, et il existait un écoulement purulent considérable par les narines. Céphalalgie intense, délire continuel, sanglots et plaintes incessantes. La peau est chaude; soif très-vive avec sensibilité à l'épigastre; pouls à 120 pulsations, extrêmement faible.

Le premier bruit du cœur ne s'entend presque pas; il s'accompagne d'une impulsion si faible qu'on la perçoit à peine. Le deuxième bruit est très-net et s'accompagne d'un choc distinct. Le lendemain, le premier bruit avait repris de la force; les caractères de l'impulsion ne s'étaient point modifiés. Le jour suivant (dix-septième ou dix-huitième de la maladie), le choc ventriculaire commença à réapparaître, et le premier bruit augmenta beaucoup d'intensité; au vingt et unième jour, le cœur avait repris son action normale.

Ce cas était très-grave; toutes les cavités du cœur semblaient être affectées, et l'existence des taches livides à une période aussi avancée de la maladie aurait pu faire porter un pronostic défavorable. Cependant la guérison fut parfaite (1).

Dans le fait suivant, nous trouvons le défaut de correspondance qui existe quelquefois entre la réapparition de l'impulsion et celle du premier bruit.

(1) L'apparition d'un écoulement purulent abondant par les narines est un symptôme rare dans le typhus d'Irlande. Je l'ai rencontré quelquefois avec une abondance telle, que le pus coulait comme un ruisseau par le nez.

Obs. XLII. — *Typhus pétéchial; les bruits du cœur sont faibles, mais bien proportionnés; le défaut d'impulsion persiste pendant cinq jours, malgré la réapparition graduelle du premier bruit.*

Une jeune femme entre à l'hôpital, au huitième jour d'un typhus, avec les symptômes de l'épidémie régnante. L'éruption pétéchiale n'a point encore paru. Les bruits du cœur sont normaux, et l'on sent l'impulsion cardiaque. On remarque, cependant, que dans la position verticale, il y a tendance à la syncope. Au deuxième jour, les bruits du cœur s'affaiblissent, mais conservent leurs rapports de proportion, et le choc du cœur disparaît complétement; il ne commença à reparaître que le dix-septième jour; le pouls était alors à 76 pulsations.

Il est rare que l'on rencontre la lenteur de la réapparition de l'impulsion cardiaque, signalée chez cette malade : le plus ordinairement, ce choc redevient perceptible quelques jours avant que le pouls ait repris son rhythme normal.

Quelquefois le retour du premier bruit a lieu simultanément dans toute l'étendue de la région ventriculaire : ou bien on le retrouve seulement à la pointe, tandis qu'à la base, on ne perçoit que le deuxième bruit; on a même cité un cas où les bruits reparurent en procédant de haut en bas.

Il arrive parfois, aussi, que l'altération du cœur ne présente pas ses périodes régulières d'accroissement et de décroissance, soit qu'il y ait affaiblissement simple, soit qu'il existe simultanément un ramollissement. Ainsi, il peut se faire que, pendant deux ou trois jours, les symptômes indiquent un ramollissement progressif; puis il survient une période de surexcitation, qui peut durer pendant vingt-quatre heures, et à sa disparition, le premier bruit ne se retrouve plus, et la maladie marche comme à l'ordinaire.

Dans quelques cas, nous avons vu une période d'excitation du cœur suivre la période d'affaissement, et durer jusqu'à la mort; l'observation suivante nous fournit un exemple de cette circonstance exceptionnelle.

Obs. XLIII. — *Typhus pétéchial; prostration, symptômes nerveux et accidents catarrhaux graves; au douzième jour, faiblesse extrême de l'impulsion cardiaque; les fonctions du cœur reprennent leur énergie pendant les cinq jours qui précédèrent la mort.*

Une femme, âgée de quarante-cinq ans, est reçue à l'hôpital au onzième jour de la fièvre. Il existe du délire et un état de collapsus extrême. Décubitus dorsal; extrémités froides, pouls misérable. La malade parle continuellement, dans son délire; elle pousse fréquemment des cris perçants. La face est injectée; la physionomie exprime une férocité sauvage : les pupilles sont normales, les dents et les lèvres couvertes de fuliginosités. La malade indique la tête comme étant le siége des douleurs. La soif est intense; la peau du tronc est sèche, chaude, et couverte de pétéchies abondantes et livides. La langue est brune et fendillée. Le pouls, petit et faible, bat 136 fois par minute.

Les respirations, pénibles et interrompues, sont au nombre de 46 par minute. Le murmure vésiculaire est masqué, dans toute l'étendue du thorax, par des râles muqueux et sonores intenses. L'impulsion du cœur ne se perçoit pas; les bruits cardiaques se distinguent à peine, mais l'intensité du râle bronchique ne permet pas d'attribuer cette circonstance à leur faiblesse seule.

On administra le vin à larges doses, et le lendemain, malgré le refroidissement persistant des extrémités, on percevait le choc du cœur, et ses bruits se faisaient entendre sous la mamelle : ils avaient évidemment repris de la force depuis la veille. Le pouls, à 140 pulsations, avait augmenté de force. Au quatorzième jour, le pouls, plus plein et beaucoup plus fort, était tombé à 128 pulsations ; on sentait alors les battements du cœur dans une étendue de plusieurs pouces en carré. Les bruits cardiaques étaient plus intenses , le premier surtout. On continua l'usage du vin, à la dose d'une once toutes les heures; après chaque dose, la malade semblait éprouver une amélioration manifeste, mais passagère.

Depuis cette époque jusqu'à la mort, qui survint au dix-huitième jour, et qui semble devoir être attribuée à l'augmentation de la congestion ou de l'inflammation pulmonaire, le choc du cœur conserva son énergie, et les bruits cardiaques restèrent distincts.

La chute du pouls, que l'usage du vin fit tomber, au quatorzième jour, de 140 à 128 pulsations, fut la seule circonstance favorable qui se présenta chez cette malade ; en effet, bien que cette modification, obtenue par l'usage des stimulants, se fût accompagnée des signes indiquant le retour de l'énergie du cœur, celle-ci dépassa bientôt les limites où elle aurait pu être favorable, et l'on vit succéder à la dépression des fonctions cardiaques un état manifeste d'excitation. L'apparition de cet état, à une période avancée d'une maladie aussi grave, nous fit prévoir les résultats les plus fâcheux. De l'observation de ce fait, et de quelques autres faits analogues, on peut déduire la règle suivante : *La décroissance du pouls dans la fièvre après l'emploi des stimulants, et le retour progressif de la force du cœur, ne sont favorables que dans les cas où l'énergie des contractions de l'organe ne va pas jusqu'à l'état de surexcitation.*

Dans l'observation que nous venons de rapporter, l'excitation du cœur dura jusqu'au moment de la mort, mais lorsqu'elle succède aux signes d'un affaiblissement commençant de l'organe, elle peut n'être que passagère ; elle est indiquée alors par la plénitude et par la force du pouls, par l'intensité plus grande des bruits du cœur et par l'animation de la face. Cet état dure quelquefois moins de vingt-quatre heures ; on trouve ensuite les bruits du cœur plus altérés qu'ils ne l'étaient avant l'excitation momentanée : il arrive même, parfois, que le premier bruit ait disparu complétement.

Le plus souvent, les signes qui indiquent l'affaiblissement de la puissance du ventricule gauche se montrent sans qu'aucune irrégularité ni aucune hyperstimulation des fonctions du cœur aient fixé notre attention sur cet organe. On observe quelquefois une excitation peu marquée, mais éphémère ; et encore cette circonstance est rare, et ne se montre probablement que d'une façon accidentelle. Tout, en effet, semble prouver que l'altération typhoïde du cœur, comme celle des autres organes, se fait, à son début, d'une façon insidieuse, et par un travail silencieux, pour ainsi dire. Cependant, dans quelques cas rares, l'action du cœur offre une énergie exagérée pendant une période de temps considérable, avant l'apparition des signes qui indiquent son affaiblissement. Il n'y a point alors hypertrophie active, et nous ne savons à quelle cause il faut rapporter l'exagération de la force du cœur. Les signes de la cardite manquent, et après l'évolution complète de la maladie fébrile, lorsque la convalescence est complète, l'acte cardiaque redevient normal; et cependant le cœur a présenté successivement une période pendant laquelle sa force s'est accrue, ou tout au moins s'est conservée intacte, et une période d'affaiblissement, avec disparition ou diminution de l'un des bruits.

Les deux observations qui vont suivre se rapportent aux conditions que nous venons d'indiquer : elles offrent, en outre, un intérêt particulier, puisque l'on observa, dans l'une et dans l'autre, un phénomène rare : la prédominance du premier bruit sur le deuxième, coïncidant avec la débilité du cœur.

Obs. XLIV. — *Fièvre pétéchiale avec bronchite et diarrhée; énergie des contractions du cœur conservée jusqu'au neuvième jour; au seizième jour, prédominance du premier bruit. Administration du vin; guérison.*

Un homme de trente ans, vigoureux et bien musclé, entre à l'hôpital le 11 mai, après neuf jours de maladie. Éruption pétéchiale abondante; râles de bronchite dans les deux poumons; le cœur se contracte avec force, ses deux bruits sont normaux. Le pouls est plein, à 108 pulsations. — Ventouses et vésicatoires sur la poitrine. Pilules bleues et ipécacuanha.

13 mai. — Diarrhée intense. Pouls fort; les deux bruits sont bien distincts et ont conservé leurs proportions relatives; ils paraissent éloignés de l'oreille. — On supprime les pilules; cataplasmes sur le ventre.

14. — La diarrhée continue; les taches sont abondantes et bien développées. Bruits cardiaques plus faibles, le choc du cœur ne se perçoit un peu qu'à la fin de l'expiration. Pouls à 100 pulsations, fort. — Potion saline, arrow-root.

15. — L'affection bronchique s'est aggravée, l'impulsion du cœur ne se sent pas du tout. Les deux bruits sont faibles, mais distincts, le pouls est faible, à 100 pulsations.—Vin, 6 onces. Vésicatoire sur le thorax, pilules d'ipécacuanha, jusquiame et carbonate d'ammoniaque.

16. — Pupilles contractées. Persistance des accidents bronchiques; la langue est rouge et rôtie. L'impulsion cardiaque n'est pas appréciable; bruits cardiaques comme hier. Le pouls est à 92, un peu plus fort qu'hier.— Vin, 12 onces; bouillon; potion stibiée.

17. — Un peu de diarrhée, pas de vomissements; l'affection bronchique diminue, la lividité des pétéchies n'a point augmenté; les pupilles sont moins contractées; la langue devient humide et pâle sur ses bords. Le vin a été donné chaud. On sent l'impulsion du cœur; le pouls est à 82 ; on entend les deux bruits du cœur.—Vin, 10 onces; pilules de musc et de camphre.

18. — L'état de la langue est meilleur; les taches pâlissent. Les bruit du cœur sont moins distincts qu'hier; *c'est à peine si l'on entend le deuxième*. On perçoit l'impulsion cardiaque.—Même prescription.

19. — Le sommeil a été bon ; la diarrhée continue ; bruits du cœur comme hier ; le choc n'est plus appréciable.—Vin, 10 onces ; vésicatoire sur le cœur, potion au quinquina.

21. — Amélioration générale, sommeil bon, sueurs. *On entend les deux bruits, ils sont faibles, mais ils ont leurs proportions normales;* l'impulsion cardiaque n'est point sentie; pouls à 72. Vin, 8 onces.

22. — L'amélioration continue; au niveau des cavités droites, les bruits ont leurs caractères ordinaires ; à gauche, *le premier bruit est beaucoup plus faible que le deuxième*. Pas d'impulsion. Même médication.

23. — La peau est fraîche, l'appétit bon; il n'y a plus de râles bronchiques. Le premier bruit est beaucoup plus distinct; le choc du cœur est à peine senti ; pouls à 72.—Vin, 4 onces. Convalescence.

Obs. XLV. — *Typhus pétéchial, avec palpitations et affection bronchique; prédominance du premier bruit. — Guérison.*

William Hawkins, âgé de trente-quatre ans, entre à l'hôpital le 18 octobre, après onze jours de maladie. Celle-ci a débuté par des frissons suivis de chaleur et de violentes palpitations qui durèrent pendant sept jours; le tout s'était montré à la suite d'une exposition prolongée au froid. Le pouls est intermittent, ainsi que les battements du cœur, qui sont violents.

19 (douzième jour). — Taches abondantes, céphalalgie intense ; l'impulsion du cœur est faible, *le premier bruit l'emporte de beaucoup sur le deuxième ;* abdomen tympanique; pouls régulier à 100 pul-

sations; constipation.—Vésicatoire sur le ventre; camphre, potion à la craie; vin de rhubarbe, lavement térébenthiné.

20 (treizième jour). — Pouls à 104, plus fort, mais intermittent : l'impulsion cardiaque manque; les bruits du cœur sont plus faibles, et présentent les mêmes intermittences que le pouls. Le premier bruit est très-prédominant; bronchite des deux poumons. Ventouses, vésicatoire, 5 grains de mercure *cum cretâ*, toutes les quatre heures. Dans la soirée, le pouls et l'action du cœur sont réguliers. L'affection bronchique augmenta ensuite beaucoup d'intensité, et en vue de combattre cet accident, on appliqua des vésicatoires à plusieurs reprises, et l'on poussa le mercure jusqu'à une légère salivation : le pouls et le cœur ne présentèrent plus d'intermittences, mais *pendant tout ce temps le premier bruit l'emporta sur le deuxième.*

24 (dix-septième jour). — Vin, 6 onces. Le vingt et unième jour, le pouls est à 64; pas d'impulsion cardiaque ; les bruits ont repris leurs proportions relatives. Au vingt-neuvième jour, l'impulsion reparaît; les bruits sont naturels et le pouls est à 64.

Ce malade quitta l'hôpital complétement guéri.

Obs. XLVI. — *Fièvre asthénique succédant à une attaque d'irritation gastrique; absence du deuxième bruit.*

Une femme, âgée de quarante-quatre ans, fut prise des accidents du typhus, après une attaque bilieuse prolongée. Elle présentait une grande prostration, qu'augmenta encore une hyperpurgation produite par un purgatif salin énergique administré au début de la fièvre, suivant la méthode de traitement si généralement adoptée dans les classes inférieures de notre pays. Les symptômes généraux étaient ceux d'une fièvre pétéchiale de mauvaise nature, avec symptômes nerveux graves, diarrhée, inflammation bronchique, et pétéchies étendues et livides. Au huitième jour, le pouls était à 114 pulsations, faible, et le cœur ne présentait qu'un seul bruit. Au neuvième jour, on reconnut que ce bruit unique était le premier. Le pouls était alors à 170 pulsations et extrêmement faible. Le choc du cœur se sentait, bien qu'il fût affaibli, et le premier bruit, qui s'entendait faiblement à la pointe du cœur, et dans une étendue d'un pouce et demi environ, en remontant, disparaissait complétement à la base de l'organe. Le lendemain, le premier bruit était devenu distinct, mais il n'y avait pas de deuxième bruit. La mort arriva le onzième jour. L'autopsie ne put être faite.

Nous avons déjà dit qu'il existe une relation entre la force des pulsations artérielles et les caractères du deuxième bruit. Habituellement, en effet, lorsque le deuxième bruit est faible, le pouls est aussi singulièrement affaibli. Nous citerons une observation dans laquelle, avec un pouls fort et bondissant, le deuxième bruit était très-distinct et très-intense; le premier bruit manquait complétement.

Nous ne savons encore rien sur la nature de l'excitation du cœur, qui se produit, d'une façon intercurrente, dans le typhus. Elle n'est point due à la cardite, et nous ne pouvons que la rapprocher des autres lésions fonctionnelles, si communes dans le cours de la maladie. Je croirais volontiers que cette complication est plus commune chez les malades du sexe féminin. Voici dans quelles circonstances nous l'avons rencontrée :

1° Excitation permanente du cœur, avec collapsus général, refroidissement, et disparition du pouls. (Voy. obs. XXXV.)

2° Excitation passagère se développant chez un malade ayant déjà offert les signes d'un commencement d'affaiblissement du cœur : cette excitation fut suivie bientôt des accidents très-marqués de la débilité du cœur avec ramollissement. (Voy. obs. XXXVII.)

3° Excitation et exagération des contractions du cœur, à une période avancée de la maladie, dans un cas où s'étaient montrés les signes de l'affaiblissement et du ramollissement du cœur, ainsi que ceux du retour de l'organe à l'état normal. (Voy. obs. XLIII.)

L'apparition de l'une ou de l'autre de ces diverses formes doit toujours faire porter un pronostic défavorable. C'est dans la deuxième de ces formes que le danger est le moins grand. Mais ce qui doit nous inspirer les craintes les plus grandes, c'est l'excitation du cœur, survenant à une période avancée de la fièvre, surtout s'il s'y joint les symptômes d'une débilité générale d'une part, et de l'autre la faiblesse, la rapidité ou la disparition du pouls.

En opposition avec les cas où il y a excitation du cœur, nous placerons ceux où l'impulsion et le bruit systolique manquent; cet état, bien qu'il dénote un degré extrême d'affaiblissement de l'un ou des deux ventricules, n'est pas révélé nécessairement par la force du pouls; on ne saurait trop insister sur ce point. Le pouls peut conserver sa force et son volume ordinaires, même quand le ramollissement du cœur est assez avancé pour déterminer l'extinction du premier bruit. Aussi le praticien, en interrogeant la circulation dans la fièvre, ne doit-il pas se contenter d'examiner seulement le pouls, et y joindra comparativement, et chaque jour, l'appréciation de la force impulsive et des caractères des bruits cardiaques. On trouvera, dans l'observation suivante, la disparition, puis le retour des bruits et de l'impulsion du cœur dans la dernière période de la maladie.

Obs. XLVII. — *Typhus maculé grave, délire; caractère fœtal des bruits du cœur.* — *Administration du vin à fortes doses; guérison.*

Patrick Quin, âgé de vingt ans, entre à l'hôpital, le 27 février. Il prétend n'être malade que depuis cinq jours, mais il a l'aspect d'un individu arrivé à une période beaucoup plus avancée de la fièvre. Il est abattu, froid, hébété, et couvert d'un éruption abondante de taches livides : prostration extrême, yeux injectés, langue couverte de fuliginosités brunes; pouls à 125 pulsations, petit et sans force ; l'action du cœur est faible, la respiration est précipitée. — On prescrit 4 onces de vin.

28 février. — Délire violent pendant la nuit; collapsus, décubitus dorsal, jactitation continuelle, soubresauts; extrémités froides; rétention d'urine. Pouls à 132, mou, petit et variable ; l'impulsion du cœur ne se perçoit pas ; les bruits sont faibles, mais nets ; les pulsations des carotides sont également peu marquées. —Vin, 24 onces ; vésicatoire à la tête.

1er mars. — Le sommeil a été bon ; l'état du malade est à peu près le même qu'hier, on éveille cependant plus facilement son attention; miction involontaire. Pouls à 120 pulsations, un peu plus fort : *les bruits du cœur ressemblent à ceux de la circulation fœtale.*—Vin, 24 onces; lavement térébenthiné.

2. — Sommeil bon, langue humide; respiration à 30; les taches disparaissent; extrémités chaudes; l'action du cœur est plus énergique, ses bruits plus intenses, ils se rapprochent de l'état normal. —Vin, 14 onces.

3. — Délire violent pendant la nuit, peau chaude ; pouls à 104; l'impulsion du cœur est plus forte.—Vin, 12 onces.

4. — Idem, soif vive ; pouls à 106.—Vin, 16 onces.

5. — Aggravation de l'état du malade ; collapsus, délire violent, carphologie, soubresauts, soupirs, contraction des pupilles, incontinence d'urine ; peau chaude et sèche ; la bouche est couverte de fuliginosités noires. L'impulsion du cœur se sent distinctement ; le deuxième bruit est beaucoup plus fort que le premier. Pouls à 120 pulsations.—Vin, 16 onces ; potion avec térébenthine, musc, camphre et opium ; thé de bœuf ; frictions avec de la flanelle.

6. — Amélioration, sommeil. Le malade a davantage la conscience de ce qui l'entoure. Pouls à 106.—Vin, 16 onces.

7. — Soif vive, extrémités chaudes ; les taches ont une teinte d'un rouge vif et sont moins abondantes ; pupilles naturelles, langue humide. Le premier bruit du cœur a repris de la force ; le pouls est à 96 pulsations.—Vin, 16 onces.

8. —Amélioration notable, le malade demande à manger ; la peau est fraîche ; le cœur fonctionne presque régulièrement, le deuxième bruit est beaucoup plus marqué. On sent l'aorte abdominale battre avec force. — Vin, 16 onces ; suppression de tous médicaments.

9. — La peau est fraîche, sommeil. L'impulsion du cœur est énergique ; les artères du cou et l'aorte abdominale battent avec force ; pouls à 88 pulsations fort et plein.—Cesser le vin.

12. — Convalescence parfaite. Le choc et les bruits du cœur sont naturels ; pouls à 72.

Les observations que nous venons de rapporter suffisent pour donner une idée exacte des signes du ramollissement typhoïde du cœur, tel qu'on le rencontre habituellement ; on y trouvera aussi un aperçu des caractères du typhus fever de notre pays. Dans un grand nombre de cas on retrouvait la contagion comme cause de la maladie ; nous l'avons rarement vue se terminer par des phénomènes critiques, surtout lorsque les signes de ramollissement du ventricule gauche existaient ; peut-être même ce mode de terminaison ne s'est-il jamais rencontré. Ordinairement, les signes indiquaient un ramollissement plus marqué du ventricule gauche ; il n'était pas rare d'entendre seulement le deuxième bruit au niveau de cette partie du cœur, tandis qu'au-dessous du sternum, les deux bruits se percevaient faiblement, avec prédominance du deuxième. Dans des cas plus tranchés, le bruit systolique manquait partout, et l'on observa parfois la persistance singulière du pouls radial, pendant trente-six ou quarante-huit heures, bien qu'on ne perçût plus ni choc, ni bruits cardiaques. La maladie, comme il est facile de le prévoir, se terminait alors par la mort. Celle-ci résultait-elle de la lésion du cœur? ou plutôt, l'affection cardiaque elle-même n'était-elle pas un effet de la malignité extrême de la fièvre?

Jusqu'ici nous avons vu dans le ramollissement typhoïde plutôt un guide pour le pronostic et le traitement, qu'une source de dangers.

Il est difficile d'admettre, cependant, que ce danger n'existe pas, lorsqu'on songe que les deux ventricules ont perdu, en grande partie, leur force contractile, et qu'il existe souvent, en même temps, une affection secondaire des poumons. On a fréquemment observé, dans ces cas, la respiration dite *respiration cérébrale :* il y a tout lieu de croire que cet accident est l'analogue de celui que l'on rencontre dans la débilité chronique du cœur. Il en a été question dans le chapitre consacré à la dégénérescence graisseuse. Il est certain que l'existence de la « respiration cérébrale », dans le typhus, ne contre-indique pas l'emploi du vin. Peut-être, en tenant compte des recherches des docteurs Hudson et Law, doit-on admettre que dans cette maladie, le cerveau subit les effets de l'affaiblissement du ventricule gauche, et les poumons ceux de la débilité du ventricule droit.

Obs. XLVIII.— *Typhus maculé; disparition de l'impulsion du cœur au douzième jour et des bruits cardiaques au treizième jour. — Mort par syncope, le surlendemain; ramollissement extrême du cœur.*

Un homme, âgé de vingt-huit ans, vigoureux et sain en apparence, est admis à l'hôpital au sixième jour de la fièvre. Il vivait dans une maison où déjà trois personnes étaient atteintes de typhus maculé, lorsqu'après s'être exposé au froid, il fut pris des premiers symptômes de la maladie.

Le lendemain du jour de l'entrée (septième jour de la maladie), la prostration est très-forte. La peau est brûlante et sèche; elle commence à se recouvrir de larges taches. Le pouls est à 98 pulsations, plein et fort; respiration à 36. Dans les deux poumons on entend du râle muqueux, crépitant, fin. L'impulsion du cœur est saccadée (*jerking*), les deux bruits sont distincts, mais faibles. Il n'y eut pas de changement notable avant le neuvième jour.

Neuvième jour. — Le choc cardiaque perd son caractère saccadé.

Onzième jour. — L'impulsion du cœur est faible, et, bien qu'on entende les deux bruits du cœur, ils sont très-peu marqués, et le deuxième prédomine. Le lendemain, les symptômes fâcheux augmentent; les taches sont plus abondantes; le pouls, filiforme et très-dépressible, est à 116. Congestion de la partie postérieure des poumons. Au niveau des cavités gauches du cœur, les deux bruits ont disparu. A droite, on les perçoit encore. Le choc du cœur ne se fait plus sentir.

Treizième jour. — Tous les bruits du cœur ont disparu complétement. Le pouls est à 144 pulsations; la peau est chaude et les taches très-abondantes.

Quatorzième jour. — Le pouls est tombé à 128. Il est plus fort, et l'on perçoit quelques traces des bruits du cœur, à droite. Ce changement favorable parut continuer. Le pouls tomba à 112 pulsations et l'apparence du malade devint meilleure. Il mangeait avec plaisir; cependant, une aggravation subite survint à minuit, et le malade succomba en quelques heures, dans un état apparent de syncope.

Autopsie faite douze heures après la mort. — Les muscles soumis à la volonté sont sains, à l'exception des muscles pectoraux, qui sont ramollis et gluants. On trouve, dans la plèvre droite, un épanchement séreux; dans le péricarde, il existe également six onces de sérosité; du reste, cette membrane est saine. Les deux poumons sont fortement congestionnés en arrière. Le cœur est pâle et ses muscles sont relâchés. En le mettant sur la table, il s'étend en s'aplatissant; saisi par les gros vaisseaux, il retombe sur la main qu'il recouvre à la façon d'un bonnet. Le tissu des deux ventricules se réduit en pulpe par une pression très-légère. Le cœur donne au toucher la sensation d'un membre œdématié et ramolli; la surface d'une incision qu'on y pratique laisse écouler, par tous ses points, un liquide visqueux. On peut à peine, même à l'aide d'une loupe, retrouver dans les parois ventriculaires les traces de fibres musculaires. Les gros vaisseaux et les viscères abdominaux sont sains.

Dans ce cas, et dans celui qui va suivre, le ventricule droit était plus fortement ramolli que le ventricule gauche. Cette particularité est très-rare, ainsi que le prouvent les autopsies et l'étude clinique de la maladie.

Obs. XLIX. — *Typhus adynamique ; accidents nerveux et pulmonaires graves ; faiblesse considérable du cœur, avec prédominance du premier bruit. — Mort au douzième jour.*

Une femme, âgée de quarante ans, se présente au huitième jour
de sa maladie. Il y a prostration extrême et anxiété. La peau est
couverte de larges taches d'une coloration foncée ; beaucoup de ces
taches sont saillantes.

Respirations, 36 ; pouls, à 100 pulsations, plein. La malade a été
saignée avant son entrée à l'hôpital. Au neuvième jour de la maladie,
il y a des soubresauts de tendons. Délire continu, pendant lequel la
malade parle à voix basse ; râles congestifs dans la poitrine. L'impulsion cardiaque se sent à peine. A la pointe du cœur, on entend
les deux bruits cardiaques, mais le premier est prédominant à un
haut degré ; à la base de l'organe, le deuxième bruit ne s'entend
plus du tout.

Au onzième jour, la malade est couchée sur le dos, dans un état
semi-comateux ; les taches sont élargies sous forme de grandes
plaques livides ; la congestion pulmonaire a augmenté. Chaque fois
que la malade essaye d'avaler, il survient un accès de suffocation. Le
pouls est à 100 pulsations et extrêmement faible ; si la malade veut
s'asseoir sur son lit, il se produit une tendance très-alarmante à la
syncope. L'impulsion cardiaque est imperceptible ; le premier bruit
du cœur est prédominant. La malade succomba le lendemain, douzième jour de la maladie, sans agonie. Aucun traitement n'avait
amené la plus légère amélioration.

Autopsie. — Le cœur seul fut examiné. On trouva dans le
péricarde six onces environ d'un liquide séreux pâle ; l'organe était
pâle, flasque et tellement ramolli, que son tissu se déchirait sous la
plus légère pression ; nous remarquâmes que le ventricule droit était
plus altéré que le ventricule gauche.

Obs. L. — *Fièvre pétéchiale ; prostration, variations dans l'état
du cœur et du pouls. — Mort.*

Une femme, âgée de trente ans, d'une bonne constitution, entre à
l'hôpital, après six jours de maladie. Les taches sont nombreuses et

très-livides. Diarrhée, délire et insomnie. Au neuvième jour, consécutivement à l'usage du vin, le pouls monta de 120 à 130 pulsations; au douzième jour, on dut cesser les stimulants, à cause de
l'excitation nerveuse considérable qu'ils produisaient. Le pronostic
fut jugé très-grave. Les symptômes prédominants étaient le délire,
une exsudation diphthéritique de l'isthme du gosier, les soupirs
fréquents, la respiration suspirieuse, dite cérébrale, et enfin une
faiblesse extrême.

Pendant tout le cours de la maladie, l'état du cœur varia d'une
façon singulière. Au huitième jour, les bruits cardiaques étaient plus
distincts que la veille, et le pouls était à 120 pulsations; le lendemain,
le pouls était à 130, l'impulsion du cœur se sentait à peine, et les
bruits étaient redevenus faibles, bien qu'ils eussent conservé leurs
proportions relatives. Le dixième jour, les fonctions du cœur s'accomplissaient si irrégulièrement, qu'on ne pouvait les analyser;
toute impulsion avait disparu. Le lendemain, le pouls, plein, battait
124 fois par minute, et cependant les bruits cardiaques étaient très-
faibles et l'impulsion du cœur manquait. Celle-ci reparut le treizième
jour; en même temps les bruits devinrent plus forts et le pouls descendit à 100 pulsations. Au bout de deux jours, il remonta à 120,
puis à 130, et la veille de la mort, on vit reparaître l'irrégularité
extrême, déjà observée au dixième jour. Le premier bruit s'entendait
à peine et le deuxième était distinct. La malade mourut le dix-
neuvième jour.

Autopsie faite vingt heures après la mort. — Le tissu musculaire général est sain ; il y a un peu de congestion à la partie postérieure des poumons. Le péricarde contient une demi-pinte environ
de sérosité d'un jaune-paille, du reste il est sain. Le cœur est petit
et présente le ramollissement du ventricule gauche, mais à un degré
moindre que chez d'autres malades. A la coupe, on reconnaît les
fibres musculaires ; cependant le tissu de l'organe a une apparence
plus homogène que de coutume, et laisse sourdre un liquide glai-
reux et semi-gélatineux. Il n'y a point d'ulcérations intestinales,
mais la membrane muqueuse du jéjunum et de l'iléum est fortement
congestionnée et ramollie.

Obs. LI. — *Typhus maculé grave ; complication d'une inflammation pulmonaire intense ; caractère fœtal des bruits du cœur. Administration du vin. — Mort.*

John Harris, d'une constitution pléthorique, a toujours joui d'une bonne santé, et bien qu'il ait l'habitude de prendre du whisky, il ne fait pas d'excès de boisson. Il a la fièvre depuis six jours; la poitrine et les bras sont couverts de pétéchies bien nettes et d'un rouge vif; céphalalgie et brouillard devant les yeux. La langue est chargée, l'épigastre est très-sensible à la pression; il y a de la constipation. Le malade urine peu; le pouls est plein, à 96. Les respirations atteignent le chiffre de 28. A la partie antérieure de la poitrine, on entend quelques râles sibilants et sifflants. La face est très-injectée. On prescrit des boissons gazeuses.

Quatre jours après, le pouls monte à 116 pulsations; les bruits du cœur sont très-faibles, et au dixième jour ils ressemblent beaucoup à ceux du fœtus pendant la vie intra-utérine.

A partir de ce moment, l'état du malade s'aggrava. L'affection bronchique devint plus intense, et se généralisa tellement, qu'il devint très-difficile d'observer exactement les bruits du cœur; cependant l'impulsion cardiaque manquait; le pouls devint intermittent et sa fréquence alla jusqu'à 120 pulsations, et le lendemain jusqu'à 136. Au seizième jour, les extrémités s'étaient refroidies. La mort survint le lendemain, dix-septième jour de la maladie. Chez ce malade, on avait administré les stimulants. Il avait pris environ 80 onces de vin. On avait appliqué des ventouses sèches et des vésicatoires, et administré des émétiques, qui avaient produit un grand soulagement quelques jours avant la mort.

Examen nécroscopique fait onze heures après la mort. — Le cœur a son volume naturel; il est livide et extrêmement mou, cédant à la pression, surtout au niveau du ventricule gauche. A la surface du ventricule droit, on trouve quelques plaques laiteuses. La membrane qui tapisse l'oreillette gauche ne présente rien de remarquable. Le ventricule gauche est divisé de la base à la pointe; le tissu musculaire y offre un aspect singulier; on ne retrouve pas une seule fibre; dans les deux tiers de son étendue, on remarque une couche d'un tissu homogène en apparence, d'une coloration plus foncée, et d'un huitième de ligne en épaisseur. Le tissu du ventricule est infiltré d'une matière gommeuse, agglutinant les doigts et offrant quelque ressemblance avec la substance corticale des reins; une section transversale donne les mêmes résultats. Le réseau des fibres musculaires présente plus de consistance, mais son état est le même. Les colonnes charnues postérieures semblent être peu altérées ; elles sont seulement pâles, mais leur consistance est normale. On peut en dire autant des colonnes charnues antérieures. Le ventricule droit est plus dur et plus ferme ; il n'a pas le même aspect. L'oreillette droite contient un caillot sanguin ; la couleur de la membrane qui la tapisse n'offre rien de remarquable; la cloison du cœur est ramollie et livide. Dans l'abdomen on ne trouve aucune lésion. L'iléon est parfaitement sain et les glandes mésentériques n'ont point augmenté de volume.

OBS. LII. — *Typhus maculé avec symptômes nerveux graves; prédominance au deuxième bruit au sixième jour; absence complète du premier bruit au dixième jour. — Mort. Ramollissement du cœur, ulcérations de l'iléon.*

Richard Cashel, âgé de quarante-six ans, fut reçu à l'hôpital le 5 novembre, après six jours de maladie; il se plaint de douleurs dans le dos, le cou et les extrémités : prostration considérable ; taches abondantes, peu marquées sur le ventre et la poitrine, beaucoup plus foncées sur le dos. Peu de sommeil la nuit dernière ; délire tranquille, presque continu; pas de céphalalgie; pupilles légèrement contractées; toux rare, sans expectoration. Selles liquides, aqueuses; abdomen mou et sensible à la pression ; soif vive. Langue brune et sèche à son centre, dents fuligineuses. Pouls à 116 pulsations, un peu faible. Respirations, 28. L'auscultation fait reconnaître un peu de bronchite des deux poumons. Lorsque le malade est couché sur le dos, on ne sent pas le choc du cœur ; dans le décubitus sur le côté gauche, le choc reparaît. Les deux bruits du cœur s'entendent ; le premier prédomine légèrement sur le deuxième. Lavement anodin. Vin, 8 onces.

7 novembre. — Beaucoup de délire ; peau chaude et sèche, taches foncées ; respirations, 28 ; pouls, à 116, comme hier. On ne sent plus l'impulsion du cœur; les bruits sont plus faibles ; à gauche

et au-dessus de la mamelle, on les entend à peine ; ils sont un peu plus appréciables au niveau du sternum. Le deuxième bruit est prédominant. Pr. : vin, 8 onces.

8. — Pas de délire ; prostration extrème ; le corps exhale une odeur fétide, très-forte ; les taches sont très-foncées. Fuliginosités abondantes de la bouche. Le malade ne peut se soulever sans aide. Pouls très-faible et irrégulier, entre 116 et 124 pulsations ; pas d'impulsion du cœur. Le bruit systolique est très-faible, surtout à droite du mamelon ; le deuxième bruit est encore le plus fort. Vin, 16 onces ; thé de bœuf.

9. — Agitation pendant la nuit, carphologie, marmottement continuel. Miction involontaire ; décubitus sur le côté ; taches très-abondantes, tout à fait livides sur le dos. Pouls à 120 pulsations, extrèmement faible, disparaissant sous la plus légère pression. Dans le décubitus sur le côté gauche, on ne sent pas l'impulsion du cœur ; elle devient forte lorsque le malade est couché sur le dos. *La double pulsation du cœur a disparu, le deuxième bruit persiste seul ; il est net et clair, plus distinct à la base du cœur.* Vin, 20 onces ; eau-de-vie, 2 onces.

10. — Le malade est couché sur le dos ; la bouche est largement ouverte : spasmes continuels des muscles de la mâchoire inférieure ; plaintes incessantes ; sueur profuse ; fétidité extrème du corps ; respiration, 40 ; selles involontaires. Pouls, à 150 pulsations, extrèmement irrégulier et faible ; l'impulsion du cœur est sensible ; on ne peut se rendre exactement compte de l'état et des bruits du cœur, à cause des plaintes continuelles du malade. Mort à une heure de l'après-midi.

Autopsie faite vingt heures après la mort. — Le cadavre a une coloration plus livide que de coutume ; les pétéchies de la partie antérieure du corps sont pâles ; celles du dos sont livides et foncées. Abdomen tympanique. Le péricarde contient environ une demi-pinte de sérum, d'une couleur jaune-paille ; le cœur est gros, et si mou, qu'il conserve la forme qu'on lui donne ; les cavités droites sont plus ramollies que de coutume, les doigts y pénètrent sans grande résistance ; toutefois l'altération est beaucoup plus marquée dans la moitié gauche du cœur : le ramollissement y est porté si loin, que le poids seul du doigt suffit presque pour qu'il en traverse les parois ; celles-ci se déchirent facilement, et les lèvres de la déchirure, loin d'être humides, paraissent être tout à fait sèches. La cloison interventriculaire est également ramollie. Les cavités droites contiennent du sang noir et liquide. Dans l'estomac, on trouve quelques plaques rouges, légèrement saillantes. Au voisinage du pylore, la muqueuse, ramollie et épaissie, s'enlève facilement avec le manche du scalpel. Le duodénum est à peu près sain ; il y a seulement, dans deux ou trois points, quelques traces d'inflammation. L'iléon est plus compromis, surtout dans les deux derniers pieds de son étendue. Près de la valvule iléo-cæcale existent cinq ulcérations circulaires : leur surface est couverte d'une membrane très-mince, au-dessous de laquelle on trouve un liquide jaune ressemblant à du pus ; la plus grande de ces ulcérations a le volume d'un penny d'argent ; autour de ces points infiltrés, l'intestin est fortement phlogosé ; des vaisseaux capillaires injectés se ramifient autour des ulcérations, jusqu'au niveau desquelles on ne peut les suivre, même avec l'aide d'une forte loupe. En détachant sous l'eau la membrane qui recouvre les points ulcérés, et en enlevant la matière puriforme par un lavage, il reste une dépression marquée, au fond de laquelle on voit facilement la tunique musculeuse de l'intestin : on trouve plus haut, dans l'intestin, des plaques elliptiques dispersées çà et là. Les glandes agrégées sont saillantes dans plusieurs points.

La modification de l'impulsion cardiaque, notée pendant les jours qui précédèrent la mort, est une des circonstances les plus remarquables de ce fait. Signalons aussi l'état normal de cette impulsion lorsque le malade était couché sur le dos, la veille de sa mort, alors que le premier bruit cardiaque manquait complétement. Dans les cas de cette espèce, on observe ordinairement le choc du cœur sans bruit correspondant, ou bien le bruit cardiaque, sans choc. Mais ici, et mieux encore dans l'observation LI, il semble, d'après l'état du pouls, et d'après les signes physiques qui y sont relatés, qu'il y ait eu de la part du cœur une succession d'efforts inutiles, pour lutter contre la maladie qui l'avait envahi.

Depuis longtemps on a considéré comme étant de mauvais augure, dans le cours de la fièvre, les variations de la fréquence du pouls se succédant à des intervalles rapprochés. Dans l'observation L, qui se termina par la mort du malade, cette circonstance fut bien marquée aux septième, huitième et neuvième jours. Les phénomènes cardiaques étaient ceux qu'on rencontre fréquemment, lorsque la maladie doit se terminer d'une façon favorable. Sous l'influence de l'administration du vin, le pouls, après avoir présenté de l'irrégularité pendant une journée, tomba de 130 à 124, à 112, et à 100 pulsations; l'impulsion cardiaque reparut alors, et les bruits du cœur reprirent de la force. Mais au bout de deux jours, le pouls remonta à 130 pulsations pour retomber bientôt à 120, avec des bruits du cœur bien proportionnés et de l'excitation de l'organe. Le lendemain, cependant, on entendait à peine le premier bruit et le deuxième était distinct et clair. La mort survint le jour suivant; le ventricule gauche était ramolli à un certain degré.

Expliquera-t-on ces phénomènes par une nouvelle attaque de l'affection typhoïde secondaire? ou bien, y a-t-il eu un commencement de réaction inflammatoire dans le tissu du cœur? Des recherches ultérieures nous donneront la réponse à ces questions, et nous apprendront dans quelles limites les variations de l'innervation du cœur, sans altérations organiques, peuvent influer sur l'apparition de ces particularités.

Obs. LIII. — *Typhus adynamique, vibices; délire et hémoptysie.* — *Mort au vingt-septième jour. Ramollissement du ventricule gauche.*

Un jeune homme fut apporté à l'hôpital au mois de novembre 1839. Il avait de la fièvre depuis trois semaines. Prostration extrême; peau froide et couverte de vibices étendues; bouche tapissée de fuliginosités. Toux; pouls à 130 pulsations, très-faible. On sent à peine l'impulsion du cœur, et le deuxième bruit prédomine. Le lendemain, la peau s'est réchauffée, mais on ne perçoit l'impulsion que lorsque le malade est couché sur le côté gauche. Les bruits sont distincts au niveau des cavités droites, et le deuxième bruit est plus fort. Le vingt-troisième jour, le malade crache une grande quantité de sang noir; à cet accident succède une expectoration abondante de mucosités et de liquide sanguinolent venant de la poitrine. Ce jeune homme tombe bientôt dans un état semi-comateux. Les signes d'une congestion pulmonaire intense allèrent toujours en croissant; le pouls resta fixé à 124 pulsations à peu près, et la mort survint au vingt-septième jour de la maladie. Il y avait eu une excitation nerveuse violente, mais de peu de durée.

Autopsie faite quatorze heures après la mort. — Les poumons sont congestionnés au point de ne plus surnager ; de la surface des incisions qu'on y pratique s'écoule une grande quantité d'un liquide spumeux et sanguinolent. Toutes les ramifications bronchiques sont remplies du même liquide. Il·n'y a pas de tubercules. Épanchements pleuraux peu abondants ; le péricarde contient environ 6 onces de sérosité pâle. Le cœur a son volume normal ; il est flasque et très-ramolli, surtout au niveau du ventricule gauche. Les viscères abdominaux sont sains.

Cette observation est intéressante, surtout en ce qu'elle nous offre les signes du ramollissement et de l'affaiblissement du cœur pendant bien plus longtemps que de coutume; ils se montrèrent à une période où déjà, dans la plupart des cas, le cœur a passé par les phases du ramollissement et du retour à l'état normal. C'est le vingt et unième jour qu'on nota pour la première fois l'état du cœur, et il est probable que le travail de ramollissement existait déjà depuis longtemps. Peut-être aussi la disparition du ramollissement avait-elle été retardée par quelques erreurs dans le traitement. Si l'on eût administré de bonne heure les stimulants, le résultat eût peut-être été différent.

Obs. LIV. — *Symptômes nerveux graves, dans un cas de typhus pétéchial ; cessation du premier bruit au niveau du cœur gauche. Ramollissement cardiaque porté très-loin, et limité au ventricule du même côté.*

Le malade, âgé de dix-neuf ans, fut examiné par nous, pour la première fois, au huitième jour de sa fièvre. Il y avait eu du délire, des épistaxis et de la dyspnée ; l'éruption se montra le cinquième jour. Au neuvième, il existe une sensation de froid extrême. La peau était chaude et couverte de pétéchies nombreuses et d'un rouge vif. Il y avait du délire, de l'insomnie; les yeux roulaient dans les orbites; la langue était sèche et fendillée, et les lèvres couvertes de fuliginosités. Pas de symptômes abdominaux. Le pouls est à 116 pulsations, régulier et plein. Le choc du cœur est violent et les deux bruits sont distincts. Ils ont conservé, à la base, leurs proportions relatives, normales ; à la pointe, le deuxième bruit prédomine.

Le lendemain, les accidents nerveux s'étaient aggravés ; la peau

était très-chaude et les taches encore plus abondantes ; le pouls battait
132 fois ; il était petit et très-dépressible. Les bruits du cœur, très-
faibles, avaient le caractère fœtal. L'impulsion se percevait au-
dessous du sternum ; elle manquait complétement au-dessous et à
gauche du mamelon.

Le onzième jour, le délire est incessant, les soubresauts des tendons ont lieu non-seulement aux membres et à la face, mais au tronc
lui-même, qui est affecté de secousses convulsives, souvent assez fortes
pour donner au corps la forme d'un arc, le malade reposant sur la
tête et sur les talons seulement ; cependant, le pouls est tombé à
121 pulsations, il a plus de force et l'impulsion du cœur s'est accrue.
On entend les deux bruits à droite, mais à gauche on n'en perçoit
qu'un seul, et c'est le deuxième.

Ce malade mourut le treizième jour. Le pouls était devenu imperceptible, malgré l'impulsion saccadée du cœur, qui existait la veille
de la mort.

Autopsie faite douze heures après la mort. — Le tissu musculaire général ne présente aucune altération ; il est rouge et ferme, à
l'exception des grands pectoraux qui sont légèrement ramollis. Les
poumons paraissent sains, mais ils sont congestionnés en arrière ; les
conduits aériens sont remplis de mucus mousseux, et le tissu qui
réunit les cartilages de la trachée, ainsi que les fibres circulaires des
tuyaux bronchiques du second ordre, présentent une apparence livide
fort remarquable. Le péricarde contient une quantité considérable de
sérum. Le cœur a son volume naturel, mais le ventricule gauche
présente une couleur livide qui contraste avec celle du ventricule
droit ; il est également beaucoup plus mou ; sur sa partie latérale, on
trouve deux points où la couleur est encore plus livide ; elle approche
du rouge pourpre. Cette lésion a une épaisseur de deux lignes : l'une
de ces deux taches, celle qui est la plus rapprochée de la pointe du
cœur, est plus étendue et plus profonde. Le tissu de ce ventricule
est bien moins ferme qu'à l'ordinaire ; il se déchire sous une pression très-légère, et cependant les colonnes charnues ne sont nullement altérées, et le ventricule droit est tout à fait sain. Les gros
vaisseaux et les viscères abdominaux sont dans un état d'intégrité
parfaite.

La circonstance la plus intéressante de ce fait est le siége de la
maladie, circonscrite aux parois du ventricule gauche. Le ventricule

droit semblait avoir échappé complétement au travail morbide, et les
signes physiques étaient bien en rapport avec les résultats de l'autopsie. Jamais nous n'avons rencontré une disparition aussi complète
de l'impulsion du cœur à gauche, avec sa conservation à droite, ni une
différence aussi grande dans l'apparence des deux ventricules à l'autopsie. Nous devons noter également l'intégrité des colonnes charnues, surtout avec un ramollissement si considérable de la paroi
ventriculaire. Jusqu'ici nous n'avons point insisté suffisamment sur
l'examen comparatif des colonnes charnues et du tissu ventriculaire :
on peut dire qu'en général, le ramollissement est moins développé
dans les colonnes charnues ; souvent elles résistent à une pression
sous laquelle le ventricule se déchire. Louis fait remarquer que la
coloration foncée, qui existe fréquemment à l'intérieur du ventricule,
est due plutôt à une imbibition du tissu qu'à un travail de ramollissement. Faut-il voir dans cette immunité des colonnes charnues une
de ces précautions inscrutables de la nature, qui s'efforcerait ainsi
d'assurer le plus longtemps possible la continuation des fonctions si
importantes du cœur? Combien, en effet, le ramollissement typhoïde
du cœur serait plus dangereux, s'il atteignait les tissus qui président
au jeu des valvules, au même degré que la masse du cœur.

Obs. LV. — *Fièvre pétéchiale avec affection pulmonaire intense.
— Mort au vingt-deuxième jour; augmentation de volume et
ramollissement du cœur.*

Un homme, âgé de trente-cinq ans, avait été saigné largement au
début de sa fièvre. Il est reçu à l'hôpital au douzième jour, et dans
un état de prostration et de collapsus extrêmes : pouls à 120, fort
petit et peu distinct. La peau est froide, et couverte d'une éruption
foncée, sous forme de petites plaques. Il y a beaucoup de toux, la respiration est précipitée et difficile ; gros râles muqueux et crépitants
dans la partie postérieure de la poitrine. On sent à peine l'impulsion
du cœur et l'on ne perçoit ni le premier ni le deuxième bruit. Le
quatorzième jour, il se produisit un certain degré de réaction : la face
s'injecta, le délire devint plus fort, et les taches plus abondantes. Le
pouls, à 116 pulsations, prit beaucoup de développement. Cependant
l'impulsion du cœur n'augmenta point ; le premier bruit resta inappréciable ; le deuxième bruit s'entendait en appliquant le stéthoscope sur

l'épigastre. Peut-être l'intensité des râles pulmonaires entrait-elle pour quelque chose dans la difficulté qu'on éprouvait à distinguer les bruits cardiaques ; quoi qu'il en soit, l'impossibilité de percevoir le premier bruit à l'épigastre prouve bien que la force de la systole avait réellement diminué. Au seizième jour, on entendait distinctement le deuxième bruit à l'épigastre ; le premier manquait toujours. La mort arriva le vingt-deuxième jour, *les deux bruits du cœur faisaient défaut depuis quarante-huit heures.* Il est remarquable qu'à partir du premier jour, le pouls oscilla entre 104 et 110 pulsations.

Autopsie faite dix-huit heures après la mort. — Le péricarde contient une quantité assez considérable de sérum ; le cœur, tout entier, est agrandi et très-flasque, le ventricule gauche est bien plus ramolli que le droit, et se déchire facilement sous le doigt. L'examen du cœur seul nous fut accordé.

Ces dernières observations offrent, entre elles, une similitude remarquable, aussi bien dans les détails que dans l'ensemble. Dans toutes, on retrouve l'affection typhoïde spéciale du cœur, le ramollissement des ventricules, sans traces de travail inflammatoire. Sept fois sur huit cas, le péricarde contenait une quantité de sérosité trop grande pour qu'on pût l'attribuer à un épanchement produit après la mort. La quantité du liquide était, en moyenne, de six onces environ. Il ne contenait aucune trace de lymphe coagulable. Dans un cas, l'état du péricarde n'a point été noté.

Dans quatre cas on observa la congestion des poumons, principalement dans leur partie postérieure ; chez trois autres malades, au moins, les signes physiques ne pouvaient laisser de doute, quant à l'existence de cette même lésion.

Les muscles pectoraux étaient ramollis, deux fois, à un certain degré.

Le ramollissement des deux ventricules à la fois se montra sept fois. La lésion prédominait à droite deux fois, et à gauche cinq fois. Dans un cas, le ventricule gauche était seul altéré. L'état du septum cardiaque n'est noté que dans une seule observation ; il était ramolli à un haut degré : dans deux observations, on nota la conservation de la consistance des colonnes charnues.

L'état des viscères abdominaux n'a pas été indiqué dans deux cas ; quatre fois, on ne trouva pas de lésions ; chez les deux derniers malades, il y avait ramollissement et vascularisation de la membrane muqueuse du jéjunum et de l'iléon ; chez l'un d'eux, on trouva des ulcérations de la dernière portion de cet intestin.

L'examen de l'encéphale n'a été pratiqué dans aucun cas.

Enfin, toujours on observa des pétéchies, offrant des caractères divers, et subissant des modifications variables pendant le cours de la maladie.

Mais la coexistence fréquente du ramollissement du cœur et d'une éruption pétéchiale évidente ne doit pas faire conclure à l'existence d'un rapport nécessaire entre ces deux états. Souvent, avec une éruption des plus tranchées, on voit les fonctions du cœur conserver leur énergie jusqu'à la fin de la maladie. Nous en avons déjà rapporté des exemples. J'ai montré, il y a quelques années, à la Société pathologique, le cœur d'un homme vigoureux, qui avait succombé, le douzième jour environ d'un typhus, avec une éruption de taches étendues et foncées. Le premier bruit avait conservé toute sa force, et il prédomina, pendant toute la durée de la maladie, sur le deuxième. Le tissu musculaire du cœur était rouge et ferme ; les valvules étaient saines, et le cœur ne nous offrit rien d'anormal, excepté un caillot allongé qui était passé du ventricule droit dans l'artère pulmonaire. L'administration du vin n'avait été d'aucune utilité.

D'un autre côté, une longue expérience nous a appris que les signes de l'affaiblissement du cœur, sinon de son ramollissement, sont loin de se rencontrer aussi souvent dans les fièvres dites typhoïdes, que dans le typhus. Sans discuter ici la question de l'identité du typhus et de la fièvre typhoïde, on peut dire, en toute assurance, que les phénomènes qui caractérisent le ramollissement du cœur se rencontrent rarement, lorsqu'il n'y a pas de pétéchies, ou s'il existe seulement quelques taches rosées en petit nombre ; dans ce cas, même lorsqu'il y a débilitation cardiaque, l'affection du cœur se manifeste par des symptômes bien moins tranchés ; cependant l'administration hardie des stimulants peut encore trouver quelquefois sa place. J'ai cité dans mon mémoire original un fait de cette espèce. Il s'agissait d'une femme âgée, malade déjà depuis trois semaines. Nous la trouvâmes dans un état de prostration extrême ; la peau était froide, les battements du cœur faibles et irréguliers ; ce ne fut qu'au bout de huit jours de l'usage du vin et des autres stimulants, administrés à hautes doses, que l'état du cœur commença à s'améliorer. La persévérance dans l'emploi de la médication stimulante pouvait seule sauver cette malade. La forme de fièvre dont elle était affectée se rencontre rarement dans nos hôpitaux ; elle est caractérisée par une adynamie extrême, sans les phénomènes de putridité. La maladie dura long-temps ; elle ne parut point s'être compliquée d'une affection viscérale.

Quelquefois, cependant, les signes du ramollissement existent dans la fièvre sans pétéchies. En voici un exemple :

Obs. LVI.— *Fièvre sans pétéchies, avec inflammation abdominale et pulmonaire légères ; disparition du premier bruit du cœur pendant plusieurs jours ; deuxième bruit distinct, et s'accompagnant d'un choc ; diminution de l'impulsion systolique; pouls frémissant. — Guérison.*

Un jeune garçon, âgé de treize ans, et qui avait été exposé à la contagion, se présente à nous, au septième jour de sa maladie, dans un état ressemblant plus à une inflammation qu'à une fièvre typhoïde : les artères carotides et temporales battent avec force, ainsi que l'aorte abdominale ; le pouls est à 116 pulsations, plein et bondissant. Il y a de la soif; la langue est blanche et la peau est chaude. Du reste, pas de manifestations du côté de la tête, des poumons ou de l'abdomen.

L'impulsion du cœur est distincte et présente un certain degré de frémissement; au niveau des cavités gauches, le deuxième bruit prédomine. Cette particularité semble tenir à une augmentation de l'intensité du deuxième bruit, plutôt qu'à un affaiblissement du premier. Du côté droit, le deuxième bruit est moins fort qu'à gauche.

Au huitième jour, la surexcitation du système vasculaire a diminué ; le pouls est à 108 pulsations, et d'une force raisonnable. L'impulsion du cœur est moins frémissante. Sous le mamelon, le deuxième bruit prédomine fortement, du côté gauche au moins. Le premier bruit est plus faible pendant l'inspiration qu'au moment de l'expiration. Au dixième jour, on observe, pour la première fois, la disparition complète de l'impulsion et du bruit systolique, à gauche. Le deuxième bruit persiste avec une grande netteté, et s'accompagne d'une impulsion. Ces phénomènes sont très-évidents à gauche.

Le douzième jour, les signes de la faiblesse du cœur sont très-marqués, sans que les symptômes généraux s'aggravent en aucune façon. A la base du cœur, le premier bruit manque ; il reparaît de plus en plus, à mesure que l'on se rapproche de la pointe de l'organe. Sous le sternum, on le perçoit faiblement. En explorant les cavités gauches, lorsque le malade est couché, on entend très-nettement le deuxième bruit, et à peine le premier. Dans la position assise, le deuxième bruit est un peu plus faible, le premier ne varie pas.

Le quatorzième jour, impulsion systolique presque nulle ; le choc qui accompagne le deuxième bruit est extrêmement distinct. Il est clair, bien défini, si intense, qu'on l'entend dans toute la région antérieure de la poitrine ; il a été plus marqué encore le jour précédent. Le premier bruit ne se perçoit presque nulle part ; on en retrouve des traces, en se rapprochant de la pointe du cœur, et à gauche du sternum ; mais il faut une oreille exercée pour le reconnaître. Le pouls est vibrant, hémorrhagique. La disparition du premier bruit est d'autant plus remarquable, qu'il n'y a pas de signes de bronchite qui puissent l'expliquer, et que les forces du malade sont peu altérées, si tant est qu'elles le soient. Il peut s'asseoir et même se promener dans la salle, sans inconvénient et sans la moindre fatigue. Le lendemain, le frémissement du pouls a diminué, ainsi que l'intensité du deuxième bruit. Jusqu'au dix-neuvième jour, il y a peu de modifications dans l'état de ce malade ; puis, les symptômes généraux s'amendent beaucoup ; le pouls tombe à 82 pulsations et acquiert une force raisonnable. Le deuxième bruit devient moins fort, mais le premier ne reparaît pas davantage ; il en est de même des chocs du cœur : l'impulsion liée au deuxième bruit est seule perceptible.

Le vingtième jour, le choc systolique commence à redevenir sensible, et le lendemain, le pouls étant tombé à 80 pulsations, on constate une impulsion double ; le choc diastolique était toujours prédominant. A partir de ce jour, le cœur se rétablit lentement ; il était à peine revenu à son état normal, lorsque le malade se trouva assez bien pour quitter l'hôpital.

. L'intensité extraordinaire et la netteté du deuxième bruit avec le caractère vibrant et la force du pouls, la cessation de l'impulsion systolique, la disparition presque complète du bruit qui l'accompagne, la persistance du deuxième choc, sont autant de circonstances d'un grand intérêt. Il n'est pas facile de déterminer quel était réellement

l'état du cœur chez ce malade. On ne peut douter qu'il n'y eût affaiblissement du ventricule gauche, et l'absence de tous phénomènes
asthéniques prouve que cet affaiblissement n'était pas lié à une débilitation générale. Nous ne pouvons donc l'attribuer qu'au ramollissement et à l'affaiblissement des ventricules, ou à un défaut de puissance
nerveuse, qui aurait produit un état de demi-paralysie du cœur.
Nous ne savons pas encore grand'chose sur l'existence de cette dernière affection. A plusieurs reprises, il est vrai, nous avons vu des
cas où il semblait y avoir débilité du cœur, et où le prompt retour
de la santé et d'autres circonstances nous ont fait supposer qu'il ne
s'était pas produit un ramollissement véritable; mais nous avons vu
très-rarement la disparition du premier bruit ou de l'impulsion cardiaque avoir une durée aussi prolongée. Nous pouvons donc admettre
que dans certaines fièvres non pétéchiales, le cœur est le siége d'un
travail de ramollissement et d'affaiblissement, bien que cette affection
soit rare dans cette forme de la maladie typhique.

Je ne citerai plus qu'un seul exemple de l'effet déprimant du typhus
sur le cœur; dans ce cas, il y eut suspension temporaire d'un murmure valvulaire ancien. Ce fait n'a rien qui doive nous surprendre,
car la débilité du ventricule qui supprime le premier bruit, peut
également affaiblir et même faire disparaître un murmure ancien, existant au niveau des valvules mitrales et quelquefois au niveau des valvules
aortiques. Toutes choses égales d'ailleurs, l'intensité du murmure,
dans les maladies des valvules, est en raison directe de la force du
cœur, et tout ce qui diminue la puissance contractile de l'organe
diminue également et modifie le caractère des bruits valvulaires. Ainsi,
le repos, une diète rigoureuse, l'emploi de la digitale, déterminent
quelquefois, même dans les cas où l'affection des orifices est très-
avancée, la disparition plus ou moins complète du murmure. Cette
disparition n'est que passagère, car le bruit pathologique se rétablit
à mesure que le cœur reprend de la force.

Une cause pathologique, le typhus, survenant chez un malade déjà
affecté d'une ancienne maladie des valvules, peut déterminer, comme
les causes artificielles que nous venons de citer, la faiblesse des
contractions ventriculaires, et faire disparaître quelquefois un murmure valvulaire.

Nous en avons rencontré plus d'un exemple; en voici un :

Obs. LVII. — *Fièvre maculée ; ancien murmure cardiaque, disparaissant en même temps que se montrent les signes du ramollissement et de la faiblesse du cœur.*

Une femme, âgée de vingt-cinq ans, fut admise à l'hôpital dans le courant du mois de novembre 1846, au sixième jour de la fièvre. Sept années auparavant, elle avait subi plusieurs atteintes d'une affection rhumatismale, et avait été soignée par le docteur Graves pour une affection consécutive du cœur. Trois semaines avant l'apparition de la fièvre, cette malade était rentrée à l'hôpital pour un nouvel accès de rhumatisme; à cette époque, on entendait distinctement un bruit de soufflet au premier temps du cœur, et ce phénomène persistait lorsque la malade quitta l'hôpital.

A sa rentrée, elle présente l'état suivant : Le corps est couvert de taches rouges étendues, la langue est sèche, les yeux injectés; le pouls est faible, à 120 pulsations. Lorsque la malade fait une inspiration profonde, on entend, à la partie postérieure des deux poumons, mais surtout à droite, des râles humides; le premier bruit du cœur n'est pas bien net. Mais, c'est à peine si l'on peut dire qu'il s'accompagne d'un murmure. Le lendemain, le pouls est à 126 pulsations, et toute apparence de bruit de souffle a complétement disparu. Au neuvième jour, le pouls est très-faible, l'impulsion du cœur est peu marquée et ses bruits présentent le caractère fœtal à un haut degré. Il n'y eut que peu de changements jusqu'au quatorzième jour, époque à laquelle les râles bronchiques étaient intenses. A partir de ce moment, la convalescence fit des progrès, et le murmure cardiaque reparut bientôt. La guérison de la fièvre fut complète; mais cette malade quitta l'hôpital, présentant identiquement les mêmes phénomènes cardiaques qu'à son entrée.

Au bout de six semaines, elle fut examinée de nouveau par le docteur Heslop, mon chef de clinique, et il constata l'existence d'un murmure intense et rude au premier temps du cœur.

Du développement d'un murmure cardiaque dans la fièvre.

Après nous être occupé des phénomènes offerts par le cœur dans les formes graves du typhus, nous pouvons maintenant passer à un ordre de faits, dans lesquels les symptômes et les signes sont bien différents.

Lorsqu'en 1837, nous publiâmes nos observations sur l'état du cœur dans le typhus, nous n'avions point encore observé les phénomènes que nous allons décrire. Nous avons vu que dans les cas de typhus grave, l'absence de l'impulsion et du bruit systolique, surtout au niveau du ventricule gauche, sans murmures, était le signe principal du ramollissement du cœur. Au bout de quelques années, cependant, des faits d'une nature différente, qui s'étaient d'abord présentés isolément dans nos salles, se multiplièrent; ils étaient caractérisés ainsi :

1° L'éruption pétéchiale manquait, en général, ou n'apparaissait que sous forme de quelques taches pâles et disséminées, en petit nombre, à la surface du corps.

2° La maladie était de courte durée, mais les rechutes étaient fréquentes.

3° Les signes du ramollissement du cœur étaient peu marqués, et l'on avait rarement recours aux stimulants.

4° On entendait souvent un bruit de souffle au premier temps, surtout au moment des rechutes; quelquefois ce bruit de souffle était remplacé par une prolongation du premier bruit. Ces signes ne se rattachaient pas à une cardite.

Nous diviserons donc en deux classes les cas où se présentent, dans la fièvre, les accidents du côté du cœur. Dans un premier groupe, se placent les fièvres adynamiques, pétéchiales, graves, offrant quelquefois les phénomènes d'une excitation non inflammatoire du cœur, mais présentant presque toujours les signes de l'affaiblissement des ventricules. Dans le second groupe, on observe le développement d'un murmure, au premier temps du cœur, avec l'absence de tous les symptômes de ramollissement du ventricule gauche; la fièvre est alors caractérisée par l'absence des taches, par sa durée courte et par la facilité des rechutes.

Obs. LVIII.—*Fièvre sans pétéchies; rechute; murmure cardiaque accompagnant le premier bruit et diminuant beaucoup lorsque le malade est debout.*

Un jeune homme, âgé de dix-huit ans, fut admis à l'hôpital le 2 juin 1847, avec une fièvre très-simple, sans taches. Quelques jours après, il entrait en convalescence. Au treizième jour, il y eut une rechute, et dès le lendemain la prostration était si grande, qu'on dut administrer du vin et de l'ammoniac. On entendait des râles muqueux dans le poumon droit, et les régions épigastrique et hypochondriaque droite étaient légèrement douloureuses à la pression. Les accidents cardiaques apparurent le lendemain, troisième jour de la rechute. Nous trouvâmes un bruit de souffle accompagnant et masquant le premier bruit. Ce phénomène était évident, surtout du côté gauche; lorsque le malade s'asseyait, il diminuait au point d'être à peine perceptible. Après quatre jours, la convalescence avait commencé et l'impulsion du cœur était devenue plus forte. Le rhythme des battements cardiaques qui, le premier jour, ressemblaient à ceux du cœur du fœtus, était devenu naturel; bientôt tout murmure avait disparu, et les bruits du cœur avaient repris leurs caractères normaux.

Presque en même temps nous constatâmes, chez un autre malade, le même accident. L'état général et l'historique étaient différents. Un jeune garçon de quinze ans avait été atteint de la rougeole quelques jours avant son entrée à l'hôpital. L'éruption avait presque disparu, mais il restait de l'irritation de la poitrine et de l'abdomen. Le malade était pâle et sa figure exprimait l'anxiété; un murmure doux, mitral selon toute apparence, existait au premier temps. La convalescence fut longue, cependant le malade finit par guérir, et le murmure disparut complétement, sans qu'on eût dirigé aucun traitement contre l'état du cœur.

OBS. LIX. — *Fièvre non maculée, simple, chez un sujet anémique; rechute; apparition d'un murmure au premier temps.*

Une femme, âgée de vingt-quatre ans, qui avait éprouvé une suppression des règles et de la leucorrhée, fut prise d'une fièvre non maculée des plus bénignes, et qui ne dura que quelques jours. Avant de quitter l'hôpital, il y eut une rechute, et, ainsi que cela arrive souvent, les symptômes furent plus graves qu'à l'occasion de la première atteinte. Il y avait une prostration extrême et une inflammation pulmonaire intense. La face était pâle; vers le troisième et le quatrième jours, on reconnut l'existence d'un murmure systolique à gauche, plus marqué à la base du cœur. L'impulsion était assez forte. Un vésicatoire fut appliqué sur la poitrine, dans le but de combattre la bronchite, et vingt-quatre heures après, les murmures avaient disparu. On ne s'assura point des modifications produites par le changement de position de la malade.

Quelque temps après les faits que nous venons de rapporter, ces fièvres avec rechutes devinrent très-communes, dans notre service. Elles se montraient principalement chez des individus au-dessous de l'âge de vingt-cinq ans. Les circonstances suivantes se retrouvaient toujours à un degré plus ou moins marqué :

1° La première atteinte de la fièvre durait ordinairement cinq jours, et quelquefois même pendant moins longtemps. La fièvre était bénigne et les taches manquaient.

2° Après un intervalle de cinq à dix jours, survenait une rechute ; souvent alors les symptômes étaient plus graves, la prostration était plus marquée, et les signes de l'inflammation des muqueuses bien plus tranchés.

3° Quelquefois il y eut jusqu'à trois, et plus rarement quatre attaques de la fièvre (y compris l'attaque primitive). Jamais l'administration du quinquina ne nous parut offrir des résultats avantageux.

4° Le plus souvent les signes du ramollissement du cœur manquaient ; mais le bruit systolique était prolongé, surtout dans les rechutes , et nous pûmes constater fréquemment l'apparition d'un bruit de souffle bien évident. Dans quelques cas, on percevait un murmure sur le trajet des carotides ; mais on ne retrouva aucun des signes ou des symptômes de la cardite.

5° Les troisième et quatrième rechutes s'accompagnaient souvent d'une certaine augmentation dans le volume de la rate.

6° Le murmure ne consistait parfois qu'en une prolongation du premier bruit ; quelquefois, au contraire, il y avait bruit de souffle distinct. Dans plusieurs cas, ce phénomène devenait plus évident lorsque le malade était couché, et s'il venait à s'asseoir, le murmure disparaissait presque complétement. On cessait de le percevoir pendant la convalescence définitive, mais sa durée était variable.

Ce bruit de souffle, quels que soient son siége et sa cause prochaine, doit être rangé au nombre des murmures d'origine inorganique. Son apparition fréquente, au moment des rechutes, l'augmentation du volume de la rate, et l'absence des signes de ramollissement du ventricule, militent fortement en faveur de l'existence d'une dépravation du sang. Il paraissait quelquefois y avoir réellement deux bruits pathologiques : la prolongation du bruit systolique et un véritable murmure siégeant à l'un des orifices ; cependant il y avait souvent passage de l'un à l'autre. Le premier de ces signes était plus commun, et il s'y joignait, dans quelques cas, une altération correspondante de l'impulsion cardiaque ; celle-ci semblait être plus lente, et offrait un caractère de reptation vermiculaire. La prolongation du bruit systolique n'est pas rare dans des affections fébriles autres que celle dont il s'agit ; nous l'avons observée souvent après la rougeole, lorsque celle-ci offre un caractère asthénique ; nous l'avons rencontrée également dans des cas de variole typhoïde. Nul doute qu'elle ne se retrouve dans beaucoup d'autres affections qui s'accompagnent de formes fébriles particulières.

Étudions encore quelques-uns des faits dont il s'agit ; nous examinerons ensuite les cas rares dans lesquels un murmure se développe pendant la fièvre pétéchiale.

Obs. LX. — *Fièvre simple, non maculée ; prolongation du premier bruit, se transformant, au septième jour, en un bruit de souffle.*

Une fille de douze ans fut atteinte, dix jours avant son entrée à l'hôpital, d'une fièvre non pétéchiale qui régnait alors épidémiquement, et qui se présenta avec ses symptômes ordinaires. Il y avait de la soif, de la chaleur à la peau, de l'accélération du pouls, et des douleurs généralisées. Le cœur battait avec une force suffisante, mais avec une prolongation bien marquée du premier bruit. Au neuvième jour, le pouls s'éleva de 88 à 100 pulsations, et les symptômes fébriles s'aggravèrent. Le cœur avait une force considérable, et la prolongation du premier bruit s'accrut au point de constituer un véritable bruit de souffle, ayant son maximum d'intensité entre le mamelon et le bord gauche du sternum. Il se propageait en haut sur le trajet de l'aorte et en bas jusqu'à la pointe du cœur, tout en diminuant progressivement d'intensité dans ces deux directions ; tout à fait à gauche de la poitrine, il s'entendait à peine.

Le onzième jour arriva sans grands changements ; on reconnut alors qu'entre le mamelon et le sternum, le premier bruit ne s'entendait plus, non plus que le bruit de souffle qui l'accompagnait. Derrière le sternum, on percevait faiblement le premier bruit.

L'administration des stimulants fut suivie, après une heure, d'une augmentation dans l'énergie de l'acte cardiaque. Le douzième jour, le bruit systolique avait reparu, et avec lui le bruit de souffle. Le pouls était à 92 pulsations, la langue sèche et chargée, les dents couvertes de fuliginosités. Dans l'espace de deux jours, le pouls tomba à 80 pulsations. La convalescence marcha régulièrement. Huit jours après, le bruit de souffle, qui s'entendait d'abord sur le trajet de l'aorte et qui n'avait cessé de diminuer, ne se percevait plus que faiblement, et dans un point situé entre le mamelon et le sternum. La malade quitta l'hôpital complétement rétablie : tout murmure cardiaque avait disparu.

Il résulte des observations répétées du docteur Heslop, que le souffle disparaissait chaque fois qu'on faisait asseoir la malade. Son histoire nous fournit un bon exemple de l'apparition de phénomènes morbides, évidemment de même nature que ceux que nous venons de décrire, bien que la fièvre ait eu une durée prolongée et n'ait point offert de rechutes. La disparition du premier bruit du cœur et du souffle qui l'accompagnait, nous paraît devoir être attribuée à une débilité passagère de l'organe cardiaque, indépendante du ramollissement qui se rencontre dans les cas de fièvre pétéchiale. N'oublions point de signaler la réapparition du bruit systolique, succédant rapidement à l'administration du vin. Il est intéressant de noter qu'un murmure, évidemment inorganique, était placé sous la dépendance de l'état dynamique du cœur.

Obs. LXI. — *Prolongation du bruit systolique, se convertissant en un murmure cardiaque, pendant la première atteinte de la fièvre et au moment de la rechute.*

Un garçon de dix-sept ans, très-pâle, et dont l'aspect général rappelle celui d'une femme chlorotique, est reçu au quatrième jour de la fièvre : soif, céphalalgie, douleurs générales; discours incohérents, délire pendant la nuit ; pouls à 120 pulsations; sueur abondante.

Le docteur Lees remarque que l'hypochondre gauche est mat dans une étendue considérable; le cœur bat avec beaucoup de force, le premier bruit est distinctement prolongé. Ce phénomène est plus marqué dans la région placée entre le mamelon et le bord gauche du sternum; dans la moitié droite du cou, on entend un murmure musical continu. Vingt-quatre heures après, le pouls tombe à 64 pulsations, et une sueur abondante amène un grand soulagement pour le malade. Ce n'était cependant point là un phénomène critique, dans toute l'acception du mot, car la convalescence marcha lentement pendant quelques jours, puis il y eut rechute. Les symptômes dominants consistèrent, cette fois, en une prostration marquée et en une pâleur extrême. Le malade finit par quitter l'hôpital, dans un état d'anémie très-prononcé. Le murmure s'entendait fort bien quand le malade était couché ; il diminuait ou disparaissait entièrement dans la position verticale.

Obs. LXII. — *Fièvre à rechutes ; prolongation du premier bruit.*

Un homme de trente ans, reçu à l'hôpital au mois de novembre 1847, parcourut les différents stades de la fièvre, sans présenter une très-grande excitation du pouls. Il y avait une légère teinte ictérique de tout le corps. Le sixième jour, la fièvre avait disparu et quatre jours après, le pouls était tombé à 44 pulsations. Cinq jours se passèrent ainsi, puis il survint des frissons et des douleurs dans les membres ; le pouls était à 80 pulsations. Le premier bruit du cœur était prolongé, et ce signe ne se modifiait point par le changement de position du malade. La prolongation du bruit systolique s'entendait, surtout dans le point où il se perçoit ordinairement, et faiblement à droite du sternum. Elle diminua pendant les deux jours qui suivirent, et cessa de se faire entendre lorsque le malade se plaçait dans la position verticale. Le troisième ou le quatrième jour de la rechute, ce phénomène disparut entièrement.

Obs. LXIII. — *Fièvre avec murmure cardiaque pendant la rechute.*

Une fille de vingt-deux ans, reçue à l'hôpital dans le .mois de novembre 1847, eut une fièvre légère et de courte durée. Il existait un murmure veineux au cou, mais rien au cœur. Après quelques jours, survint une rechute avec frissons, chaleur de la peau, et pouls à 120 pulsations. L'hypochondre gauche était sensible, et la matité y semblait plus développée que de coutume. Le premier bruit du cœur s'accompagnait d'un murmure distinct. Vers le troisième jour de la

rechute, il y eut une sueur abondante; après une semaine, la
fièvre avait cessé. Le murmure du premier bruit persista très-distinctement pendant tout ce temps, mais il disparaissait lorsque la
malade se tenait droite. Dans les dernières notes prises, il est dit
que le murmure était en voie de disparition. La malade présentait de
l'aménorrhée.

Nous allons rapporter, maintenant, deux observations de fièvres de
courte durée, dans lesquelles existait un bruit de souffle dû à une
lésion organique. Dans les deux cas, la maladie se termina par la
mort et l'autopsie fut pratiquée.

Une fille de dix-neuf ans entra dans le service du docteur Lees.
La fièvre datait de trois jours ; la malade l'avait contractée en donnant des soins à sa mère qui était venue quelques jours auparavant,
dans notre service, avec les symptômes de ce que nous appelions la
fièvre de courte durée. Cette jeune fille était faible, et ne dormait
point : la face, pâle, exprimait l'anxiété ; il y avait injection en
plaque, au centre de chaque joue. Le pouls était à 130 pulsations,
petit et faible. Les respirations se répétaient trente fois par minute;
langue blanche. Le cœur battait avec une certaine force, et le premier bruit s'accompagnait d'un murmure rude, s'entendant très-
distinctement sous la mamelle et à la pointe, faiblement sous le
sternum. Le docteur Lees attribua ce murmure à une affection organique du cœur. La malade mourut le septième jour de sa maladie.
L'oreillette gauche était énormément dilatée et hypertrophiée ; les
valvules mitrales adhéraient par leurs bords, et étaient épaissies
jusqu'à leur base. Vu du côté de l'oreillette, l'orifice présentait
l'aspect d'un infundibulum cartilagineux, à sommet dirigé vers la
cavité ventriculaire ; cet orifice était évidemment insuffisant; il n'y
avait aucune trace d'une inflammation aiguë. Le péricarde était
parsemé de petites taches rouges. On apprit que cette fille avait été
atteinte, quelques mois auparavant, d'une attaque de rhumatisme, ou
d'une fièvre rhumatismale.

Obs. LXIV. — *Murmure cardiaque ; albuminurie ; aménorrhée ;
mort.*

Une fille, âgée de vingt-deux ans, fut reçue à l'hôpital au mois
d'octobre 1847. Elle se plaignait de douleurs dans les pieds, avec

sensation de refroidissement, et d'un gonflement des extrémités infé-rieures, après la station. Cette malade, qui présentait les caractères extérieures dc l'anémie, était amaigrie et l'on entendait un murmure veineux, bien marqué, au côté gauche du cou. Après l'administration des toniques, il survint une légère amélioration, mais l'apparence de la malade continua à être très-mauvais. Les bruits du cœur n'offraient rien de remarquable, à part une certaine rudesse, indiquant une grande excitabilité de l'organe. Quinze jours après son entrée à l'hôpital, la malade fut prise de vomissements violents, suivis d'un état de collap-sus extrême. Le cœur battait avec beaucoup de force, bien que le pouls fût misérable; au-dessus de la mamelle, un murmure râpeux accompagnait le premier temps du cœur. A partir de ce moment, l'état de cette jeune fille empira de plus en plus; le cœur fonctionnait tou-jours énergiquement, avec un bruit de râpe intense. La prostration était très-grande, les urines contenaient de l'albumine et étaient d'une pesanteur spécifique peu élevée. Au cinquième jour, il survint de l'œdème des paupières de l'œil droit et la conjonctive scléroticienne était soulevée par un épanchement de sérosité. Cette infiltration aug-menta au point de déterminer l'occlusion complète de l'œil; l'œdème s'étendit ensuite au cuir chevelu, et la mort arriva le dixième jour.

Autopsie faite trente heures après la mort. — Le cadavre est fortement émacié. Les paupières de l'œil droit et le côté correspon-dant de la tête sont le siége d'un œdème très-considérable. Il n'en existe dans aucun autre point. Le rein droit est petit et flasque; une grande partie de son tissu est transformée en une masse jaune, qui part de la surface antérieure de l'organe pour le pénétrer à une grande profondeur. L'organe tout entier est très-pâle; il existe des masses jaunes d'apparence graisseuse, entre les tubuli, qui sont très-atrophiés au centre et à l'une des extrémités du rein. Dans la substance corticale, et à la surface de la glande, on trouve de petits points constitués par du sang. La capsule surrénale n'offre pas d'adhérences anormales. Le rein gauche, fortement hypertrophié, est flasque et renferme un petit kyste. Le foie est pâle et mou; les poumons et la plèvre sont sains. Le péricarde contient six onces environ de sérosité sanguinolente; la surface de cette membrane est saine. Le cœur est d'une couleur foncée; il est extrêmement flasque et toutes ses veines sont fortement distendues. Le ventricule gauche est épaissi et légèrement agrandi. Les valvules mitrales sont adhérentes au point que l'orifice qu'elles sont destinées à clore, ne laisse plus passer l'extrémité de l'auriculaire. Presque au sommet de la valvule mitrale antérieure, est suspendue une petite particule de lymphe coagulée. En examinant l'orifice du côté de l'oreillette, les deux tiers de son étendue sont entourés de végétations abondantes, formées de lymphe rougeâtre; les valvules paraissent incapables de fermer l'orifice. La membrane qui double l'oreillette gauche est d'une coloration très-foncée; il y a un léger épaississement des valvules aortiques; sur l'une d'elles, on trouve un dépôt peu abondant. Le cœur droit est sain.

Bien qu'elles diffèrent dans leur nature, ces deux observations méritent d'être étudiées; on y retrouve quelques-unes des difficultés que présente le sujet que nous traitons. Dans l'une et dans l'autre, existaient des bruits de souffles cardiaques. Les deux malades entrèrent à l'hôpital à l'époque où les *fièvres de courte durée (short fever)*, avec murmure cardiaque, étaient communes. La malade de l'observation LXIII offrait même les symptômes de la maladie épidémique, et pour beaucoup de ceux qui l'examinèrent, le murmure n'était point de nature organique. Le docteur Lees, cependant, ne s'y trompa point; son diagnostic fut basé sur le caractère exceptionnel du murmure, sur la force des contractions du ventricule gauche, et sur ce fait, que la position verticale ne modifiait que peu ou point les bruits pathologiques. L'affection cardiaque était, sans doute, fort ancienne, et il est probable aussi que l'obstacle apporté à la circulation contribua à amener la mort.

Dans la seconde observation, nous trouvons un ensemble de signes et de symptômes différents; le diagnostic était moins difficile. Lorsque la malade entra à l'hôpital, les fonctions cardiaques s'accomplissaient sans autre irrégularité qu'une sorte de rudesse des bruits, qui existe souvent lorsque l'excitabilité du cœur est très-développée. On ne constata, ni les signes du ramollissement typhoïde, ni le murmure appartenant à la *fièvre courte, à rechutes (short relapsing fever)*, qui régnait alors épidémiquement. Au bout de quinze jours, un accès de vomissements, suivi d'une prostration générale et d'une excitation considérable du cœur, se produisit, et à partir de ce moment, on reconnut l'existence d'un murmure râpeux intense.

La réunion de ces conditions, que nous n'avons jamais rencontrée dans la fièvre non inflammatoire, pouvait seulement se rapporter à une endocardite survenant chez un malade déjà anémique. Quant au diagnostic physique, nous devons faire remarquer que nous n'avons jamais rencontré, ni dans le typhus, ni dans la *fièvre à rechutes* avec murmure cardiaque, la coïncidence d'un bruit de râpe et de l'excitation du cœur.

Nous venons de passer en revue trois formes importantes de la maladie, savoir : le typhus maculé avec excitation du cœur, le typhus maculé avec faiblesse et ramollissement cardiaque, sans murmures, et enfin la fièvre non pétéchiale sans ramollissement du cœur, mais s'accompagnant, à l'une de ses périodes, d'un bruit de souffle. Examinons maintenant un quatrième groupe, dans lequel on voit survenir un bruit de souffle, pendant le cours d'une fièvre pétéchiale. Notre expérience nous a appris que les faits de cette espèce sont très-rares, et cette rareté est difficile à expliquer, quand on songe à la fréquence avec laquelle se développent les murmures non inflammatoires, dans la *fièvre courte à rechutes*.

OBS. LXV. — *Typhus maculé avec signes de l'affaiblissement du cœur ; murmure musical au premier temps.*

Un meunier, âgé de quarante-cinq ans, fut reçu dans le service du docteur Lees au mois d'août 1847. Il était malade depuis quatre jours, et la fièvre n'avait été modifiée par aucune intervention médicale inopportune. Au cinquième jour, les taches étaient rouges et évidentes sur plusieurs parties du tronc; la langue était très-sèche et brune, la peau sèche et la soif très-vive. Le pouls battait 96 fois par minute; le premier bruit était très-faible, surtout au niveau des cavités gauches du cœur où il s'entendait à peine. Quelques râles congestifs existaient à la base des deux poumons. Le huitième jour, le pouls tomba à 80 pulsations, *et l'on perçut un murmure musical distinct, accompagnant le premier bruit du cœur.* Au dixième jour, le pouls donnait 72 pulsations, le cœur était très-faible et l'on sentait à peine son impulsion ; le premier bruit avait beaucoup diminué, quelquefois il paraissait s'être transformé en un *bruit de souffle*, sans aucun des caractères d'un bruit systolique véritable. Le lendemain, tout murmure avait disparu, mais le premier bruit était très-faible, surtout immédiatement au-dessous du mamelon. Ceci se passait le 31 août. Le lendemain, nous fûmes étonnés de constater la réapparition du murmure musical qui semblait remplacer le premier bruit. Ce murmure avait son maximum d'intensité au-dessous et à gauche du mamelon. On l'entendait également entre celui-ci et le bord gauche du sternum, mais là il avait perdu son caractère musical. On ne le percevait pas derrière le sternum ni au-dessus du mamelon. Si l'on faisait asseoir le malade, le caractère musical du murmure disparaissait complétement, l'effort nécessaire pour l'accomplissement de ce mouvement déterminant une excitation momentanée du cœur. En prolongeant l'examen, il devenait évident qu'un bruit de souffle existait toujours dans le point où l'on entendait auparavant le murmure musical; partout ailleurs, tout murmure avait disparu, et l'on n'observait aucune disproportion entre les bruits du cœur. Ces observations furent répétées plusieurs fois, et toujours avec le même résultat. On entendait, dans la région cervicale droite, un murmure veineux continu. A partir de ce moment, la convalescence marcha progressivement. Le murmure perdit son timbre particulier, mais il était perceptible sous forme d'un simple *souffle*, à la pointe du cœur et entre le mamelon et le sternum. Dans ce dernier point, il cessait complétement lorsque le malade s'asseyait, et à la pointe du cœur il diminuait beaucoup. Bientôt après, ce malade quitta l'hôpital où il revint au bout d'un mois pour voir sa fille qui était atteinte d'une fièvre sans taches. Un examen minutieux du cœur fut pratiqué. Quand le malade était couché, un murmure très-léger accompagnait le premier bruit, à la pointe; entre le mamelon et le sternum on n'entendait que la prolongation du bruit systolique avec ses caractères ordinaires. Un nouvel examen eut lieu un mois après. Il existait encore une légère prolongation du premier bruit, qu'on entendait peut-être encore mieux lorsque le malade était couché. Le pouls était tranquille et l'impulsion du cœur était plutôt forte que faible.

Ces symptômes furent observés minutieusement, et à plusieurs reprises, par mon collègue et par moi-même. Les caractères du bruit de souffle nous prouvent qu'il était inorganique. Cette opinion est encore fortifiée par l'existence du murmure veineux du cou, par le caractère variable du bruit musical qui devenait plus évident lorsque le cœur était affaibli, et par les modifications résultant de la position du malade. D'un autre côté, on doit tenir compte de la prolongation du premier bruit, qui persista longtemps après la convalescence,

alors que le cœur avait repris ses forces. Il faut noter aussi que le
malade, interrogé sur ce point, déclara que, bien que sa santé fût
excellente, il avait toujours ressenti depuis sa fièvre une surexcitation de l'action du cœur. Malgré ces circonstances, nous ne pensons
pas qu'il existât, dans ce cas, une affection valvulaire. J'ai souvent
observé, non-seulement dans la fièvre, mais dans d'autres maladies
adynamiques, une prolongation du premier bruit, qui se continuait
indéfiniment après la convalescence. C'est là une particularité à laquelle on n'a pas assez pris garde. Si le malade dont nous venons
de rapporter l'histoire, eût été atteint d'une maladie valvulaire
ayant pris naissance pendant sa fièvre, les symptômes eussent été
de plus en plus manifestes à mesure que le cœur reprenait sa force
normale.

Dans l'observation suivante, nous trouvons un murmure cardiaque
se développant pendant la convalescence d'un typhus maculé.

Obs. LXVI. — *Murmure au premier bruit du cœur, observé le
vingt et unième jour, dans un cas de typhus pétéchial.*

Un homme qui, au dire de ses amis, avait la fièvre depuis sept
jours, fut admis à l'hôpital le 31 août 1847. Il passa une nuit sans
repos, assis sur son lit et poussant des cris. A cet état succéda de la
stupeur. Les yeux étaient injectés, la langue couverte d'un enduit, et
la peau chaude et sèche, parsemée de taches foncées. Les pupilles
étaient dilatées ; le pouls à 140 pulsations. Dans la région ileo-cæcale,
la pression déterminait de la douleur et un gargouillement manifeste.
Le cœur battait avec force, et les bruits avaient conservé leurs proportions normales. Cependant ces symptômes fâcheux commencèrent
bientôt à disparaître. Le pouls tomba graduellement, et le treizième
jour il n'était plus qu'à 88 pulsations. Le seizième jour, les taches
étaient à peu près effacées, la langue presque nette, et le sommeil
avait reparu. Deux jours après, le pouls battait 76 fois à la minute,
et l'on vit apparaître, sur l'abdomen, des sudamina en petit nombre.

Le vingt et unième jour, on perçut un murmure veineux très-développé dans la moitié droite du cou. Le cœur battait avec une légère
irrégularité et l'on entendait un murmure, peu distinct, entre le mamelon et le sternum. Ce murmure disparaissait lorsque le malade
prenait la position verticale. La région splénique offrait une matité

étendue. Cet état dura pendant une semaine. Le malade était pâle et sa guérison n'avançait que lentement. Il fut alors transféré dans un service de convalescents où se trouvaient deux malades qui venaient de guérir de la variole. Notre malade fut atteint au bout de quelques jours de cette maladie, sous une forme bénigne. Il finit par sortir de l'hôpital, complétement guéri.

Nous avons déjà signalé un certain degré de prolongation du premier bruit, dans le ramollissement des ventricules, après le retour de l'impulsion du cœur. On peut dire, d'une façon générale, que dans la convalescence du typhus, cette prolongation est rarement assez marquée pour constituer un véritable murmure semblable à celui que l'on trouve si fréquemment dans les rechutes de la *fièvre courte et non pétéchiale*. Elle se rencontre également dans la convalescence de diverses maladies. Nous l'avons observée dernièrement chez deux malades qui venaient de guérir d'une variole grave, et chez lesquels on avait dû, en raison de la prostration, prescrire l'usage du vin à une période peu avancée de la maladie. Ce même phénomène se rencontre sans doute dans beaucoup d'autres maladies aiguës ayant le caractère adynamique. Comme le murmure dans les fièvres courtes, mais peut-être à un degré moindre, la prolongation du premier bruit diminue ou disparaît quand le malade prend la position verticale. Ce fait n'a cependant rien de constant.

Application des remarques précédentes au traitement de la fièvre typhique et de diverses autres maladies.

Ce serait méconnaître l'importance des faits qui viennent d'être signalés que de la considérer au seul point de vue du diagnostic des lésions fonctionnelles et des altérations organiques du cœur. Non-seulement ils constituent une série pathologique nouvelle, on y trouve égalemement des données neuves pour le traitement des maladies. Ils ont contribué à affermir la doctrine qui veut que dans un grand nombre de maladies aiguës et fébriles, il se produise des affections locales, n'offrant en aucune façon le caractère inflammatoire, et qui même, suivant l'expression de Louis, sont d'une nature tout à fait opposée. Lorsque cette grande vérité aura été bien établie, et avec toute l'extension qu'elle comporte, la médecine, on peut le dire, aura fait un grand pas. Celui qui ne

voit pas, ou qui ne veut pas voir le nombre, l'importance et la
variété des affections aiguës, non inflammatoires, n'est pas un praticien (1).

Il y a, outre la fièvre, beaucoup de cas dans lesquels il est réellement utile, en pratique, de mesurer l'énergie de la contractilité cardiaque. Énumérons quelques-unes des maladies aiguës dans lesquelles

(1) Chaque nouveau fait, en pathologie ou en anatomie pathologique, est utilement applicable à la pratique de la médecine, soit immédiatement, soit après que
l'avenir en a démontré la valeur : c'est là pour nous un encouragement puissant,
lorsque nos travaux semblent n'avoir pour résultat que d'ajouter un fait aux faits
déjà connus. Malgré tout ce qu'on écrit sur les affections locales placées sous la
dépendance d'une maladie essentielle, bon nombre de praticiens-persistent à ne
voir dans ces affections que des inflammations ayant une existence propre : c'est
là l'origine de bien des erreurs de diagnostic et de traitement, erreurs déplo-
rables, qui se commettent, tant dans notre pays qu'à l'étranger. Plusieurs raisons ont contribué à empêcher bien des médecins d'accepter complétement la
doctrine qui veut que beaucoup de maladies aiguës ne puissent s'expliquer par
l'inflammation primitive, et qui nous montre aussi que l'inflammation elle-
même, lorsqu'elle se produit, n'est qu'un phénomène de réaction secondaire,
phénomène se développant dans des tissus modifiés déjà par un processus
morbide différent, et placé sous la dépendance d'un état pathologique essentiel
et général. Les préjugés à combattre sont enracinés depuis longtemps; ils datent,
on peut le dire, de l'époque où l'on a appliqué les recherches anatomiques
exactes à l'étude des lésions de tissus du corps humain. L'attention des observateurs, et il devait en être ainsi, s'est portée presque exclusivement sur les désordres manifestes qui sont produits par la phlogose à toutes ses périodes. C'est
ainsi que la doctrine du solidisme, qui remplaça la théorie humorale, acquit une
signification et une valeur que son nom même ne comportait pas : en effet, tout
en rapportant les maladies à une altération des solides, elle enseignait, en même
temps, que ces altérations avaient pour caractère commun de se rattacher à une
phase quelconque d'un travail inflammatoire. On négligea l'étude des lésions qui
ne présentaient ni augmentation de la vascularité, ni tumeur, ni ulcération,
surtout si l'on n'avait constaté pendant la vie ni douleur, ni troubles fonctionnels. C'est ainsi que la multiplicité des faits où se rencontraient, dans les organes
importants, des désordres inflammatoires, et que la facilité de rapporter à ces
désordres les symptômes observés, aplanirent le chemin devant la doctrine de
Broussais, qui attribua un si grand nombre de maladies, générales ou locales, à
l'irritation ou à l'inflammation. Séduisante, par cela même qu'elle semblait être
le premier résultat de travaux assidus entrepris dans une nouvelle direction,
spécieuse dans son application aux théories générales de la médecine, étayée
d'ailleurs par les écrits hardis et la vaste expérience de son auteur, cette doctrine
devint bientôt la croyance médicale des médecins du continent. Dans notre pays,
bien qu'adoptée avec moins d'enthousiasme, elle ne laissa pas d'influer sur l'es-

l'examen attentif du cœur peut fournir des indications importantes
pour le traitement de la maladie générale :

1° Typhus fever avec taches ;

2° Typhus fever sans taches ;

3° Fièvres adynamiques prolongées ;

4° Fièvres non maculées ;

5° Variole avec symptômes typhoïdes ;

6° Scarlatines à forme asthénique ;

7° *Delirium tremens* compliqué de fièvre asthénique et d'affections
des principaux viscères ;

8° Érysipèles typhoïdes ;

9° Pneumonie typhoïde ;

10° Pleurésie asthénique ou typhoïde ;

prit des étudiants et des jeunes praticiens. Il est certain que la doctrine de
Broussais fut accueillie avec plus de difficulté ici que dans le reste de l'Europe.
Les conversions, chez nous, ne se font que lentement, les convictions établies ne
sont point abandonnées à la légère, et les médecins de la Grande-Bretagne
avaient déjà appris tout ce que vaut l'éclectisme philosophique. Toutefois, nous
l'avons déjà dit, la théorie qui attribue une origine inflammatoire à un grand
nombre de maladies ne devint que trop populaire parmi nous. Les travaux de
Hunter y ont beaucoup contribué ; son ouvrage était devenu le texte où puisaient
les étudiants, et surtout ceux qui se destinent à la chirurgie, et dont l'esprit est
porté d'abord, à peu près exclusivement, vers l'étude de l'inflammation. La
division malheureuse de la science médicale en médecine proprement dite et en
chirurgie, eut une grande part dans l'extension que prit la doctrine de l'inflammation ; en effet, dans les services de chirurgie, les étudiants ne rencontrent
guère que des affections résultant d'un travail inflammatoire. Ainsi se formèrent
des milliers de praticiens qui n'avaient jamais vu un typhus et qui étaient déçus
par les termes spécieux d'inflammation diffuse ou érysipélateuse, même lorsque
la maladie adynamique qui se présentait à eux, était d'une nature toute différente.
Il est souvent difficile de changer les opinions qui datent de notre éducation, et
il arrive fréquemment, en médecine surtout, que notre esprit, par les effets de
l'âge, de l'habitude, ou par indolence, devient incapable de profiter des occasions
que leur fournit une clientèle étendue. Pendant bien des années, la plus grande
partie des médecins anglais a reçu une éducation presque exclusivement chirurgicale ; ils ont débuté dans la pratique avec des connaissances très-incomplètes sur les affections essentielles et non chirurgicales de leur pays, pour ne
pas parler des maladies qui règnent dans les possessions étendues de la Grande-
Bretagne. Il est, dès lors, facile de comprendre combien a dû être fréquente
l'application du traitement antiphlogistique à des maladies antiphlogistiques par
elles-mêmes.

11° Péricardite et endocardite asthéniques ;

12° État pyogénique aigu de l'organisme, affectant particulièrement les articulations et les viscères.

On pourrait ajouter bien d'autres maladies à cette liste, mais nous en avons dit assez pour montrer à quelle classe appartiennent les affections dans le cours desquelles il est très-important de s'assurer, chaque jour, de l'état dynamique du cœur.

Il ne faut pas croire que dans toutes les affections que nous venons de citer, il existe un véritable ramollissement secondaire. Jusqu'ici cette lésion, dans les cas au moins où elle est subordonnée aux lois qui régissent les affections locales, secondaires et périodiques, paraît appartenir exclusivement au typhus, dans ses formes les plus tranchées ; il ne faut pas supposer, non plus, que dans les maladies qui, sans être le typhus ont un caractère typhoïde, il y ait nécessairement affaiblissement du cœur ; dans ces maladies, comme dans le typhus, on rencontre quelquefois l'excitation de l'organe cardiaque, même avec un état général d'adynamie ; souvent, les signes de la débilité du cœur existent, mais on peut dire, qu'en général, ils ont un caractère transitoire et variable ; l'usage des stimulants est moins efficace et leur administration demande plus de précautions que dans la débilitation avec ramollissement qui appartient au typhus. Dans la scarlatine maligne, dans la variole putride, dans le *delirium tremens*, typhoïde et compliqué, il arrive souvent que les stimulants ne fassent point disparaître l'état typhique, malgré l'existence d'une prostration considérable et la faiblesse de la circulation. Nous ne savons comment expliquer le peu de succès de la médication, dans les conditions que nous venons de spécifier. L'existence ou l'absence du ramollissement cardiaque y entre peut-être pour quelque chose ; c'est ce qui semble résulter au moins de l'expérience clinique. Cependant il n'en est pas moins certain que la connaissance de l'état du cœur est d'une grande importance pour le médecin praticien, même dans les cas autres que le véritable typhus.

Nos recherches ont pour principal résultat d'établir que dans le typhus avec affaiblissement du cœur, la médication stimulante est non-seulement indiquée, mais qu'elle sera bien supportée par le malade, et probablement suivie de bons effets. Il en est ainsi dans tous les cas où les signes de la débilité ne varient pas à des intervalles rapprochés, c'est-à-dire lorsque les alternatives de faiblesse et d'excitation que nous avons signalées dans quelques cas malheureux manquent. La disparition progressive de l'impulsion du cœur, l'affaiblissement et l'extinction du bruit systolique, et l'état du cœur qui simule les battements cardiaques du fœtus dans l'utérus, sont autant d'indications faciles à saisir de l'usage du vin, et nous y trouvons la certitude que, le plus souvent, ce médicament sera utile.

En outre, il y a quelques raisons de croire que les accidents graves et bien marqués de l'adynamie, dans le typhus, sont annoncés, pour ainsi dire, par l'apparition prématurée des signes physiques de l'affaiblissement et du ramollissement des ventricules. On pourrait donc, par une observation opportune de l'état du cœur, prévoir la prostration générale et la combattre en administrant le vin à larges doses, même lorsque le pouls est fort, la soif vive, la peau chaude et les taches d'un rouge vif.

Nous avons vu cependant que la débilitation du cœur n'existe pas dans tous les cas de typhus; quelquefois, dans tout le cours de la maladie, le cœur ne présente d'autres phénomènes morbides que la modification de la fréquence de ses battements; dans d'autres circonstances, il y a surexcitation de l'action du cœur coïncidant avec un pouls faible et avec les signes d'une adynamie extrême. Dans un troisième ordre de faits, on voit la puissance contractile des ventricules s'abaisser progressivement jusqu'à un certain point et revenir ensuite à son état normal. Dans le premier cas, le vin est quelquefois inutile; dans le second, il est ordinairement inefficace; mais dans le troisième, ce médicament devient, on peut le dire, notre ancre de salut pour le traitement. Rien de plus singulier que la faculté qu'ont les malades de supporter les stimulants diffusibles, à des doses considérables, sans qu'on voie se produire aucun des effets nerveux qui se montrent lorsque, dans l'état de santé, on boit une quantité de vin à laquelle on n'est pas accoutumé.

Nous pouvons affirmer, en toute sécurité, que nos recherches sur l'état du cœur dans les fièvres permettent de juger très-facilement s'il est nécessaire d'administrer les stimulants, dans un cas donné de cette maladie; non-seulement elles peuvent servir de guide à des praticiens jeunes et sans expérience, mais elles donnent à tous un nouveau degré de certitude et de confiance en soi-même, lorsqu'il s'agit d'employer la médication stimulante, d'en augmenter ou d'en régler les doses. On y trouve aussi des indications pronostiques nouvelles et très-importantes. A peu d'exceptions près, on peut dire que la réapparition de l'impulsion et du premier bruit cardiaque à la suite de l'emploi des stimulants, nous permet de prévoir une terminaison favorable, surtout lorsque la fréquence du pouls diminue en même temps; réciproquement, un état d'excitation du cœur avec une impulsion forte, et des bruits nets et bien proportionnés, indiquent qu'il y a danger, surtout si le pouls est faible et rapide, et si sa fréquence augmente, plutôt qu'elle ne diminue, par l'emploi des stimulants.

Nous ne saurions dire pourquoi cette médication est si utile lorsqu'il y a ramollissement ou affaiblissement du cœur, ni comment il se fait qu'on puisse la porter aussi loin sans inconvénients, et même avec des avantages si marqués. Le cerveau serait-il dans un état analogue à celui du cœur? ou bien ne serait-il pas, en raison de la faiblesse du ventricule gauche, placé dans les conditions d'une anémie temporaire dont il subit les conséquences? En parlant de l'emploi du vin et de la facilité avec laquelle les malades le supportent dans l'affection graisseuse du cœur, nous avons déjà émis l'opinion qu'il y aurait peut-être analogie entre l'affaiblissement chronique du cœur et la débilité récente et transitoire qu'on rencontre dans la fièvre. D'un autre côté, dans le typhus avec ramollissement cardiaque, la syncope pendant la position verticale est rare. Sur ce point, toutefois, les observations sont incomplètes, et lorsque la syncope a été rencontrée, le changement de position du malade était le résultat d'un accident. Peut-être le cerveau supporte-t-il mieux l'affaiblissement du cœur dans la fièvre que dans la dégénérescence graisseuse, en vertu d'une de ces actions conservatrices qu'on rencontre dans les maladies aiguës, surtout lorsqu'elles ont un caractère de périodicité? Lorsqu'il y a dégénérescence graisseuse, il existe, en général, en même temps que la faiblesse du pouls, un ralentissement considérable des pulsations. Dans l'altération typhoïde, au contraire, le pouls est habituellement fréquent à toutes les périodes. Sa lenteur, lorsqu'elle se rencontre, est éphémère et coïncide avec le retour de l'impulsion et du premier bruit indiquant que l'organe a repris sa force, en grande partie, tout au moins.

Il est indispensable d'étudier ici les recherches du docteur Hudson sur le sujet qui nous occupe (1). Dans un mémoire publié en 1842, cet auteur reconnaît l'importance de la règle formulée par nous, et qui veut que la diminution de l'impulsion cardiaque et la faiblesse ou la disparition du premier bruit soient des indications importantes et nouvelles de l'utilité du vin dans la fièvre. Il ajoute que les signes de l'affaiblissement du cœur indiquent l'usage de l'opium aussi bien que l'usage du vin, et qu'on emploiera ce narcotique avec avantage dans les cas de fièvre avec délire. Suivant lui, l'opium n'agirait plus d'une façon favorable, lorsque avec des symptômes cérébraux analogues ou identiques, les contractions du cœur ont conservé leur énergie. Le docteur Hudson compare les accidents cérébraux de la fièvre, à ceux que l'on rencontre dans le *delirium tremens*, maladie dans laquelle le cerveau présente deux états différents : dans l'un, les stimulants et l'opium sont utiles; dans l'autre, il faut saigner et purger les malades. Selon lui, ces deux mêmes conditions existent dans la fièvre, et elles dépendent toutes deux de l'état du cœur : d'une part, il y a faiblesse de l'organe et il faut combattre les symptômes cérébraux par le vin et l'opium; d'une autre part, l'énergie des contractions cardiaques indique un traitement tout opposé. En laissant de côté la question de l'emploi de l'opium et de son influence sur l'état du cerveau qui succède, on peut le supposer au moins, à l'affaiblissement du cœur dans la fièvre, on trouve dans le mémoire du docteur Hudson quelques points qui n'ont point été éclaircis dans les recherches faites à l'hôpital de Meath. L'état du cerveau est rapporté, chez quatre malades. Pour le premier, il s'agissait d'une fièvre pétéchiale avec symptômes de ramollissement cardiaque : les veines de la pie-mère étaient congestionnées et les ventricules contenaient plus de sérosité que d'habitude. Le ventricule gauche du cœur présentait des taches d'une coloration variable, dues à la disparition complète des fibres musculaires qui étaient converties, dans différents points, en un tissu se rapprochant beaucoup de celui du poumon hépatisé aux diverses périodes de la pneumonie.

Chez le deuxième malade, il y avait délire avec marmottement et jactitation, disparition de l'impulsion cardiaque et du premier bruit. La mort eut lieu au dix-septième jour ; le cerveau et le

(1) *Recherches sur les rapports existant entre le délire et certains états du cœur dans la fièvre, avec observations* par Alfred Hudson M. D. (*Dublin Journal of medical science,* 1ʳᵉ série, vol. XX).

cœur présentaient la même apparence que dans le cas précédent.
Chez les deux malades suivants, on constata les signes de l'affaiblissement du cœur, qui était ramolli. Dans un cas, le cœur, était infiltré
de sang, circonstance qui ne se rencontre pas habituellement. L'examen de l'encéphale manque dans ces deux observations.

De nouvelles observations sont indispensables pour établir, que
dans la fièvre avec affaiblissement du cœur, il y anémie du cerveau
par défaut d'afflux du sang artériel. Toutes nos observations, et les
deux premières autopsies relevées par le docteur Hudson, tendent à
prouver qu'il en est ainsi. Mais le septième fait rapporté par l'auteur
que nous venons de citer, démontre la nécessité de recherches
plus complètes. Il s'agissait d'un homme qui entra à l'hôpital au
sixième jour de la fièvre ; il présentait des taches, un délire tranquille
et de la tendance à la stupeur : les extrémités étaient froides, le pouls
faible, à 100 pulsations. Le malade ne pouvait sortir la langue de la
bouche ; l'impulsion du cœur était forte et visible, et l'on entendait
les deux bruits ; la tête fut rasée et couverte de compresses imbibées
d'eau froide ; huit sangsues furent appliquées derrière chaque oreille,
et un vésicatoire fut placé à la nuque. On administra aussi deux grains
de calomel, deux fois par jour.

Le lendemain, septième jour de la maladie, prostration considérable. Décubitus dorsal, délire avec marmottement, difficulté de
déglutition. Le pouls est à 112 pulsations ; le cœur a beaucoup perdu
de sa force, et le premier bruit manque à gauche. On continue l'usage
du calomel et l'on administre 4 onces de vin ; le jour suivant, le cœur
a repris de la force, et les bruits sont perceptibles ; le pouls est faible
et est monté de 112 à 120 pulsations. Au neuvième jour, survint un
accès convulsif qui dura pendant trois heures, et qui cessa à la suite
de l'écoulement de 5 onces de sang, qu'on tira de l'artère temporale.
Le cœur battait avec force, mais on sentait à peine le pouls radial.
Le malade succomba le lendemain ; l'impulsion du cœur était restée
forte jusqu'à la fin. L'examen de l'encéphale fit reconnaître un léger
aplatissement des circonvolutions cérébrales, dont la surface était
rouge et finement injectée. Les ventricules contenaient une grande
quantité de sérosité. Le cœur était fortement contracté et vide.

Ce fait vient à l'appui du principe énoncé plus haut, et qui veut
que le pronostic soit défavorable, lorsque dans la fièvre maculée, il y
a, en même temps, faiblesse du pouls et violence de l'action du cœur.

En rapprochant la surexcitation de cet organe de l'intégrité de son tissu musculaire, et en présence d'une attaque de convulsions, grave et prolongée, on doit reconnaître que cette observation offre un contraste frappant avec celles où il y a ramollissement et affaiblissement cardiaque.

La disparition de la force du cœur, survenant au septième jour, prouve que dans le typhus il se produit quelquefois une débilitation passagère, mais subite, du cœur. Déjà nous avons dit quelques mots à ce sujet, en parlant des variations que peuvent présenter les affections secondaires, dans le cours du typhus (1).

Le fait suivant, qui a de l'importance, a été rapporté par le docteur Hudson. Une fille âgée de seize ans, est admise à l'hôpital au douzième jour de la fièvre ; elle va assez bien jusqu'au dix-neuvième ; il se montre alors du délire ; les contractions du cœur sont fortes, on les perçoit dans toute l'étendue de la région précordiale : le délire continue ; la face pâlit et se contracte ; les extrémités se refroidissent ; le pouls devient faible et filiforme, mais l'impulsion du cœur reste forte et bondissante. La mort survient au vingt-troisième jour. La superficie du cerveau est légèrement injectée ; l'arachnoïde est opaque, épaissie par places ; liquide sous-arachnoïdien plus abondant que de coutume. Le tissu cérébral, très-vascularisé, offre une fermeté exceptionnelle, les artères de la base du cerveau sont pleines de sang. Les poumons ne présentent rien d'anormal ; le cœur, résistant et contracté, est tout à fait sain.

Le même auteur rapporte d'autres faits, où les symptômes de l'inflammation cérébrale s'accompagnaient de la conservation de l'activité du cœur ; nous ne les citerons pas, l'autopsie n'ayant pas été faite. Il n'est pas moins très-remarquable qu'on ait rencontré (deux fois seulement, il est vrai) un état du cerveau qui confirme ce prin-

---

(1) Dans ses commentaires sur un cas, où l'affaiblissement du cœur succéda à son excitation, le docteur Hudson s'exprime ainsi : « Il paraît évident que le » défaut de puissance musculaire du cœur est souvent lié au ramollissement de » son tissu ; mais il nous paraît très-douteux que cette lésion l'accompagne nécessairement ; nous avons vu les signes de l'affaiblissement du cœur se produire » pendant quelque temps, dans des cas où l'on trouvait, à l'autopsie, le cœur » ferme et sain : réciproquement, les symptômes de la débilité cardiaque manquent parfois, bien que l'on constate après la mort un ramollissement du » cœur. » (Op. cit.)

cipe posé en 1839, que la médication stimulante est moins avantageuse dans le typhus, lorsqu'il y a excitation permanente du cœur. L'utilité de la connaissance de l'état du cœur est rendue plus manifeste encore par la difficulté qu'on éprouve à déterminer l'existence d'une cérébrite dans le typhus. Elle ressort également de l'application fréquente qu'on peut faire de la grande règle de pratique, qui veut que les signes au moyen desquels on diagnostique une inflammation, dans toute autre maladie, perdent une grande partie de leur valeur, dans le cours d'une fièvre maculée (1). Dans mon mémoire original, j'ai démontré que le vin réussit, principalement, dans l'affaiblissement du cœur et qu'il échoue lorsqu'il y a excitation morbide. Les recherches du docteur Hudson, semblent prouver que la même règle est applicable à l'opium; tout au moins, on en peut conclure que ce médicament convient, surtout, lorsque le cerveau est dans un état qui est tout le contraire de l'hypérémie active. Les symptômes généraux qui doivent nous guider pour l'administration de l'opium dans la fièvre ont été indiqués depuis longtemps par le docteur Graves, mais les indications particulières de cette médication, fondées sur la connaissance de l'état du cœur, sont dues au docteur Hudson.

Enfin, lorsqu'il se développe un murmure musical dans le typhus, et dans les cas beaucoup plus nombreux où il y a bruit de souffle simple, pendant les fièvres de courte durée, dites fièvres typhoïdes, on peut admettre que ces murmures, par leur nature, se rapprochent beaucoup de ceux qui se rattachent à l'anémie. Ajoutons qu'ils doivent être attribués à une altération des qualités du sang, plutôt qu'à un ramollissement du cœur. Dans ces cas, nous l'avons vu, on trouve fréquemment un murmure veineux au cou; on continue à percevoir les bruits du cœur, la rate est souvent congestionnée, et enfin, les phénomènes de la « putridité » sont rares. Beaucoup de malades guérissent sans qu'il ait été utile de donner du vin et des stimulants, et jamais nous n'avons vu se produire, consécutivement, une altération des tissus du cœur. L'affaiblissement cardiaque, que l'on reconnaît à la prolongation du premier bruit, constitue la seule modification appréciable.

(1) Voyez Louis, *Recherches sur la gastro-entérite*, art. SYMPTÔMES CÉRÉBRAUX; voyez aussi les *Essais* du docteur Graves, sur l'emploi de l'émétique et de l'opium dans la fièvre (*Dublin Journal of medical science*, 1re série, vol. IX).

Récapitulation.

I. Le cœur, comme les autres organes, est quelquefois le siége d'altérations organiques et fonctionnelles, dans le typhus.

II. Dans le cours d'une même épidémie, on rencontre chez des malades, semblables en tous autres points, des différences dans l'état du cœur.

III. Quant à l'état nerveux du cœur, on divisera les cas de fièvre en trois groupes, suivant qu'il y a excitation, diminution ou conservation de l'activité normale du cœur ; dans les faits de cette dernière espèce, on ne constate que les variations de fréquence qui appartiennent aux différentes périodes de la fièvre.

IV. La diminution et l'augmentation de l'activité cardiaque n'ont rien d'inflammatoire.

V. La disparition progressive de l'impulsion cardiaque et du bruit systolique est le signe principal de l'affaiblissement du cœur.

VI. Réciproquement, une impulsion forte et bondissante avec netteté des deux bruits indique qu'il y a excitation cardiaque.

VII. La force du pouls n'est pas nécessairement en rapport avec celle du cœur, ni dans l'un ni dans l'autre de ces états. Ce fait se rencontre surtout dans les cas de la deuxième espèce ; en effet, l'excitation extrême du cœur coïncide, parfois, avec la faiblesse du pouls et le refroidissement des extrémités.

VIII. Lorsqu'il y a débilitation cardiaque, la maladie consiste, habituellement, en un ramollissement des ventricules, et surtout du ventricule gauche.

IX. On peut admettre, avec Louis, que ce ramollissement cardiaque n'est pas de nature inflammatoire.

X. Le ramollissement du cœur se rencontre, ordinairement, sans que les muscles soumis à la volonté présentent rien d'analogue.

XI. On ne peut attribuer ce ramollissement à la putréfaction. Il doit être rangé au nombre des affections secondaires du typhus.

XII. On peut admettre l'existence d'un affaiblissement du cœur, sans ramollissement et sans infiltration de son tissu. Cet affaiblissement est probablement plus commun dans la fièvre sans taches, que dans le typhus pétéchial.

XIII. Le travail de ramollissement n'est point précédé par les signes d'une excitation de l'organe; jamais on n'a observé de réaction inflammatoire dans le cours du typhus de notre pays.

XIV. Il n'y a pas de proportion constante entre l'impulsion et les bruits cardiaques, soit pendant la marche ascendante, soit pendant la décroissance de la maladie. Le premier bruit peut avoir diminué sans que l'impulsion disparaisse. Dans la période de réparation, c'est tantôt l'impulsion, et tantôt le premier bruit, qui reparaît d'abord.

XV. Pour acquérir la certitude de la disparition complète de l'impulsion cardiaque, il faut examiner le malade dans le décubitus latéral gauche, et au moment de la fin de l'expiration.

XVI. La disparition du choc cardiaque n'a de valeur que lorsqu'elle se montre progressivement.

XVII. Lorsqu'il y a ramollissement typhoïde du ventricule, chez un individu atteint déjà d'une affection auriculo-ventriculaire gauche, avec murmure mitral, celui-ci peut cesser de se faire entendre, pour reparaître ensuite pendant la convalescence.

XVIII. D'après les autopsies de Louis et celles qui ont été pratiquées à l'hôpital de Meath, le ventricule gauche est la partie du cœur que la maladie affecte de préférence.

XIX. Cette opinion est confirmée par les phénomènes acoustiques de la maladie à ses périodes de développement et de décroissance (1).

XX. Le bruit systolique peut diminuer, puis disparaître complétement des deux côtés du cœur. Il n'existe plus alors qu'un seul bruit cardiaque, et c'est le deuxième.

XXI. Dans quelques cas rares, le cœur continue à fonctionner sans qu'on perçoive aucun bruit.

XXII. L'autopsie révèle alors un ramollissement typhique très-complet.

(1) Nous avons trouvé, à l'autopsie, les deux ventricules ramollis; le ventricule droit offre même quelquefois cette lésion à un degré plus marqué que le gauche. Il est probable que des observations·ultérieures démontreront que dans le typhus de notre pays, il y a une tendance plus grande au ramollissement du ventricule droit que dans le typhus, tel qu'on l'observe sur le continent. Il ne faut pas oublier que les affections bronchiques secondaires sont très-fréquentes chez nous, et l'on pourrait se demander si la même cause n'agirait pas, à la fois, sur le poumon et sur le cœur pulmonaire. — Consultez sur ce point les observations de Rokitansky, sur l'affection secondaire des bronches dans le typhus maculé. (*Op. cit.*, vol. IV.)

XXIII. Quelquefois, les bruits du cœur de l'adulte ressemblent à ceux du fœtus, pendant la vie intra-utérine.

XXIV. Cette particularité, tout en impliquant une grande débilitation, n'est pas un signe de ramollissement aussi certain que la diminution et la disparition du premier bruit.

XXV. On a observé, parfois, dans le ramollissement du cœur, la respiration suspirieuse, ainsi que la tendance à la syncope.

XXVI. Pendant la période de réparation, le retour à l'état normal se fait d'abord à droite, puis à gauche.

XXVII. L'affaiblissement du deuxième bruit peut se présenter de deux manières différentes. Les deux bruits cardiaques ont diminué également, et n'ont disparu complétement, ni l'un, ni l'autre ; ou bien le premier bruit l'emporte de beaucoup sur le deuxième.

XXVIII. La disparition du premier bruit, avec persistance du deuxième, est commune, mais nous n'avons jamais rencontré la disparition du deuxième bruit, coïncidant avec la conservation du premier.

XXIX. Dans quelques cas où l'impulsion systolique manque, le deuxième bruit s'accompagne d'un choc à la base du cœur.

XXX. Après les symptômes d'un ramollissement évident du cœur, le pouls, pendant la convalescence, offre quelquefois un ralentissement remarquable ; on l'a vu diminuer de vingt ou trente battements. Quelques jours après, il reprend sa fréquence normale.

XXXI. Jamais nous n'avons pu rapporter la rapidité du pouls, pendant la convalescence, à un ramollissement cardiaque.

XXXII. La fréquence du pouls pendant la convalescence indique, en général, l'existence, à l'état latent, d'une inflammation viscérale quelconque.

XXXIII. Dans certains cas très-graves de typhus pétéchial, on rencontre, pendant tout le cours de la maladie, l'excitation du cœur en même temps que la faiblesse du pouls et le refroidissement des extrémités.

XXXIV. Dans d'autres circonstances, l'excitation du cœur peut n'être que passagère ; elle alterne avec les signes de l'affaiblissement cardiaque, ou ne se développe qu'après la réapparition progressive du premier bruit.

XXXV. Cette excitation cardiaque n'est pas le résultat d'une cardite.

XXXVI. Dans quelques cas rares, on rencontre l'affaiblissement ou l'extinction du deuxième bruit.

XXXVII. Dans le typhus pétéchial, on perçoit rarement un bruit de souffle dû soit à un affaiblissement, soit à une surexcitation des fonctions du cœur.

XXXVIII. Au contraire, dans une certaine forme fébrile, caractérisée par l'absence des symptômes putrides, par sa courte durée, par l'absence de pétéchies, par la tendance à se terminer par des phénomènes critiques, et par la fréquence des rechutes, on rencontre fréquemment un murmure systolique, ou, dans quelques cas, une prolongation du premier bruit.

XXXIX. Ce murmure est simple et semblable à celui qui se produit dans le cours de l'affection mitrale ordinaire : jamais on ne l'a rencontré au second temps du cœur.

XL. Ce bruit de souffle est plus commun dans les rechutes que dans la fièvre primitive; il diminue, graduellement, pendant la convalescence; ses caractères et les circonstances qui l'accompagnent, semblent indiquer qu'il appartient à la classe des murmures anémiques.

XLI. Dans la forme morbide dont il s'agit, la disparition de l'impulsion et du bruit systoliques est très-rare, peut-être même n'a-t-elle jamais été observée.

XLII. On rencontre, parfois, dans la même maladie, au lieu du murmure systolique, une certaine prolongation du premier bruit et du choc qui l'accompagne.

XLIII. Le murmure ou la prolongation du premier bruit peuvent diminuer d'intensité dans la position verticale; il y a des exceptions à cette règle.

XLIV. La modification du bruit systolique par la position verticale, a été observée dans un cas de typhus pétéchial avec murmure musical au premier temps. Ce murmure se transformait en un bruit de souffle simple.

XLV. L'influence que peuvent exercer les variations de la force du cœur sur les murmures anémiques est encore peu connue. Dans un cas, le murmure devint plus fort à mesure que le cœur s'affaiblissait; dans un autre, c'est le contraire qui fut observé. Chez le premier de ces malades il existait un typhus pétéchial; chez le second, c'était une fièvre non maculée et de courte durée.

XLVI. Chez deux malades atteints d'une affection des valvules et d'une fièvre de courte durée, on observa un état d'excitation du cœur, avec murmure systolique râpeux, ne diminuant pas dans la position verticale. Un de ces individus présentait une affection mitrale ancienne ; chez l'autre, il y avait une endocardite aiguë.

XLVII. Enfin, s'il y a diminution progressive, puis disparition de l'impulsion, si le bruit systolique s'affaiblit ou s'éteint, ou bien si, dans le cours de la fièvre, le caractère fœtal des bruits du cœur apparaît, ce sont là autant d'indications directes et précises, qui doivent faire adopter la médication stimulante.

Appendice au chapitre précédent.

Cet ouvrage traite de la partie de la médecine pratique qui touche aux affections du cœur et des poumons, et n'est pas une dissertation sur le diagnostic physique ; aussi ne sera-t-il pas hors de propos d'élucider quelques-unes de nos assertions, sur l'état du cœur dans le typhus, par l'exposé des opinions, adoptées par nous sur cette maladie.

La doctrine de l'essentialité du typhus est depuis longtemps enseignée à l'hôpital de Meath, et notre opinion sur les rapports qui rattachent, dans la fièvre, les affections locales à la maladie générale ou maladie mère, est celle des médecins les plus versés dans la pratique. En admettant l'essentialité de la maladie, nous ne faisons que suivre l'exemple des anciens maîtres ; et tout en reconnaissant la fréquence des affections secondaires, nous pensons que le typhus peut parcourir ses périodes, et même se terminer par la mort, sans produire aucune lésion anatomique connue.

On a toujours enseigné que les affections locales sont des effets secondaires de la maladie générale : ainsi la tuméfaction des glandes mésentériques, le gonflement, le ramollissement de la membrane bronchique et ses exsudations purulentes, l'éruption pétéchiale et le ramollissement du cœur sont dans les mêmes rapports de dépendance et d'origine avec la maladie générale, que l'éruption pustuleuse de la variole avec la maladie qui lui a donné naissance.

Si, depuis peu, mes idées ont subi quelques modifications, c'est seulement sur la question de savoir si les affections locales ont primitivement un caractère inflammatoire, ou bien si l'inflammation, lorsqu'elle existe, n'est point accidentelle et due à un travail de réaction.

Cette dernière opinion a été fort bien exposée par Rokitansky, et nous pouvons l'adopter ; rien ne prouve, cependant, que l'inflammation locale soit, dans tous les cas, le résultat d'un travail réactionnel. Il est même probable que lorsque l'on voit les symptômes de la fièvre persister après leur durée normale, les affections locales qui se montrent et se multiplient, sont des inflammations qui n'ont été précédées d'aucun travail d'infiltration ou de ramollissement.

Les manifestations locales de la fièvre varient dans leurs caractères, leur étendue, leur siége, leur marche et leur gravité, non-seulement dans chaque épidémie, mais, on peut le dire, presque dans tous les cas appartenant à la même épidémie. On peut affirmer que ces affections, quelque marquées qu'elles soient, ne rendent en aucune façon compte des phénomènes morbides du typhus pétéchial, ni même de la fièvre, beaucoup moins grave en apparence, qui, sous le nom de fièvre typhoïde, de fièvre à rechutes, de dothiénentérie, etc., occupe depuis si longtemps l'attention des praticiens.

Il est à peu près certain que les affections locales, qui ne sont point simplement fonctionnelles, empêchent l'apparition des phénomènes critiques ou tout au moins la terminaison spontanée de la maladie principale, surtout lorsque la rétrocession de ces affections secondaires a été troublée par une réaction inflammatoire. La cessation de la fièvre à la suite de l'application de sangsues sur l'abdomen, a été souvent invoquée par les successeurs de Broussais : elle est due, sans doute, à la suppression ou à la modification d'une réaction inflammatoire qui troublait les lois de la marche périodique de la maladie. Bien des circonstances observées pendant les fièvres épidémiques d'Irlande, doivent nous faire hésiter à tracer une ligne de démarcation trop nette entre les fièvres qui présentent des taches et celles où il n'y en a pas, et même, entre le typhus proprement dit et la maladie typhoïde telle que nous l'avons spécifiée. On ne peut nier qu'il n'existe des différences entre les cas bien caractérisés de chacun de ces groupes morbides ; en ce qui touche le cœur, et c'est là le sujet de nos travaux actuels, on a vu que ces dissemblances sont très-marquées. Cependant il est difficile de ne pas voir dans toutes ces maladies des variétés d'une même espèce, et de ne pas admettre qu'elles résultent toutes de la même cause, toxique ou autre, agissant chez les individus d'une façon différente. Nous ne voulons point discuter ici ce point avec les développements qu'il comporte. Qu'il nous suffise d'indiquer, d'une façon générale, les raisons sur lesquelles se fonde notre opinion :

1° On rencontre des épidémies de fièvre, dans lesquelles les ulcérations des follicules intestinaux existent, dans un grand nombre de cas, en même temps qu'une éruption pétéchiale très-évidente.

2° Chez des malades atteints du typhus pétéchial bien caractérisé, nous avons reconnu parfois l'existence de la lésion anatomique ci-dessus mentionnée, en dehors de toute condition épidémique.

3° Dans des cas où un grand nombre des membres d'une même famille sont atteints successivement d'une fièvre contagieuse, ils peuvent présenter toutes les formes de la maladie, depuis le typhus malin au plus haut degré, jusqu'à la fièvre typhoïde la plus bénigne.

4° Enfin, un malade, après avoir traversé toutes les périodes d'une fièvre typhoïde bien caractérisée, peut être atteint, après une apyrexie de quelques jours, du typhus maculé sous sa forme la plus grave; réciproquement, après le typhus pétéchial, les symptômes qui accompagnent la rechute ont été, quelquefois, ceux de la fièvre typhoïde.

Ces circonstances, lorsqu'on les envisage sans parti pris, militent fortement contre l'existence, dans notre pays, de deux formes de la fièvre différant essentiellement entre elles. S'il était besoin d'une preuve nouvelle à l'appui de cette opinion, on la trouverait dans l'identité réelle des principes généraux du traitement à opposer à l'une et à l'autre maladie, bien que dans les fièvres dites typhoïdes, le traitement stimulant ne soit pas indiqué d'une manière aussi absolue.

CHAPITRE VIII

On ne peut ranger le déplacement du cœur au nombre des maladies de cet organe ; il est utile, cependant, d'en rechercher les causes et d'en étudier les phénomènes.

Les déplacements se divisent en deux catégories, suivant qu'ils s'effectuent dans le sens vertical ou dans le sens transversal. Cette dernière forme a attiré principalement l'attention des praticiens ; elle donne lieu, en effet, à des phénomènes bien plus saillants que le déplacement vertical, surtout lorsque le cœur est porté à droite de la ligne médiane.

L'ectopie cardiaque indique toujours l'existence d'une maladie qui a son siége en dehors du sac péricardiaque. Nous ne connaissons d'exceptions à cette règle, que l'accumulation d'un liquide dans le péricarde qui peut déterminer des changements dans le point où la pointe du cœur frappe le thorax, suivant la position prise par le malade.

Chez les individus guéris d'un épanchement pleurétique abondant, il reste quelquefois une certaine laxité du médiastin ; cet état persiste, parfois, pendant longtemps, et l'on voit alors le cœur, sans affection du péricarde, prendre diverses positions dans le sens transversal, suivant que le malade est couché sur le côté droit ou sur le côté gauche.

Examinons d'abord les causes principales des déplacements verticaux et transverses du cœur ; nous verrons ensuite jusqu'à quel point l'ectopie peut, par elle-même, influer sur les mouvements et l'état organique du cœur.

Les déplacements dans le sens transversal sont les plus communs ; ils sont de deux sortes : l'organe est forcé par une pression latérale de prendre une position anormale ; ou bien il est entraîné, avec les tissus qui l'entourent, par la rétraction de l'un des poumons qui a diminué de volume et qui l'attire de son côté.

La première espèce de déplacement est produite par les maladies *par accumulation*, qui déterminent une pression *excentrique;* tels sont, par exemple :

1° L'accumulation d'un liquide dans l'une des cavités pleurales.

2° L'accumulation de gaz, avec ou sans épanchement liquide, dans cette même cavité.

3° L'accumulation de gaz dans un des poumons, telle qu'on la rencontre dans les cas graves d'emphysème de Laennec, lorsque la maladie prédomine fortement d'un côté.

4° Le développement, dans le thorax, de tumeurs qui déplacent facilement le cœur par une pression latérale. Les tumeurs anévrysmales, et surtout les tumeurs cancéreuses, sont dans ce cas.

5° L'existence d'une hernie diaphragmatique.

La turgescence inflammatoire exerce, très-probablement, dans beaucoup d'affections aiguës des poumons, un certain degré de pression sur le cœur; si cette disposition morbide est limitée exclusivement à l'un des poumons, il se produit un léger déplacement du cœur (1). Il doit en être fréquemment ainsi, mais à un degré si minime, que cette circonstance échappe à l'examen. La bronchite aiguë, limitée à l'un des poumons, est exceptionnelle, et l'on comprend que cette maladie entraîne rarement à sa suite le déplacement latéral du cœur. Il n'est pas aussi facile d'expliquer son absence dans la pneumonie aiguë, unilatérale. Dans cette maladie, la tuméfaction pulmonaire n'est pas très-considérable; aussi, dans son diagnostic comparatif avec la pleuro-pneumonie et la pleurésie avec épanchement, les signes de la pression excentrique tiennent une place importante. Nous n'avons jamais constaté le déplacement du cœur dans la pneumonie aiguë; cependant, le professeur Smith a démontré que, dans la forme *plastique* de cette maladie, l'augmentation de volume du poumon est quelquefois assez grande pour déterminer l'abaissement du diaphragme : il y a donc tout lieu de croire qu'il peut y avoir déplacement latéral du cœur.

L'existence du déplacement excentrique du cœur, par tuméfaction du poumon, dans la pneumonie aiguë, a été établie par le professeur Smith. Dans une communication faite en 1840, à la Société pathologique de Dublin, il a montré le poumon d'un homme mort d'une pneumonie aiguë. Cette maladie offrait un caractère anatomique par-

_____

(1) *Traité des maladies des poumons et de la plèvre.*

ticulier, consistant en une véritable inflammation croupale des ramifications bronchiques les plus ténues, et des cellules pulmonaires. En
incisant le tissu pulmonaire et en le soumettant à un lavage, on reconnut la présence d'un grand nombre de granulations sphériques
de lymphe coagulable, parfaitement détachées. Il n'existait point de
suppuration, mais le poumon avait augmenté de volume dans des
proportions telles, que le foie et le diaphragme étaient fortement
repoussés vers la cavité abdominale. Si, au lieu d'occuper le poumon
droit, la maladie avait eu son siége à gauche, le cœur eût certainement
été refoulé à droite (1).

Dans les épanchements pleuraux, la position du cœur se modifie
de bonne heure, surtout si l'épanchement est dû à une inflammation
aiguë. A ce sujet, il y a une distinction à faire entre la pleurésie
aiguë et l'hydrothorax. Dans la première de ces affections, le déplacement du cœur est beaucoup plus constant et se produit plus tôt.
Nous ne chercherons pas à établir ici la part qui revient dans l'apparition de ce phénomène à un ramollissement des tissus résultant de
l'inflammation ; quoi qu'il en soit, l'ectopie cardiaque paraît être un
des premiers signes de l'épanchement. Il peut se montrer avant que
la matité ait atteint les parties supérieures du thorax, et il précède
toujours de beaucoup le moment où le tissu musculaire des parois
thoraciques se laisse distendre.

Nous savons peu de chose sur l'influence que peuvent avoir les
accumulations aériformes dans le déplacement du cœur. Cette cause
n'agit probablement que dans les cas où il y a obstacle à la sortie
de l'air pendant l'expiration.

Nos connaissances sont plus restreintes encore en ce qui touche le
pneumothorax, sans fistule pulmonaire ; on peut affirmer avec certitude que dans ce cas, s'il se produisait une vaste accumulation d'air,
le cœur serait déplacé. Dans les cas ordinaires d'épanchement de gaz
et de liquide, ce dernier détermine probablement, seul, le déplacement. Si cependant l'ouverture fistuleuse volontaire n'est pas continuellement béante, l'augmentation de la quantité du liquide occupant
les parties inférieures comprime l'air placé au-dessus, et celui-ci
devient ainsi, indirectement, la cause du déplacement.

Dans l'emphysème de Laennec, on doit tenir compte de la distension

____

(1) *Dublin Journal*, vol. XIX, p. 122.

du poumon déjà affecté de bronchite aiguë. On peut alors rencontrer une augmentation du volume du poumon, due à l'accumulation de l'air dans les cellules pulmonaires, et si la maladie est beaucoup plus développée dans l'un des poumons, il survient un déplacement du cœur dans le sens transversal, déplacement qui disparaît après la cessation de l'affection intercurrente. Toutefois, cela est rare, car la maladie bronchique est rarement limitée à un seul côté : aussi observe-t-on plus souvent, dans l'emphysème, le déplacement vertical que le déplacement transversal.

Nous ne nous arrêterons pas à l'ectopie cardiaque due à la compression exercée par des tumeurs; on en trouvera des exemples dans les traités de pathologie. Il est évident qu'il peut y avoir, dans ce cas, déplacement latéral, ou déplacement de haut en bas. Dans le fait rapporté par le docteur Houston, il existait des tumeurs cancéreuses des deux poumons, mais surtout à droite; le médiastin et le cœur étaient repoussés à gauche (1).

Boerhaave rapporte un exemple remarquable de déplacement vertical du cœur; une tumeur énorme comprimait le diaphragme, au point que l'organe cardiaque était placé sous l'ombilic. Ce fait est cité par Testa, ainsi qu'un autre appartenant à Meckel, et tiré des *Mémoires de l'Académie royale de Berlin*; il s'agissait d'une vaste tumeur abdominale qui repoussait le cœur à droite du sternum. Le docteur Graves a publié, avec nous, l'histoire d'un anévrysme de l'aorte abdominale faisant saillie dans l'hypochondre gauche et refoulant le cœur à droite (2).

Le dernier cas de déplacement transversal que nous signalerons, est celui qui se rapporte à la hernie congénitale des viscères abdominaux à travers le diaphragme. Cette condition se rencontre, le plus souvent, chez des enfants nouveau-nés qui succombent peu de temps après la naissance; elle n'est point incompatible, toutefois, avec une prolongation considérable de la vie, ainsi qu'on le voit par l'exemple du malade de Weyland dont l'histoire est citée par Bouillaud; cet enfant vécut pendant sept années avec des vomissements continuels. Le côté gauche de la poitrine, jusqu'au niveau de la deuxième côte, était rempli par les circonvolutions intestinales, et le poumon avait

(1) Voyez le Catalogue du Muséum, au Collége royal des chirurgiens d'Irlande.
(2) Voyez *Dublin hospital Reports*, vol. V.

le sixième seulement de son volume habituel. Le cœur occupait la ligne médiane. Nous avons rapporté, avec le docteur Graves, un fait remarquable, qui se présenta à sir Patrick Dun's Hospital, dans le service du docteur Osborne.

Un homme, âgé de quarante ans environ, mourut d'une phthisie tuberculeuse.

L'œsophage, après avoir franchi le diaphragme par son ouverture ordinaire, rentrait dans le thorax par une autre ouverture très-large, située dans le foliole gauche du trèfle aponévrotique : l'estomac, dont les extrémités cardiaque et pylorique étaient rapprochées, occupait la partie inférieure de la moitié gauche du thorax.

Cette cavité renfermait, également, une portion considérable du côlon transverse. Tous ces viscères, fixés lâchement, mais d'une façon permanente, par la membrane séreuse, reposaient sur la face convexe du diaphragme et repoussaient le médiastin et le cœur à droite. Le rebord de l'ouverture anormale était formé par une corde tendineuse arrondie, du volume d'une plume d'oie ; cette disposition était évidemment fort ancienne, et renforçait beaucoup l'ouverture. Le poumon, petit et tuberculisé, n'offrait aucune trace de compression et n'était nullement adhérent aux organes digestifs. La cavité pleurale, on le comprend sans peine, se continuait avec la cavité abdominale, et l'une et l'autre étaient tapissées par la même membrane séreuse.

Ce fait est fort intéressant ; nous y trouvons *une cause nouvelle de déplacement du cœur* chez l'adulte et une difficulté imprévue pour l'examen stéthoscopique. L'auscultation de la cavité pleurale gauche eût évidemment fourni des données erronées, et les sons perçus eussent été différents suivant l'état de plénitude ou de vacuité du côlon et de l'estomac. Il en eût été de même de la percussion. Tous ceux qui examinèrent la poitrine chez l'homme dont il s'agit, furent d'accord, quant à l'impossibilité de rapporter les phénomènes fournis par l'exploration physique de la personne à aucune affection pulmonaire connue. La respiration s'entendait partout, excepté en avant, en bas et à gauche ; dans ce point la sonorité était plus marquée que de coutume ; on n'y percevait aucun râle, mais des borborygmes et des sons ressemblant à ceux que produisent, dans l'intestin, les liquides en mouvement (1).

____

(1) « Cet homme vomit fréquemment pendant son séjour à l'hôpital. Or, comme

Dans le premier volume des *Observations et recherches, médicales (Medical Observations and Inquiries)*, on cite l'histoire d'un enfant qui mourut une heure et demie après sa naissance. La rate, ainsi qu'une grande partie des intestins, étaient logés dans la moitié gauche du thorax. Nous avons remarqué avec le docteur Graves, que dans la plupart des cas de cette espèce, rapportés dans la science, la mort par obstacle à la respiration survient quelques heures après la naissance. Le docteur Murphy a relaté, depuis, les détails d'un autre fait, dans lequel le cœur continua à battre avec force pendant quelque temps, sans que l'enfant fît le moindre effort pour respirer ; tous les moyens employés pour exciter les mouvements inspiratoires échouèrent. Cet enfant était d'un volume supérieur à la moyenne, mais il présentait un spina bifida et une déformation par distorsion

» l'estomac ne pouvait, en aucune façon, être comprimé par la contraction du dia-
» phragme, et comme ces contractions elles-mêmes le défendaient contre l'action
» des muscles abdominaux, il est évident que, dans ce cas, le vomissement se
» produisait indépendamment de toute compression exercée, soit par le dia-
» phragme, soit par les muscles de l'abdomen. Ce fait, qui vaut à lui seul plus
» que toutes les expériences possibles, *prouve définitivement que le vomissement*
» *peut être causé par la seule contraction de l'estomac, sans qu'il y ait besoin*
» *d'une compression extérieure, adjuvante.* — Cette assertion est contraire à
» l'opinion soutenue par le Gallois et par d'autres physiologistes modernes. »
(*Op. cit.*)

L'exemple le plus remarquable de hernie diaphragmatique, en ce qui touche la prolongation de l'existence, a été rapporté par Cruveilhier, dans la dix-sep-tième livraison de son *Anatomie pathologique*. — Une femme, âgée de soixante-quinze ans, sujette, depuis bien des années, à des coliques passagères, mais violentes, fut admise à la Salpêtrière. Elle était sans pouls, la peau était bleue et d'un froid glacial. Ces symptômes, qu'on attribuait au choléra, furent rapportés par Cruveilhier à un étranglement intestinal, et l'absence de toute tumeur exté-rieure fit croire à un étranglement interne. A l'autopsie, on reconnut qu'une tumeur volumineuse remplissait la presque totalité de la cavité gauche du thorax. Le cœur était complétement repoussé à droite. La tumeur était constituée par une hernie diaphragmatique considérable ; l'étranglement, cependant, avait son siége dans l'abdomen ; le mésentère, tordu sur lui-même, exerçait une constriction sur une portion du tube intestinal.

Suivant Cruveilhier, le diaphragme peut offrir, dès la naissance, le défaut de conformation nécessaire au passage des parties herniées, sans que la hernie se produise de longtemps, en raison de la position de l'ouverture. Si celle-ci corres-pond au foie, la hernie peut, même, ne jamais se montrer ; son apparition est bien plus probable et bien plus facile si l'ouverture diaphragmatique a son siége au niveau des parties mobiles, contenues dans l'abdomen.

des deux poignets. La cavité thoracique gauche était remplie tout
entière par l'intestin grêle. Le développement du poumon ayant été
arrêté dès son origine, le cœur était plus volumineux que de coutume, et avait conservé à peu près sa position normale. Une particularité remarquable, c'est l'existence d'une ouverture dans chacune
des deux moitiés du diaphragme; le poumon droit, qui avait son
volume normal, était en contact immédiat avec la capsule surrénale.
L'arrêt de développement était cependant plus marqué à gauche (1).

Malgré l'intérêt que présentent ces faits, ainsi que ceux où il y a
transposition de tous les viscères ou du cœur seul, leur rareté est
si grande, qu'il serait inutile de nous y arrêter plus longuement. Nous
devons toutefois noter une circonstance importante, c'est que dans le
développement imparfait du diaphrgme, dans la dexiocardie congénitale, et dans le déplacement transversal par cause pathologique, les
fonctions du cœur ne sont point manifestement altérées.

Déplacement du cœur résultant d'une diminution dans le volume du poumon.

Dans les formes que nous venons de décrire le déplacement cardiaque est dû à une compression, comme dans le cas d'une tumeur,
d'un empyème, ou d'une dilatation des vésicules pulmonaires. On n'a
point encore apprécié l'influence de cette cause mécanique, lorsqu'il
y a là hernie diaphragmatique. Cette influence est nulle dans les
cas de déplacement congénital, avec ou sans transposition des autres
viscères.

Mais il existe un déplacement également important, et qui se
montre dans des conditions tout à fait opposées. C'est celui qui se
produit lorsque, par une cause quelconque, l'un des poumons a subi
une diminution de volume considérable. Cette altération siége habituellement d'un seul côté, il peut donc se faire que la force qui
détermine le déplacement du cœur soit double : d'une part, cet organe
est attiré du côté malade, et d'autre part, il est repoussé dans le
même sens par le poumon sain qui augmente de volume. Quoi qu'il

(1) *Compte rendu de la Société obstétricale de Dublin* (*Dublin Journal of
medical science*, vol. XV). Suivant Cruveilhier, l'arrêt de développement du diaphragme serait bien plus commun à gauche qu'à droite.

en soit, on voit se produire, dans ces circonstances, des déplacements dans le sens vertical, et des déplacements latéraux. On peut leur donner le nom de *concentriques*, en opposition à la dénomination de déplacements *excentriques* qu'on réserverait aux cas où ils reconnaissent pour cause une maladie donnant lieu à une accumulation de produits morbides.

Ces deux formes opposées présentent, entre elles, quelques différences. Les déplacements *excentriques* peuvent se montrer au début des affections aiguës, et leur étendue mesure la quantité des produits morbides accumulés ; ils existent à un degré variable, et disparaissent plus ou moins complétement avec la maladie qui leur a donné naissance. Les déplacements *concentriques*, au contraire, sont habituellement le résultat d'affections chroniques, ayant produit l'atrophie du poumon. L'étendue du déplacement peut mesurer le degré auquel est arrivée l'atrophie, mais non le développement et l'intensité de la maladie elle-même. Une fois le déplacement effectué, nous ne sachions pas que l'organe cardiaque revienne jamais à sa position normale.

Voici dans quelles circonstances nous avons rencontré le déplacement concentrique du cœur :

1° La tuberculisation pulmonaire chronique ;

2° La gangrène chronique du poumon ;

3° L'atrophie du poumon avec dilatation des tuyaux bronchiques (cirrhose pulmonaire du docteur Corrigan) ;

4° La diminution de volume du poumon droit, consécutive à la résorption d'un empyème.

Cette dernière cause est la plus commune de toutes ; c'est par elle que s'expliquent beaucoup de cas dans lesquels on sent le cœur battre à droite chez des individus qui jouissent d'une santé parfaite. Ils ont été affectés, longtemps auparavant, d'un empyème de la plèvre droite, et en raison de conditions que nous allons indiquer, le cœur a franchi la ligne médiane, et s'est fixé d'une manière permanente dans cette nouvelle position.

Nous avons relaté il y a quelques années un fait remarquable de déplacement du cœur à droite, que nous avions cru devoir rapporter à une violence extérieure. Nous ne connaissions pas alors la forme de dexiocardie dont il s'agit en ce moment. Les détails de ce fait ayant été publiés *in extenso*, qu'il nous suffise de dire que le cœur répondait, d'une manière permanente, à la région mammaire droite, point dans lequel on constata sa présence, peu de temps après un accident terrible qui avait donné lieu à une lésion grave de la poitrine et à une pneumonie étendue. Aujourd'hui, il nous semble à peu près évident qu'il y avait eu inflammation de la plèvre à droite, et qu'en raison de la résorption rapide du liquide épanché, diverses causes ayant empêché le poumon de reprendre son volume normal, le cœur était passé en avant de ce dernier organe et s'était fixé au côté droit de la poitrine (1).

Le premier exemple de cette forme de déplacement du cœur a été donné, nous le croyons au moins, dans notre ouvrage sur les maladies de poitrine; il est remarquable, car c'est un fait de dexiocardie résultant d'une affection aiguë de la plèvre droite. Le déplacement avait succédé à la résorption rapide d'un empyème aigu.

Dans les autres déplacements concentriques du cœur à droite, le poumon a diminué de volume par suite d'une maladie de son tissu. La tuberculisation chronique n'étant que très-exceptionnellement limitée à l'un des poumons, elle ne produit que rarement le déplacement cardiaque dans le sens transversal ; nous avons cependant vu cet état se montrer quelquefois, dans le cours de la maladie dont il s'agit, lorsque le poumon gauche avait résisté pendant très-longtemps au travail morbide. Il y a une autre raison qui explique pourquoi cette forme de déplacement se rencontre plus rarement dans la tuberculisation pulmonaire que dans les autres maladies : c'est la formation des cavernes qui se montrent de bonne heure et qui, en permettant au poumon affecté de se distendre, au moment de l'inspiration, s'opposent à la diminution du volume de l'organe. Le déplacement est donc proportionnel au degré d'atrophie auquel est arrivé le tissu pulmonaire ; lorsqu'il se montre après la formation des cavernes, il peut donner la mesure de la rétraction cicatricielle.

Le déplacement vertical est plus commun; la raison en est facile à comprendre. J'ai vu un cas de phthisie, chronique à un haut degré, dans lequel la diminution du volume du poumon gauche était assez grande pour que le cœur battît dans la région sous-claviculaire. La maladie durait depuis plus de cinq ans. L'autopsie ne fut point faite, mais l'atrophie du poumon devait être portée très-loin.

(1) Voyez mon mémoire original dans le *Journal de médecine et de chirurgie d'Édimbourg*, et mon *Traité sur les affections des poumons et de la plèvre,* p. 308.

J'ai communiqué à la Société pathologique, en 1850, un cas de déplacement transversal du cœur à droite, dans une gangrène chronique du poumon.

Mais de toutes les causes qui peuven t donner lieu à la forme de déplacement que nous décrivons, la plus commune est la maladie à laquelle le docteur Corrigan a donné le nom de *cirrhose du poumon*. Cette maladie consiste dans la dilatation des grosses ramifications bronchiques, avec oblitération 'plus ou moins complète des cellules pulmonaires interposées, et diminution du volume total de l'organe. Nous pensons que l'histoire de cette affection n'a point été encore tracée dans tous ses détails.

En raisonnant par analogie, on peut admettre qu'il existe réellement une affection du tissu pulmonaire semblable à la cirrhose du foie. Cette maladie deviendrait une cause de déplacement du cœur à droite ou à gauche.

Souvent, lorsqu'un épanchement pleurétique s'est résorbé, si le poumon ne reprend pas son volume primitif, on voit les tuyaux bronchiques se dilater de plus en plus, jusqu'au point de produire un état mécaniquement semblable à la cirrhose du poumon décrite par le docteur Corrigan ; il devient difficile alors, pour ne pas dire impossible, de distinguer cet état de la maladie primitive, lorsqu'on examine le malade pour la première fois. Les symptômes sont ceux de la bronchite chronique plutôt que ceux de la phthisie; cependant il se produit des hémorrhagies pulmonaires. La partie supérieure du poumon droit offre les signes d'excavations anfractueuses, et le cœur bat à droite du sternum.

Enfin on remarquera que dans tous les cas d'ectopie *concentrique* du cœur, jamais celui-ci ne reprend sa position normale; c'est tout le contraire de ce qui existe pour les cas de déplacement par compression *excentrique;* on en trouve la preuve en étudiant ce qui se passe pendant la résorption de l'empyème. Dans quelques cas chroniques de cette dernière maladie, le cœur, il est vrai, ne reprend pas tout à fait sa position première ; cependant il y revient presque complétement.

Quant à la durée probable de la vie, dans les cas où l'on soupçonne l'existence d'une phthisie, et où les signes physiques dénotent une altération de la partie supérieure du poumon droit, si le cœur est placé à droite du sternum, et s'il est plus élevé

que de coutume, on peut prédire une durée de la vie plus longue, que si ce symptôme n'existait pas. En effet, il y a de grandes
chances en faveur de l'existence d'une des affections suivantes, qui
toutes deux marchent lentement. La première est la cirrhose du
docteur Corrigan qui permet, comme on le sait fort bien, de vivre
longtemps. La seconde peut se décrire ainsi qu'il suit : un individu
jusque-là bien portant, présente les symptômes d'une tuberculisation
du sommet du poumon droit ; la maladie marche et les signes physiques se modifient avec ses progrès ; ils indiquent qu'il s'est formé
une caverne, après avoir d'abord révélé, seulement, l'existence d'une
inflammation tuberculeuse à son début ; jusque-là, rien d'extraordinaire. Cependant il arrive parfois que, soit sous l'influence du traitement, soit par les efforts de la nature, la marche de la maladie se
suspende. La tendance à la formation de nouveaux dépôts tuberculeux
se ralentit ou cesse complétement ; les symptômes constitutionnels
sont moins marqués et le malade peut reprendre de l'embonpoint
et l'apparence de la santé. Les viscères abdominaux, souvent même
le poumon du côté opposé, semblent échapper au travail pathologique,
et le malade auquel on n'aurait point accordé une année d'existence,
résiste pendant deux ou trois ans, et même davantage, tout en restant
dans un état de santé douteux. Au bout de deux ans, il peut se faire
que, malgré la persistance de la matité dans la région supérieure
du poumon, malgré un murmure vésiculaire incomplet et qui coïncide
souvent avec des râles muqueux, on voie disparaître, plus ou moins
complétement, les signes qui indiquent la présence d'une caverne ;
on trouve, alors, le cœur battant à droite du sternum. Ce déplacement
est dû probablement, d'une part, à l'atrophie du poumon, et de l'autre,
à la cicatrisation plus ou moins complète de la caverne tuberculeuse.
Nous avons déjà insisté sur la difficulté qu'il y aurait à distinguer, à
un premier examen, les cas de cette espèce de ceux où existerait une
véritable cirrhose.

La possibilité qu'on ait affaire à l'une de ces deux formes morbides et leur chronicité nous permettent de conclure en pratique,
que dans tous cas de tuberculisation du sommet du poumon droit,
on doit espérer une prolongation plus considérable de la vie du
malade si le cœur est placé à droite du sternum, que dans les cas où
ce déplacement ne se rencontre pas.

On peut diviser en deux classes les faits de dexiocardie *concen-*

trique, quelle que soit leur cause. Dans une première catégorie de faits, le malade continue à offrir les symptômes de la maladie qui a donné lieu au déplacement, et l'on voit s'établir les signes véritables d'une affection chronique du poumon. Dans le deuxième groupe, le malade ne présente aucun accident thoracique, bien que le cœur occupe toujours sa nouvelle position.

Nous rangerons dans la première catégorie les faits suivants :

1° Déplacement consécutif à une atrophie du poumon et à la dilatation des grosses bronches ;

2° Déplacement consécutif à une affection tuberculeuse ;

3° Déplacement résultant d'un empyème à droite, dont la résorption n'a point été suivie du retour du poumon à son volume normal : celui-ci passe à un état qui, s'il n'est pas la cirrhose, en est au moins très-voisin.

Dans les faits de la deuxième espèce, il semble qu'après la résorption de l'épanchement pleurétique et le déplacement du cœur, l'altération pulmonaire se soit arrêtée. Le poumon a diminué de volume, voilà tout ; on peut voir, dans les cas semblables, le malade jouir, pendant la durée ordinaire de la vie, d'une santé parfaite, bien que le cœur soit placé à droite du sternum. Nous avons rencontré plusieurs faits de cette espèce : chez tous ces malades, l'épanchement pleurétique s'était montré à un âge peu avancé ; quelquefois il avait passé inaperçu. Enfin, jamais nous n'avons vu une affection organique du cœur résulter d'un déplacement de cet organe.

Nous avons déjà fait remarquer que dans un déplacement *excentrique* dû à l'empyème ordinaire, le cœur souffre peu des effets de la compression. Ce résultat n'est pas celui qu'on devait s'attendre à rencontrer. Dans quelques cas d'empyème chronique, il est assez singulier de voir la tranquillité avec laquelle le cœur accomplit ses fonctions, bien qu'il soit placé bien à droite de la ligne médiane.

J'ai publié un cas de dexiocardie excentrique dans lequel une péricardite précéda la mort ; le cœur n'était nullement troublé dans ses fonctions. C'est là un fait très-singulier. Dans les cas de déplacement *concentrique*, on ne peut pas supposer que le cœur subisse une compression notable, et l'on comprend plus facilement la conservation de l'intégrité de ses fonctions.

Un exemple remarquable de compression du cœur, dans le sens

vertical et dans le sens latéral à la fois, a été rapporté par le docteur Adams.

Un homme, âgé de vingt-six ans, fut admis à l'hôpital de Whitworth, avec les symptômes d'une bronchite chronique et d'un empyème. Une médication active échoua, et la quantité du liquide épanché parut augmenter. Au bout de quelque temps, ce malade s'exposa au froid, et tous les accidents s'aggravèrent. La dyspnée s'accrut, la face devint livide, les jugulaires se tuméfièrent et l'expectoration se supprima. Il survint des érysipèles du bras droit, et consécutivement, une plaque gangréneuse étendue. Au dix-neuvième jour du séjour du malade à l'hôpital, le docteur Adams le trouva assis, cramponné aux deux côtés de son lit, et étouffant. Les yeux étaient saillants, la face livide et couverte d'une sueur froide. Une sérosité sanguinolente s'échappait de la bouche, et la respiration ne s'entendait qu'à la partie supérieure du poumon droit. *L'abdomen était tuméfié et tympanique.* Cet état dura pendant dix-huit heures, et le malade succomba la nuit suivante.

Autopsie. — Les deux plèvres contiennent une grande quantité de sérum sanguinolent. Celle du côté gauche en est complétement remplie, et le poumon comprimé et carnifié adhère à la partie postérieure de la poitrine. La respiration semble n'avoir pu s'exercer que dans le tiers supérieur du poumon droit. Le cœur est comprimé et placé dans une position horizontale. Le ventricule droit est replié sur lui-même; l'organe tout entier est aplati par l'effet de la compression. Le ventricule droit et l'artère pulmonaire sont vides; le ventricule semble disposé en trois replis circulaires; dans l'intervalle de ces replis, les parties du cœur qui sont adossées ont conservé leur consistance ferme, elles paraissaient avoir été bouillies : cette disposition indique que le plissement du ventricule durait depuis quelque temps déjà (1).

Le cœur, chez ce malade, était soumis à une compression extraordinaire. En effet, non-seulement les deux plèvres étaient distendues par du liquide, mais l'abaissement du diaphragme était gêné par la tuméfaction de l'abdomen. A ce point de vue, ce fait diffère beaubeaucoup de ceux que nous avons déjà cités. Dans ceux-ci, malgré

(1) *Transactions de la Société pathologique de Dublin*, 30 mai 1846 (*Dublin Journal science*, 1re série, vol. XIX, p. 322).

un déplacement considérable, l'organe ne présentait, en apparence, aucuns troubles vitaux ou mécaniques. Il n'existait, d'ailleurs, qu'un épanchement unilatéral de la plèvre.

Remarquons aussi la position horizontale du cœur. Le docteur Corrigan a signalé cette disposition dans l'hypertrophie avec dilatation succcdant à l'insuffisance aortique (1). Le fait que nous venons de rapporter nous fournit une cause nouvelle de cet état anatomique.

(1) *Insuffisance permanente des valvules aortiques* (op. cit.).

CHAPITRE IX

DE LA RUPTURE DU COEUR.

En laissant de côté la rupture du cœur par violences extérieures, voici les formes différentes que peut affecter cet accident :

1° Rupture des ventricules ou des oreillettes, avec épanchement de sang dans le péricarde ;

2° Rupture de la cloison interventriculaire ;

3° Rupture des valvules, ou des cordes tendineuses qui les sou-tendent.

Les principes généraux du diagnostic des solutions de continuité internes sont applicables ici ; en effet, on retrouve le développement subit de symptômes nouveaux, extraordinaires, se terminant souvent par la mort.

La rupture des muscles du cœur, sans une altération organique préexistante de leur tissu, est extrêmement rare. Cela n'est pas dou-teux, au moins pour les parois de l'organe. La fibre musculaire est douée d'une puissance extraordinaire de résistance à la rupture. S'il en était autrement, cet accident serait commun, dans beaucoup de circonstances, et surtout dans l'excitation hystérique. Il est vrai que, dans le tétanos, on a observé le déchirement des muscles soumis à la volonté ; mais il est probable que le cœur est, par la nature même de ses fonctions, moins disposé à la rupture lorsqu'il est dans l'état d'excitation, que ne le sont les muscles de la vie de relation (1). Harvey rapporte un cas de lacération du cœur produite en appa-rence par une exagération de l'activité fonctionnelle de cet organe.

---

(1) La déchirure des muscles abdominaux n'est pas rare dans le tétanos. Le docteur Latham en a rapporté un exemple dans son ouvrage sur les maladies du cœur. Cet accident a été souvent observé dans les hôpitaux de Dublin. Il peut se produire dans d'autres circonstances, à la suite d'un spasme violent des muscles abdominaux. C'est ainsi que le professeur Smith l'a rencontré, dans des cas de rétention urinaire par rétrécissement de l'urèthre. Dans quelques-uns de ces cas,

Le malade était atteint d'une maladie de l'orifice aortique et d'une hypertrophie du ventricule gauche. Mais ce fait doit être considéré comme très-rare, et il est probable qu'à l'hypertrophie avait succédé un travail de ramollissement semblable à celui qui appartient à la première période de la dégénérescence graisseuse.

Voici les conditions qui prédisposent à la rupture du cœur :

1° Les abcès dans les parois cardiaques ;

2° Les épanchements apoplectiques du tissu du cœur, tels qu'ils ont été décrits par Cruveilhier ;

3° L'anévrysme musculaire ;

4° La dégénérescence graisseuse.

Il est à peine nécessaire de faire remarquer que parmi ces causes, la dernière est la plus commune. Toutes les ruptures ont comme caractères communs, l'existence antérieure d'une affection chronique du cœur, et l'épanchement de sang dans le sac péricardiaque, accident mortel.

Lorsqu'on songe à la fréquence de la dégénérescence graisseuse des ventricules, il y a véritablement lieu de s'étonner que leur rupture ne se montre pas plus souvent ; cette rareté ne peut s'expliquer que par l'affaiblissement des contractions musculaires.

La rupture des parois du cœur peut se faire, soit au niveau de l'un ou de l'autre des ventricules, soit au niveau des oreillettes. Il est inutile, en ce qui touche la pratique médicale, de s'arrêter à la fréquence relative de cet accident pour le ventricule droit ou pour le ventricule gauche. Qu'il nous suffise de dire qu'on a rencontré quelquefois des lacérations multiples ; nous ajouterons que l'épanchement de sang n'est pas toujours assez considérable pour causer la mort subite par syncope, et qu'il peut être arrêté ou retardé par la formation d'un caillot venant boucher complétement ou en partie la solution de continuité qui donne passage au sang, comme cela arrive pour les anévrysmes. Cet accident se rencontre surtout chez les sujets avancés en âge ; il était facile de le prévoir ;

---

les muscles droits étaient déchirés en travers. Le même observateur a trouvé, dans le tétanos, le cœur assez violemment contracté pour que la cavité du ventricule gauche fût complétement effacée ; il a même observé une contraction très-forte des fibres musculaires obliques, contraction assez grande pour que le ventricule fût tordu sur lui-même. L'action du tétanos sur les muscles non soumis à la volonté n'a point encore été étudiée.

on pourra le diagnostiquer dans les circonstances suivantes :

Un individu, d'un âge avancé, présente quelques-uns des symptômes ou quelques-uns des signes d'une affection organique du cœur. Les phénomènes distinctifs de l'anévrysme aortique manquent, et la maladie semble consister en un affaiblissement de cœur, avec ou sans les accidents caractéristiques de la dégénérescence graisseuse. On voit survenir, subitement, et quelquefois à l'occasion d'un effort, une nouvelle série de symptômes. La dyspnée augmente; les syncopes et la sensation d'angoisse apparaissent, le pouls cesse d'être perceptible; la région précordiale devient mate dans une étendue plus considérable, et la mort arrive. Toutes ces circonstances, cependant, ne doivent faire admettre que la possibilité et non la certitude de l'existence d'une rupture. En effet, les symptômes qui accompagnent la terminaison fatale, dans les cas de débilitation du cœur, sont souvent tout à fait semblables à ceux qui se produisent dans la déchirure du cœur, avec épanchement de sang dans le péricarde.

Nous devons au docteur Bigger (de Dublin) un des faits les plus instructifs de rupture du ventricule gauche qui aient été rapportés. Il a été communiqué à la Société pathologique de Dublin en 1841. Un homme âgé de trente et un ans avait résidé longtemps aux Indes orientales. En 1835, il présenta les symptômes de la phthisie pulmonaire à son début, mais avec cette circonstance remarquable *que le pouls tombait fréquemment de 50 à 15 pulsations par minute, et restait à ce chiffre pendant huit à dix heures.* Au bout de deux ans, le malade fut examiné de nouveau, et M. Bigger put reconnaître les symptômes d'une phthisie avancée, avec cavernes dans les deux poumons. Le malade était sujet à des accès d'abattement, et c'était pendant ces accès que le ralentissement du pouls se montrait. *On entendait, au premier temps, un bruit de soufflet doux qui disparaissait lorsque le pouls reprenait son rhythme normal.* Il est bon de faire remarquer que ce symptôme existait déjà à la période initiale de la maladie. L'état général devenait de plus en plus mauvais depuis quelque temps, lorsque, le 2 mai 1841, le docteur Bigger fut appelé en toute hâte. Il trouva le malade agenouillé auprès de son lit, étouffant, et en proie à une angoisse extrême. Quelques heures après, il était mort.

A l'autopsie, on constata une tuberculisation étendue des deux poumons, avec cavernes à leurs sommets. Le péricarde était rempli de sang liquide, et le ventricule gauche présentait une rupture à lèvres frangées et d'où s'échappait, à moitié, un caillot fibrineux. Celui-ci semblait avoir été poussé avec force par la première impulsion du sang ; il faisait partie d'un coagulum allongé, engagé dans l'ouverture ; autour de celle-ci, le tissu musculaire était décoloré et détruit (*broken down*) : des caillots volumineux étaient enchevêtrés dans les colonnes charnues ; quelques-uns d'entre eux étaient manifestement canaliculés à leur centre (1).

Cette observation est un bon exemple de la combinaison de la tuberculisation pulmonaire chronique, avec un état probable de dégénérescence graisseuse du cœur ; le ralentissement du pouls, se montrant de temps à autre, est un phénomène peu commun dans la phthisie ordinaire, et mérite d'être noté.

Il faut se rappeler que, malgré la déchirure du ventricule, la mort ne fut pas subite. On est trop porté, peut-être, à rapprocher de la rupture d'un anévrysme, la déchirure du cœur et l'épanchement de sang qui se fait dans le péricarde ; aussi s'étonne-t-on que la mort ne soit pas toujours immédiate. Mais, dans la rupture du cœur, n'oublions pas que l'organe compromis est un muscle passant, alternativement, de l'état de contraction à l'état de relâchement, et que l'expulsion du sang est probablement intermittente ; n'oublions pas non plus que le péricarde est d'une capacité moindre que la plèvre ou le péritoine. On comprendra ainsi, comment la mort n'est pas nécessairement subite, dans tous les cas de rupture ou de plaie pénétrante du cœur.

De plus, lorsqu'une certaine quantité de sang s'est déjà accumulée dans le péricarde, celui-ci présente les mêmes conditions physiques qu'un sac anévrysmal ; la pression exercée par le liquide, surtout si l'ouverture offre tant soit peu une disposition en valvule, tend à fermer l'orifice et à favoriser ainsi la formation d'un caillot. Au contraire, la capacité de la plèvre ou du péritoine permet ordinairement au sang de s'épancher en quantité suffisante, pour que la mort arrive subitement, et c'est ce qui a lieu le plus souvent.

Il est assez difficile d'expliquer la mort subite par rupture du cœur. On doit l'attribuer à des causes multiples, dont les plus évidentes sont :

(1) *Transactions of the pathological Society of Dublin*, 1841 (*Dublin Journa of medical science*, vol. XXI, p. 300).

1° La déperdition d'une certaine quantité de sang, subie par l'organisme entier ;

2° Les effets de cette déperdition sanguine sur le cœur, déjà affaibli par la maladie qui l'a prédisposé à la rupture.

Nous devons, toutefois, signaler les idées émises à ce sujet par Cruveilhier. Ce pathologiste croit ne pas devoir attribuer la mort, dans les ruptures du cœur, à l'abondance de l'hémorrhagie ; selon lui, le péricarde, qui représente un sac clos et inextensible, ne permet qu'à une quantité peu considérable de sang de s'épancher. Le malade ne meurt ni par la perte de sang, ni par l'effet d'un dérangement subit des fonctions du cœur, occasionné par la rupture elle-même ; il succombe à un arrêt de la circulation, résultant de la compression du cœur.

Lorsqu'on songe au degré auquel est portée impunément la compression du cœur dans d'autres maladies, on ne saurait admettre, d'une façon absolue, que dans la rupture du cœur, la mort doive être attribuée uniquement à la pression exercée par le liquide épanché. D'un autre côté, il faut bien le reconnaître, la compression se fait d'une façon subite, et son influence doit être plus grande que dans les cas où il n'y a pas rupture et débilitation du cœur par une maladie antérieure.

Dans la grande majorité des cas, c'est le ventricule gauche qui est affecté, et la déchirure se fait à la pointe du cœur, ou dans son voisinage. C'est à ce point que le ventricule offre le moins d'épaisseur, soit à l'état d'hypertrophie, soit à l'état normal. Cruveilhier est disposé à admettre que la rupture a lieu exclusivement au niveau du ventricule gauche. Cependant, dans un tableau dressé par le docteur Townsend, sur 25 cas, la rupture siégeait huit fois sur le ventricule droit ; sur les 19 cas rassemblés par Bayle, il y a également trois exemples de rupture du ventricule droit (1).

Ainsi sur 44 cas, la maladie siégeait six fois à droite.

Le professeur Smith en a rapporté un autre exemple. Le malade avait eu, deux ans avant sa mort, des attaques répétées de rhumatisme. Il n'avait accusé aucune affection du cœur, lorsque, le 11 novembre 1839, il fut pris, pendant la nuit, de collapsus avec anxiété précordiale. Le pouls tomba à 40 pulsations par minute ; les

(1) Voyez le mémoire du docteur Tonwsend (*Dublin Journal of medical science*, vol. I).

extrémités se refroidirent. La face était pâle, le corps, tout entier, baigné d'une sueur froide. Cet état dura dix-neuf heures, et le malade succomba le lendemain.

Le péricarde était distendu par du sang; une petite déchirure existait vers la pointe du ventricule droit, très-près de la cloison interventriculaire. Les parois du ventricule s'amincissaient de plus en plus à mesure que l'on se rapprochait de la rupture; il n'existait aucune autre affection.

La cause prédisposante de la perforation du cœur est l'atrophie, avec ou sans dégénérescence graisseuse. A vrai dire, on ne peut pas considérer la perforation des parois cardiaques par l'ouverture d'un abcès comme une rupture du cœur; quant aux épanchements apoplectiques mentionnés par Cruveilhier, je suis disposé à les attribuer à une lacération antérieure des fibres musculaires à leur surface interne, plutôt qu'à y voir une cause de rupture (1).

Solutions de continuité des parties internes du cœur.

Rupture des cordes tendineuses des valvules auriculo-ventriculaires. — Cet accident se produit plus souvent à l'orifice mitral qu'à l'orifice auriculo-ventriculaire droit. On comprend qu'il en soit ainsi, en raison de la fréquence plus considérable des altérations des valvules du cœur artériel. En effet, la rupture spontanée du ventricule est précédée d'un travail morbide, et l'on doit admettre l'existence d'une altération qui augmente la friabilité des valvules ou des cordes tendineuses, et les dispose à se rompre sous l'effet d'une tension qu'elles eussent pu supporter, sans inconvénient, à l'état sain.

Au point de vue pratique, les états morbides qui préparent la rupture des valvules et de leurs annexes sont de deux espèces : il peut y avoir ramollissement et atrophie, ou bien induration par dégénérescence fibreuse ou athéromateuse. Cette dernière cause

(1) *Anatomie pathologique du corps humain*, par J. Cruveilhier, liv. XXII, XXX. — Consultez également : le docteur Smith, *Contributions to the pathological anatomy of the heart and great vessels* (*Dublin Journal of medical science*, vol. IX); — le docteur Quain, *Mémoire sur la dégénérescence graisseuse du cœur* (*Medico-chirurgical Transactions*, vol. XXXIII, p. 140). — Voyez aussi l'ouvrage du docteur Latham sur les maladies du cœur (Leçon XXVI).

est de beaucoup la plus commune; l'altération dont il s'agit
résulte souvent d'une endocardite chronique, et elle a son siége dans
les valvules, dans les cordes tendineuses ou dans l'endocarde qui
recouvre les muscles papillaires. La rupture peut avoir lieu au
niveau des valvules, ou bien être limitée à une ou à plusieurs cordes
tendineuses. Cette dernière forme est probablement la plus commune.

Cet accident, comme toutes les solutions de continuité internes,
se révèle souvent subitement, par des symptômes formidables.
Fréquemment aussi, plus fréquemment même qu'on ne le pense,
on ne voit se produire ni aggravation remarquable des symptômes
antérieurs, ni phénomènes morbides nouveaux. Ces circonstances
ne s'expliquent pas plus que pour les perforations de la plèvre ou
du péritoine ; on ne peut dire, non plus, pourquoi, dans certains cas
de rupture des valvules ou des cordes tendineuses, on voit apparaître le trouble des fonctions du cœur, une angoisse extrême et
une mort prompte, tandis que le même accident peut avoir lieu
sans que rien indique le moment où il s'est produit.

Ainsi que devaient le faire prévoir les rapports anatomiques du
côté gauche du cœur, et sa plus grande tendance à l'inflammation et
aux altérations organiques, les ruptures que l'on peut attribuer à
la violence, sont beaucoup plus fréquentes pour les valvules auriculo-
ventriculaires que pour les valvules sigmoïdes de l'aorte ou de
l'artère pulmonaire. Pratiquement, on peut rapporter cet accident
aux valvules mitrales et à leurs cordes tendineuses. Il est fort probable que dans les cas où il y a une altération très-considérable de
l'orifice mitral, des ruptures successives des cordes tendineuses ont
eu lieu pendant le travail d'épaississement et de recroquevillement
des valvules. Quoi qu'il en soit, on peut diviser les ruptures en deux
classes, suivant qu'elles se sont accompagnées d'une angoisse subite
et poussée très-loin, ou bien qu'il ait été impossible de préciser le
moment où elles se sont effectuées.

L'observation suivante nous fournit un exemple bien net de la
première forme morbide que nous venons d'indiquer :

OBS. LXVII. — *Hypertophie ancienne du cœur avec murmure mitral. Pleuro-pneumonie aiguë, s'accompagnant d'une sur-excitation extrême de l'action du cœur; apparition subite de phénomènes d'angoisse cardiaque. — Mort. Déchirure des val-vules mitrales et de leurs cordes tendineuses.*

Un jeune garçon de quinze ans présentait depuis longtemps les symptômes d'une hypertrophie du cœur. La maladie semblait avoir débuté, plusieurs années auparavant, par une attaque de péricardite. Il fut reçu à Meath-Hospital avec tous les signes d'une pneumonie aiguë grave. Le poumon gauche était largement envahi; dans sa portion inférieure, il y avait hépatisation de son tissu. En même temps que les signes physiques et les symptômes d'une pneumonie sthénique à un haut degré, on constatait l'existence de battements du cœur, violents et étendus, avec un murmure soufflant, intense, au premier temps et au niveau du cœur gauche; on avait évidemment affaire à une pneumonie grave développée chez un sujet affecté d'une hypertrophiec onsidérable du cœur. On tira du sang largement et l'on administra le tartre stibié. La violence des symptômes avait diminué notablement, et l'auscultation révélait un commencement de résolution de la maladie pulmonaire, lorsqu'à la suite d'un écart de régime (on le supposa du moins), les accidents de la pneumonie reparurent avec une intensité plus grande encore qu'auparavant, s'il est possible. Le surlendemain du jour où cette rechute eut lieu, le cœur battait avec beaucoup de force, lorsque le malade bondit tout à coup sur son lit, en poussant un cri qui indiquait des souffrances extrêmes et en poussant cette exclamation : *Mon cœur s'est brisé!* Il indiquait la région précordiale comme étant le siége de sa souffrance; la mort survint après quelques heures pendant lesquelles il y eut de l'orthopnée et une angoisse cardiaque effrayante.

Les cordes tendineuses étaient presque toutes rompues près de leur insertion à la valvule mitrale; les valvules elles-mêmes étaient épaissies et indurées, et l'une d'elles était déchirée dans toute son étendue. Le ventricule gauche était hypertrophié et dilaté; son tissu musculaire était rouge et résistant.

Corvisart a, le premier, signalé la rupture des cordes tendi-neuses de la valvule mitrale, et le premier fait qu'il rapporte offre quelque analogie avec celui que nous venons de donner. Dans l'un et dans l'autre, la rupture eut lieu pendant le cours d'une pneumonie ; mais, chez le malade de Corvisart, il n'y avait point hypertrophie du cœur, et il fut difficile de reconnaître à quel moment l'accident s'était produit. Ce malade, à la suite de grandes fatigues, avait été pris des symptômes d'une pneumonie, et saigné largement avant son entrée à l'hôpital de la Charité. Il était alors au huitième jour de la maladie. Le pouls était petit, serré, fréquent et irrégulier. Le choc du cœur était fort, et de plus, pour me servir des expressions de Corvisart, « on sentait un battement confus et irrégulier, qui ne ressemblait en rien aux mouvements du cœur. »

Le malade était extrêmement agité, et privé de tout repos. Les symptômes augmentèrent, et pendant la nuit suivante il y eut une agitation terrible ; le malade ne cessait de s'asseoir et de se recoucher, luttant contre une suffocation imminente. Ces souffrances ne cessèrent qu'à la mort.

Avant l'ouverture du corps, Corvisart porta le diagnostic d'une lésion aiguë du cœur, avec rupture ou déchirure d'une de ses parties constituantes.

La partie supérieure du poumon droit était hépatisée, et il existait une pleurésie interlobulaire. Le cœur avait son volume ordinaire. Une des grosses colonnes charnues de la valvule mitrale était déchirée en travers à sa base, et flottait librement dans la cavité du ventricule, au niveau de la partie des parois du cœur dont elle avait été séparée avec violence (1).

L'observation suivante a été communiquée à la Société pathologique par le docteur Gordon ; il a bien voulu nous permettre de la reproduire ici.

---

(1) Corvisart a cité deux autres cas de rupture valvulaire, dans lesquels on ne put déterminer exactement le moment où l'accident se produisit. Dans l'un, le malade vécut encore vingt mois après le moment présumé de la rupture.

Celle-ci semblait s'être produite à l'occasion d'un effort exagéré, fait pour soulever un poids très-lourd. Deux des cordons tendineux de la valvule mitrale étaient rompus ; le point où la rupture avait eu lieu était lisse et arrondi. Dans le troisième fait (obs. XXXIII), il est douteux que la rupture ait été le résultat d'une violence. (*Essai sur les maladies et les lésions organiques du cœur*, etc., par J. N. Corvisart, p. 226-227.)

Obs. LXVIII. — *Insuffisance aortique, avec hypertrophie et dilatation du ventricule gauche; rupture des cordes tendineuses de
la valve antérieure de la valvule mitrale.*

Un homme âgé de vingt-sept ans, avait eu, onze années auparavant, une atteinte de fièvre rhumatismale, dont il se guérit assez bien
pour reprendre le métier d'agriculteur qu'il continua à exercer jusqu'à
l'été de 1850. Le 17 juin, après s'être exposé d'une façon répétée
à de fortes chaleurs, et s'être probablement fatigué en portant des
fardeaux très-pesants, il fut pris, pour la seconde fois, d'un rhumatisme articulaire aigu. Cette maladie fut de courte durée, et rien,
pendant son cours, ne put faire supposer l'existence d'une affection
du cœur. Cinq mois se passèrent, puis ce malade entra dans le service du docteur Fausset; il se plaignait d'une sensation de pesanteur
à l'estomac, et de l'impossibilité de se livrer à aucun effort musculaire.
Le docteur Fausset reconnut l'existence des signes ordinaires de l'insuffisance aortique, avec hypertrophie et dilatation du ventricule gauche.
Vers la fin du mois, dans une tentative que fit le malade pour courir
afin de se mettre à l'abri de la pluie, les palpitations du cœur devinrent beaucoup plus fortes que de coutume, et s'accompagnèrent, pendant plusieurs heures, d'une sensation de strangulation. A partir de
ce moment, la maladie, qui jusque-là avait suivi une marche lente
et continue, changea de caractère. La douleur, nulle auparavant,
apparut; le malade éprouvait un point douloureux et pongitif du
côté gauche, et une sensation pénible de constriction de la poitrine.
Les palpitations, qui se montraient d'abord à l'occasion d'efforts musculaires seulement, devinrent incessantes et s'accompagnèrent de
nausées, de vomissements fréquents et de céphalalgie. Il y avait une
toux répétée, avec expectoration spumeuse et rouge, et le sentiment
de la gêne de la respiration et d'une suffocation imminente. Les souffrances les plus vives étaient dues à la privation de sommeil, résultant
de l'impossibilité de se coucher, ou même de conserver, pendant
quelque temps, la même position.

Ce malade fut reçu à l'hôpital de Whitworth le 24 décembre 1850.
Il était pâle et anémié; sa physionomie exprimait la douleur et
l'angoisse. Il y avait de l'aphonie, et il ne parlait qu'à voix très-
basse. L'agitation continuelle et les symptômes ci-dessus mentionnés

n'avaient rien perdu de leur intensité. Le pouls était intermittent, petit et fréquent, les extrémités froides et couvertes d'une sueur visqueuse. Il y avait de l'anasarque et de l'ascite.

La région précordiale était mate, à partir de la deuxième jusqu'à la septième côte ; en travers, la matité occupait une étendue limitée, d'un côté, par les articulations chondro-sternales droites, et de l'autre, par une ligne verticale passant à deux pouces, en dehors du mamelon gauche. Il y avait également matité relative de la base du poumon droit. La sonorité était normale dans le reste de la poitrine. Le murmure respiratoire, faible, s'accompagnait de râles de bronchite disséminés et d'une crépitation étendue, dans la région postéro-inférieure du poumon droit.

Outre les phénomènes ordinaires de l'insuffisance aortique et de la dilatation du ventricule gauche, les signes suivants furent observés par le docteur Gordon.

Au niveau du cœur existait un frémissement intense, ayant son maximum d'intensité au centre de la région précordiale. Un bruit de soufflet qu'on ne pouvait localiser, bien qu'il fût variable dans sa force, s'entendait dans toute la poitrine. Il se distinguait facilement du double bruit de soufflet provenant des valvules aortiques, et avait une intensité presque aussi grande en arrière qu'en avant. Cet homme mourut le 26 novembre, dans un violent accès d'orthopnée.

Autopsie. — Le péricarde occupe un espace qui s'étend de l'articulation sterno-claviculaire à la septième côte, et depuis les articulations chondro-costales droites jusqu'à un pouce (anglais), en dehors du mamelon gauche. La membrane séreuse est saine, et sa cavité contient environ trois onces de sérosité. A l'ouverture de la poitrine, les seules portions du cœur appréciables à la vue, sont une petite portion de l'oreillette droite et le ventricule droit ; celui-ci semble former, en totalité, la pointe de l'organe. L'oreillette droite est agrandie ; l'orifice tricuspide a presque doublé de largeur ; les valvules sont saines. Le ventricule du même côté est très-dilaté, et ses parois sont épaissies ; l'orifice de l'artère pulmonaire est légèrement agrandi, mais ses valvules n'offrent aucune altération.

L'oreillette gauche a presque doublé de volume ; ses parois sont épaissies. Le ventricule correspondant est énormément dilaté, et son tissu a une épaisseur considérable ; l'orifice mitral est agrandi au point de permettre l'introduction des quatre doigts, jusqu'à la deuxième

articulation phalangienne. Les cordes tendineuses de la portion antérieure de la valvule sont rompues en travers, tout près des colonnes
charnues ; elles sont épaissies, ramollies, et couvertes de petits globules de lymphe très-molle. L'orifice aortique est dilaté ; ses valvules
sont épaisses et cartilagineuses, surtout la valvule postérieure, qui
est vascularisée et couverte des globules de lymphe que nous venons
de signaler. L'endocarde, entre les valvules mitrale et aortiques,
présente le même aspect ; il est sain, du reste, ainsi que l'aorte.
Les ramifications bronchiques sont tuméfiées, vasculaires et remplies
de mucosités ; la partie postérieure du poumon droit est congestionnée. La rate est hypertrophiée et le péritoine plein de liquide.

En passant en revue les diverses circonstances rapportées, avec
tant de soin, par les docteurs Fausset et Gordon, on arrive à cette
conclusion , que la rupture des cordes tendineuses de la valvule
mitrale s'était produite récemment et sous l'influence des battements
tumultueux du cœur, déterminés par la tentative faite par le malade,
de revenir chez lui en courant. C'est, en effet, à partir de ce moment
qu'on vit apparaître un nouvel ensemble de signes qui persistèrent,
sans rémission, jusqu'à la mort. Il ne faut pas oublier que l'endocarde
au voisinage dés valvules était vascularisé et que les cordes tendineuses étaient parsemées de gouttelettes de lymphe. Au moment où
le docteur Gordon vit ce malade pour la première fois, le pouls était
faible, petit et intermittent. En rapprochant ces particularités de
l'histoire antérieure du malade, et de l'existence d'un frémissement
extraordinaire et d'un murmure s'entendant dans la poitrine tout
entière, et très-distinct de celui qui appartenait à l'orifice aortique,
le docteur Gordon fut amené à diagnostiquer la coïncidence d'une
dilatation considérable des deux orifices auriculo-ventriculaires et
d'une lésion de l'orifice aortique. L'autopsie vint confirmer l'exactitude de ce diagnostic. Avec ce fait comme point de départ, c'est aux
observateurs à déterminer, à l'avenir, si dans un cas bien net de
reflux du sang par l'orifice aortique, l'apparition subite de symptômes
nouveaux, ou l'aggravation de ceux qui existaient déjà, ainsi que
la modification des caractères du pouls et le développement d'un
murmure vasculaire nouveau et très-étendu, ne doivent point faire
diagnostiquer la rupture des cordes tendineuses ou des valvules de
l'un des orifices auriculo-ventriculaires (1).

(1) Le docteur Fausset constata, le 15 novembre, une saillie remarquable de

Rupture des valvules tricuspides.

Je n'ai jamais rencontré cet accident, et tous les auteurs sont d'accord sur son extrême rareté. On comprend, du reste, sans peine qu'il soit bien moins commun que pour les valvules mitrales, lorsque l'on songe aux rapports physiologiques et pathologiques des cavités droites du cœur.

Le professeur Todd a enrichi la science d'un exemple fort important de cette affection (1). Dans les remarques dont il fait suivre l'exposé du fait en question, voici comment il s'exprime :

« Mon expérience m'a démontré depuis longtemps, que la moitié
» droite du cœur ne jouit pas d'une immunité particulière, comme
» l'a dit Bichat, et comme on l'a répété après lui. Voici sur ce
» point ce qui nous paraît être la vérité : dans les altérations
» morbides chroniques des valvules, donnant lieu à des dépôts
» de tissus anormaux, que ces dépôts soient interstitiels ou super-
» ficiels, le côté droit du cœur est atteint *plus tard* que le
» côté gauche. Il n'est pas rare de trouver les deux moitiés du
« cœur affectées de la même manière; seulement, les lésions des
» valvules du cœur droit sont moins avancées dans leur déve-
» loppement que celles du cœur gauche : quant aux affections
» *aiguës* de l'oreillette ou du ventricule droit, elles sont extrê-
» mement rares. La force plus grande déployée par le ventricule
» gauche, et qui est évaluée par Valentin à un cinquantième
» du poids du corps, celle du ventricule droit n'étant que
» d'un centième, le développement plus considérable du tissu
» musculaire que le même physiologiste a estimé être du double,

la partie antérieure et gauche de la poitrine ; à cette époque, on percevait à la main une sensation de frémissement. Cette saillie disparut ensuite. La saignée seule procura quelque soulagement au malade : elle fut pratiquée à trois reprises ; les deux premières fois, il se forma sur le sang une couenne inflammatoire. Il est probable qu'à ce moment, le frémissement était dû uniquement à l'affection des valvules aortiques, et qu'il se produisait au moment de la sortie ou de la rentrée du sang dans le ventricule.

(1) *Un cas de rupture des cordes tendineuses des valvules tricuspides du cœur*, par Robert Bentley Todd, M. D., F. R. S. (*Dublin Journal of medical science*, New. Series, vol. V.)

» dénotent une activité bien plus grande de la nutrition à gauche
» qu'à droite, et par conséquent une disposition plus grande, aussi,
» à la déposition des tissus de formation nouvelle. »

Le malade du docteur Todd n'était point soumis à son observation au moment présumé de la déchirure. C'était un homme de
vingt et un ans, admis à King's College Hospital, avec de l'a-
nasarque et de l'ascite. L'hydropysie avait débuté par la face et
les extrémités supérieures, et avait marché rapidement. Le foie
avait beaucoup augmenté de volume, et était induré. La respiration était fréquente (40 par minute). Le malade, en proie à une
toux qui l'épuisait, conservait une position demi-couchée.

A la partie antérieure de la poitrine, le murmure respiratoire
avait le caractère puéril; en arrière, il était faible et crépitant. L'impulsion du cœur, vigoureuse, se percevait à la vue et au toucher dans
une grande étendue du thorax; il existait un frémissement à la base
et à la pointe du cœur; le choc cardiaque se sentait et se voyait au
niveau du scrobicule du cœur et dans toute la région précordiale.
On constata l'existence d'une matité étendue et de deux bruits de
souffle: l'un était plus fort à la pointe et sous le sternum; le deuxième,
moins intense, avait une tonalité différente, et s'entendait à la
base du cœur et sur le trajet de l'aorte. Ces bruits étaient systoliques l'un et l'autre; le deuxième bruit du cœur était faible, mais
naturel; le pouls, petit et filiforme, disparaissait sous une pression
légère.

La maladie de ce jeune homme remontait apparemment à vingt-
sept mois avant son entrée à l'hôpital. A cette époque, il reçut dans une
émeute un coup de couteau un peu au-dessous de la mamelle droite.
La blessure laissa échapper une grande quantité de sang, puis
survint une pleurésie qu'on traita par plusieurs émissions sanguines. Cet état fut suivi d'une constipation opiniâtre qui se termina
par des selles abondantes, contenant une quantité considérable de
sang, en caillots et très-fétide. Quatre semaines après cet accident,
une hématémèse eut lieu; cette hémorrhagie et les selles sanglantes
se renouvelèrent tous les quinze jours environ, jusqu'aux trois derniers mois de la maladie.

Nous donnons textuellement les résultats de l'examen nécroscopique.

« *Autopsie.* — L'examen du cadavre est pratiqué douze heures,
» environ après la mort. Le corps est très-œdèmatié. Les plèvres et
» le péritoine contiennent de la sérosité en grande abondance. Celle-ci
» s'est épanchée dans la cavité pleurale, pendant les quarante-huit
» heures qui ont précédé la mort. Les poumons, fortement œdé-
» mateux, ne sont point affaissés. Le cœur est très-hypertrophié,
» l'oreillette et le ventricule droits sont dilatés; les cavités gauches
» sont un peu plus grandes que de coutume ; les valvules de cette par-
» tie du cœur sont saines, ainsi que les valvules sigmoïdes de l'ar-
» tère pulmonaire; il n'en est pas ainsi de la valvule tricuspide : sa
» grande valve, qui sépare l'infundibulum de la portion auriculaire
» du ventricule, et qui est placée en avant, flotte dans la cavité
» du ventricule. Elle n'est fixée au cœur que par sa base, au
» niveau de la zone fibreuse auriculo-ventriculaire ; toutes ses cordes
» tendineuses sont rompues à des hauteurs différentes, ce qui donne
» à son bord libre l'apparence d'une membrane déchiquetée. Les
» muscles papillaires, dont émanent les cordes tendineuses, sont
» évidemment atrophiés et raccourcis. Le bord de la valvule
» n'est point épaissi, et l'on ne constate aucune modification dans
« sa structure, ni dans les parties déchirées des cordes tendi-
» neuses. Les extrémités de ces tendons, soit dans la partie qui
» adhère aux muscles, soit dans celle qui est restée fixée à la
» valvule, forment de petites nodosités, rappellant l'extrémité renflée
» des nerfs dans les moignons, après une amputation.

» L'aorte et ses branches ont une dimension moindre que de cou-
» tume ; leurs tuniques sont amincies, et leur structure se rap-
» proche ainsi de celle de l'artère pulmonaire : celle-ci est dilatée
» et hypertrophiée comme les cavités droites du cœur.

» L'atrophie des muscles papillaires du ventricule droit, qui
» tiennent sous leur dépendance le jeu de la valvule tricuspide,
» prouve que la rupture valvulaire existe depuis longtemps. Elle
» remonte probablement à l'époque où le malade fut blessé, c'est-à-
» dire à deux ans et demi; la forme arrondie et le gonflement
» des extrémités des cordes tendineuses indiquent un commencement
» de travail de réparation, auquel il n'a manqué, pour être complet,
» que la juxtaposition exacte et continue des parties lacérées,
» condition impossible, dans un organe comme le cœur.

» La membrane muqueuse de l'estomac est très-mince et très-

» pâle; çà et là, elle est ramollie. On n'y constate ni ulcérations, ni
» cicatrices.

   » Les autres organes n'offrent rien de remarquable. »

Nous pensons, avec le docteur Todd, que la lacération des tendons
remontait à l'époque de la lutte pendant laquelle le malade fut
blessé. L'atrophie et le raccourcissement des faisceaux musculaires
correspondants prouvent la date déjà ancienne de la rupture.

En comparant les symptômes résultant d'une semblable lésion,
et ceux qui se produisent à l'occasion de la rupture des valvules
mitrales et des cordes qui les sous-tendent, le docteur Todd fait remarquer que la lacération d'un certain nombre de cordes tendineuses,
appartenant à la valvule tricuspide, ne donne pas lieu, immédiatement,
à l'apparition d'accidents aussi graves que si la lésion siégeait à la
valvule mitrale. Il rappelle, à l'appui de cette manière de voir, l'occlusion imparfaite de la valvule tricuspide, à l'état physiologique.
Nous avons déjà étudié, sur ce point, l'opinion du docteur Adams et
de M. King ; et comme M. Todd, nous admettons volontiers, que la
rupture des valvules auriculo-ventriculaires doit donner lieu à des
accidents plus graves, et plus subits dans le cœur gauche que dans
le cœur droit; dans le premier cas, c'est le poumon, dans le deuxième,
ce sont les grosses veines qui reçoivent le sang refluant de l'oreillette distendue.

Enfin, M. Todd a déduit avec succès l'engorgement du foie et les
hématémèses répétées, de l'état de surcharge de l'oreillette droite et
du système veineux (1).

____

(1) « Il existait dans ce fait, dit le docteur Todd, une complication de sym-
» ptômes qui rendait un diagnostic précis et satisfaisant très-difficile. Aussi
» nous n'essayâmes pas de le formuler. Le malade était tellement faible, qu'un
» examen répété et minutieux était impossible. La matité considérable, la force
» et l'étendue exagérée du choc cardiaque, nous permettaient de reconnaître
» l'accroissement de volume du cœur. Nous attribuons cette lésion à la fois
» à l'hypertrophie et à la dilatation des deux ventricules : la dilatation du
» ventricule droit était indiquée par le fait que le cœur se rapprochait du creux
» épigastrique, où les battements cardiaques étaient perceptibles au toucher et à
» la vue, et par le développement considérable de l'hydropisie qui se produit si
» facilement dans ce cas. Les veines du cou étaient masquées par l'anasarque,
» aussi ne put-on s'assurer de l'existence de la régurgitation veineuse.

» Le bruit de soufflet, si intense au niveau de la pointe du cœur, rendait pro-
» bable l'altération de l'une ou de l'autre des valvules auriculo-ventriculaires, et

CHAPITRE X

On peut, au point de vue de la pratique, diviser les affections nerveuses du cœur en deux classes : les unes ne s'accompagnent d'aucunes lésions organiques ou inflammatoires appréciables; dans les autres, bien que le trouble de l'innervation joue le rôle principal, il existe diverses altérations de tissu. Ainsi constitué, le groupe de ces affections égale en nombre celui des maladies organiques; il est même plus nombreux, si l'on y joint les cas où l'on n'observe que les signes d'un état nerveux, primitif ou sympathique.

L'existence d'une névrose du cœur, sans complications, est probablement d'une rareté extrême ; dans certains cas où l'examen physique ne révèle aucune lésion, on ne doit, comme dans beaucoup d'autres maladies, accepter ce résultat négatif qu'avec réserve. Quoi qu'il en soit, il est certain que, même en l'absence de toute lésion organique, un trouble fonctionnel marqué du cœur devient, parfois, habituel, par une influence sympathique donnée. Il peut arriver aussi qu'une névrose erratique se localise accidentellement sur le cœur. C'est ce qui a lieu dans l'hystérie, par exemple.

L'angine de poitrine a été décrite, quelquefois, comme une mala-

» la fréquence plus grande des lésions du cœur gauche semblait devoir la faire
» rapporter à la valvule mitrale. Cependant l'intensité du souffle, sous le sternum,
» m'avait frappé et je pensai à une affection de la valvule tricuspide. Mais la
» rareté d'une lésion de cette valvule, assez marquée pour donner lieu à un bruit
» de souffle, ôtait beaucoup de probabilité à cette supposition ; d'un autre côté,
» l'augmentation de volume du ventricule droit, et probablement aussi du ventri-
» cule gauche, et le développement que le ventricule droit avait acquis du côté de
» la pointe du cœur pouvaient expliquer la propagation au cœur droit d'un bruit
» ayant son siége au niveau de la valvule mitrale. Quant au bruit de souffle de
» l'orifice aortique, il n'était pas lié, nécessairement, à un état pathologique
» de cet orifice ; l'état extrême d'anémie suffisait pour l'expliquer. Il n'est pas
» douteux que les deux bruits de souffle ne fussent renforcés, à un degré notable,
» par cet état anémique. »

die purement nerveuse. Cependant les recherches de deux observateurs illustres, Heberden, au XVIIIe, et Latham, au XIXe siècle, ont établi que la douleur et la sensation de mort imminente sont des symptômes appartenant, fréquemment, à diverses formes de maladies organiques du cœur, quelle que soit, d'ailleurs, la cause immédiate de ces symptômes.

Ces formes ont été, indiquées par le docteur Latham; ce sont :

1° L'affaiblissement avec atrophie du cœur ;

2° L'affaiblissement avec dégénérescence graisseuse ;

3° Quelques affections valvulaires, et surtout celles du cœur gauche ;

4° Les maladies de l'aorte, avec ou sans oblitération des artères coronaires.

L'angine de poitrine a donc été rencontrée dans la plupart des affections organiques du cœur. Ses symptômes s'observent peut-être également dans la dilatation locale de l'aorte et dans les autres anévrysmes. Nous reviendrons sur ce point à propos des anévrysmes de l'aorte. Suivant Latham, et c'est aussi notre avis, l'angine de poitrine se montre avec une affection organique simple du cœur, et lorsqu'il y a combinaison de deux ou de plusieurs de ces affections. Il est douteux qu'elle se développe jamais chez des individus parfaitement exempts de toute maladie organique du cœur et de l'aorte. Dans les faits de cette espèce qu'on a décrits, la lésion cardiaque a probablement échappé à l'observateur et le cœur n'était pas complétement indemne. Quelques-uns de ces faits doivent être rejetés : ce sont ceux qui ont été recueillis avant l'application du microscope à l'anatomie pathologique; en effet, la constatation des modifications de tissus, à leur début, alors qu'elles échappent encore à l'œil nu, tient le premier rang parmi les usages des recherches histologiques. Le docteur Latham exprime quelques doutes sur la possibilité de l'absence de toute lésion organique, dans la maladie qui nous occupe. « On l'a rencontrée, dit-il, dans des cas où l'on ne retrouvait aucune » forme de désorganisation, ni aucun état morbide du cœur et des » vaisseaux environnants (1). » Mais il ne cite aucun fait de cette espèce, observé par lui dans le cours de sa vaste pratique.

Dans l'état actuel de la science, nous devons nous ranger à l'opinion du docteur Latham, qui voit dans l'angine de poitrine plutôt un

____

(1) *Op. cit.*, vol. XI, p. 362.

ensemble particulier de symptômes, qu'une maladie ayant un caractère anatomique fixe.

Il est difficile de définir exactement le groupe d'accidents qui constituent une attaque d'angine pectorale. D'autres phénomènes, dus à des complications, viennent sans doute s'y mêler accidentellement ; à vrai dire, un accès d'angine, intense et non compliqué, se rencontre rarement. Souvent l'état auquel tel praticien donne ce nom, serait désigné par tel autre sous la dénomination d'asthme cardiaque, et l'on peut se demander si ces deux états pathologiques ne se combinent pas. Le docteur Parry nous a donné la meilleure description que nous ayons de cette maladie, sous sa forme simple, alors qu'elle consiste en une affection paroxystique, avec douleur dans la région précordiale, douleur se propageant sur le trajet des nerfs de Wrisberg, pâleur de la face et sensation de mort imminente. Ces accidents formidables peuvent se montrer subitement et disparaître de même ; ils se produisent quelquefois chez des individus jouissant, en apparence, d'une excellente santé ; la meilleure méthode de traitement à leur opposer est l'administration des stimulants et des opiacés. Enfin, comme l'a prouvé le docteur Latham, la maladie peut, à la suite d'attaques répétées, se terminer fatalement dans un temps assez court ; parfois, même, la mort survient au premier accès.

Deux opinions contraires sont en présence, quant à la nature intime d'une attaque d'angine de poitrine. Doit-on la rapporter à un spasme du cœur ? ou résulte-t-elle d'un affaiblissement fonctionnel de l'organe ? Le docteur Latham s'est fait, après Heberden, le défenseur habile de la première de ces théories. Il attribue la douleur et la sensation de l'approche de la mort au spasme. « Il est évident, dit-il, » qu'un accès d'angine de poitrine se compose de la douleur et de » quelque autre chose. Il n'y a point de doute possible sur le phéno- » mène douleur ; mais il ne suffit pas pour expliquer la sensation de » mort imminente qui accompagne chaque paroxysme, et la mort » qui finit par arriver dans un accès.

» Le spasme, a-t-on dit, est un mode d'action du tissu musculaire » qui diffère de son mode d'action habituel, ou qui en est l'exagération. » Les fonctions de tous les muscles, volontaires ou non, s'accomplis- » sent, physiologiquement, sans donner lieu à une sensation dont nous » ayons conscience. Mais le spasme est toujours douloureux, et lors- » qu'il y a spasme et douleur à la fois, les parties qui en sont le siége

» cessent de pouvoir remplir les fonctions qui leur sont dévolues. Les
» coliques arrêtent le mouvement péristaltique de l'intestin, la crampe
» empêche les mains d'agir et les pieds de marcher.

» Mais le cœur est un muscle; ses fonctions sont celles d'un
» muscle. Or, nous cherchons quelque chose qui se montre au cœur
» en même temps que la douleur, quelque chose qui gêne les fonc-
» tions de cet organe, et qui peut les enrayer ou les abolir compléte-
» ment. Ce quelque chose, c'est le *spasme*. A un faible degré, le cœur
» ne se contracte plus librement sur le sang, et ne le projette plus
» complétement dans le système artériel; à un degré plus complet,
» la propulsion du sang cesse entièrement.

» Ces faits nous donnent l'explication du phénomène principal
» de l'angine de poitrine : c'est un spasme du cœur (1). »

Enfin le docteur Latham rappelle à l'appui de son opinion l'efficacité
de l'opium. On pourrait invoquer également le succès de cette médication contre les spasmes musculaires qui se montrent dans les fractures.

Avant d'adopter cette doctrine, il est nécessaire d'entrer dans
quelques considérations générales. Les personnes qui sont le plus
sujettes à l'angine de poitrine, sont habituellement les individus avancés en âge, et, dans bon nombre de cas, ils offrent le tempérament
pléthorique ou leuco-phlegmatique. Ils sont parfois atteints de goutte
atonique ; souvent ils ont des affections hépatiques, et il est ordinaire
de rencontrer chez eux les signes d'une affection valvulaire, avec ou
sans diminution de la puissance musculaire du cœur. C'est chez ces
sujets que se produit, le plus communément, l'affaiblissement du
cœur par atrophie ou par dégénérescence graisseuse. D'un autre
côté, l'angine pectorale coïncide rarement avec l'hypertrophie active
du cœur. En séparant les faits où il y a débilitation par une cause
quelconque, de ceux où la contractilité est normale ou exagérée, on
voit que l'angine de poitrine est bien plus fréquente dans le premier cas.

Lorsqu'on songe que le cœur est un muscle creux, il est difficile
de comprendre qu'un spasme, partiel ou général, en entrave les
fonctions sans les suspendre complétement. En effet, l'occlusion
spasmodique complète de l'une de ses cavités doit nécessairement
amener la mort, en détruisant la continuité de l'acte circulatoire.

(1) *Op. cit.*, p. 385.

D'ailleurs, on devrait trouver à l'autopsie le cœur, ou l'une de ses cavités au moins, dans un état de contraction énergique. Or, je ne sache pas qu'on ait jamais constaté cette particularité chez les malades ayant succombé à un paroxysme d'angine de poitrine. Les connaissances très-incomplètes que nous possédons sur le spasme cardiaque, sont en contradiction avec l'opinion qui en fait le point de départ de l'angine pectorale. Les symptômes de cette affection manquaient dans le cas de contractions spasmodiques du cœur, chez un malade atteint de tétanos, et dont il a été question plus haut.

En examinant la question, on ne doit point perdre de vue les considérations suivantes :

1° L'angine de poitrine n'a été rencontrée que rarement sans altérations organiques du cœur ou des artères ; chez le même individu, la maladie peut occuper des points différents, et affecter des formes diverses.

2° Les sujets chez lesquels l'angine de poitrine se montre le plus communément, sont ceux chez lesquels existe une débilitation du cœur, dont les effets s'aggravent encore par la présence de lésions organiques des muscles cardiaques, de l'endocarde, des valvules, des artères coronaires ou de l'aorte elle-même.

Ceci nous conduit à la doctrine professée depuis longtemps par Parry ; il attribue les symptômes de l'angine à l'exagération momentanée d'un affaiblissement du cœur existant antérieurement.

Les opinions de l'auteur que nous venons de citer, sur ce sujet controversé, sont contraires à l'idée d'un spasme cardiaque. En laissant de côté ce qu'il dit de l'obstruction des artères coronaires, condition qui n'est point indispensable, bien qu'elle se rencontre fréquemment, on voit qu'il rapporte les symptômes de l'angine thoracique et la terminaison fatale, non à une augmentation, mais à la diminution de la force musculaire du cœur. La maladie consisterait en une syncope précédée d'une anxiété notable et d'une douleur dans la région du cœur, et résulterait d'une lésion organique qui diminue la puissance de l'organe. Les symptômes observés dépendraient du ralentissement du cours du sang et de son accumulation dans les cavités du cœur (1).

Le docteur Parry a insisté fortement sur l'absence de la dyspnée,

(1) L'ouvrage du docteur Parry, intitulé *Recherches sur les symptômes et les*

et même des palpitations, dans les cas les plus tranchés de cette maladie. L'accélération de la respiration et une certaine forme de respiration suspirieuse signalée déjà dans le chapitre consacré à la dégénérescence graisseuse du cœur peuvent se montrer, et ces symptômes ont été probablement désignés quelquefois sous le nom de *dyspnée*. Cependant, la difficulté extrême de respirer, que l'on observe dans l'asthme cardiaque, n'est point un symptôme essentiel de l'angine de poitrine. Heberden fait remarquer qu'à l'exception de la douleur thoracique, les malades se portent d'abord parfaitement bien. Dans les faits observés par Parry, et dans ceux qui lui ont été communiqués, loin d'éprouver de la dyspnée, ils faisaient fréquemment de profondes inspirations et retenaient leur respiration sans difficulté, et même avec plaisir. Il n'y avait donc, dit-il, ni accélération ni gêne de l'acte respiratoire. Un de ces malades avait pour habitude de s'arrêter sur une respiration profonde ; il produisait ainsi une diminution momentanée de la douleur thoracique ; Heberden fait remarquer que les malades sont soulagés « lorsqu'ils redressent les vertèbres dorsales. » (1)

Les accidents respiratoires de l'angine de poitrine consistent réellement en une certaine forme de respiration suspirieuse, symptôme important de l'affaiblissement et de l'état graisseux du cœur ; ce phénomène est encore en opposition avec la théorie de la nature spasmodique de l'angine de poitrine ; lorsqu'on le rapproche de l'état du

causes de la syncope angineuse, vulgairement appelée angine de poitrine, a été publié en 1799. C'est certainement la meilleure monographie qui existe sur ce sujet. Dans son résumé (p. 141), il fait remarquer que les causes qui déterminent les accès sont celles qui produisent l'accumulation du sang dans les cavités du cœur ; cette accumulation résulte d'une compression mécanique ou de l'hyperstimulation du système circulatoire « en vertu de laquelle le cœur, affaibli par son » organisation viciée, a de la tendance à passer à l'état de repos, tandis que le » sang continue à progresser dans le système veineux. D'où il suit que la puis» sance du cœur étant donnée, la tendance aux accès sera en raison directe du » *momentum* du sang dans les veines ; et qu'au contraire étant donné le *momen*» *tum* du sang dans les veines, la tendance aux accès sera en raison même de la » puissance du cœur. » Il ajoute qu'après s'être rapproché jusqu'à un certain point de l'état de repos, c'est-à-dire de la suspension de ses fonctions, le cœur peut recouvrer son excitabilité au point de rétablir plus ou moins complétement la circulation ; la mort survient enfin, suivant lui, « en raison d'une inexcitabilité » du cœur, portée au point de devenir irrémédiable. »

(1) *Medical Transactions*, vol. III, p. 3.

pouls, presque imperceptible pendant l'attaque, cet accident n'indique que trop l'affaiblissement et la semi-paralysie du cœur (1).

En résumé, on peut conclure que le groupe particulier de symptômes décrit par Heberden, Parry, Percival et Latham, sous le nom d'*angine de poitrine*, n'est que l'apparition, sous une forme définie, de quelques-uns des symptômes d'un affaiblissement du cœur. L'oblitération des artères coronaires peut exister, ou non ; sans être rare, elle n'a qu'une action indirecte dans la production de l'angine ; elle n'a du reste rien de constant. Cette lésion n'agit qu'en produisant l'atrophie et la dégénérescence graisseuse du cœur ; le docteur Quain l'a démontré. Ces altérations du tissu musculaire déterminent parfois l'angine de poitrine, alors que les artères coronaires ont conservé leur perméabilité.

Si l'on adoptait les idées d'Abercrombie sur la nature de l'iléus, on pourrait, par analogie, en tirer quelques éclaircissements sur la question qui nous occupe. Dans l'iléus, il y a faiblesse ou paralysie d'un tube musculaire ; cette altération n'est pas complète, car la puissance des muscles est conservée au-dessus et au-dessous du point où l'intestin est dilaté. Dans le cas où il y aurait un certain degré d'affaiblissement cardiaque, condition beaucoup plus probable que le spasme ou l'augmentation de la contractilité d'une portion du cœur, il existerait là un état mécanique assez semblable à celui de l'intestin affecté d'iléus. Si le ventricule gauche devenait le siége d'une paralysie ou d'un affaiblissement momentané, le ventricule droit continuant à agir, il y aurait obstruction et dilatation consécutives ; et si la perte de la contractilité du ventricule gauche était complète, il s'ensuivrait une syncope, et même la mort.

Dans ce qui précède, nous avons cherché, moins à combattre la

____

(1) On pourrait se demander si dans cet état il n'y aurait pas consensus entre le cœur et le poumon. Les alternatives de respiration profonde et suspirieuse, et de périodes d'apnée, qu'on a signalées dans la maladie graisseuse du cœur, indiquent une affection des nerfs pulmonaires. Les inspirations forcées seraient-elles dues à un effort pour assurer la continuation de la circulation par l'aspiration du thorax ? Les accès d'apnée indiqueraient-ils un état du poumon correspondant à la paralysie temporaire du cœur ? Dans les cas dont il s'agit, n'y aurait-il pas dégénérescence des tissus musculaires du poumon, semblable à celle du cœur ? On aurait là, sous une forme chronique, des affections semblables et simultanées, ainsi que nous en avons déjà trouvé des exemples pour les affections secondaires du typhus,

possibilité de l'existence d'un spasme cardiaque, qu'à prouver que l'angine de poitrine résulte d'un état tout opposé. La douleur peut s'expliquer par une distension exagérée des vaisseaux collatéraux du cœur, et la syncope se comprend facilement, dans l'une ou l'autre hypothèse. Qu'on ne l'oublie pas, cependant, il y a abondance de preuves pour établir que la syncope résulte d'un affaiblissement ou d'une paralysie du cœur, et il n'est nullement certain qu'elle se produise sous l'influence d'un état spasmodique.

Il ne faut pas perdre de vue, non plus, que sous le nom d'angine de poitrine, on a réuni, et l'on réunit encore, beaucoup de maladies variables dans leur nature et dans leurs combinaisons entre elles. Les cas d'angine de poitrine bien caractérisés, tels qu'ils ont été décrits par Latham, sont rares ; il en est de même de ceux qu'a signalés Laennec, et où la maladie est purement nerveuse. Je n'ai jamais rencontré ni l'une ni l'autre de ces formes. L'affection qui porte dans notre pays, le plus ordinairement, le nom d'angine de poitrine, mériterait plutôt celui d'asthme cardiaque. Cet état morbide est dû, probablement, à la coïncidence d'une dilatation du cœur et d'un état de congestion et de spasme des poumons. On explique ainsi les symptômes de beaucoup d'asthmes cardiaques, surtout lorsqu'ils se montrent subitement chez des individus dont le cœur est affaibli et irrégulier dans son action, d'une façon permanente.

Il est quelques points qui pourraient très-utilement devenir le sujet d'observations minutieuses ; tels sont :

1° L'étude des phénomènes physiques que présente le cœur, pendant l'accès d'angine de poitrine. Il serait indispensable de noter l'état du pouls et celui de l'impulsion et des bruits du cœur, au niveau de trois points différents : à la base du cœur, dans la région mammaire gauche, et au niveau du cartilage xiphoïde ;

2° L'examen comparatif des bruits et du choc du cœur, dans les intervalles des accès ;

3° La détermination de l'état des cavités du cœur, chez les sujets morts pendant un paroxysme d'angine de poitrine ;

4° La détermination de la quantité de sang contenue dans chacune des cavités du cœur, prise isolément ;

5° L'examen de l'aorte ; il faudrait rechercher, non-seulement ses altérations pathologiques ordinaires, mais aussi les modifications que son élasticité peut présenter. On devrait également signaler l'existence ou l'absence de l'anévrysme disséquant, affection qui passe souvent inaperçue, s'il ne s'est pas fait une hémorrhagie dans le péricarde.

Traitement. — Je n'ai rien à ajouter au traitement de l'accès d'angine de poitrine, indiqué dans les traités de médecine pratique. D'un avis général, la médication principale consiste dans l'administration des stimulants. Parmi ces médicaments, on comptera surtout sur le vin, l'eau-de-vie, l'ammoniaque, l'éther d'Hoffmann. Les doses auxquelles on les administre doivent se régler sur les effets produits. On pourra appliquer sur la région précordiale des cataplasmes sinapisés et des fomentations chaudes. Dans l'emploi de ces moyens, on sera guidé par un examen attentif du choc et des bruits du cœur, et par l'état général du malade. Enfin, si l'estomac est distendu par des gaz, cet accident devra être combattu par une médication appropriée.

Le docteur Latham conseille l'opium pour calmer la douleur; il donne de 30 à 60 gouttes de laudanum. L'administration de cet agent et des autres anesthésiques, dans le traitement de l'angine de poitrine, est réglée, en partie, par la connaissance acquise antérieurement, de la force des contractions cardiaques. Ces moyens thérapeutiques seront appliqués plus tardivement, s'il n'y a aucune raison de supposer une débilitation considérable du cœur. Une expérience récemment acquise paraît démontrer les dangers de l'inhalation du chloroforme, dans la dégénérescence graisseuse du cœur. Peutêtre retirerait-on, cependant, quelques avantages d'une potion qui en contiendrait de 10 à 15 gouttes. Citons ici un fait clinique que nous devons à un praticien distingué, en Angleterre : — Une dame, d'un tempérament nerveux, le consulta pour une névralgie intercostale gauche qui durait depuis longtemps. On appliqua du chloroforme sur la région précordiale, et au bout de quelques minutes, il survint une violente attaque convulsive, suivie d'un état prolongé de prostration, qui nécessita l'usage des stimulants, pendant plusieurs heures.

Le traitement général de l'angine de poitrine est celui de l'affaiblissement ou de la dégénérescence graisseuse du cœur.

En étudiant les troubles fonctionnels du cœur, on peut, au point de vue de la pratique, les diviser en deux catégories : l'une d'elles comprend les cas dans lesquels les palpitations, la douleur, ou les autres accidents se montrent indépendants de tout état morbide extérieur au cœur; dans l'autre catégorie se rangent les faits où les symptômes cardiaques sont sympathiques d'affections variées, locales ou générales. Mais, même en adoptant une division aussi simple, on rencontre bien des faits d'une nature si complexe, qu'on ne peut les ranger, raisonnablement, ni dans l'une ni dans l'autre de ces catégories.

Aussi, sans nous embarrasser d'une classification difficile ou même impossible, nous allons examiner, au point de vue clinique, quelques-unes des affections qui s'offrent le plus souvent à notre observation.

Névralgie simple du cœur. — Souvent un malade se plaint d'une douleur qu'il rapporte au cœur; parfois même, cette douleur s'accompagne de palpitations. Celles-ci ne sont point toujours le résultat de la douleur; elles peuvent être dues à la frayeur éprouvée par le patient. Il est très-difficile de distinguer la véritable névralgie du cœur, des formes ordinaires de la névralgie intercostale; et le plus habituellement, la douleur attribuée à la névralgie cardiaque n'a aucune importance. A vrai dire, ce symptôme appartient rarement aux premières périodes des affections chroniques du cœur, qui très-souvent débutent silencieusement et sans douleur. Cependant, si celle-ci est tenace, et s'accompagne de palpitations ne reconnaissant pas pour cause la frayeur du malade; si d'autre part, elle s'étend au membre supérieur gauche, et ne dépend point d'un trouble gastrique, elle constitue un symptôme qu'il ne faut pas négliger; l'absence complète de tous les signes physiques morbides ne doit même pas donner la certitude qu'il n'existe pas une lésion latente, en voie de progrès. Pour établir ce diagnostic on doit, de toute évidence, considérer l'âge, l'état physique et le tempérament du malade. Enfin on ne doit pas conclure, d'une façon absolue, contre l'existence ou l'imminence d'une lésion organique, parce que la douleur n'est point continue; elle peut offrir des intermittences, dans le cours de diverses formes morbides à marche progressive et continue.

A ce sujet, le fait suivant est, au moins, instructif : — Je fus consulté par le docteur Lyons, pour un gentlemen âgé de cinquante-sept ans environ, et qui, depuis quelque temps, éprouvait un malaise général et des troubles gastriques. Il se plaignait également d'une sensation

singulière de chaleur dans le bras gauche et dans la moitié du cou.
Au membre inférieur correspondant, la même sensation existait,
mais bien moins distincte. Un examen très-attentif ne put faire découvrir aucune affection du cœur. Ces accidents remontaient à deux
ans. Je revis ce malade après un an ; cette fois, encore, les phénomènes cardiaques n'offraient rien d'anormal.

Cet état dura pendant trois années; la sensation de chaleur dans
le bras s'exaspérait de temps en temps; le malade fut pris, alors, d'un
rhumatisme musculaire, et six mois après, le médecin traitant, en
examinant le cœur, par hasard, reconnut l'existence d'un bruit de
soufflet, ayant en apparence son siége à l'orifice mitral. Au bout d'un
an environ, survint une péricardite, et pendant sa période d'intensité,
le bruit mitral disparut, pour reparaître lorsque les bruits péricardiaques cessèrent. Depuis, ce bruit de souffle mitral a toujours persisté, et les signes de l'hypertrophie du cœur s'y sont ajoutés.

Pour comprendre la chaleur perçue dans le bras gauche, il faut
dire que le malade avait été pris, après l'âge de vingt-cinq ans, d'attaques épileptiques qui reparurent pendant cinq années. Il avait présenté de temps à autre des vertiges, mais, jusqu'à présent, il ne s'est
montré aucun autre symptôme d'une affection cérébrale (1).

L'apparition de la douleur névralgique du bras ou de l'épaule doit
toujours éveiller notre attention, car c'est, habituellement, un symptôme de diverses affections intra-thoraciques. Lorsqu'elle dépend
d'une affection cardiaque, elle paraît suivre le trajet des nerfs
de Wrisberg et se propage, quelquefois, jusque dans les doigts. Parfois continue, paroxystique, ou intermittente, elle est souvent dimi-
nuée par les médicaments opiacés, ou par des topiques stimulants :
s'il y a de l'intermittence, le quinquina trouve utilement sa place.
Les résultats obtenus par la médication ont donné lieu, fréquemment,
à de fausses interprétations de la nature de la douleur, et on
laisse passer inaperçues diverses maladies très-importantes, dont la
douleur était presque le seul symptôme saillant, pendant quelque
temps au moins. C'est ce qui a quelquefois lieu, par exemple, pour
l'anévrysme de l'aorte, dans diverses maladies du cœur, au début de

(1) Signalons ici la découverte, faite par Remak, de ganglions microscopiques
placés à la surface du cœur, et semblables à ceux qu'il a rencontrés dans les
tuyaux bronchiques et dans l'estomae. L'application de cette observation à la
médecine pratique n'est point encore faite. (*Muller's Archives*, 1852.)

la tuberculisation pulmonaire, dans quelques formes de péricardite, et peut-être aussi, nous le croyons, au moins, dans des cas de tumeurs cancéreuses du thorax.

Dans le traitement de la névralgie cardiaque, tout ce qui améliore et fortifie la santé générale est avantageux. S'il existe des symptômes de goutte ou de dyspepsie, ils doivent attirer notre attention d'une façon spéciale. Un exercice réglé a souvent les meilleurs résultats, et l'on peut employer les médicaments usités en général contre les affections névralgiques. Le proto-carbonate de fer, uni ou non à une préparation aromatique, sera souvent utile. La teinture ferrugineuse et aromatique de Heberden, combinée avec l'eau de laurier-cerise, ou l'acide hydrocyanique étendu, sont d'un emploi commode. Parmi les topiques médicamenteux, nous citerons la belladone, l'aconit et la vératrine sous forme de liniments ou d'emplâtres. Je n'ai point employé les courants électro-magnétiques, mais leur efficacité, dans d'autres cas de maladies nerveuses, laisse supposer qu'ils offriraient ici les mêmes avantages. Mais l'un des moyens les plus efficaces, c'est de convaincre le malade qu'il n'est point atteint d'une affection organique du cœur.

Palpitations nerveuses. — Les palpitations nerveuses se rencontrent dans des circonstances très-diverses. Sous leur forme la plus simple, elles consistent en une susceptibilité et une excitabilité naturelles du cœur, indépendantes de toute modification anatomique, et de tout effet sympathique d'une affection siégeant dans d'autres organes. Ainsi, quelques individus ont le cœur naturellement excitable et sont sujets à des palpitations, revenant à l'occasion de causes très-différentes.

En second lieu, on observe des palpitations nerveuses coïncidant avec des conditions particulières de l'organisme, ou placées sous leur dépendance.

Les exemples les plus singuliers de cette forme de palpitations appartiennent à l'hystérie, surtout lorsque cette maladie porte ses effets, successivement ou simultanément, sur des organes différents.

Les palpitations anémiques dépendent d'une excitation fonctionnelle liée à un état général de l'organisme. On rangera dans la même catégorie les cas, déjà signalés, d'excitation non inflammatoire du cœur dans les périodes avancées du typhus.

Une autre série importante de faits comprend ceux où l'action du cœur est surexcitée et est devenue irrégulière, probablement sous l'influence d'une sympathie organique. Tel est l'état, déjà décrit par nous, et dans lequel se trouvent réunis les symptômes d'une affection hépatique et ceux d'une affection cardiaque. Suivant nous, l'irrégularité de l'action du cœur, au début au moins, est souvent sympathique. Nous pensons même qu'il y a des affections du foie avec augmentation du volume de cet organe, dans lesquelles on ne peut saisir exactement le moment où une lésion cardiaque succède à l'altération fonctionnelle simple, qui se traduisait par l'excitation et l'irrégularité des battements du cœur ; ceci est vrai surtout chez les sujets peu avancés en âge. En effet, les signes physiques sont à peu près semblables, soit qu'il y ait dilatation du cœur, soit que cet organe ait conservé son intégrité, au point de pouvoir reprendre tout à coup la régularité de ses fonctions. Théoriquement, le diagnostic semble devoir être facilité par la percussion ; mais, au lit du malade, cette méthode d'exploration donne souvent des résultats erronés. Il est possible que, sous l'influence d'un trouble fonctionnel, il se produise une dilatation temporaire de l'une ou de plusieurs des cavités cardiaques, et cette circonstance peut modifier les signes fournis par la percussion (1).

Nous avons rapporté deux cas, dans lesquels une irrégularité très-grande de l'action du cœur et des palpitations violentes semblaient être placées sous la dépendance d'une disposition particulière de l'estomac ; les accidents disparaissaient par le vomissement. Chez un de ces malades, on diagnostiqua une inflammation aiguë, et chez l'autre, une affection organique et compliquée du cœur.

Pour plus de clarté, nous énumérerons les cas de palpitations nerveuses que nous venons d'indiquer brièvement :

1° Palpitations nerveuses simples, ne se rattachant à aucun état pathologique général.

(1) Voyez l'article *Dilatation du cœur*. Le praticien ne saurait être trop attentif s'il s'agit de diagnostiquer une lésion organique du cœur, lorsqu'il y a combinaison de phénomènes hépatiques et cardiaques, surtout chez des malades peu avancés en âge. Nous verrons, en effet, que par un traitement destiné à agir sur le foie et sur le système digestif, les symptômes et les signes de la dilatation et de l'irrégularité du cœur peuvent disparaître subitement, lors même que l'hypertrophie du foie persisterait. Dans les cas de cette espèce, il n'y a que rarement, on pourrait dire qu'il n'y a jamais, un bruit de souffle. Les symptômes consistent en une irrégularité extrême des battements du cœur, avec des bruits clairs et étendus, un choc bondissant, et un état correspondant du pouls,

2° Palpitations nerveuses, dépendant d'un état morbide général de l'organisme, ou coïncidant avec cet état. Voici celles que l'on rencontre le plus souvent :

a. Les palpitations hystériques ;

b. Les palpitations goutteuses ;

c. L'excitation et l'irrégularité de l'action du cœur, dans l'anémie ;

d. L'excitation de l'acte cardiaque, observée fréquemment dans les stades avancés des fièvres essentielles. Cet accident indique probablement qu'il existe un état du cœur analogue à celui qui, dans l'encéphale, donne lieu au délire, aux convulsions et aux autres symptômes nerveux. Les recherches nécroscopiques ne fournissent, sur cet état, que des résultats négatifs ; elles nous disent ce qu'il n'est pas, mais sans nous dire ce qu'il est.

Nous n'avons jamais rencontré de cardite, sous quelque forme que ce fût, dans les cas de cette espèce. Ils se terminent habituellement par la mort, et c'est là une preuve nouvelle que, dans la fièvre, l'exagération des symptômes nerveux est d'un pronostic fâcheux.

Enfin, nous trouvons les palpitations nerveuses liées à un trouble des fonctions gastriques ou hépatiques. Elles paraissent dépendre de quelque sympathie organique et locale. Que ce soit à l'estomac ou au foie que l'on doive les attribuer, ces palpitations peuvent persister pendant longtemps ; si c'est le foie qui est atteint, elles offrent parfois des périodes de rémission remarquables. Tôt ou tard, il se produit une altération organique du cœur ; cet organe s'affaiblit, se dilate et peut passer à l'état d'hypertrophie. Mais, nous le répétons, il est souvent impossible de déterminer le moment où l'excitation et l'irrégularité de l'action du cœur cessent d'être dues à un trouble fonctionnel, pour se rattacher à une dilatation, ou à une altération anatomique quelconque. Les difficultés du diagnostic sont ici bien plus grandes qu'on ne le croit. Souvent, il nous est arrivé de voir le cœur fonctionner très-irrégulièrement pendant plusieurs mois, puis reprendre tout à coup un rhythme et des bruits parfaitement naturels. Quelquefois alors, le médecin traitant nous apprenait que l'irrégularité des battements cardiaques remontait à bien des années et cessait par intervalles. Nous ne connaissons guère mieux les lois qui régissent l'apparition des affections organiques à la suite des troubles fonctionnels du cœur : lorsqu'il n'y a pas tendance à la dégénérescence graisseuse et lorsque les valvules restent indemnes, il peut s'écouler probablement un laps de temps, plus considérable qu'on ne le suppose, avant que l'altération du tissu musculaire succède aux palpitations nerveuses.

L'opinion que nous venons d'émettre est confirmée encore par la réapparition du rhythme normal du cœur, dans les cas où les battements ont été pendant longtemps très-violents et se sont accompagnés du développement de la glande thyroïde et des globes oculaires. Nous l'avons déjà dit, pour nous l'essence de cette maladie consiste en un état nerveux du cœur (1).

Distinguer exactement les maladies fonctionnelles des affections organiques du cœur, n'est point chose aussi facile que le disent les auteurs modernes. On y arrive plutôt par une habileté instinctive, résultat de l'expérience et du jugement, que par des règles diagnostiques qui puissent se formuler.

Au point de vue de la facilité du diagnostic, les palpitations nerveuses se divisent au lit du malade en deux classes, suivant que l'acte cardiaque s'accomplit ou ne s'accomplit pas avec régularité. Dans l'un et l'autre cas, des bruits de souffle inorganiques peuvent exister ou manquer. Nous les croyons plus communs, lorsque les battements cardiaques sont restés réguliers. C'est dans ce cas, cependant, que le diagnostic est le moins difficile.

L'auscultation ne nous permet pas de reconnaître à des signes certains, qu'un murmure ne résulte pas d'une affection organique du cœur. Le docteur Hope, il est vrai, attribue aux murmures nerveux, un timbre doux et soufflant ; mais cette opinion est trop absolue, et tous les praticiens savent qu'un murmure organique, se montrant au niveau du cœur ou de l'aorte, peut être faible et doux ; par contre, les murmures inorganiques sont quelquefois rudes, intenses, et peuvent même présenter un timbre musical.

Le diagnostic doit s'établir par un examen attentif, portant sur les points suivants :

1° L'histoire antérieure du malade ;

2° Les symptômes vitaux concomitants ;

3° La durée du murmure ;

4° Le degré de concordance, entre les signes physiques d'une affection organique, lorsqu'ils existent, et l'histoire, l'état général

____

(1) Voyez chap. III, p. 294.

du malade, et les conditions anatomiques des cavités du cœur, quand il est possible de s'en assurer;

5° L'état du cœur au point de vue de son excitabilité générale. Sans doute, une affection valvulaire s'accompagne quelquefois d'une excitation du cœur, et cette circonstance peut manquer dans des cas où existent des murmures non organiques. Cependant, l'état de calme des fonctions cardiaques est alors bien plus rare que dans les maladies organiques des valvules. Aussi, y a-t-il de grandes probabilités pour qu'un murmure, coïncidant avec la tranquillité et la régularité de ces fonctions, soit dû, quel que soit son siége, à une altération organique. Cette probabilité est plus grande encore, si le murmure se produit à l'orifice mitral, et non à l'orifice aortique.

6° On doit s'assurer, autant que possible, du point où le murmure a son maximum d'intensité. Les docteurs Hope et Walshe sont d'accord pour rapporter le siége du bruit de souffle inorganique aux orifices artériels. « Il est limité, dit le docteur Hope, à l'orifice aortique (à ce que j'ai vu jusqu'ici au moins), et il se rattache au premier temps. » Le docteur Walshe fait remarquer que, d'après les résultats de son expérience, « on le rencontrerait toujours à la base du cœur, » et au moment de la systole. » En adoptant cette manière de voir, voici quelle serait la règle en diagnostic : un murmure systolique de l'aorte, qui ne s'accompagne ni des autres signes, ni des symptômes d'une affection organique des valvules, et surtout des phénomènes indiquant un reflux du sang, doit être considéré comme étant de nature inorganique (1).

Mais rien ne nous autorise à admettre, d'une façon absolue, qu'un bruit de souffle non organique ne puisse se produire à l'orifice mitral. En général, l'opinion de MM. Hope et Walshe est admissible; j'ai la conviction, cependant, d'avoir observé des murmures inorganiques ressemblant parfaitement, par leurs caractères physiques, à ceux qu'on rencontre dans l'affection mitrale ordinaire, avec reflux du sang dans l'oreillette. On éprouve de la difficulté à reconnaître si un bruit de souffle se produit exclusivement à la base, dans les cas où les signes et les symptômes d'une maladie de cette partie du cœur viennent à manquer. Quelquefois aussi, l'action du

____

(1) En pratique, on peut négliger la question d'une affection des valvules pulmonaires.

cœur est assez irrégulière et assez tumultueuse, pour qu'il soit impossible de déterminer le point où le murmure a son siége.

Cependant, les murmures inorganiques se lient le plus souvent au bruit systolique. Ils se prolongent quelquefois dans l'aorte, et s'accompagnent d'un murmure dans les jugulaires et même, on l'a dit au moins, dans les troncs veineux innominés. Voici les caractères physiques permettant, le plus habituellement, de diagnostiquer un souffle anémique du cœur :

1° Le murmure coïncide avec le premier bruit du cœur ; il est ordinairement plus fort à gauche qu'à droite.

2° Le deuxième bruit est net.

3° Le murmure se propage sur le trajet de l'aorte.

En ajoutant à ces données quelques autres considérations, on arrive à la formule suivante, qui est d'une application fréquente : lorsque l'âge, l'apparence, l'histoire du malade, militent contre l'existence d'une affection organique et chronique ; si le pouls n'a pas les caractères du reflux sanguin, et si les signes de l'hypertrophie du ventricule gauche manquent ; s'il existe, au premier temps, un murmure simple, prédominant, en général, à la base du cœur, s'accompagnant d'un bruit de souffle aortique ; enfin, si le deuxième bruit cardiaque conserve sa netteté, on doit en conclure, que les phénomènes morbides résultent de l'anémie.

Le murmure anémique a, ordinairement, le caractère doux et soufflant indiqué par Hope ; quelquefois, cependant, il a un timbre, musical, et il peut varier de ton, suivant le moment où on l'examine.

Nous n'avons jamais trouvé de murmure anémique ou nerveux simple, dans les cas où le second bruit cardiaque est masqué, comme dans l'insuffisance aortique ; aussi, l'absence d'un bruit de souffle au deuxième temps a-t-il une grande importance pour le diagnostic. Toutefois, nous devons signaler ici une forme morbide, bien faite pour tromper un praticien inexpérimenté : c'est l'existence simultanée de l'insuffisance aortique et d'un état anémique, chez un jeune sujet. Jamais nous n'avons observé cette combinaison chez la femme ; nous l'avons rencontrée chez des individus du sexe masculin, âgés de quatorze à vingt ans. L'état du pouls, surtout lorsqu'il y a excitation du cœur, et la modification du deuxième bruit cardiaque qui est masqué par un murmure régurgitant, nous permettent, dans ces cas, de déclarer que les phénomènes morbides cardiaques ne résultent pas uniquement, de l'anémie. Cette distinction est très-importante, car l'anémie est beaucoup plus fréquente dans les affections des valvules aortiques que dans celles des valvules auriculo-ventriculaires, à tous les âges, mais surtout chez les malades encore jeunes.

D'un autre côté, peut-on diagnostiquer avec certitude l'existence d'un murmure anémique simple, sur le seul fait de l'existence des trois conditions suivantes : murmure au premier temps, netteté du deuxième bruit, propagation du murmure sur le trajet de l'aorte ? Nous ne le pensons pas. Ce même groupe symptomatique appartient, en effet, nous l'avons dit plus haut, à l'affection des valvules aortiques qui a rendu inégale et rugueuse la face ventriculaire des valvules, sans insuffisance aortique. Jusqu'à présent, je n'ai observé cette condition pathologique que chez des malades âgés, et atteints de dégénérescence graisseuse du cœur. Le groupe des signes dont il s'agit, se rencontre donc dans deux circonstances : dans la chlorose ou l'anémie, et alors il se montre chez des jeunes sujets ; dans la dégénérescence graisseuse du cœur avec affection de l'orifice aortique ; cet état appartient à l'âge avancé. Le véritable praticien n'éprouvera aucune difficulté à distinguer ces deux ordres de faits (1).

Il serait fort utile aux progrès de la science, de recueillir une série considérable de faits, dans lesquels il y a coïncidence de bruits de souffle, organiques et inorganiques. Jusqu'à quel point un murmure inorganique peut-il modifier le ton et le caractère des bruits de souffle d'une affection valvulaire ? Peut-on distinguer un bruit de souffle anémique se produisant à l'un des orifices cardiaques, d'un bruit de souffle organique ayant son siége à un autre orifice ? Ces points mériteraient d'être étudiés ; ils sont d'une application plus fréquente qu'on ne le pense, et ils rendent le diagnostic très-difficile pour le médecin, quelque instruit qu'il soit. Supposons un cas d'affection mitrale avec insuffisance ; supposons encore qu'au bruit de souffle qui caractérise cet état, se joigne un murmure anémique, à l'orifice de l'aorte ; un de ces bruits peut être plus intense que l'autre ; l'un et l'autre peuvent avoir un timbre musical ; l'un et l'autre sont systoliques ; enfin, il peut se faire qu'il y ait, ou qu'il n'y ait pas frémissement. Le praticien qui, dans un cas pareil, décla-

____

(1) Voyez le chapitre V, *Dégénérescence graisseuse du cœur.*

rerait, à un premier examen, à quel orifice la maladie a son siége, ou qui se prononcerait sur l'existence d'une affection organique, ferait preuve de témérité et d'ignorance. Sans doute, les progrès de la science du diagnostic diminueront ces difficultés ; mais que le jeune praticien n'aborde pas l'exercice de sa profession avec la conviction qu'il pourra lire, en courant, les signes variés des affections du cœur. Rappelons ici un fait déjà cité dans cet ouvrage, à l'appui des idées que nous venons d'émettre. Une jeune dame, d'une beauté et d'une intelligence remarquables, présentait, depuis plusieurs mois, les symptômes de l'anémie chlorotique avec palpitations, dyspnée, et un œdème des pieds. Rien n'indiquait qu'il y eût jamais eu, ni cardite, ni rhumatisme, sous une forme quelconque ; les accidents avaient coïncidé dans leur développement avec une diminution notable dans l'abondance de l'écoulement menstruel.

Voici quels étaient les signes physiques :

1.° La sonorité à la percussion était normale, au niveau de la région précordiale.

2° Le bruit systolique était masqué par un murmure musical fort.

3° Le deuxième bruit était parfaitement naturel.

4° Un bruit de souffle musical intense s'entendait sur le trajet de l'aorte, des sous-clavières et des carotides.

Les signes de la congestion pulmonaire manquaient entièrement, et l'on se décida à instituer un traitement contre l'anémie, dont l'existence était bien établie, tandis que celle d'une affection organique du cœur restait douteuse. Au bout de quelque temps, cette médication parut être suivie d'un succès complet. Tous les symptômes d'une affection cardiaque disparurent, la malade revint, après un an, à son état de santé antérieur, et reprit tout l'éclat de sa beauté ; elle gravissait une colline en se promenant, montait à cheval et dansait avec plaisir ; la lividité des lèvres, jadis si prononcée, avait complétement disparu.

Les signes physiques se modifièrent de la façon suivante : d'abord, l'impulsion du cœur perdit de sa violence et de son caractère bondissant, le bruit de souffle artériel cessa ensuite de se faire entendre, en commençant par les carotides ; puis l'intensité et le timbre musical du murmure cardiaque disparurent, au point qu'il resta seulement un murmure systolique très-affaibli et doux ; le deuxième bruit con-

serva sa netteté. Quelques-uns des médecins de cette dame, attri-
buèrent alors tous les signes physiques antérieurs à un état
anémique simple, et crurent à un retour complet à la santé. Je
ne partageai pas cette sécurité, et je conservai de l'inquiétude, en
raison de la persistance du murmure cardiaque qui eût dû disparaître, comme le bruit de souffle artériel, lorsque l'anémie avait cédé.
Deux ans après, j'eus l'occasion de revoir cette malade et de pratiquer
l'exploration du cœur. La santé était, en apparence, florissante. Je
constatai l'existence des signes de l'affection mitrale et la régularité
parfaite des fonctions du cœur, le bruit de souffle avait perdu tout
caractère musical, et offrait, à un certain degré, la rudesse qu'on
rencontre dans les cas où s'est produite une ossification irrégulière.
J'eus soin, cela va sans dire, de ne pas laisser soupçonner à la
malade le véritable état des choses. Elle continua à jouir d'une santé
parfaite pendant une année, et mourut subitement et très-inopiné-
ment. L'autopsie ne fut point pratiquée.

J'ai insisté sur ce fait, qui est un exemple frappant de la combinaison d'une maladie organique et d'une affection fonctionnelle du
cœur. Il est à peu près certain que l'affection organique des valvules
mitrales avait précédé l'anémie, ou tout au moins, qu'elle s'était
développée concurremment. On remarquera, et cela est important,
que les symptômes de l'altération cardiaque, l'œdème, les palpitations, la dyspnée et la teinte livide, disparurent avec l'anémie;
ce fait vient encore corroborer la vérité de ce grand principe que,
dans de certaines limites, les souffrances des organes dépendent
plutôt de leurs conditions vitales, que de leur état anatomique. Chez
cette malade, la débilité et l'irritabilité du cœur étaient, évidemment,
produites par l'anémie, et lorsque celle-ci disparut, l'organe cardiaque reprit l'intégrité de ses fonctions pendant une période de
près de trois années.

La disparition du timbre musical du bruit de souffle est un fait
remarquable. Divers auteurs ont signalé l'influence de l'anémie,
qui modifie les bruits anormaux liés à des affections valvulaires;
mais ce sujet demande à être étudié avec plus de détails. Chez notre
malade, le bruit de souffle mitral avait-il pris un timbre musical?
Existait-il, au contraire, deux murmures, tous deux systoliques, et
dont l'un, seulement, était musical; le murmure mitral ordinaire
était-il masqué par celui-ci, dont l'intensité à la base du cœur était

plus grande ? Ou bien, les bruits de souffle existaient-ils exclusivement au niveau de l'orifice auriculo-ventriculaire, et étaient-ils modifiés par un état anémique, produisant un murmure artériel, sans altération du deuxième bruit du cœur ?

Nous avons rapporté un autre exemple bien tranché de chloro-anémie chez une jeune femme (voy. observ. XVIII, p. 152). Les symptômes dataient déjà de longtemps. Au niveau de la moitié gauche du cœur, on entendait un murmure distinct ; le deuxième bruit était sain, et il n'y avait point de souffle artériel. Pendant toute la durée du traitement, il nous fut impossible de nous prononcer sur l'existence d'une affection organique, et la médication fut instituée au point de vue d'un état pathologique général. La mort survint deux ans après, et le docteur Bigger, qui soignait cette malade avant son entrée à l'hôpital de Meath, présenta son cœur à la Société pathologique. Le ventricule gauche était légèrement hypertrophié ; l'orifice mitral présentait un rétrécissement extrêmement considérable, résultant d'une agglutination des valvules entre elles. L'oreillette gauche était dilatée et hypertrophiée.

Cette observation prouve combien le diagnostic offre de difficultés : aujourd'hui, je n'arriverais probablement pas à une solution plus exacte, si j'étais placé de nouveau en face du même ensemble de circonstances. Les symptômes étaient les mêmes que dans l'avant-dernier fait cité par nous, moins l'existence du murmure artériel. Cette observation prouve aussi combien l'histoire du malade peut être importante dans un cas semblable. Le docteur Bigger, dans sa communication, déclara, qu'avant l'entrée de la malade à l'hôpital, elle avait été atteinte d'une péricardite. Nous ignorions cette circonstance, qui eût rendu le diagnostic moins difficile.

Enfin, l'existence d'un murmure veineux occupant les deux côtés du cou, ou l'un d'eux seulement, ne permet point de se prononcer sur la nature d'un murmure cardiaque. Elle indique seulement qu'il y a anémie ; celle-ci s'accompagne ou non d'une affection organique.

Développement de murmures, dans la fièvre. — Nous avons déjà vu que si les murmures cardiaques sont rares dans le typhus, même lorsqu'il y a ramollissement du cœur, on les a rencontrés, depuis quelques années, à différentes périodes de la fièvre à rechutes, dite fièvre typhoïde de notre pays. Il a été cité un exemple de typhus maculé, dans lequel ce phénomène morbide existait. Dans quelques cas de fièvre typhoïde, le murmure était dû, probablement, à un état anémique antérieur; mais chez un grand nombre de malades, il résultait bien évidemment de la fièvre elle-même. On peut donner à ce symptôme le nom de murmure anémique, typhoïde; il se lie étroitement au sujet que nous traitons en ce moment, et il s'accompagne de quelques autres signes se rattachant à une lésion fonctionnelle ; aussi croyons-nous pouvoir revenir, ici, sur ce point. Les observations qui suivent doivent être considérées comme complétant le chapitre où nous avons traité de l'état du cœur dans le typhus. Elles ont été recueillies à l'hôpital de Meath, par mes amis les docteurs Heslop (de Birmingham) et Lyons (de Dublin).

Obs. LXIX. — *Apparition d'un murmure pendant la convalescence d'un typhus pétéchial; persistance de ce phénomène pendant une rechute subséquente.*

Une jeune fille, âgée de treize ans, passa en quatorze jours par les diverses phases d'un typhus pétéchial ; huit jours après le début de la convalescence, elle présentait les signes suivants : premier bruit du cœur prolongé et fort; lorsque la malade se lève sur son séant, cette prolongation disparaît pendant cinq ou six battements pour se reproduire ensuite. Au bout de trois jours il y eut une rechute, et la fièvre reparut pendant dix jours environ. Il n'y eut point de taches, et les phénomènes cardiaques persistèrent; la prolongation du premier bruit se changea en un bruit de souffle : le deuxième bruit était toujours net et clair. Le pouls reprit son chiffre normal, mais les signes morbides du côté du cœur ne disparurent point. Après une semaine, il y eut une nouvelle rechute très-courte; puis la convalescence s'établit rapidement, et la malade put bientôt quitter l'hôpital; les accidents cardiaques avaient complétement cessé.

Nous avons déjà signalé la fréquence plus grande de cette forme de murmure cardiaque, dans la fièvre typhoïde. On doit remarquer, dans le fait que nous venons de relater, que cet accident précéda la rechute; celle-ci, comme cela se rencontre fréquemment, eut un caractère typhoïde très-marqué, bien que la maladie primitive eût été le typhus pétéchial. La prolongation du premier bruit du cœur, tout en différant des bruits de souffle inorganiques, s'en rapproche beaucoup. Les mêmes causes générales semblent leur donner naissance. La prolongation du bruit systolique paraît dépendre d'une contraction irrégulière des fibrilles musculaires. Quelquefois, surtout chez les sujets maigres, il s'y joint une sensation vermiculaire spéciale, appréciable au toucher et très-différente du frémissement qu'on rencontre dans les maladies valvulaires organiques. Nous reviendrons sur ce point. Comme les bruits de souffle anémique, ce phénomène disparaît pendant ou après la convalescence : mais une fois bien établi, il nous paraît cesser moins rapidement que le souffle anémique véritable.

Cependant, pour que ce phénomène pathologique se produise après le typhus pétéchial, il n'est point indispensable que les symptômes d'une fièvre courte à rechutes se montrent ; il existait chez un garçon de dix-neuf ans, qui guérit d'un typhus, avec taches abondantes et induration typhoïde du poumon. Au dix-neuvième jour, le pouls était tombé à 52 pulsations, pendant que le malade était couché ; il y avait une intermittence toutes les deux ou trois pulsations : si le malade venait à se redresser, le pouls montait à 92 pulsations, et devenait régulier, en prenant de la force. La prolongation du premier bruit se percevait pendant le décubitus ; elle était plus marquée au moment du battement qui précédait immédiatement l'intermittence. Le son anormal avait son maximum d'intensité à égale distance du mamelon et du bord du sternum. On cessait complétement de le percevoir quand le malade était assis. Du reste, ce phénomène disparut au bout de peu de temps, et le malade quitta l'hôpital, guéri.

Pendant les années 1847 et 1848, des phénomènes semblables furent observés dans le cours des fièvres typhoïdes non maculées ; leur maximum d'intensité avait son siége au milieu d'une ligne tirée entre le mamelon et le sternum, et la position verticale avait pour effet de les diminuer ou de les suspendre.

Ces faits, en les rapprochant de ceux que nous avons rapportés dans le septième chapitre, prouvent qu'il existe une forme particulière de murmure inorganique se rattachant au typhus, et plus particulièrement à la fièvre typhoïde. Placé pour la première fois en face d'un malade offrant ce phénomène, on facilitera le diagnostic en apportant une grande attention aux circonstances suivantes :

1° Le malade est atteint d'un typhus ; c'est là la circonstance la plus rare. Il est convalescent d'un typhus ; il est dans une de ces périodes de fausse convalescence, ou plutôt dans une des courtes périodes d'intermission caractérisant la fièvre à rechutes ; enfin, il est atteint de la fièvre typhoïde.

2° On doit prendre en grande considération la nature et le siége du murmure cardiaque ; rarement il est musical, et il offre, habituellement, le caractère doux et soufflant du souffle anémique ; son maximum d'intensité ne se rapporte pas à l'orifice aortique, ni au point où siégent, habituellement, les murmures de l'orifice mitral.

3° Le murmure dont il s'agit, disparaît souvent ou diminue d'intensité, lorsque le malade prend la position verticale. Cette particularité permet de le distinguer d'un bruit de souffle organique. Peut-être existe-t-elle, également, dans les cas ordinaires d'anémie.

4° La prolongation du bruit musculaire, qui se rapproche beaucoup du bruit de souffle anémique, avec lequel elle s'identifie quelquefois, doit être notée : ces deux phénomènes sont soumis aux mêmes conditions générales.

5° Enfin, il faut se souvenir de la rareté d'une cardite, dans le typhus ou dans la fièvre typhoïde. Cette circonstance, les considérations qui précèdent, la cessation rapide du souffle, et l'absence des symptômes propres à la phlogose du cœur, nous permettent d'arriver à des conclusions justes. On rencontre, cependant, des cas où le diagnostic différentiel est plein de difficultés, résultant, en partie, de notre ignorance de l'état antérieur du malade. Nous avons observé dernièrement un de ces cas, chez un homme âgé de trente ans, et convalescent d'une fièvre non maculée et prolongée : on vit apparaître, en trois jours, un murmure systolique doux, siégeant à gauche du mamelon ; les symptômes de la cardite manquant, on crut avoir affaire à un cas de murmure typhoïde. Au bout de quelques jours, en examinant les poumons de ce malade, je constatai un bruit de souffle interscapulaire, bien plus développé que le souffle cardiaque, et tout à fait semblable à celui qui se rencontre dans la régurgitation mitrale très-prononcée, surtout chez les jeunes sujets. La convalescence du malade suivit une marche progressive, et je le gardai à l'hôpital longtemps après son retour à la santé, dans l'espoir d'arriver à une conclusion satisfaisante ; mais les signes morbides ne se modifièrent en rien, l'acte cardiaque s'accomplissait avec calme, et lorsque cet homme reprit son travail, les phénomènes acoustiques du cœur étaient toujours les mêmes.

Comment interpréter ce fait? Les accidents morbides apparurent
pendant une épidémie remarquable par la fréquence des bruits de
souffle; de plus, la forme fébrile présentée par le malade était pré·
cisément celle qui, plus que toute autre, pouvait leur donner naissance. Existait-il là un de ces souffles localisés dans l'aorte descendante, qu'on rencontre quelquefois dans les affections chlorotiques
ou nerveuses? En effet, ce singulier phénomène d'auscultation manquait, sur le trajet de l'aorte ascendante et au niveau de la crosse
aortique. Ou bien avions-nous affaire à une ancienne insuffisance
mitrale, et le bruit de souffle appartenant à cette affection avait-il
disparu pendant l'affaiblissement passager du cœur, pour reparaître
de nouveau, lorsque l'énergie cardiaque s'était réveillée, après la
cessation de la fièvre, comme nous l'avons souvent observé? Dans
l'état actuel de la science nous ne pouvons répondre à ces questions
d'une manière satisfaisante.

Chez un autre malade, le murmure avait son maximum d'intensité
entre les épaules; les probabilités pour qu'il fût de nature inorganique étaient bien plus grandes encore.

Une fille, âgée de douze ans, fut admise à Meath Hospital, pour
une rougeole papuleuse. La maladie datait d'une semaine; et l'éruption s'était faite depuis deux jours. L'action du cœur était excitée, et
il existait un murmure systolique distinct, plus marqué à la pointe du
cœur. On l'entendait faiblement au niveau de la partie supérieure
du sternum; le long de l'épine dorsale, du côté gauche, et jusque
dans la région rénale, ce bruit anormal se percevait, au contraire,
avec une intensité plus grande que partout ailleurs. Le pouls, régulier, fort et plein, battait 100 fois par minute.

Cette enfant avait été traitée, l'année précédente, à l'hôpital, pour
une chorée. La rougeole suivit régulièrement une marche favorable,
et le dernier examen, pratiqué au treizième jour, donna les résultats
suivants : le bruit de souffle est intense à la pointe du cœur, et plus
faible dans la région sternale supérieure; il est si fort le long du
rachis, qu'on le perçoit dans toute la région dorsale.

Les observations qui précèdent ont une certaine importance pratique; en effet, le danger auquel sont exposés les malades, dans des cas
semblables, ne résulte pas de la maladie elle-même, mais de la possibilité d'une interprétation erronée des accidents, par le médecin.
Il en est beaucoup qui sont très-disposés à rapporter à l'inflamma-

tion, les bruits de souffle récemment développés, surtout s'ils se sont produits dans le cours d'une fièvre, et à traiter la maladie comme une cardite commençante. L'énergie du traitement est proportionnée à l'importance de l'organe affecté, l'impulsion du moment fait oublier les antécédents du malade, et il en résulte, pour lui, un dommage irréparable. Dans les cas de cette espèce, il suffit de prescrire un régime suffisamment tonique, en rapport avec le retour des forces, et de ne pas perdre de vue le moment où les derniers symptômes fébriles ont disparu. Les préparations ferrugineuses, administrées avec modération et d'une manière continue, semblent agir favorablement. En réalité, il est rarement utile d'aller au delà du traitement indiqué par le sens commun, dans la convalescence de la fièvre.

Nous avons observé quelquefois l'existence d'un bruit de souffle anémique, avant l'invasion de la fièvre. Celle-ci peut parcourir toutes ses périodes, sans que le murmure disparaisse. Chez d'autres malades, d'apparence chlorotique, le bruit de souffle apparaît pendant ou après la fièvre, et dure quelquefois indéfiniment. Nous l'avons même vu persister après le rétablissement des fonctions menstruelles.

Avant d'abandonner l'étude du souffle anémique ou nerveux, signalons un fait qui peut être interprété diversement. C'est l'apparition brusque d'un bruit de souffle intense et musical, sans que rien, dans l'histoire ou dans l'état actuel du malade, indique l'existence d'une affection cardiaque. Nous avons constaté ce phénomène chez des hommes, d'un âge moyen, de constitution délicate et de tempérament lymphatique (*fair complexion*), n'ayant jamais eu, ni rhumatisme, ni douleurs cardiaques, ni palpitations, ni dyspnée ; le pouls et les battements du cœur étaient réguliers. En un mot, ces individus sont sains de corps et d'esprit, et l'on a de la peine à leur persuader qu'ils sont atteints d'une maladie quelconque. Il y a tout lieu de croire qu'un murmure musical bien développé, et presque aussi fort que le miaulement d'un chat, peut se produire dans l'espace de vingt-quatre heures. C'est un murmure systolique, simple, prédominant à gauche, et masquant le premier bruit du cœur. Les malades dont il s'agit peuvent continuer à vivre ainsi pendant une, deux, ou trois années, avec toutes les apparences de la santé, et rien ne les empêche de vaquer à des travaux pénibles. Graduellement on voit se produire les signes d'une affection cardiaque, à marche progressive; puis un accès d'asthme cardiaque se montre, sous l'influence d'un excès de fatigue ou d'un écart de régime; enfin, l'état du pouls et des fonctions du cœur vient révéler l'existence d'une lésion organique.

L'absence complète, dans ce cas, des accidents qui précèdent ordinairement les affections organiques du cœur, les palpitations, la douleur, l'irrégularité du pouls, etc., peuvent tromper le praticien et faire assigner à ce bruit de souffle un caractère nerveux. Ce fait vient confirmer ce que nous disions à propos du diagnostic des bruits de souffle, lorsque le cœur est tranquille. On doit se tenir sur ses gardes, et l'absence des symptômes et des commémoratifs pouvant se rattacher à une affection du cœur, ne doit point nous faire porter un diagnostic dont le temps démontrera, à coup sûr, la fausseté.

Peut-être s'est-il fait alors, en silence et lentement, une désorganisation des cordons tendineux des valvules mitrales, et le bruit de souffle s'est-il montré subitement, au moment où l'une de ces cordes a cédé, et a produit, ainsi, la cessation du jeu de la valvule. Ce n'est là, toutefois, qu'une supposition, et nous ne la donnons que parce qu'elle explique, dans une certaine mesure, comment on voit apparaître brusquement des signes appartenant, habituellement, à une désorganisation étendue et chronique.

Les murmures inorganiques, offrant un timbre musical, avec ou sans frémissement, paraissent être moins communs au cœur que dans les artères.

Cette assertion s'accorde avec l'opinion des auteurs ; elle est probablement fondée, dans l'anémie, mais il ne faut pas perdre de vue la fréquence des bruits cardiaques inorganiques, dans la fièvre et à sa suite.

Jetons, maintenant, un coup d'œil rapide sur quelques phénomènes accessoires qui se rencontrent souvent dans les affections nerveuses ou anémiques :

1° Le frémissement : il se lie, habituellement, à un murmure rude et musical ;

2° Le redoublement du second bruit ;

3° Le redoublement du premier bruit ;

4° La résonnance métallique de la systole cardiaque ;

5° Un bruit brusque et net (*sharp*) accompagnant les contractions du cœur.

Ces phénomènes n'appartiennent pas exclusivement aux affections fonctionnelles du cœur; on les rencontre, moins fréquemment il est vrai, dans le cours des maladies organiques. Le frémissement cardiaque se rattache même plus souvent à des altérations anatomiques graves, qu'à un état nerveux ou anémique. Il est commun dans les affections des valvules mitrales ou aortiques, et on l'observe dans l'anévrysme variqueux, et dans l'inocclusion de la fosse ovale. Je ne connais aucun caractère acoustique ou tactile, à l'aide duquel on puisse distinguer le frémissement dû à une altération organique ou à une cause inorganique. Si les bruits de souffle inorganiques sont toujours systoliques, il doit en être de même du frémissement anémique ou nerveux. En règle générale, le bruit de souffle et le frémissement de l'anémie sont systoliques dans le cœur; presque toujours, pour ne pas dire toujours, le deuxième bruit est normal; et l'on peut affirmer que le frémissement inorganique n'est jamais, ou presque jamais, diastolique, double, ou régurgitant. Lors donc que le frémissement présente un de ces caractères, il existe probablement une affection organique du cœur ou de l'aorte (1).

Le frémissement inorganique du cœur est tellement rare, comparativement à celui des artères, que son existence, sous quelque forme qu'il se présente, doit faire présumer une affection organique. Il n'en est pas de même pour les artères. Ce phénomène, porté même très-loin, est loin d'y être rare; la condition nécessaire de sa production est une contraction plus ou moins violente du cœur, agissant sur une colonne de sang appauvri. Nous ne nous demanderons point, ici, jusqu'à quel point la débilitation générale ou partielle des artères peut contribuer à sa production.

Pour déterminer s'il y a, oui ou non, frémissement, il est quelquefois nécessaire de se livrer à un examen manuel très-délicat. Ce signe est quelquefois assez peu développé, pour que l'auscultation ne puisse le faire reconnaître. En d'autres termes, avec un bruit de souffle de même nature et d'une intensité égale, chez deux malades, le frémis-

---

(1) Ceci n'est qu'une supposition. Le docteur Walshe n'a jamais rencontré de frémissement lié au reflux du sang. J'ai observé, dernièrement, dans un cas d'affection des valvules aortiques, un souffle double avec un frémissement simple ; celui-ci appartenait au deuxième bruit de souffle, dû à la régurgitation. Ce fait a été constaté avec soin. Jamais je n'ai observé le frémissement diastolique rencontré par Skoda, dans l'affection des valvules mitrales.

sement existera chez l'un et manquera chez l'autre. Il peut ne se
produire que pendant certaines contractions du cœur. Nous l'avons
vu échapper à l'observateur, lorsqu'il plaçait sa main à plat sur la
région précordiale, et devenir appréciable en appliquant légèrement
le bout des doigts au niveau du sixième espace intercostal. Chez un
malade, il suffisait d'un certain degré de pression, exercée dans ce
point, pour faire disparaître complétement le frémissement, tout en
laissant subsister le bruit de souffle. Je ne puis expliquer ce fait singulier, mais je l'ai constaté avec soin et à plusieurs reprises. Le malade
était un garçon de quatorze ans environ, et d'une constitution délicate. Depuis son enfance, il éprouvait des palpitations, ce qui ne
l'empêchait pas cependant de courir et de se livrer à des exercices
violents. Le premier bruit cardiaque était remplacé, des deux côtés
du cœur, par un bruit de souffle distinct et doux, plus intense à
gauche. Le deuxième bruit était normal, et dans la région supérieure
du sternum on retrouvait les deux bruits du cœur avec leurs caractères physiologiques ; il n'y avait ni murmure artériel, ni aucune
apparence de cyanose.

Enfin, nous devons signaler une espèce de sensation verm'culaire
qu'on rencontre avec la prolongation du premier bruit du cœur, dans
l'anémie consécutive à la fièvre typhoïde. Ce phénomène mérite à
peine le nom de frémissement ; il faut un examen attentif et minutieux pour le reconnaître. La sensation qu'il donne est plus faible
que celle du frémissement, et se perçoit surtout à la pointe du cœur ;
il semble, pour ainsi dire, que les muscles cardiaques, au lieu de
se contracter brusquement, *per saltum,* agissent successivement et
par un mouvement de reptation.

Jamais je n'ai rencontré cette particularité, sans qu'il n'y eût en
même temps prolongation du bruit musculaire du cœur. Ce dernier
signe a été observé par le docteur Walshe, et il l'a attribué à une contraction lente de la fibre musculaire : cet auteur n'a pas, que je
sache, signalé la sensation tactile qui l'accompagne.

Mais, au lit du malade, la circonstance la plus importante est le rapport existant entre les signes dont il s'agit et la débilitation du cœur.
Je ne les ai jamais observés que dans la convalescence de maladies
essentielles offrant, plus ou moins, le type typhoïde. Il est singulier
de voir ces symptômes cardiaques, si communs dans la fièvre typhoïde,
être si rares dans le véritable typhus. Y a-t-il là un état nerveux

particulier du cœur, ou bien est-il nécessaire qu'il s'y joigne une
altération du sang? Quoi qu'il en soit, la disparition des phénomènes
morbides se fait dans l'ordre suivant : le frémissement vermiculaire
cesse d'abord, puis la prolongation du bruit musculaire ; ce dernier
signe persiste quelquefois longtemps après la convalescence, et lorsque
le cœur paraît avoir récupéré sa force.

Le deuxième phénomène indiquant un dérangement fonctionnel
du cœur a déjà été signalé. C'est le redoublement, plus ou moins
parfait, de l'un des bruits du cœur. Jamais je ne l'ai vu se produire,
à la fois, aux deux bruits cardiaques; et il est bien plus souvent diastolique que systolique. Le redoublement du premier bruit est très-
rare ; il est aussi bien moins distinct ; c'est plutôt une tentative de
redoublement qu'un bruit double. Au contraire, lorsqu'il existe au
deuxième bruit, celui-ci semble coupé exactement en deux, et chacune de ses parties a la netteté et les caractères du bruit originel;
l'existence de ce phénomène ne modifie en rien le rhythme de l'acte
cardiaque (1).

Le redoublement, plus ou moins complet, de l'un des bruits du
cœur, peut se rencontrer dans les circonstances suivantes :

1° Les *troubles nerveux du cœur.* — Ces troubles peuvent être

(1) Le docteur Walshe a publié quelques remarques intéressantes sur le redoublement des bruits du cœur : je ne les connaissais point, lorsque fut imprimé le
passage où je signale l'apparition de ce symptôme dans quelques cas de cardite
(voy. p. 117). Le docteur Walshe explique le redoublement du deuxième bruit
par un défaut de synchronisme entre la systole de l'aorte et celle de l'artère pulmonaire. Quant au redoublement du premier bruit, il est plus difficile de s'en
rendre compte; disons d'une façon générale, avec l'auteur que nous venons
de citer, qu'il résulte d'un défaut de consensus entre les ventricules. Jamais
je n'ai rencontré le deuxième bruit redoublé à la base, et simple, à la pointe
du cœur; je n'ai point observé, non plus, le premier bruit double de l'un des
côtés du cœur, et simple du côté opposé. On peut admettre la réalité de ces
deux circonstances, sur l'autorité du docteur Walshe. Suivant lui, le redoublement des bruits du cœur ne se rattache point à une forme morbide particulière ;
il se montre et disparaît quelquefois dans une période de temps mesurée par
quelques battements du cœur ; on le voit cesser par un changement de position
du malade, et il peut être modifié par l'acte de la respiration. Ce phénomène
s'observe communément dans des cas où le cœur est sain, ou bien s'il ne
présente que des troubles fonctionnels. Il se rencontre souvent dans le cours
d'affections organiques légères, et rarement dans le cas de lésions valvulaires
confirmées. (*Op. cit.*, p. 211.)

simples, ou se rattacher à l'anémie ; c'est alors, le plus ordinairement, le deuxième bruit qui est affecté.

2° L'*endocardite*. — J'en ai déjà rapporté trois exemples. Deux
de ces malades appartenaient au sexe féminin. Chez l'une d'elles, ce
redoublement du deuxième bruit du cœur succéda à la disparition
d'un bruit de souffle. Le bruit redoublé était beaucoup plus fort que
le bruit systolique, et cependant le cœur se contractait avec force.
Dans le deuxième cas, la maladie était rhumatismale. Le premier
bruit était remplacé par un bruit de souffle distinct ; le deuxième était
subdivisé par deux bruits très-nets. Chez le troisième malade, il y
avait également de l'arthritis, avec complication cardiaque. Les signes
physiques étaient les mêmes que dans le cas précédent. Pendant la
convalescence, le redoublement du deuxième bruit se percevait seulement quand le malade était couché.

3° La *bronchite chronique*. — J'ai observé le redoublement du
deuxième bruit, se montrant avec une grande persistance, dans des
cas de cette maladie, chez des sujets très-âgés. Il n'y avait point de
bruit de souffle au premier bruit, et le cœur paraissait seulement être
affaibli.

Enfin, le redoublement du premier bruit, ou tout au moins la
tendance au redoublement, peut se montrer dans quelques cas,
où ·le cœur se contracte rapidement et avec irrégularité, et cela
d'une manière permanente. Ce symptôme est moins commun
lorsque l'irrégularité se lie à une lésion anatomique, que dans
les cas où il est permis d'espérer qu'il n'y a point encore maladie
organique.

Nous ne pouvons donc admettre, avec le docteur Walshe, que dans
l'état actuel de la science, le redoublement des bruits du cœur soit
presque insignifiant ; son apparition, dans le cours de l'endocardite
rhumatismale, a une grande importance. On peut ranger ce phénomène
au nombre des signes, qui dans une fièvre rhumatismale, indiquent la
tendance à la cardite, sinon l'existence même de cette affection.
L'irrégularité de l'action du cœur, l'augmentation de la force de ses
contractions, ou bien leur ralentissement et leur affaiblissement, le
redoublement de l'un ou de l'autre des bruits physiologiques, en un
mot, tous les troubles fonctionnels du cœur, chez un malade atteint
d'une fièvre rhumatismale, doivent faire prévoir l'invasion de la car-

dite ; bien plus, ils doivent faire instituer la médication destinée à combattre cet état.

Le dernier signe acoustique se rattachant à l'état nerveux du cœur, et dont il sera question ici, est ce bruit métallique particulier qui accompagne quelquefois les contractions des ventricules. Il coïncide plus fréquemment avec une grande énergie et la régularité des battements du cœur, qu'avec l'irrégularité des fonctions de cet organe. C'est le tintement métallique de Laennec. Comme d'autres phénomènes différents, il a sans doute une origine complexe; mais sa cauce principale est, probablement, l'énergie des contractions musculaires, avec ou sans une tension considérable des valvules auriculo-ventriculaires. Ce phénomène est commun dans l'excitation hystérique du cœur, mais il se rencontre aussi dans beaucoup d'autres circonstances (1).

On ne doit pas confondre cette résonnance métallique de la contraction musculaire, avec le caractère particulier que la distension de l'estomac et des intestins par des gaz donne aux bruits du cœur. C'est là une circonstance avec laquelle je me suis familiarisé depuis longtemps, et j'ai rapporté un cas de pleuro-pneumonie double avec péricardite, dans lequel tous les signes acoustiques perçus dans le thorax empruntaient un timbre métallique à la distension de l'abdomen ; la crépitation et les bruits de frottement péricardiaques étaient complétement métalliques. L'administration d'une potion carminative fit cesser cette particularité (2).

Le docteur Corrigan a signalé l'apparition d'un son métallique, dans des cas où il y avait inflammation gastrique, avec flatuosités. Il

(1) Le docteur Hope explique le caractère métallique des bruits par le choc de la pointe du cœur contre les côtes, au moment de la systole ; il ne l'a jamais observé que chez des individus maigres. Cette question n'a pas une grande importance en pratique ; quelle que soit la manière dont il se produise, le son métallique indique une surexcitation de l'action du cœur. Il est peu douteux pour moi que la tension valvulaire n'ait une grande part dans la production de ce phénomène, car je l'ai rencontré au deuxième bruit du cœur, alors qu'il manquait complétement au premier : c'était dans un cas d'anévrysme de la crosse de l'aorte, chez un jeune homme. D'un autre côté, nous avons déjà vu que la contraction brusque (*per saltum*) des muscles, et même des muscles soumis à la volonté, peut produire des bruits extrêmement variés,

(2) Voyez page 27.

assigne à ce bruit un caractère clair et résonnant, tel qu'il serait produit si le cœur, au moment de sa contraction, était placé sur un tambour. D'après cet auteur, le premier bruit surtout, présenterait ce caractère (1). Il est probable, toutefois, que lorsque la résonnance métallique prédomine au moment du bruit systolique, il est dû principalement à la contraction du cœur lui-même.

Avant de nous occuper d'un certain nombre d'exemples spéciaux de troubles fonctionnels du cœur, nous devons examiner quelques points, importants en pratique, et ressortent naturellement de ce qui précède.

Le diagnostic comparatif entre la surexcitation nerveuse du cœur et l'hypertrophie active est très-difficile : souvent il est utile de soumettre le malade à des examens répétés, avant d'arriver à une conclusion satisfaisante. Au point de vue exclusif des signes physiques, voici les faits sur lesquels on peut baser ce diagnostic :

1° Les résultats fournis par la percussion;

2° L'étendue de l'impulsion systolique, et, ainsi que l'a montré le docteur Corrigan, la position de la pointe du cœur;

3° Le défaut de proportion entre la force apparente du cœur, et celle du pouls radial.

Nous ne nous arrêterons pas à la première de ces sources du diagnostic; quant à la deuxième, il a déjà été démontré, que dans quelques cas de palpitations nerveuses, avec une impulsion systolique étendue, et, en apparence, également forte partout, on peut, par des manœuvres tactiles attentives, reconnaître que cette impulsion est plus violente dans un point donné; ce point correspond au siége normal à la pointe du cœur (2).

(1) *Du diagnostic et du traitement de quelques troubles fonctionnels du cœur* (*Dublin Journal of Medical Science*, 1re série, vol. XIX).

(2) A ce propos, le docteur Corrigan, dans la description qu'il donne d'un cas de palpitations, chez une jeune personne, au moment de la croissance, s'exprime ainsi : « Le pouls a acquis une fréquence habituelle; il bat environ 120 à 130 fois par minute. En appliquant la main sur la région du cœur, la première impression éprouvée par l'observateur est celle de l'existence d'une hypertrophie considérable du ventricule gauche; on le sent battre dans une grande étendue de la région précordiale, avec une force considérable, en apparence. Un examen

s minutieux fait bientôt reconnaître que la sensation perçue d'abord résulte d'une illusion due à un ensemble de causes diverses. La contraction du ventricule est *rapide*, et il en résulte pour la main, une sensation plus énergique que

La direction de la pointe du cœur est fort importante. Le docteur Corrigan déclare n'avoir jamais rencontré un seul cas d'hypertrophie, avec dilatation du ventricule gauche constatée par les résultats de l'autopsie, sans que le choc de la pointe du cœur se fît sentir dans un point autre que celui qu'il occupe ordinairement. Suivant lui, il ne peut en être autrement : le cœur augmente, en effet, de volume de la base à la pointe, et il se fait place, non pas en repoussant les cartilages costaux en dehors, mais en dirigeant sa pointe de plus en plus du côté gauche, proportionnellement au volume acquis par l'organe : dans les cas où ce volume est très-considérable, on sent battre la pointe du cœur au niveau d'une ligne

si la contraction, avec une force égale, se faisait plus lentement. La poitrine étant rétrécie d'une façon générale, et ses parois étant rétractées, le cœur, comme cela a lieu chez la femme, à des points de contact plus nombreux avec les côtes, et l'on sent le choc cardiaque dans une grande étendue. A mesure que celle-ci augmente, l'impulsion perçue par l'observateur croît dans la même proportion, bien que la force de l'organe ne soit point augmentée ; il se passe là ce qu'on rencontre en appliquant la main sur un sac anévrysmal volumineux. La force qui distend l'anévrysme ne dépasse pas celle qui dilate les artères avoisinantes. Cependant celle-ci paraît être moins développée, en raison de l'étendue plus considérable dans laquelle l'observateur perçoit l'impulsion anévrysmale. Cette cause d'erreur, si l'on n'y prend garde, peut faire croire au praticien qu'il a affaire à un cœur très-développé et se contractant avec force, quand, au contraire, il y a plutôt affaiblissement de la contractilité musculaire.

Ces remarques se rapportent aux faits dont il est ici question ; si l'on supposait que l'auscultation pût fournir des données certaines sur la puissance contractile des fibres musculaires du cœur, on se tromperait souvent, surtout lorsque l'acte cardiaque s'accomplit rapidement, ainsi que nous l'avons dit plus haut. On doit prendre ici le mot *rapide* dans son sens propre, et non comme le synonyme de *fréquent* ; il se rapporte au temps employé par chaque contraction du ventricule. Le cœur et le pouls peuvent être rapides et ne battre que cinquante fois par minute ; chaque contraction très-brusque s'accomplit dans un très-court espace de temps, et toutes les fois que le cœur, ou le pouls, soulèvent ainsi subitement le doigt, l'observateur reçoit une sensation erronée, tant par le toucher que par l'ouïe. Cette erreur est souvent commise, même par les étudiants les plus intelligents ; aussi nous avons cru devoir la signaler. On peut l'éviter en ayant soin d'explorer le pouls avec deux doigts, lorsqu'il y a doute ; on cherche alors à déterminer quel degré de compression doit exercer le doigt le plus rapproché du cœur, pour empêcher l'impulsion de l'ondée sanguine d'arriver à l'autre doigt. De cette façon, on reconnaîtra souvent qu'un pouls fort, en apparence, ne peut supporter la plus légère pression, malgré la plénitude remarquable de l'artère. (*Op. cit.*)

verticale abaissée de l'aisselle : la distance parcourue par la pointe du cœur mesure l'étendue de l'hypertrophie.

De ce qui précède, on peut déduire la règle suivante : lorsqu'il n'y a pas de déformation congénitale ou acquise, le fait, que la pointe du cœur bat dans sa situation ordinaire, plaide en faveur d'une affection nerveuse du cœur (1). On rencontre, cependant, des cas d'hypertrophie, sans modification dans la direction de la pointe du cœur.

Parmi les différents signes des troubles fonctionnels du cœur, un des plus importants est le défaut de proportion entre la force du choc du cœur et celle du pouls radial. Nous ne connaissons guère, jusqu'ici, la valeur de ce symptôme. Les auteurs ont insisté sur les différences de l'action du cœur, lorsque sa contraction est rapide, vivace, pour ainsi dire, et lorsque, avec une énergie plus grande, elle est moins subite. Il est difficile de comprendre, dans ce cas, pourquoi la force apparente qu'on observe au cœur ne se retrouve pas également au pouls. Serait-ce parce que le consensus existant entre le cœur et les artères, dans la fièvre inflammatoire et dans certaines affections organiques du cœur, manque dans l'état nerveux et anémique? Rappelons ici une circonstance singulière : dans quelques affections cardiaques nerveuses, l'action du cœur et celle des artères ne se correspondent plus exactement. Il en est ainsi dans les palpitations avec hypertrophie de la glande thyroïde et des globes oculaires, si tant est que cet état soit dû primitivement à une lésion fonctionnelle, comme je le crois. D'une façon générale, on peut dire que ce principal rapport existant entre le cœur et les artères est un rapport de temps ; dans la maladie que nous venons d'indiquer, il y a également rapport de force. Le cœur bat avec violence; il en est de même des artères carotides et des artères thyréoïdiennes; cependant, les artères des extrémités se contractent avec une rapidité égale, mais avec une énergie beaucoup moins grande. Doit-on expliquer les différences entre l'impulsion cardiaque et le pouls, par un défaut de consensus du cœur et des artères, plutôt que par un affaiblissement de l'organe cardiaque, avec

____

(1) Les déformations acquises sont de deux espèces : il peut y avoir rétraction de la poitrine à la suite d'un empyème, ou bien on trouve la voussure de la poitrine décrite par Hope et Bouillaud dans des cas d'hypertrophie considérable. Il serait utile de vérifier si, dans ce dernier cas, la direction de la pointe du cœur est réellement modifiée.

conservation de la rapidité et de la violence de ses contractions?

Nous pouvons maintenant nous arrêter à quelques cas de troubles fonctionnels du cœur fréquemment observés dans la pratique médicale. Tels sont :

1° La surexcitation de l'action du cœur, chez des sujets jeunes, au moment de la croissance;

2° Les palpitations se rattachant à des troubles gastriques;

3° Les troubles cardiaques par l'abus du tabac;

4° Les palpitations succédant à l'usage immodéré du thé;

5° Les palpitations hystériques ;

6° Les palpitations goutteuses ou rhumatismales.

I. *Palpitations se rattachant à la croissance.* — Cette forme se rencontre ordinairement, à l'âge de quinze à vingt ans, chez des sujets du sexe masculin, dont la croissance s'est faite trop rapidement pour leurs forces, et qui sont d'une constitution délicate. Le docteur Corrigan l'a rapportée à la croissance elle-même; nous ignorons encore quel lien il y a entre ces deux états. Un des malades dont il rapporte l'histoire, était incapable de courir et de se livrer aux exercices ordinaires; chose singulière, il n'éprouvait aucune difficulté à nager.

Le diagnostic s'établit sur l'histoire antérieure du malade, surtout s'il y a eu précédemment un état rhumatismal, même à une période très-reculée. Il faut insister sur les circonstances suivantes : les variations présentées par le cœur; — le caractère de soudaineté, de netteté, et quelquefois le timbre métallique de ses contractions; — la force de l'impulsion, à la pointe de l'organe, là où on la perçoit ordinairement; — l'absence du bruit de souffle, ou, s'il existe, son caractère fugace et incertain; — l'absence des signes d'une affection pulmonaire ou hépatique, — et enfin, le défaut de proportion entre la force apparente du cœur, et celle du pouls radial.

II. *Palpitations se rattachant à des troubles gastriques.* — Cette forme est, de beaucoup, l'altération fonctionnelle du cœur la plus commune. Il peut y avoir augmentation pure et simple de la force des battements du cœur, avec ou sans douleur, dans des circonstances très-différentes. Le malade perçoit fréquemment ces battements dans une région anormale, telle que l'épigastre ou la partie supérieure de la poitrine. Les troubles cardiaques peuvent être paroxystiques, et consister en une série de contractions extrêmement rapides et répétées (*fluttering*), interrompue, de temps à autre, par des intervalles pendant lesquels le cœur reprend toute sa régularité. Il peut survenir aussi des symptômes d'une violence extrême et fort alarmants. L'accès se prolonge pendant plusieurs jours; le cœur fonctionne avec une telle force et une irrégularité si grande, et il peut se produire des bruits de souffle si variés, qu'il est impossible, pour le médecin qui n'a pas vu le malade avant l'accès, de se prononcer sur l'existence d'une maladie organique. J'ai déjà rapporté deux observations, dans lesquelles l'administration d'un émétique suffit pour faire disparaître tous les symptômes alarmants.

Dans l'appréciation de ces faits, il est difficile de séparer les palpitations dues à un état sympathique de l'estomac, de celles qui sont produites par certains *ingesta* toxiques, agissant sur le système nerveux, tels que le thé, le tabac, les boissons alcooliques, etc., etc. L'abus du tabac détermine fréquemment ces effets, surtout chez les jeunes gens des classes élevées de la société, nouvellement entrés dans l'armée; ils fument souvent avec excès, et se livrent à d'autres écarts de régime. Cette cause de palpitations se rencontre rarement chez les paysans, et après l'âge de vingt-cinq ans. Le principal symptôme est un battement de cœur, violent, dont le malade a la conscience, et qui le tourmente beaucoup. L'exercice devient impossible ou pénible, surtout à pied; le décubitus sur le côté gauche augmente les accidents. Les signes physiques sont ceux des palpitations nerveuses ordinaires; l'irrégularité des battements du cœur et les bruits de souffle sont rares.

Il certain que le tabac agit sur les nerfs du cœur. Dans l'armée, certains individus mal intentionnés avalent du jus de tabac dans le but de produire des palpitations violentes et irrégulières. L'ellébore a été employé dans le même but. Je n'ai jamais rencontré dans ma pratique ni l'un ni l'autre de ces faits (1).

III. *Des troubles du cœur causés par l'abus du thé.* — Il n'y a point, habituellement, de caractères spéciaux permettant de distinguer les palpitations de cette espèce, des autres troubles ner-

---

(1) J'ai observé un cas où l'administration du sulfate de quinine, à fortes doses, eut pour effet de déterminer subitement des palpitations extraordinaires. L'action du cœur était tumultueuse, irrégulière, très-violente et très-pénible pour le malade. Un bruit de soufflet intense accompagnait la systole; je ne saurais dire s'il se propageait dans les artères.

veux du cœur; mais lorsque l'abus du thé a été porté très-loin, il survient parfois des accidents fort sérieux. J'en citerai deux exemples, extraits d'un mémoire du docteur Edward Percival, sur l'abus du thé vert (1).

« Un gentleman qui devait parcourir, à pied, les côtes du Devonshire, se mit en route par une chaude matinée de l'été. Il déjeuna, avant de partir, avec une forte infusion de thé vert, boisson qu'il avait l'habitude de prendre de temps en temps; après avoir marché pendant douze milles, il avala pour se rafraîchir une nouvelle quantité de la même boisson. Reprenant ensuite son chemin, il marcha encore pendant neuf milles, sans se presser, et sans qu'il en résultât de la fatigue. A l'heure du dîner, la chaleur de la journée ayant mal disposé notre voyageur à manger de la viande, il redemanda pour la troisième fois du thé vert, et il en but une grande quantité, en se contentant d'y joindre un peu de pain ou de biscuit; puis il se coucha de bonne heure, après avoir pris la résolution de suivre, le lendemain, le même régime.

» Peu de temps après s'être mis au lit, M. *** commença à éprouver quelques sensations insolites et pénibles, à la région précordiale; à chaque instant, il lui semblait qu'il allait se trouver mal. Le besoin de repos fit négliger d'abord ces accidents, et deux heures se passèrent dans une espèce de sommeil agité, et fréquemment interrompu. La respiration était irrégulière, et il y avait de l'oppression. Des palpitations, auxquelles succédèrent, d'une façon intermittente, des moments où le cœur semblait être complétement immobile, se montrèrent.... Enfin, le malade se réveilla tout à fait et subitement, avec la sensation de l'*incube*. Il ressentait une douleur aiguë et spasmodique dans la région du cœur, et, malgré tous ses efforts, il lui semblait qu'il fût, à chaque instant, sur le point de s'évanouir. Le pouls était faible, irrégulier, intermittent à un haut degré : toutes les cinq ou six minutes, survenait un léger accès simulant l'asphyxie. Le malade réveilla son domestique à grand'peine, et se procura, dans

(1) *Quelques remarques sur les effets médicamenteux et délétères du thé vert,* par Edward Percival, M. B. (*Dublin Hospital Reports,* vol. I, 1817). Il est bien établi maintenant que le thé vert et le thé noir proviennent de la même plante. Ce fait n'était point connu à l'époque où le docteur Percival écrivait son mémoire; le thé noir produit donc probablement les mêmes effets que le thé vert, lorsqu'on en fait abus.

l'auberge où il était couché, deux pilules d'opium d'un grain chacune, et une petite quantité d'eau-de-vie et d'eau froide. Ce remède ayant amené un soulagement temporaire, M. *** essaya de se rendormir; mais, après une heure d'un sommeil presque aussi pénible qu'auparavant, il se réveilla de nouveau, dans un état d'oppression extrême; il respirait très-difficilement, et sa peau était humide et froide. On lui fit prendre une nouvelle pilule d'opium et un verre d'eau chaude, dans laquelle on mêla une quantité d'eau-de-vie, plus grande que la première fois. Au bout de peu de temps, il survint une amélioration notable, et le malade put enfin s'endormir d'un sommeil naturel et profond; le lendemain matin, il se réveilla à son heure ordinaire, et dans un état de santé parfaite.

» Il faut noter que ce gentleman, qui n'avait point l'habitude de prendre de l'eau-de-vie ni de l'opium, n'éprouva ni soif, ni céphallalgie, ni aucun effet fâcheux des remèdes administrés pendant la nuit. Le poison et son antidote semblaient, dans ce cas, avoir annihilé mutuellement leur action délétère. Depuis cette époque, le malade a pris souvent du thé vert, même très-fort, jamais, cependant, avec le même excès; il n'en est résulté aucun accident. On peut en conclure, que les phénomènes morbides que nous venons de décrire n'étaient point occasionnés par une disposition particulière ou idiosyncrasique.

» Un fait analogue m'a été communiqué par le docteur Harvey, et je demande la permission de le reproduire ici : « Il y a de cela plus de trente ans, le docteur *** vint me trouver dans le milieu de la journée, pendant l'été. Ce fut moi qui, par hasard, lui ouvris ma porte, mes domestiques s'étant tous absenté. Le docteur *** me parut être en proie à une vive terreur, et à mes questions il répondit : « Je viens » vous prier de me laisser entrer, et de me permettre de mourir chez vous. » L'ayant fait asseoir, j'examinai l'état du pouls, que l'on sentait à peine, et qui était extrèmement irrégulier. Avant de venir chez moi, notre confrère avait été chez le docteur Hutcheson, et ensuite chez le docteur Purcell, qu'il n'avait rencontrés ni l'un ni l'autre. Il avait la conviction qu'il allait succomber. Je ne saurais dire aujourd'hui, et après si longtemps, comment il se fit que je lui demandai s'il n'avait point, par hasard, pris du thé vert très-fort. Il me répondit immédiatement qu'il en avait beaucoup bu pendant toute la nuit précédente; il était resté debout, avec un de ses oncles, qui devait partir, de très-grand matin, par une voiture publique. Je fis prendre alors au docteur*** un grand verre d'eau-de-vie de cerises, et je le fis coucher. Après deux ou trois heures de sommeil, il se réveilla, complétement débarrassé de toute sensation pénible. »

Le fait suivant appartient à ma pratique :

Un gentleman, arrivé à l'âge moyen de la vie, maigre, et d'un savoir et d'une intelligence très-remarquables, avait pris l'habitude de veiller pendant une grande partie de la nuit, qu'il consacrait à des travaux scientifiques et littéraires. Chaque soir, il préparait une grande quantité de thé très-fort, et en buvait pendant la nuit, sans en redouter, en aucune façon, les effets délétères. A la longue, il se produisit un état que nous allons décrire : le malade devint sujet à des paroxysmes, pendant lesquels le cœur battait rapidement et avec force, sans irrégularité et sans intermittences ; en même temps, il survenait de l'oppression et une gêne douloureuse à la région précordiale, avec une sensation pénible de mort imminente. La respiration était précipitée et laborieuse. Ces accès se reproduisirent avec une telle intensité et si fréquemment, que ce gentleman acquit la conviction qu'il était atteint d'une affection avancée du cœur, et probablement de l'aorte. La force morale fléchit, et le malade s'attendait chaque jour à succomber, pendant un de ces paroxysmes effrayants. La durée de l'accès était variable. Dans les intervalles qui les séparaient, on ne percevait aucun signe d'une affection du cœur ; les bruits et les fonctions de l'organe étaient parfaitement naturels.

Toutefois, les effets produits par l'agent toxique sur le système nerveux, n'offraient point le même caractère remittent. A part la frayeur bien naturelle qu'inspirait la mort, les facultés intellectuelles n'étaient point affectées ; mais il s'était établi, d'une façon permanente, une série d'accidents que je n'ai jamais rencontrée que chez ce malade. Il éprouvait la plus grande difficulté à marcher sur un terrain uni, au point que pour traverser la ville il était obligé de se tenir aux barreaux qui bordent le chemin. Cette difficulté n'était pas due à un étourdissement, mais bien à une sensation invincible, et qui lui faisait craindre de glisser et de tomber ; c'était la frayeur qu'on éprouve en marchant sur de la glace unie et polie. Désirant, un jour, rendre visite à l'un de ses amis qui habitait à peu de distance, la vue d'un trottoir large et uni qu'il devait parcourir, lui inspira si vivement la crainte de tomber, que, pressé par l'heure, il se décide à faire le chemin sur les pieds et les mains. Jamais, au contraire, il n'éprouvait la moindre difficulté dans la marche, si le sol était inégal et raboteux. Il pouvait gravir ou descendre, à la course, les montagnes les plus accidentées, marcher sur le pont d'un yacht pendant un coup de vent, et cela très-facilement; il en était de même sur une route, pourvu que sa surface fût couverte d'inégalités. Ce malade n'était point hypochondriaque; vigoureusement constitué, il avait fait le tour du monde, sans souffrir des fatigues du voyage.

Lorsque je fus consulté, la similitude entre les symptômes observés et ceux qui ont été notés par le docteur Percival me frappa, et me fit demander immédiatement au malade, s'il avait l'habitude de prendre du thé fort. Je lui fis lire les observations qui se rapportaient à son état, et après un examen attentif, je pus affirmer que les phénomènes morbides n'étaient point dus à une affection organique. Après avoir défendu l'usage du thé, je prescrivis la teinture ferrugineuse aromatique et un voyage peu prolongé en mer. Bientôt les accidents cardiaques disparurent; mais la frayeur qu'inspirait un sol uni, ou plutôt la préférence marquée pour les chemins raboteux, persista pendant longtemps.

Le docteur Percival a signalé l'effet que peut avoir une infusion de thé, et surtout de thé vert, pour régulariser le pouls, dans des cas où il est habituellement irrégulier. Le même fait a été observé par d'autres praticiens. Sur ce point je n'ai point d'expérience personnelle, mais plus d'une fois j'ai pu, chez des sujets nerveux, provoquer par l'administration du thé vert un sommeil réparateur que je n'avais pu obtenir à l'aide de l'opium et des autres narcotiques. Peut-être pourrait-on arriver au même résultat dans la fièvre, lorsqu'il y a surexcitation du cœur et contraction de la pupille (1); dans cet état, l'usage de l'opium est généralement contre-indiqué.

V. *Des troubles fonctionnels du cœur dans l'hystérie.* — Sous ce titre, on rangera un grand nombre d'états morbides très-variés. On peut, en pratique, les classer ainsi :

(1) Le docteur Percival propose l'administration du thé vert en infusion très-forte dans les cas d'empoisonnement de l'opium, surtout lorsque le café n'a pas réussi. (*Op. cit.*, 225.)

1° Diminution de la puissance du cœur, dans la syncope hystérique, ou pendant l'accès d'hystérie.

2° Palpitations irrégulières et rapides, sans augmentation sensible de la force du cœur.

3° Battements désordonnés du cœur ; dans ce cas, l'acte cardiaque s'accomplit quelquefois avec une violence excessive, et la force du cœur dépasse probablement de beaucoup celle qui s'observe dans les maladies organiques ou inflammatoires.

J'ai rencontré quelques exemples remarquables de syncopes et d'accès hystériques ; mais, comme je n'ai point étudié les signes physiques offerts par le cœur, je n'ai rien de nouveau à dire sur ce sujet. Quant aux faits de la deuxième série, les signes permettant de les distinguer des palpitations nerveuses ordinaires sont peu nombreux : le diagnostic se déduira de l'histoire du malade, de l'absence des signes manifestes d'une affection organique et de l'apparition antérieure ou consécutive d'accidents hystériques, siégeant au niveau d'autres organes, avec leurs anomalies et leur caractère spécial.

Le diagnostic est, en général, plus difficile dans les cas peu tranchés où les troubles cardiaques se montrent sous l'influence d'une cause hystérique marquée, que lorsqu'il s'agit de ces états singuliers et souvent prolongés, dans lesquels les différents appareils fonctionnels sont atteints, successivement et isolément, par la maladie. Ainsi, par exemple, lorsqu'il survient des palpitations chez un sujet ayant déjà présenté la manie, la dyspnée ou la toux hystériques, ou bien des paralysies, des convulsions, etc, etc., on peut ordinairement déterminer avec facilité la nature de l'affection cardiaque.

C'est dans les cas prononcés d'excitation hystérique du cœur, qu'on voit les palpitations acquérir le plus haut degré de violence. Cette violence est quelquefois si grande, que le corps du malade est agité tout entier, ainsi que le lit sur lequel il est couché. Les bruits du cœur s'entendent souvent à une distance de plusieurs pieds, et leur intensité est extrême pour l'observateur qui pratique l'examen stéthoscopique. Il paraît réellement extraordinaire que les valvules ou leurs cordes tendineuses ne se rompent point. L'action de l'aorte et des carotides est quelquefois tout aussi violente, et il s'y joint un bruit de souffle.

Il est à peine nécessaire d'ajouter que le diagnostic s'établira sur deux ordres de faits : sur l'histoire antérieure et la nature des phénomènes morbides concomitants, d'une part, et en second lieu, sur les différences qui distinguent les signes physiques, quant à leur caractère et à leur durée, de ceux qui appartiennent ordinairement aux affections aiguës du cœur.

Il est une forme particulière de palpitations hystériques, succédant, chez les femmes, à la cessation physiologique des fonctions utérines. Cette forme morbide peut avoir une durée très-prolongée; elle succède plus souvent à des impressions morales qu'à des fatigues physiques. J'ai vu les accès de la maladie reparaître pendant plus de deux années. Ces palpitations se montrent sous forme d'accès caractérisés par des battements précipités du cœur, par un sentiment de plénitude du cou et de la poitrine, et par une anxiété très-grande, avec prostration morale. Entre les accès, le cœur et les artères fonctionnent d'une façon parfaitement naturelle. Dans un cas de cette espèce, la disparition de l'écoulement menstruel avait eu lieu subitement, chez une femme âgée de cinquante ans, et qui, jusque-là, s'était toujours bien portée et n'avait présenté aucun accident hystérique.

V. *Palpitations rhumatismales et goutteuses.* — L'apparition d'un trouble fonctionnel du cœur, chez un individu atteint d'une diathèse rhumatismale et goutteuse, doit toujours éveiller toute notre attention. On ne peut nier que, sous l'influence perturbatrice de la goutte ou du rhumatisme, les palpitations, l'impétuosité de l'action du cœur ou la douleur ne puissent révéler l'existence d'un trouble fonctionnel simple; cependant ces accidents sont toujours à redouter, sinon pour leurs conséquences immédiates, au moins en vue de ce qui pourra survenir du côté du cœur. Les palpitations rhumatismales indiquées par Bouillaud (1), ont une importance moindre lorsqu'elles ne se rattachent pas à un état fébrile. C'est là un point essentiel : en effet, et déjà nous l'avons dit, les troubles de l'action du cœur, apparaissant pendant le cours d'une fièvre rhumatismale, alors même qu'ils ne s'accompagnent pas des signes physiques de l'inflammation, indiquent, sinon l'existence d'une cardite, au moins une tendance à cet état morbide (2).

Nous avons signalé l'immunité fréquente dont jouit le cœur, quant aux affections valvulaires, dans le cours du rhumatisme apyrétique,

(1) *Maladies du cœur*, p. 334.

(2) Voyez les recherches du docteur Mayne, *Dublin Journal of medical science*, vol. VII.

lors même qu'il siége au niveau des articulations. Dans quelques cas
d'arthrite rhumatismale chronique, il est vrai, des symptômes morbides du côté du cœur se montrent vers la fin de la vie. Les valvules
aortiques sont le plus souvent affectées; mais il peut s'écouler bien
des années avant que cette complication ne se produise. D'un autre
côté, chez les malades qui ont été atteints d'une cardite rhumatismale, à laquelle a succédé une affection valvulaire, il existe quelquefois une prédisposition à des névralgies rhumatismales; celles-ci
occupent parfois le centre de la poitrine ou sa partie latérale droite,
mais elles siégent le plus ordinairement à gauche, et dans la
région du cœur. Jamais nous n'avons vu ce phénomène douloureux
déterminer une aggravation de la maladie, bien qu'il produise de
l'angoisse précordiale. Dans un cas déjà cité, il y eut amélioration,
à la suite de l'exercice immodéré de l'équitation.

Voici un exemple de névralgie rhumatismale du cœur. Quelques
particularités de ce fait offrent de l'intérêt.

Un gentleman, âgé de trente-deux ans, avait eu, depuis dix ans,
trois attaques de fièvre rhumatismale. Toujours les articulations
étaient envahies, et rien n'indique qu'il y ait jamais eu de cardite. La
deuxième attaque datait de cinq années, et la troisième de trois ans;
leur durée avait été de quinze jours environ. Les symptômes que nous
allons décrire se montrèrent après la seconde atteinte de la maladie.
Il existait, depuis cette époque, deux espèces de douleurs: la première,
à laquelle le malade donnait le nom de *spasme*, était rapportée par
lui à la région sternale supérieure. Cette douleur suspendait la respiration, et l'accès durait pendant une demi-minute; il se produisait
à l'occasion de tous les efforts musculaires subits. La deuxième sensation douloureuse était causée par les émotions morales pendant l'état
de veille, et par les rêves, pendant le sommeil. Elle durait plus
longtemps, et s'accompagnait d'une sensation de douleur, d'angoisse
et d'agitation, au niveau du cœur. Il est remarquable que, pendant
la dernière attaque de fièvre rhumatismale, ces deux formes de douleur disparurent ou diminuèrent considérablement. Le malade était
habituellement en état de s'acquitter des devoirs d'une profession
laborieuse. L'action du cœur était régulière, et il n'y avait aucun
signephysique d'une affection du cœur et de l'aorte.

C'est à une affection de cette espèce que Bouillaud paraît faire allusion, lorsqu'il parle des palpitations, se montrant sous la même

influence que les douleurs ambulantes, dites rhumatismales. Il ne cite toutefois aucun exemple de cet état, ayant succédé à une fièvre rhumatismale (1).

En dehors même de la fièvre rhumatismale, lorsqu'il se produit des palpitations chez un sujet rhumatisant, on doit y regarder à deux fois avant de déclarer que le cœur est sain ; ce même doute existe pour les palpitations goutteuses.

Cette assertion demande à être développée. Il semble qu'il y ait plus de tendance à la production des maladies du cœur pendant les premières attaques de rhumatisme que pendant les premiers accès de goutte. Il est ordinaire de voir survenir des affections valvulaires à la suite des premières palpitations rhumatismales, tandis que le premier et le deuxième accès de troubles cardiaques d'origine goutteuse laissent ordinairement le cœur indemne, et disparaissent comme les palpitations dyspeptiques. Au contraire, en comparant deux individus sujets depuis longtemps, l'un au rhumatisme, l'autre à la goutte, un trouble nouveau des fonctions du cœur indiquera bien plutôt, chez ce dernier, le début d'une affection organique du cœur. La plupart des palpitations dites goutteuses se lient à une affection car-

---

(1) Bien que Bouillaud ait rangé cet état sous le titre général des affections nerveuses, il ne spécifie pas l'apparition de la douleur. En raison, sans doute, de sa tendance à admettre une origine inflammatoire, pour tant de maladies, il exprime quelques doutes sur l'état des nerfs cardiaques. Voici ses propres expressions :

« Il est des palpitations d'une autre espèce que les auteurs paraissent avoir aussi un peu trop négligées : je veux parler de celles qui apparaissent sous les mêmes influences que ces douleurs vagues ou *ambulantes*, que l'on connaît sous le nom de *rhumatismales*. Les palpitations en quelque sorte rhumatismales coexistent assez souvent avec une douleur dans la région précordiale, s'irradiant ou non vers le membre supérieur gauche. Les palpitations dont il s'agit coïncident parfois avec des intermittences du pouls, et causent habituellement une inquiétude extraordinaire aux sujets qui en sont tourmentés, bien que sous tous les autres rapports, ils offrent pour la plupart les signes de la plus florissante santé.

Il ne faut pas confondre ces palpitations avec celles de la péricardite ou de l'endocardite rhumatismales ; pas plus qu'il ne faut prendre une simple pleurodynie pour une pleurésie. Toutefois je n'oserais affirmer que les palpitations qui accompagnent les affections rhumatismales des nerfs du cœur ne consistent pas, quelquefois du moins, en des lésions vraiment irritatives, mais mobiles, de ces nerfs ; et si telle est, en effet, leur origine, elles ne sont pas alors une pure lésion d'innervation. » (*Traité clinique des maladies du cœur*, 1836, p. 334.)

diaque confirmée et consistant en un affaiblissement et en une dilatation du cœur, avec complication de lésions athéromateuses de
l'aorte.

On observe parfois, chez les jeunes sujets du sexe masculin, des
palpitations peu graves, avant le premier ou le deuxième accès de
goutte. Ces palpitations surviennent souvent pendant la nuit ; il semble
que le cœur soit agité par des soubresauts, ou qu'il roule sur lui-
même. Ces accidents sont peu douloureux, et le cœur continue à
fonctionner avec une activité presque normale ; quelquefois, cependant, il existe une douleur sourde et une sensibilité anormale avant
ou pendant ces accès. Le lendemain matin, le malade, en se levant,
s'aperçoit d'un gonflement à une articulation du pied. Les symptômes cardiaques disparaissent, et l'attaque de goutte est peu intense
et peu prolongée. Je ne connais pas un seul fait où des accidents
de cette nature aient été suivis d'une affection cardiaque. Mais, dans
le cas où il y a eu des attaques de goutte répétées, surtout à un âge
avancé, le praticien doit hésiter avant d'attribuer les troubles fonctionnels du cœur à la goutte, sans altération anatomique du cœur. Le
docteur Latham a insisté sur ce point (1). Nous avons déjà fait connaître notre opinion relativement aux cas rapidement mortels, et qui
sont connus sur le nom de goutte du cœur : nous pensons qu'il y a
alors, de longue date, un affaiblissement du cœur coexistant avec la
goutte, et qu'à la suite d'un accès de goutte prolongé, grave, peut-
être même fébrile, le malade succombe à des accidents cardiaques
produits par un traitement antiphlogistique inopportun. Il ne meurt
pas d'une goutte du cœur, il meurt d'un traitement erroné de la
goutte. La mort est le résultat d'une défaillance du cœur, dont la
débilitation échappe trop souvent au médecin.

Récapitulation.

I. L'angine de poitrine, survenant dans l'âge moyen ou dans la
vieillesse, indique plutôt un affaiblissement qu'un spasme du cœur.

II. Elle se rencontre surtout chez les individus prédisposés à la
dégénérescence graisseuse du cœur.

(1) Voyez ses observations sur l'angine de poitrine. (*Op. cit.*, vol. II, p. 416.)

III. Cette maladie coexiste fréquemment avec diverses formes de maladies organiques, mais l'état auquel elle semble se rattacher le plus intimement, est l'affaiblissement ou la dégénérescence du tissu musculaire.

IV. L'oblitération des artères coronaires n'est qu'une cause éloignée de l'angine de poitrine.

V. Dans les cas où il paraît n'exister qu'une névralgie du cœur, l'absence des signes physiques d'une affection cardiaque ne doit point nous donner à un trop haut degré la certitude que le malade n'est point atteint dangereusement.

VI. L'irrégularité et les battements précipités du cœur, coexistant avec certaines hypertrophies du foie, peuvent exister et reparaître pendant bien des années, puis cesser brusquement, en laissant le cœur dans un état de santé, en apparence complète.

VII. Dans les cas où se rencontre la combinaison des symptômes que nous venons d'indiquer, il est difficile et souvent impossible de déterminer exactement le moment où le dérangement fonctionnel du cœur se complique d'une altération organique.

VIII. Il est une autre circonstance où l'on voit les fonctions du cœur revenir à leur état normal, après avoir été troublées pendant longtemps : c'est l'hypertrophie des globes oculaires, avec pulsations de la glande thyroïde. Dans ce cas, il peut également se produire une affection organique; mais le passage à cet état s'accomplit sans aucuns signes permettant de distinguer l'affection fonctionnelle de l'affection organique.

IX. Avec un murmure cardiaque inorganique, l'action du cœur peut être régulière ou irrégulière.

X. Dans le premier cas, le diagnostic est moins difficile que dans le second.

XI. Il n'y a aucun phénomène acoustique qui distingue avec certitude un murmure organique d'un murmure inorganique.

XII. Un murmure cardiaque coïncidant avec le calme de l'action du cœur appartient plus fréquemment à une affection organique qu'à un trouble fonctionnel.

XIII. Les murmures inorganiques ne se produisent pas toujours, exclusivement, à l'orifice aortique, bien qu'ils soient systoliques.

XIV. Dans le cas où le murmure se propage sur le trajet de l'aorte, l'absence du murmure dû à la régurgitation sanguine, ou en d'autres termes, la netteté du deuxième bruit, est un signe diagnostique important, qui milite en faveur d'une affection fonctionnelle; le seul autre cas où ces mêmes phénomènes aient été observés par nous, est celui d'une maladie graisseuse du cœur : celle-ci se montre habituellement chez des sujets avancés en âge, et présentant, à un certain degré, l'altération des valvules aortiques.

XV. Un état anémique, survenant chez un sujet atteint d'une affection mitrale, paraît être suffisant pour donner lieu aux symptômes d'une affection organique du cœur. Ces symptômes peuvent disparaître lorsqu'on a fait cesser l'anémie, sans que l'affection organique ait cessé d'exister.

XVI. Un bruit de souffle inorganique se développe parfois dans le cours des fièvres essentielles; il est bien plus commun dans les fièvres non maculées que dans les fièvres pétéchiales.

XVII. Il se produit surtout dans la convalescence, ou pendant les intervalles d'apyrexie.

XVIII. Son summum d'intensité occupe en général un point placé à égale distance du sternum et du mamelon gauche.

XIX. Il disparaît fréquemment, ou diminue de force, dans la position verticale.

XX. On constate une prolongation de bruit musculaire en même temps que certaines formes de murmures inorganiques. Ce phénomène est toujours systolique; il va quelquefois jusqu'à constituer un véritable murmure. On le rencontre aussi dans le cours de diverses maladies essentielles.

XXI. Le frémissement inorganique est bien plus commun dans les artères qu'au cœur.

XXII. La sensation de mouvement vermiculaire qui accompagne la prolongation du premier bruit, peut être considérée comme une forme particulière de frémissement inorganique du cœur.

XXIII. Le redoublement de l'un des bruits du cœur, bien qu'il se rattache habituellement à un simple trouble de l'innervation, se rencontre parfois dans le cours des maladies inflammatoires du centre circulatoire.

XXIV. Le redoublement manifeste du deuxième bruit est bien plus commun que celui du bruit systolique.

XXV. Le timbre résonnant et métallique des bruits du cœur est dû, en général, à la grande rapidité et à l'énergie des contractions de l'organe; dans certains cas, la distension flatulente de l'estomac donne aux bruits cardiaques un caractère de résonnance métallique.

XXVI. Dans le diagnostic comparatif des troubles fonctionnels et des altérations organiques du cœur, nous devons surtout prendre en considération les résultats fournis par la percussion, l'étendue dans laquelle on perçoit l'impulsion cardiaque, la direction de la pointe du cœur, et le rapport existant entre la force du cœur et le développement du pouls radial.

XXVII. Dans quelques cas, où il y a probablement une altération nerveuse, avec augmentation de la force du cœur, il existe un rapport partiel entre les pulsations artérielles et les pulsations cardiaques.

XXVIII. Ce rapport existe habituellement entre les carotides et le cœur; il est donc utile de comparer l'action de cet organe avec celle des artères radiales.

Appendice au chapitre précédent.

Angine de poitrine. — Le docteur Forbes, dans son histoire de cette maladie (voy. l'*Encyclopédie de médecine pratique*, vol. I), et dans une annotation de la traduction du chapitre de Laennec, a divisé l'angine de poitrine en fonctionnelle et en organique. Sous cette dernière dénomination, il comprend deux ordres de faits : ceux où une maladie organique du cœur paraît exister seule, et ceux dans lesquels une lésion organique cardiaque, plus ou moins développée, s'accompagne d'un état pathologique général, contre lequel on doit surtout diriger la médication. Sur 45 cas suivis d'autopsie, on en trouva 39 dans lesquels existait une lésion organique du cœur ou des gros vaisseaux. Dans 4 cas, il n'existait d'autre lésion organique que de l'obésité; dans 2, le foie était malade. Quant à l'âge, le tableau statistique de 84 cas n'en comprend que 12 au-dessous de 50 ans. Sur 86 malades, il y en avait 80 appartenant au sexe masculin.

Le même auteur sépare les angines de poitrine fonctionnelles en deux classes, suivant qu'il n'existe aucune lésion organique, ni même, si l'on s'en rapporte au texte, aucune complication morbide quelconque, ou suivant qu'il y a complication de quelque autre maladie. Les faits de la première catégorie sont rares ; leur existence est même considérée seulement comme probable ; au contraire, les angines de poitrine fonctionnelles et compliquées d'un autre état morbide, sont assez communes. Le docteur Forbes les désigne par le nom d'angines fonctionnelles complexes ou sympathiques. Sous cette dénomination, il comprend tous les cas d'angine nerveuse coexistant avec d'autres maladies, alors que les organes de la circulation sont parfaitement intacts et bien proportionnés, ou présentent seulement de légères modifications. D'après cet auteur, on doit rapporter à cette forme la plus grande partie des faits qu'on rencontre dans la pratique, surtout lorsque les accès ont beaucoup de gravité. Cette assertion, malgré toute sa valeur, ne saurait être adoptée sans examen, surtout en présence des faits pathologiques cités dans le texte de l'ouvrage, et en raison de l'âge, du sexe et des conditions physiques des sujets prédisposés à l'angine de poitrine.

Le récit qu'a donné Sénèque de sa maladie, dans sa LIV° épître à Lucilius, a été rappelé par le docteur Parry. On avait cru y trouver les symptômes de l'angine de poitrine. Nous citerons le passage de Sénèque en entier :

« Longum mihi commeatum dederat mala valetudo : repente me
» invasit. Quo genere? inquis : prorsus merito interrogas : adeo
» nullum mihi ignotum est. Uni tamen morbo quasi assignatus sum :
» quem quare Græco nomine appellem, nescio. Satis enim aptè dici
» suspirium potest. Brevis autem valde et procellæ similis, impetus
» est : intra horam fere desinit. Quis enim diu expirat? Omnia cor-
» poris aut incommoda, aut pericula, per me transierunt; nullum
» mihi videtur molestius. Quid ni? aliud enim quicquid est ægro-
» tare : at hoc est animam agere. Itaque medici hanc meditatio-
» nem mortis vocant. Faciet aliquando spiritus ille, quod sæpe cona-
» tus est. Hilarem me putas hæc tibi scribere, quia effugi? Si hoc
» fine quasi bona valetudine delector, tam ridicule facio quam ille
» quisquis se vicisse putat, cum vadimonium distulit. Ego vero et in
» ipsa suffocatione non desii cogitationibus lætis ac fortibus acquies-
» cere. Quid hoc est? Inquam, tam sæpe mors experitur me? Faciat, at
» ego illam diu expertus sum. Quando inquis? Antequam nascerer.
» Mors est, non esse id quod antea fuit : sed quale sit jam scio : hoc
» erit post me, quod ante me fuit. Si quid in hac re tormenti est,
» necesse est, et fuisse antequam prodiremus in lucem : atque nullam
» sensimus tunc vexationem........ His et hujus modi exhortationibus
» tacitis (nam verbis locus non erat) alloqui me non desii : deinde paul-

» latim suspirium illud quod esse jam anhelitus cœperat, intervalla
» majora fecit et retardatum est ac remansit. Nec adhuc, quamvis
» desierit ex naturâ fluit spiritus. Sentio hæsitationem quandam
» ejus et moram. Quomodo volet, dummodò non ex animo suspi-
» rem, etc. (1). »

Reconnaissons, avec le docteur Parry, que les symptômes décrits
ne sont pas ceux de l'angine de poitrine. Il est remarquable qu'il ne
soit pas question de la douleur. Mais la similitude des symptômes avec
la respiration anormale de la dégénérescence graisseuse du cœur,
décrite plus haut, est trop sensible pour ne pas mériter une mention.
Dans cette dernière maladie, il existe, en effet, une forme de dypsnée
particulière qui n'est, à proprement dire, qu'un accès pendant lequel
le malade éprouve un besoin répété de soupirer. Les mots de
Sénèque : « Satis mihi apte dici suspirium potest; » et ceux-ci :
« Brevis autem valde et procellæ similis, impetus est, » expriment
bien la respiration cardiaque, suspirieuse, des individus atteints de
dégénérescence graisseuse du cœur; à son maximum d'intensité, ce
trouble des fonctions du cœur ne peut être mieux comparé qu'à une
tempête. Les expressions : « Deinde paullatim suspirium illud quod
» esse jam anhelitus cœperat, intervalla majora fecit et retardatum

(1) Afin d'aider le lecteur à se faire une idée juste de la maladie de Sénèque,
nous devons rappeler que, suivant Lipsius, les épîtres à Lucilius ont été écrites
dans les deux années qui précédèrent la mort violente de leur auteur. Il avait
donc, à cette époque, soixante et un ou soixante-deux ans. Dans plusieurs pas-
sages il parle de sa vieillesse et de ses infirmités. Tacite nous apprend qu'au
moment de sa mort, Sénèque était faible et épuisé. — « Corpus parvo victu te-
nuàtum. » Sa santé paraît, du reste, avoir été délicate dès l'enfance. Il dit, en
parlant de sa tante : « Illius pio maternoque nutricio per longum tempus ægre
convalui. » (Consol. ad Helv., cap xvi.) Ceci était écrit avant qu'il eût quitté le
lieu de sa naissance, Corduba, pour venir à Rome. Dans une des épîtres à Lucilius,
il dit avoir souffert de flux catarrhaux, « distillationes », à un degré extrême :
on trouverait peut-être dans cette particularité, suivant l'opinion d'un de nos
amis, l'explication de l'histoire racontée, à son sujet, par Dion : — « Cum cau-
» sam quamdam in senatu egregie et feliciter Seneca egisset, livore suffusum
» illum principem, qui solus videri eloquens volebat, cogitasse de Senecâ tol-
» lendo : et fecisset nisi una e concubinis admonuisset. Frustra mortem parari
» jam morituro : tabe quippe laborare. » Influencé par cette assertion, Caligula
épargna la vie du jeune orateur; il prouva ainsi la vérité d'une remarque de
Sénèque, qui lui fut peut-être suggérée par ce qui lui était arrivé à lui-même :
« Multorum mortem distulit morbus, et saluti illis fuit videri perire. »

« est ac remansit, » peignent bien les progrès croissants de la dyspnée jusqu'à son maximum d'intensité, puis le déclin des accidents.

*Du bruit de soufflet se montrant à la partie supérieure de la
poitrine, à gauche.* — Les docteurs Latham et Hughes ont signalé
ce phénomène dans le cours de certaines phthisies tuberculeuses. Ils
veulent parler, sans doute, du bruit anormal indiqué dans mon ouvrage
sur les maladies de la poitrine, comme étant au nombre des signes
tirés du système circulatoire et appartenant aux tubercules. Ce murmure me paraît avoir son siége dans l'artère sous-clavière. On a constaté un fait curieux : c'est sa disparition passagère, après une hémoptysie ou à la suite d'une application de sangsues. Le docteur Latham
a rencontré ce symptôme chez des individus atteints d'une phthisie
manifeste ; chez d'autres malades, l'existence de cette maladie était
seulement présumée. Le murmure existait dans un espace limité, en
haut, par le bord supérieur de la deuxième côte, en bas, par le bord
inférieur du troisième cartilage costal ; il s'étendait sur ces deux
côtes, dans une étendue d'un pouce. Ce signe consisterait, suivant
l'auteur cité, en un bruit de soufflet doux, peu marqué, systolique,
et ne se percevant point au niveau de la région précordiale, ni sur
le trajet de l'aorte ou des carotides.

Le docteur Hughes fait remarquer que ce murmure peut être dû
à des maladies autres que la tuberculisation ; l'accumulation de produits quelconques dans les poumons, par exemple, l'épaississement
de la plèvre ou une tumeur du médiastin ; il lui assigne comme cause
une compression mécanique de l'aorte ou de l'artère pulmonaire. Suivant lui, on ne l'entendrait que pendant l'inspiration ; il coïnciderait
donc, d'une part, avec la systole ventriculaire, et, de l'autre, avec
l'acte inspiratoire. Sans doute, le phénomène est plus distinct à
ce moment ; mais il est inexact d'affirmer qu'on ne l'entende que
pendant l'inspiration. Il est beaucoup plus commun dans la phthisie
que dans toutes les autres affections thoraciques qui peuvent le produire. On admettra, du reste, difficilement la cause toute mécanique
indiquée par le docteur Hughes : souvent, en effet, on le constate
dès les premières périodes de la phthisie pulmonaire, et, ainsi que
nous le disions il n'y a qu'un instant, ce symptôme paraît et disparaît quelquefois à de courts intervalles. En tout cas, ce murmure est un des symptômes collatéraux de la phthisie. D'après les
résultats de nos observations, il appartient aux périodes moyennes ou

primitives de la maladie; nous l'avons vu cesser momentanément après une attaque d'hémoptysie, et augmenter, de. toute évidence, immédiatement avant l'hémorrhagie.

Cette forme de murmure se rencontre quelquefois aussi dans la pleurésie aiguë du côté gauche, surtout s'il y a excitation du cœur. Elle se distingue nettement des bruits de frottement, quelque modifiés qu'ils puissent être, et consiste en un murmure systolique, fréquemment subdivisé en deux temps, et parfois intense. Plus marqué au moment de l'inspiration, il se continue pendant l'expiration, et même lorsque le malade retient sa respiration. Il peut disparaître complétement en moins de trente-six heures. Nous n'admettons donc point que ce singulier bruit de souffle s'entende exclusivement pendant l'inspiration, comme le veut le docteur Hughes (1).

Redoublement du deuxième bruit cardiaque. — L'observation suivante mérite d'être rapportée; elle jette de nouvelles lumières sur ce point de la pathologie :

Un ecclésiastique, âgé de vingt-huit ans, offrait, depuis trois ans et demi environ, les symptômes d'une phthisie due à des fatigues excessives. La maladie, sous l'influence du traitement judicieux institué par le docteur Williams, et du changement de climat, ne suivit pas sa marche ordinaire : elle revêtit la forme indolente et chronique, dans laquelle on voit la désorganisation marcher lentement, les symptômes constitutionnels se modifier et se suspendre, et les signes physiques de la maladie appartenir plutôt à la dilatation des bronches qu'à la présence de cavités ulcéreuses dans le tissu pulmonaire. Je vis ce malade, pour la première fois, à son retour d'Australie. La partie antéro-supérieure du poumon gauche offrait, dans toute son étendue, une matité relative plutôt qu'absolue : on y percevait de gros râles muqueux, et le murmure vésiculaire était incomplet. Pendant le repos, le pouls, à 80 pulsations, était régulier et les battements du cœur étaient tranquilles. Il n'y avait point de murmure, mais à la base le deuxième bruit cardiaque était manifestement redoublé. Ce phénomène se percevait dans toute la partie supérieure et antérieure du poumon gauche : il manquait absolument à droite de la ligne médiane, et les bruits du cœur étaient tout à fait naturels. Au niveau du mamelon on ne l'entendait que très-rarement et peu distincte-

(1) *Guy's Hospital Reports*, vol. VII, p. 171.

ment, et dans ce point il disparaissait entièrement, lorsque les battements du cœur étaient surexcités.

Le docteur Walshe (1) se demande comment on peut expliquer ce phénomène curieux, en admettant la théorie de la production du deuxième bruit par le jeu des valvules sigmoïdes. Il déclare que le bruit cardiaque peut être double à la base, et simple à la pointe du cœur. Nous n'avons jamais observé cette particularité. Tout le monde, du reste, est d'accord avec le docteur Walshe, quant à l'importance du redoublement au point de vue de la théorie des bruits du cœur.

Murmures anémiques du cœur. — Le docteur Hughes fait remarquer qu'on ne trouve jamais les murmures anémiques à la partie inférieure du sternum. Cette assertion est peut-être trop absolue. Je suis très-porté à croire qu'on entend quelquefois dans ce point la prolongation du premier bruit et même les murmures dans la fièvre. Le même auteur prétend n'avoir jamais rencontré de murmures anémiques coïncidant avec un pouls lent et peu développé. Cette opinion doit être également discutée, en ce qui regarde les phénomènes morbides dans les fièvres. En effet, les bruits de souffle se montraient, alors, le plus ordinairement, pendant la convalescence, lorsque le pouls avait perdu sa force et sa rapidité.

A propos du diagnostic comparatif des bruits de souffle organiques et inorganiques, le docteur Hughes fait observer que lorsqu'il y a rétrécissement ou insuffisance, il y a modification et affaiblissement de la force du pouls radial, comparée à celle de l'impulsion cardiaque. « Bien que le choc du cœur, dit-il, soit bien distinct et
» fort, le pouls au poignet peut être petit et faible; c'est ce qui
» arrive souvent. Mais dans l'anémie, lors qu'il n'existe pas un obstacle
» physique et permanent à la circulation, les caractères du pouls
» radial sont à peu près en rapport avec ceux de l'impulsion du
» cœur. Il est donc évident que si le défaut de proportion entre le
» choc du cœur et la diastole artérielle indique l'existence d'une
» altération organique, la conservation de ces proportions est carac-
» téristique d'un trouble fonctionnel (2). »

Il a déjà été démontré que, dans certains cas où existe une

(1) *Op. cit.*, p. 211.
(2) *Op. cit.*, p. 270.

altération fonctionnelle, l'action du cœur peut être énergique sans
que le pouls radial soit développé ; on observe également dans la
fièvre la faiblesse extrême et même la disparition complète du pouls,
coïncidant avec des contractions cardiaques énergiques. On ne connaît pas encore complétement la relation qui existe entre les phénomènes inorganiques cardiaques dans les fièvres, et les accidents
cardiaques ordinaires, anémiques ou nerveux. Il est certain, toutefois,
que dans ce dernier cas on rencontre, tantôt la conservation de la
force du pouls radial, avec la faiblesse de choc du cœur, tantôt
l'énergie des contractions cardiaques coexistent avec un affaiblissement singulier, et même avec la disparition des battements de l'artère
au poignet.

*Des murmures qui se produisent aux derniers instants de la
vie.* — Ce phénomène a été signalé par le docteur Latham. « Dans
» ces cas, dit-il, les accidents ultimes avaient une marche lente
» et prolongée ; on peut dire que le murmure, bien qu'il se montre
» quelques jours avant la mort, n'apparaît que lorsque déjà l'œuvre de
» la destruction de l'individu est commencée (1). » Le docteur Latham
attribue la production de ce murmure à une coagulation du sang, et
cette explication est probablement la véritable. Nous avons rapporté
un fait, dans lequel un bruit de souffle se développa peu de temps avant
la mort, chez un cholérique ; il existait un caillot allongé s'étendant de la cavité du ventricule dans l'aorte. Le murmure dont il
s'agit peut cependant être dû à des causes différentes. Ainsi, dans
un cas communiqué au docteur Latham, un bruit de soufflet se développa peu de temps avant la mort, chez un malade atteint d'une
affection cérébrale ; les deux bruits cardiaques s'accompagnaient de
souffle. Au premier temps il revêtait un caractère particulier, comparable à l'aboiement ou au cri de jeunes chiens. A l'autopsie, on ne
trouva point de coagulation sanguine, mais le ventricule gauche était
contracté sur lui-même à un point extrême (hypertrophie concentrique). Les valvules étaient saines. Peut-être chez ce malade avait-on
affaire à une endocardite qui s'était développée dans les dernières
périodes de la vie?

*De l'influence de la position du corps sur la fréquence et sur
l'énergie des contractions du cœur.* — La comparaison entre la fré-

(1) *Op. cit.*, vol. I, p. 57.

quence du pouls dans la position verticale et dans la position horizontale du corps peut faciliter jusqu'à un certain point le diagnostic des
altérations organiques et des altérations fonctionnelles du cœur. Les
recherches du docteur Graves ont prouvé que l'influence de la position
sur le pouls est moins marquée, dans le cas d'hypertrophie du cœur
que lorsque celui-ci a conservé ses proportions normales. Suivant cet
auteur, chez les individus sains, il y a de 6 à 15 battements du cœur
en plus, lorsque le sujet est placé dans la position verticale. Si le pouls
est à 60 pulsations, l'augmentation n'est guère que de 6 à 8 battements ; elle va en croissant comme la fréquence du pouls au moment
de l'expérimentation. C'est ainsi, par exemple, qu'en déterminant,
par un exercice modéré, l'accélération du pouls jusqu'au chiffre de
100 pulsations, il n'est pas rare d'observer une différence de 20 à
30 battements, lorsqu'on fait varier la position du malade. Le pouls
serait plus fort dans la position horizontale ; c'est dans cette position,
par conséquent, que se rencontrent à la fois le maximum de force et
le minimum de fréquence du pouls. Le docteur Graves explique
par ce fait l'efficacité de la position horizontale dans la syncope.
Les mêmes différences s'observent également dans bien des maladies, y compris les fièvres ; mais le docteur Graves a constaté
qu'elles manquaient dans six cas d'hypertrophie du cœur, et cependant
les malades étaient, au moment de l'examen, dans un état de débilitation qui rend plus sensibles les modifications produites par le changement de position. Chez quatre de ces malades, l'autopsie révéla
l'existence d'une hypertrophie cardiaque avec dilatation. Lorsque le
malade se redressait de lui-même, il se produisait une légère accélération, qui ne durait guère plus d'un quart de minute (1).

(1) Le docteur Thomson, dans son *Traité de l'inflammation*, fait remarquer
qu'il y a une différence considérable dans la fréquence du pouls, suivant que le
sujet est debout ou couché ; cette différence existe dans l'état de santé, mais
surtout dans l'état de maladie. Le docteur Graves reconnaît la justesse de cette
remarque, et il ajoute : « Les auteurs qui ont traité des effets de la digitale sur
les organes de la circulation signalent, comme un fait anormal et inexplicable,
les différences que présente le pouls dans les différentes positions du malade ;
ils semblent ignorer que ce phénomène existe à un degré moindre, chez des
individus en bonne santé, et au même degré dans le cours d'un grand nombre
de maladies. La digitale, outre son influence débilitante très-prononcée sur l'organisme entier, et plus particulièrement sur le système nerveux, paraît être
douée de la faculté spéciale de diminuer la fréquence du pouls ; mais il n'y a rien

Voici les conclusions du docteur Graves, au sujet de l'influence exercée par le changement de position, sur la fréquence du pouls :

« 1° Les différences les plus grandes se rencontrent chez des malades atteints de la fièvre et chez les individus débilités par cette maladie ou par toute autre cause. Cette différence peut être de 30, 40, et même de 50 pulsations par minute, suivant que le malade est couché ou debout.

» 2° Après le premier quart d'heure, cette différence diminue ordinairement ; mais tant que la position qui y a donné lieu est conservée, elle persiste à un degré considérable.

» 3° Chez les individus peu débilités, la différence est bien moindre ; souvent elle n'est pas de plus de 10 pulsations.

» 4° Lorsque le malade reprend la position horizontale, le pouls retombe rapidement à son premier chiffre.

d'anormal à ce que l'on observe une grande différence dans les résultats de l'exploration cardiaque, faite pendant que le malade est couché, assis, ou debout ; en effet, lorsqu'on donne la digitale à des doses suffisantes pour obtenir le ralentissement du pouls, on produit toujours de la débilitation et de la surexcitation nerveuses et ces conditions expliquent la différence dans le rhythme du pouls.

Est-il utile d'ajouter que je ne puis expliquer, même à l'aide d'une conjecture plausible, l'influence si grande du changement de position sur la fréquence du pouls. Toutefois il est assez singulier que Humboldt ait observé quelque chose de semblable sur le cœur de la grenouille, séparé du corps de l'animal après la ligature des gros vaisseaux. Dans une de ces expériences, le cœur fut placé horizontalement sur un morceau de verre ; après douze minutes, le chiffre des contractions était descendu à 12 par minute. Le cœur fut alors suspendu perpendiculairement, et deux minutes après, le nombre des pulsations était remonté à 20. Baer, dans son ouvrage, *Ueber Entwickelung's Geschichte der Thiere*, etc., etc., a fait une remarque curieuse, c'est que dans l'incubation artificielle, si l'on place les œufs en les faisant reposer sur un bout, le germe ne tarde pas à périr. Baer ne cherche point à expliquer ce fait, mais il en tire une explication très-admissible et très-remarquable de la forme des œufs qui ne sont point ronds, mais ovales ; cette dernière forme, en effet, empêche qu'ils ne prennent dans le nid une position fatale pour le fœtus qu'ils contiennent. « Quelques œufs sont ronds, ceux de certains reptiles, par exemple ; mais je ne connais aucun oiseau dont les œufs ne soient plus ou moins ovales. Il serait intéressant de rechercher la cause de ce phénomène, et de se rendre compte des raisons de la différence remarquable existant dans les effets de la position, entre le fœtus humain pendant la vie intra-utérine, et l'homme adulte. Chez le fœtus, la position renversée ou demi-renversée (*semi-inverted*) du corps est naturelle ; pour l'adulte, elle ne saurait être supportée si elle se prolonge. »

» 5° Chez quelques sujets, les différences sont plus considérables entre la position horizontale et la position assise qu'entre celle-ci et la station ; chez d'autres, c'est le contraire : on peut donc prendre comme moyenne la fréquence du pouls dans la position assise.

» 6° Chez les individus convalescents de la fièvre ou d'une maladie aiguë, il est fort utile pour le médecin, de s'assurer comparativement de la fréquence du pouls, en examinant le malade successivement, dans la position horizontale et dans la position verticale. Plus la différence est grande, plus la débilitation est forte, *et plus on doit être réservé s'il s'agit de permettre au malade de rester assis pendant un certain temps*, surtout si le pouls ne revient pas à son degré normal de fréquence, lorsque le malade se recouche (1). »

(1) *De l'influence de la position sur le cœur et sur le pouls*, par R. J. Graves, M. D., etc. (*Dublin Hospital Reports*, vol. V). Ces observations confirment les remarques faites par sir Astley Cooper (voy. ses Leçons sur la chirurgie) relativement à l'accroissement de la rapidité du pouls, dans les cas de commotion cérébrale, lorsqu'on fait passer le malade de la position horizontale à la position verticale.

CHAPITRE XI

Les signes locaux et propres des anévrysmes sont : un ou plusieurs chocs impulsifs, des bruits de pulsation, simples ou doubles, et enfin des murmures. Cependant ceux-ci manquent si souvent, qu'on peut à peine les compter au nombre des symptômes des anévrysmes, dans le cas, au moins, où la maladie occupe l'aorte thoracique.

L'apparition des deux premiers ordres de phénomènes (mouvements impulsifs, et bruits diastolique et systolique) dépend, en grande partie, de la localisation de la maladie. Ils sont mieux marqués dans les anévrysmes vrais et sacciformes, et dans les anévrysmes faux bien limités, qui n'ont pas un volume trop considérable. Ces signes se perçoivent à la partie supérieure du sternum, au côté gauche de cet os, dans les creux sous-claviculaires, dans l'espace interscapulaire, ou dans la région mammaire droite. J'ai vu un anévrysme vrai, sacciforme, de l'aorte ascendante (anévrysme en ampoule de Cruveilhier), faire saillie dans cette dernière région. Le plus ordinairement, ces anévrysmes ne s'accompagnent d'aucune tumeur extérieure, ni d'aucune altération apparente ; cependant la vue fait reconnaître souvent l'existence de battements. Si le malade n'a point un embonpoint exagéré, on distingue assez nettement les pulsations du cœur et celles de l'anévrysme ; il semble alors qu'il y ait dans le thorax deux cœurs battant dans des points différents. Quelquefois les battements anévrysmaux sont moins visibles, mais, en ramenant l'œil au niveau de la poitrine du malade, on constate, ainsi que l'a fait remarquer le docteur Greene, l'existence d'une pulsation localisée, ou bien celle d'un mouvement impulsif diffus, mais distinct, dans la région sternale supérieure, ou sous les clavicules. Je ne sais si, lorsque le choc est double, on aperçoit le deuxième battement, comme cela arrive si souvent pour le cœur ; n'oublions pas que, pour ce dernier, le siége de la deuxième impulsion n'est pas le même que celui de la première.

Le docteur Hope, en parlant des symptômes physiques de l'anévrysme en général, prétend que, malgré leur grande ressemblance avec les signes auxquels donne lieu l'accomplissement de l'acte cardiaque, on distinguera toujours ces deux ordres de phénomènes à des *caractères non équivoques*. Cette proposition n'est pas admissible, dans toute sa rigueur. Il est très-vrai que l'impulsion anévrysmale diffère, le plus ordinairement, de celle du cœur sain, ou à l'état d'hypertrophie active : cette différence s'apprécie mieux qu'elle ne se décrit. Le battement anévrysmal donne l'idée d'un coup violent, également fort dans toutes les directions ; la pulsation cardiaque, au contraire, transmet plutôt la sensation du choc d'un corps solide et mobile, ayant ordinairement une force plus grande dans un point donné (1).

Il n'existe pas de signes certains et *non équivoques*, permettant de distinguer les battements d'un anévrysme thoracique des battements du cœur. La systole et la diastole du sac donnent lieu habituellement à deux bruits ressemblant beaucoup aux bruits cardiaques. Cette ressemblance est quelquefois complète : parfois aussi on observe quelques nuances qui différencient les bruits appartenant aux deux centres de pulsations. Cependant, même dans ce cas, les bruits anévrysmaux, considérés isolément, peuvent être tout à fait semblables aux bruits du cœur, à l'état physiologique. C'est le même rhythme, le même caractère étouffé et sourd du premier bruit, avec un deuxième bruit plus aigu. La similitude est parfaite, lorsqu'il n'y a pas de murmures liés aux bruits anévrysmaux, et c'est ce qui arrive souvent. Il y a donc deux circonstances où la distinction est impossible, et où les signes différentiels *non équivoques* manquent :

1° Les cas où les bruits offrent des caractères complétement identiques.

2° Les cas où, chez un individu donné, il existe quelques différences entre les bruits de son cœur et les bruits anévrysmaux, mais où ceux-ci ne diffèrent cependant pas des bruits cardiaques, tels qu'on les perçoit ordinairement.

Dans les faits de cette dernière espèce, le deuxième son anévrysmal

---

(1) J'ai eu dernièrement l'occasion d'observer une exception à cette règle. Le cœur était affaibli. La pulsation ventriculaire avait une grande analogie avec le battement d'un anévrysme ; il devait en être ainsi, à cause de la diminution considérable de la contractilité tonique du ventricule. Ce fait est rapporté à l'article : Dégénérescence graisseuse du cœur.

se distingue peut-être du bruit diastolique du cœur, en ce qu'il s'entend mieux; en outre, il a quelquefois un caractère de tintement plus facilement appréciable à l'oreille nue qu'à l'aide du stéthoscope.

En raison de la ressemblance générale existant entre les bruits cardiaques et les bruits anévrysmaux, et de l'absence fréquente des murmures, il faut reconnaître que le diagnostic d'un anévrysme thoracique repose souvent sur ce fait, qu'il est possible de distinguer deux centres de pulsations dans la poitrine; celle-ci paraît, alors, renfermer deux cœurs. Fort souvent, cela va sans dire, d'autres signes d'auscultation facilitent le diagnostic.

Pour découvrir la pulsation anévrysmale, il est quelquefois utile d'appuyer une main, à plat, sur la partie antérieure du thorax, et l'autre entre les épaules. Si l'anévrysme est appréciable à la palpation, on le reconnaît souvent ainsi, à la fin de l'expiration, bien qu'il cesse d'être perceptible pendant l'inspiration, et lorsque la poitrine est entièrement dilatée. Le même fait se rencontre, également, dans la débilitation du cœur.

Deux maladies différentes peuvent, par les pulsations artérielles considérables dont elles s'accompagnent, faire soupçonner, à tort, l'existence d'un anévrysme. Ces deux maladies sont l'insuffisance aortique ordinaire, et l'inflammation goutteuse de l'aorte.

La première de ces affections n'est pas difficile à diagnostiquer; le pouls bondissant (*throbbing*), qu'on retrouve dans une grande étendue du système artériel, les pulsations visibles des artères, l'exagération des battements des vaisseaux du cou, le double murmure de l'aorte ascendante ou de la crosse de l'aorte, ne laissent pas place au doute.

Quant à l'aortite goutteuse, j'en ai rencontré un exemple remarquable, il y a déjà bien des années. Les signes physiques de l'anévrysme étaient si nombreux, et les symptômes si remarquables, que l'existence d'un vaste anévrysme de l'aorte me semblait presque absolument certaine. Le malade guérit et vécut pendant plusieurs années, et rien ne vint confirmer mes soupçons. Les accidents étaient probablement dus à une inflammation goutteuse de l'aorte. Il y avait des pulsations violentes, limitées à la région supérieure du sternum et une difficulté de respirer si grande, dans la position horizontale, que pendant plusieurs semaines, le malade fut obligé de rester assis. N'ayant pas pris de notes, je ne me rappelle plus si l'on entendait des murmures ou des bruits doubles de pulsation, mais les symptômes étaient de nature à me convaincre de l'existence d'un anévrysme aortique.

Le plus souvent, lorsque l'action du cœur est régulière, sans que son énergie ait été modifiée, l'apparition de pulsations diastoliques, à la partie supérieure du sternum, ou dans les régions sous-claviculaires, indique la présence d'un anévrysme; toutefois il faut que les pulsations des carotides ne soient ni exagérées, ni appréciables à la vue, et que le bruit de reflux de l'insuffisance aortique n'existe pas. Je ne connais aucune autre affection pouvant donner lieu à cet ensemble de symptômes, à l'exception d'une tumeur cancéreuse, et cette affection est rare, fort heureusement pour le diagnostic pratique.

Signes fournis par la percussion.

Il nous manque, sur ce point, une série d'observations un peu considérable, et je n'ai que peu de chose à ajouter à ce qui a déjà été dit. Laennec et Hope se bornent à indiquer l'existence de la matité au niveau des tumeurs intra-thoraciques. Le docteur Walshe a traité ce sujet avec plus de soin; suivant lui, la percussion peut révéler, non-seulement l'existence d'un anévrysme de petite dimension, lorsqu'il occupe certaines positions, mais elle peut faire reconnaître si le sac anévrysmal contient des caillots en grande quantité, ou bien s'il est presque entièrement rempli de sang liquide. Il fut possible, dans un cas, de déterminer par la percussion la présence d'une dilatation vasculaire d'un volume égal aux deux tiers environ du calibre normal du vaisseau auquel elle appartenait. Il y avait, en même temps, frémissement (*thrill*) et impulsion exagérée. La dilatation siégeait à l'angle droit de la crosse de l'aorte, là où celle-ci se rapproche davantage des parois thoraciques. Le docteur Walshe admet qu'il est difficile de reconnaître une tumeur anévrysmale de petite dimension, si elle occupe la partie postérieure du vaisseau; mais il croit possible de découvrir à l'aide de la percussion pratiquée avec soin, un anévrysme du volume d'une grosse noix, s'il siége entre les deuxièmes espaces intercostaux, à gauche et à droite (1).

Je ne puis me prononcer sur la possibilité de reconnaître, par la percussion, si l'anévrysme contient du sang liquide ou des caillots sanguins, en plus grande quantité; mais j'ai rencontré des cas où la

(1) *Op. cit.*, p. 242, 549.

tumeur elle-même échappait à ce moyen d'exploration. La matité
manquait, et il existait, cependant, des signes physiques et des symptômes ne laissant aucun doute sur le diagnostic. On a observé,
dans des circonstances semblables, l'inégalité de la respiration, la
dysphagie et même des hémorrhagies abondantes. L'absence de la matité à la percussion, dans un point limité, ne suffit donc pas pour faire
rejeter la possibilité de la présence d'une tumeur intra-thoracique.

Ajoutons que la matité et les pulsations simples ou doubles
cessent parfois d'être perçues, là où elles se rencontraient d'abord,
sans qu'il y ait guérison ; il suffit que l'anévrysme se porte dans une
nouvelle direction. Ce phénomène appartient exclusivement, selon
toute probabilité, aux anévrysmes faux.

Des bruits anévrysmaux.

Ces phénomènes comprennent : 1° les bruits propres ou de pulsations qui, de même que les bruits du cœur à l'état physiologique, ne
s'accompagnent d'aucun souffle ; 2° les murmures qui se joignent
quelquefois aux phénomènes précédents.

La fréquence des murmures dans les affections artérielles non
anévrysmales, et dans les anévrysmes des membres, a fait admettre,
d'une manière trop générale, qu'ils sont symptomatiques de la présence d'un anévrysme aortique, et que cette maladie ne peut exister,
si ces signes font défaut. Cependant ils manquent si souvent dans
les anévrysmes thoraciques, que nous considérons leur existence
comme exceptionnelle. Ces phénomènes, lorsqu'ils se produisent,
semblent être accidentels, et dus à des conditions physiques particulières et variables.

Au point de vue de l'existence ou de l'absence des murmures,
on peut diviser les anévrysmes en trois classes :

1° Les bruits de souffle manquent entièrement ; on ne rencontre
qu'un bruit de pulsation double ou simple.

2° Il existe un murmure se produisant au niveau de l'anévrysme
lui-même.

3° Le murmure émane du cœur : c'est ce qui arrive, lorsqu'un
anévrysme faux ou vrai se complique d'une altération des valvules
aortiques.

Dans les faits de la deuxième catégorie, le bruit de souffle est limité au voisinage de l'anévrysme, et les signes de l'hypertrophie du ventricule gauche et ceux de l'affection valvulaire manquent. Si l'on a affaire, au contraire, à un cas appartenant à la dernière classe, on constate habituellement les signes de l'anévrysme concurremment avec ceux de l'insuffisance aortique.

On verra que je diffère d'opinion avec le docteur Hope sur les caractères des bruits anévrysmaux : « Le premier bruit anévrysmal, » dit-il, « coïncide avec le pouls ; il diffère du premier bruit du » cœur : c'est un murmure variable, il est vrai, dans son timbre, » doux ou rude, suivant les circonstances où on l'observe, mais qui » reste un bruit de souffle ; ce murmure explique l'intensité plus » grande du premier bruit anévrysmal, lorsque ce bruit est plus » fort que le bruit systolique ventriculaire. »

Mais il y a réellement deux espèces de bruits anévrysmaux, suivant qu'il s'y joint ou non des murmures. Si ceux-ci viennent à manquer, si le bruit est simple, il a la plus grande analogie avec le bruit de la systole ventriculaire. S'il est double, cette ressemblance est assez grande pour qu'il soit difficile, sinon impossible, à un bon observateur, dont on banderait les yeux et dont on placerait soi-même le stéthoscope, de le distinguer des bruits ordinaires du cœur placé sous le coup d'une stimulation. Ceci est également vrai pour les anévrysmes vrais, ou pour les anévrysmes faux de l'aorte thoracique.

Ces remarques ne s'appliquent pas aux anévrysmes abdominaux, dont la pulsation, habituellement unique, s'accompagne, le plus souvent, d'un murmure. Les caractères de ce dernier phénomène, lorsqu'il existe, sont ceux que le docteur Hope a si bien décrits : « C'est » un son grave, rauque, de peu de durée, commençant brusque-» ment et se terminant de même, souvent plus fort que les mur-» mures cardiaques les plus intenses (1). » Le même auteur signale les caractères variables du murmure dans les différents points de la tumeur, et le degré d'intensité et de raucité moindre du souffle, dans les anévrysmes abdominaux (2). Nous avons vérifié fréquemment l'exactitude de ces deux assertions.

Nous ignorons encore les conditions qui donnent lieu aux murmures intrinsèques, propres à l'anévrysme ; mais il est moins difficile

(1) *Op. cit.*, p. 416.
(2) *Op. cit.*, p. 418.

de se rendre compte du murmure qui prend naissance au niveau du
cœur. Lorsqu'il y a maladie des valvules aortiques, le son se propage
le long de l'aorte, et peut se multiplier et s'accroître au niveau de
l'anévrysme. Dès l'année 1834, en faisant remarquer l'absence fréquente des bruits de souffle dans l'anévrysme, je disais que les faits
manquaient pour expliquer l'apparition ou la non-existence de ces
phénomènes, dans un cas donné. On devait, disions-nous, en chercher la cause dans les conditions où se trouve l'artère, soit du côté
du cœur, soit au delà de l'anévrysme lui-même ; il se passerait là ce
qu'on rencontre dans les murmures du cœur qui dépendent ordinairement de l'état des orifices (1).

Le docteur Corrigan a proposé, depuis, une explication par laquelle
il rattache le murmure anévrysmal à l'état de l'orifice aortique. Si
cet orifice est le siége d'altérations capables de produire du souffle,
celui-ci se retrouve au niveau de l'anévrysme. Si, au contraire, le
deuxième bruit cardiaque est normal, la pulsation anévrysmale n'est
pas soufflante. On peut expliquer ainsi le murmure lorsqu'il.y a à la
fois anévrysme et maladie des valvules aortiques ; mais on le rencontre
dans l'anévrysme thoracique, même lorsque les valvules cardiaques
sont saines. Il existe aussi, presque constamment, dans les anévrysmes
abdominaux ; et, cependant, la coïncidence d'une altération du tissu
du cœur ou de ses valvules est un fait très-rare dans cette maladie.

On a attribué le murmure à la compression du sac ; il se produirait alors de la même façon que dans une artère volumineuse et saine,
si une pression en diminue le calibre, sans être assez considérable
pour l'effacer complétement. Mais on reconnaît, par comparaison, la
fréquence plus grande du murmure dans les anévrysmes abdominaux ;
or, la compression y est bien plus difficile. Dans un cas d'anévrysme
de l'artère innominée, que nous citerons bientôt, la tumeur n'amena
pas de déplacement de la clavicule, mais la pression était si considérable, que l'os était creusé d'un sillon profond, et la trachée était
fortement repoussée du côté opposé. Cependant il n'y eut jamais de
murmure.

Nous ignorons donc encore les raisons de la production ou de
l'absence du murmure dans les anévrysmes. Ce signe n'a pas, d'ailleurs, une très-grande importance, au moins pour les anévrysmes

(1) *Recherches sur le diagnostic et la pathologie des anévrysmes* (*Dublin medical Journal,* vol. V, p. 418.)

thoraciques. Si, cependant, on rencontrait, comme signe physique unique, le murmure rauque et brusque (*abrupt*) décrit par le docteur Hope ; ou bien, si les signes morbides étaient limités à une portion restreinte de l'artère, il y aurait de fortes raisons pour soupçonner l'existence d'un anévrysme.

J'ai rencontré deux cas, et tous les deux chez des femmes où un murmure fort et circonscrit existait sur un point de l'aorte, sans qu'il y eût anévrysme. Dans un de ces cas, il s'entendait à la partie inférieure de la région dorsale, où il était limité exactement, dans une hauteur d'un pouce, le long de la colonne vertébrale ; il était extrêmement intense. La malade était une femme d'un âge moyen, débilitée, et d'un tempérament nerveux. A la palpation, on ne trouvait aucune pulsation dans le thorax ou dans l'abdomen ; la partie inférieure de la poitrine était sonore à la percussion ; le cœur était sain, et les signes ordinaires de l'anévrysme faisaient défaut. Le bruit de souffle différait de celui qu'on rencontre dans cette dernière maladie ; il avait un timbre musical, et une intensité telle, qu'il devenait pénible à l'oreille. Bien que toutes ces circonstances fussent en opposition avec l'idée d'un anévrysme, nous avions de grandes inquiétudes. Cette femme guérit lentement, sous l'influence du changement d'air et d'une médication tonique.

Dans le second fait, nous avions affaire à de la chloro-anémie, avec cette particularité, que le murmure était singulièrement limité. On le percevait à la jonction de la troisième côte droite avec le sternum ; il s'accompagnait d'un battement distinct et de la sensation vibratoire de la varice anévrysmale (1). Il n'y avait pas de murmure au cœur, ni dans les vaisseaux cervicaux. La malade, jeune fille de dix-huit ans environ, guérit complétement par l'usage du protocarbonate de fer.

Chez ces deux malades, le murmure siégeait dans l'artère ; il s'agissait de pulsations artérielles localisées, s'accompagnant d'un murmure extraordinaire, et sans lésions organiques.

Le docteur Hope a signalé un signe nouveau, pouvant, selon lui,

---

(1) Voyez un cas de rétrécissement de l'aorte par le docteur Nixon (*Dublin medical Journal*, vol. V). Il existait une petite tumeur abdominale offrant des pulsations et un bruit de souffle musical. Cette tumeur disparut avant la mort. On n'en découvrit jamais la cause.

faire présumer l'existence d'un anévrysme, lorsque la tumeur est placée immédiatement en arrière du cœur, qu'elle repousse en avant. Il y aurait alors une double impulsion saccadée (*double jogging impulse*), semblable à celle qui se produit quand le cœur est placé en avant de la colonne vertébrale, ou lorsqu'il est bridé par des adhérences du péricarde. Suivant le même auteur, lorsque cette double impulsion s'accompagne d'un murmure manifestement indépendant de toute lésion valvulaire, on diagnostiquera un anévrysme placé derrière le cœur. Dans un fait cité, l'impulsion cardiaque était très-vigoureuse, double, composée d'un choc diastolique et d'un choc systolique, ayant l'un et l'autre un caractère saccadé. Tous ceux qui examinèrent le malade furent d'accord sur l'existence d'une hypertrophie considérable du cœur, qui pouvait seule expliquer une impulsion aussi violente; on ne trouva cependant qu'une légère augmentation de volume de l'organe; les cavités gauches étaient le siége d'un épaississement peu marqué; les cavités droites, au contraire, étaient dilatées, sans que le tissu musculaire y fût hypertrophié en aucune manière.

Le docteur Hope admet, cependant, que lorsque le cœur est soumis à une compression considérable, ses bruits peuvent être moins forts. Ce fait a été observé par le docteur Todd, dans un cas où le cœur était poussé en avant et en dehors, et comprimé contre les côtes par un anévrysme énorme de l'aorte thoracique; les bruits cardiaques étaient modifiés de façon à faire diagnostiquer une hypertrophie concentrique (1).

Nous ne pouvons admettre que la double impulsion saccadée du docteur Hope, avec ou sans murmure, indique la présence d'un anévrysme placé derrière le cœur. Un diagnostic basé sur ce phénomène serait bien incertain, même en l'absence des signes indiquant que le cœur est déplacé et porté en avant de la colonne

(1) « J'admets volontiers, » dit le docteur Hope, « que dans le cas où la compression est très-grande, il puisse y avoir diminution dans l'intensité des bruits » cardiaques. Lors de mes premières expériences sur le cœur de l'âne, mis à nu, » je remarquai qu'une forte pression du stéthoscope sur les ventricules faisait » invariablement diminuer les bruits; ce qui s'explique par la gêne apportée à la » contraction du cœur et à l'extension des valvules. Les faits démontreront ulté- » rieurement si la diminution de l'intensité des bruits du cœur se rencontre » toutes les fois que cet organe est fortement comprimé par un anévrysme placé » à sa partie postérieure. » (*Op. cit.*)

vertébrale, ou qu'il existe des adhérences du péricarde. Ce que le
docteur Hope appelle les chocs saccadés n'est pas, par soi-même,
très-clair; mais nous savons qu'on observe un double choc du cœur
(choc systolique et diastolique), sans qu'il y ait anévrysme, et même
dans des cas où il n'y a aucune maladie du système circulatoire.
Nous n'admettrons pas non plus, avec le docteur Hope, l'existence
d'un murmure précordial, *qu'on ne peut confondre avec un mur-*
mure valvulaire; mais on peut reconnaître, avec lui, que, « lors-
» qu'il ne se produit aucun murmure dans la région précordiale,
» si l'on en perçoit un dans la région dorsale, et si l'on rencontre
» le double choc saccadé du cœur et de la matité en arrière, il est
» presque certain qu'on a affaire à un anévrysme. »

Des bruits et des chocs doubles dans l'anévrysme.

Nous avons insisté déjà sur un fait qui a échappé à Laennec :
c'est l'existence fréquente, dans les anévrysmes thoraciques, d'un
premier et d'un second bruit, ressemblant beaucoup aux bruits cardiaques. On ne peut donc admettre, avec cet auteur, que les bruits
de l'anévrysme diffèrent de ceux du cœur en ce qu'ils sont simples.
J'ai reconnu les bruits et les impulsions doubles, dans les anévrysmes,
dès l'année 1833, et, l'année suivante, je publiai un cas d'anévrysme
de l'artère innominée, dans lequel ces phénomènes étaient notés; je
ne sache pas qu'ils aient été mentionnés auparavant. Depuis lors,
ce sujet a été traité par M. Guérin, et par le docteur Bellingham;
il a été, de la part de ce dernier, l'objet d'une longue série de
recherches (1).

Quelques-unes de ces remarques ont été appliquées par l'auteur à
l'étude de la théorie des bruits du cœur. En ce qui a trait aux anévrysmes, voici les conclusions auxquelles il est arrivé :

1° L'anévrysme de la crosse de l'aorte est caractérisé par un bruit
double, et non par un bruit unique. Ces deux bruits ressemblent
beaucoup à ceux du cœur : ils constituent ce qu'on peut appeler les
bruits normaux de l'anévrysme.

2° Le double bruit normal de l'anévrysme de la crosse aortique

____

(1) Les mémoires du docteur Bellingham sont insérés dans le XIXe volume
de la *Presse médicale de Dublin*, 1848 (*Dublin medical Press*).

dépend du frottement du sang sur la membrane qui tapisse les parois du sac et ses orifices ; il n'existe pas d'autre mode de production.

3° Le deuxième bruit normal de l'anévrysme de la crosse aortique est produit par le sang de l'aorte et des gros vaisseaux qui en naissent, au moment où il reflue dans le sac, par un mouvement de régurgitation.

4° Le premier bruit, le second bruit anévrysmal, ou bien l'un et l'autre de ces bruits, peuvent être remplacés par un murmure ayant parfois le caractère d'un bruit de souffle, de scie ou de lime. Ces phénomènes doivent être considérés comme les *bruits anormaux* de l'anévrysme de la crosse de l'aorte.

5° Le premier bruit anévrysmal est bien plus souvent masqué par un murmure que le deuxième ; la force avec laquelle le sang est poussé dans le sac étant plus grande que celle qui l'y fait refluer, au moment de la diastole ventriculaire.

6° Les bruits anormaux de l'anévrysme de la crosse aortique, de même que les bruits normaux, reconnaissent pour cause le frottement du sang contre les parois et les orifices du sac : ces bruits anormaux ne sont que l'exagération des bruits normaux ; ils s'exagèrent parce que le frottement est plus grand.

7° Lorsque l'anévrysme de la crosse aortique fait saillie à l'extérieur, non-seulement il y a toujours deux bruits, mais il existe souvent une double impulsion, appréciable au toucher.

8° Le deuxième mouvement impulsif de l'anévrysme de la crosse aortique est dû à la même cause que le deuxième bruit ; on ne rencontre ni l'un ni l'autre de ces phénomènes dans l'anévrysme de l'aorte abdominale ou de ses branches.

9° Le phénomène connu sous le nom de *frémissement cataire*, observé, soit dans un anévrysme, soit sur le trajet d'une grosse artère, n'est que le pouls de la régurgitation aortique en grand : ce phénomène indique, par conséquent, la régurgitation du sang dans les ventricules, dans un sac anévrysmal, ou bien dans une artère volumineuse ou dilatée.

10° En raison de la ressemblance remarquable existant entre les bruits normaux ou anormaux de l'anévrysme de la crosse aortique et les sons physiologiques ou pathologiques du cœur, il est très-probable que, dans les deux cas, le mécanisme de leur production est le même.

On verra que le docteur Bellingham explique le second bruit et le second choc de l'anévrysme par le reflux, dans le sac anévrysmal, du sang des grosses artères naissant de la crosse aortique; cette explication est en rapport avec ce fait, que ces phénomènes, quelque marqués qu'ils puissent être, sont plus faibles et moins prolongés que le premier bruit et la première impulsion de l'anévrysme. Ils ne dépendraient donc pas d'une cause active, et seraient dus au simple reflux d'une certaine quantité de sang dans le sac, au moment de la diastole ventriculaire, reflux indépendant de la contractilité ou de l'élasticité du sac, et d'un acte vital de l'artère. Le poids de la colonne sanguine qui reflue agit seul. M. Bellingham explique l'absence du bruit et du choc doubles, dans l'anévrysme abdominal, par le défaut d'un mécanisme analogue à celui qu'on rencontre pour les anévrysmes de la crosse aortique.

Le docteur Lyons a donné une explication différente des mêmes phénomènes. Il les attribue à l'action de deux forces actives agissant isolément : la systole ventriculaire, d'une part, produirait le premier choc et le premier bruit ; la systole artérielle, d'autre part, pousserait dans le sac une quantité de sang nouvelle, moins considérable. Selon lui, pour qu'on rencontre le deuxième choc et le deuxième bruit, il faut que le sac ait une forme particulière ; et ces phénomènes se produiraient d'autant plus sûrement que la tumeur ou le sac serait plus sphérique. Aussi les symptômes dont il est question existent-ils plus fréquemment dans les anévrysmes faux. Dans ce cas, l'impulsion communiquée par la systole de l'artère est rendue plus manifeste par un effet d'hydrostatique. Mais, dans les anévrysmes de forme allongée, et en fuseau, surtout lorsque la tunique moyenne n'est pas rompue, comme cela arrive dans les anévrysmes vrais, les parois du sac, légèrement écartées, réagissent simultanément avec le reste de l'artère, et le deuxième choc ne se produit pas. Le deuxième bruit n'a rien de constant ; son existence dépend de l'état de la surface interne de l'artère.

Pour éclaircir le point en litige, il nous manque encore un travail un peu complet sur les signes distinctifs de l'anévrysme faux et de l'anévrysme vrai, et sur la loi de la production des pulsations doubles, dans les artères non anévrysmales (1).

(1) *Des mouvements et des bruits des anévrysmes*, par Robert D. Lyons, M. B. (*Dublin quarterly Journal of medical science*, vol. IX, 1850).

Les docteurs Lyons et Bellingham sont d'accord sur l'existence d'un bruit unique, dans les anévrysmes abdominaux ; nous reviendons sur ce point lorsqu'il

Le docteur Lyons s'est livré à quelques recherches sur la modification apportée par la position du corps, dans les bruits des anévrysmes.

sera question de cette maladie. Les remarques suivantes du docteur Lyons sont importantes, au point de vue de notre sujet :

« Si donc, l'anévrysme vrai affecte la forme sphérique plus rarement que
» l'anévrysme faux, l'absence du deuxième choc peut servir à faciliter le diagnostic
» entre ces deux formes, surtout si l'on rencontre en même temps la douleur
» moins forte, attribuée par Stokes et Gendrin à l'anévrysme vrai. L'explication
» que j'ai donnée des impulsions et des bruits de l'anévrysme thoracique est
» presque identique avec celle qu'en donne Gendrin, bien que cet auteur signale
» également l'existence de ces phénomènes dans les anévrysmes de l'abdomen.
» Je ne connais, cependant, aucun fait d'anévrysme abdominal où l'on ait observé
» une impulsion double ; j'ai parlé plus haut de quelques cas dans lesquels on a
» entendu des bruits doubles. On peut, ce me semble, expliquer de la manière
» suivante l'absence du deuxième choc, et dans la presque totalité des cas, celle
» du deuxième bruit, dans les anévrysmes abdominaux :
» La colonne sanguine contenue dans la crosse et dans la partie supérieure de
» l'aorte thoracique est soumise à deux forces agissant à un intervalle appré-
» ciable, la systole ventriculaire et la systole artérielle. A une certaine distance du
» cœur, ces deux forces se confondent et agissent simultanément sur le sang ; on
» ne peut expliquer autrement la pulsation unique des artères carotides, fémo-
» rales et radiales. La succession de ces phénomènes s'établit ainsi. Le sang con-
» tenu dans la crosse de l'aorte, recevant une impulsion du ventricule gauche,
» est mis en mouvement vers les extrémités, mais avant qu'il ait pu franchir un
» bien long trajet, il reçoit une impulsion additionnelle communiquée par la
» systole de la première portion de l'aorte ; puis il continue sa course, poussé par
» les deux forces combinées, la systole artérielle ayant rejoint, qu'on nous passe
» l'expression, la systole ventriculaire. On peut présumer que la sumultanéité
» d'action des deux forces s'établit à un certain point de la portion thoracique
» de l'aorte descendante, et que le battement normal de l'aorte abdominale
» et de ses branches est simple, comme celui des carotides, des fémorales, et
» des radiales. Il est même très-probable que le mouvement d'expansion de la
» crosse aortique, dans sa position ascendante, est également unique, et que la
» systole artérielle se traduit par un second mouvement impulsif, dans le cas
» seulement où il s'établit un courant latéral, divergent, vers un sac anévrysmal.
» La systole des artères reconnaît pour cause l'élasticité de leurs parois. Dans le
» cas où leur puissance contractile est mise en jeu par un trouble du système
» nerveux, on peut s'expliquer le phénomène des pulsations localisées, celui du
» dicrotisme du pouls, etc. On peut donc rapporter, avec raison, le battement
» unique de l'anévrysme abdominal à la réunion et à la simultanéité des systoles
» ventriculaire et artérielle : quant aux bruits, ils s'expliquent, le premier ou le
» bruit normal, par l'entrée de la colonne sanguine dans le sac anévrysmal, le
» deuxième, qui est si rare, par la sortie du sang, sous l'influence de l'élasticité
» des parois du sac. » (*Op. cit.*)

Dans un cas d'anévrysme thoracique, avec bruits et chocs doubles, ces phénomènes avaient la même force lorsque le malade était couché, la tête reposant au même niveau que le reste du corps, et lorsqu'il était debout. Dans un autre cas, où il s'agissait d'un anévrysme variqueux et traumatique de l'artère fémorale, l'impulsion était manifestement unique, et ne se modifiait en aucune façon lorsque, par l'élévation du pied, on changeait la position de la colonne de sang, placée naturellement au-dessous du sac.

Nous ne devons adopter exclusivement ni l'une ni l'autre de ces explications du double choc et du double bruit de l'anévrysme thoracique. Nous n'irons pas non plus aussi loin que le docteur Lyons, qui déclare insoutenable la théorie de la régurgitation sanguine professée par le docteur Bellingham; nous pensons qu'il peut y avoir reflux sanguin dans un sac anévrysmal, bien qu'il ne soit pas prouvé que ce reflux produise une seconde impulsion.

Il y a quelques années, j'ai montré à la Société pathologique un anévrysme vrai de l'aorte ascendante. Le malade présentait le battement visible des artères, caractéristique du reflux du sang à travers l'orifice aortique : cependant, il n'y avait point insuffisance des valvules. A cette occasion, je fis remarquer que le phénomène sémiologique dont il vient d'être question pouvait être produit par le reflux du sang à travers l'orifice toujours béant d'un sac anévrysmal.

Il me semble aussi que les deux causes peuvent contribuer à produire le deuxième bruit et le deuxième battement; en effet, le moment de la systole artérielle ne peut être bien éloigné de celui où s'accomplit la régurgitation sanguine. Ces deux phénomènes doivent trouver place dans l'intervalle qui sépare deux systoles ventriculaires. Il est très difficile de s'expliquer comment la systole artérielle peut donner lieu à un second battement, lorsque l'anévrysme siége à l'origine même de l'aorte.

Souvent les artères, sous l'effet d'une stimulation, présentent un mouvement double, très-analogue au double battement des anévrysmes. Dans ce cas, les conditions nécessaires pour la production du reflux sanguin manquent quelquefois, et le double battement ne peut s'expliquer que par la systole artérielle, succédant à l'impulsion diastolique produite par l'ondée sanguine. Ce fait est important, surtout si on le rapproche de l'observation faite par le docteur Lyons, observation que je puis confirmer de tous points, savoir:

que, dans l'anévrysme aortique qui s'accompagne d'un double bruit et d'une double impulsion, très-souvent on ne constate aucun reflux dans les artères du cou et des extrémités supérieures. L'existence d'un anévrysme présentant à la fois les symptômes ci-dessus indiqués, et les signes du reflux artériel, est même un fait exceptionnel.

Il n'est pas encore établi que le reflux du sang s'accompagne d'un mouvement impulsif, lorsqu'il dépend seulement du poids de la colonne sanguine. Dans la théorie admise pour le deuxième bruit par le docteur Bellingham, il faut considérer une colonne sanguine ascendante et une colonne sanguine descendante. Pour la première, il y a une cause suffisante de chocs dans les contractions ventriculaire et artérielle ; mais cette condition manque pour la colonne descendante, à moins que l'élasticité des artères du cou n'agisse sur le sang. Il pourrait cependant se produire un murmure, et dans les anévrysmes présentant un double son, on devrait rencontrer fréquemment le bruit de va-et-vient, si commun dans l'insuffisance aortique. Il n'en est rien, cela n'est pas douteux.

Dans les cas ordinaires d'inocclusion permanente de l'orifice aortique, la colonne de sang qui reflue dans le ventricule ne produit aucune impulsion comparable au second battement d'un anévrysme, bien qu'elle donne lieu à un murmure. Un choc systolique violent et étendu, et le murmure de va-et-vient derrière le sternum, tels sont les symptômes qu'on rencontre. Le choc double du cœur, sous sa forme habituelle, est rare. Lorsqu'il existe, les deux impulsions ont un siége différent. Je ne connais aucun fait d'insuffisance aortique où l'on ait observé, dans la région du ventricule gauche, deux chocs occupant le *même point*. Il semble donc peu probable que le reflux dans un sac, du sang artériel du cou, puisse produire un battement, puisque le reflux du sang de l'aorte, dans le ventricule, à l'état de flaccidité, ne produit qu'un murmure, et ne donne lieu à aucune impulsion (1).

(1) A propos de l'opinion de M. Guérin sur la cause du deuxième bruit dans l'anévrysme, le docteur Bellingham s'exprime ainsi : « Quant au deuxième bruit de l'anévrysme de la crosse de l'aorte, le docteur Stokes avait depuis longtemps signalé sa fréquence ; mais son mécanisme n'était point connu. M. Guérin, dans la *Revue médicale* de l'année 1844, est le premier qui l'ait expliqué d'une manière un peu satisfaisante ; le premier aussi, il a attiré l'attention sur le deuxième battement de l'anévrysme aortique. Ce dernier phé-

Modification des signes dans l'anévrysme variqueux. — Les divers ouvrages traitant de l'anévrysme sont riches en faits de perforation du sac; on peut les diviser en deux classes, suivant que le sang rentre dans le torrent circulatoire, ou qu'il en franchit les limites. Les premiers méritent le nom d'*anévrysmes communiquants;* il en a été rapporté des exemples nombreux. On trouve des perforations faisant communiquer le sac avec le ventricule droit et le ventricule gauche, avec l'artère pulmonaire, la veine cave, et même avec le canal thoracique.

nomène m'était cependant bien connu, avant que j'eusse connaissance du travail de M. Guérin. » (*Medical Press,* vol. XIX, p. 373.) Dans mon article sur le diagnostic des anévrysmes, qui a paru dix ans avant la publication des recherches de M. Guérin (voy. *Dublin medical Journal,* 1834), j'ai cité un cas d'anévrysme vrai de l'aorte ascendante avec battement double. Ce phénomène disparut par un traitement débilitant, pour reparaître après une crise très-forte de douleurs thoraciques.

Les impulsions doubles dans l'anévrysme aortique ont été signalées par moi en 1834, puis par le docteur Greene en 1836. Les recherches du docteur Bellingham ont paru en 1848. Dans les mémoires de ce dernier, à propos de l'analogie existant entre les sons doubles de l'anévrysme et les bruits du cœur, il a formulé, entre autres conclusions, celles que voici :

« 10° En raison de la ressemblance remarquable existant entre les sons nor» maux ou anormaux de l'anévrysme de la crosse aortique, et les sons physio» logiques ou pathologiques du cœur, il est très-probable que, dans les deux cas,
» le mécanisme de leur production est le même.

» 14° Des bruits presque entièrement semblables à ceux du cœur prennent
» naissance dans un sac anévrysmal, qui n'a ni parois musculaires, ni valvules
» à ses orifices : les valvules cardiaques ne me paraissent donc pas jouer le rôle
» important qui leur est attribué par la plupart des auteurs, dans la production
» des bruits normaux du cœur. » (*Medical Press,* 1848.)

Dans mon travail sur les anévrysmes je faisais remarquer « que l'apparition de
» battements doubles, analogues à ceux du cœur, semblait prouver que la réac» tion d'une cavité unique peut, dans des circonstances données, produire un
» double bruit, et qu'en conséquence, la division du cœur en oreillettes et en
» ventricules n'était point nécessaire pour la production des deux bruits. La
» théorie des sons du cœur, fondée sur cette division de l'organe, demande à être
» revue; il n'est probablement besoin pour expliquer le deuxième bruit que de la
» systole et de la diastole d'une cavité unique, ou de deux cavités agissant
» simultanément, comme les deux ventricules, par exemple, et de l'entrée et de
» la sortie du sang. » (*Dublin Journal of medical science,* vol. V, 1833.)

Ces remarques ont probablement échappé à l'attention du docteur Bellingham. Il ne me paraît pas possible de négliger l'action des valvules dans l'explication des bruits du cœur.

Nous devons à M. Thurnam le mémoire le plus important écrit sur la matière (1). Le nombre des faits qu'il a pu rassembler doit faire admettre, avec lui, que l'anévrysme variqueux spontané n'est pas une simple curiosité pathologique, mais bien plutôt une lésion que le praticien doit s'attendre à rencontrer.

Ce qui caractérise la maladie, au point de vue pratique, c'est l'existence d'une communication entre le courant du sang veineux et le courant du sang artériel. L'ouverture peut se faire dans l'oreillette droite, le ventricule droit, l'artère pulmonaire ou la veine cave. Les symptômes dus au mélange forcé du sang artériel et du sang veineux, et ceux qui dépendent de la lésion artérielle sont bien en rapport avec des altérations aussi compliquées. M. Thurnam a noté spécialement la rapidité avec laquelle l'anasarque envahit les parties placées au delà de l'ouverture de la veine anévrysmale. Le développement des veines hépatiques et des veines sous-cutanées suit une marche semblable. Le pouls est saccadé (*jerking*) et quelquefois très-faible. Le malade accuse de la faiblesse et de la tendance au refroidissement. La respiration, de plus en plus gênée, finit par devenir impossible.

Les signes physiques observés par M. Thurnam sont principalement : « des bruits de souffle ou de scie, superficiels, rudes, et
» d'une intensité particulière. Ils s'accompagnent d'un frémissement
» cataire, perceptible au niveau de l'orifice variqueux, et sur le trajet
» de l'arbre circulatoire, au delà de la perforation. Le frémissement
» cataire est continu, mais plus fort au moment de la systole, moindre
» pendant la diastole, et plus faible encore pendant le petit silence
» du cœur. »

Le signe le plus important est le frémissement cataire de la varice anévrysmale : lorsque ce signe a son maximum d'intensité à droite du sternum, il indique l'existence d'une communication avec la veine cave ou l'oreillette droite ; si on le perçoit, au contraire, plus distinctement à gauche, c'est dans l'artère pulmonaire ou dans le ventricule droit que s'est faite l'ouverture de communication. L'apparition des symptômes que nous venons de signaler, à l'occasion d'un effort violent, fera diagnostiquer, presque à coup sûr, un anévrysme variqueux (2).

(1) *Medico-chirurgical Transactions*, 2ᵉ série, vol. XXIII.
(2) Voyez l'ouvrage du docteur Hope, 4ᵉ édition, p. 439.

Le docteur Hope rapporte deux observations remarquables, où un anévrysme de l'aorte thoracique communiquait avec le ventricule droit, chez le premier malade, et chez l'autre, avec l'artère pulmonaire. Dans les deux cas, les signes physiques sont minutieusement décrits; mais comme les malades ne furent observés qu'après la production de la communication, il reste quelques doutes sur la valeur des symptômes de la perforation. Chez le premier malade, observé par le docteur Hope lui-même, les symptômes débutèrent à la suite d'un effort pour soulever un poids considérable : il eut une sensation d'un « *piaulement au cœur* », et il survint une grande pâleur et une tendance à la lipothymie. Le second fait est celui d'un commissionnaire qui, dix mois auparavant, avait été atteint d'une pneumonie, à laquelle succédèrent les signes habituels d'une affection du cœur. On reconnut qu'il s'était fait une communication entre l'aorte dilatée et l'artère pulmonaire; mais le moment où se fit la perforation ne fut indiqué distinctement par aucuns symptômes nouveaux. Dans ces deux observations, le pouls était très-saccadé, et il y avait un murmure superficiel accompagnant les deux bruits du cœur, et manifestement continu, dans un cas au moins, et peut-être dans les deux. Ce murmure était lié à un frémissement cataire, existant, chez le premier malade, depuis la quatrième côte jusqu'à l'intervalle qui sépare la deuxième et la troisième côte, et, pour le deuxième malade, entre la deuxième et la troisième côte seulement. Chez tous deux, l'hydropisie se montra rapidement et à un haut degré : elle occupait le corps tout entier; la face était livide.

Le docteur Smith a recueilli une observation d'anévrysme variqueux, qui est trop importante pour ne pas trouver place ici : l'aorte et l'artère pulmonaire communiquaient ensemble.

Un jeune homme bien musclé, et ayant toujours joui d'une bonne santé, devint sujet, trois mois avant sa mort, à des accès de vertige, s'accompagnant d'une perte temporaire de la vision. Il éprouvait de la faiblesse, et sa démarche était chancelante, surtout après un excès quelconque : c'est à peine s'il pouvait alors marcher sans tomber dans la rue. Le malade était toujours pâle et se plaignait de froid; la tendance aux lipothymies augmenta tellement, qu'il était souvent obligé de s'arrêter pour se soutenir et pour s'appuyer contre un objet placé à sa portée. Deux fois on le rapporta évanoui chez lui.

A l'entrée à l'hôpital, on constata les symptômes suivants : face pâle et bouffie, anasarque, dyspnée, orthopnée, teinte bleue des lèvres, pouls variable et intermittent. Le malade se plaint de rêves effrayants et d'une angoisse extrême. Le cœur bat avec violence et tumultueusement ; la percussion fait reconnaître de la matité depuis la deuxième jusqu'à la huitième côte. Un bruit de souffle intense accompagne le premier bruit, et dans toute la région cardiaque, on perçoit un frémissement cataire très-fort qui augmente lorsque le bruit de souffle devient moins intense.

Bientôt se montrèrent des nausées, des vomissements, de la céphalalgie et des accès de défaillance se terminant par des syncopes complètes, ainsi que des attaques ressemblant à de l'épilepsie, mais sans écume à la bouche. Le frémissement cataire augmenta ; il y avait de la douleur dans la région du cœur, une sensation fréquente de suffocation, et l'impossibilité de se coucher sur le côté droit. Le malade éprouvait un grand désir de se reposer, mais il n'osait s'endormir de peur d'étouffer. Il se plaignait d'une sensation de *battements d'ailes* (*fluttering*) dans la poitrine ; il lui semblait, disait-il, *qu'il y eût un oiseau vivant*. Le frémissement cataire devint si fort qu'on pouvait le sentir à travers les vêtements que le malade portait dans son lit, et qu'on en percevait le bruit à une grande distance. Tous ces symptômes allèrent en augmentant. Les battements du cœur continuèrent à être violents et tumultueux, mais le pouls s'affaiblit, et le frémissement cataire ne fit que s'accroître. Le malade succomba le lendemain d'une des attaques simulant l'épilepsie.

Autopsie. — Les orifices auriculo-ventriculaires sont sains, le ventricule gauche dilaté ; peut-être y a-t-il un léger épaississement des parois du ventricule droit. Les deux cavités sont pleines d'un sang liquide, de couleur foncée. L'artère pulmonaire communique avec l'origine de l'aorte par une petite ouverture à bords épais et arrondis. L'aorte est dilatée au niveau de l'orifice de communication ; de plus, on y constate des signes non équivoques d'artérite (1).

Il existe dans les anévrysmes artérioso-veineux un ensemble de signes physiques qui n'appartient pas aux affections ordinaires des valvules. Lorsque ces signes ou ces symptômes se développent subitement, à l'occasion d'un effort violent, on peut dire qu'il s'agit très-probablement d'un anévrysme variqueux. Le diagnostic serait plus

____

(1) *Dublin Journal of medical science*, vol. XVIII, p. 164.

certain encore si l'on avait examiné le malade avant l'invasion des accidents nouveaux.

Le diagnostic de l'anévrysme variqueux, et même celui de l'anévrysme disséquant, sont encore imparfaits, il faut le reconnaître; la plupart du temps, cependant, l'existence d'une lésion organique importante n'est pas douteuse, et, dans l'état actuel de nos connaissances, le médecin praticien se contentera de cette donnée.

Dans la varice anévrysmale, le malade succombe aux progrès de la gêne, toujours croissante, de la circulation, et non plus subitement, à la suite d'une perte de sang considérable, comme cela arrive ordinairement dans les autres anévrysmes. Lorsque ceux-ci s'ouvrent par un orifice un peu large dans la trachée, dans l'œsophage, ou bien dans l'une des trois cavités séreuses du thorax, la mort subite est le résultat ordinaire de cette lésion. Jusqu'à ces dernières années, nous pensions même qu'il n'en pouvait être autrement; mais une expérience plus récemment acquise a établi que l'hémorrhagie se fait quelquefois par poussées successives, dans l'intervalle desquelles il peut y avoir réaction complète de l'organisme; cela peut exister aussi bien lorsque l'ouverture se fait à travers les téguments que lorsqu'elle fait communiquer le sac avec une cavité séreuse libre.

Compression de la trachée et des tuyaux bronchiques.

Lorsqu'une tumeur anévrysmale est en contact avec la trachée ou avec une de ses divisions, il peut se produire deux phénomènes remarquables. Le premier est connu depuis longtemps : c'est le sifflement trachéal; le deuxième n'a pas encore été étudié avec toute l'attention qu'il mérite : c'est l'inégalité de la respiration dans les deux poumons; cette inégalité se traduit par des différences dans l'intensité du murmure vésiculaire. Nous reviendrons sur ces signes en traitant de l'histoire clinique de l'anévrysme d'une façon générale; nous nous contenterons ici d'en indiquer rapidement la nature et la valeur sémiologique.

Ces phénomènes comprennent :

1° Le sifflement trachéal,

2° Le sifflement laryngo-trachéal,

3° Le sifflement bronchique,

4° La diminution du murmure vésiculaire dans un des poumons.

Ces signes peuvent se montrer ensemble ou isolément. Nous donnons le nom de sifflement trachéal à la modification du bruit respiratoire, par un rétrécissement de la trachée ; ce rétrécissement peu résulter d'une compression, et être indépendant de tout obstacle siégeant à la partie supérieure du larynx. Il se produit plus facilement par une pression latérale que par une pression agissant d'avant en arrière : aussi un anévrysme de petite dimension exerçant une compression latérale, peut-il amener des troubles plus considérables qu'un anévrysme volumineux ayant son siége en avant de la trachée. La stridulation se produit alors sur un point inférieur à la région du larynx. Je lui ai donné le nom de *stridulation inférieure (stridor from below)*. Il est assez difficile de reconnaître ses caractères particuliers, s'il y a complication de spasme ou d'inflammation du larynx; c'est à cette seconde forme que nous donnerons le nom de *stridulation laryngo-trachéale*.

La troisième forme, la *stridulation bronchique*, se rencontre lorsque l'anévrysme est adossé à une des principales divisions bronchiques. Bien qu'il n'y ait pas alors compression de la trachée, on retrouve à un faible degré la *stridulation inférieure*. Ce phénomène est très-curieux, et il échappe souvent à l'observation : à mesure que la tumeur augmente de volume, il se convertit en un véritable sifflement trachéal.

Enfin, l'affaiblissement du murmure vésiculaire dans un des poumons est un signe d'une grande importance. Il peut se rencontrer dans une forme spéciale de la maladie, celle où l'anévrysme est assez petit pour ne produire ni stridulation, ni pulsations, ni matité appréciables. Je pense que la bronche droite est comprimée par l'anévrysme plus souvent que la bronche gauche. On constate alors, dans un des poumons, une faiblesse de la respiration qui ne s'explique par aucune affection pulmonaire existant antérieurement ou au moment de l'examen. Le signe morbide est isolé, pour ainsi dire; l'auscultation et la percussion ne révèlent aucune maladie des organes de l'hématose. La différence physiologique entre le murmure vésiculaire de l'un et de l'autre poumon donne évidemment une valeur plus grande à la faiblesse relative du murmure à gauche. Mais on retrouve parfois, même du côté droit, un affaiblissement de la respiration plus marqué qu'à l'état normal, et dû à une compression de la bronche par une tumeur.

Il faut ausculter, comparativement et avec grand soin, les deux poumons, lorsqu'on soupçonne l'existence d'un anévrysme thoracique. Le plus ordinairement, la diminution du murmure est appréciable dans toute l'étendue de l'organe; elle est proportionnelle au degré de rétrécissement du conduit aérien.

L'oblitération partielle de l'une des grosses bronches par un corps étranger est, je crois, la seule autre cause qui puisse donner lieu à la faiblesse générale de la respiration dans un des poumons, lorsque la percussion ne révèle aucune affection de la plèvre ou du tissu pulmonaire, et en l'absence des signes de la bronchite, comme dans l'emphysème de Laennec. Lors donc qu'on ne pourra attribuer à un accident les symptômes ci-dessus mentionnés, on devra diagnostiquer une compression de la bronche par une tumeur. Il est bien entendu que si cette tumeur a un volume suffisant, on trouvera en même temps de la matité dans la région interscapulaire. C'est ce qui eut lieu chez un malade cité par le docteur Hope : il y avait de la matité, et l'absence de tout autre signe d'une affection pulmonaire ou pleurale fit soupçonner l'existence d'un anévrysme.

Aperçu clinique de l'anévrysme.

Sous ce titre, nous examinerons la maladie dans ses symptômes, dans ses modes de terminaison et dans les principes qui doivent guider pour l'institution du traitement. Il a déjà été question des deux éléments principaux du diagnostic, tirés de l'auscultation, savoir : les phénomènes acoustiques appartenant en propre à la maladie elle-même, et ceux que détermine la compression exercée par la tumeur sur un point de l'appareil respiratoire. Nous serons forcé de revenir continuellement à l'examen de ces deux ordres de signes, en traitant de la maladie anévrysmale dans son ensemble.

L'anévrysme de l'aorte thoracique n'offre aucuns symptômes caractéristiques, et c'est une des maladies qui peuvent le plus facilement rester latentes : ses symptômes ne sont rien moins que constants, et il n'y a pas lieu de s'en étonner, si l'on songe aux causes différentes qui leur donnent naissance. A vrai dire, excepté la douleur, il n'est aucun signe propre à la maladie; la douleur elle-même, très-variable par son siége, sa nature et son intensité, ne se rencontre pas toujours. Tous les autres signes peuvent se rattacher aux troubles de la respiration et de la circulation, ou à la compression exercée par l'anévrysme sur les organes voisins, tels que l'œsophage, les conduits aériens, les nerfs ou les vaisseaux.

Nous diviserons en trois groupes les phénomènes indiquant l'existence d'un anévrysme :

1° La douleur ;

2° Les symptômes d'une maladie des appareils de la circulation et de la respiration, coïncidant fréquemment avec l'absence des signes certains d'une affection du cœur ou des poumons ;

3° Les signes d'une tumeur intra-thoracique.

Est-il besoin d'ajouter que ces derniers signes appartiennent également au cancer et à l'anévrysme ? Nous étudierons bientôt les différences qui permettraient de distinguer ces deux maladies.

En comparant les anévrysmes thoraciques et les anévrysmes abdominaux, au point de vue de la douleur, on reconnaît qu'elle est plus commune, et souvent plus violente, dans cette dernière maladie. Elle en constitue même, par sa forme particulière, un des symptômes principaux ; dans l'anévrysme thoracique, au contraire, son existence n'a rien de constant. Souvent il est possible de diagnostiquer un anévrysme de l'abdomen aux seuls caractères de la douleur ; cela a rarement lieu lorsque la maladie siége au-dessous du diaphragme.

A part le phénomène douleur proprement dit, les malades affectés d'anévrysme thoracique sont habituellement exposés à des souffrances plus marquées. Les troubles généraux de l'organisme sont plus évidents, surtout dans le cas d'un anévrysme faux. La toux, la dyspnée, les palpitations sont des accidents ordinaires qui se reproduisent avec facilité ; s'il y a compression d'un organe important, le malade est toujours plus ou moins sujet à des souffrances intenses.

La douleur est peut-être moins fréquente dans l'anévrysme thoracique, parce que celui-ci affecte plus souvent la forme d'un anévrysme vrai. Il est fort remarquable de voir quelquefois la douleur, et même les accidents produits par la compression des organes, manquer complétement dans les anévrysmes vrais de la poitrine. En voici un exemple :

Obs. LXX. — *Signes et symptômes d'une phthisie chronique. — Absence des signes physiques de l'anévrysme. Toux retentissante. — Vaste anévrysme multiloculaire de la crosse de l'aorte.*

Un gentleman, déjà sur le retour, et qui s'était souvent exposé au froid, commença à se plaindre d'une toux d'un timbre élevé et résonnant. Au bout de quelque temps, il consulta sir Ph. Crampton; celui-ci reconnut l'imminence de la tuberculisation, et conseilla un changement de climat. Le malade, mécontent de cet avis, s'adressa à un autre médecin. Celui-ci attribua les symptômes observés à une affection hépatique, et institua un traitement mercuriel; ce traitement fut suivi d'une grande diminution dans la fréquence et dans l'intensité de la toux. Le malade reprit ses habitudes ordinaires, mais la toux reparut, et après six mois un nouveau traitement mercuriel fut essayé, mais, cette fois, sans succès. Des symptômes généraux apparurent, mais la toux resta sèche; elle était caractérisée par des secousses isolées, ayant un timbre métallique et retentissant. Un an se passa ainsi, puis le malade consulta de nouveau sir Ph. Crampton. Il n'était plus possible de douter de l'existence d'une tuberculisation du poumon droit. La clavicule rendait un son mat à la percussion, et dans le lobe supérieur du poumon droit existait un râle muqueux, crépitant, profond. Il survint de la fièvre hectique et de l'expectoration. Je vis alors le malade avec sir Ph. Crampton. La toux était grasse et paroxystique; à la fin de l'accès se produisait une inspiration unique, sonore, ressemblant un peu à celle de la coqueluche, mais ayant manifestement son siége derrière le sternum. Il n'y avait, du reste, ni dysphagie, ni stridulation permanente. Le pouls était semblable des deux côtés, et, à l'exception du bruit particulier qui vient d'être signalé, rien ne pouvait mettre sur la voie d'un anévrysme. Quelques jours avant la mort, la possibilité d'un développement anormal des ganglions bronchiques fut discutée entre nous.

A l'autopsie, on trouva des tubercules en très-grand nombre dans les deux poumons. A gauche, ils étaient disposés sous forme d'infiltration tuberculeuse, et, au sommet du poumon, on découvrit une caverne anfractueuse. Dans le poumon droit, les tubercules étaient également nombreux et isolés. En comprimant le lobe inférieur, on y sentait des épines résistantes. On acquit la certitude que ces épines étaient formées par des tuyaux bronchiques transformés en substance calcaire, d'une extrême dureté.

Toute la portion ascendante de la crosse de l'aorte était le siége d'une vaste dilatation anévrysmale ; elle avait au moins 4 pouces de largeur, plus de 6 pouces de longueur, et présentait deux ou trois loges contenant de la fibrine dense et stratifiée : une de ces loges était placée exactement devant la trachée ; elle avait le volume d'un œuf de poule, et était entièrement remplie de fibrine. Le tronc innominé, la carotide gauche et les sous-clavières n'offraient aucune altération.

Nous examinerons bientôt jusqu'à quel point il est possible de distinguer, pendant la vie, l'anévrysme vrai de l'anévrysme faux.

La douleur, sans être rare, n'a pas, nous l'avons dit, la même importance que dans les anévrysmes de l'abdomen. Rarement elle est bien forte : incertaine et fugace, on réussit souvent à la faire disparaître, pendant un certain temps au moins, par un traitement très-simple. Elle a plutôt le caractère névralgique que le caractère inflammatoire : le plus souvent, elle occupe l'épaule, le côté du thorax ou le cou ; quelquefois elle est située profondément dans la poitrine ; elle semble alors partir du tiers supérieur du sternum, et se diriger vers la colonne vertébrale. Elle envahit fréquemment le bras, et s'étend le long du cou, jusqu'à la partie latérale de la tête. Dans un fait observé dernièrement, le malade accusait de la douleur, surtout dans la partie droite de la tête. Les souffrances s'exagèrent parfois, à l'occasion d'une inspiration profonde ou d'un autre mouvement, et le docteur Greene a remarqué que, dans certains cas, elles se calment par la compression (1).

On a expliqué par l'érosion des vertèbres, l'existence d'une douleur térébrante, ordinairement continue, et présentant des exacerbations. Cette assertion doit laisser quelques doutes, car, dans l'anévrysme abdominal, tout au moins, il peut y avoir érosion des vertèbres sans douleur, et celle-ci peut se montrer en dehors de toute altération de la colonne vertébrale. Le diagnostic de cette dernière lésion est encore peu certain ; son existence est probable lorsque les deux

(1) *Recherches sur les symptômes et le diagnostic des anévrysmes et des autres tumeurs du thorax*, par G. Greene, M. D. (*Dublin Journal of medical science*, vol. X).

formes de douleurs différentes indiquées par le docteur Law se rencontrent : douleurs lancinantes, paroxystiques et rémittentes, d'une part; douleurs continues, sourdes, pertérébrantes et limitées à un point fixe, d'autre part.

Lorsque le corps des vertèbres est détruit dans une grande étendue, le malade peut éprouver des douleurs dues à la pression exercée sur la tumeur anévrysmale, par le poids des parties situées au-dessus : c'est là une condition qui dénote la destruction des vertèbres. Nous aurons bientôt à étudier un fait dans lequel les symptômes habituels d'une compression interne, tels que la dysphagie, la dyspnée et la toux, manquaient lorsque le malade s'appuyait sur des béquilles. S'il essayait de se soutenir sans cet appui, tous les accidents apparaissaient. Le même fait offre encore d'autres circonstances remarquables. L'application de cautères fut suivie d'excellents résultats, et il fut bien prouvé que la tumeur s'éloignait de la partie antérieure de la poitrine à mesure que la maladie faisait des progrès.

Quelquefois, cependant, la douleur devient, par son intensité, un symptôme d'une importance majeure; elle occupe alors les épaules, et par son extension aux côtés de la poitrine, elle gêne l'inspiration; d'autres fois, elle siége dans la région interscapulaire, et remonte le long du cou et de la tête, en donnant lieu à une sensation comparée par le malade à celle que produirait de l'eau chaude versée dans le dos. La douleur, sous toutes ces formes, peut s'accompagner d'un engourdissement des nerfs placés au delà de la tumeur, d'un sentiment de pesanteur et de chaleur dans la poitrine, et d'une sensibilité à la pression de la surface du thorax.

On n'a point encore déterminé dans quelles limites la présence même de la douleur ou ses caractères peuvent faire distinguer un anévrysme vrai d'un anévrysme faux. Ce symptôme est probablement beaucoup moins commun dans la première de ces variétés. J'ai cité un fait d'anévrysme vrai de toute la portion de l'aorte située au-dessus de l'origine de l'artère innominée, et dans lequel il y eut une violente douleur, quatre semaines avant l'apparition de la tumeur à l'extérieur. Chez un autre malade, cette douleur s'accompagnait d'un engourdissement du bras gauche. La mort arriva par l'ouverture du sac dans le péricarde (1).

____

(1) Voyez mon mémoire sur l'anévrysme (*Dublin Journal of medical science,* vol. V).

Il n'est pas possible d'admettre que la douleur anévrysmale soit due
à la destruction et à la perforation des organes avoisinants : souvent,
en effet, ces désordres se produisent silencieusement, pour ainsi dire,
et le premier phénomène qui les annonce est une poussée sanguine dans
une nouvelle direction. Enfin, la douleur dépend parfois d'une irritation de la plèvre : ce fait résulte, non-seulement de l'examen nécroscopique, mais de l'apparition de frottements pleurétiques, comme
j'ai pu le constater dans un cas où ces phénomènes acoustiques étaient
limités à la seule région occupée par l'anévrysme.

Symptômes de compression.

Sous ce titre, nous allons énumérer les symptômes les plus importants des anévrysmes, symptômes qui leur sont communs, du reste,
avec les autres tumeurs thoraciques. De toutes ces tumeurs, les plus
communes sont, sans contredit, les anévrysmes et les cancers. Aussi,
lorsqu'on a reconnu l'existence d'une tumeur dans la poitrine, ne
reste-t-il, le plus souvent, pour établir le diagnostic, qu'à déterminer
si elle appartient à l'une ou à l'autre de ces formes morbides. Nous
reviendrons sur ce point.

Les organes dont la compression donne lieu à des phénomènes
importants sont :

1° La trachée ou une de ses divisions,

2° L'œsophage,

3° Quelques portions du système artériel ou veineux,

4° La huitième paire de nerfs,

5° Le poumon.

Examinons, au point de vue clinique, les effets de la compression
de ces diverses parties.

Compression des conduits aériens. — La compression exercée par
un anévrysme peut déterminer, nous l'avons vu, un rétrécissement
de la trachée, et il se produit alors un bruit de *stridulation inférieure.* Il est très-important de se familiariser avec ce bruit, trop
fréquemment attribué à une affection chronique du larynx : erreur
très-grave au point de vue du pronostic et du traitement. La plupart
du temps, on reconnaîtra, en y mettant un peu d'attention, que ce
bruit pathologique semble partir de la fourchette même du sternum ;
il n'est pas même besoin de pratiquer l'auscultation pour cela, et un

praticien expérimenté déclarera, tout d'abord et à distance, que le siége de la stridulation n'est point le larynx. Ce bruit varie beaucoup par son intensité, chez les différents malades, ou chez le même malade, à des moments différents. Il est, en général, plus marqué après l'effort; parfois il ne se produit que par une inspiration longue et forcée.

Ce signe appartient à toutes les formes de tumeurs thoraciques, et il est permis d'admettre théoriquement qu'il pourrait résulter d'un rétrécissement simple de la trachée : je n'en ai jamais rencontré d'exemple.

L'existence de la stridulation inférieure dépend, en apparence, beaucoup plus du sens dans lequel s'exerce la pression, que de la nature et même du volume de l'anévrysme; on la rencontre dans l'anévrysme vrai et dans l'anévrysme faux ; cependant elle est probablement plus commune dans ce dernier cas. Si la compression s'exerce latéralement, un anévrysme d'un très-petit volume peut la faire naître, en raison de la structure de la trachée ; il est facile de comprendre comment l'extrémité des cartilages, contiguë à la partie membraneuse, cédera plus facilement que la partie moyenne, qui forme le milieu de l'arc. La forme de la trachée, ainsi repliée sur elle-même, est quelquefois modifiée, au point de présenter presque une double tubulure. C'est ce qui eut lieu dans un cas d'anévrysme de l'artère innominée; la compression était si grande, que les extrémités libres des cartilages de la trachée d'un côté dépassaient ceux du côté opposé, de façon à empêcher presque complétement le passage de l'air. Le déplacement était assez grand pour que le milieu du cartilage thyréoïde fût placé sur une ligne partant de la branche gauche du maxillaire inférieur et se terminant à l'extrémité humérale de la clavicule (1).

Les parois de la trachée peuvent être comprimées de façon à devenir le siége d'une absorption par ulcération ou par gangrène ; cette circonstance a été observée par le professeur Smith. L'anévrysme avait perforé une des parois de la trachée, et comprimait la paroi opposée ; celle-ci adhérait au caillot, et présentait une plaque circulaire de tissu gangréneux.

Une circonstance remarquable de cette observation fut l'absence

(1) *Recherches sur le diagnostic et la pathologie des anévrysmes* (*Dublin Journal of medical science*, vol. V, 1836).

de la respiration striduleuse. Il y avait peu de dyspnée. La voix alla
en s'affaiblissant, et le malade devint aphone, six semaines environ
avant de mourir : il y avait en même temps hémiplégie droite, et
épistaxis répétées. Le murmure respiratoire s'entendait moins distinctement à droite que du côté opposé.

Ainsi, dans l'anévrysme de l'aorte, il peut y avoir aphonie sans
stridulation, malgré une compression très-forte de la trachée. La
stridulation sans aphonie est beaucoup plus fréquente.

Mais la stridulation anévrysmale n'est pas toujours assez bien marquée pour pouvoir être distinguée facilement à ses caractères propres, de celle qui se rattache à une affection chronique du larynx.
Nous avons déjà parlé de cette forme, à propos de la stridulation
laryngo-trachéale. Elle est plus commune dans le cas d'une complication avec une maladie bronchique ; alors elle dépend, parfois, d'un
spasme ou d'une altération du larynx lui-même.

La première de ces causes est probablement la plus ordinaire :
nous en trouvons la preuve dans le fait de la disparition passagère,
tout au moins, de la respiration striduleuse, par l'opération de la trachéotomie, dans quelques cas de compression par un anévrysme.
Chez le malade du docteur Smith, la stridulation n'existait pas, malgré le degré considérable auquel était arrivé le rétrécissement de la
trachée. Tout cela doit nous faire conclure que, dans l'anévrysme, la
stridulation, comme les modifications de la voix, dépend, plus ou
moins, d'un trouble de l'innervation.

J'ai observé plusieurs fois la stridulation bronchique; rarement
elle est assez distincte pour qu'on puisse en reconnaître nettement le
siége. Elle se montre quelquefois dans l'anévrysme de l'artère innominée, ou bien elle résulte d'un empyème aigu très-considérable.
Cette stridulation n'accompagne pas toujours l'inégalité du murmure
vésiculaire.

L'inégalité de la respiration pulmonaire, sur laquelle j'ai appelé
l'attention il y a bien longtemps, est un signe qui se lie étroitement
aux différentes formes de stridulation.

Je n'ai encore jamais rencontré l'oblitération d'une bronche,
portée au point de déterminer la suspension complète du murmure
vésiculaire dans un poumon tout entier; il est facile de comprendre
qu'il en puisse être ainsi. Fréquemment, la compression est assez
grande pour produire une faiblesse considérable de la respiration dans

le poumon affecté, et une respiration puérile permanente et intense de l'autre côté. Nous avons signalé la ressemblance de ces symptômes avec ceux que produiraient des corps étrangers introduits dans les voies respiratoires. L'occlusion complète du tube bronchique comprimé donnerait lieu aux mêmes symptômes qu'un corps étranger lisse qui l'obturerait entièrement. Si, au contraire, et cela arrive le plus souvent, le murmure respiratoire a seulement diminué, on pourrait croire qu'on a affaire à un corps irrégulier, qui, tout en gênant le passage de l'air, lui permettrait de pénétrer dans le poumon.

Nous n'avons jamais trouvé un affaiblissement du murmure respiratoire qui ne fût appréciable dans toute l'étendue du poumon. Dans le cas, cependant, où la compression s'exercerait seulement sur une des divisions secondaires des bronches, il pourrait se faire qu'on rencontrât un affaiblissement de la respiration, limité à une partie seulement de l'organe de l'hématose.

C'est en 1833 que j'observai pour la première fois ces phénomènes morbides (1). Il n'existait aucun signe physique particulier d'un anévrysme; la respiration était faible dans le poumon droit tout entier, et le symptôme dominant était la dysphagie, avec irritabilité de l'estomac.

L'affaiblissement respiratoire est ordinairement permanent; l'accroissement du volume de la tumeur peut faire cesser complétement la perception du murmure vésiculaire. D'un autre côté, la compression vient-elle à changer de direction, la bronche peut reprendre ses fonctions, et la respiration reparaît avec toute sa netteté.

Nous avons encore à signaler quelques autres phénomènes dus à la compression des bronches; tels sont :

1° Le rétrécissement du calibre de la bronche, produisant l'absence du murmure vésiculaire pendant la première moitié de l'inspiration.

Nous avons observé cette particularité dans un cas où un anévrysme de l'aorte descendante comprimait la bronche gauche. En appliquant le stéthoscope au niveau de l'aisselle de ce côté, on n'entendait rien pendant la première moitié de l'inspiration; puis, l'air

(1) Cette observation a été publiée par le docteur Porter, professeur de chirurgie au Collége royal des chirurgiens d'Irlande. Voyez ses observations d'anévrysmes internes (*Dublin Journal of medical science*, vol. IV).

pénétrait brusquement dans le poumon, comme si une valvule venait de s'ouvrir. Cette particularité a été observée à plusieurs reprises, et avec grand soin.

2° L'immobilité relative d'un des côtés de la poitrine, au moment de l'inspiration, avec une expansion exagérée du côté opposé.

3° L'absence de vibration de la voix dans le lobe supérieur, et l'affaiblissement de cette même vibration dans le lobe inférieur du poumon; dans l'autre poumon, la résonnance vocale est exagérée.

On devait s'attendre à rencontrer tous ces phénomènes dans les cas où la bronche est soumise à une compression considérable; ils ont été observés chez le même malade (1). La bronche gauche était considérablement rétrécie, et il existait une perforation qui la faisait communiquer avec l'anévrysme. Le malade succomba à une hémorrhagie.

Le docteur Greene a rapporté un cas où l'on observa la dilatation inégale des deux côtés de la poitrine, pendant l'inspiration (2).

Mais l'exemple le plus tranché des effets que peut avoir l'état pathologique dont il s'agit, appartient au docteur Mayne :

OBS. LXXI. — *Anévrysme de la portion transversale de la crosse de l'aorte, s'étendant à gauche. — Rétrécissement latéral du thorax, semblable à celui qui est produit par la résorption d'un empyème. — Déplacement du cœur du côté de l'aisselle.*

« Le docteur Mayne nous montra un anévrysme prenant naissance
» à la partie antérieure de la portion transversale de la crosse aor-
» tique, et s'étendant à gauche. Le malade, homme de quarante-cinq
» ans, était depuis un an et demi à l'hôpital. Il avait été clerc chez
» un homme de loi. Jamais il n'avait fait des excès de travail; jamais
» il n'avait eu la syphilis, et il n'avait point fait usage de mercure.
» Deux ans auparavant (au mois d'octobre 1849), il avait été pris
» assez subitement de dyspnée et de douleurs offrant le caractère
» rhumatismal.

(1) Ce malade, après avoir quitté l'hôpital de Meath, fut soigné par le docteur Greene, qui rapporte son observation entière (*Mém. cit., Dublin Journal of medical science*, vol. VII, p. 237).

(2) *Transactions de la Société pathologique* (*Dublin Journal of medical science*, vol. XV, p. 154).

» Au mois de juin 1850, lorsque le docteur Mayne le vit pour
» la première fois, il accusait une toux intense, enrouée, rauque,
» d'un timbre particulier, et pouvant faire penser à une affec-
» tion du larynx; on ne constata, cependant, aucun autre signe
» d'une altération de cet organe. La voix était normale. Le malade
» se plaignait également d'une douleur névralgique dans l'épaule
» gauche, s'irradiant sur l'acromion et le long des espaces inter-
» costaux supérieurs. Cette douleur était intermittente, mais ne dis-
» paraissait jamais tout à fait. Il y avait en plus, de la dyspnée; à
» peine marquée lorsque le malade était au repos, elle devenait très-
» gênante lorsqu'il marchait vite, ou lorsqu'il gravissait une hauteur.
» Il avait la sensation d'un obstacle placé au niveau du larynx, et
» rapportait le siége de son affection à la partie supérieure du ster-
» num. La force et les autres caractères du pouls étaient semblables
» des deux côtés, dans les artères radiales, brachiales et carotides.
» Il n'y avait aucune turgescence des jugulaires ni des autres veines
» du cou.

» Le cœur battait régulièrement et sans bruits anormaux. Au
» tiers supérieur du sternum, on percevait de la matité s'étendant
» aux cartilages costaux des deux côtés, dans un espace de deux
» pouces en carré; là, on entendait, non point du souffle, mais deux
» bruits analogues aux bruits cardiaques, et arrivant à l'oreille un
» peu plus tard que ces derniers. Il y avait une impulsion simple, plus
» marquée que celle du cœur; cette impulsion et les bruits deve-
» naient plus faibles à mesure qu'on rapprochait le stéthoscope dans
» la direction du cœur, et reprenaient de la force au niveau du
» cœur lui-même. Les deux côtés de la poitrine étaient également
» sonores à la percussion; mais, soit en avant, soit en arrière, la res-
» piration de la partie supérieure du poumon gauche offrait un carac-
» tère plus ou moins marqué de respiration bronchique; à la base
» du même poumon, le murmure vésiculaire était beaucoup plus
» faible que ne l'indiquait la sonorité à la percussion. Au bout de
» quelques mois, la tumeur de la région postérieure du sternum
» se dessina davantage; elle devint le siége d'une pulsation visible et
» d'une douleur sourde et continue. La pulsation était diastolique.
» Au mois de novembre de la même année, le mouvement pul-
» satile et le double bruit existaient toujours; il n'y avait pas de
» souffle.

» Le malade ayant été examiné de nouveau au mois d'avril 1854,
» on reconnut une diminution d'étendue de la moitié gauche de la
» poitrine ; les côtes semblaient s'être rapprochées ; le côté tout
» entier était rétréci, comme après la résorption d'un épanchement
» pleurétique. Ce rétrécissement alla en augmentant. Au mois d'août,
» la différence en moins était de deux pouces. Peu de temps avant
» la mort, elle alla jusqu'à trois pouces. Au mois d'octobre, on
» s'aperçut que le côté gauche de la poitrine avait subi également
» une diminution dans le sens de la hauteur ; l'épaule était portée
» en avant, et l'angle de l'omoplate s'écartait des parois thoraciques.
» La moitié droite de la poitrine offrait une sonorité exagérée à la
» percussion ; la moitié gauche était également sonore, mais à un
» degré moindre. Nous ajouterons qu'on ne percevait pas de véritable
» murmure respiratoire dans le poumon gauche, excepté au niveau
» de sa partie inférieure. Dans le lobe supérieur, en avant et en
» arrière, il y avait respiration bronchique ou trachéale et résonnance
» très-marquée de la voix. Le cœur, déplacé, se dirigeait vers
» l'aisselle gauche. En résumé, tous les signes de la résorption d'un
» épanchement pleurétique considérable existaient à gauche ; mais
» les symptômes généraux de cette affection faisaient défaut, aussi
» bien que ceux d'une cirrhose du poumon. On en arriva donc à
» conclure que la bronche gauche était comprimée par une tumeur
» anévrysmale.

» Jamais il n'y eut d'hémorrhagie, mais la tumeur se portait de
» plus en plus vers la peau, et les téguments, amincis et décolorés,
» semblaient être sur le point de se gangrener. La mort arriva cepen-
» dant avant que la rupture du sac se fût faite à l'intérieur ou à
» l'extérieur.

» *Autopsie.* — L'anévrysme naissait de la portion ascendante de
» la crosse aortique, avant l'origine du tronc innominé. Il avait un
» volume double de celui d'une orange, et avait produit la destruc-
» tion partielle du sternum et des cartilages costaux droits et gau-
» ches. La tumeur se dirigeait en bas, du côté du poumon gauche ;
» elle comprimait et aplatissait le conduit bronchique de ce côté. La
» surface du poumon était couverte d'un léger épanchement pleuré-
» tique, de date récente. La muqueuse de l'œsophage était ulcérée
» dans deux ou trois points. Il n'y avait pas eu de dysphagie ; mais,
» dans les derniers jours de son existence, le malade s'était plaint

» d'une douleur causée par le passage des aliments solides. Les val-
» vules aortiques étaient saines. »

Nous avons à examiner maintenant les modifications de la voix. Elles ne sont nullement constantes, et peuvent manquer, même dans les cas où existe la stridulation bronchique ou trachéale ; ce fait a une grande importance lorsqu'il s'agit de poser le diagnostic entre une affection du larynx et un anévrysme. Dans la première de ces deux maladies, la voix est presque toujours plus ou moins altérée, même sans qu'il y ait stridulation ; celle-ci n'existe jamais dans le cours d'une affection du larynx, sans lésion de la voix. Dans l'anévrysme, l'aphonie sans stridulation inférieure doit être bien rare ; cette particularité se rencontrait dans le cas du docteur Smith. Enfin la stridulation se montre fréquemment sans aphonie.

Dans la plupart des maladies chroniques du larynx, on trouve, en même temps que la stridulation, la disparition graduelle de la voix ; celle-ci devient de plus en plus rauque et finit par l'aphonie complète, qui cesse rarement lorsqu'elle s'est établie ; le plus souvent, la voix ne revient jamais. Dans l'anévrysme, c'est le contraire qu'on observe : la tonalité et la puissance de la voix varient dans des limites très-étendues et à des intervalles rapprochés. Cette circonstance n'a, du reste, rien de surprenant, puisque le symptôme en question est placé sous la dépendance, soit d'une compression, soit d'une inflammation, soit même de l'une et l'autre de ces conditions, agissant sur le nerf récurrent. Dans l'anévrysme de l'artère innominée dont il a été question, les variations de la voix étaient des plus remarquables et se succédaient rapidement. En vingt-quatre heures, la voix passait du fausset aigu aux sons les plus graves. C'était quelquefois un léger murmure qu'on entendait à peine, et, à d'autres moments, un son rauque et croassant ; ces différences se montrèrent jusqu'au moment de la mort. On trouva le nerf récurrent étalé sur la tumeur, sous forme d'un ruban aplati ; ses fibres étaient vascularisées d'une façon évidente (1).

(1) On n'a point encore déterminé si l'aphonie, dans l'anévrysme, est un trouble fonctionnel, ou bien si elle dépend d'une altération permanente du larynx. Quelquefois la compression résulte en partie, tout au moins une inflammation muqueuse, et les auteurs ont signalé l'existence d'un œdème de la glotte. Le plus souvent l'aphonie me paraît être une altération fonctionnelle, et s'il survient une altération organique, elle succède probablement à un affaiblissement nerveux. Le

Comparons maintenant l'anévrysme avec les maladies du larynx, au point de vue des altérations de la voix et de la stridulation.

Anévrysme de l'aorte.	*Affections chroniques du larynx.*
1° La lésion de la voix manque souvent.	1° L'altération de la voix existe habituellement.
2° La stridulation existe sans aphonie.	2° La stridulation coïncide avec l'aphonie.
3° Les altérations de la voix sont variables.	3° La perte de la voix est beaucoup plus constante et se fait progressivement.
4° La stridulation est *inférieure,* le plus ordinairement.	4° La stridulation est toujours supérieure.
5° La respiration est souvent faible dans un poumon et forte dans l'autre.	5° La respiration est égale des deux côtés (en supposant l'intégrité des poumons).
6° La stridulation se lie à une respiration forte dans un des poumons.	6° La stridulation s'accompagne d'un murmure vésiculaire également affaibli des deux côtés.
7° La stridulation s'accompagne de matité à la percussion dans la partie supérieure d'un des poumons.	7° La stridulation existe sans matité, (si les poumons ne sont le siége d'aucune autre maladie).

Compression des artères et des veines. — Les artères dont la compression peut avoir de l'importance pour le diagnostic sont les artères sous-clavières et les carotides primitives ; il est beaucoup plus rare de voir les autres branches artérielles comprimées. Dans la plupart des cas, la compression se manifeste par la cessation ou par l'affaiblissement des pulsations de l'artère affectée ou de l'une de ses branches, naissant au delà du point comprimé. L'absence du pouls radial à un bras ou l'inégalité entre les battements de l'artère aux deux poignets, est un fait connu depuis longtemps. Ce phénomène est plus significatif s'il se rencontre du côté droit, où le pouls a un développement plus considérable, à l'état physiologique. Nous n'avons jamais observé la gangrène du bras résultant d'un défaut de circulation artérielle; la compression se fait lentement et progressivement, et la circulation collatérale a le temps de s'établir.

L'oblitération de la carotide n'est pas aussi généralement connue. Elle est plus commune qu'on ne le suppose, et il faut, selon toute pro-

docteur Todd a rencontré l'atrophie des muscles servant à l'émission de la voix, dans un cas où le nerf récurrent était comprimé et aplati, du côté correspondant. Le professeur Banks a fait dernièrement la même remarque (voyez les *Transactions de la Société pathologique de Dublin*).

Le docteur Smith a récemment montré à la Société pathologique de Dublin le larynx d'un cheval qui présentait la même lésion; ce cheval était cornard.

babilité, lui attribuer les troubles cérébraux qui compliquent assez souvent les anévrysmes de l'aorte thoracique et du tronc innominé.

La lésion de l'encéphale est probablement analogue à celles qu'a signalées le docteur Law, et qui résultent d'un afflux insuffisant de sang artériel. Chez un malade qui présentait une oblitération de la carotide par un anévrysme, on put reconnaître avec certitude le moment où cette affection se produisit. Dès qu'elle débuta, et jusqu'à l'apparition d'une hémiplégie gauche, le malade accusa de la douleur dans la tête, du vertige, des tintements d'oreilles, la perception de visions lumineuses, et un engourdissement passager du bras et de la jambe gauches. La paralysie se montra dans l'espace d'une nuit; mais cette circonstance est en rapport avec la cause à laquelle on l'a attribuée (1).

Si l'on recherche quel est l'état anatomique de l'artère comprimée, on voit quelquefois le calibre du vaisseau s'oblitérer dans une certaine étendue; celui-ci se convertit en un cordon fibreux aplati; parfois aussi l'artère est saine, et conserve son calibre au delà du point où siège la compression. Cette compression peut exister, même pendant longtemps, sans déterminer l'oblitération; en effet, il m'est arrivé plus d'une fois de voir le pouls radial et le pouls trachéal reparaître après avoir manqué pendant longtemps. C'est là un des signes qui indiquent un changement dans la direction de la tumeur, phénomène curieux que nous décrirons bientôt. Dans quelques cas il se développe probablement une artérite du vaisseau comprimé. Ainsi, chez un malade où le pouls manquait aux carotides et aux sous-clavières, la première de ces artères était oblitérée dans toute la partie examinée, et convertie en une corde dure; la sous-clavière, au contraire, était béante et parfaitement saine, au delà du point où siégeait la compression.

Compression des artères nourricières du poumon. — Le docteur Carswell a démontré que la gangrène pulmonaire est produite par la compression des artères nourricières du poumon (2). Voici dans quel ordre se succèdent alors les phénomènes :

1° Signes et symptômes d'une tumeur thoracique ;

<hr>

(1) *Dublin Journal of medical science*, vol. V, p. 408. Voyez aussi le mémoire du docteur Law sur les rapports existant entre les affections cardiaques et les affections cérébrales (*ibid.*, vol. IX).

(2) Voyez son *Anatomie pathologique*.

2° Symptômes de la gangrène du poumon.

Dans un fait cité par le docteur Greene (1), et où il y avait compression de la bronche gauche par un anévrysme, deux symptômes remarquables se produisirent quelques jours avant la mort : un gonflement emphysémateux à la partie antérieure de la poitrine, s'étendant aux deux bras, et apparaissant alternativement à l'abdomen, au dos et au scrotum, et une expectoration de matières extrêmement fétides. Le malade succomba à un épuisement progressif. — La bronche gauche était fortement comprimée et envahie par la gangrène. Celle-ci s'étendait à la trachée et au larynx. A la portion supérieure du poumon, on constata l'existence de petites cavités gangréneuses, et le lobe inférieur était plus ou moins sphacélé (gangrène non circonscrite de Laennec).

Ce fait, rapproché de ceux du docteur Carswell, est fort instructif, au point de vue du diagnostic de la gangrène du poumon, aussi bien qu'à celui des tumeurs intrathoraciques. Rien de plus remarquable, dans la première de ces maladies, que le défaut de proportion entre les symptômes, qui sont graves, et les signes physiques, qui manquent souvent pendant très-longtemps (2). Peut-être, dans ce cas, a-t-on affaire à la gangrène diffluente de la muqueuse bronchique, décrite par Rokitansky (3). Je n'ai jamais vu le sphacèle du poumon succéder à un anévrysme ; mais j'ai rapporté un fait où il reconnaissait pour cause la présence, dans le médiastin postérieur, d'une tumeur cancéreuse molle et simulant un anévrysme de l'aorte. La bronche gauche était comprimée, et la respiration faible dans tout le poumon correspondant. Quelques jours avant sa mort, le malade expectora tout à coup une grande quantité de matières sanieuses et purulentes très-fétides. Une tumeur encéphaloïde volumineuse avait son point de départ dans le médiastin postérieur ; elle entourait la branche gauche de l'artère pulmonaire, qui était aplatie et rétrécie. Le poumon était repoussé de haut en bas ; dans sa partie supérieure,

____

(1) *Transactions de la Société pathologique de Dublin* (*Dublin Journal of medical science*, vol. XVII, p. 522). Ce fait est de 1836, et l'on y trouve mentionné le double battement anévrysmal.

(2) *Recherches cliniques sur la gangrène du poumon* (*Dublin quarterly Journal of medical science*, n° XVII, 1850).

(3) Voyez son *Anatomie pathologique*.

on trouva une caverne gangréneuse du volume d'un petit œuf de poule (1).

Chez ce malade, on constata les symptômes suivants : pulsation diastolique, bruits doubles, bruit de souffle systolique, matité à la percussion, dysphagie, stridulation trachéale, inégalité de la respiration et affaiblissement des battements de l'artère radiale gauche. La voix n'était pas altérée. Il y eut, de plus, des convulsions, de la paralysie, une douleur dans l'épaule et le côté, et des hémoptysies. Je crois ce fait le premier où l'on ait trouvé des pulsations dans un cancer thoracique. M. Carmichael, qui voyait le malade avec moi, croyait à un anévrysme. Je me bornai à diagnostiquer une tumeur, et cela pour deux raisons. D'abord, les symptômes existaient depuis plus de quatre ans; puis, avec une matité étendue et très-marquée, les pulsations diastoliques étaient beaucoup plus faibles qu'elles n'auraient dû l'être dans un anévrysme volumineux en contact avec les côtes.

L'absence fréquente des symptômes physiques, dans la gangrène pulmonaire, et l'existence, dans le fait du docteur Greene et dans celui qui vient d'être cité, des signes de la compression du tuyau bronchique avant l'expectoration fétide, doive faire admettre l'existence probable d'une gangrène pulmonaire et d'une tumeur thoracique, si cette expectoration a été précédée d'un affaiblissement de la respiration dans un poumon.

Compression des veines. — Un état variqueux considérable des veines superficielles du cou et de la poitrine est plus fréquent, selon toute probabilité, dans les tumeurs anévrysmales que dans l'anévrysme. La compression peut s'exercer sur les veines innominées ou sur la veine cave supérieure; elle se traduit alors par le développement anormal et par les sinuosités des jugulaires et du réseau veineux superficiel de la poitrine. La veine cave supérieure adhère parfois à la tumeur, et son rétrécissement peut dépendre, non-seulement de la compression, mais aussi des adhérences contractées par ses parois internes entre elles.

Il en était ainsi dans un cas d'anévrysme variqueux observé par le docteur Mayne, et cité dans l'appendice annexé à ce chapitre.

____

(1) *Recherches sur la pathologie et le diagnostic du cancer des poumons et du médiastine* (*Dublin Journal of medical science*, vol. XXI, p. 227).

On rencontre dans quelques cas, au lieu des grosses veines sinueuses et se ramifiant sous la peau, un gonflement élastique et rénitent du cou tout entier. Cette tuméfaction particulière porte le nom de tuméfaction *en pèlerine* (*tippet-like*). Elle est très-caractéristique, mais n'a rien de constant.

La dilatation des veines résultant de la compression exercée par un anévrysme diffère par quelques points, de celle qui succède aux maladies du cœur. Quelquefois elle est limitée à un des côtés du cou, ou bien elle y est beaucoup plus marquée. Les rameaux veineux, mammaires et intercostaux sont plus souvent dilatés; de plus, les pulsations dues au reflux veineux n'ont jamais été observées, au moins à ma connaissance. On retrouve les ondulations déterminées par l'impulsion latérale de la carotide ou de la sous-clavière. Jamais nous n'avons rencontré la tuméfaction *en pèlerine* du cou, dans les maladies du cœur.

Enfin, lorsqu'il y a un état variqueux des veines afférentes au tronc cave supérieur, lorsqu'en même temps on ne constate, ni les signes du rétrécissement mitral qui accompagnent la congestion pulmonaire avec dilatation des cavités droites du cœur, ni les signes d'une autre affection cardiaque, on doit admettre l'existence d'une tumeur thoracique.

Compression de l'œsophage. — Cette lésion anatomique est plus rare que la compression des voies aériennes, sans l'être cependant beaucoup. D'après le docteur Greene, elle serait plus commune lorsque l'anévrysme naît de la portion transversale et descendante de l'aorte thoracique. Jamais nous ne l'avons rencontrée dans les anévrysmes de l'aorte ascendante; elle appartient parfois aux anévrysmes de l'artère innominée ou de la portion inférieure de l'aorte descendante. La compression de l'œsophage peut s'accompagner de stridulation, et ce dernier symptôme est parfois le seul qui tourmente le malade. Dans les cas de cette espèce, l'anévrysme est probablement peu volumineux, et il appartient à la portion inférieure du tronc artériel. Dans un fait cité plus haut, le malade, à son entrée dans mon service, se plaignit seulement de dysphagie, d'éructations, et de perte de l'appétit. Dix jours auparavant, il avait été pris d'une douleur dans le dos, et il avait éprouvé des élancements et des tiraillements, rapportés par lui à l'extrémité inférieure du sternum. Il n'existait, du reste, comme signes physiques d'une affection thoracique, qu'un affaiblissement du murmure vésiculaire dans le poumon droit. L'anévrysme, dont le volume n'excédait pas celui d'un œuf de poule, s'ouvrit dans l'œsophage, qu'il comprimait contre la bronche droite.

La dysphagie résultant d'un anévrysme est assez variable dans ses symptômes. Elle siége habituellement au niveau du tiers moyen du sternum, et quelquefois plus bas. Chez un même malade, ainsi que le docteur Law en a rapporté un exemple, elle peut occuper successivement des points différents du conduit œsophagien; elle siégeait tantôt au niveau de la fourchette du sternum, tantôt à l'épigastre (1). La gêne de la déglutition est variable, depuis la dysphagie complète, qui est rare, jusqu'à la sensation d'un léger obstacle. Habituellement, les aliments liquides passent plus facilement. Le malade peut n'éprouver que de la douleur, et ne pas avoir la sensation d'un obstacle mécanique. S'il essaye d'avaler, il se produit souvent un accès qui se compose d'efforts de vomissement, de hoquets convulsifs, de toux laryngienne et de dyspnée. Dans d'autres cas, les accidents consistent en une douleur avec sensation de pesanteur, suivie de hoquets et de vomissements, ou plutôt de mouvements de régurgitation se montrant lorsque le malade veut déglutir des aliments solides. Lorsque le bol alimentaire est arrêté en dessus du rétrécissement, on arrive quelquefois à le faire descendre en faisant avaler une grande quantité de liquide. Si l'on pratique alors l'auscultation entre les épaules, on perçoit, au moment du passage des aliments liquides et solides par le conduit rétréci, une série de bruits singuliers et caractéristiques. Chez quelques malades, une seule gorgée de liquide suffit pour qu'il se produise une espèce de spasme qui arrête les ingesta et ne leur permet, ni d'avancer, ni de reculer; il y a en même temps dyspnée ou arrêt de la respiration.

Un malade observé par le docteur Law ne pouvait plus avaler, s'il venait à se mettre dans le décubitus dorsal; il mangeait toujours assis, le corps penché en avant et de côté. L'anévrysme était multiloculaire, très-volumineux, et couché, pour ainsi dire, sur les parties latérales de la colonne vertébrale. L'usage de la sonde œsophagienne peut-il aider au diagnostic entre cette forme de dysphagie et celle qui résulte d'un rétrécissement organique de l'œsophage? Cela est

____

(1) *Transactions of the pathological Society of Dublin*, 27 février 1841.

douteux. Il est bien entendu que si l'on soupçonnait la présence d'un anévrysme, on devrait s'abstenir, à peu près complétement, de l'emploi de ce moyen d'exploration ; on a vu, en effet, l'usage de la sonde produire la rupture d'un sac anévrysmal. Cependant, puisque la dysphagie anévrysmale peut se montrer et disparaître plusieurs fois, à des intervalles assez longs, l'œsophage doit probablement supporter pendant longtemps, sans se désorganiser, la compression exercée par la tumeur. Il y a donc un moment où l'introduction de la sonde n'offrirait aucun danger ; cependant elle ne doit pas être tentée. Il est probable aussi que la rupture de l'anévrysme est due plutôt au spasme œsophagien qu'à la lacération, par la sonde, des tissus qui recouvrent la tumeur. Dans le fait tiré de ma pratique, et qui a été rapporté par le docteur Porter, la sonde œsophagienne ne rencontra pas d'obstacle marqué, et la sensation éprouvée par l'opérateur fut celle du passage de l'instrument sur une tumeur de consistance molle; l'hémorrhagie eut lieu sept jours seulement après l'opération. Chez un malade du docteur Law, la sonde fut arrêtée par un obstacle, à quatre pouces de l'isthme du gosier. Il n'y eut pas d'accidents. La mort n'arriva que quatre mois après, et ne fut pas occasionnée par la rupture du sac.

Il est peu probable qu'on puisse jamais, à l'aide de la sonde œsophagienne, reconnaître si le rétrécissement par compression de l'œsophage est dû à un anévrysme, à une tumeur cancéreuse molle ou à des tubercules scrofuleux placés sous la membrane muqueuse. En général, on ne doit donc pas user de ce mode d'exploration, avant de s'être minutieusement assuré qu'il n'existe, ni stridulation inférieure, ni inégalité de la respiration pulmonaire.

L'observation suivante est très-intéressante. C'est un exemple de dysphagie avec des périodes de rémission, se reproduisant pendant longtemps. La perforation de l'œsophage eut lieu, mais sans hémorrhagie.

Obs. LXXII. — *Anévrysme de la crosse de l'aorte, avec perforation de l'œsophage et de la bronche gauche. — Dysphagie et stridulation inférieure, se montrant à de longs intervalles. — Disparition des signes physiques de l'anévrysme. — Mort sans hémorrhagie.*

Un gentleman âgé de trente-neuf ans éprouva, au mois de mai 1841, une douleur dans la portion inférieure de la région dorsale et dans les parties latérales du thorax. Cette douleur débuta assez brusquement, et finit par se fixer au niveau de la huitième vertèbre dorsale. On appliqua des exutoires sur les parties latérales de la colonne vertébrale, dans la supposition qu'il existait une carie des vertèbres : aussitôt que la suppuration fut établie, tous les accidents s'amendèrent. Après quelques mois, il survint une toux, présentant un timbre croassant, et de la dyspnée, qui augmentait par les efforts et lorsque le malade essayait de rester debout sans être soutenu ; si, au contraire, il s'appuyait sur des béquilles, ou s'il restait assis et penché en avant, les symptômes diminuaient d'intensité. Bientôt la dysphagie se montra. Je fus alors appelé en consultation avec sir Philip Crampton et le docteur Smyly. Ce dernier avait reconnu l'existence d'un bruit de souffle, ayant son maximum d'intensité à la partie supérieure de la région antérieure de la poitrine, à gauche.

Nous constatâmes les signes suivants : La respiration s'accompagnait de stridulation inférieure ; le pouls était petit et faible à gauche ; à droite, il était bien développé. La clavicule gauche et la portion du thorax placée au-dessous étaient mates à la percussion ; dans les mêmes points, on percevait un battement diastolique fort, et lié à un bruit de souffle. Il ne pouvait y avoir de doutes, quant à l'existence d'une tumeur thoracique, et nous fûmes d'accord pour admettre que c'était probablement un anévrysme.

Quelques mois après, tous les signes physiques commencèrent à disparaître. La dysphagie cessa ; le bruit de souffle ne s'entendit plus ; le pouls radial du côté gauche reprit son caractère ordinaire, et le malade vécut en bonne santé pendant plus d'un an, excepté, toutefois, lorsque la suppuration des exutoires diminuait ou se suspendait. Au commencement de l'année 1843, on négligea d'entretenir les cautères, et la dysphagie se montra de nouveau, à un degré qu'elle n'avait point encore présenté. Le malade fut rapporté en ville, mourant presque d'inanition : le docteur Smyly rétablit les exutoires ; la dysphagie cessa encore, et l'on vit la santé générale reparaître. A cette époque, j'examinai de nouveau le malade avec attention ; je ne pus retrouver aucun des signes physiques d'un anévrysme, ni d'une tumeur thoracique. Le 15 avril 1843, le malade fut pris d'une diphthérite, qui gagna les bronches, et il succomba sans qu'il se fût produit d'hémorrhagie.

Autopsie. — Le cœur était sain. Un anévrysme faux, très-volumineux et rempli de caillots sanguins, naissait de la première partie de l'aorte descendante; il s'adossait au corps de cinq des vertèbres dorsales; celles-ci étaient le siége d'une perte de substance considérable. La bronche gauche et l'œsophage étaient comprimés par la tumeur. Le premier de ces conduits communiquait avec le sac par une perforation bouchée par un caillot. Sur le trajet de l'œsophage, on trouva deux perforations placées presque vis-à-vis l'une de l'autre, et établissant, en apparence, un passage à travers le point comprimé. Elles étaient également obturées par des caillots sanguins. L'aorte était épaissie dans ses parois et athéromateuse. Au sommet des deux poumons, on constata la présence de dépôts calcaires et de tubercules anciens.

Cette observation mérite d'être étudiée; les limites que nous nous sommes tracées nous permettent seulement d'en signaler les traits principaux. Ce sont :

1° La disparition d'un grand nombre des symptômes et des signes ordinaires de l'anévrysme.

2° Le changement évident qui s'était opéré dans le siége de la tumeur, et la cessation des accidents causés par la compression des organes avoisinants.

3° L'amélioration produite par l'usage des béquilles : cette amélioration était due, sans doute, à la diminution de la pression exercée sur la tumeur par la courbure en avant et en bas de la colonne vertébrale, au point où elle était en partie détruite.

4° Le rapport singulier existant entre la suspension de presque tous les accidents, et l'abondance de la suppuration fournie par les exutoires. La dysphagie elle-même, après s'être montrée à un degré qui rendait imminente la mort par inanition, disparut lorsque les cautères furent rétablis.

La cessation complète des bruits et du murmure de l'anévrysme, et le mouvement de recul par lequel il abandonna la partie antérieure de la poitrine, s'expliquent seulement, en admettant que la tumeur se soit creusé un nouveau lit aux dépens du corps des vertèbres dorsales.

Complications de l'anévrysme de l'aorte thoracique.

On peut les diviser en deux groupes : dans le premier, nous rangerons les maladies qui accompagnent la lésion principale, sans être produites par elle; le second groupe comprendra les lésions diverses, organiques ou fonctionnelles, dont l'anévrysme est le point de départ.

L'anévrysme thoracique se montrant souvent chez des hommes d'une constitution forte, il n'est pas surprenant que le nombre des affections qui l'accompagnent ou qui l'ont précédé soit très-limité. La complication la plus fréquente est la tuberculisation; dans ce cas, la phthisie a souvent des symptômes équivoques, irréguliers, et sa marche est lentement progressive. On comprend qu'il doive en être ainsi, en raison de l'âge auquel l'anévrysme est le plus commun. La coexistence des deux maladies est plus commune qu'on ne le pense en général, et la mort est quelquefois le résultat de la phthisie; le malade succombe sans qu'il y ait eu rupture du sac. Lorsque ces deux affections se combinent, je pense que c'est la lésion artérielle qui s'est montrée la première. Souvent il m'a semblé que certains anévrysmes mériteraient le nom d'anévrysmes *consomptifs* ou *strumeux;* le même état général détermine simultanément, et les dépôts tuberculeux dans les poumons, et les altérations des tuniques de l'aorte.

Au nombre des affections qui accompagnent l'anévrysme de l'aorte thoracique ou qui en dépendent, on doit compter :

1° L'hypertrophie du cœur;

2° La gangrène du poumon ;

3° La paralysie, due probablement à l'obstruction artérielle.

L'hypertrophie du cœur ne se montre qu'accidentellement. Elle existait quelquefois avant le développement de l'anévrysme, ou bien il y avait insuffisance aortique. Dans le cas, au contraire, où le cœur et ses valvules ne sont point affectés, il n'y a aucune raison de supposer qu'un anévrysme placé sur un point quelconque du trajet de l'aorte nécessite un excès de travail de la part du cœur ; aussi le cœur est, en général, sain, dans les cas d'anévrysmes volumineux. On peut en conclure que la force de la pulsation anévrysmale ne dépend pas uniquement de la systole ventriculaire. J'ai démontré en 1834 que la violence du choc de l'anévrysme s'expliquait par une loi d'hydrostatique, et que dans la presse hydraulique l'introduction d'une petite quantité de liquide dans le réservoir produit une force bien supérieure à celle qu'il a fallu employer pour l'y faire pénétrer. L'impulsion diastolique du sac anévrysmal peut donc être puissante, bien que la systole ventriculaire soit faible. Les pulsations anévrysmales les plus fortes que j'aie jamais rencontrées, existaient chez un malade dont le cœur était petit et atrophié. L'anévrysme était volumineux, et le sac descendait dans l'abdomen. Les douleurs qu'occasionnaient au malade les seuls battements de l'anévrysme étaient indescriptibles ; s'il se couchait, il lui semblait que la force des pulsations dût le jeter hors de son lit. La violence de l'impulsion de l'anévrysme sera d'autant plus grande que le sang contenu est plus liquide. Dans l'anévrysme faux, lorsque les caillots sont rares et la forme de la tumeur plus ou moins sphérique, il est facile de comprendre comment les parties environnantes sont déchirées et détruites par la violence excessive de l'expansion.

De la mort dans l'anévrysme. — Étant donné un anévrysme, il est impossible de prédire ni le sens dans lequel il se dirigera, ni la durée de la vie du malade, ni la forme des accidents ultimes. On ne peut même pas affirmer que la mort doive être le résultat de l'anévrysme : elle est due quelquefois à une affection aiguë ou chronique d'une tout autre nature, surtout si un traitement judicieux a enrayé ou arrêté les progrès de la maladie anévrysmale. Chez les malades qui n'ont pas d'affection concomitante du cœur et dont l'anévrysme ne comprime aucun organe important, tel que la trachée ou l'œsophage, la mort, sans déchirure du sac, a lieu de plusieurs façons. Le malade peut succomber aux effets de la compression exercée par l'anévrysme sur les parties environnantes ; il peut être usé, pour ainsi dire, par la douleur, la privation de sommeil et une fièvre inflammatoire ; il peut être emporté par une maladie aiguë accidentelle, la pneumonie, le choléra, la fièvre typhique ; ou bien par la phthisie, la gangrène pulmonaire, ou une affection cérébrale.

Nous avons déjà vu que la perforation d'un organe creux n'implique pas nécessairement l'hémorrhagie, et que la mort n'est pas toujours le résultat d'une communication établie avec la trachée, la bronche gauche ou l'œsophage. C'est ce qui arrivera surtout dans les cas où la maladie est chronique, et où, par suite de la déplétion du système circulatoire, le sang ne remplit plus complétement le sac anévrysmal. Alors la force impulsive du sang est moindre, et les caillots sanguins qui obstruent la perforation restent en place. Il peut aussi se faire que la mort ne soit pas subite, même s'il s'est produit tout à coup une hémorrhagie abondante.

Il en est de même, si l'anévrysme s'ouvre à la surface tégumentaire. Le fait suivant s'est passé à Sir Patrick Dun's Hospital, dans le service du docteur Osborne.

Une femme, de trente-cinq à quarante ans, fut admise à l'hôpital pour une tumeur pulsatile, évidemment de nature anévrysmale, et située dans la région inférieure du sternum ; cet os semblait avoir été détruit en partie. Quelque temps après, il se fit, à la partie la plus saillante de la tumeur, une tache circulaire et bien limitée de la grandeur d'un demi-penny. Bientôt la gangrène envahit la peau et les parties sous-jacentes, qui se détachèrent, et l'on aperçut un tissu qu'on prit pour la face externe des caillots qui tapissaient l'anévrysme. A chaque mouvement systolique du cœur, ce caillot avançait de manière à fermer l'orifice cutané ; il rétrogradait au moment de la diastole. Le docteur Montgomery compara ce phénomène à l'occlusion de l'ouverture d'une flûte. La malade était gaie, et parlait beaucoup ; on avait de la peine à l'empêcher de chanter à haute voix. Quelques jours après, le caillot céda, et il s'échappa une très-grande quantité de sang. La mort eût été instantanée, sans la présence d'esprit de l'infirmière, qui, saisissant un tablier de coton, en enfonça un morceau dans la plaie, de manière à en oblitérer l'ouverture. La malade se rétablit cette fois, et pendant longtemps, elle offrit le spectacle extraordinaire d'un individu plein de vie et d'intelligence, dont l'existence dépendait de l'appui précaire d'un chiffon qui semblait, à chaque battement du cœur, sur le point d'être expulsé. Il va sans dire que la malade finit par succomber.

Au muséum anatomique de l'université de Dublin, il existe une pièce artificielle due au professeur A. Harrison, et qui représente un anévrysme dans lequel la mort arriva par des hémorrhagies répétées qui se firent à travers la peau. Je dois au professeur Smith les détails suivants sur un fait analogue :

Une femme, âgée de quarante-six ans, avait un vaste anévrysme de l'aorte thoracique ; la tumeur avait perforé le sternum et faisait saillie à l'extérieur, recouverte seulement par les téguments : ceux-ci étaient légèrement décolorés, et évidemment ils s'amincissaient. Peu de temps après l'entrée de la malade à l'hôpital de Richmond, la peau céda, et une ouverture grande comme une pièce de quatre pence laissa passer tout à coup une grande quantité de sang, à l'état liquide et en caillots. L'hémorrhagie fut suspendue

en partie par un caillot volumineux qui vint obturer l'orifice de
sortie, et l'on arrêta le sang momentanément, avec une compresse et
une bande. Il se fit encore, pendant un jour ou deux, un léger suintement; puis survint une nouvelle hémorrhagie très-alarmante qu'on
arrêta encore, en ajoutant de nouvelles compresses. Les mêmes
phénomènes se reproduisirent pendant à peu près dix jours; le sang
jaillissait tous les deux ou trois jours et suintait continuellement
après chaque hémorrhagie. La malade mourut épuisée et sans qu'il
survînt de syncope. En enlevant les compresses, on reconnut que
l'ouverture extérieure s'était considérablement agrandie; elle avait
atteint la dimension d'une pièce d'une demi-couronne.

L'observation suivante, que je dois au docteur Neligan, mérite
d'être étudiée, surtout au point de vue des idées de Gairdner, quant
à la nature de certaines hématémèses, que cet auteur attribue au
suintement d'une tumeur anévrysmale (1).

Obs. LXXIII. — *Tumeur pulsatile de la crosse de l'aorte; destruction des côtes et perforation des téguments; hémorrhagies
fréquentes, et signes indiquant la diminution de la tumeur; amélioration notable sous l'influence d'une diète généreuse.*

Un menuisier de la marine, âgé de cinquante-six ans, fut reçu à
l'hôpital de Jervis street, au mois de novembre 1844. Depuis trois
ans il présentait une toux violente et des accès de dyspnée qu'il attribuait lui-même à une tumeur siégeant dans la région thoracique
antérieure et droite, entre les seconde et cinquième côtes. Cette
tumeur était ovale, à grand diamètre dirigé de haut en bas. A son
niveau, la percussion faisait reconnaître de la matité; on y percevait
un battement violent, synchrone avec la systole cardiaque, et l'auscultation révélait un bruit de souffle double très-marqué. La peau
était d'une coloration plus foncée au niveau de la tumeur, que dans
les parties environnantes; la troisième et la quatrième côtes semblaient avoir été détruites à leur extrémité sternale, dans les points
où elles étaient en contact avec l'anévrysme. Le pouls était beaucoup
plus développé à droite qu'à gauche, et le malade était tourmenté
par une toux fatigante et revenant par quintes. Sa voix avait un
timbre enroué tout particulier.

(1) *Edinburgh Monthly Journal of medicine,* 3e série, vol. I, 1850.

A l'extrémité supérieure de la tumeur existait une tache rouge, d'un pouce de diamètre environ, et au centre de laquelle était placé un petit orifice muni d'un appareil valvulaire; de cet orifice s'échappaient, à chaque pulsation du cœur, des jets d'un sérum sanguinolent. Cette ouverture semblait communiquer avec la tumeur et présenter des sinuosités. Le malade déclarait que, depuis un an, il s'était échappé plusieurs fois du sang par cet orifice; l'hémorrhagie était parfois très-abondante, et se faisait par un écoulement continu. Il ajoutait que, d'abord, la peau était devenue de plus en plus mince, jusqu'au moment où apparut une grosse bulle de sang qui creva, et devint le point de départ d'une hémorrhagie. Celle-ci fut arrêtée, à grand-peine, et pendant quelques jours il y eut écoulement d'un liquide sanguinolent. Les mêmes phénomènes s'étaient reproduits, chaque fois que la tumeur s'était ouverte.

Au début, il avait, pendant plusieurs mois, éprouvé un accès de palpitations, se renouvelant habituellement deux fois par jour. Ces palpitations s'accompagnaient d'une douleur vive, située à la partie inférieure du thorax, à droite : douleur dont le siége remonta graduellement jusqu'au point occupé par la tumeur. Puis on s'aperçut que les côtes étaient projetées en avant; enfin, les accidents que nous avons décrits plus haut se montrèrent et allèrent en augmentant. Le malade avait été traité, deux ans auparavant, par des saignées répétées et une diète rigoureuse; l'emploi de ces moyens avait été suivi de bons résultats. Cependant la tumeur avait augmenté de volume depuis.

Une semaine environ après l'entrée du malade à l'hôpital, la pellicule qui recouvrait l'orifice extérieur s'était distendue de plus en plus, au point de former une tumeur sanguine du volume d'une grosse noix. Dans la soirée du 3 décembre, cette tumeur creva et un jet assez mince de sang s'échappa. Malgré une compression raisonnable, il s'écoula ainsi une assez grande quantité de sang, jusqu'au moment où le malade tomba en syncope; on put alors arrêter l'hémorrhagie par une application de charpie sèche, et en comprimant, d'une façon continue, avec la main.

Le 31 décembre, on constata une diminution notable dans le volume de la tumeur. L'impulsion semblait produite par un corps beaucoup plus solide qu'auparavant, et la sensation de mollesse et de fluctuation s'était complétement modifiée. Huit jours après survint

une nouvelle hémorrhagie, mais, cette fois, la quantité de sang qui
s'échàppa fut beaucoup moins considérable. Le malade quitta l'hôpital le 1er février 1845, déclarant qu'il se sentait tout à fait bien.
La toux et la dyspnée avaient disparu presque entièrement. La tumeur
était toujours évidente, mais elle était dure, et donnait à l'observateur la sensation d'une masse pulsatile de consistance solide. L'ouverture sinueuse était tout à fait fermée, et l'écoulement du sérum
sanguinolent était complétement supprimé.

Le traitement employé consista dans l'administration répétée de
la morphine, à petites doses, jointe à une alimentation fortifiante,
mais prise en quantité modérée. Le pouls, qui donnait 76 pulsations
à l'entrée du malade, était tombé au chiffre de 48, et s'y maintint
constamment.

Il est plus que probable qu'on avait affaire, dans ce fait singulier,
à un anévrysme volumineux ouvert à l'extérieur. L'ouverture était,
sans doute, petite, et le canal qui laissait passer le sang devait être
sinueux. On peut s'expliquer ainsi comment il était impossible que
le sang s'échappât brusquement par un jet considérable.

On se demandera s'il n'y avait pas là une tumeur fongueuse: Cette
opinion, la seule qui puisse être mise en question, n'est pas admissible; en effet :

1° Les symptômes qui marquèrent le début de la maladie sont
ceux d'un anévrysme se présentant avec des caractères bien tranchés.

2° Les pulsations de la tumeur étaient fortes et s'accompagnaient
d'un double bruit de souffle.

3° La tumeur n'avait extérieurement aucun des caractères d'une
tumeur fongueuse ou de mauvaise nature; il n'y avait, à la surface de
la peau, rien qui indiquât une affection cancéreuse.

4° La santé du malade était encore relativement bonne, après trois
années, bien qu'elle eût fléchi pendant quelque temps : circonstance
qui ne se fût pas rencontrée dans le cours d'une affection de nature
maligne.

Nous avons observé deux faits, dans lesquels un anévrysme de
l'aorte donna lieu à des hémorrhagies peu abondantes et répétées.
Dans l'un et l'autre cas, la perforation s'était faite dans la cavité
pleurale droite. Les symptômes furent très-semblables ; chaque perte
de sang produisait de la défaillance et de la matité dans la portion
inférieure du thorax ; cette matité correspondait exactement à la quan-

tité et au siége de l'épanchement. Les hémorrhagies se renouvelèrent, deux fois dans un cas, trois fois dans l'autre; dans ce
dernier, l'état général et les caractères du pouls prouvaient que la
perte de sang s'arrêtait complétement entre chaque hémorrhagie.
Le malade dont il est question avait été guéri d'un anévrysme
poplité. Quelques mois après, il éprouva de la douleur dans le côté
gauche de la poitrine, et l'on soupçonna l'existence d'un anévrysme
placé, probablement, sur le trajet de l'aorte descendante. Peu
de temps après, le diagnostic ne devint que trop certain. Je vis le
patient à la suite d'une première hémorrhagie qui s'accompagna
d'une attaque convulsive violente, et de la disparition du pouls.
La partie inférieure du côté droit de la poitrine était mate, dans la
hauteur de la main. Le malade se remit, et la circulation se
rétablit. Au bout de peu de jours, un nouvel épanchement sanguin eut lieu, et les mêmes symptômes se reproduisirent. La
matité, cette fois, remonta jusqu'au-dessus de l'angle de l'omoplate. La troisième hémorrhagie fut mortelle; elle arriva en ma
présence. Aussitôt après l'épanchement, le malade semblait être
en très-bon état; il était gai, sa face était bien colorée, le pouls
plein, développé et régulier; l'appétit était bon, et la respiration
tranquille. Il se coucha, par hasard, sur le côté gauche : aussitôt, les
convulsions reparurent avec une violence effrayante, le pouls disparut et, après quelques respirations spasmodiques, le malade était
mort. A l'autopsie, on trouva la cavité de la plèvre remplie d'un sang
décomposé en sérum et en caillots. L'anévrysme s'était ouvert à
la partie inférieure de l'aorte thoracique. Nous ne découvrîmes rien
qui pût expliquer la suspension des deux premières hémorrhagies ; le
cœur n'offrait aucune altération.

La mort survenant subitement, et avec des accidents *désordonnés*, est plus rare dans l'anévrysme qu'on ne pourrait le supposer. Elle succède souvent à des accidents progressifs de longue
durée et s'accompagnant, quelquefois, de peu de souffrances;
parfois aussi, elle est précédée d'une angoisse prolongée. La terminaison fatale peut également être subite, sans douleurs d'aucune
espèce, et sans qu'il y ait rupture du sac. On a observé, à Dublin,
plusieurs faits semblables. Moi-même, j'en ai rencontré un dans
un anévrysme faux, et il y a, à la collection de l'hôpital de Richmond, des exemples d'anévrysmes vrais, dans lesquels la mort

subite ne fut expliquée que par les résultats de l'autopsie. Ces cas, cependant, sont exceptionnels. Le plus ordinairement, la mort subite s'accompagne de syncope, avec ou sans asphyxie, et avec ou sans convulsions.

L'apparition de ces deux phénomènes morbides dépend, en grande partie, du point où s'est faite l'hémorrhagie. Si l'anévrysme s'est ouvert dans une cavité séreuse ou dans un conduit ouvert, tel que l'œsophage, il peut en résulter une syncope mortelle. La mort par asphyxie se produit dans les cas où l'anévrysme communique avec un point des conduits aériens, ou avec le parenchyme pulmonaire lui-même, qui peut être déchiré brusquement, dans une étendue considérable, par l'irruption du sang.

La mort par hémorrhagie interne n'est pas toujours subite, et l'on n'observe pas constamment des syncopes bien évidentes. Cette remarque s'applique également aux cas où le sang s'épanche dans une cavité séreuse. On a observé dernièrement, à Dublin, un fait de cette espèce : l'ouverture s'était faite dans le péricarde, et cependant, grâce à des adhérences partielles et probablement anciennes, la dilatation du sac péricardiaque se fit progressivement, et la disparition de la puissance vitale fut très-lente.

Nous avons vu que la mort subite ne s'accompagne pas toujours de la rupture du sac ; la mort lente peut résulter des effets produits par l'anévrysme sur les parties environnantes. Il peut survenir du coma par la compression des veines ; ou bien une affection lente du cerveau peut succéder à la gêne de la circulation dans les carotides. La compression des artères bronchiques amène, quelquefois, la gangrène pulmonaire ; le malade peut mourir d'inanition, lorsque cette compression s'exerce sur l'œsophage, ou succomber à l'asphyxie, si l'on a affaire à une pression sur la trachée ; on rencontre alors une stridulation qui va toujours en augmentant. J'ai été témoin de cas de cette espèce, qui m'ont laissé la conviction que cette terminaison est la plus terrible de toutes. En se reportant à ces faits, on est effrayé par le souvenir des souffrances que le malade éprouve pendant de longues semaines (1).

Le dernier mode de terminaison de l'anévrysme que nous ayons

(1) Il est difficile d'expliquer comment la douleur est si différente chez des malades présentant, en apparence, le même état morbide. Cependant, tout praticien expérimenté reconnaîtra que la mort est, le plus souvent, exempte de dou-

observé, est celui où le patient succombe, épuisé par les souffrances résultant de la maladie. Le sac est alors, en général, d'un volume considérable. Outre les douleurs et l'angoisse causées par les battements anévrysmaux, qui empêchent souvent le sommeil, il survient une cachexie anémique, puis une fièvre inflammatoire. L'exemple le plus frappant dont j'aie été témoin, est celui d'un malade débilité outre mesure par un traitement curatif, tenté suivant la méthode de Valsalva. L'anévrysme était très-considérable, et occupait à la fois l'aorte thoracique et l'aorte abdominale.

Avant de nous occuper du traitement de la maladie, posons quelques règles qui pourront aider le praticien dans son examen, alors qu'il soupçonne l'existence d'un anévrysme. Ces règles s'appli-

leur et que, même avant la lutte finale, l'état du malade est bien plus terrible pour les assistants que pour le patient lui-même. En laissant de côté les cas où le coma, un délire fébrile, et un grand nombre d'affections convulsives, enlèvent au malade la conscience de ses douleurs, bien que quelquefois, dans le tétanos par exemple, la face exprime une angoisse extrême, on rencontre des faits où la connaissance est conservée tout entière, et où cependant les douleurs sont bien plus apparentes que réelles. La stridulation se rencontre à un degré très-élevé et le malade déclare cependant que sa respiration est facile.

Il y a bien des années, je donnais des soins à un de mes confrères atteint de phthisie et chez lequel la maladie, qui avait débuté après l'âge moyen de la vie, se montrait sous la forme ordinaire. Il existait une caverne considérable dans le poumon gauche, mais la trachée et le larynx n'étaient point affectés. L'avant-veille de la mort, tous les symptômes d'une obstruction de la trachée ou du larynx apparurent subitement, pendant la nuit, et l'angoisse éprouvée par le malade fut si grande, que, dans une consultation qui eut lieu après minuit, on discuta l'opportunité d'une trachéotomie immédiate.

On se décida à ne point tenter l'opération et cela pour deux raisons : d'abord, à cause de l'état antérieur du malade, et en second lieu, parce que la stridulation semblait due à une oblitération subite de la bronche gauche. Pendant toute la nuit, le malade continua à présenter un état d'orthopnée effrayant; les inspirations striduleuses étaient si intenses et si prolongées, que l'orifice qui laissait passer l'air ne paraissait pas offrir un volume plus considérable que celui d'un trou fait avec une épingle. Tout en soutenant le malade dans son lit, je lui dis que je regrettais de le voir souffrir autant; il me répondit d'une voix extrêmement faible : « Je ne souffre pas ; jamais je n'ai moins souffert. » Et cependant chaque inspiration était au moins dix fois plus prolongée qu'à l'état normal. « Mais, » ajoutais-je, « votre respiration est si difficile ! » Il me serra la main en disant, « Dieu merci, je n'ai jamais mieux respiré. » Le lendemain, la stridulation cessa, la voix revint, et pendant les heures qui précédèrent la mort, le repos du corps et de l'esprit lui fut miséricordieusement accordé.

quent surtout au cas où la tumeur ne fait pas saillie à l'extérieur.

On doit soupçonner un anévrysme, lorsqu'à des souffrances thoraciques, d'une forme particulière et bien caractérisée, se joint l'intégrité de la santé générale. De ces souffrances, les plus importantes sont la douleur et la dyspnée, survenant à la suite des efforts, lorsque ces deux accidents se montrent, depuis peu, chez un individu ne présentant aucun signe d'une maladie pulmonaire ou cardiaque, et dont la santé antérieure a toujours été bonne.

Après avoir recueilli minutieusement l'histoire de son malade, l'observateur doit procéder d'abord à l'examen du cœur. Si cet organe fonctionne régulièrement, s'il n'offre aucun bruit de souffle, et si la percussion ne fait pas reconnaître une augmentation de son volume, on peut affirmer que, s'il existait réellement un anévrysme, il serait facile (excepté pour quelques cas particuliers) de reconnaître à quelle maladie on a affaire.

Après s'être assuré, autant que possible, de l'état des poumons et du foie, on doit chercher s'il n'y a point de pulsations appréciables à l'œil et distinctes des battements cardiaques. Le siége le plus ordinaire de ces pulsations est la partie supérieure du thorax. Après avoir mis à nu la région antérieure de la poitrine, on l'examine d'un peu loin; suivant le conseil du docteur Greene, on ramène l'œil au niveau, ou un peu au-dessous de l'une des épaules du malade, de façon que le rayon visuel explore la poitrine tout entière. Le malade sera placé entre l'observateur et la lumière, qui tombera aussi près que possible de la ligne médiane. De cette façon, on reconnaît souvent une pulsation limitée à la région sternale supérieure, ou aux régions sous-claviculaires; ces battements pourraient passer inaperçus, si l'examen était moins minutieux.

La valeur de ce phénomène, comme signe d'un anévrysme, dépend de sa localisation et de l'absence du pouls artériel de l'insuffisance aortique. Cette maladie, il est vrai, pourrait exister en même temps que l'anévrysme, mais c'est là, j'en ai la conviction, une circonstance assez rare. On doit, d'ailleurs, ne pas sehâter de diagnostiquer un anévrysme, lorsque le battement existant dans la région sternale supérieure se répète dans les carotides et dans les autres parties du système artériel.

Les pulsations anévrysmales diffèrent donc de celles qu'on rencontre dans l'insuffisance aortique, en ce qu'elles sont beaucou pplus limitées, et en ce qu'elles ne s'accompagnent point de battements violents et visibles, dans les artères du cou.

On pratique ensuite la palpation : l'observateur maintient une de ses mains fortement appliquée, à plat, entre les épaules ; l'autre main est placée sur la partie supérieure du sternum ; souvent, alors, par une pression simultanée des deux mains, on découvre un battement diastolique profond et plus marqué à la fin de l'expiration. On appuie ensuite la main, placée d'abord en arrière, sur la région précordiale, et l'on compare la force, les caractères et le moment des impulsions anévrysmale et cardiaque. On reconnaît ainsi que l'impulsion supérieure est plus forte, qu'elle se fait sentir dans une plus grande étendue, et que le choc diastolique y est plus marqué. On reconnaît, de plus, que les deux impulsions ne se font pas exactement en même temps. Celle au cœur se fait sentir la première : il ne saurait y avoir de doute à cet égard ; et lors même qu'elle n'est séparée de l'impulsion anévrysmale que par un espace de temps incommensurable, on peut constater que le mouvement impulsif part de la partie inférieure, où il débute. Plus les battements du cœur sont lents et plus les résultats de ce mode d'exploration seront certains. J'ai pu l'utiliser avec avantage, même dans un cas où l'anévrysme occupait la partie ascendante de l'aorte. Si le pouls dépasse le chiffre de 70 pulsations par minute, il devient difficile d'apprécier l'intervalle existant entre les deux impulsions ; on pourrait alors avoir recours à la digitale qui aidera au diagnostic, en ralentissant l'action du cœur.

Les symptômes résultant de la compression des parties voisines de la tumeur doivent nous occuper ensuite. Mais il ne faut pas oublier qu'un anévrysme peut exister, sans donner lieu à un seul de ces symptômes. On examinera les veines cervicales : si elles sont variqueuses et si cet état est limité à un des côtés du cou, il y a de fortes présomptions en faveur d'une tumeur thoracique. Le développement de toutes les veines, sans le gonflement *en pèlerine* (*tippet like*) du cou, et sans pulsations réflexes, est un symptôme d'une grande valeur, lorsqu'il ne s'accompagne pas des modifications fonctionnelles du cœur, qu'on rencontre dans la dilatation des cavités droites.

On comparera le pouls radial aux deux avant-bras, sans oublier que, chez quelques individus, il est plus développé à droite qu'à gauche : l'étude comparative du pouls portera également sur les artères brachiales, sous-clavières et carotides, de chaque côté.

La stridulation trachéale inférieure, les modifications de la voix, le caractère du murmure vésiculaire, dans l'un et l'autre poumon, et enfin la dysphagie seront successivement étudiés. Ces symptômes varient beaucoup dans leur forme ; il en est de même du siége apparent de la compression.

Toutes ces recherches devront précéder l'examen pratiqué directement sur la tumeur, à l'aide de la percussion et de l'auscultation. En percutant avec soin les clavicules, l'épine de l'omoplate ou toute autre portion de la partie supérieure et antérieure de la poitrine, si l'on constate de la matité dans un point limité, si, au même point, on retrouve le murmure vésiculaire intact, s'il est affaibli, s'il y a bruit trachéal, et si tous ces symptômes ne s'accompagnent point de râles, le résultat obtenu est déjà fort important pour le praticien. C'est, souvent, au-dessous de la clavicule que la matité anévrysmale a son siége, et l'on rencontre quelquefois, au niveau de la tumeur, une pectoriloquie presque complète.

On terminera l'examen en recherchant les signes acoustiques propres à l'anévrysme, et en comparant soigneusement aux bruits cardiaques les bruits anormaux. Nous l'avons déjà dit, si le cœur est sain, et s'il n'y a pas de souffle anévrysmal, on devra comparer les sons anormaux qui se produisent dans la tumeur, et le double battement du cœur. On pourra reconnaître ainsi que le second bruit anévrysmal est plus fort et plus net que le bruit diastolique du cœur. L'existence du souffle dans l'anévrysme, alors que les bruits cardiaques en sont exempts, est un signe diagnostique très-important.

L'état du cœur peut cependant varier. Ainsi on rencontre :

1° Le choc et les bruits du cœur normaux ;

2° Une légère exagération de l'impulsion cardiaque, avec un pouls petit ; au premier temps, un bruit de souffle ayant son maximum d'intensité au niveau de la valvule mitrale ;

3° Un bruit de souffle au premier temps, prédominant à la base du cœur, sans altération du second bruit ;

4° Un double bruit de souffle, remplaçant le second temps ; ce double bruit se perçoit à la base du cœur et sur le trajet de l'aorte au-dessous du sternum. En même temps, le pouls sera, probablement, développé et bondissant.

Les deux premières circonstances donnent, pour le diagnostic d'un anévrysme, une grande valeur à un bruit de souffle qu'on trouverait sur un point limité de l'aorte, puisque ce bruit de souffle ne peut avoir le cœur pour point de départ. Dans la première hypothèse, le bruit anormal ne peut être un bruit communiqué, s'il n'y a pas de souffle cardiaque ; celui-ci existe, il est vrai, dans le second cas, mais il a son siége au niveau des valvules mitrales, et non pas au niveau des valvules aortiques ; il ne peut donc se propager dans l'aorte. Sans doute un anévrysme peut coexister avec les altérations que nous venons d'indiquer sous les numéros 3° et 4° ; il est évident alors qu'un bruit de souffle existant sur le trajet de l'aorte, n'a plus la même valeur comme signe d'un anévrysme. Il n'en a même aucune, à moins qu'on ne lui reconnaisse un caractère différent et une intensité plus grande dans une portion de l'artère placée à quelque distance de son origine. On recherchera ensuite, à l'aide du stéthoscope placé successivement des deux côtés de la ligne médiane, dans une étendue de trois pouces environ, si l'on perçoit un bruit de soufflet localisé. La même exploration sera faite le long de la colonne vertébrale.

Nous avons déjà établi que, souvent, le souffle manque dans l'anévrysme et que les signes physiques de celui-ci peuvent faire défaut complétement, ou ne consister qu'en une pulsation simple ou double. Je pense que plus l'anévrysme se rapproche du cœur, et plus il est probable que le battement sera double. Si le bruit de souffle existe, il a, comme l'a dit le docteur Hope, un timbre rauque et brusque. Je ne saurais dire s'il est quelquefois bien réellement double, ou bien si, dans le cas d'un double battement, il n'y a point un deuxième bruit de souffle qui avorte.

Traitement de l'anévrysme de l'aorte thoracique.

En discutant ce point, nous avons à nous occuper bien plus du traitement palliatif que du traitement curatif. Les efforts du médecin devront tendre à retarder la marche de la maladie, d'une part, et d'autre part, à atténuer les souffrances du malade. Rien ne prouve que nous ayons le droit, en employant des moyens destinés à obtenir la curation de la maladie, et fondés sur des données théoriques, de modifier, matériellement, l'état général du malade. Il arrive fréquemment qu'un individu dont on ne s'est point occupé, puisse vivre longtemps, avec toute l'intégrité de sa santé et de ses forces, jusqu'au moment où il est, malheureusement, soumis à un traitement destiné à guérir l'anévrysme. Alors se montrent tous les accidents décrits plus haut, dans les cas où une affection du cœur, indolente jusque-là, est modifiée d'une façon fâcheuse par un traitement irrationnel. Le malade devient excitable ; il s'effraye, l'organisme entier s'affaiblit par les déplétions sanguines ; les fonctions digestives sont détruites par l'inanition. Les forces qui lui permettaient de résister à la maladie sont brisées. Le sang devient incoagulable, les tissus perdent leur force de résistance. La violence des battements anévrysmaux augmente, et une affection, qui, dans d'autres circonstances, eût pu continuer, pendant de longues années, à ne pas influer sur la santé générale, devient une maladie à marche rapide, et promptement mortelle.

Le praticien ne doit point perdre de vue qu'avec des affections locales, incurables elles-mêmes, l'état général est quelquefois excellent, et cela pendant un temps indéfini. Il ne faut pas porter atteinte à l'ensemble de l'organisme, sans l'espoir d'obtenir la guérison de l'affection locale.

Au point de vue pratique, on peut diviser les anévrysmes thoraciques en deux classes :

1° Les anévrysmes sans troubles dans les fonctions du cœur, et sans les signes physiques d'une altération des valvules ou des cavités cardiaques. — Ces cas sont loin d'être rares.

2° Les anévrysmes qui se compliquent d'une excitabilité pathologique, et souvent, en même temps, d'une affection organique du cœur.

A ces deux groupes, on pourrait en ajouter, peut-être, un troisième, qui comprendrait les cas où l'énergie des contractions du cœur est moins grande qu'à l'état normal, qu'il y ait ou non atrophie de l'organe : j'en ai rencontré quelques exemples.

Dans les anévrysmes de la première catégorie, l'intervention médicale, poussée au delà de l'emploi des moyens destinés à calmer les souffrances du malade, ne peut se justifier.

Dans les anévrysmes du deuxième groupe, on peut essayer de calmer la violence des contractions du cœur. Le seul traitement applicable aux cas de la troisième espèce, est celui qu'on oppose à la débilité cardiaque.

La méthode à laquelle on donne le nom de traitement de Valsalva, est encore employée dans ce pays, bien qu'elle soit en opposition avec tout ce que nous enseignent l'anatomie pathologique et la pratique médicale.

Si, dans les anévrysmes faux de l'aorte, il n'y avait point d'autres lésions qu'une perforation des tuniques internes de l'artère, — si les anévrysmes vrais n'étaient qu'une simple dilatation du vaisseau, sans dépôt de produits morbides ; — si la diathèse athéromateuse n'existait point, et si la facilité avec laquelle le sang se coagule était en raison inverse de la quantité de fibrine qu'il contient ; — si enfin l'anémie produisait le calme de la circulation, on pourrait espérer de bons effets d'un traitement, qui, en enlevant une certaine quantité de sang, et en retardant la formation d'un sang nouveau, produit, doublement, la déplétion du système circulatoire. Mais il n'en est rien, et il est fort heureux pour un grand nombre de malades traités par cette méthode, qu'on ne l'applique, souvent, que d'une manière incomplète (1).

(1) En 1830, alors que nous discutions le traitement des grands anévrysmes internes, nous fîmes remarquer, le docteur Graves et moi, qu'un traitement formulé en opposition complète avec la méthode de Valsalva, avait été suivi d'une grande amélioration, dans deux cas d'anévrysmes abdominaux rapportés par le docteur Proudfoot et par le docteur Beatty. Ces faits nous firent émettre l'opinion qu'on enrayerait plutôt la maladie dans ses progrès, en accordant aux malades une diète généreuse, dans le but de leur fournir un sang plus facilement coagulable. Nous avons eu fréquemment, depuis, la preuve de l'utilité qu'il y a à donner aux malades une alimentation réparatrice, et même à leur prescrire l'usage des stimulants diffusibles. (*Dublin hospital Reports*, vol. V.) — Voyez aussi un article du docteur Beatty dans le même volume. On trouvera les observations du docteur Proudfoot dans le *Edinburgh medical and surgical Journal*, n° XXII. Consultez également un article du docteur King dans le *Guy's hospital Reports* et dans le *Journal hebdomadaire*, n° LXXXII.

On ne saurait trop insister sur ce fait, que l'anévrysme de l'aorte et surtout celui de la crosse ou de la portion thoracique de cette artère, résultent d'un état morbide qui occupe, souvent, une grande étendue du tronc artériel. Nous ne nions pas que la saignée ne puisse être suivie, quelquefois, d'un soulagement temporaire ; mais ce résultat ne justifie point les émissions sanguines, répétées dans le but d'obtenir la curation de la maladie. Bertin, dans son *Traité des maladies du cœur*, a fait observer avec juste raison que, bien que la méthode de Valsalva soit préconisée par Morgagni d'abord, puis par Lancisi, Guattani, Sabatier, Pelletan, Corvisart, Hogdson et Laennec, il n'y a aucun fait qui prouve péremptoirement le succès de ce traitement, dans un cas d'anévrysme de l'aorte bien constaté, alors même qu'on admettrait avec les auteurs que nous venons de nom-

L'emploi de la saignée ne saurait être, ce me semble, qu'un moyen palliatif. Il arrive, sans doute, parfois, que la douleur, la dyspnée ou d'autres symptômes diminuent après la phlébotomie. On doit alors pratiquer, de temps en temps, de petites émissions sanguines, pourvu toutefois qu'elles ne nuisent pas à l'état général. Mais des résultats ainsi obtenus, on ne saurait conclure à l'adoption de la sai-

mer, les succès obtenus dans les cas d'anévrysmes externes. Bertin croit pouvoir rapporter à des aortites, ou à des affections simulant l'anévrysme, les faits dans lesquels on a cru obtenir la guérison d'anévrysmes internes par le traitement de Valsalva. J'ai déjà rapporté un cas dans lequel on eût conclu en faveur de cette méthode, si elle eût été appliquée : il s'agissait probablement d'une aortite goutteuse.

L'anévrysme de l'aorte se montre, en général, chez des individus qui ne sont plus dans la force de l'âge, ou tout au moins qui ne sont plus jeunes. Il est le résultat d'une maladie artérielle qui occupe une étendue plus ou moins considérable du vaisseau. En outre, si l'anévrysme ne produit pas, nécessairement, une affection cardiaque, cette complication existe souvent : il en est de même de la coexistence fréquente des tubercules pulmonaires. Tout ce qui affaiblit l'organisme diminue la résistance vitale qui lutte contre les effets de la compression exercée par la tumeur, et cette compression augmente en proportion de l'affaiblissement des parties avoisinantes. Toutes ces circonstances ne suffiraient-elles pas pour faire rejeter, même à priori, les moyens de curation que nous combattons ? Enfin, rien ne prouve qu'on ait, par leur emploi, obtenu une seule guérison.

Parmi les chirurgiens de notre pays qui ont écrit sur ce sujet on doit citer le docteur Kirby; il a signalé, le premier, les dangers du traitement antiphlogistique appliqué à la curation des anévrysmes externes. Dans ses observations, publiées en 1819, il s'exprime ainsi : « Les particularités les plus remarquables » de ces observations sont, d'une part, l'application d'une ligature unique, et, » d'autre part, le traitement médical mis en usage; les trois premiers ma- » lades ne furent point saignés, et on ne les soumit pas au traitement pré- » paratoire habituel. Après l'opération on administra des évacuants doux, et » les malades furent mis à un régime plus généreux qu'on n'a l'habitude de le » faire. Cette pratique nous fut inspirée par les raisons suivantes : nous avions » remarqué que le chiffre des guérisons, à la suite des opérations pratiquées sur » des anévrysmes de cause interne, était très-faible. Ce résultat devait, suivant » nous, être attribué, en partie au moins, à une erreur commise, soit dans le » traitement destiné à préparer le malade à l'opération, soit dans les soins médi- » caux consécutifs; il pouvait dépendre également de la tendance qu'ont les » praticiens à agir, chez l'homme, d'après les données fournies par les expérimen- » tations sur les animaux. Nous ne nous rappelons pas avoir jamais vu un seul cas » où l'on n'eût, avant l'opération, provoqué chez le malade une dépression » extrême, à l'aide de la phébotomie répétée, sans discernement et sans me- » sure. On ne peut s'expliquer sur quels principes les praticiens appuyaient » une telle manière de faire, à moins que leur but ne fût d'empêcher une inflam-

gnée, comme moyen de traitement applicable dans tous les cas. Avant de se décider à pratiquer une première émission sanguine, ou bien avant de la répéter, on devra considérer avec attention l'état de l'organisme, mesurer l'énergie du cœur, et examiner s'il existe une tendance inflammatoire ou une irritabilité exagérée.

Les émissions sanguines locales, au contraire, donnent habituellement les meilleurs résultats, et l'on a peine à comprendre le soulagement que peuvent procurer quelques sangsues appliquées sur le siége du mal.

» mation, ou de diminuer l'énergie de la circulation. Mais un grand nombre » des malades amenés par ce traitement à un état d'excitabilité inaccoutumé, » avaient succombé : les uns ne pouvaient récupérer leurs forces après l'opé- » ration ; les autres mouraient d'une gangrène du membre opéré, d'autres » enfin ne résistaient pas à la suppuration. Nous résolûmes, en conséquence, » de nous écarter des règles que nous avions toujours vu appliquer systéma- » tiquement, et, laissant de côté toute généralisation, de nous laisser guider, » seulement, par les indications particulières à chaque cas, dans le choix du » traitement à suivre.

» Qu'il nous soit permis d'ajouter que les praticiens nous semblaient avoir mal » compris les indications fournies par le pouls. Sa plénitude, sa fréquence, et » l'uniformité presque absolue avec laquelle il se laisse déprimer dénotent une » condition du système circulatoire complétement opposée à l'état tonique » ou inflammatoire auquel on n'a que trop souvent, nous le craignons, cru » devoir attribuer ces phénomènes. »

Les mêmes principes de traitement se retrouvent dans les leçons de sir Astley Cooper : « Un gentleman vint se faire opérer, en ville, d'un anévrysme poplité. Il guérit au bout du temps ordinaire, sans circonstance particulière. Un an après, il se montra un anévrysme de l'aorte, exactement au point où le tronc artériel se recourbe. Le malade arriva à Londres et revint me trouver. En l'examinant je reconnus l'anévrysme. Dans une consultation qui eut lieu au mois de juillet, il fut décidé qu'on emploierait un traitement débilitant, que le malade serait saigné de temps à autre, et qu'on ne permettrait l'usage des aliments tirés du règne animal qu'en très-petite quantité ; on espérait, ainsi, diminuer l'énergie des fonctions du cœur et des artères. Ce régime fut prescrit au mois de juillet ; le malade le suivit très-exactement, et cependant, au mois de février suivant, il succomba, beaucoup plus tôt que cela n'arrive habituellement, à une rupture artérielle dans la poitrine. Il est probable que traité autrement il eût vécu plus longtemps, et je dois vous expliquer comment il se fait qu'un traitement, destiné à maintenir les malades dans un état de débilitation continue, puisse leur être nuisible : c'est qu'alors, l'organisme acquiert une excitabilité plus grande, et que tout ce que la circulation perd en force, elle le regagne en rapidité. J'ai vu, quelquefois, les déplétions sanguines rendre des services dans le traitement des anévrysmes. »

On peut répéter de temps en temps ces applications, prolonger ainsi la vie et même la rendre douce et facile. Trois ou quatre sangsues, lorsque les troubles locaux deviennent trop pénibles, produisent, fréquemment, un soulagement qui se prolonge pendant quelque temps, et il n'est pas douteux qu'on ne puisse, par ce moyen, ralentir ou arrêter la destruction progressive qui se produit dans les anévrysmes faux.

Il serait difficile d'expliquer le mode d'action des émissions sanguines locales, mais il semble résulter de l'arrêt de la maladie et de la disparition des symptômes alarmants, disparition qu'on observe de temps à autre, que l'opinion de Hasse est fondée, lorsqu'il attribue à un travail inflammatoire local, d'une nature indéterminée, les progrès qui se font dans la tumeur. Ce travail inflammatoire pourrait également augmenter la violence des battements anévrysmaux.

Plusieurs fois, j'ai appliqué ce traitement pendant des mois entiers, et même pendant plusieurs années ; les malades ont pu vivre ainsi, et bien plus, remplir les devoirs de leur profession, dans les intervalles qui séparaient chacun des accès de souffrances : accès marqués, soit par la stridulation, soit par la douleur et la toux, soit même par des douleurs névralgiques occupant la partie postérieure de la tête, et s'étendant le long du cou.

D'autres moyens encore peuvent diminuer les douleurs ; tels sont, l'application de la glace, l'usage du chloroforme à l'extérieur ou des lotions narcotiques. L'effet singulier produit par des exutoires appliqués le long de la colonne vertébrale, dans un fait déjà cité, doit nous encourager à employer ce moyen, lorsque la destruction du corps des vertèbres s'accompagne de sensibilité à la pression, et de douleurs.

Nous savons qu'on ne peut déduire, d'un cas isolé, une règle de traitement ; cependant le malade dont il est question n'éprouvait ni douleur, ni toux, ni dysphagie tant que les cautères étaient en pleine suppuration. Deux fois leur suppression s'accompagna de grandes souffrances, qui disparurent dès que les exutoires furent rétablis. Ces faits furent observés avec grand soin.

On doit mettre les malades atteints d'anévrysmes à une diète réparatrice, et même à une diète généreuse : c'est là la règle. — Elle est applicable, quel que soit le point du vaisseau affecté. Plus la maladie est ancienne, plus le cœur est affaibli, plus on devra se garder de prescrire un traitement débilitant. Sans doute, il y a des cas où, à un moment donné, un régime sévère et l'abstention de tout stimulant sont suivis de bons effets ; mais ces cas sont exceptionnels, et nous pensons que si le cœur n'est point hyperstimulé par une alimentation nourrissante, on ne doit pas la refuser aux malades ; on doit même y joindre l'usage du vin et des autres stimulants. Il m'est arrivé, souvent, de faire cesser maintes et maintes fois, chez le même malade, la stridulation, la toux et la dysphagie, rien qu'en prescrivant une diète généreuse et tonique. Ce résultat fut obtenu surtout chez des malades de l'hôpital, exposés au besoin lorsqu'ils quittaient notre service.

Une circonstance remarquable, et qui montre bien les effets d'un régime nourrissant, dans les affections anévrysmales, se produisit dans un fait déjà cité. Le malade, affecté d'un anévrysme volumineux, avec affaiblissement du cœur, avait été soumis à un régime débilitant ; au bout de six semaines, l'intensité de ses douleurs, la perte du sommeil, la violence des battements anévrysmaux l'avaient amené à un état voisin du désespoir. En passant dans la Cité, il lui vient la pensée de faire encore un bon dîner avant de mourir. Il entre dans une taverne et se fait servir un repas copieux, composé d'une soupe à la tortue, de poisson, de viande rôtie et de gibier. Il mange de tous ces plats avec excès, et boit une bouteille de Madère et deux verres de punch à l'eau-de-vie. En se levant de table, toutes les souffrances s'étaient dissipées : il m'en donna l'assurance à moi-même. Il dormit bien cette nuit-là, et fut si complétement débarrassé de tous accidents, pendant bien longtemps, qu'il se crut guéri de sa terrible maladie.

On a souvent confondu la stridulation due à un anévrysme, avec celle qui dépend d'une affection chronique du larynx, et l'on a pratiqué la trachéotomie, sans avoir reconnu la nature de la maladie à laquelle on avait affaire. On doit hésiter à condamner l'ouverture de la trachée, dans tous les cas où il y a anévrysme. Il peut y avoir stridulation laryngienne, en même temps qu'il y a compression de la trachée, et la trachéotomie a pu, dans ces circonstances, être suivie de bons effets, au moins temporairement. Je ne puis, à ce sujet, invoquer ma propre expérience, mais il me semble que, dans le cas de stridulation supérieure, avec modification plus ou moins grande de la voix, l'opération peut se justifier, comme moyen de soulagement pour le malade.

Il est un autre cas, où il m'est souvent venu à la pensée que l'intervention chirurgicale pourraitproduire quelques adoucissements dans les souffrances du malade. C'est lorsque la tumeur anévrysmale exerce une pression très-forte sur la clavicule, sans que son articulation sternale se laisse disjoindre. Lorsque l'articulation cède et qu'il se fait une subluxation, on voit, quelquefois, se montrer une période de rémission dans les douleurs. Ne pourrait-on pas obtenir le même résultat en divisant les ligaments qui unissent la clavicule au sternum, et diminuer ainsi la force de la compression, si tant est, cependant, que cette opération puisse se faire sans danger pour le malade ?

Récapitulation.

I. Il n'y a pas de signes constants et propresà l'anévrysme, qui puissent faire distinguer les bruits pathologiques qui appartiennent à cette tumeur, des bruits cardiaques ordinaires.

II. En général, les bruits qui se produisent dans l'anévrysme ressemblent d'autant plus à ceux du cœur, que l'affection occupe un point plus rapproché de l'origine du vaisseau.

III. On ne peut admettre l'exactitude de l'assértion de Laennec, qui attribue à l'anévrysme un bruit unique ; on ne peut pas non plus admettre, avec Hope, qu'il existe des caractères non équivoques, permettant de distinguer les bruits anévrysmaux des bruits cardiaques.

IV. Le souffle manque, souvent, dans les anévrysmes de la crosse de l'aorte et du tronc innominé.

V. La perception dans la poitrine de deux centres de pulsations, reconnaissables au choc et à des bruits simples ou doubles, est l'expression la plus simple des signes physiques.

VI. Une impulsion, très-faible et à peine appréciable, peut être causée par un anévrysme de l'aorte, même très-volumineux.

VII. La percussion ne peut pas toujours faire découvrir la maladie.

VIII. On retrouve les bruits doubles, aussi bien dans les anévrysmes vrais que dans les anévrysmes faux.

IX. Le premier bruit anérrysmal n'est pas nécessairement, comme le veut Hope, un bruit de souffle.

X. Dans un grand nombre de cas, on ne s'explique pas encore pourquoi les bruits de souffle de l'anévrysme existent ou n'existent pas.

XI. On peut quelquefois se hasarder à poser le diagnostic d'un anévrysme communiquant, dans les cas, surtout, où les symptômes énoncés par M. Thurnam se sont montrés dans un court espace de temps; la certitude sera plus grande encore, si ces symptômes ont débuté à la suite d'un effort violent.

XII. Les signes de la compression des parties avoisinant la tumeur anévrysmale peuvent se ranger, d'après leur importance, dans l'ordre suivant :

a. Compression de la trachée et des conduits bronchiques ;

b. Compression et, quelquefois, oblitération des vaisseaux sanguins ;

c. Compression de l'œsophage ;

d. Compression des nerfs.

XIII. Le degré auquel s'exerce la compression, est variable à des périodes de temps rapprochées.

XIV. Lorsque la compression se fait dans une direction nouvelle, les organes comprimés retrouvent parfois l'intégrité de leurs fonctions, qui étaient modifiées ou suspendues.

XV. Ces circonstances peuvent être utiles pour établir le diagnostic entre les tumeurs cancéreuses et les tumeurs anévrysmales.

XVI. Les effets de la compression anévrysmale reconnaissent une double origine : ils dépendent de causes mécaniques, ou se lient à des modifications vitales.

XVII. On a pu distinguer souvent la stridulation laryngienne de la stridulation anévrysmale, en observant le point où ce bruit anormal prend naissance et la direction qu'il suit.

XVIII. Un anévrysme de petites dimensions, qui comprime la trachée latéralement, produira la stridulation, plutôt qu'une tumeur volumineuse agissant d'avant en arrière.

XIX. Il peut y avoir rétrécissement considérable, sans stridulation.

XX. S'il y a compression d'un conduit bronchique, il peut exister un certain degré de stridulation, sans que la trachée soit comprimée.

XXI. L'inégalité du murmure vésiculaire, en l'absence des signes et des symptômes d'une maladie pulmonaire, dépend souvent de la compression d'une division bronchique.

XXII. L'affaiblissement du murmure vésiculaire est, en général, également sensible dans toute l'étendue du poumon affecté, mais il est quelquefois borné au lobe supérieur.

XXIII. On a vu, parfois, le bruit vésiculaire manquer pendant la première partie de l'inspiration.

XXIV. Aux phénomènes résultant de la compression d'une bronche, on ajoutera l'expansion inégale du thorax, pendant l'inspiration, l'absence de la vibration vocale reconnue par l'application de la main sur la poitrine, et enfin, comme le docteur Mayne l'a fait connaître, le rétrécissement des parois thoraciques : rétrécissement unilatéral, et semblable à celui qui succède à la résorption d'un empyème.

XXV. On peut rencontrer, dans les cas que nous venons d'indiquer, la stridulation avec altération ou suppression de la voix, les altérations de la voix sans stridulation, et enfin la stridulation sans modifications de la voix.

XXVI. L'aphonie proprement dite se rencontre rarement dans l'anévrysme; la voix peut être modifiée, mais rarement elle se supprime entièrement.

XXVII. Les variations des caractères de la voix qui se montrent à des intervalles rapprochés, sont souvent caractéristiques de la compression produite par un anévrysme.

XXVIII. Pendant le cours de la maladie, les signes qui indiquent une compression des artères peuvent disparaître et le pouls se rétablir au delà du point comprimé.

XXIX. L'oblitération des artères est quelquefois définitive, et des organes importants, tels que les poumons et l'encéphale, souffrent du défaut de l'afflux du sang artériel.

XXX. La dysphagie anévrysmale existe, quelquefois, sans stridulation, et sans les symptômes d'une compression des vaisseaux artériels ou veineux.

XXXI. Elle peut être portée très-loin sans que l'introduction de la sonde œsophagienne rencontre de difficulté.

XXXII. Elle peut être rapportée à des points différents du conduit œsophagien, à des intervalles de temps très-rapprochés.

XXXIII. Dans un cas où la tumeur avait, évidemment, abandonné la partie antérieure de la poitrine et où il y avait une destruction très étendue de plusieurs vertèbres, les signes indiquant la compression reparaissaient, lorsque le haut du corps n'était plus soutenu par un point d'appui mécanique placé sous les épaules.

XXXIV. La force de la diastole anévrysmale n'est pas en rapport avec l'énergie des contractions cardiaques.

XXXV. Lorsqu'on trouve dans la poitrine deux centres de pulsations, la faiblesse relative des battements du cœur facilite le diagnostic.

XXXVI. L'existence d'un anévrysme de l'aorte thoracique, alors même qu'il est volumineux, ne paraît avoir que peu d'influence sur le développement hypertrophique du cœur.

XXXVII. L'atrophie du cœur peut se montrer concurremment avec un anévrysme volumineux ; et l'absence fréquente d'une affection du cœur coïncidant avec un anévrysme, facilite le diagnostic, surtout si les battements anévrysmaux s'accompagnent d'un bruit de souffle.

XXXVIII. De tous les états morbides généraux qui accompagnent l'anévrysme, la phthisie pulmonaire est le plus commun.

XXXIX. Il peut se faire une perforation du sac, qui le fait communiquer avec un organe creux, sans que l'hémorrhagie soit mortelle.

XL. Même dans le cas où l'ouverture de l'anévrysme se fait à l'intérieur, il y a parfois des hémorrhagies successives, ou bien, le sang s'échappe en suintant, ou s'écoule par un filet continu de petite dimension.

XLI. Lorsque l'anévrysme s'ouvre dans une cavité séreuse, il se fait quelquefois une ou deux hémorrhagies, sans que la mort soit immédiate.

XLII. La mort peut résulter d'accidents progressifs, si l'ouverture s'est faite dans une cavité séreuse qui était le siége d'une adhérence partielle.

XLIII. La mort subite, dans un anévrysme, est possible sans qu'il y ait rupture du sac.

XLIV. Si l'anévrysme communique avec la veine cave ou l'oreillette droite, on constate les signes d'une congestion veineuse.

Appendice au chapitre précédent.

Anévrysme artérioso-veineux. — Nous allons rapporter un fait d'anévrysme artérioso-veineux, observé par M. le docteur Mayne, et qui nous semble contenir des enseignements nouveaux sur cette maladie. Outre sa valeur au point de vue de la pathologie, il offre un grand intérêt, puisqu'à notre connaissance, au moins, c'est le premier où l'on ait porté un diagnostic exact, non-seulement de la nature de l'affection, mais aussi de la portion du système veineux où se faisait la communication. Il existait un anévrysme vrai de la crosse de l'aorte, qui était convertie en un vaste sac anévrysmal, remplissant le médiastin. La tumeur se prolongeait vers la partie droite du sternum, et elle empiétait sur la racine du poumon droit. Le docteur Mayne pensa que la tumeur avait mis plusieurs années à se développer, et que la dilatation artérielle s'était faite progressivement, et assez lentement pour que les parties environnantes se fussent habituées à la compression. La circonférence de la tumeur n'avait pas moins de 11 pouces (anglais), et sa longueur mesurait 9 pouces. La malade était une femme de cinquante ans. Elle était courbée en avant et travaillait dans cette position, lorsque tout à coup elle se sentit comme étranglée. La face devint livide, la respiration s'embarrassa, et la malade éprouva un sentiment indescriptible de suffocation et un étourdissement très-prononcé. Lorsque le docteur Mayne la vit, il put faire les remarques suivantes : Toute la partie supérieure du corps était d'une coloration brune foncée, tandis que sa moitié inférieure et les extrémités inférieures étaient pâles et exsangues. Les yeux sortaient des orbites ; la face, le cou et le haut de la poitrine étaient tuméfiés et bouffis. Les veines du cou, de la tête et des extrémités supérieures étaient énormément distendues ; les veines jugulaires externes avaient le volume du doigt. « En un mot, » dit le docteur Mayne, « *toutes les branches veineuses qui se jettent* » *dans la veine cave supérieure* étaient le siége d'une congestion » extrême, et les parties molles dont elles émanent étaient tuméfiées » et décolorées. Au contraire, *les branches veineuses qui se jettent* » *dans la veine cave inférieure*, et les parties auxquelles elles » appartiennent, n'offraient pas la trace la plus légère de congestion, » de gonflement ou de décoloration. »

Comme signes physiques, on observait, principalement, une impulsion simple, correspondant à la systole, ayant son siége à la partie droite du sternum où elle prenait naissance, au niveau de la deuxième articulation costale ; cette impulsion était remarquable par son étendue. Elle s'accompagnait d'un frémissement délicat et d'un bourdonnement qui se percevait dans la poitrine tout entière, mais qui avait son maximum d'intensité à l'extrémité sternale de la deuxième côte : là, il semblait être tout à fait superficiel. Le choc du cœur était beaucoup moins fort que l'impulsion siégeant à la partie supérieure du thorax ; l'intensité du bruit cataire empêchait de reconnaître si le bruit de souffle existait au niveau du cœur lui-même. A l'autopsie, on constata un accollement de la veine cave supérieure et du tronc veineux innominé gauche, à la surface du sac anévrysmal : le dernier de ces vaisseaux s'était tellement identifié avec l'aorte malade, qu'on essaya en vain de l'en séparer. La veine innominée du côté droit et la veine cave descendante étaient également adhérentes à la tumeur, et l'on constata l'existence d'une communication entre celle-ci et la veine cave supérieure. Vue du côté de l'aorte, l'ouverture ressemblait à une boutonnière de chemise : elle était ovale, à bords tranchants et irréguliers, et croisée, à peu près à son centre, par une bride très-mince. Le cœur était parfaitement sain : valvules, cavités et structure, rien n'était altéré. « Je me hasardai dans ce » cas, » dit le docteur Mayne, « à diagnostiquer un anévrysme » de l'aorte, communiquant avec la veine cave supérieure (1). »

(1) Voyez la communication faite par le docteur Mayne sur l'anévrysme variqueux spontané (*Dublin Quarterly Journal of medical science*, novembre 1853). Ce travail mérite, à un haut degré, d'être étudié ; on y retrouve l'exactitude des observations et les déductions logiques qui caractérisent les mémoires dont le docteur Mayne a enrichi notre science. Le pouls offrait les caractères décrits par Corrigan dans l'insuffisance aortique, et l'on peut se demander si cette circonstance était due à la communication de l'anévrysme avec le système veineux (fait dont je ne nie nullement la possibilité), ou bien, au reflux du sang dans un sac volumineux, au moment de la diastole. Nous avons déjà agité cette question. Si les résultats de l'expérience viennent confirmer les remarques du docteur Mayne et les miennes, on devra admettre que trois causes différentes peuvent donner lieu au pouls de Corrigan : l'inocclusion permanente des valvules de l'aorte en est la cause la plus ordinaire ; puis viennent dans l'ordre de fréquence, la dilatation de l'aorte thoracique, et enfin l'existence d'une communication entre les systèmes veineux et artériel dans la cavité de la poitrine.

Voici les circonstances sur lesquelles ce diagnostic était basé :

« 1° La congestion de l'arbre veineux tout entier, que représente la
» veine cave supérieure, tandis que toutes les portions du système
» de la veine cave inférieure étaient parfaitement indemnes, indiquait
» que l'altération organique avait son siége sur un point quelconque
» du tronc cave supérieur.

» 2° La matité à la percussion, dans une étendue assez considérable
» de la région sternale supérieure, rendait presque certaine l'exis-
» tence d'une tumeur volumineuse dans le médiastin.

» 3° L'impulsion étendue qui soulevait fortement le stéthoscope, et
» même la main, dans toute la région occupée par la matité, et la
» force même de cette impulsion, bien supérieure à celle du choc du
» cœur, semblaient prouver que cette tumeur était un anévrysme.

» 4° La matité perçue à droite et en avant, au niveau des carti-
» lages costaux supérieurs, et dans les intervalles intercostaux
» correspondants, et l'absence du murmure respiratoire dans
» la partie antérieure du lobe supérieur du poumon droit, marquaient
» la probabilité d'un empiétement de la tumeur sur le poumon. Il
» n'existait, en effet, aucun symptôme d'inflammation pulmonaire
» qui pût faire admettre la présence d'une affection du parenchyme
» de cet organe ou d'une maladie de la plèvre.

» 5° L'intégrité complète de la circulation, dans les artères carotides
» et sous-clavières, devait faire croire que l'anévrysme naissait du
» tronc aortique lui-même, plutôt que d'une ou de ses trois branches
» ascendantes.

» 6° Le bourdonnement devait faire penser tout de suite à une com-
» munication entre une veine et une artère. Jamais je n'avais entendu
» ce bourdonnement (il n'est pas de mot plus juste), que dans
» l'anévrysme variqueux traumatique, ou dans la varice anévrysmale
» par cause externe. — Le maximum d'intensité de ce phénomène,
» situé au niveau de l'articulation chondro-sternale de la deuxième
» côte, et son siége superficiel excluaient l'idée d'une affection
» valvulaire du cœur. Il n'avait, du reste, aucune ressemblance,
» soit avec un bruit anévrysmal, soit avec un bruit produit par
» l'anémie.

» 7° L'apparition brusque des accidents, et surtout le frémissement
» cutané à droite de la partie supérieure du sternum, et sur le

» trajet des gros troncs veineux du cou, témoignaient encore, et d'une
» façon presque concluante, de la nature de la maladie.

 » 8° Le pouls lui-même était caractéristique, son caractère bon-
» dissant était dû, en effet, à l'implétion incomplète des artères,
» résultat du passage d'une partie du sang artériel dans la veine cave,
» par l'orifice anormal. Ce même état des artères se retrouve dans
» des circonstances différentes et produit les mêmes effets, dans la
» maladie si admirablement décrite par le docteur Corrigan. »

Des causes qui peuvent donner lieu à des pulsations thora-
ciques. — Si l'on excepte les anévrysmes, les cas où se produisent
dans la poitrine des battements distincts de ceux du cœur, sont
peu nombreux. Ce sont :

1° Les pulsations ordinaires de l'aorte dans l'inocclusion permanente de ses valvules : elles ont été, souvent, attribuées à un anévrysme ;

2° Les battements aortiques dus, probablement, à une aortite ;

3° Les pulsations des poumons observées par le docteur Graves,
dans une pneumonie étendue ;

4° L'existence d'une tumeur cancéreuse qui reçoit son mouvement
pulsatil de l'action du cœur ou des gros vaisseaux ;

5° L'existence d'un empyème, qui s'accompagne quelquefois d'une
pulsation violente ;

6° La pulsation communiquée à la totalité d'un vaste empyème par
les mouvements du cœur déplacé, dans un cas de dexiocardie.

Nous ne nous arrêterons pas aux trois premières circonstances que
nous venons de signaler. Il est important de rappeler qu'un grand
nombre des signes physiques de l'anévrysme peuvent se rencontrer
dans des affections d'une nature entièrement différente, telles que le
cancer et l'empyème.

Les deux formes les plus ordinaires de tumeur thoracique sont
l'anévrysme et le cancer; tous les symptômes produits par la compression des parties avoisinantes sont plus ou moins communs à ces
deux affections; on peut en déduire que l'existence d'une tumeur
thoracique étant établie, il restera à reconnaître si l'on a affaire
à un anévrysme ou à un cancer.

Or, comme la première de ces maladies est beaucoup plus commune que la seconde, il y aura, dans un cas donné, de grandes probabilités en faveur de la nature anévrysmale de la tumeur.

J'ai déjà établi qu'une tumeur cancéreuse peut, non-seulement produire les accidents de compression qu'on rencontre dans l'anévrysme, mais qu'elle peut aussi s'accompagner d'une pulsation diastolique et d'un bruit de soufflet distinct. L'expérience ne nous a pas appris grand'chose encore sur les cancers qui simulent l'anévrysme; et ce résultat négatif s'explique par la rareté de ces maladies.

Je connais, cependant, deux formes de tumeurs cancéreuses : dans l'une, on ne rencontre que les phénomènes de compression, sans pulsations ni bruit de souffle; dans l'autre, au contraire, ces deux signes viennent s'ajouter à ceux de la compression. Cette forme a déjà été le sujet de nos commentaires (1).

Voici un exemple de la première catégorie. Il y a quelques années, je reçus dans mon service un homme qui venait s'y faire traiter pour une laryngite chronique. Il était émacié et cachectique; la respiration stridulante était semblable à celle qui se rencontre si fréquemment dans l'anévrysme. La stridulation était inférieure, et la partie supérieure du sternum et les clavicules étaient mates à la percussion.

J'en conclus qu'il existait une tumeur d'une nature quelconque, et un examen ultérieur me porta à croire que j'avais affaire à une affection cancéreuse; en effet, si la stridulation avait reconnu pour cause un anévrysme assez superficiel pour déterminer de la matité dans la portion supérieure du thorax, l'auscultation ou la palpation auraient fait reconnaître les signes de cette dernière affection. Or, on ne percevait ni pulsations, ni bruit double, ni murmure. Le malade expectorait des matières de deux espèces, parfaitement distinctes; c'était, quelquefois, un liquide muco-purulent semblable à celui de la bronchite chronique ou de la phthisie, ou bien l'expectoration était crémeuse et blanche comme du lait. Ce dernier liquide se mêlait parfois avec l'expectoration ordinaire ; souvent elle était expulsée en grande quantité, et sans aucun mélange.

A l'autopsie, on reconnut l'existence de kystes nombreux d'un volume qui variait entre celui d'une noix et celui d'un petit œuf de poule ; ils entouraient et comprimaient la trachée immédiatement au-dessus de la bifurcation, et embrassaient également l'œsophage.

(1) Voyez mes *Recherches sur le diagnostic du cancer des poumons* (*Dublin Journal of medical science*, vol. XXI).

Ces kystes contenaient un liquide blanc tout à fait analogue à celui que le malade expectorait.

La partie supérieure des deux poumons contenait la même matière que les cavités enkystées, mais on ne put trouver aucune communication directe entre les kystes et les tuyaux bronchiques.

La substance laiteuse se retrouvait, en abondance, dans les grosses divisions des bronches; dans les ramifications les plus petites de l'arbre aérien, sa consistance était celle de la lymphe coagulable (1).

Dans un cas de cancer avec pulsations, publié en 1842, j'ai donné comme un signe pouvant, peut-être, faire reconnaître l'existence du cancer, le manque de proportion entre l'étendue de la matité et la force des battements. La même observation a été faite, depuis, par le docteur O'Ferrall. Dans un fait qu'il rapporte, il y avait un bruit de souffle double à la base du cœur, un affaiblissement du pouls, de l'artère radiale droite, de la dysphagie, et vers la fin, de la stridulation. Il penchait plutôt à admettre une affection cancéreuse qu'une affection anévrysmale. Dans une autre observation qui appartient au docteur Law, la tumeur comprimait et oblitérait le tronc veineux innominé du côté droit et gênait beaucoup la circulation dans la veine cave supérieure. La tumeur était traversée par l'artère innominée.

D'après ce que nous savons sur la maladie qui nous occupe, nous croyons qu'on peut reconnaître l'existence d'une tumeur cancéreuse pulsatile, lorsqu'elle s'accompagne de certains phénomènes. Voici les points qui me semblent importants pour établir le diagnostic comparatif entre les deux maladies :

1° La matité est étendue. Cette circonstance prouve que la tumeur, quelle que soit sa nature, est non-seulement volumineuse, mais encore qu'elle est superficielle. Si, dans cet état de choses, l'expansion diastolique n'a pas l'étendue qui caractérise celle d'un anévrysme, elle est due probablement à la présence d'un cancer pulsatil.

(1) Bien qu'on n'ait point examiné au microscope le liquide blanc expectoré et celui qui était contenu dans les bronches, leur identité avec celui qui remplissait les kystes n'est point douteuse. Je ne doute pas que cette sécrétion ne fût de nature cancéreuse. Elle était le résultat de cette loi de substitution d'action, en vertu de laquelle les bronches sécrètent un liquide semblable à celui d'un empyème, ou à celui que contient un abcès du foie, dans le cas où ces maladies existent, sans communication directe avec l'arbre aérien.

2° Le plus souvent, dans les anévrysmes de la crosse de l'aorte, la pulsation est évidemment double. J'ai la conviction que dans les affections cancéreuses, le second bruit n'existe pas, ou est extrêmement faible.

3° Dans un cas où les signes de l'une et de l'autre affection auraient à peu près une valeur égale, l'existence d'un bruit de soufflet doux, simple et lié à la systole, doit faire croire plutôt à l'existence d'un cancer. Le bruit de soufflet dans l'anévrysme est beaucoup plus rare qu'on ne l'a cru jusqu'ici.

Nous n'avons point encore les éléments nécessaires pour expliquer les pulsations et le bruit de souffle, dans les tumeurs cancéreuses. Mon opinion est, actuellement, que l'impulsion est communiquée par une ou plusieurs branches vasculaires, qui s'adossent à la tumeur ou qui la traversent; la consistance molle du cancer permet alors la production d'une espèce de choc diastolique. Il est vrai que certains osteosarcomes, de nature analogue, présentent un battement avec expansion semblable à celui que doit produire une varice anévrysmale très-développée, ou une bronchocèle pulsatile. Mais je ne sache pas qu'on ait jamais observé rien de semblable dans un cancer thoracique, ni même dans un cancer abdominal. Le tissu cancéreux n'offre que des vaisseaux si ténus et si peu abondants, qu'on ne peut guère s'attendre à y voir se produire des battements de cette nature.

D'un autre côté, on ne saurait admettre que toutes les tumeurs cancéreuses qui compromettent les gros vaisseaux puissent présenter les symptômes simulant ceux de l'anévrysme. Leurs signes peuvent être seulement ceux de la compression, comme dans le cas d'une tumeur occupant le médiastin antérieur, qui a été rapporté par le docteur Adams. La tumeur était très-dure, bien qu'elle contînt, çà et là, quelques masses céphalomateuses. En comparant les phénomènes de compression par les tumeurs anévrysmales et ceux que produisent les tumeurs cancéreuses, on constate quelques différences. Dans l'anévrysme, rien de plus remarquable que les variations qui se montrent dans ces accidents. Ces différences sont de deux espèces: elles se rapportent, soit au degré auquel s'exerce la compression sur le même organe, soit au changement complet et permanent qui se fait dans le sens de la compression.

Nous avons déjà dit que la stridulation inférieure et la dysphagie peuvent se montrer ou disparaître, partiellement ou entièrement, pendant les progrès d'un anévrysme, et que la direction de la pression peut changer tout à fait ; ainsi, une tumeur située à la partie antérieure de la poitrine peut disparaître complétement, ou réapparaître à la partie postérieure. Ces variations n'ont pas été observées dans les tumeurs cancéreuses qui sont stationnaires, ou qui marchent progressivement ou avec lenteur. Ce n'est pas dire que l'anévrysme présente toujours ces alternatives ; mais, lorsqu'on les observe, on diagnostiquera une tumeur anévrysmale, plutôt qu'une tumeur cancéreuse.

Il est un autre point qui différencie ces deux affections : c'est la fréquence du développement variqueux des veines dans le cancer, et la rareté relative de cette disposition dans l'anévrysme. On n'a pas encore résolu la question de savoir si les veines sont obstruées par de la matière cancéreuse, et l'on pourrait peut-être expliquer les différences qu'elles offrent, par ce fait, que dans l'anévrysme, le poumon n'est pas altéré, tandis qu'il l'est dans le cancer. Dans un cas, les troncs veineux sont comprimés entre le poumon qui a conservé sa mollesse et son élasticité, et un agent dont la force varie à chaque instant ; lorsqu'au contraire il existe une tumeur cancéreuse, la veine est soumise à une force constante, qui la comprime contre un corps résistant, le poumon étant, le plus souvent au moins, envahi par le cancer ; aussi on peut rencontrer alors, à une période peu avancée de la maladie, le développement de la circulation collatérale supplémentaire.

Empyème avec pulsations. — Dans les cas de cette espèce, il est peu probable que le diagnostic soit jamais difficile.

Deux exemples de cette maladie se sont offerts au docteur Graves et ont été publiés par le docteur Macdonnell : la poche était devenue biloculaire et la tumeur externe formait une masse agitée de pulsations. Dernièrement, j'ai observé, dans un vaste empyème qui avait fortement repoussé le cœur à droite, des battements du sac tout entier. La thoracentèse fut pratiquée trois fois, et l'on enleva à chaque opération une grande quantité d'un liquide de plus en plus purulent. Avant chaque opération, les battements du cœur produisaient une pulsation diastolique des plus étranges, et qui se percevait dans la portion latérale gauche du thorax tout entière. Le lit était agité par chaque contraction du cœur dont la force ne semblait cependant point avoir augmenté ; la violence et l'étendue des pulsations étaient telles, que le sommeil du malade était interrompu. Le liquide n'avait aucune tendance à se porter à l'extérieur, et il est très-remarquable que jamais le cœur n'abandonna la partie droite du sternum, après les trois opérations qui donnèrent issue au liquide épanché.

Diagnostic entre l'anévrysme faux et l'anévrysme vrai, et entre les anévrysmes de l'artère innominée et ceux de la crosse de l'aorte. — J'ai déjà avancé, quant au premier de ces diagnostics, que la longue existence des signes physiques d'une tumeur pulsatile, sans l'apparition des douleurs qui se rencontrent dans l'anévrysme faux, doit nous faire supposer qu'il s'agit d'une dilatation simple de l'artère.

Ce sujet a été traité, depuis, par M. Gendrin et par le docteur Lyons ; ce dernier émet l'opinion qu'on n'a trouvé aucun autre signe diagnostique.

Nous devons au docteur Holland un mémoire important sur le diagnostic des anévrysmes de l'artère innominée. L'examen des cas nombreux qu'il rapporte l'amène à conclure que cette affection se distingue des anévrysmes de la crosse, surtout en ce que presque tous les symptômes et tous les signes prédominent à la partie latérale droite du corps, tandis que les anévrysmes de la portion transversale de la crosse aortique manifestent leur présence du côté gauche.

Existence de l'anévrysme sans la manifestation des signes physiques. — Pour ceux qui ont étudié l'anévrysme, plutôt par les descriptions qu'on en a données qu'au lit du malade, il peut paraître étrange qu'une affection de cette importance existe sans donner naissance à des signes, qui, s'ils ne suffisent pas pour déterminer la nature de l'affection, indiquent, tout au moins, l'existence d'une maladie organique grave. Il existe cependant des faits dans lesquels la maladie échappe, pendant quelque temps au moins, aux investigations les plus minutieuses. L'anévrysme peut rester latent, même après que le sac a donné lieu à une hémorrhagie abondante. Il est probable que quelques-uns des cas où les signes physiques manquaient étaient plutôt des anévrysmes vrais que des anévrysmes faux. Ceci n'estqu'une simple supposition.

D'après ce que j'ai vu, je diviserai les cas où les signes manquent, en trois catégories. Dans la première, il existe un anévrysme vrai, allongé et fusiforme de la crosse de l'aorte, avec ou sans dilatation locale. Nous avons cité un exemple de cette espèce où il n'y avait pas d'autres symptômes qu'une toux retentissante ; et encore ce symptôme n'a-t-il rien de concluant. La maladie était compliquée d'une tuberculisation pulmonaire étendue.

Nous avons également cité un exemple appartenant à la seconde catégorie.

On y retrouve le phénomène extraordinaire de la disparition de tous les symptômes et des signes physiques de l'anévrysme qui existaient, de toute évidence et à un haut degré, à la partie antérieure du thorax. Si le malade avait été examiné, à ce moment, par un médecin qui n'eût pas été prévenu des phénomènes antérieurs et qui eût admis que les résultats négatifs de son examen prouvaient l'absence de l'anévrysme, l'existence de cette affection eût été niée. Un vaste anévrysme faux s'était creusé, pour ainsi dire, un lit aux dépens du corps des vertèbres.

Dans la dernière catégorie, nous rangerons les cas où un petit anévrysme s'est développé, chez un homme d'une haute stature et dont la poitrine est vaste, alors que l'anévrysme, par son volume et par sa position, ne comprime ni la trachée, ni les conduits bronchiques, ni l'œsophage. Il peut se faire alors, et j'en ai vu un exemple, que des douleurs profondes dans le thorax et une hémoptysie brusque et abondante, sans symptômes d'une affection pulmonaire, fassent soupçonner l'existence d'un anévrysme ; le praticien doit donc hésiter avant de déclarer que son malade n'est point atteint d'un anévrysme, uniquement parce que les signes physiques manquent ; plusieurs de nos confrères ont été placés dans des situations très-désagréables, pour ne s'être point conformés au conseil que nous venons de donner. Qu'on n'oublie pas, d'ailleurs, que dans un examen physique, les résultats négatifs peuvent fournir des indications importantes ; rien ne doit éveiller notre attention, plus fortement, que l'apparition de symptômes importants, qui ne trouvent pas leur raison d'être dans les signes perçus. Au début de la phthisie pulmonaire, les signes physiques venant à manquer donnent une importance terrible à la toux, à l'hémoptysie, à la douleur et à la fièvre d'irritation ; dans la grangrène du poumon, bien que l'exploration physique n'indique rien d'abord, la fétidité de l'haleine et l'expectoration purulente et putride n'en continueront pas moins, jusqu'au moment où les eschares gangréneuses deviennent évidentes pour l'oreille. Lorsqu'on soupçonne un anévrysme, si les signes de la tumeur font défaut, ce n'est pas une raison pour déclarer que le malade n'est point en danger, surtout lorsqu'en même temps, on constate l'existence de certains symptômes.

CHAPITRE XII

DE L'ANÉVRYSME DE L'AORTE ABDOMINALE.

On peut, en toute assurance, assigner à nos connaissances sur le diagnostic de cette maladie, la date de 1830, époque à laquelle le docteur Beatty (de Dublin) publia des observations minutieuses, recueillies dans un fait unique. Morgagni (1) avait prouvé que, souvent, cette affection était confondue avec d'autres, ou passait inaperçue, et Laennec avait décrit les signes physiques de l'anévrysme; mais après l'observation du docteur Beatty (2), il devint possible, en pratique, de diagnostiquer un anévrysme abdominal ou d'en soupçonner l'existence, dans des cas interprétés, auparavant, d'une façon toute différente. Pendant les années 1827, 1828 et 1829, un individu, atteint d'un anévrysme abdominal, avec des symptômes bien marqués et très-intenses, fut examiné, avec soin et à plusieurs reprises, par les médecins les plus éminents de Dublin, de Londres et de Paris, et jamais on ne soupçonna la véritable nature de sa maladie. Et, lorsque parmi les noms des médecins consultés, nous trouvons ceux de Graves, Cheyne, Brodie, Colles, Townsend, Wilson, Philip et Andral, il n'est pas permis de douter, qu'à cette époque le diagnostic de la maladie, eût encore jamais été établi, au moins, d'après la symptomatologie.

Nous pouvons donc prendre l'observation du docteur Beatty comme point de départ de ce que nous savons sur ce sujet. Parmi les particularités remarquables de ce fait, il en est une, surtout, qui lui donne une grande valeur : dès le début, le malade fut suivi par un observateur attentif et exact, qui ne laissa échapper aucun des symptômes, ni aucune des modifications qui se présentèrent.

Les symptômes offrent, le plus souvent, des caractères généraux identiques : cependant, comme il était facile de le prévoir, l'intensité

(1) *De sedibus et causis morborum*, cap. *De doloribus lumborum*.
(2) *Observation d'anévrysme de l'aorte abdominale*, par T. Beatty, M, D. *(Dublin hospital Reports*, vol. V).

de la douleur, son siége, ses rémissions ou ses intermittences, sont variables, suivant les individus.

L'observation du docteur Beatty présente un tableau saisissant des symptômes de la maladie; il est donc utile d'en donner une relation abrégée. D'ailleurs, on y trouvera la clef du sujet que nous nous proposons de traiter.

Un avocat âgé de trente-trois ans, vigoureusement constitué, et ne se livrant pas à l'intempérance, fut pris, en 1825, d'une douleur lombaire sourde, qui fut attribuée à un lumbago. Cette douleur, au dire du malade, était située profondément, entre la colonne vertébrale et les intestins. Un changement subit de position, quelque léger qu'il pût être, déterminait une douleur des plus vives, partant des lombes et s'irradiant vers la colonne vertébrale.

Peu à peu, cette douleur s'étendit au pourtour de l'abdomen, qui devint le siége d'une tympanite : le malade éprouvait du soulagement en se tenant debout, et en expulsant, par la bouche, une certaine quantité de gaz.

Le pouls et l'appétit étaient bons; seulement la douleur survenait, habituellement, à l'occasion des repas. Pendant les trois mois suivants, il y eut des périodes pendant lesquelles l'absence de toutes souffrances semblait indiquer le retour à une santé parfaite.

Dans les premiers jours de novembre, la douleur reparut avec plus d'intensité et des deux côtés à la fois; elle revêtit alors la forme d'une torsion spasmodique de l'intestin, particulièrement au niveau du côlon, et acquit une violence qui torturait le malade. Il existait, en même temps, une douleur sourde et continue, bien distincte, occupant l'abdomen tout entier qui semblait tiraillé de toutes parts. Les souffrances s'exagéraient par le séjour au lit; plus le malade restait couché, et plus elles étaient fortes; la chaleur les augmentait également. Cet état dura tout l'hiver, avec quelques rémissions; le malade n'était soulagé que par les lavements anodins, mais il dut suspendre leur emploi, à cause de la constipation.

« Jamais cependant, » dit le docteur Beatty, « il ne fut obligé de » cesser d'aller à la Cour. Dans une circonstance où il eut à plaider » une affaire importante, il se produisit un fait très-remarquable. » Pendant toute la journée le malade avait éprouvé de violentes » douleurs et n'était resté à l'audience qu'à grand'peine ; mais, » dès qu'il se leva pour parler, toute douleur disparut; il en fut

» débarrassé tant que dura sa plaidoirie, et pendant le reste de la
» soirée. »

Après trois mois environ, la douleur, plus forte à gauche, depuis
quelque temps, changea de siége et se fixa dans la région iliaque
droite. A la même époque, survinrent des frissons, revenant le soir,
et parfois, forts et prolongés. La moindre accumulation de matières
fécales dans l'intestin déterminait des douleurs et des spasmes; la
région lombaire gauche, la hanche et la cuisse du même côté
furent, à deux reprises, le siége de souffrances s'accompagnant de
spasmes violents, et se propageant horizontalement dans le ventre.
La constipation était très-forte. A cette époque, la santé générale
devint meilleure, mais il survint, pendant la nuit, des crampes dans
les jambes et dans les pieds; chaque accès de douleur et chaque dérangement intestinal donnaient lieu à de légers mouvements convulsifs
dans les jambes, surtout quand le malade se couchait. Le sommeil
était constamment interrompu par des coliques. Le malade se rendit
alors à Paris. Pendant son séjour dans cette ville, il se produisit une
amélioration sensible. L'appétit et l'embonpoint reparurent, et le
moral se releva; M... mangeait et buvait sans se retenir; le sommeil
était profond et réparateur.

Pendant le voyage pour revenir en Angleterre, cet état d'amélioration se maintint, presque jusqu'au moment de l'arrivée à Douvres.
Le malade se promenait sur le pont du bateau à vapeur, avec le docteur Townsend qui l'accompagnait, quand il fut pris d'une douleur
très-violente dans le dos et dans les intestins, douleur qui produisit
un état de spasme extrêmement douloureux, occupant la totalité du
ventre; ces accidents durèrent plusieurs heures. Cet accès fut suivi
d'une nouvelle rémission et l'on put encore espérer la guérison;
mais bientôt apparut un nouvel accès douloureux, qui s'étendit,
pour la première fois, à la poitrine. La douleur était limitée à la
portion inférieure du sternum; le lendemain elle se porta exclusivement au côté droit, dans la région du foie; elle existait, à un haut
degré, dans la région scapulaire droite, et augmentait beaucoup si
le malade cherchait à prendre la position horizontale. Le pouls
battait constamment, 80 fois par minute, et le sang tiré du bras se
recouvrit d'une couenne inflammatoire. Une semaine après, M...
fut de nouveau en état de quitter la chambre, et les douleurs hépatiques disparurent graduellement. « Le malade » dit le narrateur,

« à son retour en Irlande, put recommencer à chanter, et il s'en acquittait avec un talent admiré de tous. Je mentionne cette circonstance pour montrer combien la respiration était libre. Au bout de quinze jours, l'amélioration était assez grande pour permettre au malade de reprendre l'exercice du cheval et il s'y livra, d'une façon continue, jusque dans les premiers jours du mois de décembre.

» A partir de cette époque, les accès reparurent et l'opium, seul, pouvait les calmer. Vers le milieu du mois de janvier, le pouls cessa, pour la première fois, d'être normal. Il s'éleva à 100 pulsations et resta à ce nombre jusqu'à la fin de la maladie. Le 17 du même mois, on crut devoir administrer du mercure, dans le but de produire la salivation, et l'on suspendit l'opium à hautes doses. Il n'est pas de langage pour exprimer ce que le malade souffrit ce jour-là. Les spasmes se montrèrent dans le dos et dans le côté, avec une telle violence que M... était souvent obligé de pousser des cris et de sauter de la chaise sur laquelle il était assis pour se précipiter sur son lit. Il se jetait à plat ventre, et cette position était la seule qui produisît un léger soulagement temporaire. Ses cris s'entendaient dans toute la maison ; c'était cependant un homme courageux et d'une grande force de volonté. »

A partir de cette époque, la constitution s'affaiblit rapidement ; les paroxysmes se répétèrent, en donnant lieu à des spasmes tétaniques des muscles du dos et du ventre. Il survint de la dysphagie et chaque effort de déglutition était suivi d'une respiration haletante. Lorsque le malade essayait d'avaler des liquides, on entendait un bruit de gargouillement dans la poitrine. Le foie semblait augmenter de volume de jour en jour, et l'opium, administré à des doses énormes, procurait seul quelque soulagement. Dans les jours qui précédèrent la terminaison de la maladie, les gouttes noires furent administrées à la dose de cent cinquante ou de deux cents gouttes par jour ; cette quantité fut portée, une fois, jusqu'à deux cent quatre-vingt-cinq gouttes. Malgré cette dose énorme d'opium, il n'y eut jamais ni assoupissement, ni narcotisme ; il survint, seulement, de l'excitation et un peu de délire.

Le malade succomba le 26 février 1829 : la maladie avait duré, en tout, à peu près dix-huit mois.

On trouva un vaste anévrysme placé sous les piliers du diaphragme, qui le recouvraient, en s'étalant et en s'appliquant entièrement à la surface du sac; cet anévrysme s'adossait aux trois dernières vertèbres dorsales, dont les corps étaient profondément érodés. Une ouverture bien limitée, de la grandeur d'un schilling, et située un peu au-dessus de l'origine du tronc cœliaque, faisait communiquer l'aorte avec le sac anévrysmal qui s'était ouvert dans la plèvre gauche, par une fente irrégulière et occupant la partie supérieure.

L'augmentation apparente du volume du foie était due à son déplacement. Cet organe avait repris sa position normale; il était à peine plus volumineux que de coutume, et son tissu était parfaitement sain. A sa face externe, on remarquait des dépressions profondes produites par la pression des côtes (1).

L'ensemble des symptômes observés dans ce fait important, ne saurait se rapporter à aucune affection ordinaire du tube digestif ou des viscères solides. Signalons principalement :

1° L'apparition d'une douleur profonde dans le dos, avec exacerbations névralgiques produites par chaque changement de position ;

2° L'extension de cette douleur sur le trajet des intestins, produisant des souffrances effroyables, analogues à celles de la colique des peintres ;

3° La complication de spasmes musculaires des extrémités inférieures;

4° L'absence de fièvre ;

5° La disparition complète des douleurs, par intervalles ;

6° L'inefficacité de tout traitement local ou général ;

7° Le déplacement du foie simulant, à une période avancée de la maladie, l'augmentation de volume de cet organe.

Ces symptômes, il est inutile de le faire remarquer, forment un groupe qui ne peut appartenir qu'à l'anévrysme. Dans le fait cité, la véritable nature de la maladie n'ayant jamais été soupçonnée, on ne se livra pas à l'examen stéthoscopique; mais, il est fort incertain que l'auscultation, si on l'eût pratiquée, eût pu faire reconnaître à quelle affection on avait affaire. En effet, s'il n'existait point de bruit de

---

(1) J'ai tellement abrégé cette observation, que certaines remarques intéressantes ont été omises ; mais je recommande instamment à tous ceux qui étudient les affections artérielles de la lire, telle qu'elle a été publiée. Ce fait est, je le répète, le point de départ de toutes nos connaissances sur la symptomatologie de cette affection.

souffle, comme cela arrive si souvent pour l'anévrysme thoracique, les signes physiques n'auraient peut-être rien révélé. Jamais on ne perçut de tumeur anévrysmale ; aussi, dans l'état de la science, à cette époque, l'opinion d'Andral, qui attribuait les symptômes à une névrose intestinale peu commune, était parfaitement rationnelle.

Histoire générale de la maladie.

L'anévrysme abdominal se montre le plus ordinairement de vingt-cinq à quarante ans, et il est beaucoup plus commun chez les individus du sexe masculin. C'est habituellement un anévrysme faux, et cette circonstance n'a rien de surprenant, si l'on songe aux douleurs intenses qui l'accompagnent. Nous ne savons presque rien sur l'anévrysme vrai de l'aorte.

La terminaison fatale se fait de trois manières différentes :

1° Mort subite par rupture. Le sac s'ouvre dans le péritoine, dans la plèvre, dans une portion quelconque du tube digestif, ou dans le tissu pulmonaire.

2° Formation d'un anévrysme diffus, par rupture du sac dans le tissu cellulaire rétro-péritonéal, ou dans la cavité épiploïque. Le malade succombe alors aux effets de la déperdition du sang, et à une fièvre lente d'irritation.

3° Mort par l'épuisement résultant de la continuité des douleurs, sans rupture du sac. Nous avons rencontré ce mode de terminaison dans un seul cas ; l'anévrysme avait un volume extraordinaire.

En règle générale, plus l'anévrysme occupe un point élevé et plus les douleurs sont intenses.

Il n'existe aucune relation nécessaire entre l'anévrysme de l'aorte abdominale et les affections cardiaques. La coïncidence de ces deux maladies est rare ; nous avons même rencontré, dans un cas d'anévrysme abdominal très-volumineux, une atrophie du cœur, avec une diminution de la capacité de ses cavités, analogue à celle qui se constate dans la phthisie, lorsqu'elle existe depuis longtemps ; cependant le malade se plaignait beaucoup de la violence des battements et des douleurs concomitantes. Les affections étendues du système artériel sont également plus rares que dans l'anévrysme thoracique. L'aorte elle-même peut être saine partout, excepté dans un point bien limité, où la perforation a donné lieu à la formation du sac anévrysmal.

Le pouls et les fonctions du cœur sont souvent tranquilles et naturels, au moins tant que la maladie n'en est pas à ses dernières
périodes, et lorsque la santé générale n'a pas fléchi sous l'effet des
douleurs prolongées. Il peut s'établir alors une fièvre d'irritation lente,
surtout si l'anévrysme est devenu diffus.

De ces particularités ressort un premier élément important du
diagnostic de cette terrible maladie : c'est la disproportion entre la
violence des symptômes et la gravité des désordres constitutionnels ;
et c'est là ce qui a rendu, si longtemps, le diagnostic difficile. La
respiration, la circulation, la digestion, les sécrétions et la nutrition
s'accomplissent régulièrement, et cependant la maladie existe ; elle
se manifeste même, de temps à autre, par des douleurs effroyables,
revenant sous forme d'accès prolongés.

En second lieu, les paroxysmes douloureux ne s'accompagnent pas
de fièvre inflammatoire ; leur disparition est suivie d'un retour à la
santé habituelle, et l'on ne constate ni lésions organiques des grands
viscères, ni modifications pathologiques de leurs fonctions. Nous
retrouvons là quelques-uns des caractères d'une affection névralgique, et en effet, il existe une véritable névralgie dépendant de
l'action exercée, *ab externo*, sur les cordons nerveux.

On peut donc établir, comme une règle de pratique, dans le cours
des névralgies violentes des régions diaphragmatique, dorsale ou
lombaire, et dans les névralgies du tube intestinal, qu'il faut examiner avec attention le malade, au point de vue d'un anévrysme,
surtout si les accidents sont rémittents et si la santé générale n'est
point altérée, pendant les premiers stades de la maladie.

On a confondu l'anévrysme de l'abdomen avec les maladies
suivantes :

1° Le rhumatisme des muscles diaphragmatiques, lombaires ou
spinaux ;

2° Les affections rénales, avec ou sans calculs;

3° Les maladies vermineuses;

4° Les coliques flatulentes;

5° Les névralgies intestinales, analogues à la colique des peintres;

6° Les abcès du psoas;

7° Les caries de la colonne vertébrale ;

8° Les affections hépatiques ;

9° Les tumeurs malignes de l'abdomen.

La confusion est facile dans le cas d'un abcès du psoas ou d'une affection hépatique ; en effet, le siége des lésions organiques peut être le même. Il a été démontré par sir Astley Cooper, par le professeur Harrisson et par moi, que, dans certains anévrysmes diffus, on voit apparaître dans la région lombaire, des tumeurs molles, fluctuantes, naissant évidemment des parties profondes, et formées réellement par une accumulation considérable de sang, mais qu'on prendrait facilement pour des collections purulentes. Ces tumeurs peuvent venir pointer sous le ligament de Poupart, comme les abcès du psoas, et elles s'accompagnent, parfois, d'une incurvation latérale, et même d'une incurvation antéro-postérieure de la colonne vertébrale. L'hypothèse d'une affection du foie s'appuie sur l'existence, à une certaine période de la maladie, d'une tumeur hépatique. Cette circonstance se rencontrait chez le malade du docteur Beatty : on constata une augmentation du foie, un an et demi environ après le début de la maladie : cette augmentation de volume n'existait pas en réalité ; elle était simulée par un déplacement de l'organe, résultant de la compression produite par l'anévrysme. Après la rupture du sac, le foie reprit sa position normale. Nous avons rapporté un cas d'anévrysme de l'artère hépatique, dans lequel on observa, également, ce développement apparent de l'organe hépatique.

Étudions maintenant d'autres faits d'anévrysmes abdominaux : si les symptômes sont variables et si la mort n'est pas arrivée de la même façon, on y retrouvera cependant les caractères génériques, signalés chez le malade du docteur Beatty.

Pour les besoins de la pratique, on répartira les faits que nous allons rapporter, en diverses catégories.

a. Anévrysmes de l'aorte abdominale, avec symptômes d'une affection cardiaque.

b. Anévrysmes terminés, d'une manière fatale, par l'ouverture du sac dans une cavité séreuse.

c. Anévrysmes dans lesquels la mort arrive par rupture dans les poumons, ou dans une portion quelconque du tube digestif.

d. Anévrysmes simulant un abcès du psoas.

e. Anévrysmes avec ruptures successives.

f. Anévrysmes sans érosion des vertèbres.

g. Anévrysmes simulant une tumeur cancéreuse et s'ouvrant dans l'épiploon.

Nous l'avons déjà dit,. la combinaison d'un anévrysme de l'aorte abdominale avec une affection du cœur, est rare. Elle l'est beaucoup plus que pour l'anévrysme de l'aorte thoracique; et cependant elle n'est nullement constante dans cette dernière affection. Dans l'un ou l'autre cas, la régularité des battements du cœur et leur force très-modérée forment, avec la violence des pulsations anévrysmales, un contraste remarquable. Signalons aussi la rareté d'une affection étendue de l'aorte : rareté beaucoup plus grande que dans l'anévrysme thoracique, et surtout que dans l'anévrysme de la crosse aortique ou de l'artère innominée.

Obs. LXXIV. — *Anévrysme de l'aorte abdominale; pulsations doubles de la tumeur ; déplacement du cœur* (1).

Un jeune homme, âgé de vingt-neuf ans, fut pris, après s'être exposé à un refroidissement, de douleurs lombaires intenses, accompagnées d'un accès ressemblant à une colique convulsive. La douleur offrait des exacerbations pendant lesquelles elle devenait pulsative. Le siége des pulsations était rapporté par le malade à la fosse iliaque gauche. La douleur diminuait toujours par le décubitus sur le ventre ou sur le côté droit : elle augmentait beaucoup, au contraire, dans le décubitus dorsal ou le décubitus latéral gauche. Après un mois, environ, il survint de la douleur dans la région cardiaque, puis des palpitations qui se reproduisirent jusqu'à l'entrée du patient à l'hôpital, après quatre mois de maladie.

A l'entrée, la face, exsangue et pâle, exprimait la souffrance : l'impulsion cardiaque était très-forte, et semblait être produite par le choc d'un corps volumineux. Sa violence augmentait encore, si le malade se couchait sur le côté gauche ou sur le dos; les battements se sentaient alors dans toute la région thoracique antérieure et à l'épigastre. A l'auscultation, on les percevait dans une étendue considérable et en stimulant le cœur, le bruit ventriculaire s'accompagnait de souffle. Le repos absolu, un régime très-léger, et des émissions sanguines locales, diminuèrent sensiblement l'excitation du cœur; elle se produisait, cependant encore, lorsque le malade

____

(1) Observations recueillies à l'hôpital de Meath, par les docteurs Graves et Stokes (*Dublin Hospital Reports*, vol. V).

se couchait sur le côté gauche, pour disparaître de nouveau quand il reprenait sa position ordinaire.

Onze jours après l'admission du malade à l'hôpital, une tumeur pulsatile apparut au côté gauche, à la hauteur de la dernière vertèbre dorsale. Les pulsations occupaient un espace d'environ deux pouces, en carré. Sur ce point il y avait sensibilité douloureuse au toucher, mais point de bruit de souffle; ce bruit se percevait à l'épigastre. Une pression sur la tumeur déterminait des nausées, et la sensation, pour le malade, d'un liquide remontant vers la poitrine.

A mesure que la tumeur s'accrut, la douleur et les désordres généraux diminuèrent, et le malade put quitter l'hôpital avec de l'amélioration. Il y rentra, cependant, après six semaines ; les douleurs avaient beaucoup augmenté. Il lui semblait que les os du bassin étaient sur le point de se disjoindre ; le tronc était incliné à gauche.

On reconnut alors, au niveau de la tumeur, un battement double, avec des bruits correspondants. Le premier de ces bruits était sourd et le deuxième clair. Ils ressemblaient beaucoup aux bruits d'un cœur hypertrophié et dilaté.

Quelque temps après, on s'aperçut d'un déplacement du cœur. Les battements se firent sentir d'abord à l'épigastre, et on ne les retrouvait plus dans la région où ils se perçoivent habituellement. Au bout de quelques jours, ils s'affaiblirent à l'épigastre, et apparurent à droite, au niveau de l'extrémité sternale de la cinquième côte ; enfin, ils se fixèrent définitivement dans l'espace intercostal des troisième et quatrième côtes. Là, les bruits déterminés par les contractions s'entendaient distinctement. On les percevait à peine dans la région épigastrique.

Bientôt après, le malade sortit et s'adonna, sans modération, à l'usage des alcooliques. Une excitation considérable de l'action du cœur se produisit, et le lendemain, le malade mourut subitement dans un accès convulsif violent, avec douleurs dans le dos et dans l'abdomen.

La mort avait eu lieu trois mois après l'apparition de la tumeur. L'autopsie ne fut point autorisée.

Dans la relation première de ce fait, donnée par le docteur Graves et par moi, nous avons émis l'opinion que la pression exercée par l'anévrysme sur le cœur déplacé, était la principale, et peut-être la seule cause des pulsations doubles du sac. Cette opinion me paraît moins fondée aujourd'hui ; en effet, on a observé très-souvent les pulsations doubles, dans les anévrysmes considérables de l'aorte thoracique. Je ne connais cependant aucun autre fait, où ce phénomène ait été rencontré dans l'anévrysme de l'abdomen, et cette circonstance est difficile à expliquer. D'un autre côté, on ne peut le nier, le cœur déplacé a pu être pour quelque chose dans la production d'un battement double de la tumeur. Rappelons ici le cas, déjà cité, de pulsations dans un empyème, avec déplacement du cœur. Ce fait démontre l'influence singulière exercée par le cœur sur une collection liquide contenue dans un sac auquel il s'adosse en le comprimant.

Cependant, la similitude complète des symptômes observés, avec ceux des anévrysmes thoraciques sur lesquels le cœur n'exerce aucune compression, nous porte à attribuer à l'impulsion communiquée par le cœur, un rôle peu important dans la production des battements doubles. L'anévrysme occupait probablement, à la fois, les cavités thoracique et abdominale : c'était donc un de ces cas mixtes, dont le docteur Law a communiqué un exemple à la Société pathologique, et qui ont été signalés depuis par le docteur Lyons.

Le trouble des fonctions du cœur produit par la compression du sac, après la disparition de l'excitation permanente de l'organe cardiaque, était pour nous un fait nouveau et très-intéressant.

Enfin, signalons la rareté, dans les anévrysmes abdominaux, de cette espèce d'influence nerveuse réflexe de la maladie anévrysmale sur l'acte cardiaque ; dans l'anévrysme de l'abdomen, nous l'avons déjà dit, le cœur fonctionne souvent avec une régularité parfaite, tant que la maladie n'est pas arrivée à ses dernières périodes.

La mort par convulsions mérite d'être notée. Ces convulsions étaient manifestement de la même nature que celles qui sont produites par des déperditions de sang, subites et considérables. Nous avons rapporté une observation dans laquelle des pertes sanguines, répétées plusieurs fois, pendant le cours d'un anévrysme, s'accompagnèrent toutes d'accès convulsifs ; le malade mourut dans un de ces accès.

Est-ce à la rapidité avec laquelle se fait la déperdition sanguine ou à son abondance, qu'il faut attribuer la mort dans les ruptures anévrysmales? La première de ces suppositions nous paraît être, dans beaucoup de cas, au moins la plus plausible.

Obs. LXXV. — *Anévrysme de l'aorte abdominale ; hémorrhagies,
par poussées successives.*

Ce fait a été observé par le docteur Lees (1). Un homme âgé de
quarante et un ans, était mal portant depuis deux ans. Sa maladie avait
débuté par une douleur aiguë dans les lombes, et une sensation de
malaise qu'on attribua à une distension flatulante et à de la débilité ;
il existait des vomissements fréquents et de l'anorexie. Depuis
quelque temps, il éprouvait de la toux, des palpitations, de la
dyspnée et de la *difficulté pour avaler ;* l'effort de la déglutition
s'accompagnait d'une forte douleur. Le malade était émacié et d'une
apparence cachectique. Le pouls, à 120 pulsations, était petit et
faible ; cependant, le cœur avait conservé l'énergie de ses contractions et était hyperstimulé. L'abdomen était rétracté. La portion
inférieure de la poitrine, à partir de la sixième côte jusqu'en bas,
rendait un son mat à la percussion, en arrière, et il y avait faiblesse
du murmure respiratoire.

On trouva, dans la région hypochondriaque gauche, une tumeur
arrondie, dure, incompressible, et en apparence immobile ; cette
tumeur présentait une pulsation diastolique évidente et plus distincte
en dedans et en dehors. Au côté externe, on percevait un bruit de
soufflet aigu et manifeste lorsque le malade était couché. Ce bruit
ne se retrouvait pas sur le trajet de l'aorte, ni au côté interne de la
tumeur. Les pulsations, appréciables à la vue et par le palper,
lorsque le patient était dans le décubitus, disparaissaient presque
entièrement lorsqu'il venait à s'asseoir.

Le diagnostic offrait quelque difficulté. En effet, l'apparence du
malade, la consistance dure de la tumeur, et l'absence des douleurs
lombaires semblaient révéler une affection cancéreuse. Cependant,
les pulsations diastoliques, plus fortes pendant le décubitus, le caractère particulier du bruit de souffle, et sa disparition complète
lorsque le malade se tenait droit, firent porter au docteur Lees le
diagnostic d'une tumeur anévrysmale.

Chacun des trois jours qui précédèrent la mort du malade fut
marqué par une perte de connaissance. La mort arriva subitement,
à la suite d'un effort musculaire.

(1) *Proceedings of the Pathological Society of Dublin.*

L'anévrysme était situé au-dessous du lobe gauche du foie, et comprimait le pancréas. Il s'était ouvert dans la cavité péritonéale et avait détruit les corps des onzième et douzième vertèbres dorsales.

Suivant le docteur Lees, l'hémorrhagie eut lieu par poussées successives, correspondant aux pertes de connaissance. Il y a tout lieu de croire à la réalité de cette supposition.

Dans un autre cas d'anévrysme abdominal, observé à Meath Hospital, le malade perdit connaissance au moment où on l'examinait; lorsqu'il revint à lui, le docteur Lyons constata que le côté gauche du thorax était devenu *mat à la percussion dans toute la partie située au-dessous du bord inférieur du scapulum*. Il diagnostiqua, sans hésiter, l'ouverture d'un anévrysme abdominal dans la cavité pleurale gauche. Le malade vécut encore vingt-quatre heures. L'autopsie confirma le diagnostic.

Le docteur Law a suivi, le premier, le développement des signes physiques qui se montrent au moment de la rupture d'un anévrysme abdominal. Il a également observé l'hémorrhagie par jetées successives. Un de ses malades présentait les symptômes ordinaires de la maladie. Il y avait pulsation diastolique et bruit de souffle. Ce malade, au moment où il sortait de son lit, fut pris, un jour, d'un frisson qui dura vingt minutes; lorsque ce frisson cessa, on constata la disparition des battements et du bruit de souffle. La partie gauche de l'abdomen était devenue douloureuse à la pression : la percussion donnait, dans un point de cette région, une résonnance tympanique; dans un autre point, il y avait de la matité. Après douze heures, un nouvel examen fit reconnaître l'absence du pouls. Le lendemain on percevait à l'épigastre un bruit de souffle diffus. Les battements du cœur étaient rapides, et s'accompagnaient d'un seul bruit. Le pouls fémoral était perceptible. Le jour suivant, l'état du malade s'était amélioré, mais l'abdomen était mat, depuis l'épine de l'os iliaque jusqu'à la symphyse du pubis. Le malade mourut subitement dans la journée : c'était le quatrième jour depuis l'hémorrhagie.

L'anévrysme était biloculaire et communiquait avec l'aorte au niveau du tronc cœliaque. Dans ce point, le vaisseau était dilaté. Il s'était extravasé deux livres de sang, en arrière du péritoine, et la collection sanguine communiquait avec la plèvre gauche (1).

____

(1) *Proceedings of the Pathological Society of Dublin*, avril 1843.

Signalons la circonstance assez rare de la mort subite, par ouverture du sac dans une cavité séreuse, survenant pendant le cours d'un anévrysme diffus, avec hémorrhagie dans le tissu cellulaire. Ce dernier accident donna lieu, probablement, au frisson, à l'affaiblissement de l'action du cœur, et à la cessation du bruit de souffle et des pulsations; l'ouverture de l'anévrysme diffus, dans la plèvre, détermina la mort subite.

Nous avons vu cependant que, dans le cas d'une communication du sac avec une cavité séreuse libre, une première et même une deuxième hémorrhagie peuvent avoir lieu sans déterminer la mort.

La pulsation des artères fémorales survenant trois jours après le frisson, et la réapparition simultanée du bruit de souffle à l'épigastre sont des circonstances importantes. On peut se demander si l'existence des pulsations fémorales, ou leur absence, peuvent faire distinguer la rupture d'un sac anévrysmal, des autres solutions de continuité, telles qu'une perforation du tube digestif suivie de péritonite.

Il y a quelques années, on apporta, dans mon service, un homme qui se mourait. Depuis un an il éprouvait à l'estomac une douleur, parfois, très-forte. La veille du jour de l'entrée à l'hôpital, il fut pris dans la rue d'une douleur plus intense que d'habitude, et il tomba dans un état voisin de la syncope, et qui se prolongea pendant longtemps. La réaction ne parut pas se faire; le ventre était tuméfié, cependant il était mou et la palpation ne déterminait aucune douleur. Les extrémités étaient froides, la face hippocratique, et l'on ne sentait pas le pouls au poignet.

En examinant les artères fémorales, je constatai la présence des battements artériels qui paraissaient même être plus violents que de coutume, au niveau de l'aine. L'absence du pouls radial ne pouvait donc pas être attribuée à une hémorrhagie. Cet accident eût en effet retenti sur toutes les portions du système artériel. En conséquence, je diagnostiquai une perforation intestinale, et j'attribuai la violence des battements fémoraux à la stimulation produite par la péritonite. En somme, ce diagnostic était exact, et l'autopsie le prouva; seulement, la perforation était due à un ulcère de l'estomac.

Obs. LXXVI. — *Anévrysme de l'aorte abdominale. Mort par perforation du poumon et hémoptysie.*

Un homme d'un âge moyen, souffrait depuis dix-huit mois de douleurs rapportées aux régions lombaire et dorsale. Il fut examiné par M. Pakenham qui reconnut la nature de l'affection. Je le vis ensuite, en consultation, avec ce praticien. Le malade accusait des douleurs intolérables, au niveau des trois premières vertèbres lombaires et des trois dernières vertèbres dorsales. Ces douleurs s'exageraient sous l'influence du mouvement et par la pression ; elles diminuaient, au contraire, si le malade tournait le dos à un feu très-chaud, ou s'il se couchait à plat ventre. Les deux formes de douleurs signalées par le docteur Law existaient : l'une était sourde et continue ; l'autre, paroxystique et lancinante, s'irradiait en bas jusqu'au scrotum. Cette dernière forme de douleur ne s'était montrée que trois mois après l'autre.

On sentait une tumeur pulsatile, profonde, placée sous les cartilages des côtes inférieures, à gauche. L'impulsion de la tumeur était synchrone avec la diastole, ou, en d'autres termes, avec le deuxième bruit du cœur. Il y avait un intervalle de temps distinct entre la systole du cœur et le battement de la tumeur. Si l'on venait à exercer une pression énergique sur la partie gauche de l'épigastre, le battement anévrysmal semblait être violent, et s'accompagnait d'un bruit de soufflet qui ne se retrouvait pas en arrière. Le pouls, à 80 pulsations, était régulier. La veille de sa mort, le malade avait l'aspect hagard ; les pulsations de la tumeur avaient augmenté de violence, et le pouls était rapide. Le malade expectora une grande quantité de sang, et mourut dans un état qui tenait à la fois de la syncope et de l'asphyxie.

On trouva le poumon gauche gorgé de sang ; les ramifications bronchiques en étaient remplies. Il existait une déchirure du lobe pulmonaire inférieur, correspondant à une perforation du sac. L'anévrysme, placé au-dessous des piliers du diaphragme, était remonté entre ceux-ci, et communiquait avec la face antérieure de l'aorte.

La forme particulière des douleurs fit reconnaître l'anévrysme à M. Pakenham, lorsqu'il examina le malade pour la première fois. Dans ce cas, on put, pour la deuxième fois depuis la publication de l'observation du docteur Beatty, diagnostiquer exactement la maladie, en s'appuyant uniquement sur les symptômes.

Le défaut de rapports entre les symptômes observés et l'état général, dans un grand nombre de cas, a déjà été signalé. Quelquefois la rupture fatale a lieu, sans aucuns symptômes ni troubles généraux. Je pense que, dans ce cas, l'anévrysme est rarement diffus, et que la mort subite est le résultat de la communication du sac avec une cavité séreuse libre, telle que le péritoine ou la plèvre, et, plus rarement, avec l'intestin ou l'estomac. Le praticien ne doit jamais perdre de vue la possibilité de cet accident, alors même qu'on n'a pas reconnu l'existence d'une tumeur. Les deux faits suivants, qui m'ont été communiqués par un ami, M. Frazer, chirurgien militaire, démontrent bien la vérité de cette assertion.

« Un Indien, appartenant au corps des pionniers de Ceylan, éprouva,
» pendant l'année 1823, des douleurs de colique très-fortes. Cet acci-
» dent s'était déjà produit, à plusieurs reprises, et avait forcé le ma-
» lade à entrer à l'hôpital. Un repos de quelques jours et le traitement
» employé lui avaient permis de reprendre son service. Le jour où il
» rentra à l'hôpital pour la dernière fois, les douleurs se calmèrent,
» mais elles reparurent le lendemain avec une intensité extrême,
» et après une demi-heure environ, le malade mourut subitement.

» A l'autopsie, pratiquée trois ou quatre heures après, on trouva
» dans l'abdomen une énorme quantité de sang baignant les intes-
» tins. Ce sang provenait d'un anévrysme gros comme une orange et
» situé sur le trajet de l'aorte abdominale. Jamais on n'eut le plus
» léger soupçon de la véritable nature de la maladie.

» — Un soldat anglais entra à l'hôpital, pour une douleur violente
» siégeant dans le dos, et particulièrement le long de l'épine dorsale ;
» il n'existait aucuns autres symptômes locaux ou constitutionnels.
» Cet homme jouissait habituellement d'une bonne santé et toutes les
» fonctions semblaient s'accomplir régulièrement. Il n'y avait pas
» d'amaigrissement. Pendant le séjour du malade à l'hôpital, on ap-
» pliqua des sangsues et l'on fit usage de quelques autres moyens
» curatifs; à sa sortie, le malade, de son propre aveu, était soulagé.
» En présence de ces symptômes, les médecins soupçonnèrent une
» maladie simulée ou de peu de gravité. Quelque temps après, le ma-
» lade revint de nouveau, se plaignant de douleurs plus fortes qu'au-
» paravant. Les signes locaux ou généraux manquaient toujours.

« Après quelques jours, il fut encore renvoyé, sans qu'on eût pu
» se prononcer sur la nature de la maladie. Les médecins (tous
» deux hommes expérimentés) étaient embarrassés, et fort disposés
» à admettre que le malade inventait, en grande partie, les accidents
» dont il se plaignait. L'un d'eux rencontra le malade, au moment
» où il revenait, pour la dernière fois, à l'hôpital, et lui demanda ce
» dont il s'agissait : *Oh ! monsieur*, lui fut-il répondu, *je n'y
» puis plus tenir, il faut que je rentre à l'hôpital*. Trois ou quatre
» heures après, quels ne furent pas l'étonnement et la consternation
» du médecin en apprenant que le malade était mort.

» On reconnut, à l'autopsie, la rupture d'un vaste anévrysme de
» l'aorte abdominale; les vertèbres adjacentes étaient profondément
» érodées. Le chirurgien du régiment auquel appartenait le malade,
» était un homme prudent, et, fort heureusement, il s'était abstenu,
» malgré ses doutes sur la réalité de la maladie, de prendre les
» mesures qu'eût pu lui dicter la conviction que ce malheureux
» soldat en imposait. »

Lorsque l'anévrysme, au lieu de se vider dans une cavité libre,
devient diffus, ou en d'autres termes, lorsqu'un anévrysme faux consécutif, succède à un anévrysme faux primitif, on peut rencontrer des
symptômes plus ou moins caractéristiques ; un changement subit
dans l'apparence du malade vient souvent attirer l'attention du praticien. Ses traits s'enfoncent et expriment l'anxiété; le pouls se
modifie parfois, et devient faible, petit et accéléré : modification
d'autant plus remarquable, qu'elle forme un contraste avec la régularité qui existait jusque-là. Cet état peut durer, depuis vingt-quatre
heures jusqu'à une période de plusieurs jours, et, pendant ce laps de
temps, on voit, parfois, d'autres phénomènes se développer. Ces phé-
mènes sont, en général, de trois espèces :

1° Modifications de la force et des bruits du cœur ;

2° Modifications dans l'état du sac anévrysmal ;

3° Signes indiquant de nouveaux épanchements sanguins, véritables anévrysmes faux consécutifs.

Quant à l'état du cœur, le plus ordinairement ses contractions
deviennent plus rapides et perdent de leur force. Souvent on ne perçoit plus qu'un seul bruit cardiaque. Ce serait le premier, suivant
quelques auteurs, le deuxième, suivant d'autres. Nous pensons que
c'est alors le premier bruit qui manque le plus souvent ; mais ce

point demande à être élucidé par une observation plus complète. Jamais nous n'avons rencontré des murmures anémiques, dans ces conditions; leur développement, cependant, n'est point impossible.

Nous avons observé des modifications de deux espèces dans la tumeur, sous l'influence du nouvel épanchement de sang. La force de ses pulsations augmente parfois : ce fait est rare et appartient, probablement, aux premières périodes du nouveau processus pathologique. Il était très-marqué dans l'observation LXXVI. Le plus ordinairement, au contraire, les pulsations anévrysmales s'affaiblissent, et deviennent de moins en moins distinctes, au point qu'il peut être difficile et même impossible de les percevoir. Le bruit de souffle, si constant dans l'anévrysme abdominal, diminue d'intensité.

Ces modifications s'accompagnent de deux ordres de phénomènes indiquant le nouvel épanchement de sang : la prostration des forces vitales, d'une part, et le changement particulier dans l'aspect du malade, auquel nous faisions allusion il n'y a qu'un instant; et d'autre part, l'apparition de tumeurs ayant leur siége dans un point quelconque de l'abdomen, ou de la région lombaire. Quelquefois, cependant, on ne peut reconnaître, tout d'abord, l'existence de ces tumeurs nouvelles, uniques ou multiples. A la région lombaire, elles revêtent, plus ou moins, la forme d'abcès chroniques; le malade accuse, quelquefois, une douleur sourde et de la pesanteur dans les reins, et des douleurs s'étendant des parties latérales du tronc dans la cuisse. Dans un cas où il existait plusieurs tumeurs, leur apparition avait été précédée de souffrances très-vives.

D'après le docteur Walshe, les tumeurs secondaires ne sont pas pulsatiles. Nous avons, cependant, constaté dans des tumeurs lombaires, et une fois même dans une tumeur de l'aine, un battement diastolique, faible et diffus, s'accompagnant d'un murmure doux et égal. Pour cette dernière, les battements étaient peut-être communiqués par l'artère fémorale; ils se produisaient, bien évidemment, au niveau de la tumeur elle-même, dans le cas où elle siégeait à la région lombaire. Cependant les battements manquent quelquefois, et l'épanchement donne la sensation d'une masse solide, non pulsatile, surtout lorsque leur siége est l'abdomen.

OBS. LXXVII. — *Anévrysme de l'aorte abdominale. — Apparition de tumeurs pulsatiles dans les régions lombaire et iliaque gauche. — Mort subite, par épanchement sanguin dans la plèvre.*

Un homme, âgé de quarante-trois ans, présentait les symptômes d'un anévrysme, depuis trois ans et demi, lorsqu'il fut admis à l'hôpital. La maladie avait commencé par une douleur extrêmement forte, qui se montra subitement, dans l'abdomen et dans la région lombaire. La douleur du ventre s'apaisa bientôt, mais elle persista dans le dos et s'étendit à la hanche gauche. Il survint, en même temps, de la soif et des nausées. Depuis lors, le malade fut sujet à des accès fréquents de douleurs, se montrant simultanément dans le dos et dans l'abdomen, avec oppression et sensation de défaillance, rapportées à la région précordiale ; ces douleurs s'accompagnaient d'un sentiment de frayeur. A sa réception à l'hôpital, le malade était émacié, et il marchait avec peine, en raison des douleurs existant dans la hanche gauche et dans la cuisse qui était le siége de soubresauts convulsifs, revenant de temps à autre. Il y avait, en même temps, des douleurs de coliques, au niveau de l'hypochondre et de la fosse iliaque gauches ; la pression ou le décubitus sur le ventre procuraient du soulagement. Au moment de l'exacerbation des douleurs, on sentait à gauche, les intestins contractés et noueux; l'accès s'accompagnait, constamment, de souffrances très-vives dans le dos. Les trois dernières vertèbres lombaires étaient très-sensibles à la pression; il en était de même de toute la région lombaire gauche et du pli de la fesse; à l'épigastre et dans l'hypochondre gauche, la palpation était douloureuse, et elle décelait la présence d'une tumeur remplissant ces régions. De chaque côté, les côtes inférieures étaient projetées en dehors. Les urines étaient normales et il n'y avait pas de fièvre. Une tumeur pulsatile s'étendait de l'épigastre à la région lombaire gauche ; elle présentait un bruit de soufflet rude.

Après un septénaire, le malade fut pris de coliques violentes et d'une douleur intense dans le dos; ces accidents avaient été précédés de deux accès de frisson très-violents, suivis de sueurs; l'accès dura tout le jour; il fut arrêté par l'administration de l'huile de ricin; le malade s'endormit profondément, et lorsqu'il se réveilla, il ne souffrait plus. Le lendemain matin, les douleurs dorsales et abdominales avaient disparu, et la tumeur n'était plus douloureuse. A partir de ce moment, des accès douloureux très-intenses se produisirent fréquemment, et ils n'étaient calmés que par des doses considérables d'opium et par l'application de sangsues dans la région rénale; en dernier lieu, la douleur occupait plus particulièrement, la fosse iliaque gauche. Quelques jours après, nous reconnûmes l'existence d'une nouvelle tumeur pulsatile placée immédiatement derrière l'épine iliaque gauche. La face était hippocratique, le ventre était tuméfié et très-sensible à la pression; les battements de la tumeur épigastrique avaient diminué d'une façon notable. Le malade accusait de l'engourdissement dans le membre inférieur gauche tout entier. Le jour suivant, la sensibilité du ventre disparut en grande partie, mais à partir de ce moment, le malade s'affaiblit progressivement. A plusieurs reprises il tomba dans un état voisin de la syncope. Enfin, quatre jours après l'apparition de la seconde tumeur, il se coucha et expira sans agonie.

Autopsie. — Émaciation générale; l'abdomen est rempli et la tumeur épigastrique se sent à peine. Dans l'hypochondre gauche, on perçoit l'existence d'une tumeur allongée et immobile, partant de l'épigastre et descendant jusqu'à un pouce au-dessus de l'iléon. A l'ouverture de l'abdomen, le péritoine et les intestins paraissent sains, au premier abord, mais on constate une coloration remarquable de la portion pariétale du péritoine, à gauche; cette coloration est due à une couche de sang extravasé dans le tissu cellulaire sous-séreux et n'ayant pas plus d'une ligne d'épaisseur. En poursuivant l'examen, on trouve deux tumeurs volumineuses: la première et la plus antérieure, est placée entre les muscles abdominaux et le péritoine; elle occupe plus particulièrement le muscle transverse et s'étend du ligament de Poupart à la dernière fausse côte. La seconde tumeur a un volume moitié moindre; elle s'adosse au muscle psoas; ces deux tumeurs sont remplies de sang noir à demi-coagulé. Il existe également une légère extravasation sanguine au-dessous du péritoine, et cette membrane séreuse est colorée par le sang, dans sa portion pelvienne et dans sa portion vésicale. En enlevant le sternum, une grande quantité de sérum transparent et de couleur jaune s'échappe de la cavité gauche du thorax. Dans la même région il existe plus de trois livres de sang coagulé; après s'en être débarrassé par un lavage, on trouve un caillot fibrineux, du volume de la paume de la main, et faisant saillie dans la cavité pleurale, au niveau de sa partie diaphragmatique, tout près de la colonne vertébrale; ce caillot fait partie du sac anévrysmal primitif : au-dessus, on constate l'existence d'une large ouverture communiquant avec une cavité placée entre les piliers du diaphragme et les vertèbres dorsales : c'est l'anévrysme primitif. Les artères iliaques primitives sont saines, mais immédiatement au-dessus de la bifurcation de l'aorte, il y a des dépôts nombreux de matière blanche placés sous sa membrane interne; qui offre, çà et là, des ulcérations superficielles. Dans toute l'étendue de l'aorte, à partir de sa crosse, on retrouve les mêmes lésions, sans aucune dilatation appréciable. L'aorte communique avec l'anévrysme par une ouverture située exactement au-dessous du tronc cœliaque. Cette ouverture a, au moins, un pouce de diamètre. Le sac anévrysmal est très-volumineux, sa paroi postérieure est formée par les cinq dernières vertèbres dorsales, dont le corps est profondément détruit. Les disques intervertébraux supérieurs ont presque disparu; plus bas, ils n'ont subi aucune altération, et forment des anneaux saillants.

Le sac est étendu sous les deux piliers du diaphragme; à droite, il forme une tumeur solide composée de couches concentriques de fibrine; à gauche, il présente deux ouvertures communiquant, l'une avec la plèvre gauche, l'autre avec l'épanchement de sang sous-péritonéal. Les valvules aortiques sont ossifiées; le ventricule gauche du cœur est affecté d'hypertrophie concentrique; les poumons et le tube digestif sont tout à fait sains.

Obs. LXXVIII. — *Anévrysme de l'aorte abdominale.* — *Épanchement sanguin, sous-péritonéal, formant une tumeur pulsatile dans l'hypochondre gauche.* — *Décollement considérable du péritoine dans les régions iliaques et lombaires.*

Un boucher, âgé de trente-quatre ans, entra à Meath Hospital, dans le service du docteur Graves, au mois de novembre 1830. Il déclara que dix-huit mois auparavant, il avait ressenti, en soulevant un objet pesant, une violente douleur dans le creux de l'estomac. Cette douleur ne fut point, cependant, assez forte pour l'empêcher de continuer à travailler. Elle disparut après quelques jours. La santé resta assez bonne pendant un an. S'étant alors exposé à être mouillé, le

malade fut pris d'un frisson, suivi d'une douleur à l'épigastre, avec
chaleur brûlante, sensation de battements épigastriques, vomissements
et palpitations. A partir de ce moment, il y eut de la prostration
morale et de la lassitude. Le malade se réveillait en sursaut; il était
tourmenté par des rêves pénibles; il y avait, en outre, de la tendance à
la défaillance se reproduisant de temps à autre, une irritabilité très-
grande de l'estomac, et de la constipation. Quelques jours auparavant,
il était survenu une douleur avec sensation de pulsations, dans la
région rénale gauche.

A son entrée à l'hôpital, le malade était pâle et amaigri; ses traits
exprimaient l'anxiété, et il accusait de la faiblesse dans les régions
lombaires et dans les hanches; cette faiblesse s'étendait à la partie
antérieure des cuisses, et elle s'accompagnait d'une sensation de
refroidissement et d'engourdissement. Toutes ces parties étaient
indolentes à la pression; les pieds s'appuyaient avec force, mais le
malade boitait et l'augmentation des douleurs, par le mouvement,
l'empêchait de marcher pendant longtemps. Il souffrait aussi beaucoup plus pendant la nuit. Une tumeur diffuse, avec bruit de soufflet
et pulsations violentes, occupait l'épigastre et s'étendait jusque dans
l'hypochondre gauche; à sa partie latérale et inférieure, la palpation
faisait découvrir une masse irrégulière et dure, du volume de la paume
de la main. Dans ce point, on ne percevait pas de battements; on en
trouvait, au contraire, le long du bord inférieur des côtes et il était
possible de les suivre jusque dans la région rénale gauche; là ils devenaient très-évidents. Les pulsations à l'épigastre étaient plus fortes,
lorsque le malade était couché sur le dos; il se plaignait pendant son
sommeil et souvent il s'écriait : « *Otez-vous! ôtez-vous!* comme s'il
eût cru sentir quelqu'un couché sur sa poitrine. » Les bruits du cœur
s'entendaient dans tout le thorax. L'impulsion cardiaque était naturelle. Il n'y avait ni toux ni dyspnée; les fonctions urinaires s'accomplissaient régulièrement et il existait de la constipation. Souvent il
semblait au malade que ses aliments s'arrêtaient au niveau du rein
gauche.

Au dix-huitième jour de séjour à l'hôpital, la tumeur s'était étendue
depuis les côtes jusqu'à la crête de l'os iliaque; elle atteignait la ligne
médiane du corps, et occupait ainsi toute la moitié gauche de l'abdomen. Ce nouvel épanchement ne présentait pas de pulsations; le
battement épigastrique, beaucoup moins fort qu'auparavant, s'était

limité à un seul point, placé *à droite* de la ligne médiane.

Au vingtième jour, la physionomie exprimait le désespoir; la face était d'une pâleur mortelle et les lèvres blanches. Dans la journée précédente le malade avait éprouvé, tout à coup, dans l'aine gauche une douleur intolérable; qui l'avait obligé à pousser des cris et à sauter hors de son lit. Cette douleur dura pendant cinq minutes, puis on reconnut l'existence d'une tumeur inguinale agitée de pulsations faibles. Une heure après notre visite, le malade fut pris d'une nouvelle douleur très-intense dans la région lombaire gauche; il s'affaiblit ensuite, progressivement, et mourut dans la journée.

Autopsie. — La face est parfaitement tranquille. A l'ouverture de l'abdomen, les muscles et le péritoine de la paroi antérieure ne présentent rien d'anormal. Les intestins, le foie, la rate et le pancréas sont sains. La membrane séreuse qui tapisse les régions lombaire et iliaque gauches, est repoussée, en avant et en haut, par une quantité considérable de sang noir coagulé, qui a également porté la rate et l'estomac à droite et en avant. Le caillot sanguin s'étend en avant de la colonne vertébrale et repousse le rein gauche en avant et vers la ligne médiane; le tissu des muscles psoas et iliaque gauches est infiltré de sang : celui-ci entoure et comprime les nerfs du membre inférieur correspondant. Le sang coagulé, placé le long de la colonne vertébrale, est évidemment épanché depuis plus longtemps; il est brun, fibrineux et disposé en couches concentriques qu'on sépare facilement, mais qui sont entremêlées de nombreuses fibres rougeâtres.

A gauche de la colonne vertébrale, et un peu au-dessus du rein, se trouve le véritable sac anévrysmal; il est formé par un tissu cellulaire blanc et dense, et sa cavité, presque régulièrement sphérique, est assez grande pour contenir une petite orange. Le sac est ouvert sur deux points différents : l'une de ses ouvertures est située un peu à gauche, et c'est par elle qu'une grande quantité de sang a pu s'épancher sous le péritoine; l'autre ouverture communique avec la partie postérieure de l'aorte; elle est située à distance égale de l'origine du tronc cœliaque et des artères mésentériques inférieures. Les trois premières vertèbres lombaires sont détruites en grande partie, mais les disques intervertébraux correspondants sont beaucoup moins altérés; leur surface est lisse, mais déprimée; elle semble avoir été aplatie par des chocs répétés.

OBS. LXXIX. — *Anévrysme de l'aorte abdominale. — Douleurs névralgiques revenant sous forme de paroxysmes. — Épanchement de sang au-dessous du péritoine qui recouvre le foie et l'estomac. — Mort subite, par épanchement dans le péritoine. — Intégrité des vertèbres.*

Un homme, d'un âge moyen, éprouvait depuis un an des douleurs violentes dans le dos, dans les côtés et dans la région de l'estomac. Ces douleurs n'étaient pas continues, et disparaissaient complétement, par intervalles. Il ne me fut pas difficile de reconnaître un anévrysme : en effet, outre les symptômes, je constatai la présence d'une tumeur pulsatile située à l'épigastre et présentant tous les signes de l'anévrysme abdominal, et un bruit de souffle distinct. Deux jours après son entrée à l'hôpital, le malade fut soumis à un nouvel examen ; à mon grand étonnement, la tumeur, d'abord si manifeste, avait disparu, et je commençai à douter de l'exactitude de mon premier diagnostic. Le malade me fit remarquer alors que lorsqu'il se couchait sur le côté, la tumeur disparaissait, et il se sentait plus à son aise ; venait-il, au contraire, à se placer sur le dos, les souffrances et la tumeur réapparaissaient. Les phénomènes indiqués se reproduisirent plusieurs fois devant moi, et je ne me souviens pas d'avoir observé rien de plus singulier que la réapparition et l'accroissement progressif du volume de cette tumeur, qui semblait augmenter sous la main, orsque le malade était resté sur le dos pendant deux minutes au plus. La mort arriva subitement. On trouva dans la cavité péritonéale un caillot sanguin considérable qui s'était échappé par une fente située dans la partie. antéro-supérieure de l'anévrysme. On trouva également un épanchement de sang entre l'estomac et sa tunique péritonéale. Un épanchement analogue avait séparé le péritoine, de la surface convexe du foie, dans une grande étendue. L'anévrysme était placé sous les piliers du diaphragme ; il n'y avait point d'altérations du corps des vertèbres.

Nous ne nous livrerons ici à aucune supposition, quant à la disparition et à la réapparition de la tumeur, suivant le mode du décubitus ; ce fait, en lui-même, est une addition importante à ce que nous savons sur les signes de l'anévrysme abdominal. L'intégrité des vertèbres mérite une attention spéciale ; en effet, le malade ne ressentait pas seulement des douleurs paroxystiques dans le dos, dans la tête et dans l'abdomen : il éprouvait aussi une douleur sourde au niveau de l'anévrysme. Nous avons souvent observé le contraire, c'est-à-dire, l'existence d'une destruction étendue de la colonne vertébrale sans qu'il y ait douleur. Ces faits semblent indiquer que, dans l'anévrysme abdominal, les souffrances sont dues plutôt à l'action exercée sur les parties molles, qu'aux altérations des tissus constitutifs de la colonne vertébrale. Bien plus, nous sommes très-porté à admettre que la résorption du tissu osseux et des cartilages intervertébraux s'accomplit sans douleurs.

Dans un cas observé par le docteur Hutton, la tumeur s'étendait du bord inférieur de l'omoplate à la crête de l'os iliaque. Le développement de cette tumeur s'était fait, en grande partie, subitement, et s'était accompagné, pour le malade, d'une sensation de défaillance. Au même moment, un bruit de soufflet existant le long de la colonne vertébrale, diminua beaucoup d'intensité, et le pouls de l'artère fémorale gauche s'affaiblit (1). Le malade mourut d'une syncope après être devenu ictérique. Plusieurs vertèbres étaient profondément détruites. La colonne vertébrale s'incurvait latéralement et en arrière; cependant jamais il n'y avait eu de douleurs névralgiques particulières.

Dans une observation remarquable qui appartient au docteur Law, le moment où l'anévrysme devint diffus fut marqué par un frisson prolongé; bientôt après, les pulsations de la tumeur primitive et le bruit de souffle concomitant disparurent. La partie gauche de l'abdomen était devenue sensible à la pression. Cette région présentait, dans une de ses parties, un son clair à la percussion; le reste était mat; au bout de quelques heures, le pouls radial disparut. Trois jours après, un bruit de souffle diffus apparut à l'épigastre; le cœur battait rapidement avec un bruit unique. Entre l'épine iliaque gauche et la symphyse du pubis, l'abdomen semblait plein. Le malade mourut subitement, le quatrième jour après le frisson. A la hauteur du tronc cœliaque, l'aorte dilatée communiquait avec une cavité biloculaire; une des loges, du volume d'une orange, avait sa paroi postérieure formée par les corps des vertèbres, en partie détruits. La seconde

(1) Ce malade, soigné d'abord par le docteur Monahan, qui avait reconnu la nature véritable de la maladie, fut ensuite traité, pour une affection du rein, par un autre praticien. (Voyez *Transactions of the Pathological Society of Dublin,* 26 novembre 1842.)

cavité était située à gauche de la colonne vertébrale. Elle contenait une masse de sang coagulé du poids de deux livres, au moins, et s'étendant depuis le diaphragme jusqu'au rebord du bassin. Cette loge semblait s'être ouverte subitement dans la cavité de la plèvre qui contenait au moins trois livres de sang.

Dans les observations que nous venons de rapporter, on n'éprouva aucune difficulté à reconnaître la nature des tumeurs secondaires ; en effet, tantôt l'existence de l'anévrysme abdominal, sous sa forme ordinaire, avait été déterminée avant l'apparition des tumeurs de nouvelle formation ; tantôt les signes de l'anévrysme persistaient, bien qu'ils fussent plus ou moins modifiés.

Examinons maintenant un cas où les épanchements consécutifs furent d'un diagnostic très-difficile. Il s'agissait de décider si la tumeur abdominale était réellement un anévrysme ou une masse solide, de mauvaise nature, et recevant son impulsion des battements de l'aorte abdominale.

Obs. LXXX. — *Vaste anévrysme faux de l'aorte abdominale. — Épanchement de sang consécutif dans le mésocôlon transverse ; douleurs névralgiques très-fortes, s'exaspérant sous l'influence des efforts ; pas de destruction des vertèbres.*

Un menuisier âgé de cinquante-trois ans, et adonné à la boisson, entra à l'hôpital de Meath au mois de janvier 1853. Une tumeur lobulée, d'un volume considérable, irrégulière dans sa forme, et de consistance solide en apparence, occupait le centre de l'abdomen. Elle offrait la plus grande ressemblance avec une tumeur encéphaloïde, et s'étendait depuis l'épigastre jusqu'au-dessous de l'ombilic, en envoyant un prolongement dans l'hypochondre gauche.

L'aspect du malade semblait indiquer une affection abdominale et des souffrances générales et continues. Il vomissait ses aliments, peu de temps après les avoir pris. Cet accident s'était montré depuis six mois ; la maladie datait de neuf mois. Il existait une douleur violente dans le dos, depuis le début des premiers symptômes.

Le malade avait toujours joui d'une bonne santé, lorsque neuf mois auparavant, on vit apparaître, sans malaise précurseur, une petite tumeur circulaire à la région épigastrique ; quelques jours après, des battements s'y montrèrent et à mesure que cette tumeur se développa, le malade commença à ressentir une douleur aiguë siégeant principalement dans la région dorsale et s'irradiant en bas dans l'abdomen. Cette douleur s'exaspérait par les efforts musculaires. Il s'établit de l'irritation gastrique, à une période peu avancée de la maladie. Le malade put cependant continuer à travailler jusqu'au dixième jour avant son entrée à l'hôpital.

A l'exception des troubles de l'estomac, les symptômes semblaient se rapporter à un anévrysme. L'existence d'une pulsation, forte et étendue, au niveau de la tumeur rendait cette opinion plus plausible encore. J'éprouvai néanmoins la plus grande difficulté à me faire une opinion sur la nature de cette affection.

Par sa forme, la tumeur ressemblait beaucoup à une masse cancéreuse ; elle présentait l'irrégularité, les saillies lobulaires si fréquentes dans cette maladie, et la palpation révélait une résistance variable sur différents points. Les pulsations étaient expansives, mais elles avaient un caractère particulier. Le choc perçu n'était nullement en rapport avec le volume de la tumeur ; il pouvait être rapporté au battement d'une masse cancéreuse, de consistance variable, et placée au-devant de l'aorte. Bien plus, la masse tout entière semblait être soulevée à chaque pulsation, comme cela se rencontre dans les tumeurs de l'abdomen. Enfin, on percevait deux espèces de bruit de souffle. L'un était doux, mal circonscrit, et siégeait au niveau de la portion supérieure ou épigastrique de la tumeur; l'autre, net et presque musical, était parfaitement limité au prolongement situé dans l'hypochondre gauche; cette portion de la tumeur avait le volume d'un œuf de poule. Toutes ces circonstances, excepté peut-être la dernière, militaient en faveur d'une affection organique; cependant jamais nous n'avions rencontré d'anévrysme ou de cancer, présentant deux formes de murmures aussi distinctement localisés.

Je fus, pendant plusieurs jours, fort disposé à diagnostiquer un cancer ou une tumeur solide quelconque; on remarque alors que le bruit de souffle épigastrique remontait sur le trajet de l'aorte et devenait de plus en plus intense, en se rapprochant de la crosse aortique; il n'y avait point de murmure cardiaque. Ces observations, faites par un des élèves de notre clinique, firent naître dans mon esprit des doutes sérieux sur l'exactitude de mes premières impressions. Trois jours avant la mort, il survint subitement une grande prostration. Le malade mourut tout à coup, mais sans agonie.

Le cœur et les valvules étaient parfaitement sains. Dans la crosse de l'aorte existaient quelques plaques athéromateuses ; ce vaisseau n'offrait aucune altération dans le reste de son étendue, jusqu'au tronc cœliaque. Au-dessous de ce point, une ouverture ovale de deux pouces et demi de longueur, au moins, faisait communiquer l'aorte avec un vaste sac anévrysmal ; au-dessous se trouvait une seconde tumeur de la couleur du sang, placée, en travers, dans le ventre, et s'étendant dans la fosse iliaque gauche ; cette masse était constituée par un épanchement considérable de sang ; une large fente, dans la portion inférieure du sac, avait permis à ce liquide de s'épancher au-dessous des lames du mésentère. Le côlon rétréci, et d'une couleur pâle, semblait former une frange ou une bordure un peu au-dessus du bord inférieur de la tumeur. La cavité du péritoine ne contenait pas une goutte de sang ; le corps des vertèbres était sain.

Chez ce malade, la tumeur présentait, très-probablement, deux espèces de pulsations : l'expansion diastolique du sac anévrysmal d'une part, et d'autre part, un battement communiqué à la masse de sang coagulé, contenu dans les replis mésentériques. Jusqu'ici nous avons accordé une grande importance aux caractères des pulsations lorsqu'il s'agissait de distinguer l'anévrysme, des tumeurs d'une nature différente ; n'oublions pas, désormais, que même dans le cas d'une tumeur anévrysmale, il peut y avoir, outre l'expansion diastolique, un battement plus simple, dû à la projection en avant et en haut de la masse morbide à chaque battement artériel (1).

(1) Les remarques suivantes sont extraites du compte rendu d'une leçon clinique, faite à l'hôpital de Meath, quelque temps avant la mort du malade dont il vient d'être question. Il s'agissait des circonstances particulières qui m'avaient tout d'abord porté à rejeter l'existence d'un anévrysme :

« Le malade présente un bruit de souffle intense au niveau de l'aorte thoracique ; l'existence de ce signe a été constatée aujourd'hui, pour la première fois ; il a son maximum d'intensité au niveau de la crosse aortique, et on le retrouve sur le trajet de l'aorte descendante. Or, ce bruit de souffle dépend, soit d'un état anémique, soit d'une affection de l'aorte. Les murmures anémiques sont d'une extrême rareté, chez un homme de cette condition ; de plus, il est très-rare de rencontrer un murmure anémique dans l'aorte, sans le percevoir en même temps au cœur, et c'est ici le cas. Ce bruit de souffle est donc, très-probablement, dû à une affection organique ; c'est un bruit de souffle organique, pour me servir d'une phrase adoptée aujourd'hui. Admettra-t-on que ce bruit pathologique prenne naissance dans l'aorte abdominale et se propage de bas en haut ? Mais, le plus souvent, dans les anévrysmes abdominaux s'accompagnant d'un murmure,

Mais, indépendamment des tumeurs sanguines, il est d'autres états pathologiques qui peuvent obscurcir le diagnostic de l'anévrysme abdominal : nous citerons, en particulier, le déplacement des viscères solides. Le cœur lui-même, nous l'avons vu, peut être déplacé, mais

celui-ci ne se transmet pas à l'aorte thoracique, lorsque cette portion de l'artère et le cœur lui-même sont sains. C'est là un fait important et curieux ; d'ailleurs, nous croyons à la rareté extrême de ces bruits de souffle *rétrogrades*. Il existe donc très-probablement une affection de l'aorte. Or, s'il y a réellement une affection organique de l'aorte thoracique, les phénomènes de nature douteuse perçus au niveau de l'aorte abdominale se rattachent aussi, presque à coup sûr, à une affection de cette partie du tronc aortique. Autre point intéressant : les tumeurs adossées à des artères et recevant de celles-ci un mouvement de pulsation sont de deux espèces : elles sont ou solides ou semi-liquides. Si la lésion de notre malade n'est pas un anévrysme, c'est une tumeur semi-liquide. Nous avons démontré, il y a bien longtemps, que placées dans le thorax, ces tumeurs peuvent simuler l'anévrysme ; elles présentent, parfois, des pulsations diastoliques et un bruit de soufflet. Il est inutile d'ajouter qu'elles donnent lieu également aux symptômes de l'anévrysme qui résultent du déplacement des parties environnantes. Mais l'expérience m'a appris que dans les tumeurs à moitié liquides présentant des pulsations et un bruit de souffle dû à la pression d'une artère contiguë, ce bruit de souffle est partout d'une égale intensité, sa force et sa tonalité ne diffèrent point dans les différents points de la tumeur. Ces deux circonstances se rencontrent dans l'anévrysme, mais elles manquent dans les tumeurs semi-liquides adossées à l'aorte. La difficulté du diagnostic général, l'existence évidente d'une affection de l'aorte, les pulsations diastoliques de la tumeur, la présence de deux murmures différant par leur ton et par leur intensité, sont autant de conditions qui nous permettent de douter de l'existence d'un cancer, si elles ne nous autorisent pas à diagnostiquer un anévrysme. Tout bien considéré, ce fait ne nous paraît pas de nature à être l'objet d'un diagnostic certain, dans l'état actuel de la science. Fort heureusement, il importe peu, pour le traitement et pour la sécurité du malade, de savoir si l'on a affaire à un anévrysme ou à un cancer. La seule utilité possible du diagnostic, si tant est qu'il y eût à cela quelque utilité, serait de s'assurer de la probabilité d'une mort subite. Ce point aurait peut-être de l'intérêt s'il s'agissait d'un malade ayant des affaires importantes à régler, etc. ; mais cette circonstance n'est pas ordinaire ; au point de vue de la pratique médicale, et dans l'intérêt de notre malade, l'incertitude du diagnostic n'a aucun inconvénient. Elle en aurait pour nous, si nous tirions vanité de notre puissance de diagnostic, et si nous n'étions pas assez modeste pour avouer, que dans ce cas, il nous est impossible de déterminer exactement la maladie, et nous l'avouons hautement. Heureusement, il est rare qu'il en soit ainsi. Le fait dont je viens de vous entretenir est un exemple qui prouve, pour les maladies chroniques, la vérité du précepte dont je vous ai démontré l'exactitude pour les affections aiguës, savoir : que lorsque le diagnostic différentiel est difficile ou impossible, il est souvent inutile, au point de vue d'une intervention médicale immédiate. »

les organes affectés le plus souvent d'ectopie, sont la rate, les reins (surtout celui du côté gauche) et le foie. Aussi, si l'on n'a pas affaire à un anévrysme diffus, on constate parfois l'existence de masses solides recevant une impulsion communiquée, sans expansion, et l'on est arrêté par les mêmes difficultés que pour le malade dont nous venons de rapporter l'histoire. Dans l'observation du docteur Beatty, le déplacement du foie, en bas et en avant, dans les dernières périodes de la maladie, et le retour de l'organe à sa position normale, après la rupture de l'anévrysme, sont des circonstances d'un haut intérêt. J'ai rencontré quelque chose d'analogue, dans un anévrysme de la portion de l'artère hépatique qui est recouverte par la capsule de Glisson. Une rupture subite du sac dans la cavité péritonéale occasionna la mort. Le foie était moins volumineux que de coutume; la vésicule du fiel et les canaux hépatiques étaient distendus par la bile, à un point extrême. Le malade présentait un ictère persistant. Pendant la vie, on n'avait observé aucune pulsation (1).

Il est fort douteux que, dans l'état actuel de la science, on puisse reconnaître la destruction du corps des vertèbres à des signes certains. Cette lésion n'est pas constante, les faits cités plus haut le prouvent. Quelquefois, il est vrai, on constate de la douleur à la pression des apophyses épineuses du rachis; mais ce symptôme ne suffit pas pour prouver l'existence d'une carie douloureuse. Tantôt on rencontre des douleurs névralgiques épouvantables, sans érosion des os; tantôt, au contraire, cette lésion existe sans les douleurs lancinantes et sans la sensation sourde et persistante décrites par le docteur Law; il y a donc de fortes raisons pour croire, comme

(1) Voyez *Dublin medical Journal*, 1re série, vol. V, p. 401. Mon ami le docteur Gairdner a cité ce fait, dans la relation d'un cas d'anévrysme de l'artère mésentérique supérieure (*Edinburgh Monthly Journal*, 1850). Un des premiers symptômes observés fut une hématémèse ; cet accident indiquerait, suivant le docteur Gairdner, que le sang passait directement du sac anévrysmal dans les conduits hépatiques : il ajoute qu'on eût pu, par une dissection attentive, retrouver les traces de cette communication. Sans toucher au fond de la question, il nous semble, lorsqu'on rapporte les travaux d'autrui et qu'on en tire des conclusions, qu'il vaut mieux les accepter tels qu'ils sont, que de les croire entachés d'erreur ou d'omission. Dans le fait en question, il n'existait rien qui pût faire croire à l'existence, à un moment quelconque de la maladie, d'une communication entre l'anévrysme et les conduits hépatiques. L'autopsie fut pratiquée avec grand soin : nous étions assisté par le professeur Porter et par feu le docteur Houston.

il a été dit plus haut, que la résorption des os se fait sans douleurs. Lorsque la douleur existe, elle semble devoir être rapportée, d'une part, à un état inflammatoire ou nerveux du sac; et de l'autre, aux effets produits sur les filets nerveux avoisinants. En thèse générale, on peut dire que plus l'ouverture de l'artère est élevée, et plus il est probable que la maladie sera douloureuse. Les souffrances les plus fortes ont été observées, lorsque l'anévrysme était placé entre les piliers du diaphragme; l'ouverture de l'aorte siégeait un peu au-dessous du tronc cœliaque. On a affirmé que les douleurs étaient moins fortes dans le cas où la perforation occupait la moitié antérieure des artères, que dans le cas contraire. Je ne puis me prononcer à ce sujet, mais je suis convaincu de la rareté des anévrysmes par perforation de la paroi antérieure du vaisseau.

Le fait suivant est fort intéressant, au point de vue qui nous occupe :

Uu de nos confrères et amis fut consulté par un gentleman qui présentait les symptômes caractéristiques d'un anévrysme abdominal; un bruit de souffle profond se faisait entendre dans la région épigastrique gauche. Après un examen attentif, on prévint les amis du malade de la nature de l'affection et l'on prescrivit le repos, une médication calmante et une diète modérée, mais réparatrice. Cependant le malade fut mécontent. C'était un grand amateur de chasse et il avait hâte de reprendre son exercice favori, la chasse au renard. Il consulta un autre praticien, celui-ci diagnostiqua une névralgie simple, et conseilla au malade de se lever, de monter à cheval et de se mettre en chasse, à la première occasion.

Cet avis fut suivi, et, chose remarquable, pendant les huit ou dix jours suivants, le malade passa tout son temps à chasser, s'exposant à une excitation continuelle et à la fatigue, et les symptômes morbides disparurent complétement. Bientôt après, cependant, les douleurs reparurent; la tumeur anévrysmale s'accrut et le malade revint à son premier médecin. La mort arriva subitement, et, à l'autopsie, on constata l'existence d'une érosion profonde de trois ou quatre vertèbres dorsales. Ce fait est un exemple de la suspension des douleurs, dans un cas d'anévrysme abdominal, sous l'influence d'une impression morale et d'une excitation agréable, ainsi que l'a observé le docteur Beatty; il prouve, également, la nature non inflammatoire de la résorption des os. Signalons enfin ce fait, qu'un individu atteint d'un anévrysme et d'une destruction étendue du corps des vertèbres a pu s'exposer à des efforts musculaires extraordinaires, sans douleurs et même avec un soulagement bien évident, mais passager, de ses souffrances.

Affections qui simulent l'anévrysme abdominal.

Les états pathologiques qui simulent l'anévrysme abdominal, ou que l'on a confondus fréquemment avec cette maladie, se divisent en deux classes, suivant qu'il existe une tumeur abdominale recevant une impulsion communiquée, ou qu'il y a simplement exagération de l'action de l'aorte abdominale. Dans le premier groupe, nous citerons l'hypertrophie du foie, et surtout celle de son lobe gauche, les tumeurs pyloriques et pancréatiques, et enfin les tumeurs volumineuses, situées dans le mésentère et qui sont, ordinairement, cancéreuses. Dans la seconde catégorie, se rangent les battements nerveux de l'aorte abdominale et l'exagération des fonctions de ce vaisseau, symptomatique de l'inflammation d'une portion quelconque de la muqueuse intestinale, ou des glandes.

Les tumeurs solides, telles que le cancer du pylore ou l'hypertrophie du lobe gauche du foie, par exemple, sont prises moins souvent pour un anévrysme, que celles dont le tissu est plus mou ou semiliquide, telles que l'encéphaloïde. En effet, bien que dans toutes ces affections, il y ait impulsion communiquée d'arrière en avant, dans le dernier cas spécifié, l'impulsion prend un caractère diastolique plus ou moins marqué.

Les tumeurs demi-liquides présentent trois des signes les plus importants de l'anévrysme : la tumeur proprement dite, les pulsations et le bruit de souffle; il n'est donc pas étonnant qu'elles aient été méconnues par des praticiens inexpérimentés; d'ailleurs, nous l'avons vu, il y a des cas où le diagnostic offre de très-grandes difficultés. Ces difficultés sont moindres, lorsque la tumeur est solide; souvent alors, on reconnaît l'absence du caractère expansif des pulsations. Quelquefois la tumeur est mobile; on peut alors, à volonté, faire disparaître les pulsations, en écartant la tumeur de l'aorte, et faire varier en intensité, ou même faire cesser le bruit de souffle, dû à la compression de l'aorte, en repoussant la tumeur vers l'un des côtés du corps, le plus souvent à droite. Nous reviendrons sur ces points.

Les tumeurs pyloriques, quelques tumeurs flottant dans le mésentère et quelques cas d'hypertrophie du lobe gauche du foie, sont placés dans les conditions que nous venons d'indiquer. D'un autre côté, les tumeurs fixes, surtout lorsqu'elles sont d'une consistance molle, soit dans toute leur étendue, soit dans quelques-unes de leurs parties seulement, peuvent donner lieu à des difficultés plus grandes; en effet, il manque le signe distinctif de la disparition des pulsations, par le déplacement de la tumeur; ces pulsations, nous l'avons déjà dit, peuvent être diastoliques, à un certain degré, en raison de la structure et du contenu de la tumeur. Il faut alors s'appuyer sur un grand nombre de circonstances collatérales. Avant tout, l'histoire de la maladie et l'état général du malade doivent attirer notre attention; souvent, en effet, dans le cours d'un anévrysme abdominal, lorsqu'il n'y a point encore eu d'hémorrhagie et lorsque l'anévrysme est limité, l'état général peut rester bon, même lorsqu'il y a des douleurs névralgiques intenses. L'existence des troubles constitutionnels, surtout si les accidents datent d'une époque antérieure à l'apparition de la tumeur, ou ont coïncidé avec elle, est donc, jusqu'à un certain point, un argument contre la nature anévrysmale de la maladie. On doit se demander s'il y a débilité générale, si le malade a maigri et s'il a perdu son appétit, s'il existe un état cachectique, s'il y a une fièvre inflammatoire, irritative, ou hectique. Rien de plus remarquable que la rareté de la fièvre dans l'anévrysme. Enfin, le début de l'affection n'est point précédé, dans la plupart des cas, des signes indiquant un dérangement de la santé.

Examinons maintenant la position de la tumeur. Chez la plupart des malades observés par moi, la tumeur apparaît d'abord à la partie supérieure de l'abdomen et à gauche. Son siége le plus habituel est la région épigastrique gauche; elle s'étend de là sous les fausses côtes. Je ne me rappelle qu'un seul cas où la tumeur ait apparu d'abord au milieu de l'épigastre. Le siége le plus fréquent de la perforation est au niveau du tronc cœliaque, ou immédiatement au-dessous; on peut en conclure que l'apparition d'une masse pulsatile, placée sur la ligne médiane et au-dessous de la région épigastrique, indiquera plutôt une tumeur de nature non anévrysmale. Lorsque la tumeur commence en bas et s'étend de bas en haut, il est très-probable que ce n'est point un anévrysme.

L'observateur devra, ensuite, mesurer le degré de fixité ou de mobilité de la tumeur. Je pense que l'anévrysme faux de l'aorte est

immobile, lorsqu'il n'est point diffus. Peut-être est-il possible de
déplacer les anévrysmes des artères de second et de troisième ordre ;
je crois avoir rencontré cette circonstance dans un cas. Ces faits,
cependant, sont tellement rares qu'on peut les négliger dans la pratique. D'un autre côté, les tumeurs qui reçoivent des pulsations
communiquées sont, habituellement, plus ou moins mobiles, soit dans
le sens transversal, soit verticalement ; quelquefois elles glissent de
haut en bas, lorsque le diaphragme s'abaisse fortement.

Dans les tumeurs non anévrysmales, la sensation perçue par la main
est, en général, caractéristique. La tumeur est dure et irrégulière
dans sa forme. Tant que l'anévrysme n'est point diffus, ce mode d'exploration fournit des résultats utiles pour le diagnostic : en effet, le
sac donne la sensation d'une tumeur profondément située, arrondie,
et immobile ; s'il présente quelquefois de la dureté, la résistance à la
pression n'est pas aussi considérable que s'il ne s'agissait pas d'un
anévrysme.

Nous avons maintenant à nous occuper de trois circonstances
remarquables : je ne les ai jamais rencontrées dans l'anévrysme de
l'abdomen. Ces circonstances sont :

1° Un état variqueux des veines épigastriques ;

2° L'ascite ;

3° Les épanchements de lymphe, donnant lieu au frottement péritonéal.

L'existence fréquente de ces conditions, dans les tumeurs organiques
de l'abdomen, et surtout dans les tumeurs de mauvaise nature, et leur
absence, ou tout au moins, leur extrême rareté dans l'anévrysme,
nous fournissent un signe différentiel important.

Pour reconnaître la présence d'un épanchement liquide, quelquefois fort peu abondant, on doit placer le malade dans la position
verticale, le corps un peu incliné en avant ; par cette manœuvre
l'épanchement donne lieu à une fluctuation distincte, occupant la
partie inférieure de l'abdomen ; si l'on examinait le malade couché,
l'épanchement resterait inappréciable.

Enfin, on devra rechercher les caractères des bruits de souffle et
la nature des pulsations dont on mesurera la force. Jusqu'ici, rien
ne nous autorise à affirmer que le bruit de souffle, si fréquent dans
les tumeurs solides, se distingue, par des caractères purement acoustiques, du bruit de souffle anévrysmal. En général, il a son maximum

d'intensité plus bas que le murmure de l'anévrysme. Lorsqu'il est possible de déplacer la tumeur latéralement, de manière à faire cesser la compression de l'aorte, on obtient quelquefois la diminution, et même la disparition du murmure. J'ai pu, dans quelques cas, supprimer les bruits de souffle et même les pulsations dans la tumeur, en plaçant le malade sur les mains et sur les genoux (1).

Les murmures communiqués ont les mêmes caractères dans toutes les parties de la tumeur ; ils ne sont pas, pour cela, également distincts sur tous les points. Dans l'observation citée, et où il se fit un épanchement dans le mésocôlon, c'est tout le contraire qui avait lieu. Il existait, manifestement, deux bruits de soufflet différents, et, en raisonnant d'après ce que j'ai observé dans les anévrysmes diffus des lombes, je ne doute pas que l'un de ces bruits de souffle n'appartînt à l'anévrysme faux primitif, et l'autre à l'anévrysme faux consécutif.

Considérons, maintenant, la force des pulsations ; et tout d'abord, on peut dire qu'en général les pulsations communiquées sont plus manifestes que les pulsations de l'anévrysme abdominal. Dans ce dernier cas, la tumeur est, ordinairement, placée très-profondément, à la partie supérieure de l'abdomen et sous les côtes gauches ; il faut une pression assez forte pour percevoir le développement caractéristique du battement anévrysmal. Les tumeurs non anévrysmales sont

(1) Dans un travail sur le diagnostic de l'anévrysme de l'aorte (*Dublin Journal of Medical Science*, vol. II), le docteur Corrigan rapporte un fait d'anévrysme abdominal, dans lequel le bruit de souffle, évident lorsque le malade était couché, disparaissait lorsqu'il était debout. Il admet qu'au début de la maladie, la pression du liquide de haut en bas empêche la production d'un bruit de souffle, en maintenant le sac distendu ; dans la position horizontale, la tension diminue et permettrait au bruit de souffle de se produire. Chez le malade dont il est question, trois semaines s'écoulèrent avant que la tumeur ne devînt perceptible, « quelquefois, » dit l'auteur, « il suffisait d'un instant pour rendre le bruit de soufflet évident, dans » la position horizontale ; parfois, au contraire, il fallait deux ou trois minutes » avant que ce phénomène acoustique devînt bien distinct. » Le docteur Corrigan fait remarquer avec raison qu'on doit s'attendre à la modification du souffle par la position, dans les cas où la tumeur repose sur l'aorte ; il admet aussi que, dans le plus grand nombre des cas, le murmure le propagera sur le trajet de ce vaisseau. Je ne pense pas que cette circonstance puisse servir au diagnostic, entre l'anévrysme et les autres tumeurs abdominales, mais les remarques du docteur Corrigan seront très-utilement applicables, s'il y a doute sur l'existence même d'une tumeur. Dans le fait cité par le docteur Lees, le murmure disparaissait lorsque le malade se relevait.

volumineuses ; elles siégent plus bas, et sont en contact immédiat avec la paroi antérieure de l'abdomen qui est soulevée à chaque pulsation artérielle : ces tumeurs sont perceptibles à la fois, au toucher et à la vue.

Nous avons vu qu'il est possible de prendre pour un anévrysme l'exagération accidentelle des battements de l'aorte abdominale, dans un cas d'insuffisance aortique. J'ai la conviction que cette erreur est fréquente. Le praticien ne doit jamais omettre d'explorer avec attention le cœur, lors même qu'il existerait un anévrysme abdominal, et j'ai cité un exemple où, pour avoir négligé cette précaution, je fus sur le point de commettre une erreur de diagnostic. Nous avons vu que le battement de la partie supérieure du thorax, pris isolément, a peu de valeur comme signe d'un anévrysme, lorsque le système artériel tout entier présente l'exagération de son action, sous l'influence d'une insuffisance des valvules aortiques et d'une hypertrophie du cœur. La même règle est applicable ici, et, malgré la rareté de la coexistence d'un anévrysme abdominal et de l'insuffisance aortique, on ne doit pas se hâter d'attribuer les battements des vaisseaux abdominaux à un ané-vrysme, lorsque existent les signes d'une insuffisance de l'orifice aortique.

Nous avons vu que, dans les tumeurs de consistance demi-liquide, les pulsations peuvent être diastoliques, à un certain degré. Je n'ai rencontré qu'une seule fois des pulsations énergiques et complète-ment diastoliques, dans un cas de tumeur non anévrysmale de l'abdo-men. Il s'agissait d'un jeune homme pour lequel je fus appelé par le docteur Macready, et dont voici l'histoire :

La santé antérieure du malade avait toujours été bonne ; après s'être exposé au froid, il fut pris subitement de frissons suivis d'une fièvre inflammatoire intense et de douleurs intolérables dans le dos. Ces accidents durèrent quelques jours, puis la douleur dorsale disparut et le malade accusa une douleur extraordinaire dans la région épigastrique droite. La fièvre changea de type, elle affecta la forme d'une fièvre hectique violente, avec sueurs abondantes, et peu de temps après, on reconnut la présence d'une tumeur pulsatile dans la région supérieure de l'abdomen. Lorsque je vis le malade, les pulsations étaient complétement diastoliques et d'une violence indescriptible. Nous dia-gnostiquâmes une hépatite avec tendance à la formation d'un abcès ; cette opinion fut corroborée par un bruit intense de frottement péri-tonéal, appréciable au toucher et à l'auscultation, et qui se produi-sait au niveau de la tumeur, toutes les fois que le malade faisait une

inspiration profonde. Quelques jours après, il rendit, par le vomissement et par les selles, une grande quantité de matière purulente. La
guérison fut complète.

Ce fait, et d'autres faits encore, nous fournissent un nouveau signe
diagnostique des anévrysmes abdominaux de l'aorte. Le docteur Beatty
a signalé la fréquence du frottement péritonéal dans les tumeurs organiques du ventre. Jamais je n'ai rencontré ce signe dans l'anévrysme
de l'abdomen, même dans le cas d'une rupture du sac et d'un épanchement. L'absence des signes physiques d'une inflammation séreuse
sera donc parfois un élément de diagnostic utile, pour distinguer les
anévrysmes des tumeurs qui peuvent les simuler.

Les battements sympathiques ou nerveux de l'aorte abdominale,
indépendants de toutes lésions organiques du système circulatoire,
seront rarement confondus avec un anévrysme abdominal, lorsque
l'on prend en considération les diverses circonstances concomitantes.
Les faits suivants, avec des symptômes d'une intensité variable, sont
loin d'être rares :

1° Battements hystériques ou nerveux ;

2° Battements dyspeptiques ;

3° Battements de l'aorte, symptomatiques de l'inflammation d'une
portion du tube digestif; ils s'accompagnent souvent de fièvre ;

4° Exagération des battements, qui précède l'apparition des
menstrues ;

5° Battements qui se montrent au début et dans la période
moyenne de la grossesse.

Les deux premières circonstances, qui viennent d'être signalées,
trompent souvent le praticien inexpérimenté. L'existence de la fièvre,
dans le troisième de ces états, est un fait presque concluant contre
l'existence d'un anévrysme.

Dans tous ces cas, les mêmes règles de diagnostic sont applicables. J'ai peu de choses à ajouter à ce qu'a dit Hope sur la nature
même de ces pulsations : il est plus facile d'apprendre à reconnaître
leurs caractères, au lit du malade, que de les décrire dans un livre.
Le battement est en général saccadé et brusque; rarement il est
diastolique, comme celui d'une tumeur anévrysmale, mais il se dirige
de bas en haut, lorsque le malade est dans le décubitus dorsal ; s'il
est diastolique, l'expansion ne dépassera pas en étendue le calibre
du vaisseau. C'est une pulsation mal limitée, allongée, occupant par-

fois, tout le trajet de l'aorte jusqu'à sa bifurcation. Souvent elle différera du battement anévrysmal par son intensité qui va en augmentant, de haut en bas, et qui a son maximum dans la région ombilicale; en outre, sa force et ses caractères varient continuellement.

Mais les éléments principaux du diagnostic consistent, d'une part, dans l'appréciation de l'âge, du sexe et de l'habitude du malade, dans le mode d'invasion des accidents et dans les antécédents du malade; d'autre part, dans l'absence des symptômes d'un anévrysme abdominal (1).

Traitement de l'anévrysme abdominal.

Il est inutile de nous arrêter longuement sur ce sujet. En effet, les principes généraux du traitement de l'anévrysme thoracique sont, évidemment, applicables aux anévrysmes de l'abdomen. L'opium, administré sous toutes les formes, est notre grande ressource contre les douleurs névralgiques. Les autres narcotiques sont également utiles, et il est probable que le chloroforme rendrait des services, lorsqu'il n'existe aucun signe d'un affaiblissement du cœur. Si l'on parvient, par ce médicament, à diminuer les douleurs effroyables de l'anévrysme abdominal, c'est un nouveau rameau à ajouter à la couronne civique, si bien méritée par le docteur Simpson. Les indications de la médication apéritive ressortent entièrement des circonstances de chaque fait en particulier. Quant aux émissions sanguines locales, je ne pense pas qu'elles soient suivies des bons effets que nous avons signalés dans l'anévrysme thoracique; je les ai cependant employées dans quelques cas.

Récapitulation.

I. L'anévrysme de l'aorte abdominale peut s'accompagner de douleurs névralgiques intenses et d'un caractère particulier, surtout lorsque la lésion occupe un point élevé du vaisseau.

---

(1) Les battements abdominaux, symptomatiques d'une irritation ou d'une inflammation du tube intestinal, sont, probablement, analogues à ceux de la carotide dans la cérébrite, et à ceux des radiales dans le panaris; ils ont été décrits dans mes *Recherches sur le diagnostic de l'anévrysme* (*Dublin Journal of Medical Science,* vol. V); l'existence de cette forme de battements est admise par le docteur Hope.

II. Ces douleurs sont, dans quelques cas, assez caractéristiques pour faire diagnostiquer la maladie, avec quelque certitude.

III. Elles persistent, parfois, pendant longtemps, sans troubles généraux de la santé.

IV. On ne doit pas les attribuer, uniquement, à l'érosion des vertèbres.

V. L'anévrysme de l'aorte abdominale s'accompagne d'une lésion étendue du système artériel, moins souvent que l'anévrysme thoracique.

VI. Le défaut de proportion entre la violence des douleurs et l'intensité des troubles constitutionnels, est souvent un élément important du diagnostic.

VII. Les accidents généraux se montrent, en général, lorsque l'anévrysme devient diffus; cependant on les rencontre quelquefois au début de la maladie.

VIII. La fièvre manque dans les premières périodes de l'affection.

IX. La fièvre est rare dans l'anévrysme abdominal. Pendant les premières périodes, avant que l'anévrysme soit devenu diffus, elle fait défaut; si elle se montre après l'accomplissement de cette modification, elle affecte la forme d'une fièvre inflammatoire asthénique.

X. Les pulsations sont ordinairement simples; elles s'accompagnent d'un bruit de souffle, plus sûrement que celles qui appartiennent à l'anévrysme thoracique.

XI. Le déplacement d'organes importants peut précéder de beaucoup la rupture fatale ou la diffusion de l'anévrysme.

XII. Dans un cas où l'anévrysme siégeait à la partie supérieure de l'aorte abdominale, on a observé des pulsations doubles.

XIII. L'anévrysme abdominal peut être une cause du déplacement du cœur à droite.

XIV. Le murmure disparaît quelquefois dans la position verticale du malade.

XV. L'anévrysme vrai de l'aorte abdominale est rare.

XVI. La mort peut résulter d'une rupture du sac primitif, ouvert dans les cavités péritonéale ou pleurale, de la production d'un anévrysme faux consécutif, ou de l'affaiblissement de l'organisme, sans rupture du sac.

XVII. Le malade obtient souvent du soulagement en se couchant sur le ventre : dans un cas, tous les signes de la tumeur disparaissaient par le décubitus sur le côté gauche.

XVIII. L'hémorrhagie fatale peut se produire, subitement, par l'ouverture d'un anévrysme diffus dans une cavité séreuse.

XIX. La diffusion de l'anévrysme est souvent indiquée par l'altération remarquable qui s'opère dans l'état général du malade, et par les modifications des signes physiques offerts par le sac ou par le cœur.

XX. Il peut se développer une sensibilité considérable de l'abdomen, sans inflammation du péritoine.

XXI. L'épanchement de sang s'accompagne quelquefois d'une douleur locale.

XXII. Les accumulations sanguines, de nouvelle formation, donnent lieu quelquefois à un bruit de souffle doux ; dans quelques cas, cependant, elles se présentent sous forme de masses non pulsatiles, ou bien elles reçoivent une impulsion communiquée par les artères contiguës ou sous-jacentes.

XXIII. En général, la force du choc cardiaque et celle des battements du sac primitif diminuent lorsque l'anévrysme devient diffus ; chez un malade, cependant, nous avons vu cet accident succéder à une excitation du cœur et de l'anévrysme.

XXIV. Si la perte de sang a été considérable, l'acte cardiaque s'accompagne, parfois, d'un seul bruit ; la tumeur primitive devient moins évidente et le bruit de souffle diminue.

XXV. C'est, probablement alors, le bruit systolique du cœur qui fait défaut.

XXVI. Dans un cas où il se fit un épanchement de sang considérable entre les feuillets du mésentère, on observa deux murmures, différant par leur siége, leurs caractères et leur tonalité.

XXVII. Tous les viscères solides de l'abdomen peuvent être déplacés, dans le cours de l'anévrysme abdominal.

XXVIII. Il n'existe aucun rapport obligé entre les douleurs névralgiques violentes, et la destruction des vertèbres ; cette lésion se rencontre parfois sans douleurs paroxystiques ou continues.

XXIX. On observe souvent deux espèces de douleurs : l'une est violente, de forme névralgique et se montrant par accès ; l'autre est sourde, profonde et pertérébrante.

XXX. La tumeur formée par un anévrysme non diffus est immobile.

XXXI. Un murmure se développant d'abord dans la partie inférieure de l'abdomen, est un signe qui doit porter à rejeter l'existence d'un anévrysme.

XXXII. Les tumeurs abdominales simulant les anévrysmes sont surtout celles d'une consistance demi-liquide.

XXXIII. Lorsque ces tumeurs sont mobiles, on peut faire paraître ou faire cesser, à volonté, les pulsations et même le bruit de souffle.

XXXIV. L'accroissement des tumeurs anévrysmales se fait en général de haut en bas; les tumeurs solides se développent, le plus souvent, de bas en haut.

XXXV. Les pulsations qui se montrent, d'abord, dans la région inférieure de l'abdomen sont plutôt des pulsations communiquées que des pulsations dues à la tumeur elle-même.

XXXVI. Il est trois circonstances importantes qui appartiennent aux tumeurs solides de l'abdomen, et que nous n'avons jamais observées dans l'anévrysme; ce sont :

1° Le développement d'une circulation veineuse collatérale, indiqué par l'augmentation de volume des veines épigastriques;

2° L'ascite;

3° Les bruits et la sensation de frottement, au niveau de la tumeur.

XXXVII. Dans l'insuffisance aortique, l'exagération passagère des pulsations de l'aorte abdominale, résultat probable d'une irritation sympathique, a pu faire admettre, à tort, l'existence d'un anévrysme abdominal.

XXXVIII. Une tumeur liquide, telle qu'un abcès hépatique, peut être agitée de pulsations ayant un caractère tout à fait diastolique. Dans ce cas, le diagnostic repose sur les circonstances antérieures et sur les symptômes concomitants.

TABLE

DES OBSERVATIONS ET DES FAITS

CITÉS DANS CET OUVRAGE.

Péricardite.

Ponction du péricarde. — Docteur Schuh, extrait, 92, note.

Deux opérations de paracentèse du péricarde. — Docteur Karnwagen, 92, note.

Endocardite et myocardite.

Symptômes de cardite ; murmure valvulaire se montrant de temps à autre ; pas de signes de frottement ; mort, 105.

Inflammation des valvules pulmonaires, sans murmures, dans un cas de ramollissement du cœur ; autopsie. — Docteur Graves, extrait, 107.

Dilatation avec hypertrophie du cœur ; ossification des valvules mitrales, sans murmures ; apparition d'une endocardite aiguë, donnant lieu au développement d'un murmure intense au premier temps ; autopsie, 108.

Myocardite ; autopsie, 111.

Gangrène du cœur ; autopsie. — Testa, extrait, 112.

Ulcération du ventricule gauche. — Testa, extrait, 112.

Endo-myocardite ulcérative, chronique, avec aortite et rupture du cœur ; autopsie. — Testa, extrait, 112.

Hypertrophie du cœur ; affection valvulaire ; abcès du cœur. — Docteur Graves, extrait, 114.

Artérite de l'artère iliaque primitive droite et de ses divisions ; polypes contenus dans ces vaisseaux ; autopsie. — Docteurs Graves et Stokes, extrait, 116.

Endocardite aiguë ; redoublement du deuxième bruit, 118.

Endocardite rhumatismale , redoublement distinct du deuxième bruit, 119.

Arthritis ; complication cardiaque ; bruit de souffle au premier temps ; redoublement du deuxième bruit du cœur, lorsque le malade est placé dans la position horizontale, 119.

Redoublement de l'un des bruits du cœur dans le cours d'une péripneumonie nothale. — Extrait, 120.

Kystes purulents des deux ventricules ; symptômes prolongés d'une affection phlébitique ; autopsie, 123.

Kystes purulents du cœur ; autopsie, — M. O'Ferral, extrait, 124.

Idem. Autopsie. — M. O'Ferral, 124.

Caillot dans le ventricule gauche et dans l'aorte ; choléra grave ; autopsie. — Extrait, 125.

Kystes purulents du cœur ; phthisie pulmonaire ; autopsie. — Docteur Bigger, extrait, 126.

Affections valvulaires.

Anévrysme de l'aorte ascendante avec pouls bondissant. — Extrait, 137, note.

veines pulmonaires; l'orifice mitral, rétréci, est obstrué par un caillot ; autopsie. — Docteur Adams, 187.

Caillot sphérique, formé de couches concentriques, et ayant son siége dans l'oreillette. — Docteur Adams, 188.

Inocclusion permanente de l'orifice aortique, avec rétrécissement et ossification de la valvule mitrale; dilatation hypertrophique de toutes les cavités du cœur ; bruit de souffle double, à la base du cœur ; vers la pointe, murmure qui masque le double bruit ; agrandissement considérable de l'orifice auriculo-ventriculaire droit ; autopsie, 190.

Symptômes d'une affection valvulaire; hydropisie revenant de temps à autre ; absence de corrélation entre le rhythme du cœur et celui du pouls radial ; pulsation des jugulaires. — Docteur Adams, 196.

Rétrécissement de l'orifice mitral ; rapidité persistante du pouls. — Docteur Adams, 198, note.

Idem. Docteur Adams, 199, note.

Rétrécissement mitral avec deux modes d'action différents du cœur. — Extrait, 199.

Asthme; pulsations veineuses pendant les accès ; caillots dans les artères ; autopsie. — Hombert, 204, note.

Pulsations veineuses dans les membres supérieurs; autopsie. — Docteur Benson, 205.

Pulsations des jugulaires dans la péricardite aiguë. — Extrait, 206.

Asthme cardiaque avec matité remarquable à gauche, 207.

Développement brusque des symptômes d'une affection organique du cœur ; attaques répétées simulant l'apoplexie, et s'accompagnant d'hémiplégie et d'ictère éphémères ; dilatation des cavités droites du cœur ; élargissement considérable de l'orifice mitral ; autopsie. — Docteur Fleming, 209.

Affection organique du cœur ; ictère avec prurit, 211.

Lésion étendue de l'orifice aortique avec insuffisance valvulaire ; dilatation hypertrophique considérable du ventricule gauche, consécutive, probablement, à une attaque d'endo-péricardite ; symptômes graves d'angine de poitrine, se reproduisant pendant plus de dix ans ; autopsie. — Docteur Croker King, 220.

Signes d'une insuffisance aortique existant depuis longtemps; symptômes persistants, simulant la fièvre rhumatismale ; surexcitation locale de l'acte fonctionnel des artères ; cessation des pulsations de l'artère radiale gauche ; mort, 227.

Affection des valvules aortiques ; insuffisance ; autopsie. — Docteur Banks, extrait, 230.

Hypertrophie du ventricule gauche ; ossification, raccourcissement et insuffisance des valvules aortiques. — Forget, extrait, 232.

Affections du tissu musculaire du cœur.

Dégénérescence graisseuse du cœur.

Syncopes répétées; disparition subite et complète du pouls pendant six semaines ; dégénérescence graisseuse du cœur ; ossification des valvules semi-lunaires, de l'aorte et des artères coronaires ; autopsie. — Docteur Adams, 310.

État graisseux du cœur ; rupture du ventricule gauche ; huile à l'état libre dans le sang. — Professeur Smith, 312.

Dégénérescence graisseuse du cœur ; huile à l'état libre dans le sang ; autopsie. — Professeur Smith, 313.

Palpitations ayant duré depuis longtemps ; syncopes subites, revenant de temps à autre ; mort subite avec symptômes apoplectiques ; dépôt considérable de graisse dans le cœur ; autopsie. — M. Carmichael, 314.

Anémie ; pouls très-lent avec murmure valvulaire ; mort par syncope ; dégénérescence graisseuse du cœur avec lésion de l'orificre aortique ; autopsie, 315.

Attaques pseudo-apoplectiques répétées, sans paralysie consécutive ; pouls lent, accompagné d'un murmure valvulaire se propageant dans l'aorte, 316.

Syncopes se transformant plus tard en attaques apoplectiques; symptômes de la dégénérescence graisseuse du cœur. — Extrait, 326.

Dégénérescence graisseuse du cœur ; rétrécissement de l'orifice mitral ; murmure valvulaire ayant son maximum d'intensité à la pointe du cœur ; irrégularité, faiblesse et rapidité du pouls ; autopsie, 331.

Lipothymies revenant de temps à autre ; convulsions légères; bruit de souffle simple et offrant, à un certain degré, un timbre musical au premier temps; disparition des deux bruits cardiaques, 333.

Dégénérescence graisseuse du cœur; augmentation de volume du foie ; anémie. — Extrait, 336.

Tumeur abdominale volumineuse; gaz dans les veines épigastriques. — Extrait, 342 et 343.

Anévrysme de l'aorte; dégénérescence graisseuse du foie, avec développement de gaz dans cet organe, 343.

Épistaxis abondante ; œdème ; mort ; autopsie; gaz dans les veines et dans les oreillettes. — Rérolle de Gex, extrait, 343.

Hémorrhagie abondante succédant à une opération ; emphysème; autopsie ; gaz dans les veines et dans les cavités droites du cœur ; gaz inflammable dans les muscles. — Rérolle de Gex, extrait, 343.

Épistaxis abondante ; débilité considérable avec emphysème du tissu cellulaire sous-cutané de l'abdomen. — Docteur Graves, extrait, 344.

Traitement des maladies organiques du cœur.

De l'état du cœur dans le typhus.

action vigoureuse du cœur pendant les cinq jours qui précédèrent la
mort, 404.

Fièvre pétéchiale; bronchite et diarrhée; l'acte cardiaque conserve son
énergie jusqu'au neuvième jour; prépondérance du premier bruit, au
seizième jour; usage du vin; guérison, 406.

Typhus pétéchial avec palpitations et affection bronchique; prédominance
du premier bruit du cœur; guérison, 407

Fièvre asthénique, suivie d'une attaque d'inflammation gastrique; absence
du deuxième bruit, 408.

Fièvre maculée grave; délire; caractère fœtal des bruits du cœur; administration du vin à hautes doses; guérison, 410.

Typhus maculé; disparition de l'impulsion cardiaque au deuxième jour, et
des deux bruits du cœur le lendemain; mort par syncope le quinzième
jour; ramollissement extrême du cœur, 412.

Typhus adynamique; accidents nerveux et pulmonaires graves; faiblesse
considérable du cœur avec prédominance du premier bruit; mort au
douzième jour; autopsie, 414.

Typhus pétéchial; prostration; variations dans l'état du cœur et du pouls;
mort; autopsie, 414.

Typhus maculé grave avec inflammation pulmonaire intense; caractère
fœtal des bruits du cœur; vin; mort; autopsie, 416.

Typhus maculé avec symptômes nerveux graves; prédominance du deuxième
bruit du cœur le sixième jour; absence complète du premier bruit au
dixième jour; mort; ramollissement du cœur; ulcérations de l'iléon,
417.

Typhus adynamique; vibices; délire et hémoptysies; mort au vingt-septième
jour; ramollissement du ventricule gauche, 420.

Typhus pétéchial; symptômes nerveux graves; cessation du premier bruit
au niveau du cœur gauche; ramollissement cardiaque porté très-loin,
et limité au ventricule du même côté, 421.

Fièvre pétéchiale avec affection pulmonaire intense; mort le vingt-deuxième
jour; augmentation de volume et ramollissement du cœur, 423.

Typhus; prostration considérable, irrégularité et faiblesse des contractions
du cœur; emploi des stimulants à hautes doses; guérison. — Extrait, 425.

Fièvre sans pétéchies, avec inflammation abdominale et pulmonaire légères;
disparition du premier bruit du cœur pendant plusieurs jours; deuxième
bruit distinct, s'accompagnant d'un choc; diminution de l'impulsion systolique; pouls frémissant; guérison, 426.

Fièvre maculée; ancien murmure cardiaque disparaissant en même temps
que se montrent les signes du ramollissement et de la faiblesse du cœur,
429.

Fièvre sans pétéchies; rechute; murmure cardiaque accompagnant le pre-

Déplacements du cœur.

Rupture du cœur.

Des altérations fonctionnelles du cœur.

De l'anévrysme de l'aorte thoracique.

produit par la résorption d'un empyème ; déplacement du cœur du côté de l'aisselle. — Docteur Mayne, 577.

Compression de la bronche gauche par un anévrysme ; emphysème étendu du tronc et des extrémités supérieures ; expectoration fétide ; gangrène pulmonaire. — Docteur Greene, extrait, 583.

Anévrysme de la crosse de l'aorte, avec perforation de l'œsophage et de la bronche gauche; dysphagie et stridulation inférieure se montrant à de longs intervalles ; disparition des signes physiques de l'anévrysme ; mort sans hémorrhagie, 587.

Anévrysme de l'aorte thoracique ouvert à l'extérieur ; prolongation de la vie par un tamponnement de la plaie. — Docteur Osborne, extrait, 592.

Anévrysme de l'aorte thoracique faisant saillie à l'extérieur ; hémorrhagies abondantes revenant subitement et par intervalles; mort par épuisement au bout de dix jours. — Professeur Smith, extrait, 592.

Tumeur pulsatile de la crosse de l'aorte ; destruction des côtes et perforation des téguments ; hémorrhagies fréquentes et signes indiquant la diminution de la tumeur ; amélioration notable sous l'influence d'une diète généreuse. — Docteur Neligan, 593.

Anévrysme thoracique; hémorrhagies abondantes avec convulsions ; autopsie. — Extrait, 596.

Émaciation ; stridulation inférieure ; matité des clavicules et de la portion supérieure du sternum ; absence des signes d'un anévrysme ; expectoration d'un liquide crémeux et blanc comme du lait ; autopsie; kystes nombreux placés autour de la trachée qu'ils compriment. — Extrait, 647.

De l'anévrysme de l'aorte abdominale.

Douleur profonde dans le dos : exacerbations névralgiques à l'occasion du moindre mouvement; extension de la douleur sur le trajet des intestins ; dysphagie ; déplacement du foie simulant une hypertrophie de cette glande; tolérance de l'opium à des doses énormes ; autopsie. — Docteur Beatty, 624.

Anévrysme de l'aorte abdominale ; pulsations doubles de la tumeur ; déplacement du cœur, 632

Anévrysme de l'aorte abdominale ; hémorrhagies par poussées successives. — Docteur Lees, 635.

Anévrysme abdominal; matité subite du côté gauche ; rupture du sac dans la cavité pleurale gauche. — Docteur Lyons, extrait, 636.

Anévrysme abdominal biloculaire ; battements diastoliques et bruit de souffle disparaissant après un frisson ; absence du pouls radial ; épanchement de sang dans la plèvre gauche. — Docteur Law, extrait, 636.

TABLE ANALYTIQUE.

A

Abcès népatique avec ouverture dans le péricarde, 24 ; — gangréneux, aigu du poumon, avec péricardite, 78 ; — des parois du cœur, 114 ; — pharyngiens, 60, note.

Accès hystérique, 530.

Accumulation (l') de produits morbides, cause du déplacement du cœur, 460.

Aconit. Extrait d'— dans l'hypertrophie du cœur, 351.

Adams (Dr Robert). Forme en croissant de l'orifice mitral, 143, 188. — Occlusion de l'orifice mitral par un caillot sanguin, 187, 188. — Observations sur l'affection des valvules mitrales, 189, note. — Importance de ses travaux sur les affections valvulaires, 193. — Priorité de ses découvertes, 194, 234. — Défaut de proportion entre la force du cœur et celle du pouls radial, dans le rétrécissement mitral, 196. — Rétrécissement mitral avec rapidité permanente du pouls, 198, note. — Pulsations des veines jugulaires, 202. — Rôle que joue la valvule tricuspide, 203, note, 488.—Forme du cœur dans l'affection mitrale, 219, note. — Dilatation des oreillettes, 274.—Augmentation subite du volume du globe oculaire, 297.—Atrophie des valvules du cœur, 304. — Affaiblissement du cœur, cause d'apoplexie, 308. — Exemple de dégénérescence grais-seuse du cœur, 308. — Disparition complète du pouls pendant six semaines, 310. — Compression latérale et verticale subie par le cœur, 471.

Adhérence générale du péricarde, 10 ; — s'accompagnant d'une atrophie du cœur, 12, 96 ; pas de signes physiques certains de l'—, 21 ; — probablement fréquente, 22 ; effets de l'— sur le cœur. 96 ; observation d'—, 183.

Adolescents. Palpitations chez les —, 525.

Affaiblissement du cœur, 300 ; signes de l'— dans la péricardite, 87 ; deux espèces de signes de l'— dans les affections valvulaires, 161 ; cause de —l', 301 ;—dans la péricardite, 302 ; nouveau caractère de l'impulsion dans un cas d'—, 332 ; cas d'—, 548, note ; apparition de l'—, 446 ; l'angine de poitrine se montre communément lorsqu'il y a —, 493 ; sensation vermiculaire et prolongation du bruit musculaire dans l'—, 517.

Affaiblissement et dilatation du cœur, avec ou sans affection valvulaire ; signes, 139.

Affections des valvules du cœur, 129 ; des valvules du cœur droit, 165 ; des valvules du cœur gauche, 173 ; dans lesquelles un examen attentif du cœur fournit des données importantes pour le traitement, 443 ; caractérisées par une accumulation de produits morbides, causent le déplacement du cœur, 459 ; nerveuses du cœur, 489 ; simulant l'anévrysme abdominal, 655.

Albuminurie, dans un cas de fièvre typhique, avec murmure cardiaque, 436.

Amphibies (animaux). Analogies entre le foie des — et celui de l'homme atteint d'une dilatation du cœur compliquée, 261, note.

Andral (D^r). Péricardite simulant l'angine de poitrine, 51. — Obs. de variole avec péricardite, 79. — Statistique sur la pathologie du cœur, dans la fièvre typhique, 81. — De la diathèse athéromateuse, 217. — Augmentation du volume du foie dans la dilatation du cœur, 269.

Anémie. Signes acoustiques dans l'—, 138 ; obs. d'—, liée à des affections organiques du cœur, 152, 507, 509 ; l'—du cerveau est une cause de troubles cérébraux, dans les affections du

B

F

Force du cœur. Modifie les bruits de frottement dans la péricardite, 30.

Forget (M.). Adhérence du péricarde, 96 ; kystes purulents du cœur, 126 ; remarques sur la position relative des deux moitiés du cœur, 146 ; statistique sur la combinaison des affections mitrale et aortique, 193, note ; dilatation a *tergo*, 193, 231.

Fosse ovale. Inocclusion de la —, obs. du docteur Gordon, 167.

Frazer (Dr). Exemples d'anévrysme abdominal, 639.

Frémissement dans les affections des valvules aortiques, 216 ; — cataire, 557 ; intense, 564, 565 ; simple, avec un murmure double, dans une affection des valvules aortiques, 516, note ; diastolique, signalé par Skoda dans la maladie mitrale, 516, note ; par régurgitation sanguine, 516 et note ; disparition du — par la pression, 517.

— cataire, dans la dilatation de l'artère pulmonaire, 139.

Frottement (bruits de). Opinion de Collin sur les —, 8 ; localisation singulière des — dans la péricardite, 17 et note ; conditions qui leur donnent de l'intensité, 17 ; — modifiés par le traitement, 18 ; par la pression exercée sur le cœur, 19 ; coïncidant avec un épanchement de liquide, 20 ; dans la péricardite sèche, simple, 21 ; modifiés par la présence de gaz mêlés aux produits de sécrétion inflammatoire, 22 ; caractère métallique des — produits par la présence de l'air qui distend l'estomac, 28 ; — modifiés par une pleurésie gauche, 29 ; par la force et le volume du cœur, 30 ; par le redoublement des bruits du cœur, 30 ; modifiés par une affection valvulaire, 33 ; récapitulation, 36 ; modifiés, dans la péricardite, par la respiration, 67 ; disparaissant, dans un cas où il étaient fort intenses, par une oblitération presque complète du sac péricardiaque, 74 ; durée singulière des —, 78.

— péritonéal, est un signe diagnostique entre les tumeurs organiques et l'anévrysme abdominal, 660.

G

Gairdner (Dr). De l'adhérence du péricarde, 98 et note ; son opinion sur la nature de certaines hématémèses, 593, 653, note.

Galien. Pulsation des veines jugulaires, 201, note.

Ganglions microscopiques, découverts par Remak à la surface du cœur, 499.

Gangrène du cœur (Testa), 112 ; — du poumon, produisant le déplacement du cœur, 466, 468 ; du poumon, par compression des artères nourricières, 582.

Gangréneux (abcès) du poumon, dans la péricardite, 78.

Gastriques (troubles). Palpitations nerveuses occasionnées par les —, 501.

Gaz. La présence de gaz, mêlés aux produits ordinaires de l'inflammation, modifie les signes de la péricardite, 22. Augmentation de l'intensité des bruits du cœur par la présence temporaire de — dans le péricarde, 23. La distension de l'estomac par des — modifie tous les signes d'auscultation, 28. — dans le système veineux, se produisant après la mort par dégénérescence graisseuse, 314. — dans les veines, à la suite de pertes de sang considérables, 342, 343. Effets de l'accumulation de — sur le déplacement du cœur, 460. Développement de — inflammables dans les muscles, 343.

Gendrin (Dr). Production d'un son par l'extension d'une membrane, 250 ; son explication du deuxième bruit du cœur, 251 ; diagnostic entre les anévrysmes vrais et faux, 621.

Glande (thyroïde). Voy. *Thyroïde*.

Globe hystérique, 298.

Globes oculaires, leur hypertrophie liée à celle de la glande thyroïde, 279 et suiv. ; observation, 287 ; nature de cette hypertrophie, 296 ; son apparition subite, 296.

Gluge. Effets de la myocardite, 115 ; diathèse athéromateuse, 217.

Goerlitz (comtesse). Observation de la —, 344, note.

Goître. Différence qui le sépare de l'hypertrophie de la glande thyroïde, 280, 286, 297.

Gordon (Dr). Insuffisance permanente des valvules pulmonaires, 167. Rupture des cordes tendineuses de la valvule mitrale, 482.

Goutte, précédant un affaiblissement du

J

Johnson (D^r). Mode d'administration du calomel dans les maladies des pays chauds, 86.

Jugulaires (veines). Pulsations des —, dans les affections valvulaires, 197, 201, 204, 205; dans la péricardite aiguë avec dégénérescence graisseuse du cœur, 206.

K

Karnwagen (D^r). Deux observations de ponction du péricarde, 92, note.

King (Dr Croker). Affection de l'orifice aortique, 220.

King (Mr T.). Fonctions du ventricule droit, 203, note; 490; pulsations veineuses, 204; atrophie des valvules du cœur, 301.

Kirby (D^r). Contre-indications du traitement antiphlogistique dans l'anévrysme, 605, note.

Kystes purulents du cœur, 121; théories des —, 121; — attribués par le prof. Smith à la phlébite cardiaque, 122; des deux ventricules, obs., 123; obs., 124, 125; opinion de M. O'Ferral sur les —, 124; opinion de Bouillaud, 124; difficultés de leur diagnostic, 125; observations générales sur les —, 125, obs., 126; transformation crétacée des —, 121, 126; —plus fréquents dans le cœur droit que dans le cœur gauche, suivant Forget, 126; opinion contraire de Hasse, obs. de Forget, 126; — placés derrière la valvule mitrale, 174, note.

L

Laennec. Remarques sur l'intensité plus grande des bruits du cœur, lorsque le péricarde contient des gaz, 23; de la pneumo-péricardite, 28, note; maladies valvulaires chroniques à l'état latent, 147; affections valvulaires dans les cas où il y a communication entre les cavités gauches et droites, 167; l'apoplexie pulmonaire circonscrite de —, produite par les affections valvulaires, 180; fonctions des colonnes charnues du cœur, 244; diagnostic différentiel entre l'hypertrophie simple et l'hypertrophie compliquée, 271; atro-

phie du cœur, succédant à l'abus des saignées, 301; de la dégénérescence graisseuse du cœur, 305, 324; asthme avec respiration puérile, 329, note; lésions des muscles, 371; ramollissement du cœur dans la fièvre, 372; causes de la rapidité du pouls pendant la convalescence de la fièvre, 385; tintement métallique de —, 520.

Lancisi. Pulsations des veines jugulaires, 201, note; 204.

Larynx. Etat de la voix et stridulation dans les affections chroniques du —, 580; état du — dans l'aphonie anévrysmale, 580, note; chez un cheval cornard, 581, note.

Latent (état) de la péricardite dans le cours des affections essentielles, 79, note; dans les affections valvulaires chroniques, 147; son importance pour les assurances sur la vie, 148; dans les affections du cœur confirmées, 153; obs., 153, 154; fréquent dans la péricardite, 46; obs., 70, 74, 77; explication de ces faits, 78.

Latham (D^r). Rapports entre la péricardite et le rhumatisme, 48, note; emploi de l'opium dans la péricardite, 92; le traitement peut venir en aide à la pathologie, 347; incurabilité de l'hypertrophie confirmée, 348; dangers des saignées répétées dans l'hypertrophie, 350, note; lacération des muscles de l'abdomen dans le tétanos, 473, note; angine de poitrine, 490 et suiv.; bruit de souffle à la partie supérieure du thorax, à gauche, 540; murmures apparaissant dans les derniers instants de la vie, 543.

Laudanum. Abus du —, dans une affection de l'aorte, 223.

Law (D^r). De la percussion dans la pleuropneumonie, ou dans la pneumonie, survenant dans le cours d'une péricardite, 43, note; état latent de la péricardite liée à une affection tuberculeuse chronique, 79; rupture des cordes tendineuses dans l'endocardite, 105, 174; affections des valvules mitrales et aortiques, 186; altérations du cerveau dans les affections valvulaires, 186; diagnostic des lésions valvulaires doubles, 190; forme sphérique du cœur, 219, note; dégénérescence graisseuse du cœur, 341; rapports entre les affections cérébrales et cardiaques, 365, 582; noix vo-

rarement la syncope dans le typhus avec signes d'un ramollissement du cœur, 451; effets de la — sur le pouls, 511, 544; effets de la — sur le cœur des grenouilles, 545, note; sur le germe, dans les œufs, 545, note; sur le fœtus, pendant la vie intra-utérine, 545; sur le pouls, dans la commotion cérébrale, 546, note; règles pratiques à déduire des effets du changement de —, sur le pouls, pendant la convalescence, 546; effets de la — sur les bruits anévrysmaux, 559; effets de la — sur la douleur, dans l'anévrysme abdominal, 625, 628, 632, 638, 642, 647; effets de la — sur le murmure et les battements dans l'anévrysme, 635, 658 et note; — produisant la disparition et la réapparition d'une tumeur anévrysmale, 647, 648.

Pouls. Conditions du — dans la péricardite, 53; d'après le docteur Graves, le — devient irrégulier, de bonne heure, dans la péricardite, 53; l'irrégularité du — se rapporte plutôt à l'état du tissu musculaire du cœur qu'à celui des valvules, 177; défaut de proportion entre la force des battements du cœur et celle du — radial, dans l'obstruction mitrale, 195, 196; même défaut de proportion, dans les troubles fonctionnels du cœur, 521, 523, 524; battements doubles du cœur coïncidant avec le — simple des artères, dans l'obstruction mitrale, 194; explication de ce phénomène, donnée par Hope, 197; — dans l'anévrysme variqueux, 565, 614, note, 616; — rapide, d'une façon permanente; conclusions à tirer de ce fait, 200; régularité du — dans l'affection des valvules aortiques, 220; — cessant d'être perceptible au niveau de toutes les artères du corps, pendant six semaines, 310; — presque imperceptible, pendant l'attaque d'angine de poitrine, 495; effets de la position sur le —, 511; le thé fait disparaître, parfois, l'irrégularité du —, 529; effets de la position sur le —, dans la commotion cérébrale, 546, note; — dicrote, son mode de production, 546, note; le — est souvent tranquille dans l'anévrysme abdominal, 630.

— dans la fièvre. Sa rapidité diminue sous l'influence de l'usage du vin, 385, 394, 396; cette diminution de la rapidité du — et la réapparition de la force du cœur, ne sont d'un heureux pronostic que s'il n'y a point excitation du cœur, 405; ralentissement progressif du —, pendant la convalescence, 386; causes de la rapidité du —, pendant la convalescence, 386; la faiblesse du —, jointe à des contractions énergiques du cœur, est un signe d'un pronostic grave, 388, 389, 390, 414, 449; disparition du — après huit jours, 389; lenteur extrême du — pendant la convalescence, 391; modifications remarquables du —, 393; persistance du — radial, malgré la disparition du choc cardiaque, 413; variations du —, 414; cette condition est défavorable, 419; — frémissant, 426; conclusions à tirer, en pratique, des effets du changement de position sur le —, pendant la convalescence, 546.

Pouls saccadé, « pouls des artères non remplies » de Hope; pouls régurgitant, 137; docteur Hope : sur le —, 137, note, 165, 166; docteur Corrigan : sur le —, 137, note; dans l'anévrysme variqueux, 614, note, 616.

— lent. Mémoire de l'auteur sur le —, 138, 332; — dans la dégénérescence graisseuse du cœur, 308, 315, 316, 330; causes de la lenteur du — dans la dégénérescence graisseuse du cœur, 337; — pendant la convalescence de la fièvre, 391; — dans la phthisie, 475.

— veineux, 201, note, 204; dans la péricardite aiguë, 206.

Poumon. Refoulement, en haut, du — par un épanchement considérable du péricarde, 44; déplacement analogue dans un cas mixte, 45; abcès gangreneux aigu du —, avec péricardite, 78; augmentation du volume du —, dans la pneumonie plastique, 460; déplacement du cœur par la tuméfaction du —, 460; déplacement du cœur par une diminution de volume du — 465; perforation du — dans un cas d'anévrysme abdominal, 638.

Poumons. Paraissent souffrir, dans le typhus, des effets de la débilitation du ventricule droit, 412; déplacement

Q

R

W

FIN DE LA TABLE ANALYTIQUE.

CATALOGUE DES LIVRES DE FONDS

DE LA LIBRAIRIE

ADRIEN DELAHAYE

Paris, place de l'École-de-Médecine, 23.

NOTA. — Tous les ouvrages portés dans ce Catalogue sont expédiés par la poste, dans les départements et en Algérie, *franco* et sans augmentation sur les prix désignés. — Prière de joindre à la demande des *timbres-poste* ou un *mandat* sur Paris.

Annuaire général des sciences médicales, par le docteur CAVASSE, ancien interne des hôpitaux de Paris, médecin adjoint des prisons de la Seine, etc. Les quatre premiers volumes (années 1857, 1858, 1859 et 1860) sont en vente. L'année 1861 (5ᵉ volume) est sous presse.

Prix des années 1857 et 1858 .... 5 fr. »

— des années 1859 et 1860 .... 5 fr. 50

DEUXIÈME SÉRIE, commençant en 1862. Il sera publié deux volumes par an, 1 volume tous les six mois.

En vente le tome 1ᵉʳ de l'année 1862 .... 6 fr.

Le tome II (*sous presse*).

Le prix de l'abonnement pour un an .... 10 fr.

ALLARD, médecin inspecteur des eaux minérales de Royat et de Saint-Mart, professeur suppléant à l'école de médecine de Clermont, etc. **De la thérapeutique hydrominérale des maladies constitutionnelles, et en particulier des affections tégumentaires externes.** In-8 de 74 pages. Paris, 1860 .... 2 fr.

ALLARD. **Précis sur les eaux thermales chloro-bicarbonatées mixtes ferrugineuses arsenicales de Royat** (Puy-de-Dôme), suivi du Guide indicateur. In-8 de 96 pages. Paris, 1861 .... 1 fr.

ALLARD. **Essai sur l'arthritis des viscères,** et en particulier des organes respiratoires, et sur son traitement par les eaux minérales. In-8 de 30 pages. Paris, 1861 .... 1 fr.

ALLARD. **Du traitement de la phthisie pulmonaire par les eaux d'Auvergne.** In-8 de 56 pages. Paris, 1863 .... 1 fr. 50

ALLARD et BOUCOMONT. **Les eaux thermo-minérales d'Auvergne, leur spécialité médicale, leur état actuel et leur avenir.** Grand in-8 de 110 pages. Paris, 1862 .... 2 fr. 50

ALMAGRO, docteur en médecine, ancien interne des hôpitaux de Paris. **Étude clinique et anatomo-pathologique sur la persistance du canal artériel.** Mémoire accompagné de 3 planches dont une coloriée. Paris, 1862 .... 3 fr. 50

AUBÉ. **De l'accouchement prématuré artificiel.** In-4 de 90 pages. Paris, 1859 .... 2 fr.

AUBURTIN. **Recherches cliniques sur le rhumatisme articulaire aigu.** 1 vol. in-8. Paris, 1860 .... 3 fr. 50

AZÉMA, docteur en médecine de la Faculté de Paris, ex-médecin de l'hôpital civil de Saint-Denis, membre du conseil sanitaire, conservateur central de la vaccine à l'île de la Réunion. **De l'ulcère de Mozambique,** suivi d'un Rapport lu à la Société de chirurgie de Paris, par M. Aug. Collerier, chirurgien de l'hôpital du Midi, membre de la Société de chirurgie, officier de la Légion d'honneur, etc. In-8 de 87 pages. Paris, 1863.. 2 fr.

BARBASTE. **De l'état des forces dans les maladies,** et des indications qui s'y rapportent. Paris, 1857. 1 vol. in-8 de 170 pages. 2 fr.

BAUCHET, chirurgien des hôpitaux de Paris. **Anatomie pathologique des kystes de l'ovaire, et de ses conséquences pour le diagnostic et le traitement de ces affections.** Paris, 1859. In-4 de 162 pages... 3 fr. 50

BAUCHET. **Du panaris et des inflammations de la main.** Paris, 1859. 1 vol. in-8, 2ᵉ édition, revue et augmentée......... 3 fr. 50

BAUCHET. **Des lésions traumatiques de l'encéphale.** Paris, 1860. In-8 de 200 pages .... 3 fr.

BAUDOT (Edmond), docteur en médecine. **Examen critique de l'incubation appliquée à la thérapeutique.** 1858. Gr. in-8... 1 fr. 25

BAUDOT (Émile), docteur en médecine de la Faculté de Paris, etc. **Des doctrines médicales** professées à l'hôpital Saint-Louis en 1861. In-4 de 102 pages. Paris, 1862... 2 fr.

BAUMÈS (P.). **Précis théorique et pratique sur les diathèses.** Paris, 1853. 1 vol. in-8.. 2 fr.

BAZIN, médecin de l'hôpital Saint-Louis, etc. **Leçons sur la scrofule** considérée en elle-même et dans ses rapports avec la syphilis, la dartre et l'arthritis. 1 vol. in-8, 2ᵉ édition, revue et considérablement augmentée. Paris, 1861.. 7 fr. 50

BAZIN. **Leçons théoriques et cliniques sur les affections cutanées parasitaires,** professées à l'hôpital Saint-Louis, rédigées et publiées par A. Pouquet, interne des hôpitaux, revues et approuvées par le professeur. 2ᵉ éd., revue et augmentée. 1 vol. in-8 orné de 5 pl. sur acier. 1862. 5 fr.

BAZIN. **Leçons théoriques et cliniques sur les syphilides** considérées en elles-mêmes et dans leurs rapports avec les éruptions dartreuses, scrofuleuses et parasitaires, professées à l'hôpital Saint-Louis par le docteur Bazin, recueillies et publiées par Louis Fournier, interne de l'hôpital Saint-Louis, revues et approuvées par le professeur. 1859, 1 vol. in-8. 4 fr.

BAZIN. **Leçons théoriques et cliniques sur les affections cutanées de nature arthritique et dartreuse** considérées en elles-mêmes et dans leurs rapports avec les éruptions scrofuleuses, parasitaires et syphilitiques, professées à l'hôpital Saint-Louis par le docteur Bazin, rédigées et publiées par L. Sergent, interne des hôpitaux, revues et approuvées par le professeur. 1860, 1 vol. in-8..... 5 fr.

BAZIN. **Leçons théoriques et cliniques sur les affections cutanées artificielles et sur la lèpre, les diathèses, le purpura, les difformités de la peau,** etc., professées à l'hôpital Saint-Louis par le docteur Bazin, recueillies et publiées par le docteur Guérard, ancien interne de l'hôpital Saint-Louis, revues et approuvées par le professeur. Paris, 1862. 1 vol. in-8... 6 fr.

BAZIN. **Leçons sur les affections génériques de la peau,** professées à l'hôpital Saint-Louis par le docteur Bazin, recueillies et publiées par le docteur Baudot (Émile), ancien interne, lauréat des hôpitaux, etc., revues et approuvées par le professeur. Paris, 1862. 1 vol. in-8.   5 fr.

BECQUEREL. (Alfred). **Recherches cliniques sur la méningite des enfants.** In-8 de 128 pages. Paris, 1838................. 1 fr.

BECQUEREL. **De la métrite folliculeuse ou granuleuse hémorrhagique, ou Des fongosités utérines,** d'après les leçons professées à l'hôpital de la Pitié. In-8 de 15 pages. Paris, 1860.......... 50 c.

BECQUEREL. **Histoire d'un cas de morve aiguë chez l'homme,** recueillie dans le service de M. le professeur Andral. Paris. In-8 de 18 pages... 50 c.

BECQUEREL. **Recherches anatomico-pathologiques sur la cirrhose du foie.** Paris, 1840. In-8 de 60 pages........... 1 fr. 50

BECQUEREL. **Pneumonie des enfants.** De l'influence des émissions sanguines et des vésicatoires appliqués sur la poitrine dans la pneumonie simple ou compliquée des enfants âgés de deux à quinze ans. Paris, 1839. In-8 de 39 pages........................... .... 1 fr.

BECQUEREL. **Relation d'une épidémie d'affections pseudo-membraneuses et gangréneuses** qui a régné à l'hôpital des Enfants malades de Paris pendant le cours de l'année 1851. Paris, in-8 de 61 pages..................................... 1 fr. 50

BECQUEREL. **Traité théorique et pratique des maladies des enfants,** spécialement considérées depuis la première dentition jusqu'à l'âge de puberté (2 à 15 ans). Paris, 1842. 1 vol. in-8 de 172 p.   2 fr.

BECQUEREL. **Traité du bégayement et des moyens de le guérir,** ouvrage contenant l'exposé de la méthode découverte par M. Jourdant pour guérir ce vice de la parole. Paris, 1843. 1 v. in-8 de 139 p.   2 fr.

BECQUEREL. **De l'empirisme en médecine.** Paris, 1844. 1 vol. in-8 de 82 pages....... .... 2 fr.

BECQUEREL. **Recherches sur la composition du sang dans l'état de santé et dans l'état de maladie,** par Becquerel et Rodier. Paris, 1843. In-8 de 128 pages........................... 2 fr.

BECQUEREL. **Note** relative à quelques analyses du sang des vomissements et des évacuations alvines, et des urines des cholériques. Paris, 1849. In-8 de 16 pages............................. 50 c.

BECQUEREL. **De la chlorose et de l'anémie.** Bruxelles, 1847. In-4 de 60 pages....................................... 2 fr.

BECQUEREL. **Recherches physiologiques et pathologiques sur l'albumine du sang** et des divers liquides organiques. Paris, 1850. In-8 de 38 pages...................................... 1 fr.

BECQUEREL. **De l'anémie** par diminution de proportion de l'albumine du sang et des hydropisies qui en sont la conséquence. Paris, 1850. In-8 de 18 pages............................... 50 c.

BECQUEREL. **Nouvelles recherches d'hématologie,** lues à l'Académie des sciences. Paris, 1852. In-8 de 54 pages........... 1 fr. 50

BECQUEREL. **Recherches sur les conferves des eaux thermales de Néris.** Paris, 1855. In-8 de 44 pages................... 1 fr.

BECQUEREL et RODIER. **De la composition du sang dans le scorbut.** Paris, 1847. In-8 de 12 pages...................... 50 c.

BECQUEREL et VERNOIS. **Du lait chez la femme dans l'état de santé et dans l'état de maladie.** Paris, 1853, 1 vol. in-8 de 198 p.
3 fr.

BECQUEREL. **Recherches sur la nature des lésions élémentaires des reins** dans le groupe d'affections comprises sous le terme générique de *maladie de Bright*. Paris, 1855. In-8 de 31 pages..... 1 fr. 25 c.

BECQUEREL. **De l'albuminerie et de la maladie de Bright.** Mémoire présenté à l'Académie impériale de médecine. Paris, 1856. In-8 de 44 pages... 1 fr.

BECQUEREL. **Des applications de l'électricité à la pathologie.** Leçons faites à l'hôpital de la Pitié. Paris, 1856. In-8 de 52 p... 1 fr. 50

BECQUEREL. **De l'état puerpéral :** résumé d'une série de leçons cliniques faites à l'hôpital de la Pitié. Paris, 1857. In-8 de 43 pages.
1 fr. 25

BECQUEREL. **Analyse du lait des principaux types de vaches, chèvres, brebis, buffiesses,** présentés au concours agricole universel de 1859. In-8 de 35 pages.............................. 75 c.

BECQUEREL. **Recherches sur les causes des phlegmasies chroniques de l'utérus,** la nature de l'état général morbide qui les accompagne et le traitement qui leur convient. Paris, 1859. In-8 de 36 pages.
75 c.

BECQUEREL. **Des eaux d'Ems.** Études sur les propriétés physiques, chimiques et thérapeutiques de ces eaux. Paris, 1859. In-8 de 45 pages.
1 fr.

BOIS, docteur en médecine de la Faculté de Paris, etc. **Thérapeutique de la méthode des injections sous-cutanées.** Paris, 1864. In-8 de 32 pages..................................... 1 fr.

BOUGARD, docteur en médecine de la Faculté de Paris, médecin consultant à Bourbonne-les-Bains, etc. **Les eaux salées chaudes de Bourbonne-les-Bains** (eaux chlorurées, sodiques et bromo-iodurées). Paris, 1863. 1 vol. in-12 de 150 pages..................... 2 fr.

BOURCART, docteur en médecine de la Faculté de Paris, etc. **De la situation de l'S iliaque chez les nouveau-nés,** dans ses rapports avec l'établissement d'un anus artificiel. Paris, 1863. In-4 de 40 pages, avec figures.. 1 fr. 50

BOURJEAURD (P.). **De la compression élastique et de son emploi en médecine et en chirurgie.** Grand in-8. Paris, 1860... 1 fr. 50

BOYER (Jules), ancien chef des travaux anatomiques, etc. **Guérison de la phthisie pulmonaire,** et moyens de prévenir cette maladie à l'aide d'un traitement nouveau. Paris, 1864. In-8 de 83 pages, 3e édit... 1 fr. 50

BOYER (L.). **Recherches sur l'opération du strabisme,** 1 vol. grand in-8, avec planches noires................................. 4 fr.
Figures coloriées .... 6 fr.

BRIAU. **Mémoire sur quelques difficultés de diagnostic dans les maladies chroniques des organes pulmonaires.** Paris, 1859. In-8 de 38 pages.................................... 1 fr.

BRICHETEAU, docteur en médecine, ancien interne des hôpitaux de Paris. **Relation d'une épidémie de diphthérite,** observée à l'hôpital des Enfants pendant l'année 1859. Paris, 1861. In-4 de 107 pages.   2 fr.

BROCA (Paul), professeur agrégé à la Faculté de médecine de Paris, chirurgien des hôpitaux, etc. **Études sur les animaux ressuscitants.** Paris, 1860. In-8 avec figures gravées...................   3 fr.

CAMPANA, docteur en médecine, ancien interne des hôpitaux de Paris. **Considérations nouvelles sur l'origine de l'hypertrophie** et de la dilatation du cœur. Paris, 1861. In-4 de 78 pages......   1 fr. 50

CARRÉ, docteur en médecine de la Faculté de Paris. **De l'ataxie locomotrice progressive.** Mémoire in-4 de 106 pages. Paris, 1862.   2 fr.

CAYRADE, docteur en médecine. **Recherches critiques et expérimentales sur les mouvements réflexes.** 1 vol. in-8 de 185 pages. Paris, 1864.............   .... 3 fr.

CHABRAND, docteur en médecine de la Faculté de Paris, médecin de l'hôpital civil de Briançon, etc. **Du goître et du crétinisme endémiques et de leurs véritables causes.** Paris, 1864. In-8 de 92 pages..................................   2 fr.

CHARCOT, médecin des hôpitaux de Paris, professeur agrégé, etc. **De la pneumonie chronique.** In-8 de 67 pages et une planche gravée sur acier. Paris, 1860...........................   2 fr.

CHARCOT. **L'intoxication saturnine exerce-t-elle une influence sur le développement de la goutte?** Paris, 1863.........   50 c.

CHARCOT et VULPIAN. **De la paralysie agitante.** In-8, 1862.   1 fr.

CHASSAIGNAC (E.). **De la circulation veineuse.** Paris, 1836. 1 vol. in-8...   ....   2 fr.

CHASSAIGNAC (E.). **De l'appréciation des appareils orthopédiques.** Paris. 1841. 1 vol. in-8..........................   2 fr.

CHASSAIGNAC (E.). **Des plaies de la tête.** Paris, 1842. 1 vol. in-8...........................   3 fr.

CHASSAIGNAC (E.). **Des membranes muqueuses.** Paris, 1846. 1 vol. in-8..........   ....   1 fr. 50

CHASSAIGNAC (E.). **Des tumeurs de la voûte du crâne.** Paris, 1848. 1 vol. in-8..........................   2 fr.

CHAUVEAU et MAREY. **Tableau sommaire des appareils et expériences cardiographiques.** Une feuille grand in-plano.....   1 fr.

CHEVALIER (Arthur), opticien. **L'étudiant micrographe.** Traité pratique du microscope, de la dissection, préparation et conservation des objets. 1 vol. in-12 de 359 pages et 100 fig. intercalées dans le texte. Ouvrage accompagné d'un atlas de 300 infusoires et objets. Paris, 1864..   5 fr.

CHEVALIER (Arthur). **L'art de l'opticien,** et ses rapports avec la construction et l'application des lunettes. Paris, 1863. In-8 de 28 pages.........................   50 c.

CLERC, docteur en médecine, ancien interne des hôpitaux de Paris. **Du chancroïde syphilitique.** In-8. Paris, 1854.............   75 c.

COLOMBEL, docteur en médecine, ancien interne des hôpitaux de Paris. **Recherches sur l'arthrite sèche.** Mémoire in-4 de 120 pages. Paris, 1862..........................   2 fr.

COMMENGE, médecin du bureau de bienfaisance du 4e arrondissement, etc. **Recherches faites à Saint-Lazare sur la vaccination et la revaccination.** Mémoire adressé à l'Académie de médecine, et honoré d'une médaille d'argent. In-8 de 30 pages. Paris, 1862,...... 75 c.

CONSTANS, docteur en médecine de la Faculté de Paris, chevalier de la Légion d'honneur, inspecteur général du service des aliénés. **Relation sur une épidémie d'hystéro-démonopathie en 1861.** Deuxième édition, in-8 de 130 pages. Paris, 1863................... 2 fr.

COOPER (Astley). **Œuvres chirurgicales,** trad. de l'anglais, avec des notes par E. CHASSAIGNAC et G. RICHELOT. Paris, 1837. In-8.... 5 fr.

COOPER (Samuel). **Traité élémentaire de pathologie chirurgicale.** 1 vol. in-8.. 1 fr. 50

CORNARO. **L'art de vivre longtemps et en bonne santé,** traduit de l'italien de L. Cornaro, sur l'édition de 1646, par le docteur J. PATÉZON, médecin inspecteur des eaux de Vittel. Paris, 1861. In-8 de 44 p. 1 fr.

CULLERIER, chirurgien de l'hôpital du Midi, etc. **Des affections blennorrhagiques : Leçons cliniques** professées à l'hôpital du Midi, recueillies et publiées par le docteur ROYER, ancien interne de l'hôpital du Midi, suivies d'un Mémorial thérapeutique, revues et approuvées par le professeur. Paris, 1861. 1 vol. in-8 de 248 pages......... 4 fr.

DANIS, docteur en médecine de la Faculté de Paris. **Études sur la dysenterie** aux points de vue de l'étiologie, de la nature et du traitement, suivies de considérations générales sur toute une classe de maladies, les septicémies ou maladies par empoisonnement du sang. In-8 de 104 pages. Valenciennes, 1862...................................... 2 fr.

DANJOY, docteur en médecine, ancien interne des hôpitaux de Paris. **De la phthisie pulmonaire,** dans ses rapports avec les maladies chroniques. In-4 de 61 pages. Paris, 1862.................... 1 fr. 50

DEHOUS (Achille), docteur en médecine de la Faculté de Paris, etc. **Lettres à une mère sur l'alimentation du nouveau-né.** 1 vol. in-12 de 312 pages. Paris, 1863 ... . 3 fr. 50
Ouvrage couronné par la Société médicale d'Amiens.

DEHOUX, docteur en médecine. **Du mouvement organique et de la synthèse animale.** Paris, 1861. In-8 de 132 pages...... 2 fr. 50

DELABARRE (A.). **De la mortalité des enfants en bas âge, à l'époque de la dentition.** Paris, 1855. In-8........... 1 fr. 50

DELEAU, médecin en chef de la Roquette. **Traité pratique sur les applications du perchlorure de fer en médecine.** Paris, 1860. 1 vol. in-8 de 272 pages............................. 4 fr.

DELEAU (L.). **De l'emploi des douches d'air et du cathétérisme de la trompe d'Eustache, dans le traitement des maladies de l'oreille.** Paris, 1863. In-8, avec 1 planche.............. 2 fr.

DELERY. **Précis historique de la fièvre jaune,** épidémie de 1859. 1 vol. in-8 de 160 pages. 1859...................... 2 fr. 50

DIDAY (de Lyon). **Sur un procédé de vaccination préservatrice de la syphilis constitutionnelle.** In-8, 1849............. 1 fr. 50

DELSOL, docteur en médecine, ancien interne des hôpitaux de Paris. **Du mal perforant du pied.** In-8 de 67 pages. Paris, 1864. . 1 fr. 50

DEPAUL, professeur de clinique d'accouchements à la Faculté de méde-cine de Paris, membre de l'Académie impériale de médecine. **Nouvelles recherches sur la véritable origine du virus vaccin.** In-8 de 47 pages. Paris, 1864 . . . . 1 fr. 25

DEPAUL. **De l'origine réelle du virus vaccin.** Réponse aux objections qui ont été faites à mes nouvelles recherches sur la véritable origine du virus vaccin. Paris, 1864. In-8 de 43 pages . . . . 1 fr. 25

DEPAUL. **De l'opération césarienne.** Paris, 1861. In-8 de 50 pages.
1 fr. 50

DESLÉONET, docteur en médecine, etc. **Théorie générale des instru-ment à vent,** thèse présentée au concours pour l'agrégation (section des sciences physiques). In-8 de 80 pages. Paris, 1863. . . . . 1 fr. 50

DESPONTS, docteur en médecine de la Faculté de Paris, etc. **Traitement de l'héméralopie par l'huile de foie de morue à l'intérieur.** In-8 de 63 pages. Paris, 1863 . . . . 1 fr. 50

DESPRÉS, docteur en médecine, ancien interne des hôpitaux de Paris. **Traité de l'érysipèle.** 1 vol. in-8 de 224 p. Paris, 1862. 3 fr. 50

DESPRÉS. **De la hernie crurale.** In-8 de 138 p. Paris, 1863. 3 fr.

DESPRÉS. **Essai sur le diagnostic des tumeurs du testicule.** In-4 de 83 pages. Paris, 1861. . . . . 2 fr.

DOLBEAU, professeur agrégé de la Faculté de médecine de Paris, chirur-gien des hôpitaux, etc. **Traité pratique de la pierre dans la ves-sie.** 1 vol. in-8 de 424 p., avec 14 fig. dans le texte. Paris, 1864. 7 fr.

DOLBEAU. **De l'emphysème traumatique.** 1860. In-8. . . . . . . 2 fr.

DOLBEAU. **De l'épispadias,** ou fissure uréthrale supérieure, et de son traitement. Paris, 1861. In-4 de 55 pages et 4 planches représentant douze sujets. . . . . 5 fr.

DOLBEAU. **Mémoire sur une variété de tumeur sanguine,** ou gre-nouillette sanguine. 1857. In-8. . . . . 1 fr.

DRASCH, docteur en médecine de la Faculté de Vienne. **Maladies du foie et de la rate,** d'après les observations faites dans les pays rive-rains du bas Danube. 1860. In-8 de 62 pages. . . . . 1 fr. 50

DUPUY, docteur en médecine, ancien interne lauréat des hôpitaux de Paris (médaille d'or), etc. **Essai critique et theorique de philoso-phie médicale.** Paris, 1864. In-8 de 414 pages. . . . . 6 fr.

DURIAU, chef de clinique de la Faculté de médecine de Paris. **Parallèle du typhus et de la fièvre typhoïde.** 1855. In-8 de 55 p. 1 fr. 25

DURIAU. **Étude clinique sur l'apoplexie de la moelle épinière et sur les paralysies des extrémités inférieures.** 1859. Grand in-8 de 24 pages. . . . . 75 c.

DURIAU. **Étude clinique et médico-légale** sur l'empoisonnement par la strychnine. In-8 de 19 pages. Paris, 1862. . . . . 50 c.

DURIAU et Maximin LEGRAND. **De la péliose rhumatismale,** ou Ery-thème noueux rhumatismal. 1858. In-8. . . . . 50 c.

ESPIAU DE LAMAESTRE, docteur en médecine de la Faculté de Paris, etc. **De l'organisation du service médical et pharmaceutique** dans les Sociétés de prévoyance et de secours mutuels. Projet de statistique médicale. In-8 de 79 pages. Paris, 1861. . . . . 1 fr.

ESTRADÈRE, docteur en médecine de la Faculté de Paris, etc. **Du mas-
sage : son** historique, ses manipulations, ses effets physiologiques et
thérapeutiques. 1 vol. gr. in-8 de 168 pages. Paris, 1863...   3 fr. 50

FABRE, docteur en médecine de la Faculté de Paris, ancien interne des
hôpitaux. **Des moyens de progrès en thérapeutique.** Paris, 1861.
Grand in-8 de 306 pages........................... 3 fr. 50

FISCHER, docteur en médecine, ancien interne des hôpitaux de Paris, etc.
Des soins consécutifs à la trachéotomie. Paris, 1863. In-8 de
40 pages.................................. 1 fr. 25

FISCHER. **De l'exophthalmos cachectique.** 1859. In-8 de 48 p. 1 fr. 25

FISCHER. **Du diabète consécutif aux traumatismes.** In-8 de 48 pages.
Paris, 1862.................................. 1 fr. 50

FISCHER. **De la luxation spontanée du cristallin.** In-8 de 16 pages.
Paris, 1861.................................. 50 c.

FISCHER et BRICHETEAU, internes à l'hôpital des Enfants. **Traitement
du croup**, ou angine laryngée diphthéritique. Deuxième édition, revue
et augmentée. In-8 de 120 pages. Paris, 1863............ 2 fr. 50
> Mémoire couronné par la Société d'agriculture et des arts de Lille.

FOLLIN, professeur agrégé, chargé du cours de clinique des maladies des
yeux à la Faculté de médecine de Paris, chirurgien de l'hôpital du
Midi, etc. **Leçons sur les principales méthodes d'exploration de
l'œil malade**, et en particulier sur l'application de l'ophthalmoscope au
diagnostic des maladies des yeux, rédigées et publiées par Louis
Thomas, interne des hôpitaux, revues et approuvées par le professeur.
Paris. 1863. 1 vol. in-8 de 300 pages avec 70 fig. dans le texte, et 2 pl.
en chromolithographie, dessinées par Lackerbauer........... 7 fr.

FORGET, professeur à la Faculté de médecine de Strasbourg, etc. **Mémoire
sur la chorionitis**, ou la sclérostinose cutanée. In-8 de 22 pages. Paris,
1847.................................. 1 fr.

FORGET. **Doctrine des éléments basée sur les exigences de la
pratique.** In-8 de 24 pages. Strasbourg, 1852............. 75 c.

FORGET. **Journée de l'étudiant.** In-8 de 20 p. Strasbourg, 1852. 75 c.

FORGET. **Examen de l'aphorisme :** *Naturam morborum ostendunt cu-
rationes.* In-8 de 24 pages. Paris, 1863.................. 50 c.

FORGET. **Fragment d'histoire contemporaine.** In-8 de 16 pages.
Strasbourg, 1863.................................. 50 c.

FORGET. **De la péritonite** par perforation de l'appendice iléo-cœcal.
Strasbourg, 1853. In-8 de 15 pages.................. 50 c.

FORGET. **Recherches cliniques sur l'emploi de la teinture de
fleur de colchique** dans le rhumatisme articulaire simple ou goutteux
et les névralgies. Paris, 1854. In-8 de 23 pages............. 50 c.

FORGET. **Aperçu clinique sur la phthisie calculeuse primitive
(non tuberculeuse).** Paris, 1854. In-8 de 12 pages........ 50 c.

FORGET. **Examen de l'aphorisme :** *Sublata causa tollitur effectus.*
Paris, 1854. In-8 de 31 pages.................. 75 c.

FORGET. **De l'utilité des observations météorologiques.** Paris,
1854. In-8 de 19 pages.................................. 50 c.

FORGET. **Preuves cliniques de la non-identité du typhus et de la fièvre typhoïde.** Paris, 1854. In-8 de 36 pages.......... 75 c.

FORGET. **De la statistique appliquée à la thérapeutique.** Strasbourg, 1854. In-8 de 28 pages....................... 50 c.

FORGET. **La philosophie médicale devant l'Académie.** Strasbourg, 1855. In-8 de 20 pages........................ 50 c.

FORGET. **Études cliniques sur les erreurs en médecine.** Paris, 1859. In-8 de 38 pages........................... 1 fr. 50

FORGET. **Études cliniques sur les scrofules.** Strasbourg, 1859. In-8 de 23 pages............................. 50 c.

FORGET. **L'inflammation de la saignée.** Strasbourg, 1860. In-8 de 20 pages.................................. 75 c.

FORGET. **Du traitement de l'ophthalmie,** notamment par l'occlusion des paupières. Paris, in-8 de 31 pages................. 75 c.

FORGET. **Lettres sur les maladies du cœur.** Strasbourg, in-8 de 16 pages................................... 50 c.

FORGET. **Recherches historiques et cliniques sur l'état du sang dans l'entérite folliculeuse** (fièvre typhoïde). Paris, in-8 de 28 pages.................................. 50 c.

FORT, docteur en médecine, ancien interne des hôpit. de Paris, etc. **Traité élémentaire d'histologie.** Paris, 1863. 1 vol. in-8 de 336 p. 5 fr. 50

FORT. **Anatomie descriptive et dissection.** Premier fascicule : OSTÉOLOGIE. In-12 de 130 pages. Paris, 1864................. 2 fr. 25

Deuxième fascicule : MYOLOGIE ET APONÉVROLOGIE. In-12 de 139 pages. Paris, 1864....................................... 2 fr. 25

Formulaire pharmaceutique, à l'usage des hôpitaux militaires français, rédigé par le Conseil de santé des armées. Paris, 1857. In-8.. 7 fr.

FOUCHER, professeur agrégé à la Faculté de médecine de Paris, chirurgien des hôpitaux. **Mémoire sur les kystes de la région poplitée.** In-8. 1 fr. 25

FOUCHER. **Études sur les veines du cou et de la tête.** Gr. in-8. 1 fr.

FOUCHER. **Des déformations de la pupille,** de leurs diverses causes et de leur valeur symptomatique. In-8..................... 75 c.

FOUCHER. **Sur les corps étrangers introduits dans l'urèthre et dans la vessie.** In-8, fig., 20 pages.................... 50 c.

FOUCHER. **Traité du diagnostic des maladies chirurgicales.** 1 fort vol. in-8. (*Sous presse.*)

FOURCY (Eugène de), ingénieur en chef du corps des mines. **Vade-mecum des herborisations parisiennes,** conduisant par la méthode dichotomique aux noms d'ordre, de genre et d'espèce de toutes les plantes spontanées ou cultivées en grand dans un rayon de 30 lieues autour de Paris. Paris, 1859. 1 vol. in-18 de 330 pages............ 4 fr. 50

FOURNIÉ (de l'Aude), docteur en médecine de la Faculté de Paris. **De la pénétration des corps pulvérulents gazeux, solides et liquides, dans les voies respiratoires,** au point de vue de l'hygiène et de la thérapeutique. In-8 de 75 pages. Paris, 1862............. 2 fr.

FOURNIÉ (de l'Aude). **Étude pratique sur le laryngoscope et sur l'application des remèdes topiques dans les voies respiratoires.** In-8 de 106 pages, avec fig. dans le texte. Paris, 1863... 2 fr. 50

FOURNIER (Alfred), professeur agrégé à la Faculté de médecine de Paris, médecin des hôpitaux. **De l'urémie.** In-8 de 148 pages. Paris, 1863. 2 fr. 50

FOURNIER (Alfred). **Recherches sur la contagion du chancre.** Paris, 1857. In-8 de 110 pages. .... 2 fr.

FOURNIER (Alfred). **Études sur le chancre céphalique.** 1858. Broch. in-8 .... 1 fr. 25

FOVILLE (A.). **Déformation du crâne résultant de la méthode la plus générale de couvrir la tête des enfants.** Paris, 1834. 1 vol. in-8, avec 12 figures.. 2 fr.

FRITZ, docteur en médecine, ancien interne des hôpitaux de Paris, etc. **Étude clinique sur divers symptômes spinaux observés dans la fièvre typhoïde.** 1 vol. in-8 de 186 pages. Paris, 1864... 3 fr.

GARROD. **Traité de la goutte et du rhumatisme goutteux,** précédé d'une introduction et accompagné de notes par M. CHARCOT, professeur agrégé à la Faculté de médecine de Paris, médecin de la Salpêtrière, etc. Ouvrage traduit par M. Ollivier, sous-bibliothécaire à la Faculté de médecine de Paris. 1 vol. in-8 accompagné de figures. (*Sous presse.*)

GENDRIN. **De l'influence des âges dans les maladies.** In-8 de 108 p. 1 fr. 50

GENDRIN. **Mémoires sur le diagnostic des anévrysmes des grosses artères.** In-8 de 70 pages.......................... 1 fr. 25

GERME, docteur en médecine de la Faculté de Paris, ex-prosecteur et lauréat de l'École de médecine d'Arras, etc. **Qu'est-ce que l'albuminurie ?** ou de son analogie avec les sécrétions séreuses, séro-plastiques et les hémorrhagies qui se font soit à la surface, soit dans l'épaisseur. In-8 de 160 pages. Paris, 1864 .. .. 3 fr.

GODARD (E.). **Recherches sur les monorchides et les cryptorchides chez l'homme.** Paris, 1856. In-8 .... 1 fr.

GOSSE, docteur en médecine de la Faculté de Paris, etc. **Des taches, au point de vue médico-légal.** In-8 de 96 p., avec 3 pl. 1863. 3 fr.

GRAVES. **Leçons de clinique médicale,** précédées d'une introduction de M. le professeur TROUSSEAU, ouvrage traduit et annoté par le docteur JACCOUD, professeur agrégé à la Faculté de médecine de Paris, médecin des hôpitaux. Deuxième édition, revue et corrigée. Paris, 1863. 2 forts vol. in-8.. 20 fr.

Nous extrayons de la préface de M. le professeur Trousseau les lignes suivantes :

« Depuis bien des années, je parle de Graves dans mes leçons cliniques; j'en recommande la lecture, je prie les élèves qui savent l'anglais de considérer cet ouvrage comme leur bréviaire; je dis et je répète que, de toutes les œuvres pratiques publiées dans notre siècle, je n'en connais pas de plus utile, de plus intelligente, et j'ai toujours regretté que les leçons cliniques du grand praticien de Dublin n'eussent pas été traduites dans notre langue.

» Professeur de clinique de la Faculté de médecine de Paris, j'ai sans cesse lu et relu l'œuvre de Graves; je m'en suis inspiré dans mon enseignement; j'ai essayé de l'imiter dans le livre que j'ai publié moi-même sur la clinique de l'Hôtel-Dieu; et encore aujourd'hui, bien que je sache presque par cœur tout ce qu'a écrit le professeur de Dublin, je ne puis m'empêcher de relire constamment un livre qui ne quitte jamais mon bureau. »

GRIESINGER, professeur de clinique médicale et de pathologie mentale à l'Université de Zurich. **Des maladies mentales et de leur traitement,** précédé d'une classification des maladies mentales, d'une étude sur la paralysie générale, et accompagné de notes intercurrentes par M. le docteur Baillarger, médecin de la Salpêtrière, membre de l'Académie de médecine; ouvrage traduit par le docteur Doumic, médecin de la maison centrale de Poissy, etc. 1 fort vol. in-8. Paris, 1864.   9 fr.

GROS (Léon), ancien médecin en chef de l'hôpital de Sainte-Marie-aux-Mines, et LANCEREAUX, interne des hôpitaux de Paris. **Des affections nerveuses syphilitiques.** Paris, 1861. 1 vol. in-8....   7 fr.

Ouvrage couronné par l'Académie impériale de médecine de Paris.

GUBLER, professeur agrégé à la Faculté de médecine de Paris, médecin de l'hôpital Beaujon, etc. **Des épistaxis utérines simulant les règles** au début des pyrexies et des phlegmasies. Paris, 1863. In-8 de 49 pages .... 1 fr. 50

GUBLER. **De la paralysie amyotrophique consécutive aux maladies aiguës.** Paris, 1861. In-8 de 56 pages .... 1 fr. 50

GUENEAU DE MUSSY (Noël), médecin de l'hôpital de la Pitié, professeur agrégé à la Faculté de médecine de Paris, etc. **Causes et traitement de la tuberculisation pulmonaire;** leçons professées à l'Hôtel-Dieu en 1859, recueillies et publiées par le docteur WIELAND, ancien interne des hôpitaux de Paris, revues par le professeur. Paris, 1860. In 8. 3 fr.

GUENEAU DE MUSSY (Noël). **Deux leçons de pathologie générale.** Paris, 1863. In-8 de 38 pages .... 1 fr.

GUENIOT, docteur en médecine, chef de clinique de la Faculté de Paris. **Des vomissements incoercibles pendant la grossesse.** In-8 de 127 pages. Paris, 1863 .... 2 fr. 50

GUÉPIN, docteur en médecine, ancien chef de clinique de M. le docteur Desmarres. **Des kystes de l'iris.** In-4 de 40 pages et 2 figures. Paris, 1860 .... 1 fr. 50

GUÉRIN (Alphonse), chirurgien de l'hôpital de Lourcine, etc. **Leçons cliniques sur les maladies des organes génitaux externes de la femme.** 1 vol. in-8 de 530 pages. Paris, 1863.............. 7 fr.

GUILBERT (Alphonse), docteur en médecine de la Faculté de Paris. **De la phthisie pulmonaire** dans ses rapports avec l'altitude et avec les races au Pérou et en Bolivie; du soroche, ou mal des montagnes. Grand in-8 de 80 pages. Paris, 1862 .... 2 fr. 50

GUILLAUME, docteur en médecine de la Faculté de Paris. **Essai sur la laryngoscopie et la rhinoscopie.** Première partie. Grand in-8 de 60 pages. Paris, 1864 .... 2 fr.

GUILLEMEAU. **La polygénésie,** ou Avis aux époux dont l'union jusqu'à ce jour a été frappée de stérilité. Paris, 1848. 1 vol. in-8..... 3 fr.

GUYON (F.), professeur agrégé à la Faculté de médecine de Paris, chirurgien des hôpitaux, etc. **Des vices de conformation de l'urèthre chez l'homme, des moyens d'y remédier.** 1 vol. grand in-8 de 175 pages, orné de 4 planches. Paris, 1863............. 3 fr. 50

GUYON (F.). **Des tumeurs fibreuses de l'utérus.** 1860. In-8 de 139 p. et 1 planche... 2 fr. 50

HALLÉ, docteur en médecine. **Des phlegmons périnéphrétiques.** Mémoire in-8 de 152 pages. Paris, 1863.................... 2 fr. 50

HARDY, médecin de l'hôpital Saint-Louis, professeur agrégé, chargé du cours de clinique des maladies de la peau à la Faculté de médecine de Paris, etc. **Leçons sur les maladies de la peau,** rédigées et publiées par MM. les docteurs MUYSANT et GARNIER, anciens internes des hôpitaux, revues par le professeur. 2ᵉ édition, revue et corrigée. 2 vol. in-8, 1860 et 1863... 7 fr. 50

HARDY, médecin de l'hôpital Saint-Louis, etc. **Leçons sur la scrofule,** les scrofulides, la syphilis, les syphilides; rédigées et publiées par le docteur Jules LEFEUVRE, revues par le professeur. 1 vol. in-8. Paris, 1864.. 4 fr.

HARDY (Charles), docteur en médecine, ancien interne des hôpitaux de Paris, etc. **Mémoire sur les abcès blennorrhagiques.** Paris, 1864. In-8 de 52 pages et 3 planches......................... 2 fr.

HAUGTON (Samuel). **Esquisse d'une théorie nouvelle de l'action musculaire;** ouvrage traduit par le docteur VERRIER. In-8 de 19 pages; Paris, 1864.. 1 fr.

HÉRARD, médecin des hôpitaux de Paris, etc. **De l'expérimentation en médecine.** Paris, 1857. In-8........................... 2 fr.

HICGUET, docteur en médecine. **De la méthode substitutive, ou de la cautérisation appliquée au traitement de l'urétrite aiguë et chronique.** Paris, 1862. 1 vol. in-8................... 3 fr. 50

HORION, docteur en médecine, ancien chef de clinique à l'Université de Liége. **Des rétentions d'urine, ou Pathologie spéciale des organes urinaires** au point de vue de la rétention. Paris, 1863. 1 vol. in-8.. 6 fr.

HOUDART (M. S.). **Examen critique de la vie d'Hippocrate.** Paris, 1851. 1 vol. in-8................................. 1 fr. 50

HOUEL (Ch.). **Des plaies et des ruptures de la vessie.** Paris, 1857. In-8.. 2 fr.

JACCOUD, professeur agrégé à la Faculté de médecine de Paris, médecin des hôpitaux, etc. **De l'organisation des Facultés de médecine en Allemagne.** Rapport présenté à Son Excellence le ministre de l'instruction publique, le 6 octobre 1863. 1 vol. in-8 de 175 pages. Paris, 1864. 3 fr. 50

JACCOUD, docteur en médecine, etc. **Des conditions pathogéniques de l'albuminerie.** 1 vol. grand in-8 de 160 pages. Paris, 1860. 3 fr.

JAMAIN (M. A.). **Des plaies du cœur.** In-8. Paris, 1857..... 2 fr.

JARJAVAY, professeur à la Faculté de médecine de Paris, chirurgien de l'hôpital Saint-Antoine, etc. **Clinique chirurgicale.** 1 vol. in-8 avec figures dans le texte. (*Sous presse.*)

JOBERT. **Entretien sur le mal de mer,** et de l'appréciation des divers moyens de traitement proposés contre cette affection. Brochure in-18 de 22 pages. Paris, 1862............................ 50 c.

JODIN, médecin du 9ᵉ bureau de bienfaisance de Paris. **De la nature et du traitement du croup et des angines couenneuses,** étude clinique et microscopique, etc. Paris, 1859. In-8 de 39 pages. . 1 fr. 25

JOLICLERE, docteur en médecine. **De l'adénite syphilitique, du diagnostic et du traitement.** Brochure in-18, avec une planche coloriée. Paris, 1862. . . . . 1 fr. 50

JONES (W. H.), docteur en médecine de la Faculté de Paris, etc. **Quelques considérations pratiques sur les cas de rétrécissement du bassin,** observés à la clinique d'accouchements de Paris en 1857, 1858 et 1859. Paris, 1864. Gr. in-8 de 68 pages. . . . . 1 fr. 50

JORDAO, docteur en médecine. **Considérations sur un cas de diabète.** 1857. In-4 de 86 pages et 2 planches. . . . . 1 fr. 50

IMBERT-GOURBEYRE, professeur de matière médicale à l'École de médecine de Clermont-Ferrand, etc. **Études sur quelques symptômes de l'arsenic et les eaux minérales arsénifères** (pour servir en outre de démonstration aux doses infinitésimales). Grand in-8 de 108 pages. Paris, 1863. . . . . 2 fr.

KUBORN, professeur d'hygiène industrielle et professionnelle à l'école industrielle de Seraing, etc. **Étude sur les maladies particulières aux ouvriers mineurs employés aux exploitations houillères en Belgique.** Paris, 1863. 1 vol. gr. in-8 de 300 pages. . . . . 6 fr.

LABALBARY, docteur en médecine de la Faculté de Paris. **Des kystes de l'ovaire, ou de l'hydrovarie et de l'ovariotomie,** d'après la méthode anglaise du docteur Baker Brown, chirurgien en chef de London Surgical Home, etc. In-8 de 82 pages. Paris, 1862. . . . . 2 fr.

LABBÉ (Léon), professeur agrégé à la Faculté de médecine de Paris, etc. **De la coxalgie.** In-8 de 140 pages, avec 3 pl. Paris, 1863. 2 fr. 50

LABOULBÈNE (A.), médecin des hôpitaux de Paris. **Des névralgies viscérales.** Paris, 1860, in-8. . . . . 2 fr.

LANCEREAUX, docteur en médecine, ancien interne des hôpitaux de Paris. **De la thrombose et de l'embolie cérébrale** considérées principalement dans leurs rapports avec le ramollissement du cerveau. Mémoire in-4 de 138 pages et tableaux. Paris, 1862. . . . . 3 fr.

LANCEREAUX. **Des hémorrhagies méningées** considérées principalement dans leurs rapports avec les membranes de la dure-mère crânienne. In-8 de 74 pages. Paris, 1862. . . . . 2 fr.

LANCEREAUX. **Mémoire d'anatomie pathologique** sur les questions suivantes : 1° l'endocardite ulcéreuse ; 2° l'infection par produits septiques internes ; 3° l'altération des nerfs et des muscles dans la paralysie saturnine. Grand in-8 de 84 pages. Paris, 1863. . . . . 2 fr. 50

LANCEREAUX. **Rapport** à la Société anatomique sur un cas d'embolie pulmonaire suivi de mort subite. — **Des cicatrices du foie dans le diagnostic anatomique de la syphilis viscérale.** Paris, 1862. In-8 de 27 pages. . . . . 1 fr.

LANCEREAUX. **Étude sur la dégénérescence graisseuse** des éléments actifs du foie, des reins, et des muscles de la vie animale, dans l'empoisonnement par le phosphore. Paris, 1863. In-8 de 16 p. 75 c.

LANCEREAUX. **De l'amaurose liée à la dégénération des nerfs optiques** dans les cas d'altération des hémisphères cérébraux. In-8 de 42 pages. Paris, 1864. . . . . 1 fr. 25

LANGLEBERT (Edm.). **Nouvelle doctrine syphilographique. — Du chancre** produit par la contagion des accidents secondaires de la syphilis, suivi d'une nouvelle étude sur les moyens préservatifs des maladies vénériennes. 2ᵉ édition, revue et augmentée du rapport de M. CULLERIER à la Société de chirurgie. In-8. Paris, 1862............... 2 fr. 50

LARREY (baron H.). **Compte rendu du service de clinique chirurgicale pendant l'année 1856,** publié par le docteur GAUJOT. Strasbourg, 1860. In-8.......................... 2 fr.

LARROQUE (B. de), médecin par quartier de l'Empereur, etc. **Hydrologie médicale.** Salies de Béarn et ses eaux chlorurées sodiques (bromo-iodurées). Paris, 1864. Gr. in-8 de 76 pages...... 2 fr. 50

LAUGIER, professeur de la Faculté de médecine de Paris, etc. **Des varices et de leur traitement.** In-8 de 119 pages. Paris, 1842... 1 fr. 50

LE FORT, professeur agrégé à la Faculté de médecine de Paris, chirurgien des hôpitaux, etc. **Des vices de conformation de l'utérus et du vagin.** 1 vol. in-8 de 207 p., avec 1 planche. Paris, 1863. 3 fr. 50

LEGROUX, médecin de l'Hôtel-Dieu, etc. **Des polypes artériels.** (Concrétions sanguines.) Paris, 1860. In-8.................. 1 fr. 50

LEGROUX. **Des polypes veineux,** ou de la coagulation du sang dans les veines, et des oblitérations spontanées de ces vaisseaux. Paris, 1860. In-8.. 1 fr.

LEGROUX. **Des polypes du cœur.** (Concrétions polypiformes.) Paris, 1856. In-8.. 1 fr.

LEMAIRE (J.). **Du coaltar saponiné,** désinfectant énergique, arrêtant les fermentations; de ses applications à l'hygiène, à la thérapeutique, et à l'histoire naturelle. Gr. in-8. Paris, 1860 .... 2 fr.

LEPORT, docteur en médecine de la Faculté de Paris. **Guide pratique pour bien exécuter, bien réussir et mener à bonne fin l'opération de la cataracte par extraction supérieure.** 1 vol. in-12. Paris, 1860.. 3 fr.

LETENNEUR, professeur à l'École de médecine de Nantes, chirurgien de l'Hôtel-Dieu, membre correspondant de la Société de chirurgie de Paris. **De l'opération césarienne après la mort.** Nantes, 1861. In-8 de 59 pages... 1 fr. 50

LEVEN. **Parallèle entre l'idiotie et le crétinisme.** Paris, 1861. In-8 de 42 pages....................................... 1 fr. 25

LIÉGEOIS, professeur agrégé à la Faculté de médecine de Paris. **Anatomie et physiologie des glandes vasculaires sanguines.** Paris, 1860. Grand in-8 avec 2 planches........................... 3 fr. 50

LIÉTARD (G.). **Études cliniques sur les eaux de Plombières.** Paris, 1860. In-8 de 104 pages...................... .... 3 fr.

LUTZ, professeur à l'École de pharmacie, pharmacien en chef de l'hôpital Saint-Louis. **Du rôle de l'eau dans les phénomènes chimiques.** 1860. In-8 de 70 pages........................... 2 fr.

MAGITOT (E.). **Mémoire sur les tumeurs du périoste dentaire.** Paris. In-8 .... 2 fr. 50

MALGAIGNE. **Mémoire sur la détermination des diverses espèces de luxations de la rotule,** leurs signes et leur traitement. Paris. In-8 de 72 pages... .... 2 fr.

MALGAIGNE. **Mémoire sur un prolapsus particulier du rectum** dans le vagin et à travers la vulve, ou rectocèle vaginale. Paris, 1838. In-4 de 27 pages.. 1 fr.

MALGAIGNE. **Leçons d'orthopédie**, professées à la Faculté de médecine de Paris, recueillies par MM. Guyon et Panas, prosecteurs de la Faculté de médecine de Paris, revues et approuvées par le professeur. 1 vol. in-8 accompagné de 5 planches dessinées par M. Léveillée. Paris, 1862.
6 fr. 50

Cet ouvrage renferme les chapitres suivants : Déviation des doigts par paralysie —Déviation des doigts par rétraction musculaire.—Déviation des doigts par brûlure. — Déviation du poignet. — Des roideurs articulaires du coude. — Traitement des roideurs articulaires de l'épaule. — Déviation des orteils par brides fibreuses, brûlures. — Pieds cambrés. — Du pied bot. — Roideur articulaire du pied. — Déviations des genoux. — Des genoux cagneux. — De l'ankylose complète des genoux. — Roideur articulaire simple des genoux. — Des luxations pathologiques des genoux. — Déviations de la hanche, suite de coxalgie. —Luxations congénitales de la hanche. — Déviation du cou et de la tête. — Torticolis. — Déviation de la taille, etc.

MALGAIGNE. **Études statistiques sur les luxations.** Paris, 1841. In-8 de 32 pages................................... .... 1 fr.

MALGAIGNE. **Études statistiques sur le résultat des grandes opérations** dans les hôpitaux de Paris. 1842. In-8 de 16 pages.. 75 c.

MALGAIGNE. **Étude sur l'anatomie et la physiologie d'Homère.** Paris, 1842. In-8 de 30 pages........................,.... 1 fr.

MALGAIGNE. **Recherches sur les fractures des cartilages sternocostaux** et sur leur traitement. Paris, 1841. In-8 de 12 pages. 50 c.

MALGAIGNE. **Mémoire sur la valeur réelle de l'orthopédie,** et spécialement sur la myotomie rachidienne dans le traitement des déviations latérales de l'épine. Paris, 1845. In-8 de 30 pages...... 1 fr.

MARCHAND, docteur en médecine de la Faculté de Paris. **Du croton tiglium,** recherches botaniques et thérapeutiques. Paris, 1861. In-4 de 94 pages et 2 planches........................... 3 fr. 50

MAREY, docteur en médecine, lauréat de l'Institut et de la Faculté de médecine de Paris, etc. **Physiologie médicale de la circulation du sang :** étude graphique des mouvements du cœur et du pouls artériel; application aux maladies de l'appareil circulatoire. 1 vol. in-8, avec 235 fig. intercalées dans le texte. Paris, 1863............. 10 fr.

MATTEI, docteur en médecine, professeur particulier d'accouchements. **Essai sur l'accouchement physiologique.** Paris, 1855. 1 vol. in-8 de 500 pages, accompagné de 2 planches................... 7 fr.

MATTEI. **Études sur la nature et le traitement des fièvres puerpérales,** des résorptions purulentes et des résorptions putrides. 1858. In-8 de 51 pages................................. 1 fr. 25

MATTEI. **Des ruptures dans le travail de l'accouchement et de leur traitement.** Paris, 1860. In-8 de 92 pages........ 2 fr. 50

MATTEI. **Des divers modes de terminaisons des grossesses extra-utérines anciennes et de leur traitement;** travail établi sur le résultat de cent observations, dont une décrite en détail. Paris, 1860. In-8 de 21 pages..................................... 75 c.

MATTEI. **Clinique obstétricale,** ou Recueil d'observations et statistiques. Paris, 1862 et 1863. 4 vol. in-8................ 16 fr.

MÉNÉCIER, docteur en médecine, etc. **Notice sur la rage,** avec un projet nouveau de police sanitaire sur la rage canine. In-8 de 59 pages. Paris, 1864.. 1 fr. 50

MERCIER, docteur en médecine de la Faculté de Paris, etc. **La fièvre jaune**, sa manière d'être à l'égard des étrangers à la Nouvelle-Orléans et dans les campagnes; quelques mots sur son passé et son avenir en Europe. 1860. Brochure in-8......................... 75 c.

METTAIS, docteur en médecine de la Faculté de Paris, etc. **Des associations et des corporations en France.** Nouvelle édition, augmentée d'un appendice sur les associations médicales. 1 vol. in-8 de 198 pages. Paris, 1863............................... 2 fr.

MOITESSIER, professeur agrégé à la Faculté de médecine de Montpellier. **De l'urine.** Thèse de concours pour l'agrégation. 1856. In-4.. 2 fr.

MOITESSIER. **Études chimiques des eaux minérales de Lamalou** (Hérault). Montpellier, 1861. In-8 de 130 pages et 2 pl.... 3 fr. 50

MOITESSIER. **Sur la composition des péridots normaux et altérés du Puy-de-Dôme.** Montpellier, 1861. In-8 de 16 pages..... 50 c.

MORDRET, lauréat de l'Académie de médecine de Paris, etc. **Traité pratique des affections nerveuses et chloro-anémiques** considérées dans les rapports qu'elles ont entre elles. Paris, 1861. 1 vol. in-8 de 496 pages... 6 fr.

Ouvrage qui a obtenu un prix de l'Académie impériale de médecine.

NÉLATON (Eugène), prosecteur de la Faculté de médecine de Paris. **Mémoire sur une nouvelle espèce de tumeurs bénignes des os, ou tumeurs à myéloplaxes.** 1 vol. gr. in-8 de 376 pages et 3 planches coloriées. 1860................................... 6 fr. 50

NIEMEYER, professeur de pathologie et de clinique médicale à l'Université de Tübingen. **De la leucémie et de la mélanémie,** traduit de l'allemand par le docteur Kuborn, professeur d'hygiène spéciale à l'école industrielle de Seraing. Paris, 1862. In-8 de 53 pages..... 1 fr. 50

NODET (L.), docteur en médecine, etc. **Études cliniques et expérimentales** sur les diverses espèces de chancres, et particulièrement sur le chancre mixte, précédées d'une lettre d'introduction, par M. le docteur Rollet, chirurgien en chef de l'Antiquaille de Lyon (2e édit.). Paris, 1864. 1 vol. in-8 de 149 pages......................... 2 fr.

NONAT, médecin de la Charité, agrégé libre de la Faculté de Paris, chevalier de la Légion d'honneur, etc. **Traité pratique des maladies de l'utérus et de ses annexes.** Paris, 1860. 1 fort volume in-8 de 900 pages, avec figures dans le texte.................... 12 fr.

NONAT. **Traité des dyspepsies,** ou Étude pratique de ces affections, basée sur les données de la physiologie expérimentale et de l'observation clinique. 1 vol. in-8 de 230 pages. Paris, 1862.......... 3 fr. 50

NONAT. **De la coexistence fréquente des maladies de l'utérus et des lésions péri-utérines;** des indications thérapeutiques qui en résultent. Paris, 1862. In-8 de 24 pages..................... 75 c.

NONAT. **Traité de la chlorose.** (*Sous presse.*)

OLLIER, docteur en médecine, ancien interne des hôpitaux de Lyon. **De la production artificielle des os au moyen de la transformation du périoste et des greffes osseuses.** 1859. In-8 de 20 p.   75 c.
Mémoire lu à la Société de biologie.

OLLIER. **Des sutures métalliques; de leur supériorité sur les sutures ordinaires.** Paris, 1862. In-8 de 60 pages.........   2 fr.

PANAS, professeur agrégé à la Faculté de médecine de Paris, chirurgien des hôpitaux, etc. **Des cicatrices vicieuses et des moyens d'y remédier.** In-8 de 134 pages et une planche. Paris, 1863......   2 fr. 50

PARROT, professeur agrégé à la Faculté de médecine de Paris, etc. **De la mort apparente.** Paris, 1860. In-8 de 80 pages...........   2 fr.

PATÉZON. **Études cliniques sur les maladies traitées aux eaux minérales de Vittel (Vosges),** par le docteur PATÉZON, médecin-inspecteur, etc. Paris, 1862. 1 vol. in-12.................   1 fr. 50

PÉAN, docteur en médecine, ancien interne lauréat des hôpitaux de Paris, etc. **De la scapulalgie et de la résection scapulo-humérale,** envisagée au point de vue du traitement de la scapulalgie. Paris, 1860. In-8 de 92 pages et 20 dessins intercalés dans le texte......   3 fr. 50

PÉTREQUIN, ex-président de l'Académie des sciences, belles-lettres et arts, et de la Société de médecine de Lyon, professeur à l'école de médecine de Lyon, etc. **Mélanges d'histoire, de littérature et de critique médicales** sur les principaux points de la science et de l'art. Paris, 1864. 1 vol. grand in-8 de 476 pages......... .....   6 fr.

PÉTREQUIN. **De l'intervention de la physiologie** dans l'interprétation d'un passage fort controversé des églogues de Virgile. Paris, 1864. Gr. in-8 de 64 pages............................   1 fr. 50

PÉTREQUIN. **Clinique chirurgicale de l'Hôtel-Dieu de Lyon.** In-8, 1850,..   2 fr. 25

PÉTREQUIN. **Mélanges de chirurgie,** comprenant : 1° Histoire médico-chirurgicale de l'Hôtel-Dieu de Lyon ; 2° Compte rendu de la pratique chirurgicale de cet hôpital. In-8, 1845............   4 fr. 50

PÉTREQUIN. **Mémoire sur la suppuration bleue,** avec des recherches nouvelles sur la pyogénie et sur la composition du pus. 1852. In-8.
75 c.

PÉTREQUIN. **Traité d'anatomie médico-chirurgicale et topographique.** 1 fort vol. in-8. Paris, 1844.....................   2 fr.

PICARD, docteur en médecine, ancien interne des hôpitaux de Paris, etc. **Des inflexions de l'utérus à l'état de vacuité.** 1 vol. in-8 de 200 pages, avec figures dans le texte. Paris, 1862.........   3 fr. 50

POTAIN, médecin des hôpitaux de Paris, professeur agrégé à la Faculté de médecine. **Des lésions des ganglions lymphatiques viscéraux.** In-8. Paris, 1860..................................   2 fr.

POUCHET, docteur en médecine de la Faculté de Paris, etc. **Des colorations de l'épiderme.** In-4 de 52 pages. Paris, 1864...   2 fr. 50

POUQUET, docteur en médecine, ancien interne lauréat des hôpitaux de Paris. **De la trachéotomie dans le cas de croup, considérations pratiques.** Mémoire in-8 de 88 pages. Paris, 1863...........   2 fr.

Recueil de questions posées aux examens de médecine. 1er examen de doctorat : Anatomie. — Physiologie. 1re série, comprenant 500 questions. Paris, 1863. 1 vol. in-12 de 105 pages.....   1 fr. 50

Recueil de questions posées aux examens de médecine. 2ᵉ et 5ᵉ de doctorat . 1ʳᵉ série, comprenant 500 questions. Paris, 1863. In-12 de 105 pages...................................... 1 fr. 50

Recueil de questions posées aux examens de médecine sur les accouchements, comprenant 1000 questions. Paris, 1864, 2 vol. Prix de chaque...................................... 1 fr. 50

REGNAULT. Mémoire sur une maladie particulière des genoux. Paris, 1861. In-8...................................... 1 fr. 25

REGNIER (Raoul), docteur en médecine. Maladies de croissance. Grand in-8. Paris, 1860...................................... 2 fr.

RICHARD (de Nancy). Traité sur l'éducation physique des enfants. Lyon, 1861. 1 vol. in-12 de 333 pages...................................... 3 fr.

RICORD, chirurgien de l'hôpital du Midi, membre de l'Académie de médecine, etc. Leçons sur le chancre, professées à l'hôpital du Midi, recueillies et publiées par le docteur A. Fournier, ancien interne de l'hôpital du Midi ; suivies de notes et pièces justificatives et d'un formulaire spécial. Deuxième édition, revue et augmentée. Paris, 1860. 1 vol. in-8 de 549 pages .... 7 fr.

RILLIET (F.). Mémoire sur l'iodisme constitutionnel. Paris, 1860. In-8...................................... 2 fr.

ROBERT (A.). Des vices congénitaux de conformation des articulations. Paris, 1851. 1 vol. in-8...................................... 2 fr.

ROCHARD, médecin adjoint de la prison des Madelonnettes, etc. Traité des maladies de la peau. Paris, 1863. 1 vol. in-8...................................... 6 fr.

ROTTENSTEIN. Considérations sur le développement et la conservation des dents, et quelques mots à propos de leurs maladies et de leur prothèse. Paris, 1861. In-8...................................... 2 fr.

ROUBAUD, docteur en médecine, médecin-inspecteur des eaux minérales de Pougues, etc. Eaux minérales de Pougues : troubles de la digestion, maladies des voies urinaires. In-8 de 85 pages. Paris, 1863. 1 fr. 50

ROUYER, docteur en médecine. Études médicales sur l'ancienne Rome. Les bains publics de Rome, les magiciennes, les philtres, etc. ; l'avortement, les eunuques, l'infibulation, la cosmétique, les parfums, etc. Paris, 1859. 1 vol. in-8...................................... 3 fr. 50

ROUYER. Des tumeurs de la région palatine formées par l'hypertrophie des glandes salivaires. In-8 de 24 pages.................. 1 fr.

ROUYER. Du traitement des kystes de l'ovaire par les injections iodées. In-8...................................... 1 fr.

ROUYER. Études cliniques sur les fongosités de la muqueuse utérine, et sur leur traitement par l'abrasion et la cautérisation. 1858. Brochure in-4 de 50 pages...................................... 1 fr. 50

ROYET, docteur en médecine, ancien interne des hôpitaux de Paris, etc. Considérations sur quelques tumeurs abdominales. Grand in-8 de 86 pages. Paris, 1861...................................... 1 fr. 50

SALVA, docteur en médecine de la Faculté de Paris. Du gaz acide carbonique comme analgésique, et cicatrisation des plaies. In-8 de 42 pages. Paris, 1860...................................... 1 fr. 25

SAPPEY (Ph.-C.), chef des travaux anatomiques, directeur des musées et professeur agrégé à la Faculté de médecine de Paris, etc. **Traité d'anatomie descriptive,** deuxième édition, revue et considérablement augmentée. 4 vol. in-8 avec de nombreuses figures dans le texte.

—— Le premier volume, entièrement refait, paraîtra au mois de novembre 1864.

SAVALLE (de Freneuse), docteur en médecine de la Faculté de Paris, etc. **Étude sur l'angine de poitrine.** In-8 de 83 pages. Paris, 1864. 2 fr.

> Mémoire présenté au concours pour le prix Civrieux, et récompensé par l'Académie impériale de médecine.

SCHNEIDER, docteur en médecine, médecin de l'hospice de Thionville. **Préparation à l'exercice de la médecine.** Ouvrage destiné spécialement à initier les jeunes médecins aux réalités de la carrière. 1 vol. in-12 de 216 pages. Paris, 1861 . . . . 2 fr.

SCOUTETTEN, médecin en chef de l'hôpital militaire de Metz, etc. **L'ozone,** ou Recherches chimiques, météorologiques, physiologiques et médicales. 1 vol. in-12. Paris, 1856 . . . . 3 fr.

SÉGALAS (P. S.). **De la lithotritie considérée au point de vue de son application.** Paris, 1856. In-8 . . . . 2 fr.

SÉNAC, docteur en médecine, ancien interne des hôpitaux de Paris. **Quelques réflexions sur l'institution du traitement thermal à Vichy.** Brochure in-8 de 52 pages. Paris, 1861 . . . . 1 fr.

SICARD, docteur en médecine de la Faculté de Paris, etc. **Essai sur la douleur au point de vue physiologique.** Paris, 1863. In-8 de 38 pages . . . . 1 fr. 25

SOLARI, docteur en médecine, ancien interne des hôpitaux de Paris. **Maladies de matrice (utérus).** Conseils pratiques sur les moyens de prévenir ces maladies et sur leur traitement. Paris, 1863. Gr. in-8 de 71 p. 2 fr.

SPERINO (Casimir), professeur d'ophthalmologie à l'Université de Turin, etc. **Études cliniques sur l'évacuation répétée de l'humeur aqueuse dans les maladies de l'œil.** 1862. 1 vol. gr. in-8 de 496 p. 6 fr.

STOKES, professeur royal de médecine à l'Université de Dublin, etc. **Traité des maladies du cœur et de l'aorte,** ouvrage traduit par le docteur SÉNAC, ancien interne des hôpitaux de Paris, etc. 1 vol. in-8 de 736 p. Paris, 1864 . . . . 10 fr.

SUCQUET (J. P.), docteur en médecine de la Faculté de Paris, lauréat de l'Académie des sciences, chevalier de la Légion d'honneur. **Anatomie et physiologie.** Circulation du sang. D'une circulation dérivative dans les membres et dans la tête chez l'homme. Mémoire approuvé par l'Académie impériale de médecine, séance du 18 juin 1861. In-8 et atlas de 6 pl. in-folio, dessins d'après nature par Lackerbauer. Paris, 1862. 8 fr.

SUCQUET. **De la conservation des traits du visage dans l'embaumement.** In-8. Paris, 1862 . . . . 1 fr. 50

THOMAS, professeur à l'École de médecine de Tours, chirurgien en chef de l'hôpital, etc. **Éléments d'ostéologie descriptive et comparée de l'homme et des animaux domestiques,** à l'usage des étudiants des écoles de médecine humaine et des écoles de médecine vétérinaire. 1 vol. in-8 accompagné d'un atlas de 14 planches dessinées par Lackerbauer. (*Sous presse.*)

THOMAS (Pierre-Frédéric), docteur en médecine de la Faculté de Paris, etc. **Traité pratique de la fièvre jaune observée à la Nouvelle-Orléans.** Paris, 1 vol. in-8 de 246 pages...................... 2 fr.

TIRMAN, docteur en médecine, ancien interne des hôpitaux de Paris, etc. **Recherches sur le traitement de l'étranglement herniaire et** en particulier sur le taxis progressif. Paris, 1863. In-8 de 90 p. 2 fr. 50

TRÉLAT, médecin de la Salpêtrière, etc. **La folie lucide, considérée au point de vue de la famille et de la société.** 1 vol. in-8. Paris, 1861... 6 fr.

TRÉLAT, professeur agrégé à la Faculté de médecine de Paris. **De la nécrose causée par le phosphore.** 1857. In-8 de 120 p. 2 fr. 50

TROELTSCH (DE), professeur agrégé à la Faculté de médecine de Wurzbourg. **Anatomie de l'oreille appliquée à la pratique et à l'étude des maladies de l'organe auditif.** Traduit de l'allemand, avec la collaboration de l'auteur, par le docteur van BIERVLIET. 1 vol. in-12 accompagné d'une planche. Paris, 1863.................. 2 fr. 50

TROUSSEAU, professeur de la Faculté de médecine de Paris, etc. **Conférences sur l'empirisme.** Paris, 1862. In-8 de 58 pages. 1 fr. 50

VANIER, docteur en médecine. **Cause morale de la circoncision des Israélites,** institution préventive de l'onanisme des enfants et des principales causes d'épuisement. Réhabilitation et réforme. 1 vol. in-8. Paris, 1847.. 1 fr. 50

VAQUEZ, docteur en chirurgie de la Faculté de médecine de Paris. **Chirurgie conservatrice du pied.** Mémoire sur l'amputation de M. le professeur MALGAIGNE (désarticulation astragalo-calcanéenne, ou amputation sous-astragalienne des auteurs); quelques mots sur l'extirpation du calcanéum (opération de Monteggia). Paris, 1859. 1 vol. in-4 de 179 pages, 2 planches lithographiées et 5 figures dans le texte..... 3 fr. 50

VAURÉAL (Charles de), docteur en médecine. **Essai sur l'histoire des ferments;** de leur rapprochement avec les miasmes et les virus. 1 vol. grand in-8 de 194 pages. Paris, 1864.................... 3 fr.

VERNEUIL, professeur agrégé à la Faculté de médecine de Paris, chirurgien de l'hôpital de Lourcine. **Éloge de Alph. Robert,** chirurgien honoraire des hôpitaux de Paris, professeur d'anatomie, etc. 1864. In-8 de 96 pages.. 2 fr.

VERRIER, docteur en médecine de la Faculté de Paris, etc. **Du forceps-scie des Belges.** Mémoire précédé de quelques considérations sur l'embryotomie et l'opération césarienne. In-4 de 59 pages. Paris, 1863.
1 fr. 50

VIRCHOW (Rodolphe), professeur d'anatomie pathologique à la Faculté de médecine de Berlin, membre correspondant de l'Institut de France. **La syphilis constitutionnelle.** Traduit de l'allemand par le docteur Paul PICARD; revue, corrigée et considérablement augmentée par le professeur. Paris, 1860. 1 vol. in-8, avec figures dans le texte............ 4 fr.

VULPIAN, médecin des hôpitaux de Paris, professeur agrégé à la Faculté de médecine, etc. **Des pneumonies secondaires.** 1860. In-8 de 94 p. 2 fr.

WECKER, professeur de clinique ophthalmologique. **Traité théorique et pratique des maladies des yeux.** Tome Ier. Premier fascicule : Maladies de la conjonctive, avec 1 pl. Paris, 1863. In-8 de 205 p.   3 fr. 50

Deuxième fascicule : Maladies de la sclérotique, de la cornée, de l'iris et de la choroïde. 1 vol. in-8 de 317 pages avec 3 planches gravées et 18 figures intercalées dans le texte. Paris, 1863 . . . .   3 fr. 50

Troisième fascicule : Maladies des paupières, de l'orbite et des voies lacrymales. 1 vol. in-8, avec figures dans le texte. Paris, 1864.   3 fr. 50

WECKER. **De la conjonctivite purulente, et de la diphthérite de la conjonctivite,** au point de vue du diagnostic différentiel et de la thérapeutique. In-4 de 87 pages. Paris, 1861 . . . .   1 fr. 25

YGONIN, docteur en médecine, ancien interne de la Maternité de Lyon. **Des obstacles que le col utérin peut apporter à l'accouchement.** In-8 de 127 pages. Paris, 1863 . . . .   2 fr.

ZIMMERMANN. **Traité de l'expérience en général, et en particulier dans l'art de guérir,** par LEFEBVRE DE V... 3 vol. in-8. Montpellier, 1818 . . . .   3 fr. 75

Quelques exemplaires des ouvrages suivants :

ABEILLE MÉDICALE (l') 1844 à 1858. **Revue hebdomadaire de médecine et de chirurgie pratiques,** etc. 15 vol. in-4, rel . . .   20 fr.

Annales de la chirurgie française et étrangère, par MM. BEGIN, MARCHAL (de Calvi), VELPEAU et VIDAL (de Cassis). Paris, 1841-1845. 15 vol. in-8, fig . . . .   40 fr.

Annales médico-psychologiques. Collection complète jusqu'à ce jour. 1843 à 1863, 28 vol. br . . . .   180 fr.

ANTOMMARCHI. **Planches anatomiques du corps humain,** exécutées d'après les dimensions naturelles. 1 vol. grand in-folio de 48 planches, avec 1 vol. de texte, demi-rel. chagrin . . . .   60 fr.

Archives générales de médecine. Collection complète jusqu'à ce jour, en demi-reliure basane. 106 vol . . . .   650 fr.
— La même, brochée . . . .   600 fr.

BAILLON. **Étude générale du groupe des Euphorbiacées.** Recherche des types. — Organographie. — Organogénie. — Distribution géographique. — Affinités. — Classification. — Description des genres. Paris, 1858. 1 vol. grand in-8, avec atlas cartonné . . . .   30 fr.

BALLONII (G.) **Opera omnia medica.** Venetiis, 1734, quatre tomes en 2 vol. rel . . . .   15 fr.

BERZELIUS. **Traité complet de chimie minérale, végétale et animale.** 2e édit., traduite par MM. ESSLINGER et F. HŒFER. Paris, 1846-1852. 6 vol. in-8 . . . .   40 fr.

Bibliothèque choisie de médecine, par PLANQUE. Paris, 1748. 10 vol. in-4, avec planches, rel . . . .   30 fr.

BONET (Th.). **Medecina septentrionalis collatitie**, sive rei medicæ, nuperis annis a medicis Anglis, Germanis et Danis emissæ, sylloge et syntaxis exhibens observationes medicas. Genevæ, 1685. 2 vol. in-folio, avec figures, rel............ .... 12 fr.

BORSIERII **Institutionum medicinæ praticæ**. Editio nova, curante HECKER. Berolini, 1826. 4 vol. in-8, rel.................. 20 fr.

BOUCHARDAT. **Archives de physiologie, de thérapeutique et d'hygiène.** Paris, 1854. 2 vol. in-8......................... 4 fr.

BOURGERY. **Traité complet de l'anatomie de l'homme,** comprenant la médecine opératoire, dessiné d'après nature par JACOB. 1830 à 1855. 8 vol. in-folio, demi-reliure chagrin, fig. col............:. 800 fr.

— Le même, relié en 14 vol., demi-reliure, fig. col.......... 850 fr.

— Le même, relié en 8 vol., demi-reliure, fig. noires........ 500 fr.

— Le même. **La médecine opératoire.** 2 vol. en feuilles, figures coloriées .... 250 fr.

BOURGERY et JACOB. **Anatomie élémentaire,** en 20 planches format grand aigle, avec un texte explicatif in-8, formant un manuel complet d'anatomie physiologique. Paris, 1834-1842, colorié....... 150 fr.

— Le même, noir................................... 80 fr.

BOYER. **Traité des maladies chirurgicales.** Demi-rel. ch. 2e édition... 25 fr.

— Le même, 4e édition, demi-reliure chagrin............... 50 fr

CABANIS. **Œuvres complètes,** accompagnées d'une notice sur sa vie et ses ouvrages. Paris, 1825. 5 vol. in-8.................... 15 fr.

Chirurgie clinique de Montpellier. 1823 à 1828. 2 vol. in-4, fig. 25 fr.

CLOQUET (Jules). **Anatomie de l'homme,** ou description et figures lithographiées de toutes les parties du corps humain. 5 vol. grand in-folio, reliés en 2 vol., demi-chagrin.......................... 120 fr.

COOPER (S.). **Dictionnaire de chirurgie pratique.** Paris, 1826. 2 vol. in-8, demi-reliure .... 12 fr.

CUVIER (Georges). **Le règne animal.** 10 vol. de texte et 10 atlas montés sur onglets; ensemble 20 vol., dos et coins en maroquin, tranche supérieure dorée.. 800 fr.

DELPECH. **De l'orthopédie par rapport à l'espèce humaine.** Paris, 1828. 2 vol. in-8 et atlas in-fol. de 78 planches .... 25 fr.

DEMOURS. **Traité des maladies des yeux,** avec planches coloriées d'après nature. 3 vol. in-8 et 1 vol. in-4 de planches. ...... 25 fr.

Dictionnaire des sciences médicales. 60 vol............. 60 fr.

— Le même, demi-reliure basane........................ 100 fr.

Dictionnaire de médecine et de chirurgie pratiques. 1829 à 1836. 15 vol. in-8, reliés, demi-veau...................... 50 fr.

Dictionnaire de médecine, ou Répertoire général des sciences médicales. 30 vol. in-8, demi-rel. chagrin.................. 130 fr.

— Le même, broché................................... 100 fr.

Dictionnaire pittoresque d'histoire naturelle et des phénomènes de la nature. Rédigé par une société de naturalistes, sous la direction de F. E. GUÉRIN. 9 vol. in-4, avec 720 planches noires, cart.   45 fr.

D'ORBIGNY. **Dictionnaire d'histoire naturelle.** 13 vol. in-8 et atlas de 288 planches coloriées, demi-reliure chagrin .... 220 fr.

DUMAS (J. B.). **Traité de chimie appliquée aux arts.** Paris, 1828-1846. 8 vol in-8 et atlas, in-4, broch....................' 100 fr.

FODÉRÉ (E.). **Traité de médecine légale et d'hygiène publique.** Paris, 1813. 6 vol. in-8, demi-rel. veau.................. 12 fr.

FRANCK (Joseph). **Traité de pathologie interne,** traduit du latin par BAYLE, professeur agrégé de la Faculté de médecine de Paris. 1838-1845. 6 vol. in-8 .... 20 fr.

GALENI **Operum.** Lugdini, 1550. 4 vol. in-folio, rel......... 40 fr.

GALET. **Le corps de l'homme,** traité complet d'anatomie et de physiologie humaine, 4 vol. avec 400 fig. coloriées, demi-rel. chagrin. 80 fr.

GALL. **Sur les fonctions du cerveau.** Paris, 1825. 6 vol. in-8. cart.
30 fr.

GALL. **Recherches sur le système nerveux** en général, et sur celui du cerveau en particulier. Paris, 1809. In-4, fig , relié....... 5 fr.

Gazette hebdomadaire de médecine et de chirurgie de Paris, dirigée par le docteur A. DECHAMBRE. Paris, 1854-1863. 10 vol. in-4, demi-reliure chagrin... ..... 200 fr.

HAHNEMANN (S.). **Traité de matière médicale,** ou De l'action pure des médicaments homœopathiques, traduit de l'allemand. Paris, 1834. 3 vol. in-8, demi-chagrin ... . 50 fr.

HALLER (A.). **Elementa physiologiæ corporis humani.** Lausanne, 1757. 9 vol. in-4, veau............................... 40 fr.

HALLER (A.). **Disputationes ad morborum historiam et curationem facientes.** Lausanne, 1757-1766. 7 vol. in-4, rel., fig.   25 fr.

HALLER (A.). **Bibliotheca anatomicæ.** Zurich, 1774. 2 vol. in-4.
15 fr.

HOFFMANNI (F.) **Opera omnia physico-medica.** Denuo revisa, correcta et aucta cum supplemento. Genevæ, 1748-1753. Onze tomes en 4 vol. in-folio, rel. veau............................... 40 fr.

HEISTER (L.). **Institutiones chirurgicæ.** 2 vol. in-4, rel.... 6 fr.

Journal de médecine, de chirurgie et de pharmacie, rédigé par BACHER VANDERMONDE et ROUX. Paris, 1754-1793. 95 vol. in-12, reliés, et table in-4... 80 fr.

Journal (nouveau) de médecine, chirurgie et pharmacie, par BÉCLARD, CHOMEL, CLOQUET, MAGENDIE, ORFILA et ROSTAN. Paris, 1818 à 1822. 15 vol. in-8, reliés........................... 30 fr.

Journal des connaissances médico-chirurgicales, ou Revue de thérapeutique médico-chirurgicale , publié par MM. J. LEBAUDY, H. GOURAUD, TROUSSEAU et MARTIN-LAUZER. Paris, 1833 à 1857. 24 vol. grand in-8 .... 75 fr.

LAMARCK et DE CANDOLLE. **Flore française.** 6 vol. in-8, demi-reliure, basane....................................... 50 fr.

LARTIGUE (A.). **Encyclographie médicale,** ou Résumé analytique complet de tous les journaux de médecine et de pharmacie publiés en France. Paris, 1842 à 1846. 8 vol. in-8, cart.................. 15 fr.

LECOQ (H.). **Études sur la géographie botanique de l'Europe**, et en
particulier sur la végétation du plateau central de la France. Paris,
1854-1858. 9 vol. in-8, avec planches coloriées............ 60 fr.

LEPECQ DE LA CLOTURE. Collection d'observations sur les maladies et
constitutions épidémiques. Paris et Rouen, 1776-1778. 3 vol. in-4,
reliés.. 40 fr.

MALGAIGNE. **Journal de chirurgie.** 4 vol. in-8............ 10 fr.

Mémoires et prix de l'Académie royale de médecine. Paris, 1747-1797.
10 vol. in-4, rel., fig................................... 40 fr.

Mémoires de l'Académie royale de chirurgie, précédés d'une analyse par M. le professeur MARJOLIN, et suivis de trois mémoires inédits.
3 vol. in-8.. 6 fr.

MONNERET et FLEURY. **Compendium de médecine pratique.** 8 vol.,
demi-reliure chagrin .... 150 fr.

PELOUZE et FREMY. **Traité de chimie générale.** 3e édit. Paris, 1854.
6 vol. in-8, et atlas in-8 de 53 planches, br.............. 35 fr.

PLOUCQUET. **Litteratura medica**, sive Repertorium medicinæ practicæ,
chirurgicæ, atque rei obstetricæ, cum supplemento. Tubingæ, 1808-1813.
5 vol. in-4, rel.. 45 fr.

RAYER (P.). **Traité des maladies des reins** et des altérations de la
sécrétion urinaire, etc. Paris, 1839-1841. 3 vol. in-8, et atlas grand
in-folio, avec 60 planches coloriées....................... 150 fr.

RICHERAND (le baron). **Nouveaux éléments de physiologie.** 10e édit.,
revue et augmentée par l'auteur et par le professeur BÉRARD aîné.
Paris, 1833. 3 vol. in-8.................................... 8 fr.

RICORD. **Clinique iconographique de l'hôpital des Vénériens.**
Recueil d'observations suivies de considérations pratiques sur les maladies qui ont été traitées dans cet hôpital. 1 vol. grand in-4, avec
66 planches coloriées et portrait de l'auteur, relié en demi-chag. 100 fr.

SAPPEY (P. H. C.), chef des travaux anatomiques, directeur des musées
et professeur agrégé à la Faculté de médecine de Paris, etc. **Traité
d'anatomie descriptive.** 3 vol. in-12, rel., avec de nombreuses
figures dans le texte...................................... 45 fr.

SENNERT (D.). **Opera medica.** Paris, 1641. Six tomes, rel. en 3 vol.
in-folio, reliés... 15 fr.

SPRENGEL. **Histoire de la médecine**, depuis son origine jusqu'au
xixe siècle, avec l'histoire des principales opérations chirurgicales, traduite de l'allemand par A. J. L. JOURDAN. Paris, 1815-1820. 9 vol.
in-8, demi-rel... 50 fr.

SPRENGEL. **Institutiones medicæ.** Amstelodami, 1809. 9 vol. in-8,
brochés.. 15 fr.

TARDIEU (A.). **Dictionnaire d'hygiène publique et de salubrité**, etc.
Paris, 1852-1854. 3 vol. grand in-8, rel................... 20 fr.

ZACHIÆ (P.) **Quæstiones medico-legales.** Lugduni, 1726. 3 vol.
in-folio, rel.. 12 fr.

Extrait du Catalogue de la Librairie Adrien Delahaye.

BAZIN. **Leçons théoriques et cliniques sur les affections cutanées parasitaires**, professées à l'Hôpital Saint-Louis, rédigées et publiées par A. ROCQUET, interne des hôpitaux, revues et approuvées par le professeur. 2° édition, revue et augmentée. In-8 orné de planches sur acier. 1862. 5 fr.

CHEVALIER (Arthur), opticien. **L'étudiant micrographe.** Traité pratique du microscope, de la dissection, préparation et conservation des objets. 1 vol. in-18 de 350 pages, 70 figures intercalées dans le texte. Ouvrage accompagné d'un atlas de 310 infusoires et objets. Paris, 1863.

DOLBEAU, professeur agrégé à la Faculté de médecine de Paris, chirurgien des hôpitaux, etc. **Traité pratique de la pierre dans la vessie.** 1 vol. in-8 avec figures dans le texte. Paris, 1864.

FOLLIN, professeur agrégé, chargé du cours de clinique des maladies des yeux à la Faculté de médecine de Paris, chirurgien de l'hôpital du Midi, etc. **Leçons sur les principales méthodes d'exploration de l'œil malade**, et en particulier sur l'application de l'ophthalmoscope au diagnostic des maladies des yeux, rédigées et publiées par M. Louis THOMAS, interne des hôpitaux. Revues et approuvées par le professeur. Paris, 1863; 1 vol. in-8 de 300 pages, avec 70 figures dans le texte et 2 planches en chromolithographie, dessinées par Lackerbauer. 7 fr.

FORT, docteur en médecine, ancien interne des hôpitaux de Paris, etc. **Traité élémentaire d'histologie.** Paris, 1863. 1 vol. in-8 de 330 pages. 5 fr. 50

GRAVES. **Leçons de clinique médicale**, précédées d'une introduction de M. le professeur TROUSSEAU, ouvrage traduit et annoté par le docteur JACCOUD, professeur agrégé à la Faculté de médecine de Paris, médecin des hôpitaux. Deuxième édition, revue et corrigée. Paris, 1863, 2 forts vol. in-8. 20 fr.

GUÉRIN (Alphonse), chirurgien de l'hôpital de Lourcine, etc. **Leçons cliniques sur les maladies des organes génitaux externes de la femme.** 1 volume in-8 de 530 pages. Paris, 1863.

HARDY, professeur agrégé, chargé du cours de clinique des maladies de la peau, etc. **Leçons sur les maladies de la peau**, par les docteurs MOYSANT et GARNIER, anciens internes des hôpitaux, revues par le professeur. 2° édit., revue et corrigée. 2 vol. in-8. Paris, 1860 et 1863.

MALGAIGNE. **Leçons d'orthopédie**, professées à la Faculté de médecine de Paris, recueillies par MM. les Drs GUYON et PANAS, revues et approuvées par le professeur. 1 volume in-8 accompagné de 5 planches dessinées par M. Léveillé. Paris, 1862. 6 fr. 50

MAREY, docteur en médecine, lauréat de l'Institut et de la Faculté de médecine de Paris, etc. **Physiologie médicale de la circulation du sang** : étude graphique des mouvements du cœur et du pouls artériel ; application aux maladies de l'appareil circulatoire. 1 vol. in-8 avec 235 figures intercalées dans le texte. Paris, 1863. 10 fr.

MORDRET, lauréat de l'Académie de médecine de Paris, etc. **Traité pratique des affections nerveuses et chloro-anémiques**, considérées dans les rapports qu'elles ont entre elles. Paris, 1861, 1 vol. in-8 de 296 pages. 4 fr.

Ouvrage qui a obtenu un prix à l'Académie impériale de médecine.

NONAT. **Traité des dyspepsies**, ou Étude pratique de ces affections basée sur les données de la physiologie expérimentale et de l'observation clinique. 1 vol. in-8 de 230 pages. Paris, 1862. 3 fr. 50

TRÉLAT, médecin de la Salpêtrière, etc. **La folie lucide, considérée au point de vue de la famille et de la société.** 1 vol. in-8. Paris, 1861. 6 fr.

TROUSSEAU, professeur de la Faculté de médecine de Paris, etc. **Conférences sur l'empirisme.** Paris, 1862, in-8 de 58 pages. 1 fr. 50

Paris. — Imprimerie de E. MARTINET, rue Mignon, 2.

www.ingramcontent.com/pod-product-compliance
Ingram Content Group UK Ltd.
Pitfield, Milton Keynes, MK11 3LW, UK
UKHW020717120726
13693UKWH00001B/24